Inhaltsverzeichnis

Vorwort zu dieser Sonderauflage

Basis für die vorliegende Druckausgabe des Systematischen Verzeichnisses des OPS Version 2020 sind die vom Deutschen Institut für Medizinische Dokumentation und Information (DIMDI) veröffentlichten Datenbestände in der Version vom 18. Oktober 2019.

Bei der Erstellung dieser Druckversion wurde größtmögliche Sorgfalt aufgewendet, um für den Anwender die Benutzerfreundlichkeit bestmöglich zu gestalten. Für Schäden, die durch Fehler bei der Erstellung entstanden sind, wird jegliche Haftung ausgeschlossen.

Alphabetisches Verzeichnis unter anatomisch-funktionellen Gesichtspunkten
Zur Verbesserung der Benutzerfreundlichkeit des systematischen Verzeichnisses wurde dieser Sonderauflage ein eigens erstelltes alphabetisches Register unter anatomisch-funktionellen Gesichtspunkten für das vereinfachte Auffinden von Kodes aus dem systematischen Verzeichnis des OPS Version 2020 angehängt.

Bei Querverweisen auf das Alphabetische Verzeichnis, die in Hinweisen zu einzelnen Kodes enthalten sind, handelt es sich nicht um oben genanntes Verzeichnis, sondern um das Alphabetische Verzeichnis (Diagnosenthesaurus), das vom DIMDI erstellt worden ist und ebenso als Sonderauflage erworben werden kann.

Markierung von Neuerungen und wesentlichen Änderungen zur bisherigen OPS-Version 2019
Im Vergleich zur Version 2019 eingeführte Neuerungen sind ebenso unterstrichen kenntlich gemacht wie wesentliche textliche und inhaltliche Änderungen. Entfallende Kodes sind nicht gesondert kenntlich gemacht.

Was ist neu im OPS Version 2020?

Für die Version 2020 wurden 286 Vorschläge zur Anpassung des OPS an die Erfordernisse der Entgeltsysteme und der externen Qualitätssicherung von Vertretern der Fachgesellschaften und Verbände und von Einzelpersonen eingereicht und bearbeitet. Hinzu kamen im diesjährigen Revisionsverfahren 33 Anträge aus dem NUB-Verfahren.

Die meisten Änderungen und Ergänzungen im amtlichen OPS Version 2020 sind mit den Selbstverwaltungspartnern im Rahmen der Arbeitsgruppe OPS des Kuratoriums für Fragen der Klassifikation im Gesundheitswesen (KKG) abgestimmt. Dazu fanden seit der letzten Revision des OPS 8 Beratungen der Arbeitsgruppe statt.

Darüber hinaus wurden weitere Anpassungen notwendig, die sich aus dem Kalkulationsverfahren ergeben haben und die dem DIMDI vom Institut für das Entgeltsystem im Krankenhaus (InEK) mitgeteilt worden sind.

Alle Änderungen und Ergänzungen dienen – soweit sie über Fehlerkorrekturen hinausgehen – der Weiterentwicklung der Entgeltsysteme für die stationäre und ambulante Versorgung und der externen Qualitätssicherung.

Wir möchten uns bei den Mitgliedern der Arbeitsgruppe OPS des KKG und bei den Vertretern der verschiedenen Fachgesellschaften und des InEK für die Beratung und fachliche Unterstützung ausdrücklich bedanken.

Auf den folgenden Seiten erhalten Sie einen Überblick über die wichtigsten Neuerungen in der Version 2020 des OPS.

Allgemeine Änderungen

Es erfolgten Textkorrekturen im gesamten OPS. Außerdem wurden viele Hinweise, Inklusiva und Exklusiva ergänzt bzw. angepasst, um die Inhalte einzelner Klassen oder auch ganzer Gruppen präziser zu definieren und damit eine korrekte Verschlüsselung zu unterstützen. Hier sei insbesondere auf die überarbeiteten Hinweise bei den Kodes für die Implantation einer modularen Endoprothese (5-829.k ff.) und für die geriatrische frührehabilitative Komplexbehandlung (8-550 ff.) verwiesen.

Inhaltliche Änderungen oder Ergänzungen im amtlichen OPS Version 2020

In der folgenden Darstellung kann nicht jede Änderung oder Ergänzung im Detail beschrieben werden. Hier werden nur Hinweise auf die wichtigsten geänderten Stellen gegeben. Alle Änderungen im Detail können der Aktualisierungsliste entnommen werden, die an gewohnter Stelle auf den Webseiten des DIMDI zu finden ist: www.dimdi.de – Klassifikationen – Downloads – OPS – Version 2020.

Die Reihenfolge der hier aufgeführten Änderungen orientiert sich an der Systematik des OPS.

Kapitel 1: Diagnostische Massnahmen

Neurologische Untersuchungen

- Einführung neuer Kodes für die hochauflösende Elektroenzephalographie, unterteilt nach dem Ziel der Untersuchung (1-20d ff.)

Endoskopische Biopsie an respiratorischen Organen

- Unterteilung der Kodes für die endoskopische Biopsie an Trachea, Bronchus und Lunge sowie für die Stufenbiopsie nach der Art der durchgeführten Biopsie (1-430.0 ff., 1-430.1 ff., 1-430.2 ff., 1-430.3 ff.)

Transrektale Biopsie an männlichen Geschlechtsorganen mit Steuerung durch bildgebende Verfahren

- Einführung neuer Kodes für die transrektale Stanzbiopsie der Prostata mit Steuerung durch bildgebende Verfahren, unterteilt nach der Anzahl der entnommenen Zylinder (1-466.0 ff.)
- Einführung eines neuen Kodes für die transrektale Biopsie der Vesiculae seminales mit Steuerung durch bildgebende Verfahren (1-466.1)

Zusatzinformationen zu diagnostischen Maßnahmen

- Unterteilung des Kodes für die Anwendung diagnostischer Navigationssysteme nach der Art des Systems (1-999.0 ff.)

Kapitel 3: Bildgebende Diagnostik

Szintigraphie

- Unterteilung des Kodes für die Szintigraphie der Blutgefäße mit intraarterieller Applikation nach der Evaluation der selektiven intravaskulären Radionuklidtherapie mit verschiedenen Markern (3-708.0 ff.)
- Unterteilung des Kodes für die planare Lymphszintigraphie zur Lokalisationsdiagnostik nach der Art der radioaktiv markierten Substanzen (3-709.0 ff.)
- Unterteilung des Kodes für die Tumorszintigraphie nach der Art der tumorselektiven Substanzen (3-70c.1 ff.)

Kapitel 5: Operationen

Operationen an Mundhöhle und Gesicht

- Einführung eines neuen Kodes für die partielle transorale Tonsillektomie mit Adenotomie (5-282.1). Dieser Kode ist im Geltungsbereich des G-DRG-Systems (§ 17b KHG) nicht zu verwenden.

Operationen an Pharynx, Larynx und Trachea

- Einführung eines neuen Zusatzkodes für die Anwendung einer Kryosonde (5-31a.0)
- Einführung eines neuen Zusatzkodes für die Anwendung eines Ballonkatheters (5-31a.1)

Operationen an Lunge und Bronchus

- Einführung neuer Kodes für die bronchoskopische Radiofrequenzablation zur Denervierung des Bronchus, unterteilt nach der Anzahl der verwendeten Katheter (5-320.6 ff.)
- Weitere Unterteilung des Kodes für die endoskopische Implantation oder den endoskopischen Wechsel eines endobronchialen Klappensystems nach der Anzahl der Ventile (5-339.5 ff.)
- Weitere Unterteilung des Kodes für die Implantation von Bestrahlungsmarkern an der Lunge nach weiteren Zugängen (5-339.9 ff.)

Operationen am Herzen

- Einführung eines neuen Kodes für den transapikalen Verschluss einer paravalvulären Leckage (5-35a.7)

Operationen an den Blutgefäßen

- Einführung eines neuen Kodes für die Venenokklusion durch Venenkleber (5-385.e)

Operationen am hämatopoetischen und Lymphgefäßsystem

- Einführung neuer Kodes für die Implantation von Bestrahlungsmarkern an einem oder mehreren Lymphknoten, unterteilt nach der Art des Zuganges (5-408.9 ff.)

Operationen am Verdauungstrakt

- Einführung neuer Kodes für die Anzahl der entfernten Polypen mit mehr als 2 cm Durchmesser am Ösophagus, am Magen, am Dünndarm, am Dickdarm und am Rektum (5-422.6 ff., 5-433.6 ff., 5-451.b ff., 5-452.a ff., 5-482.f ff.)
- Einführung neuer Kodes für die Implantation von Bestrahlungsmarkern am Ösophagus, unterteilt nach der Art des Zuganges (5-42a.0 ff.)
- Einführung neuer Kodes für die endoskopische Vollwandexzision [EFTR] am Magen und am Dünndarm (5-433.25, 5-451.75)
- Einführung neuer Kodes für die Implantation von Bestrahlungsmarkern am Magen, unterteilt nach der Art des Zuganges (5-449.w ff.)
- Einführung neuer Kodes für die Implantation von Bestrahlungsmarkern am Rektum und am Anus (5-489.n, 5-499.f)
- Unterteilung des Kodes für die Implantation von Bestrahlungsmarkern an der Leber und am Pankreas nach der Art des Zuganges (5-509.0 ff., 5-529.q ff.)

- Einführung eines neuen Kodes für die transgastrale oder transduodenale Punktion der Gallengänge (5-513.r)
- Weitere Unterteilung der Kodes für den laparoskopisch transperitonealen Verschluss einer Hernia umbilicalis, Hernia epigastrica und Narbenhernie mit alloplastischem, allogenem oder xenogenem Material nach der Art der angewendeten Technik (5-534.36, 5-534.37, 5-535.36, 5-535.37, 5-536.49, 5-536.4a)
- Einführung neuer Kodes für den endoskopischen (assistierten), total extraperitonealen Verschluss einer Hernia umbilicalis, Hernia epigastrica und Narbenhernie mit alloplastischem, allogenem oder xenogenem Material, unterteilt nach der Art der verwendeten Technik (5-534.38, 5-534.39, 5-535.38, 5-535.39, 5-536.4b, 5-536.4c)

Operationen an den Harnorganen

- Unterteilung des Kodes für die transurethrale Exzision der Harnblase nach nicht fluoreszenzgestützt und fluoreszenzgestützt (5-573.2 ff.)

Operationen an den männlichen Geschlechtsorganen

- Streichung der Kodes für die interstitielle Laserdestruktion der Prostata (5-601.40), die visuell kontrollierte laserunterstützte Ablation der Prostata (5-601.41) und die Nadelablation der Prostata (5-601.5)
- Verschiebung des Kodes für die Destruktion der Prostata durch irreversible Elektroporation vom Kode 5-601.8 zum Kode 5-602.6
- Einführung neuer Zusatzkodes für die Elektroresektion, elektrische Vaporisation und Laserdestruktion im Rahmen eines anderen Eingriffs (5-601.b, 5-601.c, 5-601.d)

Operationen an Kiefer- und Gesichtsschädelknochen

- Einführung neuer Kodes für die Stabilisierung eines frakturgefährdeten Gesichtsschädelknochens, unterteilt nach der Lokalisation und der Art der Osteosynthese (5-779.9 ff.)

Operationen an den Bewegungsorganen

- Einführung neuer Kodes für die Stabilisierung einer Pseudarthrose ohne weitere Maßnahmen, unterteilt nach der Lokalisation (5-789.c ff.)
- Einführung neuer Kodes für den Verschluss eines Bandscheibendefektes durch Naht, unterteilt nach der Anzahl der Segmente (5-839.n ff.)
- Einführung neuer Zusatzkodes für die computergestützte Planung von Wirbelsäulenoperationen mit Verwendung von patientenindividuell angepasstem Zielinstrumentarium oder mit Verwendung von patientenindividuell angepassten Implantaten und Zielinstrumentarium (5-83w.22, 5-83w.23)
- Einführung neuer Kodes für das Einlegen oder Entfernen eines Medikamententrägers an den Faszien eines oder mehrerer Finger (5-842.a ff., 5-842.b ff.)
- Einführung neuer Kodes für das Einlegen oder Entfernen eines Medikamententrägers an den Muskeln der Hand (5-843.d, 5-843.e)
- Einführung neuer Kodes für das Einlegen oder Entfernen eines subfaszialen Medikamententrägers, unterteilt nach der Lokalisation (5-850.h ff., 5-850.j ff.)
- Einführung eines neuen Kodes für die Resektion von Schnürringen mit plastischer Rekonstruktion bei kongenitalen Anomalien des Fußes (5-867.0)
- Einführung neuer Kodes für die Resektion von Schnürringen mit plastischer Rekonstruktion bei kongenitalen Anomalien der oberen oder unteren Extremitäten (5-868.1 ff.)

Operationen an Haut und Unterhaut

- Unterteilung des Kodes für die plastische Rekonstruktion des Sinus pilonidalis nach der Art der Rekonstruktion (5-897.1 ff.)

Zusatzinformationen zu Operationen

- Einführung neuer Zusatzkodes für die Art der Konditionierung von entnommenen Gefäßen zur Transplantation, unterteilt nach ohne und mit Verwendung von Chelatoren (5-93a.0, 5-93a.1)
- Verschiebung der Kodes für die Anzahl der Kryoablationsnadeln von den Kodes 5-98g ff. zu den Kodes 5-98h.0 ff.
- Einführung neuer Zusatzkodes für die Anzahl der Nadeln zur irreversiblen Elektroporation (5-98h.1 ff.)

Kapitel 6: Medikamente

- Erweiterung der Dosisklassen bei den Wirkstoffen/Medikamenten Abatacept, subkutan (6-003.t ff.), Tocilizumab, intravenös (6-005.m ff.) und Ipilimumab, parenteral (Streichung von 6-006.h ff. und Überleitung auf 6-006.j ff.)
- Einführung von Dosisklassen für die Wirkstoffe/Medikamente Isavuconazol, parenteral (6-008.g ff.), Isavuconazol, oral (6-008.h ff.), Daratumumab, parenteral (6-009.a ff.) und Liposomales Irinotecan, parenteral (6-009.e ff.)
- Einführung neuer Kodes für bestimmte Wirkstoffe/Medikamente (6-00b.0 bis 6-00b.p)

Kapitel 8: Nicht operative therapeutische Massnahmen

Fremdkörperentfernung

- Unterteilung des Kodes für die Fremdkörperentfernung durch Tracheoskopie nach der Art der Technik (8-100.3 ff.)
- Unterteilung der Kodes für die Fremdkörperentfernung durch Bronchoskopie mit flexiblem und starrem Instrument nach der Art der Technik (8-100.4 ff., 8-100.5 ff.)

Nuklearmedizinische Therapie

- Neue Unterteilung des Kodes für die intravenöse Therapie mit radioaktiven rezeptorgerichteten Substanzen nach der Art der Herstellung der Chelator-konjugierten Somatostatinanaloga (8-530.6 ff.)
- Einführung eines neuen Zusatzkodes für die intratherapeutische Dosimetrie bei Ho-166-basierter Therapie (8-539.03)

Elektrostimulation des Nervensystems

- Unterteilung des Kodes für die Einstellung eines Systems zur Hypoglossusnerv-Stimulation in Ersteinstellung und Nachprogrammierung (8-631.3 ff.)

Beatmungsentwöhnung

- Überarbeitung der Mindestmerkmale der Kodes für die Beatmungsentwöhnung [Weaning] bei maschineller Beatmung (8-718) mit näherer Definition der Mindestanforderungen pro Behandlungstag und der Dokumentationserfordernisse mindestens alle 8 Stunden. Die Änderungen der Deutschen Kodierrichtlinien (DKR) für die maschinelle Beatmung sind in diesem Zusammenhang zu beachten.

Transfusion von Blutzellen

- Einführung eines neuen Kodes für die Transfusion von Lymphozyten ohne erneute Gewinnung vom gleichen Spender nach Transplantation von hämatopoetischen Stammzellen mit gentechnischer In-vitro-Aufbereitung (8-802.45)
- Einführung eines neuen Kodes für die Transfusion von Lymphozyten nach erneuter Gewinnung vom gleichen Spender nach Transplantation von hämatopoetischen Stammzellen mit gentechnischer In-vitro-Aufbereitung (8-802.74)
- Erweiterung der Dosisklassen bei den Plasmabestandteilen/Plasmaproteinen Human-Immunglobulin, spezifisch gegen Hepatitis-B-surface-Antigen (HBsAg), und Human-Immunglobulin, spezifisch gegen Zytomegalie-Virus (CMV) (8-810.q ff., 8-810.s ff.)

Therapeutische Katheterisierung und Kanüleneinlage in Gefäße

- Streichung der Kodes für die Atherektomie unter peripherem Embolieschutz (8-836.w ff.)
- Streichung der Kodes für die Implantation oder die Entfernung einer univentrikulären oder biventrikulären axialen Pumpe und Einführung neuer Kodes für die Implantation oder die Entfernung einer linksventrikulären oder rechtsventrikulären axialen Pumpe (8-839.4 ff.)
- Weitere Unterteilung des Kodes für die Dauer der Behandlung mit einer transvasal platzierten axialen Pumpe zur Kreislaufunterstützung (8-83a.3 ff.)
- Einführung eines neuen Zusatzkodes für Ethiodol als Flüssigkeit zur selektiven Embolisation (8-83b.25)
- Einführung neuer Zusatzkodes für die Anzahl der Ballons zur adventitiellen Mikroinjektion (8-83b.b ff.)

- Einführung eines neuen Zusatzkodes für die Verwendung eines temporären remodellierenden Drahtgeflechts bei neurovaskulären Eingriffen (8-83b.q)
- Einführung neuer Zusatzkodes für die Anzahl der verwendeten Okkluder (8-83b.r ff.)
- Einführung eines neuen Kodes für den perkutan-transluminalen Verschluss einer paravalvulären Leckage (8-83d.7)

Stammzelltherapie

- Unterteilung des Kodes für die periphere mesenchymale Stammzelltherapie nach der Art der verwendeten Stammzellen (8-863.0 ff.)

Komplexbehandlung

- Überarbeitung der Mindestmerkmale der Kodes für die palliativmedizinische Komplexbehandlung (8-982 ff.), für die spezialisierte stationäre palliativmedizinische Komplexbehandlung (8-98e ff.) und für die spezialisierte palliativmedizinische Komplexbehandlung durch einen Palliativdienst (8-98h ff.)

Hinweise für die Benutzung

Anwendungsbereich

Zur Erfüllung der Vorgaben des § 301 und des § 295 Abs. 2 SGB V sind allein die Kodes des hier vorliegenden Operationen- und Prozedurenschlüssels (OPS) zugrunde zu legen. Diese Kodes bilden auch die Grundlage für die Zuordnung der Fallgruppen im G-DRG-System (German Diagnosis Related Groups) und im PEPP-Entgeltsystem (Pauschalierende Entgelte Psychiatrie und Psychoso-matik).

Die nachfolgenden Hinweise für die Benutzung des OPS wurden so weit als möglich mit den Allgemeinen und Speziellen Kodierrichtlinien abgestimmt. Sofern zwischen diesen Benutzungs-hinweisen zum OPS einerseits und den Deutschen Kodierrichtlinien (DKR) und den Deutschen Kodierrichtlinien für die Psychiatrie/Psychosomatik (DKR-Psych) andererseits in einzelnen Fällen Abweichungen bestehen, sind für die Ermittlung der Fallgruppen die DKR bzw. DKR-Psych maßgeblich.

Über die Operationen- und Prozedurenkodierung nach § 301 SGB V hinaus können Krankenhäuser andere (z.B. umfangreichere) Operationenschlüssel in eigener Verantwortung einsetzen.

Zusatzkennzeichen für die Seitenangabe

Seit dem OPS Version 2005 sind für die Seitenangabe die gleichen Zusatzkennzeichen wie in der ICD-10-GM anzuwenden:

- R für rechts
- L für links
- B für beidseitig

Diese Zusatzkennzeichen sind für Prozeduren an paarigen Organen oder Körperteilen (Augen, Ohren, Nieren, Extremitäten etc.) verpflichtend. Alle Schlüsselnummern, die mit einem Zusatzkennzeichen versehen werden müssen, sind im Druck besonders gekennzeichnet (in den Referenzausgaben (PDF) des DIMDI mit einem Doppelpfeil).

Berechnung von Aufwandspunkten und Therapieeinheiten

Im Anhang finden Sie Tabellen und Hinweise zur Berechnung von Aufwandspunkten und Therapieeinheiten für folgende Bereiche:

- Aufwandspunkte für die intensivmedizinische Komplexbehandlung (Basisprozedur) für Erwachsene (SAPS, TISS) (Kode 8-980, 8-98f) und für Kinder (Kode 8-98d)
- Therapieeinheiten für die Behandlung bei psychischen und psychosomatischen Störungen pro Patient für Erwachsene sowie für Kinder und Jugendliche (Therapeieinheiten Psych) (Kodes 9 649 ff. für die Behandlungsbereiche 9-60 bis 9-63 sowie 9-696 ff. für die Bereiche 9-65 bis 9 68)
- Aufwandspunkte für die hochaufwendige Pflege von Patienten (Pflegekomplexmaßnahmen-Scores PKMS) (Kodes unter 9-20)

Aufbau und Kodestruktur

Der Operationen- und Prozedurenschlüssel ist ein überwiegend numerischer, hierarchisch strukturierter Schlüssel. Er weist überwiegend einen 5-stelligen Differenzierungsgrad auf, bezogen auf die International Classification of Procedures in Medicine (ICPM) der WHO. Einige Kodes sind jedoch nur 4-stellig differenziert.

Es gibt folgende Hierarchieebenen:

- Kapitel
- Bereich
- 3-Steller
- 4-Steller
- 5-Steller
- 6-Steller

3-Steller-Klassen werden auch als Kategorien, 4- bis 6-Steller als (Sub)kategorien bezeichnet. (siehe dazu auch die Abschnitte "Klassenattribute: Ein- und Ausschlussbemerkungen und Hinweise" sowie "Verwendete Begriffe und Symbole")

In einigen Kodebereichen wird eine alphanumerische Gliederungsstruktur verwendet, da die zur Verfügung stehenden 10 numerischen Untergliederungen für die erforderlichen Inhalte nicht ausreichend waren. Die alphanumerischen Notationen finden sich in der 4., 5. und 6. Stelle der Systematik.

Eine alphanumerische Angabe wurde ebenfalls für die Bezeichnung der Resteklassen "Sonstige Operationen" und "Nicht näher bezeichnete Operationen" gewählt. Dadurch war es möglich, zwei weitere numerische Positionen für fachspezifische Inhalte zu gewinnen. Die Position "x" beinhaltet dabei sonstige Operationen, die Position "y" nicht näher bezeichnete Operationen. Der 4-stellige Kode "Andere Operationen ..." ist als Platzhalter für spätere Erweiterungen durch Neuentwicklungen und bisher nicht berücksichtigte Operationen gedacht.

Die Textbeschreibung auf der 5. und 6. Gliederungsstelle wurde aus Gründen der Übersichtlichkeit verkürzt angegeben und enthält nur die wesentlichen Unterscheidungsmerkmale gegenüber der zugehörigen Textbeschreibung der jeweils übergeordneten Gliederungsstelle.

Endständige Kodierung

Es ist so spezifisch wie möglich zu verschlüsseln. Das bedeutet:

1. Zunächst wird für die dokumentierte Prozedur die passende Kategorie im OPS aufgesucht.
2. Zum Kodieren dürfen nur die endständigen (terminalen) Schlüsselnummern/Kodes einer Kategorie verwendet werden. Endständige Kodes sind solche, die keine Subkodes enthalten.
3. Von den endständigen Kodes ist derjenige zu wählen, der für die dokumentierte Prozedur als der spezifischste Kode angesehen wird.
4. Die Resteklasse "Sonstige" soll nur dann verwendet werden, wenn eine spezifische Prozedur dokumentiert ist, aber keiner der spezifischen Kodes der übergeordneten Kategorie passt.
5. Die Resteklasse "N.n.bez.“ (Nicht näher bezeichnet) soll nur dann verwendet werden, wenn die dokumentierte Prozedur keine hinreichende Information für eine Zuordnung zu einer der spezifischeren Schlüsselnummern der übergeordneten Kategorie aufweist.

Reihenfolge und Besetzung der Kodes

Im vorliegenden Schlüssel sind nicht alle 4-stelligen Kodepositionen besetzt. Auf ein "Aufrücken" der nachfolgenden Kodes wurde aus Gründen der Vergleichbarkeit mit der ICPM der WHO verzichtet. Die freien Kodes stehen für ggf. später erforderliche Erweiterungen zur Verfügung.

Topographische Gliederung

Der Operationen- und Prozedurenschlüssel weist in Kapitel 5 Operationen eine topographisch-anatomische Gliederung auf. Auf eine fachgebietsbezogene Gliederung wurde verzichtet. Dies bedeutet, dass Eingriffe, die von mehreren Fachgebieten durchgeführt werden, unter dem jeweiligen Organkapitel zu finden sind. So wurden z.B. die kinderchirurgischen Prozeduren in die jeweiligen organbezogenen Kapitel integriert.

Abweichend von Kapitel 5 Operationen sind die Kapitel 1, 3, 6, 8 und 9 des Operationen- und Prozedurenschlüssels nach dem Verfahren strukturiert.

Mehrfachkodierung

In einigen Bereichen ist eine Kodierung von Operationen mit mehreren Kodes vorgesehen. Dies ist insbesondere für die Abbildung komplexer Eingriffe erforderlich. In diesen Fällen gibt es oft, aber nicht in jedem Fall einen Hinweis beim Kode des leitenden Eingriffs, der auf die gesonderte Kodierung von durchgeführten Teilmaßnahmen eines komplexen Eingriffes verweist.

Sofern mehrere Kodes zur vollständigen Dokumentation eines komplexen Eingriffes erforderlich sind, ist der inhaltlich leitende Eingriff an erster Stelle zu dokumentieren.

Eingeschränkte Gültigkeit von Kodes

Bestimmte Kodes in den Kapiteln 1 und 8 des Operationen- und Prozedurenschlüssels bilden für ein spezifisches Patientenklientel bzw. für eine spezifische Altersgruppe ein Unterscheidungskriterium für die Zuordnung zu unterschiedlichen Fallgruppen in Entgeltsystemen. Diese Kodes sind deshalb mit einem Hinweis auf ihre eingeschränkte Anwendung versehen. Eine breite Anwendung dieser Kodes für den gesamten Krankenhausbereich hätte eine Überdokumentation zur Folge, die nicht sinnvoll ist.

Zusatzkodes

Der Operationen- und Prozedurenschlüssel sieht vor, weitere ergänzende Angaben zu einer Operation oder Maßnahme zusätzlich zu kodieren.

Diese Zusatzkodes sind ergänzend zu verwenden, sofern die Information nicht schon im Kode selbst enthalten ist.

Zusatzkodes sind sekundäre Kodes und dürfen nicht selbständig, sondern nur zusätzlich zu einem primären Kode benutzt werden. Sie sind also nur in Kombination mit dem durchgeführten, inhaltlich leitenden Eingriff zulässig. Dabei kann der Primärkode auch durch zwei oder mehr Zusatzkodes ergänzt werden.

Zusatzkodes sind durch die Verwendung von Begriffen wie „Zusatzkode“, „Zusatzkodierung“, „Zusatzinformation“ o.Ä. im Klassentitel oder im Hinweis zu erkennen.

Zusatzinformationen

Zusatzkodes können außer als Einzelkodes in Form von speziellen Bereichen (z.B. am Ende des Kapitels 5: Zusatzinformationen zu Operationen (5-93 bis 5-99)) vorhanden sein.

Einmalkodes

Einmalkodes sind Kodes, die gemäß Hinweis zum jeweiligen Kode nur einmal pro stationären Aufenthalt anzugeben sind.

Klassenattribute: Ein- und Ausschlussbemerkungen und Hinweise

Zur korrekten Anwendung des Schlüssels wurden Hinweise, Einschluss- und Ausschlussbemerkungen formuliert. Diese Klassenattribute kann es auf jeder Hierarchieebene geben: nach Kapitelüberschriften, nach Bereichsüberschriften und nach Klassentiteln von Kategorien und Subkategorien.

Beim Kodieren ist daher für jeden Kode/jede Kategorie jeweils bis zur höchstmöglichen Hierarchieebene zu prüfen, ob sich dort Ein- und Ausschlussbemerkungen und Hinweise finden, die auf den Kode/die Kategorie anzuwenden sind.

Folgende Begriffe und Symbole werden dafür verwendet:

Einschlussbemerkungen ("Inkl.:")

Die Einschlussbemerkungen eines Kodes dienen der näheren Beschreibung des Inhaltes des Kodes, z.B. Nennung von Bestandteilen der Prozedur, die enthalten sind und nicht zusätzlich kodiert werden, oder geben Beispiele für Maßnahmen, die diesem Kode (ebenfalls) zugeordnet sind.

Grundsätzlich gilt, dass regelhafte Bestandteile einer Prozedur (Blutstillung, Drainage, Verband etc.) nicht explizit als Inklusivum aufgeführt sind, eine explizite Nennung kann aber zur Verdeutlichung erfolgen. Ausnahmen für Subkodes können über Hinweise (*Hinw.:*) angezeigt werden.

Beispiele für ein Inklusivum zur näheren Beschreibung:

1-415 Biopsie ohne Inzision an der Gesichtshaut

Inkl.: Kopfhaut

Die Biopsie ohne Inzision an der Kopfhaut ist mit dem Kode 1-415 zu verschlüsseln.

5-038.4 Implantation oder Wechsel einer Medikamentenpumpe zur intrathekalen und/oder epiduralen Infusion

Inkl.: Ersteinstellung

Die Ersteinstellung der Medikamentenpumpe ist in den Kodes im Bereich 5-038.4 enthalten und nicht gesondert zu kodieren.

Beispiel für ein Inklusivum mit beispielhaft genannten Maßnahmen:

3-035 Komplexe differenzialdiagnostische Sonographie des Gefäßsystems mit quantitativer Auswertung

Inkl.: B-Flow-Verfahren, Farbdopplersonographie/Farbduplexsonographie, fetomaternale Dopplersonographie

Das B-Flow-Verfahren, die Farbdopplersonographie, die Farbduplexsonographie und die fetomaternale Dopplersonographie sind mit dem Kode 3-035 zu kodieren.

Es kann auch ein und dasselbe Inklusivum entweder als Bestandteil der Prozedur im Kode enthalten sein oder, sofern die Art der Durchführung dem Kode entspricht, als eigenständige Maßnahme mit diesem Kode verschlüsselt werden.

Beispiel:

5-451 Lokale Exzision und Destruktion von erkranktem Gewebe des Dünndarmes

Inkl.: Blutstillung

Die im Rahmen einer lokalen Exzision oder Destruktion von erkranktem Gewebe des Dünndarmes erfolgte Blutstillung ist in den Kodes im Bereich 5-451 enthalten und nicht gesondert zu kodieren; eine Ausnahme hiervon wird für den Subkode 5-451.7 durch einen Hinweis (*Hinw.:*) angezeigt.

Die lokale Destruktion von erkranktem Gewebe des Dünndarmes ausschließlich zum Zweck der Blutstillung und nicht im Rahmen eines anderen Eingriffs ist ebenfalls mit einem Kode aus 5-451 zu verschlüsseln.

Ausschlussbemerkungen ("Exkl.:")

Die Ausschlussbemerkungen eines Kodes dienen der Abgrenzung des Inhaltes des Kodes und nennen Maßnahmen, die einem oder mehreren **anderen** Kode zuzuordnen sind; der oder die zutreffenden anderen Kodes sind jeweils angegeben.

Ausschlussbemerkungen werden i.d.R. nicht angegeben, wenn der auszuschließende Inhalt in der unmittelbar nachfolgenden Kodeliste enthalten ist.

Eine als Ausschluss genannte Maßnahme ist eine - gegenüber der im Kode selbst klassifizierten Maßnahme - abgrenzbare und andersartige Maßnahme, die folglich auch anders klassifiziert wird. Werden beide Maßnahmen am Patienten durchgeführt, können auch beide Kodes nebeneinander verwendet werden.

Beispiel:

5-784 Knochentransplantation und -transposition

Exkl.: Knorpeltransplantation (5-801.b ff., 5-812.9 ff.)

Eine Knorpeltransplantation ist mit einem Kode aus den Bereichen 5-801.b ff. oder 5-812.9 ff. zu kodieren.

Wurden bei einem Patienten z.B. eine offene autogene Spongiosa-Transplantation **und** eine offene Knorpeltransplantation durchgeführt, sind ein Kode aus dem Bereich 5-784 **und** ein Kode aus 5-801.b ff. anzugeben.

Wenn eine Ausschlussbemerkung keine Kodeangabe enthält, ist die Maßnahme nicht zu kodieren.

Beispiel:

1-334 Urodynamische Untersuchung

Exkl.: Uroflowmetrie

Hinweise ("Hinw.:")

Die aufgeführten Hinweise haben z.B. folgende Funktion:

- Anmerkung zur gesonderten Kodierung von Teilkomponenten einer komplexen Operation (siehe Abschnitt Mehrfachkodierung)
- Anmerkung zur zusätzlichen Kodierung von ergänzenden Angaben einer Operation (siehe Abschnitte Zusatzkodes und Zusatzinformationen)
- Hinweis auf die gesonderte Kodierung des Zuganges
- Hinweis, wann dieser Kode verwendet werden kann
- Hinweis, dass der Kode nur einmal pro stationären Aufenthalt anzugeben ist (siehe Abschnitt Einmalkodes)

und folgende ("ff.")

In den Ausschlussbemerkungen und Hinweisen kann auf einzelne Kodes oder Kodegruppen verwiesen werden. Das "ff." wird verwandt, um alle untergeordneten Kodes des jeweiligen Schlüssels zu bezeichnen. So bedeutet 1-212 ff. alle endständigen Kodes unter 1-212, also 1-212.0 bis 1-212.y. Das "ff." kann ab den vierstelligen Kodes abwärts angewendet werden.

Listen

Listen wurden eingeführt, um für einen oder mehrere Kodes geltende, einheitliche Untergliederungen in der 6. Stelle aus Gründen der Übersicht zusammenzufassen. Listen werden z.B. in folgenden Bereichen verwendet:

- Lokalisationsangaben für die Bezeichnung der Blutgefäße
- Bezeichnungen von Knochen und Gelenken
- Angaben zu Zugängen und Verfahren

Wird in den Listen mit Lokalisationsangaben ein "und" verwendet, ist dies immer sowohl im Sinne von "und" als auch im Sinne von "oder" zu verstehen. (s.a. Verwendung von "und")

Auf die Gültigkeit einer Liste für einen Kode wird jeweils durch einen Hinweis aufmerksam gemacht. Listen gelten generell nur für die im Kode ausgewiesenen spezifischen Kodepositionen, nicht jedoch für die Resteklasse ".y Nicht näher bezeichnet".

An einigen Stellen ist darauf zu achten, dass nicht jede Listenposition mit jedem 5-Steller kombinierbar ist.

Verwendete Begriffe und Symbole

Folgende Begriffe und Symbole werden verwendet:

Doppelstern **

Ein Doppelstern (**) links neben dem jeweiligen Kode kennzeichnet 5-Steller, bei denen für die Kodierung eine 6-stellige Untergliederung zu benutzen ist, die durch die Kombination des 5-Stellers mit einer Liste entsteht.

Runde Klammern ( )

Runde Klammern innerhalb einer Prozedurenbezeichnung (Klassentitel) enthalten ergänzende Bezeichnungen oder Erläuterungen zu dieser Prozedurenbezeichnung. Diese Angaben können vorliegen, aber auch fehlen, ohne dass die Verschlüsselung dadurch beeinflusst wird.

Runde Klammern nicht innerhalb einer Prozedurenbezeichnung enthalten ergänzende Angaben wie Erläuterungen oder Beispiele.

Runde Klammern umschließen Angaben von Kodes oder Kodebereichen in Hinweisen und Exklusiva.

Eckige Klammern [ ]

Eckige Klammern enthalten Synonyme, alternative Formulierungen, andere Schreibweisen und Abkürzungen zu einer Bezeichnung.

Eckige Klammern umschließen Angaben zu den gültigen 6. Stellen bei postkombinierten Kodes.

Verwendung von "und"

Der Begriff "und" wird in folgenden Fällen im Sinne von "und/oder" verwendet:

- bei 3- und 4-stelligen Kodes, z.B. bei der Aufzählung von Prozeduren wie "Inzision, Exzision und Destruktion ..." oder von Lokalisationen wie "... Naht eines Nerven und Nervenplexus"
- bei nicht endständigen 5-stelligen Kodes, deren Klassentitel ausschließlich Lokalisationsangaben ohne weiteren Zusatz enthält und die ihre 6. Stelle über eine Lokalisationsliste erhalten (Bsp. 5-380.1 ** Arterien Schulter und Oberarm)
- bei endständigen 5-stelligen Kodes, deren Klassentitel ausschließlich Lokalisationsangaben ohne weiteren Zusatz enthält (Bsp. 1-502.2 Oberarm und Ellenbogen)
- in den Lokalisationslisten für die 6. Stellen (z.B. Liste unter 5-89)

Bei nicht endständigen 5-stelligen Kodes mit Lokalisationsangaben, die ihre 6. Stelle nicht über eine Lokalisationsliste erhalten, sondern z.B. über eine Zugangsliste, wird "und" also ausschließlich im Sinne von "und" verwendet. Dasselbe gilt für endständige und nicht endständige 5-stellige Kodes, deren Klassentitel außer Lokalisationsangaben weitere Zusätze enthält, hier ist das "und" tatsächlich als kumulatives "und" zu verstehen. (Bsp. 5-016.4 Schädelbasis und Hirnhäute, Tumorgewebe; 5- 455.9** Resektion des Colon ascendens mit Coecum und rechter Flexur und Colon transversum [Hemikolektomie rechts mit Transversumresektion])

Verwendete Schreibweisen

Die Nomenklatur im vorliegenden Schlüssel lehnt sich an die deutsche Fassung der ICD-10 an. Entsprechend werden Prozedurenbezeichnungen sowie Fachbezeichnungen der Anatomie in der Regel in deutscher Schreibweise angegeben. Sofern es sich um Fachbezeichnungen aus mehreren Wörtern oder um lateinische Termini technici handelt, wurde die lateinische Schreibweise verwendet. Trivialbezeichnungen sind in deutscher Schreibweise angegeben. Deutsch-lateinische Mischformen wurden nach Möglichkeit vermieden. Grundsätzlich wurde die im medizinischen Duden verwendete Schreibweise übernommen.

Abkürzungsverzeichnis

3D	Dreidimensional
4D	Vierdimensional
A.	Arteria
Aa.	Arteriae
ADI	Autism Diagnostic Interview
ADOS	Autism Diagnostic Observation Schedule
AEP	Akustisch evozierte Potentiale
ALL	Akute lymphatische Leukämie
AMDP	Arbeitsgemeinschaft für Methodik und Dokumentation in der Psychiatrie
AML	Akute myeloische Leukämie
APD	Ambulatory peritoneal dialysis
AV	Atrio-ventrikular
AV	Arterio-venös
BASDAI	Bath Ankylosing Spondylitis Disease Activity Index
BASFI	Bath Ankylosing Spondylitis Functional Index
BERA	Brainstem electric response audiometry
BIS	Bispektraler Index
BSS	Beeinträchtigungs-Schwere-Score
BWS	Brustwirbelsäule
CAD	Computer assisted design
CAM	Computer assisted manufacture
CAPD	Continuous ambulatory peritoneal dialysis
CAVH	Continuous arteriovenous hemofiltration
CAVHDF	Continuous arteriovenous hemodiafiltration
CCM	Cardiac Contractility Modulation
CERA	Spät-akustisch evozierte Potentiale
CIONM	Kontinuierliches intraoperatives Neuromonitoring
CLL	Chronische lymphatische Leukämie
CMV	Zytomegalie-Virus
CNP	Continuous negative pressure
CO	Kohlenmonoxid
CO_2	Kohlendioxid
CP-Stent	Cheatham-Platinum-Stent
CPM	Continuous passive motion (Motorschienenbehandlung)
CPAP	Continuous positive airway pressure
CPPV	Continuous positive pressure ventilation
CRT	Cardiac Resynchronization Therapy (Kardiale Resynchronisationstherapie)
CT	Computertomographie
CTC	Circulating tumor cells
CUP	Cancer of Unknown Primary
cVEMP	Zervikale vestibulär evozierte myogene Potentiale
CVVH	Continuous venovenous hemofiltration
CVVHD	Continuous venovenous hemodialysis
CVVHDF	Continuous venovenous hemodiafiltration
DACI	Direct Acoustic Cochlear Implant
DAS 28	Disease activity score 28
DDG	Deutsche Diabetes-Gesellschaft
DFPP	Doppelfiltrationsplasmapherese
DIEP	Deep inferior epigastric perforator
DIPI	Direkte intraperitoneale Insemination
DISYPS	Diagnostiksystem für psychische Störungen im Kindes- und Jugendalter
DOTA	1,4,7,10-Tetraazacyclododecane-1,4,7,10-tetraacetic acid
DSA	Digitale Subtraktionsangiographie
EBT	Elektronenstrahltomographie
ECCE	Extrakapsuläre Extraktion der Linse
ECCO2R	Veno-venöse extrakorporale CO_2-Reduzierung

ECLS	Extracorporeal Live Support
ECMES	Embrochage centro-medullaire élastique Stable
ECMO	Extrakorporale Membranoxygenation
EDTA	Ethylene diamine tetraacetic acid (Ethylendiamintetraessigsäure)
EEG	Elektroenzephalographie
EFTR	Endoscopic full-thickness resection (endoskopische transmurale Vollwandexzision)
EKG	Elektrokardiographie
EKT	Elektrokonvulsionstherapie
EMG	Elektromyographie
EMILOS	Endoscopic Mini- or Less-open Sublay
EOG	Elektrookulographie
ePTFE	Expandiertes Polytetrafluoroethylen
ERC	Endoskopische retrograde Cholangiographie
ERCP	Endoskopische retrograde Cholangio-Pankreatikographie
ERG	Elektroretinographie
ERP	Endoskopische retrograde Pankreatikographie
ESD	Endoskopische submukosale Dissektion
ESIN	Elastisch stabile intramedulläre Nagelung
ESWL	Extrakorporale Stoßwellenlithotripsie
ET	Embryotransfer
eTEP	Enhanced-view total extraperitoneal
EVLT	Endovenöse Lasertherapie
EXIT	Ex utero intrapartum treatment
Exkl.	Exklusive
FACS	Fluorescence-activated cell sorting
FAEP	Früh-akustisch evozierte Potentiale
FEIBA	Faktor-VIII-Inhibitor-Bypass-Aktivität
FFbH	Funktionsfragebogen Hannover
FFRmyo	Fraktionelle myokardiale Flussreserve
FIRM	Focal Impulse and Rotor Modulation
FISH	Fluorescent in situ hybridization (Fluoreszenz-in-situ-Hybridisierung)
FSSEP	Früh-somatosensorisch evozierte Potentiale
g	Gramm
GAF	Global Assessment of Functioning
G-DRG	German Diagnosis Related Groups
GBA	Geriatrisches Basisassessment
GBq	Gigabecquerel
GIFT	Intratubärer Gametentransfer
GvHD	Graft-versus-Host-Disease
Gy	Gray
HAART	Hochaktive antiretrovirale Therapie
HBO	Hyperbare Oxygenation
hdEEG	Hochauflösende Elektroenzephalographie
HDR	High-dose-rate
HER2-neu	Human epidermal growth factor receptor 2
HFJV	High frequency jet ventilation
HFNC	High flow nasal cannula
HFOV	High frequency oscillatory ventilation
HFV	High frequency ventilation
HIFU	Hochintensiver fokussierter Ultraschall
HIPEC	Hypertherme intraperitoneale Chemotherapie
HI-Virus	Humanes Immundefizienz-Virus
Hinw.	Hinweis
HITOC	Hypertherme intrathorakale Chemotherapie
HLA	Humanes Leukozyten Antigen
HNO	Hals Nasen Ohren
HSA	Human serum albumin
HSV-TK Mut2	Herpes-simplex-Virus-Typ-I-Thymidinkinase Mut2
HWS	Halswirbelsäule

IBZM	[^{123}I]-3-Jodo-6-methoxybenzamin
ICA	Immunhistochemische Analyse
ICD	Implantierbarer Kardioverter/Defibrillator
ICD-10-GM	Internationale statistische Klassifikation der Krankheiten und verwandter Gesundheitsprobleme, 10. Revision - German Modification -
ICE	Intrakardiale Echokardiographie
ICH	Immunhistochemische Analyse
IE	Internationale Einheiten
IGRT	Image-guided radiotherapy
IMA	Arteria mammaria interna
IMV	Intermittent mandatory ventilation
Inkl.	Inklusive
IONM	Nicht kontinuierliches intraoperatives Neuromonitoring
IPD	Intermittent peritoneal dialysis
IPOM	Intraperitoneales Onlay-Mesh
IPPV	Intermittent positive pressure ventilation
IUD	Intrauterine device
IVF	In-vitro-Fertilisation
IVUS	Intravaskulärer Ultraschall der Koronargefäße
KEP	Kognitiv evozierte Potentiale
K-SADS	Schedule for Affective Disorders and Schizophrenia for School-Age Children
KHG	Krankenhausfinanzierungsgesetz
KHK	Koronare Herzkrankheit
KTP-Laser	Kalium-Titanyl-Phosphat-Laser
L-Dopa	L-3,4-Dihydroxyphenylalanin
LBO-Laser	Lithium-Triborat-Laser
LDL	Low density lipoproteins
LEER	Laterale erweiterte endopelvine Resektion
Lig.	Ligament
LWS	Lendenwirbelsäule
M.	Musculus
mg	Milligramm
Mm.	Musculi
MAPCA	Multiple major aortopulmonary collateral artery
MBS	Mehrdimensionale Bereichsdiagnostik der Sozialpädiatrie
MDS	Myelodysplastisches Syndrom
MEG	Magnetenzephalographie
MEP	Motorisch evozierte Potentiale
MeV	Megaelektronenvolt
MIBG	Metaiodobenzylguanidin
MILOS	Mini- or Less-open Sublay
MLC	Multi-leaf collimator
MNA	Minimal Nutritional Assessment
MPFL	Mediales patellofemorales Ligament
MRCP	Magnetresonanz-Cholangiopankreatikographie
MRD	Minimal residual disease (Resttumorlast)
MRgFUS	Magnetresonanz-gesteuerter fokussierter Ultraschall
MRT	Magnetresonanztomographie
MSLT	Multipler Schlaflatenztest
MTX	Metothrexat
MWT	Multipler Wachbleibetest
N.	Nervus
n-BCA/NBCA	N-Butyl-2-Cyanoacrylat, Enbucrilat
NAVA	Neurally Adjusted Ventilatory Assist
NHL	Non-Hodgkin-Lymphom
NK-Zellen	Natural-Killer-Zellen
N.n.bez.	Nicht näher bezeichnet
Nn.	Nervi
NOTES	Natural Orifice Transluminal Endoscopic Surgery

NRS	Numeric Rating Scale
NRS	Nutritional Risk Screening
NSM	Nipple sparing mastectomy
NTMS	Navigierte transkranielle Magnetstimulation
NUTRIC	Nutrition Risk in Critically Ill
OAE	Otoakustische Emissionen
OCT	Optische Kohärenztomographie
OP	Operation
OPD	Operationalisierte psychodynamische Diagnostik
OPD	Ostium Protection Device
oVEMP	Okuläre vestibulär evozierte myogene Potentiale
PBA	Palliativmedizinisches Basisassessment
PCA	Patientengesteuerte Analgesie
PCR	Polymerase Chain Reaction (Polymerase-Kettenreaktion)
PDT	Photodynamische Therapie
PE	Probeexzision
PECLA	Pumpless extracorporeal lung assist
PEG	Perkutan-endoskopische Gastrostomie
PEG	Polyethylenglykol
PEJ	Perkutan-endoskopische Jejunostomie
PEPP	Pauschalierende Entgelte Psychiatrie und Psychosomatik
PES	Pharyngeale elektrische Stimulation
pESS	Powered endoscopic sinonasal surgery
PET	Positronenemissionstomographie
PICC	Peripher eingeführter zentralvenöser Katheter
PIPAC	Pressurized Intra Peritoneal Aerosol Chemotherapy (Intraperitoneale Druck-Aerosolchemotherapie)
PKMS-E	Pflegekomplexmaßnahmen-Score für Erwachsene
PKMS-J	Pflegekomplexmaßnahmen-Score für Kinder und Jugendliche
PKMS-K	Pflegekomplexmaßnahmen-Score für Kleinkinder
PMR	Percutaneous transluminal transmyocardial laser revascularization
POCS	Perorale Cholangioskopie
POPS	Perorale Pankreatikoskopie
PSAP	Posteriore sagittale Anoproktoplastik
PSARP	Posteriore sagittale Anorektoplastik
PSMA	Prostataspezifisches Membranantigen
Psy-BaDo	Basisdokumentation in der Psychotherapie
PTC	Perkutane transhepatische Cholangiographie
PTCA	Perkutane transluminale Koronarangioplastie
PTFE	Polytetrafluorethylen
PUVA	Photochemotherapie (Psoralen plus UV-A)
PVDF	Polyvinylidenfluorid
R.	Ramus, Ast
RA-PA-ECMO	ECMO-Modul mit Kanülen im rechten Vorhof und in der Pulmonalarterie
rh-TSH	Rekombinantes Thyreotropin
RNA	Ribonukleinsäure
RSV	Respiratory syncytial virus
rTMS	Repetitive transkranielle Magnetstimulation
SAPS	Simplified acute physiology score
S-CPPV	Synchronized continuous positive pressure ventilation
SCN1A	Sodium Channel Neuronal Typ 1 Alpha
SeHCA-Test	Selen-Homotaurocholsäure-Test
SEP	Somatisch evozierte Potentiale
sFlt-1	Lösliche, FMS-ähnliche Tyrosinkinase 1
S-IPPV	Synchronized intermittent positive pressure ventilation
SIEP	Superficial inferior epigastric perforator
SIRT	Selektive intravaskuläre Radionuklidtherapie
SIS	Small Intestinal Submucosa
SLNE	Sentinel-Lymphonodektomie

SPECT	Single-Photon-Emissionscomputertomographie
SSEP	Somatosensorisch evozierte Potentiale
SSM	Skin sparing mastectomy
STEP	Serielle transverse Enteroplastie
SUP	Selektive Ultraviolettphototherapie
sup.	superior
SZT	Stammzelltherapie
TAPP	Transabdominal präperitoneal
TDI	Tissue Doppler Imaging
TE	Transfusionseinheit
TE	Therapieeinheit
TEA	Thrombendarteriektomie
TEE	Transösophageale Echokardiographie
TEN	Titanic elastic nail
TENS	Transkutane elektrische Nervenstimulation
TEP	Endoskopisch total extraperitoneal
TES	Totally endoscopic sublay
TFCC	Triangular Fibrocartilage Complex
TFG	Transfusionsgesetz
TGA	Transposition der großen Arterien
TIA	Transitorische ischämische Attacke
TIPP	Transinguinal präperitoneal
TIPS	Transjugular intrahepatic portosystemic shunt
TISS	Therapeutic Intervention Scoring System
TMLR	Transmyokardiale Laserrevaskularisation
TMMR	Totale mesometriale Resektion des Uterus
TOT	Trans Obturator Tape (Transobturatorisches Band)
TRAM	Transversaler Rectus-abdominis-Muskellappen
TRUS	Transrektale Ultraschallbildgebung
TUNA	Transurethrale Nadelablation
TVT	Tension free vaginal tape
TVT-O	Tension free vaginal tape Obturator (TVT-Obturator)
V.	Vena
VAS	Visual analogue Scale
VCV	Varicella-Zoster-Virus
Vv.	Venae
VEMP	Vestibulär evozierte myogene Potentiale
VEP	Visuell evozierte Potentiale
VEPTR	Vertikale expandierbare prothetische Titanrippe
VHI	Voice Handicap Index
VLAP	Visuell kontrollierte laserunterstützte Resektion
WPW	Wolff-Parkinson-White
YAG-Laser	Yttrium-Aluminium-Granat-Laser
ZIFT	Intratubärer Zygotentransfer
ZNS	Zentrales Nervensystem

OPS

Version 2020

Systematisches Verzeichnis

Kapitel 1:

Diagnostische Maßnahmen

Klinische Untersuchung (1-10...1-10)

1-10 **Klinische Untersuchung**

1-100 **Klinische Untersuchung in Allgemeinanästhesie**
Hinw.: Die Allgemeinanästhesie ist im Kode enthalten
Dieser Kode ist nur dann zu verwenden, wenn die Untersuchung unter Anästhesie als selbständige Maßnahme durchgeführt wird. Erfolgt in der gleichen Sitzung ein invasiver oder operativer Eingriff, der eine Anästhesie erfordert, ist die Untersuchung nicht gesondert zu kodieren

Untersuchung einzelner Körpersysteme (1-20...1-33)

Hinw.: Das Anästhesieverfahren bei einer diagnostischen Maßnahme kann zusätzlich kodiert werden, sofern die diagnostische Maßnahme üblicherweise ohne Allgemeinanästhesie durchgeführt wird (8-90)

1-20 **Neurologische Untersuchungen**
Hinw.: Das neurologische Monitoring ist gesondert zu kodieren (8-92)

1-202 **Diagnostik zur Feststellung des irreversiblen Hirnfunktionsausfalls**
Hinw.: Diese Kodes sind nur zu verwenden bei Diagnostik nach der jeweils gültigen Fortschreibung der Richtlinie der Bundesärztekammer zur Feststellung des irreversiblen Hirnfunktionsausfalls (siehe im Zusammenhang mit einer Organspende auch § 5 und § 16 Abs. 1 Satz 1 Nr. 1 Transplantationsgesetz)
Die durchgeführten Einzelmaßnahmen sind nicht gesondert zu kodieren

1-202.0 Bei einem potenziellen Organspender
Hinw.: Als Datum der Leistungserbringung ist das Datum anzugeben, an welchem mit der Diagnostik des irreversiblen Hirnfunktionsausfalls begonnen wurde
Nicht angegeben werden dürfen diese Kodes, wenn der Patient zu Lebzeiten einer möglichen Organspende widersprochen hat oder medizinische Kontraindikationen für eine Organspende vorliegen

.00 Ohne Feststellung des irreversiblen Hirnfunktionsausfalls

.01 Mit Feststellung des irreversiblen Hirnfunktionsausfalls

1-202.1 Bei sonstigen Patienten

1-203 **Invasive Funktionsdiagnostik des Nervensystems**
Exkl.: Invasive präoperative Video-EEG-Intensivdiagnostik bei Epilepsie (1-211)
Hinw.: Der Zugang ist gesondert zu kodieren (5-010 ff., 5-011 ff., 5-030 ff., 5-031 ff., 5-032 ff.)

1-203.0 Mit Stimulationselektroden, zerebral

1-203.1 Mit Stimulationselektroden, spinal

1-203.2 Mit pharmakologischer Testung

1-203.x Sonstige

1-203.y N.n.bez.

1-204 **Untersuchung des Liquorsystems**

1-204.0 Messung des Hirndruckes

1-204.1 Messung des lumbalen Liquordruckes

1-204.2 Lumbale Liquorpunktion zur Liquorentnahme

1-204.3 Subokzipitale Liquorpunktion zur Liquorentnahme

1-204.4 Fontanellenpunktion zur Liquorentnahme

1-204.5 Liquorentnahme aus einem liegenden Katheter

1-204.6 Infusionstest

1-204.7 Pharmakologischer Test

1-204.x Sonstige

1-204.y N.n.bez.

1-205 Elektromyographie [EMG]
Inkl.: Ausführliches Nadel-EMG
Neuromuskuläre Frequenzbelastung
Einzelfaser-EMG
Makro-EMG
Mehrkanalige EMG-Ableitung

1-206 Neurographie

1-207 Elektroenzephalographie [EEG]

1-207.0 Routine-EEG (10/20 Elektroden)
Inkl.: Provokationsmethoden

1-207.1 Schlaf-EEG (10/20 Elektroden)

1-207.2 Video-EEG (10/20 Elektroden)
Exkl.: Video-EEG im Rahmen der präoperativen und intraoperativen Epilepsiediagnostik (1-210, 1-211, 1-212 ff.)
Hinw.: Dauer mindestens 24 Stunden

1-207.3 Mobiles Kassetten-EEG (10/20 Elektroden)
Hinw.: Dauer mindestens 4 Stunden

1-207.x Sonstige

1-207.y N.n.bez.

1-208 Registrierung evozierter Potentiale

1-208.0 Akustisch [AEP]

1-208.1 Früh-akustisch [FAEP/BERA]

1-208.2 Somatosensorisch [SSEP]

1-208.3 Früh-somatosensorisch [FSSEP]

1-208.4 Motorisch [MEP]

1-208.5 Spät-akustisch [CERA]

1-208.6 Visuell [VEP]

1-208.7 Kognitiv [KEP]

1-208.8 Otoakustische Emissionen [OAE]

1-208.9 Vestibulär myogen [VEMP]
Inkl.: Zervikale vestibulär evozierte myogene Potentiale [cVEMP]
Okuläre vestibulär evozierte myogene Potentiale [oVEMP]

1-208.x Sonstige

1-208.y N.n.bez.

1-209 Komplexe Diagnostik bei Spina bifida
Inkl.: Sozialanamnese, Schul- und Arbeitsplatzanamnese, neuropsychologische und psychiatrische Diagnostik
Hinw.: Mit diesem Kode ist die multidisziplinäre somatische (Pädiatrie, Neurochirurgie, Orthopädie, Ophthalmologie, Urologie), psychologische und psychosoziale Diagnostik bei Patienten mit Spina bifida zu kodieren
Die bildgebende Diagnostik (3-05), invasive funktionelle Diagnostik (Kap.1) und EEG-Diagnostik (1-207 ff.) sind gesondert zu kodieren

1-20a Andere neurophysiologische Untersuchungen

1-20a.2 Neurologische Untersuchung bei Bewegungsstörungen

.20 Untersuchung der Pharmakosensitivität mit quantitativer Testung

.21 Untersuchung der operativen Behandelbarkeit von Bewegungsstörungen

Hinw.: Die bildgebende Diagnostik ist gesondert zu kodieren (Kap. 3)

Mindestmerkmale:

- quantitative Testung mit pharmakologischer Stimulation (ggf. mehrfach)
- neuropsychologische und psychiatrische Untersuchung
- Untersuchung auf den Ebenen Struktur, Funktion, Aktivität, Partizipation, sozialer Kontext
- Beratung bezüglich eines lebensverändernden Eingriffs

1-20a.3 Neurophysiologische Diagnostik bei Schwindelsyndromen

.30 Elektro- und/oder Video-Nystagmographie

.31 Video-Kopfimpulstest

.32 Bestimmung der subjektiven visuellen Vertikalen

.33 Posturographie

1-20b Magnetenzephalographie [MEG]

1-20b.0 Zur Lokalisation epileptischer Foci

1-20b.1 Zur Lokalisation funktioneller Hirnareale

1-20b.x Sonstige

1-20b.y N.n.bez.

1-20c Navigierte transkranielle Magnetstimulation [nTMS]

1-20c.0 Zur Identifizierung von Hirnarealen für die Motorik (Motormapping)

1-20c.1 Zur Identifizierung von Hirnarealen für die Sprache (Speechmapping)

1-20c.x Sonstige

1-20c.y N.n.bez.

1-20d Hochauflösende Elektroenzephalographie [hdEEG]

Hinw.: Mit diesem Kode ist die Ableitung eines EEGs mit mindestens 64 Kanälen über mindestens 30 Minuten zu kodieren, wenn dabei im Quellenraum unter Einbeziehung individueller oder atlasbasierter (kanonischer) Kopfmodelle eine Rekonstruktion epilepsietypischer Muster (individuell oder als Mittelung) oder eine Analyse aufgabenbasierter Aktivität (evozierte Potentiale) oder eine Analyse der Ruhenetzwerkaktivität erfolgt

1-20d.0 Zur Lokalisation epileptischer Foci

1-20d.1 Zur Lokalisation funktioneller Hirnareale

1-20d.x Sonstige

1-20d.y N.n.bez.

1-21 Epilepsiediagnostik

1-210 Nicht invasive Video-EEG-Intensivdiagnostik zur Klärung eines Verdachts auf Epilepsie oder einer epilepsiechirurgischen Operationsindikation

Hinw.: Dieser Kode umfasst:

- das Anbringen von dichtgesetzten Oberflächenelektroden und das ggf. durchgeführte Einbringen von Sphenoidalelektroden
- das Video-EEG-Intensivmonitoring für i.d.R. mindestens 3 Tage
- die Begleitung, Dokumentation und Auswertung (Medizin, MTA, Medizintechnik, Medizinphysik)
- die psychosoziale Betreuung des Patienten während des diagnostischen Prozesses

Für die Durchführung gelten die Qualitätsstandards der Arbeitsgemeinschaft für präoperative Epilepsiediagnostik und operative Epilepsietherapie

Der Kode kann auch angewendet werden, wenn als Ergebnis der Video-EEG-Intensivdiagnostik im Sinne einer differenzialdiagnostischen Klärung nicht epileptische Anfälle diagnostiziert werden

Die Durchführung einer Magnetenzephalographie ist gesondert zu kodieren (1-20b ff.)

Die Durchführung einer hochauflösenden Elektroenzephalographie ist gesondert zu kodieren (1-20d ff.)

1-211 **Invasive Video-EEG-Intensivdiagnostik bei Epilepsie zur Klärung einer epilepsiechirurgischen Operationsindikation**

Hinw.: Dieser Kode umfasst:
- die Ableitung mit epiduralen, subduralen oder Foramen-ovale-Elektroden oder Tiefenelektroden
- die ggf. durchgeführte kortikale Stimulation bei subduralen Plattenelektroden
- das Video-EEG-Intensivmonitoring für i.d.R. mindestens 3 Tage
- die Begleitung, Dokumentation und Auswertung
- die psychosoziale Betreuung des Patienten während des diagnostischen Prozesses

Für die Durchführung gelten die Qualitätsstandards der Arbeitsgemeinschaft für präoperative Epilepsiediagnostik und operative Epilepsietherapie
Die Implantation der Elektroden ist gesondert zu kodieren (5-014.9 ff., 5-028.20, 5-028.21)
Der Zugang ist gesondert zu kodieren (5-010 ff., 5-011 ff.)
Die Durchführung einer Magnetenzephalographie ist gesondert zu kodieren (1-20b ff.)
Die Durchführung einer hochauflösenden Elektroenzephalographie ist gesondert zu kodieren (1-20d ff.)

1-212 **Invasive intraoperative Epilepsiediagnostik**

Inkl.: Video-EEG
Hinw.: Für die Durchführung gelten die Qualitätsstandards der Arbeitsgemeinschaft für präoperative Epilepsiediagnostik und operative Epilepsietherapie

1-212.0 Elektrokortikographie

1-212.1 Elektrostimulation in Allgemeinanästhesie

1-212.2 Elektrostimulation im Wachzustand

1-212.3 Evozierte Potentiale

1-212.x Sonstige

1-212.y N.n.bez.

1-213 **Syndromdiagnose bei komplizierten Epilepsien**

Inkl.: Sozialanamnese, Arbeitsplatzanamnese, neuropsychologische und psychiatrische Diagnostik
Exkl.: EEG-Diagnostik (1-207 ff.)
Hinw.: Mindestmerkmale:
Diagnostik über mindestens 14 Tage
Standardisiertes multidisziplinäres Assessment in mindestens 3 Problemfeldern (Medikamentensynopse mit Nebenwirkungsprofilen und Resistenzprüfung, berufliche und soziale Defizite durch die Epilepsie, neuropsychologische Funktionsstörungen, psychiatrisch relevante Persönlichkeits- und Verhaltensstörungen inklusive epilepsiebezogene psychiatrische Erkrankungen)

1-22 Untersuchungen der Augen

1-220 **Messung des Augeninnendruckes**

1-220.0 Tages- und Nachtdruckmessung über 24 Stunden

1-24 Untersuchungen im HNO-Bereich

Exkl.: Kardiorespiratorische Polysomnographie (1-790)

1-242 **Audiometrie**

Inkl.: Pädaudiometrie
Exkl.: Registrierung evozierter Potentiale (1-208 ff.)

1-243 **Phoniatrie**

1-245 **Rhinomanometrie**

1-247 **Olfaktometrie und Gustometrie**

Exkl.: Registrierung evozierter Potentiale (1-208 ff.)

1-26 Untersuchungen der elektrophysiologischen Aktivität des Herzens

1-265 **Elektrophysiologische Untersuchung des Herzens, kathetergestützt**

Hinw.: Entsprechend deutschen und internationalen Leitlinien erfolgt die Definition hier anhand der vorliegenden Diagnose

1-265.0 Bei Störungen der Sinusknotenfunktion

1-265.1 Bei Störungen der AV-Überleitung

1-265.3 Bei intraventrikulären Leitungsstörungen (faszikuläre Blockierungen)

1-265.4 Bei Tachykardien mit schmalem QRS-Komplex oder atrialen Tachykardien

1-265.5 Bei WPW-Syndrom

1-265.6 Bei Tachykardien mit breitem QRS-Komplex

1-265.7 Bei nicht anhaltenden Kammertachykardien und/oder ventrikulären Extrasystolen

1-265.8 Bei Synkopen unklarer Genese

1-265.9 Bei Zustand nach Herz-Kreislauf-Stillstand

1-265.a Nach kurativer Therapie eines angeborenen Herzfehlers

1-265.b Nach palliativer Therapie eines angeborenen Herzfehlers

1-265.d Bei Zustand nach Herztransplantation

1-265.e Bei Vorhofflimmern

1-265.f Bei Vorhofflattern

1-265.x Sonstige

1-265.y N.n.bez.

1-266 Elektrophysiologische Untersuchung des Herzens, nicht kathetergestützt

1-266.0 Bei implantiertem Schrittmacher
Inkl.: Induktion von Vorhofflimmern zur Testung des "mode-switch"
Reprogrammierung eines permanenten Schrittmachers
Messung des Lungenwassers ggf. mit Programmierung der Flüssigkeitsschwelle

1-266.1 Bei implantiertem Kardioverter/Defibrillator [ICD]
Inkl.: Zur Bestimmung der Defibrillationsschwelle
Messung des Lungenwassers ggf. mit Programmierung der Flüssigkeitsschwelle

1-266.2 Kipptisch-Untersuchung zur Abklärung von Synkopen

1-266.3 Medikamentöser Provokationstest (zur Erkennung von Arrhythmien)

1-266.x Sonstige

1-266.y N.n.bez.

1-268 Kardiales Mapping

1-268.0 Rechter Vorhof

1-268.1 Linker Vorhof

1-268.2 Gemeinsamer Vorhof

1-268.3 Rechter Ventrikel

1-268.4 Linker Ventrikel

1-268.5 Funktionell/morphologisch univentrikuläres Herz

1-268.x Sonstige

1-268.y N.n.bez.

1-269 Magnetokardiographie

1-27 Diagnostische Katheteruntersuchung an Herz und Kreislauf

Exkl.: Elektrophysiologische Untersuchung des Herzens, kathetergestützt (1-265 ff.)

1-273 Rechtsherz-Katheteruntersuchung
Inkl.: Katheteruntersuchung von A. pulmonalis, rechtem Ventrikel, rechtem Vorhof und V. cava
Druckmessung, Druckgradientenbestimmung, Messung des Herzzeitvolumens, Bestimmung des pulmonalen Gefäßwiderstandes und Messung unter Belastung
Hinw.: Bei einer kombinierten Links- und Rechtsherz-Katheteruntersuchung ist jeweils ein Kode für die Rechtsherz-Katheteruntersuchung und ein Kode für die Linksherz-Katheteruntersuchung anzugeben

1-273.1 Oxymetrie

1-273.2 Druckmessung mit Messung des Shuntvolumens

1-273.5 Messung der pulmonalen Flussreserve

1-273.6 Messung des Lungenwassers

1-273.x Sonstige

1-273.y N.n.bez.

1-274 **Transseptale Linksherz-Katheteruntersuchung**
Inkl.: Katheteruntersuchung von Aorta, linkem Ventrikel, linkem Vorhof und Pulmonalvenen
Punktion des Vorhofseptums

1-274.0 Druckmessung
Inkl.: Druckgradientenbestimmung

1-274.1 Oxymetrie

1-274.2 Druckmessung mit Messung des Shuntvolumens

1-274.3 Sondierung des Vorhofseptums

1-274.4 Sondierung des Ventrikelseptums

1-274.x Sonstige

1-274.y N.n.bez.

1-275 **Transarterielle Linksherz-Katheteruntersuchung**
Hinw.: Bei einer kombinierten Links- und Rechtsherz-Katheteruntersuchung ist jeweils ein Kode für die Rechtsherz-Katheteruntersuchung und ein Kode für die Linksherz-Katheteruntersuchung anzugeben

1-275.0 Koronarangiographie ohne weitere Maßnahmen

1-275.1 Koronarangiographie und Druckmessung im linken Ventrikel

1-275.2 Koronarangiographie, Druckmessung und Ventrikulographie im linken Ventrikel

1-275.3 Koronarangiographie, Druckmessung und Ventrikulographie im linken Ventrikel, Druckmessung in der Aorta und Aortenbogendarstellung

1-275.4 Koronarangiographie, Druckmessung in der Aorta und Aortenbogendarstellung

1-275.5 Koronarangiographie von Bypassgefäßen

1-275.6 Ventrikulographie mit Druckmessung im linken Ventrikel und Aortenbogendarstellung

1-275.x Sonstige

1-275.y N.n.bez.

1-276 **Angiokardiographie als selbständige Maßnahme**

1-276.0 Pulmonalisangiographie

1-276.1 Aortographie

1-276.2 Ventrikulographie
.20 Rechter Ventrikel
.21 Linker Ventrikel
.22 Rechter und linker Ventrikel

1-276.x Sonstige

1-276.y N.n.bez.

1-277 **Herzkatheteruntersuchung bei funktionell/morphologisch univentrikulärem Herzen**

1-277.0 Ohne Duktusabhängigkeit

1-277.1 Mit duktusabhängigem Blutfluss im Lungenkreislauf

1-277.2 Mit duktusabhängigem Blutfluss im Körperkreislauf

1-277.x Sonstige

1-277.y N.n.bez.

1-279 **Andere diagnostische Katheteruntersuchung an Herz und Gefäßen**

1-279.0 Bestimmung des Herzvolumens und der Austreibungsfraktion

1-279.1 Quantitative regionale Funktionsanalyse

1-279.2 Densitometrie des Ventrikels

1-279.3 Densitometrie des Myokardes

1-279.4 Densitometrie der großen Gefäße

1-279.5 Intrakardiale Kontraktionsanalyse
.50 Im dreidimensionalen System
.51 Mit einem Druck und Kontraktilität messenden Dopplerdraht (DPDT)
.5x Sonstige

1-279.6 Sondierung des Ductus arteriosus Botalli

1-279.7 Sondierung eines operativ angelegten Shuntes

1-279.8 Sondierung von Kollateralgefäßen

1-279.9 Angioskopie
Hinw.: Eine durchgeführte Biopsie ist gesondert zu kodieren (1-497 ff.)

1-279.a Koronarangiographie mit Bestimmung der intrakoronaren Druckverhältnisse durch Druckdrahtmessung
Inkl.: Bestimmung der fraktionellen myokardialen Flussreserve (FFRmyo)
Bestimmung von Druckindizes ohne Vasodilatation

1-279.b Messung des Lebervenenverschlussdruckes

1-279.x Sonstige

1-279.y N.n.bez.

1-31 Funktionsuntersuchungen des Verdauungstraktes
Exkl.: Diagnostische Endoskopie des Verdauungstraktes (1-63, 1-64, 1-65)

1-313 Ösophagusmanometrie

1-314 Manometrie der Gallen- und Pankreasgänge
Inkl.: Papillenmanometrie

1-315 Anorektale Manometrie

1-316 pH-Metrie des Ösophagus

1-316.0 Einfach

1-316.1 Langzeit-pH-Metrie
.10 Ohne Langzeit-Impedanzmessung
.11 Mit Langzeit-Impedanzmessung

1-316.x Sonstige

1-316.y N.n.bez.

1-317 pH-Metrie des Magens

1-317.0 Einfach

1-317.1 Langzeit-pH-Metrie

1-317.x Sonstige

1-317.y N.n.bez.

1-318 Dünndarmmanometrie

1-319 Dickdarmmanometrie
Inkl.: Barostat
Exkl.: Anorektale Manometrie

1-33 Untersuchung des Harntraktes

1-334 Urodynamische Untersuchung
Exkl.: Uroflowmetrie

1-334.0 Urodynamische Untersuchung mit gleichzeitiger Anwendung elektrophysiologischer Methoden

1-334.1 Blasendruckmessung
Inkl.: Langzeitdruckmessung

1-334.2 Video-Urodynamik

1-334.x Sonstige

1-334.y N.n.bez.

1-335 Messung des Urethradruckprofils

1-336 Harnröhrenkalibrierung

Biopsie ohne Inzision (1-40...1-49)

Inkl.: Perkutane (Fein-)Nadelbiopsie, Stanzbiopsie [Punchbiopsie], durch bildgebende Verfahren gesteuerte perkutane Biopsie, endoskopische Biopsie, endosonographische Biopsie, arthroskopische Biopsie, Saugbiopsie

Exkl.: Biopsie durch Inzision, intraoperative Biopsie, Biopsie bei diagnostischer Endoskopie durch Inzision und intraoperativ (1-50 bis 1-58)

Hinw.: Das Anästhesieverfahren bei einer diagnostischen Maßnahme kann zusätzlich kodiert werden, sofern die diagnostische Maßnahme üblicherweise ohne Allgemeinanästhesie durchgeführt wird (8-90)

1-40 Biopsie ohne Inzision an Nervensystem und endokrinen Organen

1-401 Perkutane Biopsie an intrakraniellem Gewebe mit Steuerung durch bildgebende Verfahren

1-401.0 Großhirn

1-401.1 Stammganglien

1-401.2 Hirnstamm

1-401.3 Kleinhirn

1-401.4 Hirnnerven und Ganglien, intrakraniell

1-401.5 Hirnhäute

1-401.x Sonstige

1-401.y N.n.bez.

1-404 Perkutane (Nadel-)Biopsie an intraspinalem Gewebe

1-404.0 Rückenmark

1-404.1 Rückenmarknerven und Spinalganglien, intraspinal

1-404.2 Rückenmarkhäute

1-404.x Sonstige

1-404.y N.n.bez.

1-405 Perkutane (Nadel-)Biopsie an peripheren Nerven

1-405.0 ↔ Hirnnerven, extrakraniell

1-405.1 ↔ Plexus brachialis

1-405.2 ↔ Nerven Schulter

1-405.3 ↔ Nerven Arm

1-405.4 ↔ Nerven Hand

1-405.5 Nerven Rumpf

1-405.6 ↔ Plexus lumbosacralis

1-405.7 ↔ Nerven Leiste und Beckenboden

1-405.8 ↔ Nerven Bein

1-405.9 ↔ Nerven Fuß

1-405.x ↔ Sonstige

1-405.y N.n.bez.

1-406 Perkutane (Nadel-)Biopsie an endokrinen Organen

Exkl.: Perkutane (Nadel-)Biopsie des Pankreas (1-441.2)
Perkutane (Nadel-)Biopsie am Hoden (1-463.4)
Perkutane (Nadel-)Biopsie am Ovar (1-470.0)

1-406.0 Hypophyse

1-406.1 Corpus pineale

1-406.2 Schilddrüse

1-406.3 ↔ Nebenschilddrüsen

1-406.5 ↔ Nebenniere

1-406.x ↔ Sonstige

1-406.y N.n.bez.

1-407 Perkutane Biopsie an endokrinen Organen mit Steuerung durch bildgebende Verfahren
Exkl.: Perkutane (Nadel-)Biopsie des Pankreas (1-442.2)
Perkutane (Nadel-)Biopsie am Hoden (1-465.4)
Perkutane (Nadel-)Biopsie am Ovar (1-474.0)

1-407.0 Hypophyse

1-407.1 Corpus pineale

1-407.2 Schilddrüse

1-407.3 ↔ Nebenschilddrüsen

1-407.5 ↔ Nebenniere

1-407.x ↔ Sonstige

1-407.y N.n.bez.

1-408 Endosonographische Biopsie an endokrinen Organen

1-408.0 ↔ Nebenniere
Hinw.: Eine Endosonographie ist gesondert zu kodieren (3-05a)

1-408.x ↔ Sonstige

1-408.y N.n.bez.

1-41 Biopsie ohne Inzision an Auge, Ohr, Nase und Haut von Gesicht und Kopf
Inkl.: Endoskopische Biopsie

1-410 ↔ Biopsie ohne Inzision an der Ohrmuschel

1-411 ↔ Biopsie ohne Inzision am äußeren Gehörgang durch Otoskopie

1-412 Biopsie ohne Inzision an Augenlid und Augenbraue

1-412.0 ↔ Augenlid

1-412.1 ↔ Augenbraue

1-413 Biopsie ohne Inzision an Konjunktiva und Kornea

1-413.0 ↔ Konjunktiva

1-413.1 ↔ Kornea

1-414 Biopsie ohne Inzision an der Nase

1-414.0 Naseninnenraum

1-414.1 Nasennebenhöhlen

1-414.x Sonstige

1-414.y N.n.bez.

1-415 Biopsie ohne Inzision an der Gesichtshaut
Inkl.: Kopfhaut

1-42 Biopsie ohne Inzision an Mund, Mundhöhle, Larynx, Pharynx und blutbildenden Organen
Inkl.: Endoskopische Biopsie

1-420 Biopsie ohne Inzision an Mund und Mundhöhle

1-420.0 Lippe

1-420.1 Zunge

1-420.2 Gaumen

1-420.3 Gingiva

1-420.4 Alveolarkamm

1-420.5 Wangenschleimhaut

1-420.6 Mundboden

1-420.7 ↔ Speicheldrüse und Speicheldrüsenausführungsgang

1-420.x ↔ Sonstige

1-420.y N.n.bez.

1-421 Biopsie ohne Inzision am Larynx

1-421.0 Supraglottis

1-421.1 Glottis

1-421.2 Subglottis

1-421.x Sonstige

1-421.y N.n.bez.

1-422 Biopsie ohne Inzision am Pharynx

1-422.0 Oropharynx

.00 Uvula

.01 ↔ Tonsillen

.0x ↔ Sonstige

1-422.1 Hypopharynx

1-422.2 Nasopharynx

1-422.x Sonstige

1-422.y N.n.bez.

1-424 Biopsie ohne Inzision am Knochenmark

Inkl.: Stanzbiopsie

1-425 (Perkutane) (Nadel-)Biopsie an Lymphknoten, Milz und Thymus

1-425.0 ↔ Lymphknoten, zervikal

1-425.1 ↔ Lymphknoten, supraklavikulär (Virchow-Drüse)

1-425.2 ↔ Lymphknoten, axillär

1-425.3 Lymphknoten, mediastinal

1-425.4 Lymphknoten, paraaortal

1-425.5 ↔ Lymphknoten, iliakal

1-425.6 ↔ Lymphknoten, pelvin

1-425.7 ↔ Lymphknoten, inguinal

1-425.8 Milz

1-425.9 Thymus

1-425.x ↔ Sonstige

1-425.y N.n.bez.

1-426 (Perkutane) Biopsie an Lymphknoten, Milz und Thymus mit Steuerung durch bildgebende Verfahren

Hinw.: Eine Endosonographie ist gesondert zu kodieren

1-426.0 ↔ Lymphknoten, zervikal

1-426.1 ↔ Lymphknoten, supraklavikulär (Virchow-Drüse)

1-426.2 ↔ Lymphknoten, axillär

1-426.3 Lymphknoten, mediastinal

1-426.4 Lymphknoten, paraaortal

1-426.5 ↔ Lymphknoten, iliakal

1-426.6 ↔ Lymphknoten, pelvin

1-426.7 ↔ Lymphknoten, inguinal

1-426.8 Milz

1-426.9 Thymus

1-426.x ↔ Sonstige

1-426.y N.n.bez.

1-43 Biopsie ohne Inzision an respiratorischen Organen

Inkl.: Endoskopische Biopsie
Hinw.: Eine Endoskopie ist gesondert zu kodieren
Eine Endosonographie ist gesondert zu kodieren

1-430 Endoskopische Biopsie an respiratorischen Organen
Hinw.: Die nachfolgenden Kodes umfassen die Entnahme von 1 bis 5 Biopsien
Die Entnahme von mehr als 5 Biopsien ist mit dem Kode Stufenbiopsie zu kodieren

1-430.0 Trachea
.00 Zangenbiopsie
.01 Kryobiopsie
.0x Sonstige

1-430.1 Bronchus
.10 ↔ Zangenbiopsie
.11 ↔ Kryobiopsie
.12 ↔ Biopsie durch Schlingenabtragung
.1x ↔ Sonstige

1-430.2 Lunge
Inkl.: Transösophageale Biopsie, transbronchiale Biopsie
.20 ↔ Zangenbiopsie
.21 ↔ Kryobiopsie
.2x ↔ Sonstige

1-430.3 Stufenbiopsie
.30 Zangenbiospie
.31 Kryobiopsie
.3x Sonstige

1-430.x ↔ Sonstige

1-430.y N.n.bez.

1-431 Perkutane (Nadel-)Biopsie an respiratorischen Organen

1-431.0 ↔ Lunge

1-431.1 ↔ Pleura

1-431.2 Zwerchfell

1-431.x ↔ Sonstige

1-431.y N.n.bez.

1-432 Perkutane Biopsie an respiratorischen Organen mit Steuerung durch bildgebende Verfahren
Exkl.: Endoskopische Biopsie an respiratorischen Organen (1-430 ff.)

1-432.0 Lunge
.00 ↔ Durch Feinnadelaspiration
.01 ↔ Durch Stanzbiopsie ohne Clip-Markierung der Biopsieregion
.02 ↔ Durch Stanzbiopsie mit Clip-Markierung der Biopsieregion
.0x ↔ Sonstige

1-432.1 ↔ Pleura

1-432.2 Zwerchfell

1-432.x ↔ Sonstige

1-432.y N.n.bez.

1-44 Biopsie ohne Inzision an den Verdauungsorganen

Inkl.: Biopsie an hepatobiliärem System und Pankreas
Endoskopische Biopsie
Hinw.: Eine Endoskopie ist gesondert zu kodieren

1-440 Endoskopische Biopsie an oberem Verdauungstrakt, Gallengängen und Pankreas
Hinw.: Die Entnahme von mehr als 5 Biopsien ist mit dem Kode Stufenbiopsie zu kodieren

1-440.6 Gallengänge

1-440.7 Sphincter Oddi und Papilla duodeni major

1-440.8 Pankreas

1-440.9 Stufenbiopsie am oberen Verdauungstrakt

1-440.a 1 bis 5 Biopsien am oberen Verdauungstrakt

1-440.x Sonstige

1-440.y N.n.bez.

1-441 Perkutane (Nadel-)Biopsie an hepatobiliärem System und Pankreas

1-441.0 Leber

1-441.1 Gallenblase

1-441.2 Pankreas

1-442 Perkutane Biopsie an hepatobiliärem System und Pankreas mit Steuerung durch bildgebende Verfahren
Exkl.: Endoskopische Biopsie an Gallengängen und Pankreas (1-440 ff.)

1-442.0 Leber

1-442.1 Gallenblase

1-442.2 Pankreas

1-442.3 Gallengänge
.30 Nadelbiopsie
.31 Transluminal, mit Schleuse

1-442.4 Sphincter Oddi und Papilla duodeni major

1-442.x Sonstige

1-442.y N.n.bez.

1-444 Endoskopische Biopsie am unteren Verdauungstrakt
Hinw.: Die Entnahme von mehr als 5 Biopsien ist mit dem Kode Stufenbiopsie zu kodieren

1-444.6 Stufenbiopsie

1-444.7 1 bis 5 Biopsien

1-444.x Sonstige

1-444.y N.n.bez.

1-445 Endosonographische Feinnadelpunktion am oberen Verdauungstrakt
Hinw.: Eine Endosonographie ist gesondert zu kodieren (3-051, 3-053, 3-054)

1-446 Endosonographische Feinnadelpunktion am unteren Verdauungstrakt
Hinw.: Eine Endosonographie ist gesondert zu kodieren (3-057, 3-058)

1-447 Endosonographische Feinnadelpunktion am Pankreas
Hinw.: Eine Endosonographie ist gesondert zu kodieren (3-056)

1-448 Endosonographische Feinnadelpunktion am hepatobiliären System
Hinw.: Eine Endosonographie ist gesondert zu kodieren (3-055 ff., 3-05x)

1-448.0 Leber

1-448.1 Gallengänge

1-448.x Sonstige

1-448.y N.n.bez.

1-449 Andere Biopsie ohne Inzision an anderen Verdauungsorganen

1-449.0 Analkanal

1-449.1 Analrand

1-449.2 Perianalregion

1-449.x Sonstige

1-449.y N.n.bez.

1-46 Biopsie ohne Inzision an Harnorganen und männlichen Geschlechtsorganen

Inkl.: Endoskopische Biopsie
Biopsie bei diagnostischer Endoskopie über ein Stoma
Hinw.: Eine Endoskopie ist gesondert zu kodieren

1-460 Transurethrale Biopsie an Harnorganen und Prostata

Hinw.: Die nachfolgenden Kodes umfassen die Entnahme von 1 bis 5 Biopsien
Die Entnahme von mehr als 5 Biopsien ist mit dem Kode Stufenbiopsie zu kodieren

1-460.0 ↔ Nierenbecken

1-460.1 ↔ Ureter

1-460.2 Harnblase

1-460.3 Urethra

1-460.4 Prostata

1-460.5 Stufenbiopsie

1-460.x ↔ Sonstige

1-460.y N.n.bez.

1-461 Perkutan-nephroskopische Biopsie an Harnorganen

1-461.0 ↔ Nierenbecken

1-461.1 ↔ Ureter

1-461.x ↔ Sonstige

1-461.y N.n.bez.

1-462 Perkutan-zystoskopische Biopsie an Harnorganen und Prostata

1-462.0 ↔ Nierenbecken

1-462.1 ↔ Ureter

1-462.2 Harnblase

1-462.3 Urethra

1-462.4 Prostata

1-462.x ↔ Sonstige

1-462.y N.n.bez.

1-463 Perkutane (Nadel-)Biopsie an Harnorganen und männlichen Geschlechtsorganen

Exkl.: Perkutane Biopsie an Harnorganen und männlichen Geschlechtsorganen mit Steuerung durch bildgebende Verfahren (1-465 ff.)

1-463.0 ↔ Niere

1-463.1 Prostata

1-463.2 ↔ Vesiculae seminales

1-463.3 Penis

1-463.4 ↔ Hoden

1-463.5 ↔ Epididymis

1-463.6 ↔ Ductus deferens

1-463.7 ↔ Funiculus spermaticus

1-463.8 Skrotum

1-463.9 Perineum

1-463.x ↔ Sonstige

1-463.y N.n.bez.

1-464 Transrektale Biopsie an männlichen Geschlechtsorganen

Exkl.: Transrektale Biopsie an männlichen Geschlechtsorganen mit Steuerung durch bildgebende Verfahren (1-466 ff.)

1-464.0 Stanzbiopsie der Prostata

.00 Weniger als 20 Zylinder

.01 20 oder mehr Zylinder
Inkl.: Extensive Prostatastanzbiopsie

1-464.1 Saugbiopsie der Prostata

1-464.2 ↔ Vesiculae seminales

1-464.x ↔ Sonstige

1-464.y N.n.bez.

1-465 Perkutane Biopsie an Harnorganen und männlichen Geschlechtsorganen mit Steuerung durch bildgebende Verfahren
Hinw.: Die nachfolgenden Kodes umfassen die Entnahme von 1 bis 5 Biopsien
Die Entnahme von mehr als 5 Biopsien ist mit dem Kode Stufenbiopsie zu kodieren

1-465.0 ↔ Niere

1-465.1 Prostata

1-465.2 ↔ Vesiculae seminales

1-465.3 Penis

1-465.4 ↔ Hoden

1-465.5 ↔ Epididymis

1-465.6 ↔ Ductus deferens

1-465.7 ↔ Funiculus spermaticus

1-465.8 Stufenbiopsie

1-465.x ↔ Sonstige

1-465.y N.n.bez.

1-466 Transrektale Biopsie an männlichen Geschlechtsorganen mit Steuerung durch bildgebende Verfahren

1-466.0 Stanzbiopsie der Prostata
.00 Weniger als 20 Zylinder
.01 20 oder mehr Zylinder
Inkl.: Extensive Prostatastanzbiopsie

1-466.1 ↔ Vesiculae seminales

1-466.x ↔ Sonstige

1-466.y N.n.bez.

1-47 Biopsie ohne Inzision an weiblichen Geschlechtsorganen
Inkl.: Biopsie ohne Inzision am graviden Uterus

1-470 (Perkutane) (Nadel-)Biopsie an weiblichen Geschlechtsorganen

1-470.0 ↔ Ovar

1-470.1 ↔ Tuba(e) uterina(e)

1-470.2 Uterus

1-470.3 ↔ Ligamente des Uterus

1-470.4 Vagina

1-470.5 Vulva
Exkl.: Exzision von erkranktem Gewebe der Vulva (5-712.0)

1-470.6 Perineum
Exkl.: Exzision an der Vulva unter Mitnahme der Haut des Perineums (5-712.0)

1-470.x ↔ Sonstige

1-470.y N.n.bez.

1-471 Biopsie ohne Inzision am Endometrium

1-471.0 Diagnostische Mikrokürettage (Strichkürettage)

1-471.1 Diagnostische Aspirationskürettage

1-471.2 Diagnostische fraktionierte Kürettage

1-471.x Sonstige

1-471.y N.n.bez.

1-472 **Biopsie ohne Inzision an der Cervix uteri**

1-472.0 Zervixabrasio

1-472.x Sonstige

1-472.y N.n.bez.

1-473 **Biopsie ohne Inzision am graviden Uterus mit Steuerung durch bildgebende Verfahren**

1-473.0 Chorionzotten, perkutan

1-473.1 Chorionzotten, transvaginal

1-473.2 Fetus

1-473.3 Nabelschnurgefäße [Chordozentese]

1-473.x Sonstige

1-473.y N.n.bez.

1-474 **(Perkutane) Biopsie an weiblichen Geschlechtsorganen mit Steuerung durch bildgebende Verfahren**
Hinw.: Eine durchgeführte diagnostische Kolposkopie ist gesondert zu kodieren (1-671)

1-474.0 ↔ Ovar

1-474.1 ↔ Tuba(e) uterina(e)

1-474.2 Uterus

1-474.3 ↔ Ligamente des Uterus

1-474.4 Vagina

1-474.5 Vulva
Exkl.: Exzision von erkranktem Gewebe der Vulva (5-712.0)

1-474.6 Perineum
Exkl.: Exzision an der Vulva unter Mitnahme der Haut des Perineums (5-712.0)

1-474.x ↔ Sonstige

1-474.y N.n.bez.

1-48 Biopsie ohne Inzision an Knochen und Gelenken

Inkl.: Biopsie ohne Inzision an Schleimbeuteln
Exkl.: Biopsie ohne Inzision am Knochenmark (1-424)

1-480 **Perkutane (Nadel-)Biopsie an Knochen**

1-480.0 Skapula, Klavikula, Rippen und Sternum

1-480.1 ↔ Humerus

1-480.2 ↔ Radius und Ulna

1-480.3 ↔ Karpale, Metakarpale und Phalangen Hand

1-480.4 Wirbelsäule

1-480.5 Becken

1-480.6 ↔ Femur und Patella

1-480.7 ↔ Tibia und Fibula

1-480.8 ↔ Tarsale, Metatarsale und Phalangen Fuß

1-480.x ↔ Sonstige

1-480.y N.n.bez.

1-481 **Biopsie ohne Inzision an Knochen mit Steuerung durch bildgebende Verfahren**

1-481.0 Skapula, Klavikula, Rippen und Sternum

1-481.1 ↔ Humerus

1-481.2 ↔ Radius und Ulna

1-481.3 ↔ Karpale, Metakarpale und Phalangen Hand

1-481.4 Wirbelsäule

1-481.5 Becken

1-481.6 ↔ Femur und Patella

1-481.7 ↔ Tibia und Fibula

1-481.8 ↔ Tarsale, Metatarsale und Phalangen Fuß

1-481.x ↔ Sonstige

1-481.y N.n.bez.

1-482 Arthroskopische Biopsie an Gelenken
Hinw.: Die Arthroskopie ist gesondert zu kodieren (1-697 ff.)

1-482.0 ↔ Kiefergelenk

1-482.1 ↔ Schultergelenk

1-482.2 ↔ Akromioklavikulargelenk

1-482.3 ↔ Sternoklavikulargelenk

1-482.4 ↔ Ellenbogengelenk

1-482.5 ↔ Handgelenk

1-482.6 ↔ Hüftgelenk

1-482.7 ↔ Kniegelenk

1-482.8 ↔ Oberes Sprunggelenk

1-482.9 ↔ Sonstige Gelenke am Fuß

1-482.a ↔ Fingergelenk

1-482.x ↔ Sonstige

1-482.y N.n.bez.

1-483 Perkutane (Nadel-)Biopsie an Gelenken und Schleimbeuteln

1-483.0 ↔ Kiefergelenk

1-483.1 ↔ Gelenke des Schultergürtels

1-483.2 ↔ Ellenbogengelenk

1-483.3 ↔ Handgelenk

1-483.4 ↔ Thorakales Gelenk

1-483.5 ↔ Gelenk an der Wirbelsäule

1-483.6 ↔ Hüftgelenk

1-483.7 ↔ Kniegelenk

1-483.8 ↔ Oberes Sprunggelenk

1-483.9 ↔ Sonstige Gelenke am Fuß

1-483.a Schleimbeutel

1-483.b ↔ Fingergelenk

1-483.x ↔ Sonstige

1-483.y N.n.bez.

1-484 Perkutane Biopsie an Gelenken und Schleimbeuteln mit Steuerung durch bildgebende Verfahren

1-484.0 ↔ Kiefergelenk

1-484.1 ↔ Gelenke des Schultergürtels

1-484.2 ↔ Ellenbogengelenk

1-484.3 ↔ Handgelenk

1-484.4 ↔ Thorakales Gelenk

1-484.5 ↔ Gelenk an der Wirbelsäule

1-484.6 ↔ Hüftgelenk

1-484.7 ↔ Kniegelenk

1-484.8 ↔ Oberes Sprunggelenk

1-484.9 ↔ Sonstige Gelenke am Fuß

1-484.a Schleimbeutel

1-484.b ↔ Fingergelenk

1-484.x ↔ Sonstige

1-484.y N.n.bez.

1-49 Biopsie ohne Inzision an anderen Organen und Geweben

Inkl.: Biopsie ohne Inzision an Peritoneum und Retroperitoneum
Exkl.: Biopsie ohne Inzision am männlichen Perineum (1-463.9)
Biopsie ohne Inzision am weiblichen Perineum (1-470.6)

1-490 Biopsie ohne Inzision an Haut und Unterhaut
Inkl.: Biopsie an der Haut durch Inzision

1-490.0 Hals

1-490.1 ↔ Schulterregion

1-490.2 ↔ Oberarm und Ellenbogen

1-490.3 ↔ Unterarm und Hand

1-490.4 Rumpf

1-490.5 ↔ Oberschenkel

1-490.6 ↔ Unterschenkel

1-490.7 ↔ Fuß

1-490.x ↔ Sonstige

1-490.y N.n.bez.

1-491 Perkutane (Nadel-)Biopsie an Muskeln und Weichteilen

1-491.0 Hals

1-491.1 ↔ Schulterregion

1-491.2 ↔ Oberarm und Ellenbogen

1-491.3 ↔ Unterarm und Hand

1-491.4 Rumpf

1-491.5 ↔ Oberschenkel

1-491.6 ↔ Unterschenkel

1-491.7 ↔ Fuß

1-491.x ↔ Sonstige

1-491.y N.n.bez.

1-492 Perkutane Biopsie an Muskeln und Weichteilen mit Steuerung durch bildgebende Verfahren

1-492.0 Hals

1-492.1 ↔ Schulterregion

1-492.2 ↔ Oberarm und Ellenbogen

1-492.3 ↔ Unterarm und Hand

1-492.4 Rumpf

1-492.5 ↔ Oberschenkel

1-492.6 ↔ Unterschenkel

1-492.7 ↔ Fuß

1-492.x ↔ Sonstige

1-492.y N.n.bez.

1-493 Perkutane (Nadel-)Biopsie an anderen Organen und Geweben
Exkl.: Biopsie ohne Inzision an Lymphknoten, Milz und Thymus (1-425 ff.)
Biopsie ohne Inzision am männlichen Perineum (1-463.9)
Biopsie ohne Inzision am weiblichen Perineum (1-470.6)

1-493.0 Myokard

1-493.1 Perikard

1-493.2 Mediastinum

1-493.3 Mamma

.30 ↔ Durch Feinnadelaspiration

.31 ↔ Durch Stanzbiopsie ohne Clip-Markierung der Biopsieregion

.32 ↔ Durch Stanzbiopsie mit Clip-Markierung der Biopsieregion

.3x ↔ Sonstige

1-493.4 Brustwand

1-493.5 Bauchwand
Inkl.: Nabel

1-493.6 Peritoneum

1-493.7 Beckenperitoneum

1-493.8 Retroperitoneales Gewebe

1-493.9 Perivesikales Gewebe

1-493.a Periprostatisches Gewebe

1-493.b Lymphozele

1-493.c ↔ Urozele

1-493.x ↔ Sonstige

1-493.y N.n.bez.

1-494 (Perkutane) Biopsie an anderen Organen und Geweben mit Steuerung durch bildgebende Verfahren
Exkl.: Biopsie ohne Inzision an Lymphknoten, Milz und Thymus (1-426 ff.)
Hinw.: Das bildgebende Verfahren (z.B. Endosonographie) ist gesondert zu kodieren (Kap. 3)

1-494.0 Myokard
Exkl.: Transvenöse und transarterielle Biopsie (1-497 ff.)

1-494.1 Perikard

1-494.2 Mediastinum

1-494.3 Mamma

.30 ↔ Durch Feinnadelaspiration

.31 ↔ Durch Stanzbiopsie ohne Clip-Markierung der Biopsieregion

.32 ↔ Durch Stanzbiopsie mit Clip-Markierung der Biopsieregion

.3x ↔ Sonstige

1-494.4 Brustwand

1-494.5 Bauchwand
Inkl.: Nabel

1-494.6 Peritoneum

1-494.7 Beckenperitoneum

1-494.8 Retroperitoneales Gewebe

1-494.9 Perivesikales Gewebe

1-494.a Periprostatisches Gewebe

1-494.b Lymphozele

1-494.c ↔ Urozele

1-494.x ↔ Sonstige

1-494.y N.n.bez.

1-497 **Transvenöse oder transarterielle Biopsie**

1-497.0 Endokard

1-497.1 Endomyokard

1-497.2 Myokard

1-497.3 Leber

1-497.x Sonstige

1-497.y N.n.bez.

Biopsie durch Inzision (1-50...1-58)

Inkl.: Intraoperative Biopsie, Biopsie bei diagnostischer Endoskopie durch Inzision und intraoperativ

Exkl.: Biopsie ohne Inzision (1-40 bis 1-49)
Arthroskopische Biopsie (1-482 ff.)
Biopsie bei Staging-Laparotomie zur Diagnostik lymphatischer Systemerkrankungen (5-401.6)
Biopsie bei Staging-Laparoskopie zur Diagnostik lymphatischer Systemerkrankungen (5-401.b)

Hinw.: Die Bezeichnung "durch Inzision" bezieht sich auf die Art des Zuganges
Das Anästhesieverfahren bei einer diagnostischen Maßnahme kann zusätzlich kodiert werden, sofern die diagnostische Maßnahme üblicherweise ohne Allgemeinanästhesie durchgeführt wird (8-90)

1-50 Biopsie an Mamma, Knochen und Muskeln durch Inzision

1-501 ↔ **Biopsie der Mamma durch Inzision**
Exkl.: Exzisionsbiopsie der Mamma (5-870.9 ff.)

1-502 **Biopsie an Muskeln und Weichteilen durch Inzision**

1-502.0 Hals

1-502.1 ↔ Schulterregion

1-502.2 ↔ Oberarm und Ellenbogen

1-502.3 ↔ Unterarm und Hand

1-502.4 Rumpf

1-502.5 ↔ Oberschenkel

1-502.6 ↔ Unterschenkel

1-502.7 ↔ Fuß

1-502.x ↔ Sonstige

1-502.y N.n.bez.

1-503 **Biopsie an Knochen durch Inzision**
Exkl.: Biopsie an Schädelknochen durch Inzision (1-510 ff.)

1-503.0 Skapula, Klavikula, Rippen und Sternum

1-503.1 ↔ Humerus

1-503.2 ↔ Radius und Ulna

1-503.3 ↔ Karpale, Metakarpale und Phalangen Hand

1-503.4 Wirbelsäule

1-503.5 Becken

1-503.6 ↔ Femur und Patella

1-503.7 ↔ Tibia und Fibula

1-503.8 ↔ Tarsale, Metatarsale und Phalangen Fuß

1-503.y N.n.bez.

1-504 Biopsie an Gelenken und Schleimbeuteln durch Inzision

1-504.0 ↔ Kiefergelenk

1-504.1 ↔ Gelenke des Schultergürtels

1-504.2 ↔ Ellenbogengelenk

1-504.3 ↔ Handgelenk

1-504.4 ↔ Thorakales Gelenk

1-504.5 ↔ Gelenk an der Wirbelsäule

1-504.6 ↔ Hüftgelenk

1-504.7 ↔ Kniegelenk

1-504.8 ↔ Oberes Sprunggelenk

1-504.9 ↔ Sonstige Gelenke am Fuß

1-504.a Schleimbeutel

1-504.b ↔ Fingergelenk

1-504.c ↔ Sonstige Gelenke an der Hand

1-504.x ↔ Sonstige

1-504.y N.n.bez.

1-51 Biopsie an Nervengewebe, Hypophyse, Corpus pineale durch Inzision und Trepanation von Schädelknochen

Inkl.: Stereotaktische Biopsie an intrakraniellem Gewebe

1-510 Biopsie an intrakraniellem Gewebe durch Inzision und Trepanation von Schädelknochen

Hinw.: Der Zugang ist gesondert zu kodieren (5-010 ff., 5-011 ff.)

1-510.0 Großhirn

1-510.1 Stammganglien

1-510.2 Hirnstamm

1-510.3 Kleinhirn

1-510.4 Intrakranielle Teile von Hirnnerven und Ganglien

1-510.5 Intrakranielle Blutgefäße

1-510.6 Hirnhäute

1-510.7 Kalotte

1-510.8 Schädelbasis

1-510.9 Gesichtsschädel

1-510.x Sonstige

1-510.y N.n.bez.

1-511 Stereotaktische Biopsie an intrakraniellem Gewebe

Hinw.: Der Zugang ist hier nicht gesondert zu kodieren

1-511.0 Großhirn

- .00 1 bis 5 Entnahmestellen
- .01 Mehr als 5 Entnahmestellen

1-511.1 Stammganglien

1-511.2 Hirnstamm

1-511.3 Kleinhirn

1-511.4 Intrakranielle Teile von Hirnnerven und Ganglien

1-511.5 Intrakranielle Blutgefäße

1-511.6 Hirnhäute

1-511.x Sonstige

1-511.y N.n.bez.

1-512 **Biopsie an intraspinalem Gewebe durch Inzision**
1-512.0 Rückenmark
1-512.1 Intraspinale Teile von Rückenmarknerven und Spinalganglien
1-512.2 Rückenmarkhäute
1-512.3 Diagnostische Eröffnung des Rückenmarkkanals
1-512.x Sonstige
1-512.y N.n.bez.

1-513 **Biopsie an peripheren Nerven durch Inzision**
1-513.0 ↔ Hirnnerven, extrakraniell
1-513.1 ↔ Plexus brachialis
1-513.2 ↔ Nerven Schulter
1-513.3 ↔ Nerven Arm
1-513.4 ↔ Nerven Hand
1-513.5 Nerven Rumpf
1-513.6 ↔ Plexus lumbosacralis
1-513.7 ↔ Nerven Leiste und Beckenboden
1-513.8 ↔ Nerven Bein
1-513.9 ↔ Nerven Fuß
1-513.x ↔ Sonstige
1-513.y N.n.bez.

1-514 **Biopsie an Hypophyse und Corpus pineale durch Inzision**
1-514.0 Hypophyse transseptal/transsphenoidal
1-514.1 Corpus pineale transseptal/transsphenoidal

1-515 **Stereotaktische Biopsie an Hypophyse und Corpus pineale**
1-515.0 Hypophyse
1-515.1 Corpus pineale

1-52 Biopsie an Augen und Augenanhangsgebilden durch Inzision

1-520 ↔ **Biopsie am Augenlid durch Inzision**

1-522 ↔ **Biopsie an Tränendrüse und Tränendrüsenausführungsgang durch Inzision**

1-529 **Biopsie an anderen Teilen des Auges durch Inzision**
1-529.0 ↔ Iris
1-529.1 ↔ Corpus ciliare
1-529.2 ↔ Sklera
1-529.3 ↔ Linse
1-529.4 ↔ Retina
1-529.5 ↔ Choroidea
1-529.6 ↔ Augenmuskel oder Augenmuskelsehne
1-529.7 ↔ Orbita
1-529.8 ↔ Tränenwege
1-529.x ↔ Sonstige
1-529.y N.n.bez.

1-53 Biopsie an Ohr und Nase durch Inzision

1-531 ↔ **Biopsie am äußeren Gehörgang durch Inzision**

1-532 **Biopsie an anderen Teilen des Ohres durch Inzision**

1-532.0 ↔ Mittelohr

1-532.1 ↔ Innenohr

1-532.x ↔ Sonstige

1-532.y N.n.bez.

1-537 **Biopsie am Naseninnenraum durch Inzision**

1-538 ↔ **Biopsie an den Nasennebenhöhlen durch Inzision**

1-539 **Biopsie an anderen Teilen der Nase durch Inzision**

1-54 Biopsie an Mund, Mundhöhle und Pharynx durch Inzision

1-542 ↔ **Biopsie an Speicheldrüse und Speicheldrüsenausführungsgang durch Inzision**

1-545 **Biopsie an anderen Strukturen des Mundes und der Mundhöhle durch Inzision**
Exkl.: Biopsie an der Mundschleimhaut (1-420 ff.)

1-545.1 Alveolarkamm

1-545.3 Mundboden

1-545.x Sonstige

1-545.y N.n.bez.

1-546 **Biopsie am Oropharynx durch Inzision**

1-547 **Biopsie am Hypopharynx durch Inzision**

1-548 **Biopsie am Nasopharynx durch Inzision**

1-549 **Biopsie am Larynx durch Inzision**

1-549.0 Supraglottis

1-549.1 Glottis

1-549.2 Subglottis

1-549.x Sonstige

1-549.y N.n.bez.

1-55 Biopsie an anderen Verdauungsorganen, Zwerchfell und (Retro-)Peritoneum durch Inzision

1-550 **Biopsie am Zwerchfell durch Inzision**

1-551 **Biopsie an der Leber durch Inzision**
Exkl.: Biopsie an der Leber bei Staging-Laparotomie (5-401.6)
Biopsie an der Leber bei Staging-Laparoskopie (5-401.b)

1-551.0 Durch Exzision

1-551.1 Nadelbiopsie

1-551.x Sonstige

1-551.y N.n.bez.

1-552 **Biopsie an Gallenblase und Gallengängen durch Inzision**

1-552.0 Gallenblase

1-552.1 Gallengänge

1-552.2 Sphincter Oddi und Papilla duodeni major

1-553 **Biopsie am Pankreas durch Inzision**

1-554 **Biopsie am Magen durch Inzision**

1-555 **Biopsie am Dünndarm durch Inzision**

1-555.0 Duodenum

1-555.1 Ileum
Inkl.: Meckel-Divertikel

1-555.2 Jejunum

1-556 Biopsie am Kolon durch Inzision

1-556.0 Colon ascendens

1-556.1 Colon transversum

1-556.2 Colon descendens

1-556.3 Colon sigmoideum

1-557 Biopsie an Rektum und perirektalem Gewebe durch Inzision

1-557.0 Rektum

1-557.1 Perirektales Gewebe

1-559 Biopsie an anderen Verdauungsorganen, Peritoneum und retroperitonealem Gewebe durch Inzision

1-559.0 Ösophagus

1-559.1 Darm, n.n.bez.

1-559.2 Mesenterium

1-559.3 Omentum

1-559.4 Peritoneum

1-559.5 Retroperitoneales Gewebe
Exkl.: Retroperitoneale Lymphadenektomie (5-404.d, 5-404.e)

1-559.x Sonstige

1-559.y N.n.bez.

1-56 Biopsie an Harnwegen und männlichen Geschlechtsorganen durch Inzision

1-560 Biopsie an Niere und perirenalem Gewebe durch Inzision

1-560.0 ↔ Niere

1-560.1 ↔ Perirenales Gewebe

1-561 Biopsie an Urethra und periurethralem Gewebe durch Inzision

1-561.0 Urethra

1-561.1 Periurethrales Gewebe

1-562 Biopsie an anderen Harnorganen durch Inzision
Exkl.: Endoskopische Biopsie (1-46)

1-562.0 ↔ Ureter

1-562.1 ↔ Periureterales Gewebe

1-562.2 Harnblase

1-562.3 Perivesikales Gewebe

1-562.x Sonstige

1-562.y N.n.bez.

1-563 Biopsie an Prostata und periprostatischem Gewebe durch Inzision

1-563.0 Prostata

1-563.1 Periprostatisches Gewebe

1-564 Biopsie am Penis durch Inzision
Exkl.: Biopsie an der Haut des Penis (1-463.3)

1-564.0 Glans penis

1-564.1 Penisschaft

1-564.y N.n.bez.

1-565 ↔ Biopsie am Hoden durch Inzision

1-566 **Biopsie am männlichen Perineum durch Inzision**
Exkl.: Biopsie an der Haut des Perineums beim Mann (1-463.9)

1-569 **Biopsie an anderen männlichen Geschlechtsorganen durch Inzision**

1-569.0 ↔ Epididymis

1-569.1 ↔ Ductus deferens

1-569.2 ↔ Vesiculae seminales

1-569.3 ↔ Funiculus spermaticus

1-569.y N.n.bez.

1-57 Biopsie an weiblichen Geschlechtsorganen durch Inzision

1-570 **Biopsie an Ovar, Tuba(e) uterina(e) und Ligamenten des Uterus durch Inzision**

1-570.0 ↔ Ovar

1-570.1 ↔ Tuba(e) uterina(e)

1-570.2 ↔ Ligamente des Uterus

1-571 **Biopsie an Uterus und Cervix uteri durch Inzision**
Exkl.: Endoskopische Biopsie (1-47)

1-571.0 Corpus uteri

1-571.1 Cervix uteri

1-572 **Biopsie an der Vagina durch Inzision**

1-574 **Biopsie am weiblichen Perineum durch Inzision**
Exkl.: Biopsie an der Haut des Perineums bei der Frau (1-470.6, 1-474.6)

1-579 **Biopsie an anderen weiblichen Geschlechtsorganen durch Inzision**

1-579.0 Vaginale Biopsie des Douglasraumes

1-579.x Sonstige

1-579.y N.n.bez.

1-58 Biopsie an anderen Organen durch Inzision

1-580 **Biopsie an Herz und Perikard durch Inzision**

1-580.0 Herz

1-580.1 Perikard

1-581 **Biopsie am Mediastinum und anderen intrathorakalen Organen durch Inzision**

1-581.0 Mediastinum
Exkl.: Biopsie an mediastinalen Lymphknoten durch Inzision (1-586.3)

1-581.1 Thymus

1-581.2 ↔ Bronchus

1-581.3 ↔ Lunge

1-581.4 ↔ Pleura

1-581.x ↔ Sonstige

1-581.y N.n.bez.

1-582 **Biopsie an Schilddrüse und Nebenschilddrüsen durch Inzision**

1-582.0 Schilddrüse

1-582.1 ↔ Nebenschilddrüsen

1-583 **Biopsie an anderen Organen des Halses durch Inzision**

1-584 ↔ **Biopsie an der Nebenniere durch Inzision**

1-585 **Biopsie an anderen intraabdominalen Organen durch Inzision**

1-585.0 Milz

1-585.x Sonstige

1-585.y N.n.bez.

1-586 **Biopsie an Lymphknoten durch Inzision**
Exkl.: Biopsie an Lymphknoten bei Staging-Laparotomie (5-401.6)
Biopsie an Lymphknoten bei Staging-Laparoskopie (5-401.b)

1-586.0 ↔ Zervikal

1-586.1 ↔ Supraklavikulär

1-586.2 ↔ Axillär

1-586.3 Mediastinal

1-586.4 Paraaortal

1-586.5 ↔ Iliakal

1-586.6 ↔ Inguinal

1-586.7 ↔ Pelvin

1-586.x ↔ Sonstige

1-586.y N.n.bez.

1-587 **Biopsie an Blutgefäßen durch Inzision**
Exkl.: Biopsie an intrakraniellen Blutgefäßen durch Inzision (1-510.5)

1-587.0 ↔ Gefäße Kopf und Hals, extrakraniell

1-587.1 ↔ Gefäße von Schulter, Arm und Hand

1-587.2 Thorakale Gefäße

1-587.3 Abdominale Gefäße

1-587.4 Viszerale Gefäße

1-587.5 ↔ Gefäße Oberschenkel

1-587.6 ↔ Gefäße Unterschenkel und Fuß

1-587.x ↔ Sonstige

1-587.y N.n.bez.

1-589 **Biopsie an anderen Organen und Geweben durch Inzision**
Exkl.: Biopsie an der Haut (1-490 ff.)

1-589.0 Brustwand

1-589.1 Bauchwand
Inkl.: Nabel

1-589.x Sonstige

1-589.y N.n.bez.

Diagnostische Endoskopie (1-61...1-69)

Inkl.: Foto- und Videodokumentation

Exkl.: Endoskopische Fremdkörperentfernung (8-100 ff.)

Hinw.: Eine durchgeführte endoskopische Biopsie ist gesondert zu kodieren (1-40 bis 1-49)
Das Anästhesieverfahren bei einer diagnostischen Maßnahme kann zusätzlich kodiert werden, sofern die diagnostische Maßnahme üblicherweise ohne Allgemeinanästhesie durchgeführt wird (8-90)

1-61 Diagnostische Endoskopie der oberen Atemwege

Hinw.: Eine durchgeführte endoskopische Biopsie ist gesondert zu kodieren (1-414 ff., 1-421 ff., 1-422 ff.)

1-610 **Diagnostische Laryngoskopie**

1-610.0 Direkt

1-610.1 Indirekt

1-610.2 Mikrolaryngoskopie

1-610.x Sonstige

1-610.y N.n.bez.

1-611 **Diagnostische Pharyngoskopie**

1-611.0 Direkt

1-611.1 Indirekt

1-611.x Sonstige

1-611.y N.n.bez.

1-612 **Diagnostische Rhinoskopie**

1-613 **Evaluation des Schluckens mit flexiblem Endoskop**
Exkl.: Diagnostische Laryngoskopie (1-610 ff.)
Diagnostische Pharyngoskopie (1-611 ff.)
Frührehabilitationsassessment von Patienten mit Kopf-Hals-Tumoren (1-775 ff.)

1-62 Diagnostische Tracheobronchoskopie

Hinw.: Eine durchgeführte endoskopische Biopsie ist gesondert zu kodieren (1-430 ff.)

1-620 **Diagnostische Tracheobronchoskopie**
Inkl.: Über ein Stoma

1-620.0 Mit flexiblem Instrument
- .00 Ohne weitere Maßnahmen
- .01 Mit bronchoalveolärer Lavage
- .02 Mit Alveoloskopie
- .03 Mit katheterbasierter Luftstrommessung
- .0x Sonstige

1-620.1 Mit starrem Instrument
- .10 Ohne weitere Maßnahmen
- .11 Mit katheterbasierter Luftstrommessung
- .1x Sonstige

1-620.2 Mit Autofluoreszenzlicht

1-620.x Sonstige

1-620.y N.n.bez.

1-63 Diagnostische Endoskopie des oberen Verdauungstraktes

Hinw.: Eine durchgeführte endoskopische Biopsie ist gesondert zu kodieren (1-440.9, 1-440.a)
Die Chromoendoskopie des oberen Verdauungstraktes ist gesondert zu kodieren (1-63b)

1-630 **Diagnostische Ösophagoskopie**

1-630.0 Mit flexiblem Instrument

1-630.1 Mit starrem Instrument

1-630.x Sonstige

1-630.y N.n.bez.

1-631 **Diagnostische Ösophagogastroskopie**

1-631.0 Bei normalem Situs
Inkl.: Bei axialer Gleithernie
Hinw.: Mit diesem Kode ist die diagnostische Ösophagogastroskopie bei normaler makroskopisch-anatomischer Lage zu kodieren

1-631.1 Bei Anastomosen an Ösophagus und/oder Magen

1-631.x Sonstige
Inkl.: Bei Lageanomalie

1-631.y N.n.bez.

1-632 **Diagnostische Ösophagogastroduodenoskopie**

1-632.0 Bei normalem Situs
Inkl.: Bei axialer Gleithernie
Hinw.: Mit diesem Kode ist die diagnostische Ösophagogastroduodenoskopie bei normaler makroskopisch-anatomischer Lage zu kodieren

1-632.1 Bei Anastomosen an Ösophagus, Magen und/oder Duodenum

1-632.x Sonstige
Inkl.: Bei Lageanomalie

1-632.y N.n.bez.

1-635 Diagnostische Jejunoskopie

1-635.0 Bei normalem Situs
Inkl.: Bei axialer Gleithernie
Hinw.: Mit diesem Kode ist die diagnostische Jejunoskopie bei normaler makroskopisch-anatomischer Lage zu kodieren

1-635.1 Bei Anastomosen an Ösophagus, Magen und/oder Dünndarm

1-635.x Sonstige
Inkl.: Bei Lageanomalie

1-635.y N.n.bez.

1-636 Diagnostische Intestinoskopie (Endoskopie des tiefen Jejunums und Ileums)
Hinw.: Diese Kodes sind zu verwenden, wenn die Untersuchung peroral vorgenommen wird

1-636.0 Einfach (durch Push-Technik)

1-636.1 Durch Push-and-pull-back-Technik
Inkl.: Single-Ballon-Enteroskopie
Doppel-Ballon-Enteroskopie

1-636.x Sonstige

1-638 Diagnostische Endoskopie des oberen Verdauungstraktes über ein Stoma

1-638.0 Diagnostische Ösophagoskopie

1-638.1 Diagnostische Ösophagogastroduodenoskopie

1-638.2 Diagnostische Gastroskopie

1-638.3 Diagnostische Duodenoskopie

1-638.4 Diagnostische Jejunoskopie

1-638.x Sonstige

1-638.y N.n.bez.

1-63a Kapselendoskopie des Dünndarmes

1-63b Chromoendoskopie des oberen Verdauungstraktes
Hinw.: Dieser Kode ist ein Zusatzkode. Er kann zusätzlich zu anderen Kodes aus dem Bereich 1-63 Diagnostische Endoskopie des oberen Verdauungstraktes angegeben werden

1-64 Diagnostische Endoskopie der Gallen- und Pankreaswege

Exkl.: Endoskopische Operationen an Gallengängen (5-513 ff.) und am Pankreasgang (5-526 ff.)
Hinw.: Eine durchgeführte endoskopische Biopsie ist gesondert zu kodieren (1-440.6, 1-440.7, 1-440.8, 1-440.x)

1-640 Diagnostische retrograde Darstellung der Gallenwege
Inkl.: Darstellung der Gallenwege (ERC)
Exkl.: Darstellung der Gallenwege mit Papillotomie (5-513.1)

1-641 Diagnostische retrograde Darstellung der Pankreaswege
Inkl.: Darstellung der Pankreaswege (ERP)
Exkl.: Darstellung der Pankreaswege mit Papillotomie (5-526.1)

1-642 Diagnostische retrograde Darstellung der Gallen- und Pankreaswege
Inkl.: Darstellung der Gallen- und Pankreaswege (ERCP)
Exkl.: Darstellung der Gallenwege mit Papillotomie (5-513.1)
Darstellung der Pankreaswege mit Papillotomie (5-526.1)

1-643 Diagnostische direkte Endoskopie der Gallenwege [duktale Endoskopie] [POCS]

1-643.2 Cholangioskopie der Gallenwege distal der Hepatikusgabel
Inkl.: Cholangioskopie der extrahepatischen Gallenwege

1-643.3 Cholangioskopie der Gallenwege proximal der Hepatikusgabel
Inkl.: Cholangioskopie der intrahepatischen Gallenwege

1-644 **Diagnostische direkte Endoskopie des Pankreasganges [duktale Endoskopie] [POPS]**

1-645 **Zugang durch retrograde Endoskopie**
Hinw.: Dieser Kode ist ein Zusatzkode. Er ist nur anzugeben, wenn eine retrograde Endoskopie als Zugang für eines der unter 1-640 bis 1-644 aufgeführten Verfahren eingesetzt wurde
Mit diesem Kode soll ausschließlich die aufgrund von Voroperationen (z.B. nach partieller Pankreatoduodenektomie, bei Roux-Y-Anastomose nach totaler oder partieller Gastrektomie) retrograd (von weiter aboral gelegenen Darmabschnitten in Richtung weiter oral gelegener Darmabschnitte) durchgeführte Endoskopie zur diagnostischen Untersuchung der Gallen- oder Pankreaswege verschlüsselt werden

1-646 **Diagnostische Endoskopie der Gallen- und Pankreaswege bei anatomischer Besonderheit**
Hinw.: Dieser Kode ist ein Zusatzkode. Er ist nur anzugeben, wenn bei Durchführung einer der unter 1-640 bis 1-642 aufgeführten Verfahren eine der folgenden Besonderheiten vorlag:
- Lage der Papilla Vateri am Rand oder innerhalb eines Duodenaldivertikels oder
- Pancreas divisum mit Erfordernis der Kanülierung der Papilla minor oder
- Stenosierende Neubildung der Papilla Vateri bei erstmaliger, erfolgreicher Kanülierung

1-65 Diagnostische Endoskopie des unteren Verdauungstraktes
Hinw.: Eine durchgeführte endoskopische Biopsie ist gesondert zu kodieren (1-444 ff.)
Die Chromoendoskopie des unteren Verdauungstraktes ist gesondert zu kodieren (1-655)

1-650 **Diagnostische Koloskopie**
Hinw.: Eine (Ileo-)Koloskopie durch Push-and-pull-back-Technik ist gesondert zu kodieren (1-657)

1-650.0 Partiell

1-650.1 Total, bis Zäkum

1-650.2 Total, mit Ileoskopie

1-650.x Sonstige

1-650.y N.n.bez.

1-651 **Diagnostische Sigmoideoskopie**

1-652 **Diagnostische Endoskopie des Darmes über ein Stoma**

1-652.0 Ileoskopie

1-652.1 Koloskopie

1-652.2 Sigmoideoskopie

1-652.3 Proktoskopie

1-652.4 Rektoskopie

1-652.x Sonstige

1-652.y N.n.bez.

1-653 **Diagnostische Proktoskopie**

1-654 **Diagnostische Rektoskopie**
Inkl.: Pouchoskopie

1-654.0 Mit flexiblem Instrument

1-654.1 Mit starrem Instrument

1-654.x Sonstige

1-654.y N.n.bez.

1-655 **Chromoendoskopie des unteren Verdauungstraktes**
Hinw.: Dieser Kode ist ein Zusatzkode. Er kann zusätzlich zu anderen Kodes aus dem Bereich 1-65 Diagnostische Endoskopie des unteren Verdauungstraktes angegeben werden

1-656 **Kapselendoskopie des Kolons**

1-657 **(Ileo-)Koloskopie durch Push-and-pull-back-Technik**
Inkl.: Single-Ballon-Enteroskopie
Doppel-Ballon-Enteroskopie
Hinw.: Dieser Kode ist ein Zusatzkode. Er kann zusätzlich zu anderen Kodes aus dem Bereich 1-65 Diagnostische Endoskopie des unteren Verdauungstraktes angegeben werden

1-66 Diagnostische Endoskopie der Harnwege
Hinw.: Eine durchgeführte endoskopische Biopsie ist gesondert zu kodieren (1-46)

1-660 **Diagnostische Urethroskopie**

1-661 **Diagnostische Urethrozystoskopie**

1-663 **Diagnostische Urethrozystoskopie einer augmentierten Harnblase**

1-663.0 Ohne künstlichen Sphinkter

1-663.1 Mit künstlichem Sphinkter

1-663.y N.n.bez.

1-665 **Diagnostische Ureterorenoskopie**
Hinw.: Die Anwendung eines flexiblen Ureterorenoskops ist gesondert zu kodieren (1-999.2 ff.)

1-666 **Diagnostische Endoskopie einer Harnableitung**

1-666.0 Darmreservoir

1-666.1 Ersatzblase

1-666.2 Conduit

1-666.x Sonstige

1-666.y N.n.bez.

1-668 **Diagnostische Endoskopie der Harnwege über ein Stoma**
Hinw.: Die Anwendung eines flexiblen Ureterorenoskops ist gesondert zu kodieren (1-999.2 ff.)

1-668.0 Diagnostische Urethroskopie

1-668.1 Diagnostische Urethrozystoskopie

1-668.2 ↔ Diagnostische Ureterorenoskopie

1-668.x ↔ Sonstige

1-668.y N.n.bez.

1-67 Diagnostische Endoskopie der weiblichen Geschlechtsorgane
Hinw.: Eine durchgeführte endoskopische Biopsie ist gesondert zu kodieren (1-47)

1-670 **Diagnostische Vaginoskopie**

1-671 **Diagnostische Kolposkopie**

1-672 **Diagnostische Hysteroskopie**

1-673 **Diagnostische Hysterosalpingoskopie**

1-674 **Diagnostische Embryofetoskopie**

1-68 Andere diagnostische Endoskopie

1-681 ↔ **Diagnostische Endoskopie der Tränenwege**

1-682 ↔ **Diagnostische Endoskopie der Milchgänge**

1-683 ↔ **Diagnostische Sialendoskopie der Glandula submandibularis oder der Glandula parotis**

1-69 Diagnostische Endoskopie durch Inzision und intraoperativ
Exkl.: Diagnostische Angioskopie (1-279.9)
Hinw.: Die Bezeichnung "durch Inzision" bezieht sich auf die Art des Zuganges
Eine durchgeführte Biopsie ist gesondert zu kodieren (1-50 bis 1-58)

1-690 **Diagnostische Bronchoskopie und Tracheoskopie durch Inzision und intraoperativ**

1-690.0 Bronchoskopie

1-690.1 Tracheoskopie

1-691 **Diagnostische Thorakoskopie und Mediastinoskopie**

1-691.0 Thorakoskopie

1-691.1 Mediastinoskopie

1-693 Diagnostische Endoskopie der Harnwege durch Inzision und intraoperativ
Hinw.: Die Anwendung eines flexiblen Ureterorenoskops ist gesondert zu kodieren (1-999.2 ff.)

1-693.0 ↔ Pyeloskopie

1-693.1 ↔ Ureterorenoskopie

1-693.2 Zystoskopie

1-693.x ↔ Sonstige

1-693.y N.n.bez.

1-694 Diagnostische Laparoskopie (Peritoneoskopie)
Inkl.: Diagnostische Pelviskopie
Diagnostische Laparoskopie mittels eines Ballonsystems
Exkl.: Staging-Laparoskopie (5-401.b)

1-695 Diagnostische Endoskopie des Verdauungstraktes durch Inzision und intraoperativ

1-695.0 Magen

1-695.1 Dünndarm

1-695.2 Dickdarm

1-695.4 Gallenwege

.42 Durch Inzision der Gallenwege, der Gallenblase oder über den Zystikusstumpf

.43 Perkutan-transhepatisch mit normalkalibrigem Cholangioskop
Hinw.: Der Außendurchmesser eines normalkalibrigen Cholangioskops beträgt mehr als 4 mm

.44 Perkutan-transhepatisch mit kleinkalibrigem Cholangioskop
Hinw.: Der Außendurchmesser eines kleinkalibrigen Cholangioskops beträgt 4 mm oder weniger

1-695.x Sonstige

1-695.y N.n.bez.

1-696 Diagnostische Endoskopie des Douglasraumes (Kuldoskopie)

1-697 Diagnostische Arthroskopie
Inkl.: Diagnostische Endoskopie periartikulär
Exkl.: Therapeutische arthroskopische Gelenkspülung (5-810.0 ff., 5-810.1 ff.)
Therapeutische Spülung eines Gelenkes (8-178 ff.)
Hinw.: Die Gelenkspülung im Rahmen der diagnostischen Arthroskopie ist im Kode enthalten

1-697.0 ↔ Kiefergelenk

1-697.1 ↔ Schultergelenk

1-697.2 ↔ Ellenbogengelenk

1-697.3 ↔ Handgelenk

1-697.4 ↔ Thorakales Gelenk

1-697.5 ↔ Gelenk an der Wirbelsäule

1-697.6 ↔ Hüftgelenk

1-697.7 ↔ Kniegelenk

1-697.8 ↔ Oberes Sprunggelenk

1-697.9 ↔ Sonstige Gelenke am Fuß

1-697.a ↔ Fingergelenk

1-697.b ↔ Sonstige Gelenke an der Hand

1-697.x ↔ Sonstige

1-697.y N.n.bez.

1-698 Diagnostische Endoskopie durch Punktion, Inzision und intraoperativ am Zentralnervensystem
Inkl.: Bohrlochtrepanation

1-698.0 Intrakranielle diagnostische Endoskopie

1-698.1 Intraspinale diagnostische Endoskopie

1-698.x Sonstige

1-698.y N.n.bez.

1-699 **Andere diagnostische Endoskopie durch Punktion, Inzision und intraoperativ**

1-699.0 Endoskopie der Nasennebenhöhlen

1-699.2 Amnioskopie

1-699.x Sonstige

1-699.y N.n.bez.

Funktionstests (1-70...1-79)

1-70 Provokationstestung

1-700 **Spezifische allergologische Provokationstestung**
Inkl.: Kutane, orale, nasale, bronchiale, subkutane oder intravenöse allergologische Provokationstestung
Allergologische Provokationstestung durch Stichprovokation
Hinw.: Die Anwendung dieses Kodes setzt die kontinuierliche ärztliche Überwachung in Notfallbereitschaft voraus

1-71 Pneumologische Funktionsuntersuchungen

1-710 **Ganzkörperplethysmographie**
Inkl.: Untersuchung mit Applikation pharmakodynamisch wirksamer Substanzen
Hinw.: Spirometrie und Flussvolumenkurve sind im Kode enthalten

1-711 **Bestimmung der CO-Diffusionskapazität**
Inkl.: Single-breath- und Steady-state-Verfahren

1-712 **Spiroergometrie**

1-713 **Messung der funktionellen Residualkapazität [FRC] mit der Helium-Verdünnungsmethode**

1-714 **Messung der bronchialen Reaktivität**
Inkl.: Untersuchung unter pharmakologischer Belastung, Kaltluft oder Laufbelastung

1-715 **Sechs-Minuten-Gehtest nach Guyatt**

1-76 Metabolische Funktionsuntersuchung

1-760 **Belastungstest mit Substanzen zum Nachweis einer Stoffwechselstörung**
Inkl.: Orale Leucin-, Carnitin-, Phenylpropionsäure-, Glukose-, Laktose- oder Fettbelastung
Intravenöse Pyruvatbelastung
Fastentest
Hinw.: Die Anwendung dieses Kodes setzt die kontinuierliche ärztliche Überwachung in Notfallbereitschaft voraus

1-761 **Pankreasfunktionstest mit Aspiration von Duodenalsaft über eine Duodenalsonde**
Inkl.: Sekretin-Test

1-762 **Leberfunktionstest mit intravenöser Applikation eines C13-markierten Substrates**
Inkl.: Intravenöse C13-Methacetin-Applikation
Hinw.: Die Anwendung dieses Kodes setzt die kontinuierliche Messung der $13CO_2$-Abatmung über eine Atemmaske direkt am Patienten voraus

1-77 Palliativmedizinische, geriatrische und frührehabilitative Funktionsuntersuchung

1-770 Multidimensionales geriatrisches Screening und Minimalassessment

Exkl.: Standardisiertes geriatrisches Basisassessment (1-771)
Geriatrische frührehabilitative Komplexbehandlung (8-550 ff.)

Hinw.: Hier soll die Kurzform des Basisassessments kodiert werden
Die Anwendung dieses Kodes setzt die Untersuchung von mindestens drei Bereichen (z.B. Mobilität, Selbsthilfefähigkeit und Kognition) voraus, die mit standardisierten Messverfahren untersucht werden

1-771 Standardisiertes geriatrisches Basisassessment (GBA)

Exkl.: Geriatrische frührehabilitative Komplexbehandlung (8-550 ff.)

Hinw.: Die Anwendung dieses Kodes setzt die Untersuchung von mindestens fünf Bereichen (z.B. Mobilität, Selbsthilfefähigkeit, Stimmung, Ernährung, Kontinenz, Kognition und soziale Situation) voraus, die mit standardisierten Messverfahren untersucht werden

1-773 Multidimensionales palliativmedizinisches Screening und Minimalassessment

Exkl.: Standardisiertes palliativmedizinisches Basisassessment (1-774)
Palliativmedizinische Komplexbehandlung (8-982 ff.)
Spezialisierte stationäre palliativmedizinische Komplexbehandlung (8-98e ff.)

Hinw.: Dieser Kode ist nur einmal pro stationären Aufenthalt anzugeben
Hier soll die Kurzform des Basisassessments kodiert werden
Die Anwendung dieses Kodes setzt die Untersuchung von mindestens drei Bereichen der Palliativversorgung (z.B. Schmerzanamnese, Symptomintensität, Lebensqualität, psychosoziale Belastetheit, Alltagskompetenz) voraus, die mit standardisierten Messverfahren untersucht werden

1-774 Standardisiertes palliativmedizinisches Basisassessment (PBA)

Exkl.: Palliativmedizinische Komplexbehandlung (8-982 ff.)
Spezialisierte stationäre palliativmedizinische Komplexbehandlung (8-98e ff.)
Spezialisierte palliativmedizinische Komplexbehandlung durch einen Palliativdienst (8-98h ff.)

Hinw.: Dieser Kode ist nur einmal pro stationären Aufenthalt anzugeben
Die Anwendung dieses Kodes setzt die Untersuchung von mindestens fünf Bereichen der Palliativversorgung (z.B. Schmerzanamnese, Symptomintensität, Lebensqualität, Mobilität, Selbsthilfefähigkeit, Stimmung, Ernährung, soziale Situation, psychosoziale Belastetheit, Alltagskompetenz) voraus, die mit standardisierten Messverfahren untersucht werden

1-775 Frührehabilitationsassessment von Patienten mit Kopf-Hals-Tumoren

Inkl.: Wiederholte Erhebung einzelner Assessmentbestandteile je nach Zustand des Patienten

Exkl.: Frührehabilitative Komplexbehandlung von Patienten mit Kopf-Hals-Tumoren (8-553 ff.)

Hinw.: Diese Kodes sind nur einmal pro stationären Aufenthalt anzugeben
Die Durchführung der Evaluation des Schluckens mit flexiblem Endoskop (1-613) ist nicht gesondert zu kodieren
Mindestmerkmale:

- Untersuchung durch ein interdisziplinäres Frührehabilitationsteam, qualifiziert für die Rehabilitation von Patienten mit Sprech-, Sprach- und Schluckstörungen bei Kopf-Hals-Tumoren (z.B. bei Tumoren der Mundhöhle, des Epipharynx, des Oropharynx, des Hypopharynx, des Larynx und zervikalem CUP-Syndrom) unter Behandlungsleitung eines Facharztes für Phoniatrie und Pädaudiologie oder eines Facharztes für Hals-Nasen-Ohren-Heilkunde oder eines Facharztes für Mund-, Kiefer- und Gesichtschirurgie mit Erfahrung im Bereich des frührehabilitativen Managements. Zum Frührehabilitationsteam gehören ein Facharzt der Fachrichtung, die den betreffenden Patienten onkologisch betreut, sowie mindestens ein Logopäde oder Sprachtherapeut oder Klinischer Linguist
- Standardisiertes Frührehabilitationsassessment zur Erfassung und Wertung der Funktionsdefizite in mindestens 2 der folgenden 5 Bereiche:
  - Standardisiertes Assessment der Dysphonie: Stroboskopie, Stimmanalyse und ein subjektiver Bewertungsbogen (z.B. VHI)
  - Standardisiertes Assessment der Dysglossie: Morphologisch-funktioneller Organbefund, Sprechanalyse und Lautbestandsprüfung, Überprüfung des Hirnnervenstatus
  - Standardisiertes Assessment der Dysphagie: Fiberendoskopische Schluckuntersuchung (z.B. nach Langmore 2001) oder Videofluoroskopie, die Durchführung erfolgt interdisziplinär durch 2 Untersucher

  - Standardisiertes Screening des Nutritionsstatus: Nutritional Risk Screening (NRS 2002) nach Kondrup
  - Standardisiertes Assessment des Kauens: Zahnärztliches Konsil zur frühzeitigen kaufunktionellen zahnärztlichen Versorgung
- Die Zeiten beinhalten die Vor- und Nachbereitung des Patienten und die Erstellung eines differenzierten standardisierten Befundberichtes zur Entwicklung eines Frührehabilitationskonzeptes

1-775.0 Dauer mindestens 60 bis 90 Minuten

1-775.1 Dauer mehr als 90 Minuten

1-79 Physiologische Funktionstests

1-790 Polysomnographie

Inkl.: Kardiorespiratorische Polysomnographie
Neurologische Polysomnographie
Pneumologische Polysomnographie

Hinw.: Dauer mindestens 6 Stunden
Obligate Verfahren: Videomonitoring, 2 x EEG, 3 x EMG, 2 x EOG, Schnarchgeräusch-Messung, Bestimmung der Körperposition, Überwachung des oro-nasalen Atemflusses, Überwachung der thorakalen und abdominalen Atemexkursionen, EKG und Pulsoxymetrie (mindestens 14 Kanäle)
Fakultative Verfahren: Ösophagusdruckmessung, Bestimmung des transkutanen Sauerstoff-/Kohlendioxid-Partialdruckes, transkranielle Dopplersonographie, Körpertemperaturmessung, Aktographie, Blutdruckmessung, Tumeszenzmessung

1-791 Kardiorespiratorische Polygraphie

Hinw.: Dauer mindestens 6 Stunden
Obligate Verfahren: Schnarchgeräusch, Bestimmung von Körperposition, oro-nasalem Atemfluss, thorakalen und abdominalen Atemexkursionen, EKG und Pulsoxymetrie (mindestens 7 Kanäle)
Fakultative Verfahren: Ösophagusdruckmessung, Bestimmung des transkutanen Sauerstoff-/Kohlendioxid-Partialdruckes, Blutdruckmessung

1-795 Multipler Schlaflatenztest (MSLT)/multipler Wachbleibetest (MWT)

Hinw.: Dauer mindestens 4 x 20 Minuten, Videomonitoring, 2 x EEG, 1 x EMG, 2 x EOG, EKG, ggf. Bestimmung des oro-nasalen Atemflusses (mindestens 6 Kanäle)

1-797 Komplexe endokrinologische Funktionsuntersuchung

Hinw.: Die Anwendung eines Kodes aus diesem Bereich setzt die kontinuierliche ärztliche Überwachung in Notfallbereitschaft oder einen Zeitaufwand von mehr als 6 Stunden voraus

1-797.0 Ohne invasive Katheteruntersuchung

Inkl.: Durstversuch, Insulin-Basalratenermittlung, Insulinhypoglykämietest, Wachstumshormon-Spontansekretion

1-797.1 Mit invasiver Katheteruntersuchung

Inkl.: Endokrinologische Lokalisationsdiagnostik bei hormoneller Exzessproduktion
Radiologische Diagnostik

1-798 Instrumentelle 3D-Ganganalyse

1-798.0 Mit Kinematik

Hinw.: Hierbei ist die Erfassung der Gelenkwinkelverläufe der unteren Extremität in allen 3 Ebenen durchzuführen

1-798.1 Mit Kinetik

Hinw.: Hierbei ist die Erfassung von Bodenreaktionskräften zur Bestimmung von Gelenkkraftmomenten und Gelenkleistungen durchzuführen

1-798.2 Mit Elektromyographie

Hinw.: Hierbei ist die dynamische Erfassung der Muskelaktivität von Muskelgruppen der unteren Extremität beim Gehen durch Oberflächen-Elektromyographie durchzuführen

1-798.x Sonstige

1-798.y N.n.bez.

1-799 **Instrumentelle 3D-Funktionsanalyse der Wirbelsäule**

1-799.0 Kurzzeitmessung
Hinw.: Hierbei sollen mindestens Haltung, Dynamik, Bewegungsumfang und Form der Wirbelsäule erfasst werden

1-799.1 Langzeitmessung
Hinw.: Hierbei ist die Erfassung der Wirbelsäulenfunktion über mindestens 12 Stunden erforderlich
Die erforderliche Kurzzeitmessung ist nicht gesondert zu kodieren

1-799.x Sonstige

1-799.y N.n.bez.

1-79a **Ballon-Okklusionstest einer Arterie**
Inkl.: Ballon-Okklusionstest der A. carotis
Hinw.: Die Ultraschalluntersuchung ist im Kode enthalten

Explorative diagnostische Maßnahmen (1-84...1-85)

1-84 Diagnostische Punktion und Aspiration
Exkl.: (Nadel-)Biopsie (1-40 bis 1-49)

1-840 **Diagnostische Punktion an Auge und Augenanhangsgebilden**

1-840.0 ↔ Vordere Augenkammer

1-840.1 ↔ Glaskörper

1-840.2 ↔ Orbita

1-840.x ↔ Sonstige

1-840.y N.n.bez.

1-841 **Diagnostische Punktion und Aspiration eines intrakraniellen Hohlraumes**
Exkl.: Diagnostische Liquorpunktion (1-204.3, 1-204.4, 1-204.5)

1-842 **Diagnostische Punktion des Perikardes [Perikardiozentese]**
Exkl.: Therapeutische perkutane Punktion des Perikardes (8-152.0)

1-843 ↔ **Diagnostische Aspiration aus dem Bronchus**

1-844 ↔ **Diagnostische perkutane Punktion der Pleurahöhle**
Exkl.: Therapeutische perkutane Punktion der Pleurahöhle (8-152.1)
Hinw.: Dieser Kode ist nur einmal pro stationären Aufenthalt anzugeben

1-845 **Diagnostische perkutane Punktion und Aspiration der Leber**
Inkl.: Punktion einer Zyste

1-846 **Diagnostische perkutane Punktion von Harnorganen**
Inkl.: Punktion einer Zyste

1-846.0 ↔ Niere

1-846.1 ↔ Nierenbecken

1-846.2 ↔ Ureter

1-846.3 Harnblase

1-846.x ↔ Sonstige

1-846.y N.n.bez.

1-847 **Diagnostische perkutane Punktion und Aspiration der männlichen Geschlechtsorgane**

1-847.0 ↔ Hoden

1-847.1 ↔ Nebenhoden

1-847.2 ↔ Hydrozele

1-847.3 ↔ Spermatozele

1-847.4 Prostata

1-847.5 ↔ Vesiculae seminales

1-847.x ↔ Sonstige

1-847.y N.n.bez.

1-85 Andere diagnostische Punktion und Aspiration

1-850 Diagnostische perkutane Aspiration einer Zyste, n.n.bez.

1-851 ↔ Diagnostische (perkutane) Punktion des Ovars
Inkl.: Punktion einer Zyste

1-852 Diagnostische Amniozentese [Amnionpunktion]
Exkl.: Therapeutische Amniozentese (5-753 ff.)

1-853 Diagnostische (perkutane) Punktion und Aspiration der Bauchhöhle

1-853.0 Parazentese
Inkl.: Diagnostische Peritoneallavage

1-853.1 Douglaspunktion

1-853.2 Aszitespunktion
Exkl.: Therapeutische Aszitespunktion (8-153)
Hinw.: Dieser Kode ist nur einmal pro stationären Aufenthalt anzugeben

1-853.x Sonstige

1-853.y N.n.bez.

1-854 Diagnostische perkutane Punktion eines Gelenkes oder Schleimbeutels

1-854.0 ↔ Kiefergelenk

1-854.1 ↔ Schultergelenk

1-854.2 ↔ Ellenbogengelenk

1-854.3 ↔ Handgelenk

1-854.4 ↔ Thorakales Gelenk

1-854.5 ↔ Gelenk an der Wirbelsäule

1-854.6 ↔ Hüftgelenk

1-854.7 ↔ Kniegelenk

1-854.8 ↔ Oberes Sprunggelenk

1-854.9 ↔ Sonstige Gelenke am Fuß

1-854.a Schleimbeutel

1-854.x ↔ Sonstige

1-854.y N.n.bez.

1-859 Andere diagnostische Punktion und Aspiration

1-859.0 Schilddrüse

1-859.1 Pankreas, perkutan
Inkl.: Punktion einer (Pseudo-)Zyste

1-859.x Sonstige

1-859.y N.n.bez.

Andere diagnostische Maßnahmen (1-90...1-99)

1-90 Psychosomatische, psychotherapeutische, (neuro-)psychologische, psychosoziale und testpsychologische Untersuchung

1-900 Psychosomatische und psychotherapeutische Diagnostik
Hinw.: Ein Kode aus diesem Bereich ist nur für Leistungen anzugeben, die in Einrichtungen im Geltungsbereich des § 17b KHG erbracht wurden

1-900.0 Einfach
Hinw.: Dauer mindestens 60 Minuten

1-900.1 Komplex
Hinw.: Dauer mindestens 3 Stunden

1-901 (Neuro-)psychologische und psychosoziale Diagnostik
Inkl.: Psychologische, psychotherapeutische, psychosoziale und neuropsychologische Verfahren zur Erhebung, Indikationsstellung, Verlaufsbeurteilung und Erfolgskontrolle, ggf. Erhebung biographischer Daten
Hinw.: Ein Kode aus diesem Bereich ist nur für Leistungen anzugeben, die in Einrichtungen im Geltungsbereich des § 17b KHG erbracht wurden

1-901.0 Einfach
Hinw.: Dauer mindestens 60 Minuten

1-901.1 Komplex
Hinw.: Dauer mindestens 3 Stunden

1-902 Testpsychologische Diagnostik
Hinw.: Ein Kode aus diesem Bereich ist nur für Leistungen anzugeben, die in Einrichtungen im Geltungsbereich des § 17b KHG erbracht wurden

1-902.0 Einfach
Hinw.: Dauer mindestens 60 Minuten

1-902.1 Komplex
Hinw.: Dauer mindestens 3 Stunden

1-91 Diagnostik bei chronischen Schmerzzuständen

1-910 Interdisziplinäre algesiologische Diagnostik
Hinw.: Mit diesem Kode ist die standardisierte interdisziplinäre (somatische, psychologische und psychosoziale) Diagnostik bei Patienten mit chronischen Schmerzzuständen zu kodieren, die mindestens drei der nachfolgenden Merkmale aufweisen:
- manifeste oder drohende Beeinträchtigung der Lebensqualität und/oder der Arbeitsfähigkeit
- Fehlschlag einer vorherigen unimodalen Schmerztherapie, eines schmerzbedingten operativen Eingriffs oder einer Entzugsbehandlung
- bestehende(r) Medikamentenabhängigkeit oder -fehlgebrauch
- schmerzunterhaltende psychische Begleiterkrankung
- gravierende somatische Begleiterkrankung

Dieser Kode erfordert:
- die Mitarbeit von mindestens zwei Fachdisziplinen (davon eine psychiatrische, psychosomatische oder psychologisch-psychotherapeutische Disziplin)
- eine psychometrische und physische Funktionstestung mit anschließender Teambesprechung zur Erstellung eines Therapieplanes

Die Anwendung dieses Kodes setzt die Zusatzqualifikation Spezielle Schmerztherapie bei der/dem Verantwortlichen voraus

1-911 **Erweiterte apparativ-überwachte interventionelle Schmerzdiagnostik mit standardisierter Erfolgskontrolle**

Inkl.: Kontrollierte diagnostische Injektion und Infiltration in Organe und Gewebe unter Anwendung eines bildgebenden Verfahrens oder eines Neurostimulators
Testung von Medikamenten zur Schmerzdiagnostik durch systemische oder regionale Applikation

Hinw.: Dieser Kode umfasst die Dokumentation und Auswertung der erwünschten neurophysiologischen und analgetischen sowie der unerwünschten Wirkungen über einen Zeitraum von mindestens 12 Stunden und die daraus resultierende Erstellung eines schriftlichen Behandlungsplanes

1-912 **Neurophysiologische apparative Testverfahren zur Schmerzdiagnostik**

Inkl.: Apparative Verfahren wie Schmerzschwellenmessung, somatosensorische Testung oder Funktionsmessung am sympathischen Nervensystem
Alle zur Schmerzdiagnostik geeigneten Methoden unter Einsatz funktioneller bildgebender oder elektrophysiologischer Verfahren

1-92 Medizinische Evaluation zur Transplantation

1-920 **Medizinische Evaluation und Entscheidung über die Indikation zur Transplantation**

Hinw.: Der Zeitpunkt der Aufnahme auf die Warteliste kann auch nach dem stationären Aufenthalt liegen, in dem die vollständige Evaluation durchgeführt wurde

1-920.0 Vollständige Evaluation, ohne Aufnahme eines Patienten auf eine Warteliste zur Organtransplantation

.00 Nierentransplantation
.01 Herztransplantation
.02 Lungentransplantation
.03 Herz-Lungen-Transplantation
.04 Lebertransplantation
.05 Pankreastransplantation
.06 Dünndarmtransplantation

1-920.1 Teilweise Evaluation, ohne Aufnahme eines Patienten auf eine Warteliste zur Organtransplantation

Inkl.: Abbruch der Evaluation

.10 Nierentransplantation
.11 Herztransplantation
.12 Lungentransplantation
.13 Herz-Lungen-Transplantation
.14 Lebertransplantation
.15 Pankreastransplantation
.16 Dünndarmtransplantation

1-920.2 Vollständige Evaluation, mit Aufnahme eines Patienten auf eine Warteliste zur Organtransplantation

Hinw.: Ein Kode aus diesem Bereich darf pro geplanter Transplantation nur einmal angegeben werden

.20 Nierentransplantation
.21 Herztransplantation
.22 Lungentransplantation
.23 Herz-Lungen-Transplantation
.24 Lebertransplantation
.25 Pankreastransplantation
.26 Dünndarmtransplantation

1-920.3 Re-Evaluation, mit Aufnahme oder Verbleib eines Patienten auf eine(r) Warteliste zur Organtransplantation

.30 Nierentransplantation
.31 Herztransplantation
.32 Lungentransplantation
.33 Herz-Lungen-Transplantation
.34 Lebertransplantation
.35 Pankreastransplantation
.36 Dünndarmtransplantation

1-920.4 Re-Evaluation, mit Herausnahme eines Patienten aus einer Warteliste zur Organtransplantation

.40 Nierentransplantation

.41 Herztransplantation

.42 Lungentransplantation

.43 Herz-Lungen-Transplantation

.44 Lebertransplantation

.45 Pankreastransplantation

.46 Dünndarmtransplantation

1-920.x Sonstige

1-93 Infektiologisches Monitoring und molekularbiologisch-mikrobiologische Diagnostik

1-930 Infektiologisches Monitoring

1-930.0 Infektiologisch-mikrobiologisches Monitoring bei Immunsuppression

Inkl.: Patienten mit Immunkompromittierung

Hinw.: Monitoring auf Infektionen (z.B. durch M. tuberculosis, nicht tuberkulöse Mykobakterien, Mykoplasmen, Legionellen, Zytomegalie-Virus, Herpes-simplex-Virus, Varicella-Zoster-Virus, Chlamydia pneumoniae, Pneumocystis carinii (jirove-ci), Toxoplasma gondii, Aspergillus und andere Fadenpilze sowie Candida) mit speziellen Methoden (Nukleinsäurenachweis, Antigennachweis, Spezialkulturen) bei Immunsuppression

Das infektiologisch-mikrobiologische Monitoring beinhaltet immer die Untersuchung mehrerer Erreger

1-930.1 Quantitative Virus-Nukleinsäurebestimmung

1-930.3 Bestimmung der HI-Viruslast zur Verlaufsbeurteilung

1-930.4 Genotypische oder phänotypische Resistenzbestimmung von Viren (HI-Viren oder Hepatitis-B-Virus) gegen antiretrovirale Substanzen

1-931 Molekularbiologisch-mikrobiologische Diagnostik

Inkl.: Multiplex-PCR, FISH [Fluoreszenz-in-situ-Hybridisierung], 16rDNA-Sequenzierung, Mehrfach-PCR

Exkl.: Infektiologisch-mikrobiologisches Monitoring bei Immunsuppression (1-930.0)

Hinw.: Ein Kode aus diesem Bereich ist zu verwenden bei Verfahren zur schnellen Erregeridentifikation z.B. bei Blutstrominfektionen, schweren respiratorischen Infektionen, Meningitis, Enzephalitis, Gewebs- und Implantatinfektionen

Mindestmerkmale:

- Es werden in einem einzigen diagnostischen Schritt mit einem spezialisierten Verfahren zum Nukleinsäurenachweis (mit/ohne Amplifikation) mindestens 10 Erreger gleichzeitig bestimmt

1-931.0 Ohne Resistenzbestimmung

1-931.1 Mit Resistenzbestimmung

1-94 Komplexe Diagnostik

1-940 Komplexe Diagnostik bei hämatologischen und onkologischen Erkrankungen bei Kindern und Jugendlichen

Hinw.: Mindestmerkmale:

- Umfassende Diagnostik im Rahmen der Initial- und Verlaufsdiagnostik einer Erkrankung aus Kapitel II bzw. III der ICD-10-GM
- Alle nachfolgenden Leistungen müssen im Rahmen desselben stationären Aufenthaltes erbracht werden
- Es müssen mindestens eine Untersuchung aus den Bereichen Knochenmarkpunktion, Histologie mit immunhistologischen Spezialfärbungen und Referenzbegutachtung und mindestens drei Untersuchungen mit mindestens zwei der folgenden Verfahren Magnetresonanztomographie [MRT], Positronenemissionstomographie [PET], Computertomographie [CT] und Szintigraphie (außer szintigraphische Teiluntersuchung) erbracht werden. Bei zwei Untersuchungen mit demselben Verfahren (z.B. CT) muss es sich um unterschiedliche Untersuchungsorte handeln
- Dieser Kode ist nur für Patienten mit einem Alter von unter 19 Jahren anzugeben

1-941 Komplexe Diagnostik bei Leukämien

Hinw.: Mindestmerkmale:
- Umfassende Diagnostik im Rahmen der Initial- bzw. Rezidivdiagnostik einer Erkrankung aus den Kategorien C90 - C95 und D46 der ICD-10-GM

1-941.0 Komplexe Diagnostik ohne HLA-Typisierung

Hinw.: Alle nachfolgenden Leistungen müssen im Rahmen desselben stationären Aufenthaltes erbracht werden
Mindestmerkmale:
- Knochenmarkpunktion/Knochenmarkaspiration
- Durchführung folgender Zusatzuntersuchungen: Morphologische Beurteilung, Immunphänotypisierung/FACS-Analyse [Fluorescence-activated cell sorting], klassische Zytogenetik, mindestens ein molekularbiologisches Verfahren (z.B. FISH, PCR, Array)

1-941.1 Komplexe Diagnostik mit HLA-Typisierung

Hinw.: Alle nachfolgenden Leistungen müssen im Rahmen desselben stationären Aufenthaltes erbracht werden
Mindestmerkmale:
- Knochenmarkpunktion/Knochenmarkaspiration
- Durchführung folgender Zusatzuntersuchungen: Morphologische Beurteilung, Immunphänotypisierung/FACS-Analyse [Fluorescence-activated cell sorting], klassische Zytogenetik, mindestens ein molekularbiologisches Verfahren (z.B. FISH, PCR, Array)
- Hochauflösende HLA-Typisierung mit Bestimmung von HLA-A, HLA-B, HLA-C, HLA-DR, HLA-DQ

1-942 Komplexe neuropädiatrische Diagnostik

Hinw.: Alle nachfolgenden Leistungen müssen im Rahmen desselben stationären Aufenthaltes erbracht werden
Die Kodes sind nur für Patienten bis zur Vollendung des 18. Lebensjahres anzugeben
Alle im OPS einzeln kodierbaren diagnostischen Maßnahmen sind gesondert zu kodieren (z.B. EEG, Muskel-, Nerv- oder Hautbiopsie)
Mindestmerkmale:
- Kranielle Magnetresonanztomographie in Sedierung oder i.v.-Anästhesie
- Lumbalpunktion mit mindestens folgenden Untersuchungen: Zytologie, Mikrobiologie, Liquorkultur, Nachweis von Gesamteiweiß und Glukose im Liquor
- Neurophysiologische Diagnostik (mindestens EEG)

1-942.0 Ohne weitere Maßnahmen

1-942.1 Mit neurometabolischer Labordiagnostik und/oder infektiologischer/autoimmunentzündlicher Labordiagnostik

Hinw.: Zur neurometabolischen Labordiagnostik gehören z.B. die Bestimmung von organischen Säuren, Aminosäuren, Acyl-Carnitine, ultralangkettige Fettsäuren, Guanidinoacetat, Oligosaccharide, Mukopolysaccharide, Neurotransmitter, Abklärung der angeborenen Störung der Glykosylierung
Zur infektiologischen/autoimmunentzündlichen Labordiagnostik gehören z.B. die Untersuchung auf oligoklonale Banden, Zytomegalievirus, Toxoplasmose, Herpes-simplex-Virus, Rubella, Varizella-zoster-Virus, Lues
Es müssen insgesamt mindestens 3 dieser Untersuchungen erfolgen

1-942.2 Mit erweiterter genetischer Diagnostik

Hinw.: Zur erweiterten genetischen Diagnostik gehören die Untersuchungen zur Abklärung mindestens einer Verdachtsdiagnose wie z.B. DiGeorge-Syndrom, Rett-Syndrom, Angelmann-Syndrom, Fragiles-X-Syndrom, spinale Muskelatrophie, myotone Dystrophie, Mutation des SCN1A-Gens, Prader-Willi-Syndrom, sonstige Mikrodeletionssyndrome

1-942.3 Mit neurometabolischer Labordiagnostik und/oder infektiologischer/autoimmunentzündlicher Labordiagnostik und erweiterter genetischer Diagnostik

Hinw.: Es müssen die Bedingungen von Kode 1-942.1 und von Kode 1-942.2 erfüllt sein

1-943 **Komplexe Diagnostik bei Verdacht auf Lungenerkrankungen bei Kindern und Jugendlichen**

Hinw.: Alle nachfolgenden Leistungen müssen im Rahmen desselben stationären Aufenthaltes erbracht werden
Die Kodes sind nur für Patienten bis zur Vollendung des 18. Lebensjahres anzugeben
Sedierungen und Anästhesien bei Untersuchungen, die gewöhnlich ohne Sedierung oder Anästhesie durchgeführt werden, sind gesondert zu kodieren (8-90)
Alle im OPS einzeln kodierbaren diagnostischen Maßnahmen sind gesondert zu kodieren (z.B. Lungenbiopsie, Bronchoskopie)
Mindestmerkmale:
- Bronchoskopie
- Bronchoalveoläre Lavage mit Mikrobiologie und Virologie (z.B. Polymerase-Kettenreaktion [PCR] oder Antigen-Nachweis) sowie Zytologie oder Histologie
- Kontinuierliche Messung der Sauerstoffsättigung über mindestens 12 Stunden
- Lungenphysiologische Diagnostik in Abhängigkeit vom Alter des Kindes (z.B. durch Impulsoszillometrie oder durch Ganzkörperplethysmographie und Fluß-Volumen-Kurve)

1-943.0 Ohne weitere Maßnahmen

1-943.1 Mit Lungenbiopsie mit Immunhistochemie oder Elektronenmikroskopie

1-943.2 Mit hochauflösender oder Spiral-Computertomographie

1-943.3 Mit Lungenbiopsie mit Immmunhistochemie oder Elektronenmikroskopie und mit hochauflösender oder Spiral-Computertomographie

1-944 **Basisdiagnostik bei unklarem Symptomkomplex bei Neugeborenen, Säuglingen und Kindern**

Hinw.: Alle nachfolgenden Leistungen müssen im Rahmen desselben stationären Aufenthaltes erbracht werden
Sedierungen und Anästhesien bei Untersuchungen, die gewöhnlich ohne Sedierung oder Anästhesie durchgeführt werden, sind gesondert zu kodieren (8-90)
Alle im OPS einzeln kodierbaren diagnostischen Maßnahmen sind gesondert zu kodieren (z.B. EEG, Muskel-, Nerv- oder Hautbiopsie)
Mindestmerkmale:
- Ein ausführliches Konsil von jeweils mindestens 30 Minuten von mindestens 3 Fachdisziplinen (z.B. Humangenetik, Kinderradiologie, Pathologie, Neuropädiatrie, Kinder-Endokrinologie und Diabetologie, Kinderchirurgie, Kinderkardiologie, HNO-Heilkunde, Mund-Kiefer-Gesichtschirurgie, Gynäkologie, Kinder-Orthopädie)

Durchführung von mindestens 4 Untersuchungen aus mindestens 2 der folgenden Bereiche:
- Infektiologische, endokrinologische oder metabolische Untersuchungen inklusive Funktionstests (außer Astrup, Routine-Neugeborenenscreening)
- Stoffwechseldiagnostik (z.B. Bestimmungen von oder mit Enzymen, (Tandem-) Massenspektrometrie, Gaschromatographie, Hochdruck-Flüssigkeitschromatographie, Gelchromatographie oder Dünnschichtchromatographie)
- Röntgenkontrast-, CT- oder MRT-Untersuchung
- Lumbalpunktion mit Zytologie, Mikrobiologie und Serologie und/oder Polymerase-Kettenreaktion [PCR]
- Neuro- oder kardiophysiologische Diagnostik (mindestens EEG oder EKG)
- Organpunktion oder -biopsie mit histopathologischer oder molekulargenetischer Untersuchung (z.B. Nieren-, Leber-, Hirn- oder gastrointestinale Biopsie)

1-944.0 Ohne weitere Maßnahmen

.00 Bei Neugeborenen und Säuglingen

.01 Bei Kindern

Hinw.: Dieser Kode gilt für Patienten, die bei stationärer Aufnahme älter als 365 Tage sind, aber das 14. Lebensjahr noch nicht vollendet haben

1-944.1 Mit erweiterter molekulargenetischer Diagnostik

Hinw.: Zur erweiterten molekulargenetischen Diagnostik gehören die Untersuchungen zur Abklärung mindestens einer Verdachtsdiagnose auf genetisch verursachte Erkrankungen wie z.B. DiGeorge-Syndrom, Rett-Syndrom, Angelmann-Syndrom, Fragiles-X-Syndrom, spinale Muskelatrophie, myotone Dystrophie, Mutation des SCN1A-Gens, Prader-Willi-Syndrom, sonstige Mikrodeletionssyndrome

.10 Bei Neugeborenen und Säuglingen

.11 Bei Kindern

Hinw.: Dieser Kode gilt für Patienten, die bei stationärer Aufnahme älter als 365 Tage sind, aber das 14. Lebensjahr noch nicht vollendet haben

1-944.2 Mit Chromosomenanalyse (Zytogenetische Diagnostik)
Hinw.: Zur zytogenetischen Diagnostik (Chromosomenanalyse) gehören die Untersuchungen zur Abklärung mindestens einer Verdachtsdiagnose wie z.B. Down-Syndrom

.20 Bei Neugeborenen und Säuglingen

.21 Bei Kindern
Hinw.: Dieser Kode gilt für Patienten, die bei stationärer Aufnahme älter als 365 Tage sind, aber das 14. Lebensjahr noch nicht vollendet haben

1-944.3 Mit erweiterter molekulargenetischer Diagnostik und Chromosomenanalyse (Zytogenetische Diagnostik)

.30 Bei Neugeborenen und Säuglingen

.31 Bei Kindern
Hinw.: Dieser Kode gilt für Patienten, die bei stationärer Aufnahme älter als 365 Tage sind, aber das 14. Lebensjahr noch nicht vollendet haben

1-945 Diagnostik bei Verdacht auf Gefährdung von Kindeswohl und Kindergesundheit
Hinw.: Mit diesem Kode ist die standardisierte und multiprofessionelle (somatische, psychologische und psychosoziale) Diagnostik bei Verdacht auf Kindesmisshandlung, -missbrauch und -vernachlässigung sowie bei Münchhausen-Stellvertreter-Syndrom [Münchhausen syndrome by proxy] zu kodieren
Alle nachfolgenden Leistungen müssen im Rahmen desselben stationären Aufenthaltes erbracht werden
Die Kodes sind nur für Patienten bis zur Vollendung des 18. Lebensjahres anzugeben
Mindestmerkmale:

- Multiprofessionelles Team (Ärzte, Sozialarbeiter, Psychologen, Fachkräfte für Gesundheits- und Kinderkrankenpflege) unter Leitung eines Facharztes (Facharzt für Kinder- und Jugendmedizin, Kinderchirurgie oder Kinder- und Jugendpsychiatrie)
- Mehrdimensionale Diagnostik von jeweils mindestens 30 Minuten in mindestens 3 Disziplinen wie Kinder- und Jugendmedizin, Kinderchirurgie, Kinderradiologie, Kinder- und Jugendpsychiatrie, Psychologie und Sozialdienst bzw. solchen mit Expertise für Kinderschutz und/oder für Patienten des Kindes- und Jugendalters (z.B. Rechtsmedizin, Chirurgie, Radiologie, Psychiatrie und Psychotherapie, Gynäkologie, Neurologie und Neurochirurgie, Ophthalmologie, Zahnmedizin und Mund-, Kiefer-, Gesichtschirurgie). Es werden im diagnostischen Einzelkontakt durch die oben genannten Berufsgruppen alle folgenden Leistungen erbracht:
  - Ausführliche ärztliche oder psychologische diagnostische Gespräche (biographische Anamnese, soziale Anamnese, Familienanamnese)
  - Verhaltens- und Interaktionsbeobachtung
  - Strukturierte Befunderhebung und Befunddokumentation unter Verwendung spezifischer Anamnese- und Befundbögen
- Durchführung von mindestens einer Fallbesprechung mit mindestens 3 Fachdisziplinen zusammen mit einer Fachkraft für Gesundheits- und Kinderkrankenpflege mit Dokumentation
- Ggf. Kontaktaufnahme mit der Jugendhilfe

1-945.0 Ohne weitere Maßnahmen

1-945.1 Mit Durchführung von mindestens einer spezifisch protokollierten Fallkonferenz
Hinw.: Die Fallkonferenz findet unter Mitwirkung der einbezogenen Fachdisziplinen sowie einem Vertreter der Jugendhilfe und zumeist der Eltern/Sorgeberechtigten mit einer Dauer von mindestens 30 Minuten und mit Erstellung eines Therapie- und Hilfeplanes statt

1-99 Andere diagnostische Maßnahmen

1-990 Ex-vivo-Zellkultursystem zur prätherapeutischen Chemosensibilitätstestung
Inkl.: Testung von bis zu 7 Medikamenten
Hinw.: Bei Testung von mehr als 7 Medikamenten ist der jeweilige Kode erneut anzugeben

1-990.0 Durch Analyse der genomischen DNA-Synthese

1-990.1 Durch Analyse von Parametern des Metabolismus
Inkl.: ATP-Gehalt oder Aktivität der Atmungskette mit Farbstoffen

1-990.2 Durch Analyse von Parametern der Apoptose
Inkl.: Anfärben toter oder apoptotischer Zellen oder Messung der Caspasenaktivität

1-990.x Sonstige

1-991 **Molekulares Monitoring der Resttumorlast [MRD]**

1-991.0 Molekulargenetische Identifikation und Herstellung von patientenspezifischen Markern für die Bestimmung der Resttumorlast (Minimal Residual Diseases (MRD))
Inkl.: PCR- und Sequenzanalyse zur Markeridentifikation
Sensitivitäts- und Spezifitätstestung
Hinw.: Dieser Kode ist nur einmal pro stationären Aufenthalt anzugeben

1-991.1 Patientenspezifische molekulargenetische Quantifizierung der Resttumorlast (MRD-Monitoring)
Hinw.: Es sind mindestens 2 quantitative Polymerasekettenreaktionen (PCR) pro Untersuchung der Resttumorlast durchzuführen

1-992 **Durchführung von Genmutationsanalysen und Genexpressionsanalysen bei soliden bösartigen Neubildungen**
Inkl.: Analysen zur Prognosebestimmung und zur Therapieplanung und -steuerung bei einem malignen Tumor, z.B. PCR- und Sequenzanalyse, FISH, Immunhistochemische Analyse (ICA)
Exkl.: Komplexe neuropädiatrische Diagnostik mit erweiterter genetischer Diagnostik (1-942.2)
Basisdiagnostik bei unklarem Symptomkomplex bei Neugeborenen, Säuglingen und Kindern mit erweiterter genetischer Diagnostik (1-944.1 ff.)
Hinw.: Ein Kode aus diesem Bereich ist jeweils nur einmal pro stationären Aufenthalt anzugeben

1-992.0 Analyse von 1 bis 2 genetischen Alterationen

1-992.2 Analyse von 3 bis 12 genetischen Alterationen

1-992.3 Analyse von 13 oder mehr genetischen Alterationen

1-993 **Automatisierte Anreicherung mit immunzytochemischer Detektion zirkulierender Tumorzellen [CTC]**

1-994 **In-vitro-Bestimmung des Genexpressionsprofils mittels RNA aus Monozyten des peripheren Blutes bei Zustand nach Transplantation**

1-999 **Zusatzinformationen zu diagnostischen Maßnahmen**
Hinw.: Die folgenden Positionen sind ausschließlich zur Kodierung von Zusatzinformationen zu diagnostischen Maßnahmen zu benutzen, sofern sie nicht schon im Kode selbst enthalten sind. Sie dürfen nicht als selbständige Kodes benutzt werden und sind nur im Sinne einer Zusatzkodierung zulässig

1-999.0 Anwendung eines diagnostischen Navigationssystems
- .00 Radiologisch
- .01 Elektromagnetisch
  Inkl.: Verwendung eines steuerbaren Katheters
- .02 Sonographisch
- .03 Optisch
- .0x Sonstige

1-999.1 Fluoreszenzgestützte diagnostische Verfahren

1-999.2 Diagnostische Anwendung eines flexiblen Ureterorenoskops
- .20 Einmal-Ureterorenoskop
- .2x Sonstige

Kapitel 3:

Bildgebende Diagnostik

Ultraschalluntersuchungen (3-03...3-05)

Hinw.: Die Anwendung von 3D/4D-Technik und die intraoperative Anwendung der Verfahren sind gesondert zu kodieren (3-99)
Die mittels Ultraschalltechnik durchgeführten Prozeduren sind im jeweiligen Kapitel gesondert zu kodieren (z.B. Drainage, Biopsien, Punktionen ...)
Die zusätzliche quantitative Bestimmung von Parametern ist gesondert zu kodieren (3-993)

3-03 Komplexe differenzialdiagnostische Sonographie mit digitaler Bild- und Videodokumentation

Hinw.: Der untersuchende Arzt muss Facharzt im jeweiligen Fachgebiet sein

3-030 **Komplexe differenzialdiagnostische Sonographie mit Kontrastmittel**
Exkl.: Stress-Echokardiographie mit Kontrastmittel (3-031)
Hinw.: Die Durchführung der Kontrastmittel-Sonographie setzt eine vorher durchgeführte Farbdopplersonographie voraus

3-031 **Komplexe differenzialdiagnostische transthorakale Stress-Echokardiographie**
Inkl.: Ergometrische Stress-Echokardiographie
Pharmakologische Stress-Echokardiographie
Stress-Echokardiographie mit Kontrastmittel

3-032 **Komplexe sonographische Erkrankungs- und Fehlbildungsdiagnostik bei Feten**
Hinw.: Die Anwendung dieses Kodes setzt das Vorhandensein eines auffälligen Befundes nach Routinediagnostik voraus

3-033 **Komplexe differenzialdiagnostische Sonographie bei Neugeborenen und Kleinkindern**

3-033.0 Sonographie des Körperstammes
Hinw.: Die Anwendung dieses Kodes setzt den Einsatz der Farbdopplersonographie voraus
Die Anwendung dieses Kodes setzt die Untersuchung von mindestens 4 Organen (z.B. Leber, Milz, Pankreas, Gallenwege, Nieren oder Herz) voraus. Die regionalen Lymphknotenstationen gehören zum jeweiligen Organ dazu

3-034 **Komplexe differenzialdiagnostische Sonographie mittels Tissue Doppler Imaging [TDI] und Verformungsanalysen von Gewebe [Speckle Tracking]**
Inkl.: Elastographie von parenchymatösen Organen und Tumoren
High-End-Echokardiographie

3-035 **Komplexe differenzialdiagnostische Sonographie des Gefäßsystems mit quantitativer Auswertung**
Inkl.: B-Flow-Verfahren, Farbdopplersonographie/Farbduplexsonographie, fetomaternale Dopplersonographie

3-036 **Komplexe differenzialdiagnostische Sonographie bei Weichteiltumoren mit quantitativer Vermessung**
Inkl.: Farbdopplersonographie, Sonographie zur postinterventionellen Kontrolle
Hinw.: Die Untersuchung der regionalen Lymphknotenstationen ist für die Anwendung des Kodes zwingend erforderlich

3-05 Endosonographie

Inkl.: Duplexsonographie
Hinw.: Es ist das Zielorgan der Untersuchung zu kodieren

3-050 **Endosonographie von Mundhöhle und Hypopharynx**

3-051 **Endosonographie des Ösophagus**

3-052 **Transösophageale Echokardiographie [TEE]**
Inkl.: Untersuchung der großen Gefäße

3-053 **Endosonographie des Magens**

3-054 **Endosonographie des Duodenums**

3-055 **Endosonographie der Gallenwege und der Leber**

3-055.0 Gallenwege

3-055.1 Leber

3-056 **Endosonographie des Pankreas**

3-057 **Endosonographie des Kolons**

3-058 **Endosonographie des Rektums**

3-059 **Endosonographie der Bauchhöhle [Laparoskopische Sonographie]**

3-05a **Endosonographie des Retroperitonealraumes**
Inkl.: Untersuchung der Nebennieren

3-05b **Endosonographie der Harnblase und der Urethra**

3-05b.0 Transrektal

3-05b.1 Transurethral

3-05c **Endosonographie der männlichen Geschlechtsorgane**

3-05c.0 Transrektal

3-05c.1 Transurethral

3-05d **Endosonographie der weiblichen Geschlechtsorgane**

3-05e **Intravaskuläre Endosonographie der Blutgefäße**
Hinw.: Für die Zuordnung einzelner Gefäße zu den Gruppen siehe auch Liste der Gefäße vor 5-38

3-05e.0 ↔ Gefäße Schulter und Oberarm

3-05e.1 ↔ Gefäße Unterarm

3-05e.2 Aorta

3-05e.3 V. cava

3-05e.4 ↔ Andere Gefäße abdominal und pelvin

3-05e.5 Gefäße viszeral

3-05e.6 ↔ Gefäße Oberschenkel

3-05e.7 ↔ Gefäße Unterschenkel

3-05e.x ↔ Sonstige

3-05f **Transbronchiale Endosonographie**

3-05g **Endosonographie des Herzens**

3-05g.0 Intravaskulärer Ultraschall der Koronargefäße [IVUS]

3-05g.1 Intrakoronare Flussmessung

3-05g.2 Intrakardiale Echokardiographie [ICE]
Inkl.: Flussmessung

3-05g.x Sonstige

3-05x **Andere Endosonographie**

Projektionsradiographie (3-10...3-13)

Hinw.: Die Basisverfahren der Projektionsradiographie sind nicht zu kodieren
Die Anwendung von 3D/4D-Technik und die intraoperative Anwendung der Verfahren sind gesondert zu kodieren (3-99)
Die zusätzliche quantitative Bestimmung von Parametern ist gesondert zu kodieren (3-993)

3-10 Projektionsradiographie mit Spezialverfahren

3-100 **Mammographie**
3-100.0 Eine oder mehr Ebenen
3-100.1 Präparatradiographie

3-13 Projektionsradiographie mit Kontrastmittelverfahren

Exkl.: Endoskopisch-retrograde Cholangiographie [ERC] (1-640)
Endoskopisch-retrograde Pankreatikographie [ERP] (1-641)
Endoskopisch-retrograde Cholangiopankreatikographie [ERCP] (1-642)

3-130 **Myelographie**

3-131 **Diskographie**

3-134 **Pharyngographie**

3-135 **Bronchographie**

3-136 **Galaktographie**

3-137 **Ösophagographie**

3-138 **Gastrographie**

3-139 **Isolierte Dünndarmdarstellung [Enteroklysma]**

3-13a **Kolonkontrastuntersuchung**

3-13b **Magen-Darm-Passage (fraktioniert)**

3-13c **Cholangiographie**
3-13c.0 Intravenös
3-13c.1 Perkutan-transhepatisch [PTC]
3-13c.2 Über T-Drainage
Exkl.: Intraoperative Cholangiographie über T-Drainage (3-13c.3)
3-13c.3 Durch Zugang im Rahmen einer Laparotomie oder Laparoskopie
Inkl.: Intraoperative Cholangiographie über T-Drainage

3-13d **Urographie**
3-13d.0 Intravenös
3-13d.5 ↔ Retrograd
3-13d.6 ↔ Perkutan

3-13e **Miktionszystourethrographie**

3-13f **Zystographie**

3-13g **Urethrographie**

3-13h **Hysterosalpingographie**

3-13j **Vasovesikulographie**

3-13k **Arthrographie**

3-13m **Fistulographie**

3-13n **Sinugraphie**

3-13p **Projektionsradiographie der Leber mit Kontrastmittel**

3-13x **Andere Projektionsradiographie mit Kontrastmittelverfahren**

Computertomographie (CT) (3-20...3-26)

Hinw.: Die Anwendung von 3D/4D-Technik und die intraoperative Anwendung der Verfahren sind gesondert zu kodieren (3-99)
Die zusätzliche quantitative Bestimmung von Parametern ist gesondert zu kodieren (3-993)
Die virtuelle 3D-Rekonstruktionstechnik ist gesondert zu kodieren (3-994)
Die Anwendung eines 3D-Bildwandlers ist gesondert zu kodieren (3-996)

3-20 Computertomographie (CT), nativ

Hinw.: Eine durchgeführte Biopsie ist gesondert zu kodieren (1-40 bis 1-49)

3-200 **Native Computertomographie des Schädels**
Inkl.: Kraniozervikaler Übergang

3-201 **Native Computertomographie des Halses**

3-202 **Native Computertomographie des Thorax**

3-203 **Native Computertomographie von Wirbelsäule und Rückenmark**

3-204 **Native Computertomographie des Herzens**

3-205 **Native Computertomographie des Muskel-Skelett-Systems**
Inkl.: Gelenke

3-206 **Native Computertomographie des Beckens**

3-207 **Native Computertomographie des Abdomens**

3-208 **Native Computertomographie der peripheren Gefäße**

3-20x **Andere native Computertomographie**

3-22 Computertomographie (CT) mit Kontrastmittel

Hinw.: Eine durchgeführte Biopsie ist gesondert zu kodieren (1-40 bis 1-49)
Die in gleicher Sitzung durchgeführte native Computertomographie ist im Kode enthalten

3-220 **Computertomographie des Schädels mit Kontrastmittel**
Inkl.: Kraniozervikaler Übergang

3-221 **Computertomographie des Halses mit Kontrastmittel**

3-222 **Computertomographie des Thorax mit Kontrastmittel**
Inkl.: Computertomographie der A. pulmonalis mit Kontrastmittel

3-223 **Computertomographie von Wirbelsäule und Rückenmark mit Kontrastmittel**

3-224 **Computertomographie des Herzens mit Kontrastmittel**

3-224.0 In Ruhe

3-224.1 Unter physischer Belastung

3-224.2 Unter pharmakologischer Belastung

3-224.3 CT-Koronarangiographie
Hinw.: Diese Kodes setzen die Durchführung der CT-Koronarangiographie mindestens mit einem 64-Schicht-Multidetektorgerät voraus

.30 Ohne Bestimmung der fraktionellen myokardialen Flussreserve [FFRmyo]

.31 Mit Bestimmung der fraktionellen myokardialen Flussreserve [FFRmyo]

3-224.x Sonstige

3-225 **Computertomographie des Abdomens mit Kontrastmittel**

3-226 **Computertomographie des Beckens mit Kontrastmittel**

3-227 **Computertomographie des Muskel-Skelett-Systems mit Kontrastmittel**
Inkl.: Gelenke

3-228 **Computertomographie der peripheren Gefäße mit Kontrastmittel**

3-22x **Andere Computertomographie mit Kontrastmittel**

3-24 Computertomographie (CT), Spezialverfahren

3-240 **CT-Ventrikulographie**

3-241 **CT-Myelographie**

3-24x **Andere Computertomographie-Spezialverfahren**

3-26 Elektronenstrahltomographie (EBT)

3-260 **Elektronenstrahltomographie des Gehirns**

3-261 **Elektronenstrahltomographie des Herzens**

3-262 **Elektronenstrahltomographie der peripheren Gefäße**

3-26x **Andere Elektronenstrahltomographie**

Optische Verfahren (3-30...3-31)

3-30 Optische laserbasierte Verfahren

3-300 **Optische Kohärenztomographie [OCT]**

3-300.0 ↔ Retina

3-300.1 Koronargefäße

3-300.2 Haut

3-300.3 Periphere Gefäße

3-300.x Sonstige

3-300.y N.n.bez.

3-301 **Konfokale Mikroskopie**

3-301.0 Verdauungstrakt, endoskopisch
Inkl.: Konfokale Mikroskopie der Papilla duodeni major

3-301.1 ↔ Auge
Inkl.: Konfokale Hornhautmikroskopie

3-301.2 Haut
Inkl.: Endothelmikroskopie

3-301.3 Harnwege, endoskopisch

3-301.x Sonstige

3-301.y N.n.bez.

3-302 **3D-Oberflächenvermessung durch Laserscanning**

3-30x **Andere laserbasierte Verfahren mit digitaler Bildverarbeitung**

3-31 Andere optische Verfahren

3-310 **Optische foto- und videogestützte Verfahren zur metrischen Form- und Oberflächendarstellung**
Inkl.: Streifenlichtscan zur metrischen Form- und Oberflächendarstellung
3D-Oberflächenvermessung des Schädels durch Photogrammetrie
Exkl.: Zahnmedizinische Abformmethoden

Darstellung des Gefäßsystems (3-60...3-69)

3-60 Arteriographie
Inkl.: Digitale Subtraktionsangiographie
Exkl.: Koronarangiographie (1-275 ff.)
Ventrikulographie (1-276.2 ff.)

3-600 **Arteriographie der intrakraniellen Gefäße**

3-601 **Arteriographie der Gefäße des Halses**
Inkl.: Extrakranielle hirnversorgende Gefäße

3-602 **Arteriographie des Aortenbogens**

3-603 **Arteriographie der thorakalen Gefäße**

3-604 **Arteriographie der Gefäße des Abdomens**
Inkl.: Viszerale Gefäße, indirekte Splenoportographie

3-605 **Arteriographie der Gefäße des Beckens**

3-606 ↔ **Arteriographie der Gefäße der oberen Extremitäten**

3-607 ↔ **Arteriographie der Gefäße der unteren Extremitäten**

3-608 **Superselektive Arteriographie**

3-60a **Arteriographie der Rückenmarkgefäße (Spinale Arteriographie)**

3-60x **Andere Arteriographie**

3-61 Phlebographie
Inkl.: Digitale Subtraktionsangiographie

3-610 **Phlebographie der intrakraniellen Gefäße**

3-611 **Phlebographie der Gefäße von Hals und Thorax**

3-611.0 Obere Hohlvene

3-611.1 Pulmonalvenen

3-611.2 Koronarsinusvenen

3-611.x Sonstige

3-612 **Phlebographie der Gefäße von Abdomen und Becken**

3-612.0 Untere Hohlvene

3-612.1 Nierenvene

3-612.2 Milzvene

3-612.3 Mesenterialvenen

3-612.4 Iliakalvenen

3-612.5 Pfortader

3-612.x Sonstige

3-613 ↔ **Phlebographie der Gefäße einer Extremität**

3-614 ↔ **Phlebographie der Gefäße einer Extremität mit Darstellung des Abflussbereiches**
Hinw.: Ergänzend zu den tiefen Venen am Arm Darstellung der V. subclavia, V. anonyma und V. cava superior sowie zu den tiefen Venen am Bein Darstellung der V. iliaca externa, V. iliaca communis und V. cava inferior

3-615 **Kavernosographie**

3-61x **Andere Phlebographie**

3-62 Lymphographie

3-620 **Lymphographie einer Extremität**

3-621 **Lymphographie von zwei Extremitäten**

3-62x **Andere Lymphographie**

3-69 Andere Darstellung des Gefäßsystems

3-690 ↔ Angiographie am Auge

Nuklearmedizinische diagnostische Verfahren (3-70...3-76)

Hinw.: Die Anwendung von 3D/4D-Technik und die intraoperative Anwendung der Verfahren sind gesondert zu kodieren (3-99)
Die zusätzliche quantitative Bestimmung von Parametern ist gesondert zu kodieren (3-993)
Die Dosimetrie zur Therapieplanung ist gesondert zu kodieren (3-995)

3-70 Szintigraphie

3-700 Szintigraphie von Gehirn und Liquorräumen

3-701 Szintigraphie der Schilddrüse

3-702 Szintigraphie anderer endokriner Organe

3-702.0 Nebenschilddrüse

3-702.1 Nebenniere

3-702.x Sonstige

3-703 Szintigraphie der Lunge

3-703.0 Perfusionsszintigraphie

3-703.1 Ventilationsszintigraphie

3-703.2 Perfusions- und Ventilationsszintigraphie

3-704 Radionuklidventrikulographie des Herzens
Exkl.: Myokardszintigraphie (3-721 ff.)

3-704.0 Radionuklidventrikulographie in Ruhe

3-704.1 Radionuklidventrikulographie unter physischer Belastung

3-704.2 Radionuklidventrikulographie unter pharmakologischer Belastung

3-704.x Sonstige

3-705 Szintigraphie des Muskel-Skelett-Systems
Hinw.: Die Ein-Phasen-Szintigraphie ist die Szintigraphie in der Spät- bzw. Knochenphase
Die Mehr-Phasen-Szintigraphie besteht aus der statischen Szintigraphie in der Frühphase, ggf. mit Perfusionsszintigraphie, und der Szintigraphie in der Spätphase

3-705.0 Ein-Phasen-Szintigraphie

3-705.1 Mehr-Phasen-Szintigraphie

3-706 Szintigraphie der Nieren

3-706.0 Statisch

3-706.1 Dynamisch
Inkl.: Clearancebestimmung, Diuresestimulation und ggf. Refluxprüfung

3-707 Szintigraphie des Gastrointestinaltraktes

3-707.0 Speicheldrüsen
Inkl.: Bestimmung von Uptake und Exkretion

3-707.1 Ösophagus
Inkl.: Bestimmung der Passagezeit

3-707.2 Magen
Inkl.: Bestimmung der Passagezeit

3-707.3 Intestinum
Inkl.: Intestinale Blutungsdiagnostik

3-707.4 Kolon
Inkl.: Bestimmung der Kolontransitzeit

3-707.5 Nachweis eines Meckel-Divertikels

3-707.6 Hepatobiliäre Sequenzszintigraphie

3-707.x Sonstige

3-708 Szintigraphie der Blutgefäße

3-708.0 Intraarterielle Applikation
Hinw.: Mit diesem Kode ist z.B. die Bestimmung des Lungenshunts vor geplanter Radioembolisation von Lebertumoren zu kodieren
Die Dosimetrie zur Therapieplanung ist gesondert zu kodieren (3-995)

.00 Evaluation mit Technetium-99m-markierten Eiweißpartikeln zur selektiven intravaskulären Radionuklidtherapie (SIRT)

.01 Evaluation mit Holmium-166-markierten Mikrosphären zur selektiven intravaskulären Radionuklidtherapie (SIRT)

.02 Evaluation mit sonstigen Substanzen zur selektiven intravaskulären Radionuklidtherapie (SIRT)

.0x Sonstige

3-708.1 Intravenöse Applikation
Inkl.: Szintigraphie zur Diagnostik des irreversiblen Hirnfunktionsausfalls

3-709 Szintigraphie des Lymphsystems

3-709.0 Planare Lymphszintigraphie zur Lokalisationsdiagnostik
Inkl.: Darstellung des Lymphabflusses aus Tumoren

.00 Mit Gabe von radioaktiv markierten ungerichteten Substanzen
Inkl.: Technetium-99m-markierte Kolloide, Technetium-99m-HSA

.01 Mit Gabe von radioaktiv markierten rezeptorgerichteten Substanzen
Inkl.: Technetium-99m-Tilmanocept

.0x Mit Gabe sonstiger Substanzen

3-709.x Sonstige
Inkl.: Quantitative Bestimmung des Lymphabflusses der Extremitäten

3-70a Szintigraphie des hämatopoetischen Systems

3-70a.0 Knochenmark oder retikuloendotheliales System von Leber und Milz

3-70a.1 Bestimmung der Thrombozytenüberlebenszeit
Inkl.: Leber-Milz-Szintigraphie mit Bestimmung des Thrombozytenabbaus

3-70a.2 Bestimmung der Erythrozytenüberlebenszeit und des Erythrozytenabbauortes

3-70a.3 Bestimmung des Blutvolumens

3-70a.4 Messungen zur Erythropoese (Ferrokinetik)

3-70a.x Sonstige

3-70b Resorptions- und Exkretionstests mit Radionukliden

3-70b.0 Radiojod-2-Phasentest

3-70b.1 Schillingtest

3-70b.2 SeHCA-Test

3-70b.3 Messung der Eisenresorption

3-70b.x Sonstige

3-70c Ganzkörper-Szintigraphie zur Lokalisationsdiagnostik

3-70c.0 Ganzkörper-Szintigraphie mit Radiojod
Hinw.: Ein Kode aus diesem Bereich ist nur einmal pro Behandlungsfall anzugeben

.00 Ohne Gabe von rekombinantem Thyreotropin (rh-TSH)

.01 Mit Gabe von rekombinantem Thyreotropin (rh-TSH)
Hinw.: Dieser Kode ist nur von dem Krankenhaus zu verwenden, bei dem der Aufwand für die Gabe von rekombinantem Thyreotropin im Rahmen der stationären oder vorstationären Behandlung entstanden ist

3-70c.1 Tumorszintigraphie mit tumorselektiven Substanzen
Hinw.: Zu den tumorselektiven Substanzen gehören z.B. Antikörper oder rezeptorgerichtete Substanzen

.10 Mit Technetium-99m-PSMA

.11 Mit Technetium-99m-Octreotid

.12 Mit Technetium-Indium-111-Octreotid

.13 Mit Jod-123-MIBG

.1x Mit sonstigen tumorselektiven Substanzen

3-70c.2 Ganzkörper-Szintigraphie zur Entzündungsdiagnostik

3-70c.x Sonstige

3-70d Teilkörper-Szintigraphie zur Lokalisationsdiagnostik

3-70d.0 Teilkörper-Szintigraphie des Herzens mit rezeptorgerichteten Substanzen
Inkl.: Teilkörper-Szintigraphie mit 123-Jod-Meta-Jod-Benzylguanidin [MIBG]

3-70d.x Sonstige

3-70x Andere Szintigraphien

3-72 Single-Photon-Emissionscomputertomographie (SPECT)

3-720 Single-Photon-Emissionscomputertomographie des Gehirns

3-720.0 Mit Perfusionsmarkern

3-720.1 Mit rezeptorgerichteten Substanzen

.10 Mit Dopamin-Transporter-Liganden
Inkl.: SPECT mit Jod-123-Ioflupan

.11 Mit Dopamin-Rezeptor-Liganden
Inkl.: SPECT mit 123-Jodbenzamiden (IBZM)

.1x Mit sonstigen rezeptorgerichteten Substanzen

3-720.x Sonstige

3-721 Single-Photon-Emissionscomputertomographie des Herzens
Hinw.: Unter Anwendung von Perfusions- oder Vitalitätsmarkern

3-721.0 Myokardszintigraphie in Ruhe

.00 Ohne EKG-Triggerung

.01 Mit EKG-Triggerung

3-721.1 Myokardszintigraphie unter physischer Belastung

.10 Ohne EKG-Triggerung

.11 Mit EKG-Triggerung

3-721.2 Myokardszintigraphie unter pharmakologischer Belastung

.20 Ohne EKG-Triggerung

.21 Mit EKG-Triggerung

3-721.x Sonstige

3-722 Single-Photon-Emissionscomputertomographie der Lunge

3-722.0 Perfusions-Single-Photon-Emissionscomputertomographie

3-722.1 Ventilations-Single-Photon-Emissionscomputertomographie

3-722.2 Perfusions- und Ventilations-Single-Photon-Emissionscomputertomographie

3-724 Teilkörper-Single-Photon-Emissionscomputertomographie ergänzend zur planaren Szintigraphie
Hinw.: Die durchgeführte Szintigraphie ist gesondert zu kodieren (3-70)

3-724.0 Knochen

3-724.1 Herz
Inkl.: SPECT mit 123-Jod-Meta-Jod-Benzylguanidin [MIBG]

3-724.x Sonstige

3-72x Andere Single-Photon-Emissionscomputertomographie

3-73 Single-Photon-Emissionscomputertomographie mit Computertomographie (SPECT/CT)

3-730 **Single-Photon-Emissionscomputertomographie mit Computertomographie (SPECT/CT) des Gehirns**

3-731 **Single-Photon-Emissionscomputertomographie mit Computertomographie (SPECT/CT) des Herzens**

3-732 **Single-Photon-Emissionscomputertomographie mit Computertomographie (SPECT/CT) der Lunge**

3-732.0 Mit Niedrigdosis-Computertomographie zur Schwächungskorrektur

3-732.1 Mit diagnostischer Computertomographie

3-732.x Sonstige

3-733 **Single-Photon-Emissionscomputertomographie mit Computertomographie (SPECT/CT) des Skelettsystems**

3-733.0 Mit Niedrigdosis-Computertomographie zur Schwächungskorrektur

3-733.1 Mit diagnostischer Computertomographie

3-733.x Sonstige

3-73x **Andere Single-Photon-Emissionscomputertomographie mit Computertomographie (SPECT/CT)**

3-74 Positronenemissionstomographie (PET) mit Vollring-Scanner

3-740 **Positronenemissionstomographie des Gehirns**

3-741 **Positronenemissionstomographie des Herzens**

3-742 **Positronenemissionstomographie des gesamten Körperstammes**

3-74x **Andere Positronenemissionstomographie**

3-75 Positronenemissionstomographie mit Computertomographie (PET/CT)

3-750 **Positronenemissionstomographie mit Computertomographie (PET/CT) des Gehirns**

3-751 **Positronenemissionstomographie mit Computertomographie (PET/CT) des Herzens**

3-752 **Positronenemissionstomographie mit Computertomographie (PET/CT) des gesamten Körperstammes**

3-752.0 Mit Niedrigdosis-Computertomographie zur Schwächungskorrektur

3-752.1 Mit diagnostischer Computertomographie

3-752.x Sonstige

3-753 **Positronenemissionstomographie mit Computertomographie (PET/CT) des ganzen Körpers**

3-753.0 Mit Niedrigdosis-Computertomographie zur Schwächungskorrektur

3-753.1 Mit diagnostischer Computertomographie

3-753.x Sonstige

3-754 **Positronenemissionstomographie mit Computertomographie (PET/CT) des gesamten Körperstammes und des Kopfes**

3-754.0 Mit Niedrigdosis-Computertomographie zur Schwächungskorrektur

.00 Mit rezeptorgerichteten Peptiden
Inkl.: DOTA-markierte Somatostatinrezeptorliganden

.0x Mit sonstigen rezeptorgerichteten Substanzen

3-754.1 Mit diagnostischer Computertomographie

.10 Mit rezeptorgerichteten Peptiden
Inkl.: DOTA-markierte Somatostatinrezeptorliganden

.1x Mit sonstigen rezeptorgerichteten Substanzen

3-754.x Sonstige

3-75x **Andere Positronenemissionstomographie mit Computertomographie (PET/CT)**

3-76 **Sondenmessungen und Inkorporationsmessungen**

3-760 **Sondenmessung im Rahmen der SLNE (Sentinel Lymphnode Extirpation)**

3-761 **Sondenmessung bei der Parathyreoidektomie**

3-762 **Sondenmessung zur Tumorlokalisation**

3-763 **Teilkörper-Inkorporationsmessungen**

3-764 **Ganzkörpermessungen mit dem Ganzkörper-Inkorporationsmessplatz**

3-765 **Sondenmessung zur intraoperativen Leckageüberwachung bei isolierter bzw. hyperthermer Extremitätenperfusion**

Magnetresonanztomographie (MRT) (3-80...3-84)

Hinw.: Die Anwendung von 3D/4D-Technik und die intraoperative Anwendung der Verfahren sind gesondert zu kodieren (3-99)
Die zusätzliche quantitative Bestimmung von Parametern ist gesondert zu kodieren (3-993)
Die virtuelle 3D-Rekonstruktionstechnik ist gesondert zu kodieren (3-994)

3-80 Magnetresonanztomographie (MRT), nativ

Hinw.: Eine durchgeführte Biopsie ist gesondert zu kodieren (1-40 bis 1-49)

3-800 **Native Magnetresonanztomographie des Schädels**
Inkl.: Kraniozervikaler Übergang
Gesichtsschädel
Exkl.: Magnetresonanz-Ventrikulographie (3-840)

3-801 **Native Magnetresonanztomographie des Halses**

3-802 **Native Magnetresonanztomographie von Wirbelsäule und Rückenmark**
Exkl.: Magnetresonanz-Myelographie (3-841)

3-803 **Native Magnetresonanztomographie des Herzens**

3-803.0 In Ruhe

3-803.1 Unter physischer Belastung

3-803.2 Unter pharmakologischer Belastung

3-803.x Sonstige

3-804 **Native Magnetresonanztomographie des Abdomens**

3-805 **Native Magnetresonanztomographie des Beckens**

3-806 **Native Magnetresonanztomographie des Muskel-Skelett-Systems**

3-807 **Native Magnetresonanztomographie der Mamma**

3-808 **Native Magnetresonanztomographie der peripheren Gefäße**

3-809 **Native Magnetresonanztomographie des Thorax**

3-80b **Native Magnetresonanztomographie des Fetus**
Hinw.: Die Bestimmung fetaler und feto-pelviner Maße ist im Kode enthalten

3-80x **Andere native Magnetresonanztomographie**

3-82 Magnetresonanztomographie (MRT) mit Kontrastmittel

Hinw.: Eine durchgeführte Biopsie ist gesondert zu kodieren (1-40 bis 1-49)
Die in gleicher Sitzung durchgeführte native Magnetresonanztomographie ist im Kode enthalten

3-820 **Magnetresonanztomographie des Schädels mit Kontrastmittel**
Inkl.: Kraniozervikaler Übergang
Gesichtsschädel
Exkl.: Magnetresonanz-Ventrikulographie (3-840)

3-821 **Magnetresonanztomographie des Halses mit Kontrastmittel**

3-822 **Magnetresonanztomographie des Thorax mit Kontrastmittel**

3-823 **Magnetresonanztomographie von Wirbelsäule und Rückenmark mit Kontrastmittel**
Exkl.: Magnetresonanz-Myelographie (3-841)

3-824 **Magnetresonanztomographie des Herzens mit Kontrastmittel**

3-824.0 In Ruhe

3-824.1 Unter physischer Belastung

3-824.2 Unter pharmakologischer Belastung

3-824.x Sonstige

3-825 **Magnetresonanztomographie des Abdomens mit Kontrastmittel**

3-826 **Magnetresonanztomographie des Muskel-Skelett-Systems mit Kontrastmittel**

3-827 **Magnetresonanztomographie der Mamma mit Kontrastmittel**

3-828 **Magnetresonanztomographie der peripheren Gefäße mit Kontrastmittel**

3-82a **Magnetresonanztomographie des Beckens mit Kontrastmittel**

3-82b **Magnetresonanztomographie des Fetus mit Kontrastmittel**
Hinw.: Die Bestimmung fetaler und feto-pelviner Maße ist im Kode enthalten

3-82x **Andere Magnetresonanztomographie mit Kontrastmittel**

3-84 Magnetresonanztomographie (MRT), Spezialverfahren

Inkl.: Funktionelle MRT und MR-Spektroskopie

3-840 **Magnetresonanz-Ventrikulographie**

3-841 **Magnetresonanz-Myelographie**

3-842 **Magnetresonanz-Sialographie**

3-843 **Magnetresonanz-Cholangiopankreatikographie [MRCP]**

3-843.0 Ohne Sekretin-Unterstützung

3-843.1 Mit Sekretin-Unterstützung

3-844 **Magnetresonanz-Arthrographie**

3-845 **Magnetresonanz-Elastographie**

3-846 **Magnetresonanztomographie der Leber zur Bestimmung des Eisengehaltes**
Hinw.: Ein MRT des Abdomens ist im Kode enthalten

3-84x **Andere Magnetresonanz-Spezialverfahren**

Andere bildgebende Verfahren (3-90...3-90)

3-90 Andere bildgebende Verfahren

3-900 **Knochendichtemessung (alle Verfahren)**

3-901 **Elektroimpedanzspektroskopie der Haut**

3-902 **Radiofrequenzspektroskopie von Brustgewebe**

3-903 **Elektrische Impedanztomographie**

Zusatzinformationen zu bildgebenden Verfahren (3-99...3-99)

3-99 Zusatzinformationen zu bildgebenden Verfahren

Hinw.: Die folgenden Positionen sind ausschließlich zur Kodierung von Zusatzinformationen zur bildgebenden Diagnostik zu benutzen, sofern sie nicht schon im Kode selbst enthalten sind. Sie dürfen nicht als selbständige Kodes benutzt werden und sind nur im Sinne einer Zusatzkodierung zulässig

3-990 **Computergestützte Bilddatenanalyse mit 3D-Auswertung**

3-991 **Computergestützte Bilddatenanalyse mit 4D-Auswertung**

3-992 **Intraoperative Anwendung der Verfahren**

3-993 **Quantitative Bestimmung von Parametern**
Hinw.: Unter "quantitativ" ist z.B. die Messung von Organfunktionen, Flussparametern, Volumenfluss oder Widerstandsindizes zu verstehen

3-994 **Virtuelle 3D-Rekonstruktionstechnik**

3-995 **Dosimetrie zur Therapieplanung**

3-996 **Anwendung eines 3D-Bildwandlers**
Hinw.: Dieser Kode kann als Zusatzkode zu einem Kode aus dem Kap. 5 angegeben werden

3-997 **Computertechnische Bildfusion verschiedener bildgebender Modalitäten**
Inkl.: PET oder PET/CT mit MRT

3-998 **Serieller Vergleich von mehr als zwei PET- oder PET/CT-Untersuchungen**

Kapitel 5:

Operationen

Operationen am Nervensystem (5-01...5-05)

Hinw.: Die Anwendung mikrochirurgischer Technik ist, sofern nicht als eigener Kode angegeben, zusätzlich zu kodieren (5-984)
Die Anwendung von Lasertechnik ist, sofern nicht als eigener Kode angegeben, zusätzlich zu kodieren (5-985 ff.)
Die Anwendung von minimalinvasiver Technik ist, sofern nicht als eigener Kode angegeben, zusätzlich zu kodieren (5-986 ff.)
Die Anwendung eines OP-Roboters ist, sofern nicht als eigener Kode angegeben, zusätzlich zu kodieren (5-987 ff.)
Die Anwendung eines Navigationssystems ist, sofern nicht als eigener Kode angegeben, zusätzlich zu kodieren (5-988 ff.)
Die Durchführung der Operation im Rahmen der Versorgung einer Mehrfachverletzung ist zusätzlich zu kodieren (5-981)
Die Durchführung der Operation im Rahmen der Versorgung eines Polytraumas ist zusätzlich zu kodieren (5-982 ff.)
Die Durchführung einer Reoperation ist, sofern nicht als eigener Kode angegeben, zusätzlich zu kodieren (5-983)
Der vorzeitige Abbruch einer Operation ist zusätzlich zu kodieren (5-995)
Die Anwendung fluoreszenzgestützter Resektionsverfahren ist, sofern nicht als eigener Kode angegeben, zusätzlich zu kodieren (5-989)
Die Anwendung eines Endoskopiesystems ist gesondert zu kodieren (5-059.b), wenn der Kode für den Eingriff diese Information nicht enthält

5-01 Inzision (Trepanation), Exzision und Destruktion an Schädel, Gehirn und Hirnhäuten

Inkl.: Operationen an intrakraniellen Anteilen von Hirnnerven oder intrakraniellen Ganglien
Hinw.: Eine durchgeführte präoperative Epilepsiediagnostik ist gesondert zu kodieren (1-210, 1-211)

5-010 Schädeleröffnung über die Kalotte

Exkl.: Kraniotomie und Kraniektomie als selbständiger Eingriff (5-012 ff.)
Stereotaktische Operationen (5-014 ff.)
Hinw.: Diese Kodes sind lediglich zur Angabe des Zuganges im Rahmen einer Operation zu verwenden
Ausgenommen sind stereotaktische Operationen (5-014 ff.)

5-010.0 Kraniotomie (Kalotte)
- .00 Kalotte
- .01 Kalotte über die Mittellinie
- .02 Bifrontal
- .03 Temporal
- .04 Subokzipital
- .0x Sonstige

5-010.1 Kraniektomie (Kalotte)
- .10 Kalotte
- .11 Kalotte über die Mittellinie
- .12 Bifrontal
- .13 Temporal
- .14 Subokzipital
- .1x Sonstige

5-010.2 Bohrlochtrepanation

5-010.3 Stereotaktisch geführt

5-010.4 Kombinationen

5-010.x Sonstige

5-010.y N.n.bez.

5-011 Zugang durch die Schädelbasis
Hinw.: Diese Kodes sind lediglich zur Angabe des Zuganges im Rahmen einer Operation zu verwenden

5-011.0 Transorbital

5-011.1 Transethmoidal

5-011.2 Transsphenoidal

5-011.3 Transoral

5-011.4 Transoral mit Spaltung des weichen Gaumens

5-011.5 Transoral mit Spaltung des weichen und harten Gaumens

5-011.6 Transpyramidal

5-011.7 Le-Fort-I-Osteotomie

5-011.8 Transkondylär

5-011.9 Translabyrinthär

5-011.a Transmastoidal

5-011.x Sonstige

5-011.y N.n.bez.

5-012 Inzision der Schädelknochen [Kraniotomie und Kraniektomie]
Hinw.: Mit einem Kode aus diesem Bereich ist nur die isolierte Kraniotomie oder Kraniektomie zu kodieren. Die Kraniotomie oder Kraniektomie als Zugang im Rahmen einer Operation ist gesondert zum jeweiligen Eingriff zu kodieren (5-010 ff.)

5-012.0 Dekompression

5-012.1 Drainage epiduraler Flüssigkeit
Inkl.: Drainage einer nicht infektiösen Zyste

5-012.2 Entleerung eines epiduralen Hämatoms
Inkl.: Drainage

5-012.3 Entleerung eines epiduralen Empyems
Inkl.: Drainage

5-012.4 Entfernung eines Fremdkörpers aus einem Schädelknochen
Inkl.: Entfernung eines Fremdkörpers aus dem Epiduralraum

5-012.5 Entfernung von alloplastischem Material aus einem Schädelknochen

5-012.6 Reoperation mit Einbringen einer Drainage

5-012.7 Einlegen eines Medikamententrägers

5-012.8 Entfernung eines Medikamententrägers
Inkl.: Wechsel eines Medikamententrägers

5-012.x Sonstige

5-012.y N.n.bez.

5-013 Inzision von Gehirn und Hirnhäuten
Inkl.: Instillation von Medikamenten
Exkl.: Stereotaktische Operationen (5-014 ff.)
Inzision von intrakraniellen Gefäßen (5-025.0)
Hinw.: Der Zugang ist gesondert zu kodieren (5-010 ff., 5-011 ff.)

5-013.0 Drainage von subduraler Flüssigkeit
Inkl.: Fensterung oder Entfernung einer Membran
Drainage einer nicht infektiösen Zyste

5-013.1 Entleerung eines subduralen Hämatoms
Inkl.: Drainage

5-013.2 Entleerung eines subduralen Empyems
Inkl.: Drainage

5-013.3 Drainage intrazerebraler Flüssigkeit
Inkl.: Drainage intrazerebellärer Flüssigkeit
Drainage einer nicht infektiösen Zyste

5-013.4 Entleerung eines intrazerebralen Hämatoms
Inkl.: Entleerung eines intrazerebellären Hämatoms
Drainage

.40 Offen chirurgisch
.41 Endoskopisch, ohne geräteassoziierte mechanische Fragmentation
.42 Endoskopisch, mit geräteassoziierter mechanischer Fragmentation
.4x Sonstige

5-013.5 Entleerung eines intrazerebralen Abszesses
Inkl.: Entleerung eines intrazerebellären Abszesses
Entleerung einer infektiösen Zyste

.50 Offen chirurgisch
.51 Endoskopisch, ohne geräteassoziierte mechanische Fragmentation
.52 Endoskopisch, mit geräteassoziierter mechanischer Fragmentation
.5x Sonstige

5-013.6 Entfernung eines intrazerebralen Fremdkörpers
Inkl.: Entfernung eines intrazerebellären Fremdkörpers

5-013.7 Leukotomie [Lobotomie] oder Traktotomie
Inkl.: Ausschaltung epileptogener Herde

.70 Cingulotomie
.71 Pallidotomie
.72 Thalamotomie
.73 Callosotomie
.74 Multiple subpiale Transsektionen, unilobulär
.75 Multiple subpiale Transsektionen, multilobulär
.76 Multiple Lobotomie
Inkl.: Hemisphärotomie bzw. funktionelle Hemisphärektomie
.7x Sonstige

5-013.8 Debridement einer Kontusion

5-013.x Sonstige

5-013.y N.n.bez.

5-014 Stereotaktische Operationen an Schädel, Gehirn und Hirnhäuten
Exkl.: Stereotaktische Biopsie an intrakraniellem Gewebe (1-511 ff.)
Hinw.: Der Zugang ist im Kode enthalten
Die stereotaktische Lokalisation ist im Kode enthalten

5-014.0 Entleerung intrakranieller Flüssigkeit
Inkl.: Entleerung einer nicht infektiösen Zyste
Exkl.: Stereotaktische Eingriffe am Liquorsystem (5-014.3)

5-014.1 Entleerung eines intrakraniellen Hämatoms

.10 Offen chirurgisch
.11 Endoskopisch, ohne geräteassoziierte mechanische Fragmentation
.12 Endoskopisch, mit geräteassoziierter mechanischer Fragmentation
.1x Sonstige

5-014.2 Entleerung eines intrakraniellen Abszesses
Inkl.: Entleerung einer infektiösen Zyste

.20 Offen chirurgisch
.21 Endoskopisch, ohne geräteassoziierte mechanische Fragmentation
.22 Endoskopisch, mit geräteassoziierter mechanischer Fragmentation
.2x Sonstige

5-014.3 Eingriffe am Liquorsystem

5-014.4 Unterbrechung von Bahnsystemen
Inkl.: Ausschaltung epileptogener Herde
Exkl.: Destruktion durch Magnetresonanz-gesteuerten fokussierten Ultraschall (5-014.e)

5-014.6 Implantation oder Explantation von radioaktivem Material als selbständiger Eingriff (interstitielle Brachytherapie)
Hinw.: Die genaue Form der Brachytherapie ist gesondert zu kodieren (8-524 ff., 8-525 ff.)
.60 Implantation entfernbarer Strahler in einer Ebene
.61 Implantation entfernbarer Strahler in mehreren Ebenen
.62 Implantation nicht entfernbarer Strahler in einer Ebene
.63 Implantation nicht entfernbarer Strahler in mehreren Ebenen
.64 Explantation von radioaktivem Material

5-014.7 Implantation von Gewebe

5-014.8 Instillation von Medikamenten als selbständiger Eingriff

5-014.9 Implantation oder Wechsel von intrazerebralen Elektroden
Inkl.: Neurophysiologische und klinisch-neurologische Untersuchung und Ersteinstellung
Kranielle Zielpunktberechnung und Ventrikulographie
.90 Implantation von temporären Mikroelektroden zur monolokulären Ableitung und Stimulation
.92 Implantation oder Wechsel einer permanenten Elektrode zur Dauerstimulation
.93 Implantation oder Wechsel mehrerer permanenter Elektroden zur Dauerstimulation
.94 Implantation von temporären Mikroelektroden zur multilokulären Ableitung und Stimulation, 1 bis 5 Elektroden
.95 Implantation von temporären Mikroelektroden zur multilokulären Ableitung und Stimulation, 6 bis 10 Elektroden
.96 Implantation von temporären Mikroelektroden zur multilokulären Ableitung und Stimulation, 11 oder mehr Elektroden
.9x Sonstige

5-014.a Implantation oder Wechsel von intrazerebralen Kathetern zur intraventrikulären Infusion

5-014.b Revision von intrazerebralen Elektroden
Inkl.: Neurophysiologische und klinisch-neurologische Untersuchung und Ersteinstellung
.b0 Eine permanente Elektrode zur Dauerstimulation
.b1 Mehrere permanente Elektroden zur Dauerstimulation

5-014.c Revision von intrazerebralen Kathetern zur intraventrikulären Infusion

5-014.d Instillation von magnetischen Nanopartikeln
Hinw.: Die nachfolgende Thermotherapie ist gesondert zu kodieren (8-651)

5-014.e Destruktion durch Magnetresonanz-gesteuerten fokussierten Ultraschall
Hinw.: Die Dauer der Behandlung durch Magnetresonanz-gesteuerten fokussierten Ultraschall ist gesondert zu kodieren (8-660 ff.)

5-014.x Sonstige

5-014.y N.n.bez.

5-015 Exzision und Destruktion von erkranktem intrakraniellem Gewebe
Exkl.: Stereotaktische Operationen (5-014 ff.)
Exzision und Destruktion von intrakraniellen Gefäßen (5-025 ff.)
Exzision und Destruktion von intrakraniellen Anteilen von Hirnnerven und Ganglien (5-017 ff.)
Hinw.: Der Zugang ist gesondert zu kodieren (5-010 ff., 5-011 ff.)

5-015.0 Intrazerebrales Tumorgewebe, hirneigen

5-015.1 Intrazerebrales Tumorgewebe, nicht hirneigen

5-015.2 Intrazerebrales sonstiges erkranktes Gewebe
Inkl.: Ausschaltung epileptogener Herde
.20 Monolobulär
.21 Multilobulär

5-015.3 Hirnhäute, Tumorgewebe ohne Infiltration von intrakraniellem Gewebe
Inkl.: Exzision eines Meningeoms

5-015.4 Hirnhäute, Tumorgewebe mit Präparation von infiltriertem Nachbargewebe
Inkl.: Exzision eines Meningeoms

5-015.5 Hirnhäute, sonstiges erkranktes Gewebe

5-015.x Sonstige

5-015.y N.n.bez.

5-016 Exzision und Destruktion von erkranktem Gewebe der Schädelknochen
Inkl.: Gleichzeitige Exzision von Schädelknochen und Hirnhäuten
Exkl.: Behandlung einer Impressionsfraktur (5-020.1 ff.)
Exzision von erkranktem Gewebe der Gesichtsschädelknochen (5-770 ff.)
Hinw.: Der Zugang ist gesondert zu kodieren (5-010 ff., 5-011 ff.)

5-016.0 Schädelbasis, Tumorgewebe
.00 Vordere Schädelgrube
.01 Mittlere Schädelgrube
.02 Hintere Schädelgrube
.03 Kombination mehrerer Schädelgruben

5-016.1 Schädelbasis, sonstiges erkranktes Gewebe
.10 Vordere Schädelgrube
.11 Mittlere Schädelgrube
.12 Hintere Schädelgrube
.13 Kombination mehrerer Schädelgruben

5-016.2 Kalotte, Tumorgewebe

5-016.3 Kalotte, sonstiges erkranktes Gewebe
Inkl.: Debridement von infektiösem Gewebe

5-016.4 Schädelbasis und Hirnhäute, Tumorgewebe
Exkl.: Exzision eines Meningeoms (5-015.3, 5-015.4)
.40 Vordere Schädelgrube
.41 Mittlere Schädelgrube
.42 Hintere Schädelgrube
.43 Kombination mehrerer Schädelgruben

5-016.5 Schädelbasis und Hirnhäute, sonstiges erkranktes Gewebe
.50 Vordere Schädelgrube
.51 Mittlere Schädelgrube
.52 Hintere Schädelgrube
.53 Kombination mehrerer Schädelgruben

5-016.6 Kalotte und Hirnhäute, Tumorgewebe
Exkl.: Exzision eines Meningeoms (5-015.3, 5-015.4)

5-016.7 Kalotte und Hirnhäute, sonstiges erkranktes Gewebe
Inkl.: Debridement von infektiösem Gewebe

5-016.x Sonstige

5-016.y N.n.bez.

5-017 Inzision, Resektion und Destruktion an intrakraniellen Anteilen von Hirnnerven und Ganglien
Hinw.: Der Zugang ist gesondert zu kodieren (5-010 ff., 5-011 ff.)

5-017.0 Durchtrennung
Inkl.: Neurotomie
.00 N. trigeminus
.01 N. vestibulocochlearis
.0x Sonstige

5-017.1 Resektion
Inkl.: Tumorresektion

5-017.2 Destruktion

5-017.x Sonstige

5-017.y N.n.bez.

5-018 Mikrovaskuläre Dekompression von intrakraniellen Nerven
Hinw.: Der Zugang ist gesondert zu kodieren (5-010 ff., 5-011 ff.)

5-018.0 Ohne Implantat (Zwischenpolster)

5-018.1 Mit Implantation von autogenem Material

5-018.2 Mit Implantation von alloplastischem Material

5-018.x Sonstige

5-018.y N.n.bez.

5-02 Andere Operationen an Schädel, Gehirn und Hirnhäuten

Inkl.: Rekonstruktion, Verschluss und sonstige Operationen an intrakraniellen Blutgefäßen
Hinw.: Der Zugang ist gesondert zu kodieren (5-010 ff., 5-011 ff.)

5-020 Kranioplastik
Hinw.: Die Entnahme eines Knochentransplantates ist gesondert zu kodieren (5-783 ff.)

5-020.0 Eröffnung der Schädelnähte

5-020.1 Behandlung einer Impressionsfraktur
Exkl.: Reposition einer Stirnhöhlenwandfraktur (5-767 ff.)

.10 Elevation einer geschlossenen Fraktur
.11 Elevation einer offenen Fraktur
.12 Elevation einer offenen Fraktur mit Debridement
.1x Sonstige

5-020.2 Schädeldach mit Transposition (mit zuvor entferntem Schädelknochenstück)

5-020.3 Schädeldach mit Transplantation

5-020.4 Schädelbasis
Exkl.: Rekonstruktion der Stirnhöhlenvorder- und Stirnhöhlenhinterwand (5-225.1, 5-225.2)

5-020.5 Frontoorbital, zur Verlagerung

5-020.6 Rekonstruktion von Hirn- und Gesichtsschädel oder Gesichtsschädel, allein

.60 Mit Transplantation
.61 Mit einfachem Implantat (z.B. Knochenzement)
.65 Rekonstruktion des Gesichtsschädels ohne Beteiligung des Hirnschädels bis zu 2 Regionen mit computerassistiert vorgefertigtem Implantat [CAD-Implantat]
.66 Rekonstruktion des Gesichtsschädels ohne Beteiligung des Hirnschädels ab 3 Regionen mit computerassistiert vorgefertigtem Implantat [CAD-Implantat]
.67 Rekonstruktion des Hirnschädels mit Beteiligung von Orbita, Temporalregion oder frontalem Sinus (bis zu 2 Regionen) mit computerassistiert vorgefertigtem Implantat [CAD-Implantat]
.68 Rekonstruktion des Hirnschädels mit Beteiligung multipler Regionen des Gesichtsschädels (ab 3 Regionen) mit computerassistiert vorgefertigtem Implantat [CAD-Implantat]
.6b Rekonstruktion des Gesichtsschädels ohne Beteiligung des Hirnschädels bis zu 2 Regionen mit computerassistiert vorgefertigtem Implantat, mit nicht resorbierbarem, mikroporösem Material mit fibrovaskulärer Integration
.6c Rekonstruktion des Gesichtsschädels ohne Beteiligung des Hirnschädels ab 3 Regionen mit computerassistiert vorgefertigtem Implantat, mit nicht resorbierbarem, mikroporösem Material mit fibrovaskulärer Integration
.6d Rekonstruktion des Hirnschädels mit Beteiligung von Orbita, Temporalregion oder frontalem Sinus (bis zu 2 Regionen) mit computerassistiert vorgefertigtem Implantat, mit nicht resorbierbarem, mikroporösem Material mit fibrovaskulärer Integration
.6e Rekonstruktion des Hirnschädels mit Beteiligung multipler Regionen des Gesichtsschädels (ab 3 Regionen) mit computerassistiert vorgefertigtem Implantat, mit nicht resorbierbarem, mikroporösem Material mit fibrovaskulärer Integration

5-020.7 Rekonstruktion des Hirnschädels ohne Beteiligung des Gesichtsschädels, mit alloplastischem Material

.70 Mit einfachem Implantat (z.B. Knochenzement)
.71 Mit computerassistiert vorgefertigtem Implantat [CAD-Implantat], einfacher Defekt
.72 Mit computerassistiert vorgefertigtem Implantat [CAD-Implantat], großer oder komplexer Defekt
.74 Mit computerassistiert vorgefertigtem Implantat [CAD-Implantat], einfacher Defekt, mit nicht resorbierbarem, mikroporösem Material mit fibrovaskulärer Integration
.75 Mit computerassistiert vorgefertigtem Implantat [CAD-Implantat], großer oder komplexer Defekt, mit nicht resorbierbarem, mikroporösem Material mit fibrovaskulärer Integration

5-020.8 Osteosynthese durch ultraschallgeformtes, resorbierbares Material
Hinw.: Dieser Kode ist ein Zusatzkode. Die durchgeführten Eingriffe sind gesondert zu kodieren

5-020.x Sonstige

5-020.y N.n.bez.

5-021 Rekonstruktion der Hirnhäute
Inkl.: Kombinierte Rekonstruktion von Hirnhäuten und Schädelknochen
Verwendung von klebbarem Material zur Durchführung einer Duraplastik
Hinw.: Die Entnahme eines Knochentransplantates ist gesondert zu kodieren (5-783 ff.)

5-021.0 Duraplastik an der Konvexität

5-021.1 Duraplastik, laterobasal

5-021.2 Duraplastik, frontobasal
Inkl.: Verschluss einer Liquorfistel

5-021.3 Duraplastik am kraniozervikalen Übergang

5-021.4 Duraplastik mit Kranioplastik an der Konvexität

5-021.5 Duraplastik mit Kranioplastik, laterobasal

5-021.6 Duraplastik mit Kranioplastik, frontobasal
Exkl.: Rekonstruktion der Stirnhöhlenvorder- und Stirnhöhlenhinterwand (5-225.1, 5-225.2)

5-021.7 Duraplastik mit Kranioplastik am kraniozervikalen Übergang

5-021.x Sonstige

5-021.y N.n.bez.

5-022 Inzision am Liquorsystem
Exkl.: Stereotaktische Operationen (5-014 ff.)
Therapeutische Punktion des zerebralen Liquorsystems (8-151.4)
Diagnostische Liquorpunktion (1-204.2, 1-204.3, 1-204.4)
Diagnostische Punktion und Aspiration eines intrakraniellen Hohlraumes (1-841)
Hinw.: Die Anwendung eines Endoskopiesystems ist gesondert zu kodieren (5-059.b)

5-022.0 Anlegen einer externen Drainage
.00 Ventrikulär
.01 Zisternal
.02 Subdural
.0x Sonstige

5-022.1 Anlegen eines Reservoirs
.10 Ventrikulär
.11 Zisternal
.12 Subdural
.13 Intrazystisch
.1x Sonstige

5-022.2 Stomien
.20 Ventrikulozisternostomie
.21 Zystozisternostomie
.22 Subdurozisternostomie
.23 Zystoventrikulostomie
.2x Sonstige

5-022.x Sonstige

5-022.y N.n.bez.

5-023 Anlegen eines Liquorshuntes [Shunt-Implantation]

5-023.0 Ableitung in den Herzvorhof
Hinw.: Die Implantation eines telemetrischen Shuntsensors ist gesondert zu kodieren (5-023.3)
.00 Ventrikuloatrial
.01 Zisternoatrial
.02 Subduroatrial
.0x Sonstige

5-023.1 Ableitung in den Peritonealraum
Hinw.: Die Implantation eines telemetrischen Shuntsensors ist gesondert zu kodieren (5-023.3)
.10 Ventrikuloperitoneal
.11 Zisternoperitoneal
.12 Subduroperitoneal
.1x Sonstige

5-023.2 Ableitung in den Pleuraspalt
Hinw.: Die Implantation eines telemetrischen Shuntsensors ist gesondert zu kodieren (5-023.3)
.20 Ventrikulopleural
.21 Zisternopleural
.22 Subduropleural
.2x Sonstige

5-023.3 Implantation oder Wechsel eines telemetrischen Shuntsensors
Hinw.: Dieser Kode ist ein Zusatzkode. Er kann auch angegeben werden, wenn der telemetrische Shuntsensor zu einem bestehenden Shuntsystem zusätzlich implantiert wird. In diesen Fällen ist als Primärkode die Revision des zentralen Katheters anzugeben (5-024.1)

5-023.x Sonstige

5-023.y N.n.bez.

5-024 Revision und Entfernung von Liquorableitungen

5-024.0 Revision eines Ventils
Inkl.: Wechsel des Ventils
Implantation eines weiteren Ventils

5-024.1 Revision eines zentralen Katheters
Inkl.: Wechsel des zentralen Katheters

5-024.2 Revision eines peripheren Katheters
Inkl.: Wechsel des peripheren Katheters
Hinw.: Der Zugang ist hier nicht gesondert zu kodieren

5-024.3 Revision, komplett
Inkl.: Kompletter Wechsel einer Liquorableitung

5-024.4 Probatorisches Abklemmen des peripheren Katheters
Hinw.: Der Zugang ist hier nicht gesondert zu kodieren

5-024.5 Umwandlung eines Liquorshuntes (oder Hirnwasserableitung) in eine Mehrfachableitung

5-024.6 Entfernung eines Liquorshuntes (oder Hirnwasserableitung)

5-024.7 Entfernung einer externen Drainage

5-024.8 Entfernung eines Reservoirs

5-024.9 Revision einer Pumpe zur Liquorableitung
Hinw.: Der Zugang ist hier nicht gesondert zu kodieren

5-024.x Sonstige

5-024.y N.n.bez.

5-025 Inzision, Exzision, Destruktion und Verschluss von intrakraniellen Blutgefäßen
Inkl.: Operationen bei Aneurysmen und arterio-venösen Malformationen

5-025.0 Inzision
Inkl.: Inzision zur Embolektomie

5-025.1 Exzision einer vaskulären Läsion

5-025.2 Präparation und Resektion

5-025.3 Präparation und Abklippen, intrazerebral
Hinw.: Die Anzahl der Clips ist gesondert zu kodieren (5-026.4 ff.)

5-025.4 Präparation und Abklippen, extrazerebral
Hinw.: Die Anzahl der Clips ist gesondert zu kodieren (5-026.4 ff.)

5-025.5 Präparation und Destruktion, intrazerebral

5-025.6 Präparation und Destruktion, extrazerebral

5-025.7 Abklippen
Hinw.: Die Anzahl der Clips ist gesondert zu kodieren (5-026.4 ff.)

5-025.8 Ligatur
Inkl.: Obliteration einer Carotis-Sinus-cavernosus-Fistel

5-025.9 Sonstige kombinierte Verfahren
Hinw.: Die Anzahl der Clips ist gesondert zu kodieren (5-026.4 ff.)

5-025.x Sonstige

5-025.y N.n.bez.

5-026 Rekonstruktion von intrakraniellen Blutgefäßen
Inkl.: Operationen bei Aneurysmen

5-026.0 Naht (nach Verletzung)

5-026.1 Muskelumscheidung

5-026.2 Umscheidung mit alloplastischem Material

5-026.3 Kombinierte Verfahren
Hinw.: Die Anzahl der Clips ist gesondert zu kodieren (5-026.4 ff.)

5-026.4 Anzahl der Clips an intrakraniellen Blutgefäßen
Hinw.: Diese Kodes sind Zusatzkodes. Sie können zusätzlich zu den Kodes 5-025.3, 5-025.4, 5-025.7, 5-025.9 und 5-026.3 angegeben werden

.40 1 Clip
.41 2 Clips
.42 3 Clips
.43 4 Clips
.44 5 Clips
.45 6 oder mehr Clips

5-026.x Sonstige

5-026.y N.n.bez.

5-027 Anlegen eines Bypasses und Transposition von intrakraniellen Blutgefäßen

5-027.0 ↔ Extra-intrakranieller Bypass ohne Interponat [Transposition]

5-027.1 ↔ Extra-intrakranieller Bypass mit Interponat

5-027.2 Intra-intrakranieller Bypass ohne Interponat [Transposition]

5-027.3 Intra-intrakranieller Bypass mit Interponat

5-027.x Sonstige

5-027.y N.n.bez.

5-028 Funktionelle Eingriffe an Schädel, Gehirn und Hirnhäuten
Exkl.: Stereotaktische Operationen (5-014 ff.)
Leukotomie und Traktotomie (5-013.7 ff.)

5-028.1 Implantation oder Wechsel einer Medikamentenpumpe zur intraventrikulären Infusion

.10 Vollimplantierbare Medikamentenpumpe mit konstanter Flussrate
.11 Vollimplantierbare Medikamentenpumpe mit programmierbarem variablen Tagesprofil
.1x Sonstige

5-028.2 Implantation oder Wechsel einer Neurostimulationselektrode (z.B. Epilepsiechirurgie)
Inkl.: Neurophysiologische und klinisch-neurologische Untersuchung und Ersteinstellung

.20 Implantation einer temporären Neurostimulationselektrode zur kortikalen Teststimulation
.21 Implantation oder Wechsel einer permanenten Neurostimulationselektrode zur kortikalen Dauerstimulation
.23 Implantation oder Wechsel eines Oberflächenelektrodenträgers zur auditorischen Hirnstammstimulation
.24 Implantation oder Wechsel eines Oberflächenelektrodenträgers und eines Trägers für penetrierende Elektroden zur auditorischen Hirnstamm- oder Mittelhirnstimulation
.2x Sonstige

5-028.3 Revision eines Neurostimulators zur Hirnstimulation

5-028.4 Revision einer Medikamentenpumpe zur intraventrikulären Infusion

5-028.5 Revision einer permanenten Neurostimulationselektrode zur Dauerstimulation
Inkl.: Neurophysiologische und klinisch-neurologische Untersuchung und Ersteinstellung

5-028.6 Entfernung eines Neurostimulators zur Hirnstimulation oder einer Medikamentenpumpe zur intraventrikulären Infusion

5-028.7 Entfernung einer Neurostimulationselektrode

5-028.8 Entfernung eines intrazerebralen Katheters zur intraventrikulären Infusion

5-028.9 Implantation oder Wechsel eines Neurostimulators zur Hirnstimulation mit Implantation oder Wechsel einer Neurostimulationselektrode
Inkl.: Neurophysiologische und klinisch-neurologische Untersuchung und Ersteinstellung
Exkl.: Wechsel eines Neurostimulators zur Hirnstimulation ohne Wechsel einer Neurostimulationselektrode (5-028.a ff.)
Implantation eines Neurostimulators zur Hirnstimulation ohne Implantation einer Neurostimulationselektrode (5-028.c ff.)
Hinw.: Die Implantation oder der Wechsel der Neurostimulationselektrode sind gesondert zu kodieren (5-028.2 ff., 5-014.9 ff.)
Ein Kode aus diesem Bereich ist auch zu verwenden bei zweizeitiger Implantation einer Neurostimulationselektrode und eines Neurostimulators zur Hirnstimulation während desselben stationären Aufenthaltes

.90 Einkanalstimulator, vollimplantierbar, nicht wiederaufladbar
.91 Mehrkanalstimulator, vollimplantierbar, nicht wiederaufladbar
.92 Mehrkanalstimulator, vollimplantierbar, mit wiederaufladbarem Akkumulator

5-028.a Wechsel eines Neurostimulators zur Hirnstimulation ohne Wechsel einer Neurostimulationselektrode
Inkl.: Neurophysiologische und klinisch-neurologische Untersuchung und Ersteinstellung
Exkl.: Implantation oder Wechsel eines Neurostimulators zur Hirnstimulation mit Implantation oder Wechsel einer Neurostimulationselektrode (5-028.9 ff.)
Implantation eines Neurostimulators zur Hirnstimulation ohne Implantation einer Neurostimulationselektrode (5-028.c ff.)
Hinw.: Der Zugang ist hier nicht gesondert zu kodieren

.a0 Einkanalstimulator, vollimplantierbar, nicht wiederaufladbar
.a1 Mehrkanalstimulator, vollimplantierbar, nicht wiederaufladbar
.a2 Mehrkanalstimulator, vollimplantierbar, mit wiederaufladbarem Akkumulator

5-028.b Implantation eines temporären subduralen Neuroelektrodensystems (Grid)

.b0 1 bis 5 subdurale Neuroelektrodensysteme mit 1 bis 31 Kontakten pro System
.b1 6 bis 10 subdurale Neuroelektrodensysteme mit 1 bis 31 Kontakten pro System
.b2 11 oder mehr subdurale Neuroelektrodensysteme mit 1 bis 31 Kontakten pro System
.b3 1 subdurales Neuroelektrodensystem mit 32 oder mehr Kontakten pro System
.b4 2 oder mehr subdurale Neuroelektrodensysteme mit 32 oder mehr Kontakten pro System

5-028.c Implantation eines Neurostimulators zur Hirnstimulation ohne Implantation einer Neurostimulationselektrode
Inkl.: Neurophysiologische und klinisch-neurologische Untersuchung und Ersteinstellung
Exkl.: Implantation oder Wechsel eines Neurostimulators zur Hirnstimulation mit Implantation oder Wechsel einer Neurostimulationselektrode (5-028.9 ff.)
Wechsel eines Neurostimulators zur Hirnstimulation ohne Wechsel einer Neurostimulationselektrode (5-028.a ff.)
Hinw.: Der Zugang ist hier nicht gesondert zu kodieren
Ein Kode aus diesem Bereich ist zu verwenden bei zweizeitiger Implantation einer Neurostimulationselektrode und eines Neurostimulators zur Hirnstimulation für die Implantation des Neurostimulators während des zweiten stationären Aufenthaltes

.c0 Einkanalstimulator, vollimplantierbar, nicht wiederaufladbar
.c1 Mehrkanalstimulator, vollimplantierbar, nicht wiederaufladbar
.c2 Mehrkanalstimulator, vollimplantierbar, mit wiederaufladbarem Akkumulator

5-028.x Sonstige

5-028.y N.n.bez.

5-029 Andere Operationen an Schädel, Gehirn und Hirnhäuten
Exkl.: Stereotaktische Operationen (5-014 ff.)
Leukotomie und Traktotomie (5-013.7 ff.)

5-029.1 Implantation oder Wechsel einer intrakraniellen Messsonde

.10 Zur Messung des intrakraniellen Druckes oder der Sauerstoffsättigung im Hirngewebe
.11 Zur kombinierten Messung des intrakraniellen Druckes und der Sauerstoffsättigung im Hirngewebe
.12 Zur Messung des Gehirngewebestoffwechsels (zerebrale Mikrodialyse)
.13 Zur Messung des zerebralen Blutflusses (Thermodiffusions-Flussmessung)
.1x Sonstige

5-029.4 Implantation oder Wechsel einer Neuroprothese

5-029.6 Revision einer intrakraniellen Messsonde

5-029.8 Revision einer Neuroprothese

5-029.b Entfernung einer Neuroprothese

5-029.c Entfernung einer intrakraniellen Messsonde
Hinw.: Dieser Kode ist nicht zu verwenden beim alleinigen Entfernen einer Messsonde ohne operativen Zugang

5-029.d Implantation eines Katheter-Ballon-Systems zur intrazerebralen Brachytherapie
Hinw.: Die Brachytherapie ist gesondert zu kodieren (8-530.c2)

5-029.e Entfernung eines Katheter-Ballon-Systems zur intrazerebralen Brachytherapie

5-029.f Implantation von Knochenankern zur Vorbereitung auf die stereotaktische Einführung von Stimulationselektroden

5-029.g Entfernung von Knochenankern

5-029.x Sonstige

5-029.y N.n.bez.

5-03 Operationen an Rückenmark, Rückenmarkhäuten und Spinalkanal

Inkl.: Operationen an intraspinalen Teilen von Rückenmarknerven oder spinalen Ganglien
Exkl.: Operationen an der knöchernen Wirbelsäule (5-83)

5-030 Zugang zum kraniozervikalen Übergang und zur Halswirbelsäule
Inkl.: Zervikothorakaler Übergang
Hinw.: Diese Kodes sind auch zur Angabe des Zuganges im Rahmen einer Operation zu verwenden

5-030.0 Kraniozervikaler Übergang, transoral

5-030.1 Kraniozervikaler Übergang, dorsal

5-030.2 Kraniozervikaler Übergang, lateral

5-030.3 HWS, dorsal
- .30 1 Segment
- .31 2 Segmente
- .32 Mehr als 2 Segmente

5-030.4 Laminotomie HWS
- .40 1 Segment
- .41 2 Segmente
- .42 Mehr als 2 Segmente

5-030.5 Hemilaminektomie HWS
- .50 1 Segment
- .51 2 Segmente
- .52 Mehr als 2 Segmente

5-030.6 Laminektomie HWS
- .60 1 Segment
- .61 2 Segmente
- .62 Mehr als 2 Segmente

5-030.7 HWS, ventral
- .70 1 Segment
- .71 2 Segmente
- .72 Mehr als 2 Segmente

5-030.8 HWS, lateral

5-030.x Sonstige

5-030.y N.n.bez.

5-031 Zugang zur Brustwirbelsäule
Inkl.: Thorakolumbaler Übergang
Hinw.: Diese Kodes sind auch zur Angabe des Zuganges im Rahmen einer Operation zu verwenden

5-031.0 BWS, dorsal
- .00 1 Segment
- .01 2 Segmente
- .02 Mehr als 2 Segmente

5-031.1 Laminotomie BWS
- .10 1 Segment
- .11 2 Segmente
- .12 Mehr als 2 Segmente

5-031.2 Hemilaminektomie BWS
- .20 1 Segment
- .21 2 Segmente
- .22 Mehr als 2 Segmente

5-031.3 Laminektomie BWS
- .30 1 Segment
- .31 2 Segmente
- .32 Mehr als 2 Segmente

5-031.4 Obere BWS, ventral mit Sternotomie

5-031.5 BWS, transpleural

5-031.6 BWS, retropleural

5-031.7 BWS, dorsolateral

5-031.8 Kombiniert transpleural-retroperitoneal

5-031.9 Kombiniert extrapleural-retroperitoneal

5-031.x Sonstige

5-031.y N.n.bez.

5-032 Zugang zur Lendenwirbelsäule, zum Os sacrum und zum Os coccygis
Inkl.: Lumbosakraler Übergang
Hinw.: Diese Kodes sind auch zur Angabe des Zuganges im Rahmen einer Operation zu verwenden

5-032.0 LWS, dorsal
- .00 1 Segment
- .01 2 Segmente
- .02 Mehr als 2 Segmente

5-032.1 Flavektomie LWS
- .10 1 Segment
- .11 2 Segmente
- .12 Mehr als 2 Segmente

5-032.2 Laminotomie LWS
- .20 1 Segment
- .21 2 Segmente
- .22 Mehr als 2 Segmente

5-032.3 Hemilaminektomie LWS
Inkl.: Teil-Hemilaminektomie
- .30 1 Segment
- .31 2 Segmente
- .32 Mehr als 2 Segmente

5-032.4 Laminektomie LWS
- .40 1 Segment
- .41 2 Segmente
- .42 Mehr als 2 Segmente

5-032.5 LWS, transperitoneal

5-032.6 LWS, retroperitoneal

5-032.7 LWS, dorsolateral

5-032.8 Os sacrum und Os coccygis, dorsal

5-032.9 Os sacrum und Os coccygis, ventral

5-032.a Kombiniert pararektal-retroperitoneal

5-032.b Kombiniert thorako-retroperitoneal

5-032.c Transiliakaler Zugang nach Judet

5-032.x Sonstige

5-032.y N.n.bez.

5-033 Inzision des Spinalkanals
Exkl.: Operationen an der knöchernen Wirbelsäule (5-83)
Hinw.: Der Zugang ist gesondert zu kodieren (5-030 ff., 5-031 ff., 5-032 ff.)

5-033.0 Dekompression

5-033.1 Drainage sonstiger epiduraler Flüssigkeit

5-033.2 Entleerung eines epiduralen Hämatoms

5-033.3 Entleerung eines epiduralen Empyems
Inkl.: Drainage

5-033.4 Entfernung eines Fremdkörpers aus dem Epiduralraum

5-033.x Sonstige

5-033.y N.n.bez.

5-034 Inzision von Rückenmark und Rückenmarkhäuten
Hinw.: Der Zugang ist gesondert zu kodieren (5-030 ff., 5-031 ff., 5-032 ff.)

5-034.0 Drainage von subduraler Flüssigkeit

5-034.1 Entleerung eines subduralen Hämatoms

5-034.2 Entleerung eines subduralen Empyems

5-034.3 Drainage von intramedullärer Flüssigkeit

5-034.4 Entleerung eines intramedullären Hämatoms

5-034.5 Entleerung eines intramedullären Abszesses

5-034.6 Entfernung eines intraspinalen Fremdkörpers

5-034.7 Durchtrennung einer Nervenwurzel (Rhizotomie, Radikulotomie)

5-034.x Sonstige

5-034.y N.n.bez.

5-035 Exzision und Destruktion von erkranktem Gewebe des Rückenmarkes und der Rückenmarkhäute
Inkl.: Gleichzeitige Exzision von Rückenmarkhäuten und Knochen
Exkl.: Operationen an der knöchernen Wirbelsäule (5-83)
Hinw.: Der Zugang ist gesondert zu kodieren (5-030 ff., 5-031 ff., 5-032 ff.)

5-035.0 Intramedulläres Tumorgewebe

5-035.1 Intramedulläres sonstiges erkranktes Gewebe

5-035.2 Rückenmarkhäute, Tumorgewebe
Inkl.: Epiduraler Tumor

5-035.3 Rückenmarkhäute, sonstiges erkranktes Gewebe

5-035.4 Rückenmarkhäute und Knochen, Tumorgewebe

5-035.5 Rückenmarkhäute und Knochen, sonstiges erkranktes Gewebe

5-035.6 Intraspinale Nervenwurzeln und/oder Ganglien, Tumorgewebe

5-035.7 Intraspinale Nervenwurzeln und/oder Ganglien, sonstiges erkranktes Gewebe

5-035.x Sonstige

5-035.y N.n.bez.

5-036 Plastische Operationen an Rückenmark und Rückenmarkhäuten
Exkl.: Rekonstruktion bei Sinus pilonidalis (5-897.1 ff.)
Hinw.: Bei gleichzeitiger Korrektur mehrerer kongenitaler Anomalien des Rückenmarkes sind die einzelnen Eingriffe gesondert zu kodieren
Der Zugang ist gesondert zu kodieren (5-030 ff., 5-031 ff., 5-032 ff.)

5-036.0 Verschluss einer spinalen Meningozele (Spina bifida aperta)

5-036.1 Verschluss einer spinalen Meningozystozele

5-036.2 Verschluss einer spinalen Meningomyelozele
Inkl.: Verschluss einer Meningomyelozele mit Lipom

5-036.3 Verschluss einer spinalen Meningomyelozystozele

5-036.4 Verschluss einer Diastematomyelie

5-036.5 Verschluss einer Fistel

5-036.6 Adhäsiolyse (Sekundäreingriff)

5-036.7 Durchtrennung eines Filum terminale

5-036.8 Spinale Duraplastik
Inkl.: Verwendung von klebbarem Material zur Durchführung einer Duraplastik

5-036.x Sonstige

5-036.y N.n.bez.

5-037 Operationen an intraspinalen Blutgefäßen
Inkl.: Operationen bei Aneurysmen und arterio-venösen Malfomationen
Hinw.: Der Zugang ist gesondert zu kodieren (5-030 ff., 5-031 ff., 5-032 ff.)

5-037.0 Präparation und Resektion

5-037.1 Präparation und Destruktion

5-037.2 Ligatur

5-037.x Sonstige

5-037.y N.n.bez.

5-038 Operationen am spinalen Liquorsystem
Exkl.: Therapeutische Punktion des spinalen Liquorsystems (8-151.4)

5-038.0 Anlegen einer externen Drainage
Hinw.: Der Zugang ist gesondert zu kodieren (5-030 ff., 5-031 ff., 5-032 ff.)

5-038.1 Anlegen eines Shuntes
Hinw.: Der Zugang ist gesondert zu kodieren (5-030 ff., 5-031 ff., 5-032 ff.)

5-038.2 Implantation oder Wechsel eines Katheters zur intrathekalen und/oder epiduralen Infusion
Inkl.: Ersteinstellung
- .20 Temporärer Katheter zur Testinfusion
- .21 Permanenter Katheter zur Dauerinfusion

5-038.3 Anlegen eines subkutanen Reservoirs

5-038.4 Implantation oder Wechsel einer Medikamentenpumpe zur intrathekalen und/oder epiduralen Infusion
Inkl.: Ersteinstellung
- .40 Vollimplantierbare Medikamentenpumpe mit konstanter Flussrate
- .41 Vollimplantierbare Medikamentenpumpe mit programmierbarem variablen Tagesprofil
- .4x Sonstige

5-038.5 Revision eines Shuntes
Inkl.: Wechsel eines Shuntes
Hinw.: Der Zugang ist gesondert zu kodieren (5-030 ff., 5-031 ff., 5-032 ff.)

5-038.6 Revision eines Katheters zur intrathekalen und/oder epiduralen Infusion

5-038.7 Revision eines subkutanen Reservoirs

5-038.8 Revision einer Medikamentenpumpe zur intrathekalen und/oder epiduralen Infusion
Inkl.: Ersteinstellung

5-038.9 Entfernung einer externen Drainage

5-038.a Entfernung eines Shuntes

5-038.b Entfernung eines Katheters zur intrathekalen und/oder epiduralen Infusion

5-038.c Entfernung eines subkutanen Reservoirs

5-038.d Entfernung einer Medikamentenpumpe zur intrathekalen und/oder epiduralen Infusion

5-038.x Sonstige

5-038.y N.n.bez.

5-039 Andere Operationen an Rückenmark und Rückenmarkstrukturen
Exkl.: Implantation, Revision und Entfernung einer Medikamentenpumpe (5-038 ff.)
Hinw.: Der Zugang ist gesondert zu kodieren (5-030 ff., 5-031 ff., 5-032 ff.)
Die Verwendung MRT-fähiger Materialien ist gesondert zu kodieren (5-934 ff.)

5-039.0 Chordotomie, offen chirurgisch
Inkl.: Traktotomie

5-039.1 Chordotomie, perkutan
Inkl.: Traktotomie

5-039.3 Implantation oder Wechsel einer Neurostimulationselektrode zur Rückenmarkstimulation

.32 Implantation einer temporären Elektrode zur epiduralen Teststimulation

.33 Implantation mehrerer temporärer Elektroden zur epiduralen Teststimulation

.34 Implantation oder Wechsel einer permanenten Elektrode zur epiduralen Dauerstimulation, perkutan

.35 Implantation oder Wechsel mehrerer permanenter Elektroden zur epiduralen Dauerstimulation, perkutan

.36 Implantation oder Wechsel einer permanenten Elektrode (Plattenelektrode) zur epiduralen Dauerstimulation, offen chirurgisch

.37 Implantation oder Wechsel mehrerer permanenter Elektroden (Plattenelektroden) zur epiduralen Dauerstimulation, offen chirurgisch

.38 Implantation einer temporären Multifunktionselektrode in den Epidural- oder Spinalraum zur gepulsten Radiofrequenzbehandlung, perkutan
Inkl.: Gepulste Radiofrequenzbehandlung an Spinalganglien

.39 Implantation oder Wechsel einer permanenten Elektrode zur epiduralen Stimulation mit einem extrakorporalen Neurostimulator, perkutan

5-039.8 Implantation oder Wechsel einer subduralen Elektrode zur Vorderwurzelstimulation

5-039.a Entfernung von Elektroden

.a2 Eine epidurale Stabelektrode

.a3 Mehrere epidurale Stabelektroden

.a4 Eine epidurale Plattenelektrode

.a5 Mehrere epidurale Plattenelektroden

.a6 Eine subdurale Elektrode

.a7 Mehrere subdurale Elektroden

.a8 Spinalganglion, eine Elektrode

.a9 Spinalganglion, mehrere Elektroden

5-039.b Revision von Neurostimulatoren zur epiduralen Rückenmarkstimulation oder zur Vorderwurzelstimulation

5-039.c Revision von Elektroden

.c0 Eine epidurale Stabelektrode

.c1 Mehrere epidurale Stabelektroden

.c2 Eine epidurale Plattenelektrode

.c3 Mehrere epidurale Plattenelektroden

.c4 Eine subdurale Elektrode

.c5 Mehrere subdurale Elektroden

.c6 Spinalganglion, eine Elektrode

.c7 Spinalganglion, mehrere Elektroden

5-039.d Entfernung von Neurostimulatoren zur epiduralen Rückenmarkstimulation oder zur Vorderwurzelstimulation

5-039.e Implantation oder Wechsel eines Neurostimulators zur epiduralen Rückenmarkstimulation mit Implantation oder Wechsel einer Neurostimulationselektrode
Inkl.: Ersteinstellung
Exkl.: Wechsel eines Neurostimulators zur epiduralen Rückenmarkstimulation ohne Wechsel einer Neurostimulationselektrode (5-039.f ff.)
Implantation eines Neurostimulators zur epiduralen Rückenmarkstimulation ohne Implantation einer Neurostimulationselektrode (5-039.n ff.)
Anlegen oder Wechsel eines extrakorporalen Neurostimulators (8-631.5)
Hinw.: Die Implantation oder der Wechsel der Neurostimulationselektrode zur epiduralen Rückenmarkstimulation sind gesondert zu kodieren (5-039.3 ff.)
Ein Kode aus diesem Bereich ist auch zu verwenden bei zweizeitiger Implantation einer Neurostimulationselektrode und eines Neurostimulators zur epiduralen Rückenmarkstimulation während desselben stationären Aufenthaltes

.e0 Einkanalstimulator, vollimplantierbar, nicht wiederaufladbar

.e1 Mehrkanalstimulator, vollimplantierbar, nicht wiederaufladbar

.e2 Mehrkanalstimulator, vollimplantierbar, mit wiederaufladbarem Akkumulator

5-039.f Wechsel eines Neurostimulators zur epiduralen Rückenmarkstimulation ohne Wechsel einer Neurostimulationselektrode
Inkl.: Ersteinstellung
Exkl.: Implantation oder Wechsel eines Neurostimulators zur epiduralen Rückenmarkstimulation mit Implantation oder Wechsel einer Neurostimulationselektrode (5-039.e ff.)
Implantation eines Neurostimulators zur epiduralen Rückenmarkstimulation ohne Implantation einer Neurostimulationselektrode (5-039.n ff.)
Hinw.: Der Zugang ist hier nicht gesondert zu kodieren
.f0 Einkanalstimulator, vollimplantierbar, nicht wiederaufladbar
.f1 Mehrkanalstimulator, vollimplantierbar, nicht wiederaufladbar
.f2 Mehrkanalstimulator, vollimplantierbar, mit wiederaufladbarem Akkumulator

5-039.g Implantation oder Wechsel eines Neurostimulators zur Vorderwurzelstimulation mit Implantation oder Wechsel einer subduralen Elektrode
Inkl.: Ersteinstellung
Exkl.: Wechsel eines Neurostimulators zur Vorderwurzelstimulation ohne Wechsel einer subduralen Elektrode (5-039.h)
Implantation eines Neurostimulators zur Vorderwurzelstimulation ohne Implantation einer subduralen Elektrode (5-039.p)
Hinw.: Die durchgeführte Deafferenzierung ist gesondert zu kodieren (5-034.7)
Die Implantation oder der Wechsel einer subduralen Elektrode zur Vorderwurzelstimulation sind gesondert zu kodieren (5-039.8)
Ein Kode aus diesem Bereich ist auch zu verwenden bei zweizeitiger Implantation einer subduralen Elektrode und eines Neurostimulators zur Vorderwurzelstimulation während desselben stationären Aufenthaltes

5-039.h Wechsel eines Neurostimulators zur Vorderwurzelstimulation ohne Wechsel einer subduralen Elektrode
Inkl.: Ersteinstellung
Exkl.: Implantation oder Wechsel eines Neurostimulators zur Vorderwurzelstimulation mit Implantation oder Wechsel einer subduralen Elektrode (5-039.g)
Implantation eines Neurostimulators zur Vorderwurzelstimulation ohne Implantation einer subduralen Elektrode (5-039.p)
Hinw.: Die durchgeführte Deafferenzierung ist gesondert zu kodieren (5-034.7)
Der Zugang ist hier nicht gesondert zu kodieren

5-039.j Implantation oder Wechsel von Neurostimulationselektroden zur Stimulation von Spinalganglien
.j0 Eine Elektrode zur Ganglienstimulation
.j1 Mehrere Elektroden zur Ganglienstimulation

5-039.k Implantation oder Wechsel eines Neurostimulators zur Stimulation von Spinalganglien mit Implantation oder Wechsel einer Neurostimulationselektrode
Inkl.: Ersteinstellung
Exkl.: Wechsel eines Neurostimulators zur Stimulation von Spinalganglien ohne Wechsel einer Neurostimulationselektrode (5-039.m ff.)
Implantation eines Neurostimulators zur Stimulation von Spinalganglien ohne Implantation einer Neurostimulationselektrode (5-039.q ff.)
Hinw.: Die Implantation oder der Wechsel von Neurostimulationselektroden zur Stimulation von Spinalganglien sind gesondert zu kodieren (5-039.j ff.)
.k0 Einkanalstimulator, vollimplantierbar, nicht wiederaufladbar
.k1 Mehrkanalstimulator, vollimplantierbar, nicht wiederaufladbar

5-039.m Wechsel eines Neurostimulators zur Stimulation von Spinalganglien ohne Wechsel einer Neurostimulationselektrode
Inkl.: Ersteinstellung
Exkl.: Implantation oder Wechsel eines Neurostimulators zur Stimulation von Spinalganglien mit Implantation oder Wechsel einer Neurostimulationselektrode (5-039.k ff.)
Implantation eines Neurostimulators zur Stimulation von Spinalganglien ohne Implantation einer Neurostimulationselektrode (5-039.q ff.)
.m0 Einkanalstimulator, vollimplantierbar, nicht wiederaufladbar
.m1 Mehrkanalstimulator, vollimplantierbar, nicht wiederaufladbar

5-039.n Implantation eines Neurostimulators zur epiduralen Rückenmarkstimulation ohne Implantation einer Neurostimulationselektrode
Inkl.: Ersteinstellung
Exkl.: Implantation oder Wechsel eines Neurostimulators zur epiduralen Rückenmarkstimulation mit Implantation oder Wechsel einer Neurostimulationselektrode (5-039.e ff.)
Wechsel eines Neurostimulators zur epiduralen Rückenmarkstimulation ohne Wechsel einer Neurostimulationselektrode (5-039.f ff.)
Hinw.: Der Zugang ist hier nicht gesondert zu kodieren
Ein Kode aus diesem Bereich ist zu verwenden bei zweizeitiger Implantation einer Neurostimulationselektrode und eines Neurostimulators zur epiduralen Rückenmarkstimulation für die Implantation des Neurostimulators während des zweiten stationären Aufenthaltes

.n0 Einkanalstimulator, vollimplantierbar, nicht wiederaufladbar

.n1 Mehrkanalstimulator, vollimplantierbar, nicht wiederaufladbar

.n2 Mehrkanalstimulator, vollimplantierbar, mit wiederaufladbarem Akkumulator

5-039.p Implantation eines Neurostimulators zur Vorderwurzelstimulation ohne Implantation einer subduralen Elektrode
Inkl.: Ersteinstellung
Exkl.: Implantation oder Wechsel eines Neurostimulators zur Vorderwurzelstimulation mit Implantation oder Wechsel einer subduralen Elektrode (5-039.g)
Wechsel eines Neurostimulators zur Vorderwurzelstimulation ohne Wechsel einer subduralen Elektrode (5-039.h)
Hinw.: Die durchgeführte Deafferenzierung ist gesondert zu kodieren (5-034.7)
Der Zugang ist hier nicht gesondert zu kodieren
Dieser Kode ist zu verwenden bei zweizeitiger Implantation einer subduralen Elektrode und eines Neurostimulators zur Vorderwurzelstimulation für die Implantation des Neurostimulators während des zweiten stationären Aufenthaltes

5-039.q Implantation eines Neurostimulators zur Stimulation von Spinalganglien ohne Implantation einer Neurostimulationselektrode
Inkl.: Ersteinstellung
Exkl.: Implantation oder Wechsel eines Neurostimulators zur Stimulation von Spinalganglien mit Implantation oder Wechsel einer Neurostimulationselektrode (5-039.k ff.)
Wechsel eines Neurostimulators zur Stimulation von Spinalganglien ohne Wechsel einer Neurostimulationselektrode (5-039.m ff.)
Hinw.: Der Zugang ist hier nicht gesondert zu kodieren
Ein Kode aus diesem Bereich ist zu verwenden bei zweizeitiger Implantation einer Neurostimulationselektrode und eines Neurostimulators zur Stimulation von Spinalganglien für die Implantation des Neurostimulators während des zweiten stationären Aufenthaltes

.q0 Einkanalstimulator, vollimplantierbar, nicht wiederaufladbar

.q1 Mehrkanalstimulator, vollimplantierbar, nicht wiederaufladbar

5-039.x Sonstige

5-039.y N.n.bez.

5-04 Operationen an Nerven und Nervenganglien

Exkl.: Operationen an intrakraniellen Anteilen von Hirnnerven und intrakraniellen Ganglien (5-017 ff.)
Operationen an intraspinalen Anteilen von Rückenmarknerven und intraspinalen Ganglien (5-035.6, 5-035.7)

5-040 Inzision von Nerven
Inkl.: Inzision von Nervenganglien

5-040.0 ↔ Hirnnerven extrakraniell

5-040.1 ↔ Plexus brachialis

5-040.2 ↔ Nerven Schulter

5-040.3 ↔ Nerven Arm

5-040.4 ↔ Nerven Hand

5-040.5 Nerven Rumpf

5-040.6 ↔ Plexus lumbosacralis

5-040.7 ↔ Nerven Leiste und Beckenboden

5-040.8 ↔ Nerven Bein

5-040.9 ↔ Nerven Fuß

5-040.x ↔ Sonstige

5-040.y N.n.bez.

5-041 Exzision und Destruktion von (erkranktem) Gewebe von Nerven
Inkl.: Exzision und Destruktion an Nervenganglien

5-041.0 ↔ Hirnnerven extrakraniell

5-041.1 ↔ Plexus brachialis

5-041.2 ↔ Nerven Schulter

5-041.3 ↔ Nerven Arm

5-041.4 ↔ Nerven Hand

5-041.5 Nerven Rumpf

5-041.6 ↔ Plexus lumbosacralis

5-041.7 ↔ Nerven Leiste und Beckenboden

5-041.8 ↔ Nerven Bein

5-041.9 ↔ Nerven Fuß

5-041.x ↔ Sonstige

5-041.y N.n.bez.

5-042 Exzision eines Nerven zur Transplantation

5-042.0 ↔ N. suralis, freies Transplantat

5-042.1 ↔ Plexus cervicalis, freies Transplantat

5-042.2 ↔ N. suralis, gefäßgestieltes Transplantat

5-042.3 ↔ N. saphenus, gefäßgestieltes Transplantat

5-042.4 ↔ N. obturatorius, gefäßgestieltes Transplantat

5-042.5 ↔ N. spinalis, gefäßgestieltes Transplantat

5-042.x ↔ Sonstige

5-042.y N.n.bez.

5-043 Sympathektomie

5-043.0 Zervikal

5-043.1 Thorakal

5-043.2 Lumbosakral

5-043.x Sonstige

5-043.y N.n.bez.

5-044 Epineurale Naht eines Nerven und Nervenplexus, primär

5-044.0 ↔ Hirnnerven extrakraniell

5-044.1 ↔ Plexus brachialis

5-044.2 ↔ Nerven Schulter

5-044.3 ↔ Nerven Arm

5-044.4 ↔ Nerven Hand

5-044.5 Nerven Rumpf

5-044.6 ↔ Plexus lumbosacralis

5-044.7 ↔ Nerven Leiste und Beckenboden

5-044.8 ↔ Nerven Bein

5-044.9 ↔ Nerven Fuß

5-044.x ↔ Sonstige

5-044.y N.n.bez.

5-045 Interfaszikuläre Naht eines Nerven und Nervenplexus, primär

5-045.0 ↔ Hirnnerven extrakraniell
5-045.1 ↔ Plexus brachialis
5-045.2 ↔ Nerven Schulter
5-045.3 ↔ Nerven Arm
5-045.4 ↔ Nerven Hand
5-045.5 Nerven Rumpf
5-045.6 ↔ Plexus lumbosacralis
5-045.7 ↔ Nerven Leiste und Beckenboden
5-045.8 ↔ Nerven Bein
5-045.9 ↔ Nerven Fuß
5-045.x ↔ Sonstige
5-045.y N.n.bez.

5-046 Epineurale Naht eines Nerven und Nervenplexus, sekundär

5-046.0 ↔ Hirnnerven extrakraniell
5-046.1 ↔ Plexus brachialis
5-046.2 ↔ Nerven Schulter
5-046.3 ↔ Nerven Arm
5-046.4 ↔ Nerven Hand
5-046.5 Nerven Rumpf
5-046.6 ↔ Plexus lumbosacralis
5-046.7 ↔ Nerven Leiste und Beckenboden
5-046.8 ↔ Nerven Bein
5-046.9 ↔ Nerven Fuß
5-046.x ↔ Sonstige
5-046.y N.n.bez.

5-047 Interfaszikuläre Naht eines Nerven und Nervenplexus, sekundär

5-047.0 ↔ Hirnnerven extrakraniell
5-047.1 ↔ Plexus brachialis
5-047.2 ↔ Nerven Schulter
5-047.3 ↔ Nerven Arm
5-047.4 ↔ Nerven Hand
5-047.5 Nerven Rumpf
5-047.6 ↔ Plexus lumbosacralis
5-047.7 ↔ Nerven Leiste und Beckenboden
5-047.8 ↔ Nerven Bein
5-047.9 ↔ Nerven Fuß
5-047.x ↔ Sonstige
5-047.y N.n.bez.

5-048 Epineurale Naht eines Nerven und Nervenplexus mit Transplantation
Hinw.: Die Entnahme eines Nerventransplantates ist gesondert zu kodieren (5-042 ff.)

5-048.0 ↔ Hirnnerven extrakraniell
5-048.1 ↔ Plexus brachialis
5-048.2 ↔ Nerven Schulter
5-048.3 ↔ Nerven Arm
5-048.4 ↔ Nerven Hand

5-048.5 Nerven Rumpf

5-048.6 ↔ Plexus lumbosacralis

5-048.7 ↔ Nerven Leiste und Beckenboden

5-048.8 ↔ Nerven Bein

5-048.9 ↔ Nerven Fuß

5-048.x ↔ Sonstige

5-048.y N.n.bez.

5-049 Interfaszikuläre Naht eines Nerven und Nervenplexus mit Transplantation
Hinw.: Die Entnahme eines Nerventransplantates ist gesondert zu kodieren (5-042 ff.)

5-049.0 ↔ Hirnnerven extrakraniell

5-049.1 ↔ Plexus brachialis

5-049.2 ↔ Nerven Schulter

5-049.3 ↔ Nerven Arm

5-049.4 ↔ Nerven Hand

5-049.5 Nerven Rumpf

5-049.6 ↔ Plexus lumbosacralis

5-049.7 ↔ Nerven Leiste und Beckenboden

5-049.8 ↔ Nerven Bein

5-049.9 ↔ Nerven Fuß

5-049.x ↔ Sonstige

5-049.y N.n.bez.

5-04a Perkutane Sympathikolyse mit Steuerung durch bildgebende Verfahren

5-04a.0 Zervikal

5-04a.1 Thorakal

5-04a.2 Lumbosakral

5-04b Exploration eines Nerven
Inkl.: Exploration eines Nervenganglions
Exkl.: Neurolyse und Dekompression eines Nerven oder eines Nervenganglions (5-056 ff., 5-057 ff.)
Hinw.: Ein Kode aus diesem Bereich ist nicht zu verwenden, wenn es sich um einen regelhaften Bestandteil einer weiteren Prozedur handelt, z.B. die zugangsbedingte Darstellung von Nerven bei einer Frakturversorgung

5-04b.0 ↔ Hirnnerven extrakraniell

5-04b.1 ↔ Plexus brachialis

5-04b.2 ↔ Nerven Schulter

5-04b.3 ↔ Nerven Arm

5-04b.4 ↔ Nerven Hand

5-04b.5 Nerven Rumpf

5-04b.6 ↔ Plexus lumbosacralis

5-04b.7 ↔ Nerven Leiste und Beckenboden

5-04b.8 ↔ Nerven Bein

5-04b.9 ↔ Nerven Fuß

5-04b.x ↔ Sonstige

5-04b.y N.n.bez.

5-05 Andere Operationen an Nerven und Nervenganglien

Exkl.: Operationen an intrakraniellen Anteilen von Hirnnerven und intrakraniellen Ganglien (5-017 ff.)
Operationen an intraspinalen Anteilen von Rückenmarknerven und intraspinalen Ganglien (5-035.6, 5-035.7)

5-050 Epineurale Naht eines Nerven und Nervenplexus mit Transposition, primär
Exkl.: Transposition im Rahmen einer Neurolyse und Dekompression (5-057 ff.)

5-050.0 ↔ Hirnnerven extrakraniell
5-050.1 ↔ Plexus brachialis
5-050.2 ↔ Nerven Schulter
5-050.3 ↔ Nerven Arm
5-050.4 ↔ Nerven Hand
5-050.5 Nerven Rumpf
5-050.6 ↔ Plexus lumbosacralis
5-050.7 ↔ Nerven Leiste und Beckenboden
5-050.8 ↔ Nerven Bein
5-050.9 ↔ Nerven Fuß
5-050.x ↔ Sonstige
5-050.y N.n.bez.

5-051 Interfaszikuläre Naht eines Nerven und Nervenplexus mit Transposition, primär
Exkl.: Transposition im Rahmen einer Neurolyse und Dekompression (5-057 ff.)

5-051.0 ↔ Hirnnerven extrakraniell
5-051.1 ↔ Plexus brachialis
5-051.2 ↔ Nerven Schulter
5-051.3 ↔ Nerven Arm
5-051.4 ↔ Nerven Hand
5-051.5 Nerven Rumpf
5-051.6 ↔ Plexus lumbosacralis
5-051.7 ↔ Nerven Leiste und Beckenboden
5-051.8 ↔ Nerven Bein
5-051.9 ↔ Nerven Fuß
5-051.x ↔ Sonstige
5-051.y N.n.bez.

5-052 Epineurale Naht eines Nerven und Nervenplexus mit Transposition, sekundär
Exkl.: Transposition im Rahmen einer Neurolyse und Dekompression (5-057 ff.)

5-052.0 ↔ Hirnnerven extrakraniell
5-052.1 ↔ Plexus brachialis
5-052.2 ↔ Nerven Schulter
5-052.3 ↔ Nerven Arm
5-052.4 ↔ Nerven Hand
5-052.5 Nerven Rumpf
5-052.6 ↔ Plexus lumbosacralis
5-052.7 ↔ Nerven Leiste und Beckenboden
5-052.8 ↔ Nerven Bein
5-052.9 ↔ Nerven Fuß
5-052.x ↔ Sonstige
5-052.y N.n.bez.

5-053 **Interfaszikuläre Naht eines Nerven und Nervenplexus mit Transposition, sekundär**
Exkl.: Transposition im Rahmen einer Neurolyse und Dekompression (5-057 ff.)

5-053.0 ↔ Hirnnerven extrakraniell

5-053.1 ↔ Plexus brachialis

5-053.2 ↔ Nerven Schulter

5-053.3 ↔ Nerven Arm

5-053.4 ↔ Nerven Hand

5-053.5 Nerven Rumpf

5-053.6 ↔ Plexus lumbosacralis

5-053.7 ↔ Nerven Leiste und Beckenboden

5-053.8 ↔ Nerven Bein

5-053.9 ↔ Nerven Fuß

5-053.x ↔ Sonstige

5-053.y N.n.bez.

5-054 **Epineurale Naht eines Nerven und Nervenplexus mit Transplantation und Transposition**
Hinw.: Die Entnahme eines Nerventransplantates ist gesondert zu kodieren (5-042 ff.)

5-054.0 ↔ Hirnnerven extrakraniell

5-054.1 ↔ Plexus brachialis

5-054.2 ↔ Nerven Schulter

5-054.3 ↔ Nerven Arm

5-054.4 ↔ Nerven Hand

5-054.5 Nerven Rumpf

5-054.6 ↔ Plexus lumbosacralis

5-054.7 ↔ Nerven Leiste und Beckenboden

5-054.8 ↔ Nerven Bein

5-054.9 ↔ Nerven Fuß

5-054.x ↔ Sonstige

5-054.y N.n.bez.

5-055 **Interfaszikuläre Naht eines Nerven und Nervenplexus mit Transplantation und Transposition**
Hinw.: Die Entnahme eines Nerventransplantates ist gesondert zu kodieren (5-042 ff.)

5-055.0 ↔ Hirnnerven extrakraniell

5-055.1 ↔ Plexus brachialis

5-055.2 ↔ Nerven Schulter

5-055.3 ↔ Nerven Arm

5-055.4 ↔ Nerven Hand

5-055.5 Nerven Rumpf

5-055.6 ↔ Plexus lumbosacralis

5-055.7 ↔ Nerven Leiste und Beckenboden

5-055.8 ↔ Nerven Bein

5-055.9 ↔ Nerven Fuß

5-055.x ↔ Sonstige

5-055.y N.n.bez.

5-056 **Neurolyse und Dekompression eines Nerven**
Inkl.: Neurolyse und Dekompression eines Nervenganglions
Exkl.: Exploration eines Nerven oder eines Nervenganglions (5-04b ff.)

5-056.0 ↔ Hirnnerven extrakraniell

5-056.1 ↔ Plexus brachialis

5-056.2 ↔ Nerven Schulter

5-056.3 ↔ Nerven Arm

5-056.4 Nerven Hand

.40 ↔ Offen chirurgisch

.41 ↔ Endoskopisch

.4x ↔ Sonstige

5-056.5 Nerven Rumpf

5-056.6 ↔ Plexus lumbosacralis

5-056.7 ↔ Nerven Leiste und Beckenboden

5-056.8 ↔ Nerven Bein

5-056.9 ↔ Nerven Fuß

5-056.x ↔ Sonstige

5-056.y N.n.bez.

5-057 Neurolyse und Dekompression eines Nerven mit Transposition

Inkl.: Neurolyse und Dekompression eines Nervenganglions mit Transposition

Exkl.: Exploration eines Nerven oder eines Nervenganglions (5-04b ff.)

5-057.0 ↔ Hirnnerven extrakraniell

5-057.1 ↔ Plexus brachialis

5-057.2 ↔ Nerven Schulter

5-057.3 ↔ Nerven Arm

5-057.4 ↔ Nerven Hand

5-057.5 Nerven Rumpf

5-057.6 ↔ Plexus lumbosacralis

5-057.7 ↔ Nerven Leiste und Beckenboden

5-057.8 ↔ Nerven Bein

5-057.9 ↔ Nerven Fuß

5-057.x ↔ Sonstige

5-057.y N.n.bez.

5-058 Andere Rekonstruktion eines Nerven und Nervenplexus

5-058.0 ↔ Hypoglosso-faziale Anastomose

5-058.1 ↔ Akzessorio-faziale Anastomose

5-058.2 Fazio-faziale Anastomose

5-058.3 Interkosto-faszikuläre Anastomose

5-058.4 Rekonstruktion mittels Nervenröhrchen (Nerven-Conduit)

.40 ↔ Nerven Arm

.41 ↔ Nerven Hand

.42 ↔ Nerven Bein

.43 ↔ Nerven Fuß

.4x ↔ Sonstige

5-058.x ↔ Sonstige

5-058.y N.n.bez.

5-059 Andere Operationen an Nerven und Ganglien

5-059.1 Revision eines Neurostimulators zur Stimulation des peripheren Nervensystems

5-059.2 Entfernung eines Neurostimulators zur Stimulation des peripheren Nervensystems

5-059.3 Entfernung eines Nerventransplantates

5-059.5 Implantation einer peripheren Neuroprothese

.50 Zur Elektrostimulation der motorischen Anteile des N. peronaeus communis

.5x Sonstige

5-059.6 Revision einer peripheren Neuroprothese

5-059.7 Entfernung einer peripheren Neuroprothese

5-059.8 Implantation oder Wechsel von Neurostimulationselektroden zur Stimulation des peripheren Nervensystems

.80 Implantation einer temporären Elektrode zur Teststimulation

.81 Implantation mehrerer temporärer Elektroden zur Teststimulation

.82 Implantation oder Wechsel einer permanenten Elektrode

.83 Implantation oder Wechsel mehrerer permanenter Elektroden

.84 Implantation oder Wechsel einer Vagusnervstimulator-Elektrode
Inkl.: Implantation oder Wechsel einer kardialen Vagusnervstimulator-Elektrode

.85 ↔ Implantation oder Wechsel einer Elektrode für ein System zur Barorezeptoraktivierung

.86 Implantation oder Wechsel einer Elektrode für ein System zur Hypoglossusnerv-Stimulation
Inkl.: Implantation oder Wechsel eines interkostalen Drucksensors zur Detektion des Atemsignals
Hinw.: Die Ersteinstellung oder Nachprogrammierung des Systems ist gesondert zu kodieren (8-631.3 ff.)

.87 Implantation oder Wechsel einer Elektrode für ein System zur Phrenikusnerv-Stimulation

.88 Implantation oder Wechsel einer Elektrode zur Stimulation mit einem extrakorporalen Neurostimulator, perkutan

5-059.9 Revision von Neurostimulationselektroden zur Stimulation des peripheren Nervensystems

.90 Eine Elektrode

.91 Mehrere Elektroden

.92 Vagusnervstimulator-Elektroden
Inkl.: Revision einer kardialen Vagusnervstimulator-Elektrode

.93 ↔ Elektrode für ein System zur Barorezeptoraktivierung

.94 Elektrode für ein System zur Hypoglossusnerv-Stimulation
Inkl.: Revision eines interkostalen Drucksensors zur Detektion des Atemsignals
Hinw.: Die Nachprogrammierung des Systems ist gesondert zu kodieren (8-631.31)

.95 Elektrode für ein System zur Phrenikusnerv-Stimulation

5-059.a Entfernung von Neurostimulationselektroden zur Stimulation des peripheren Nervensystems

.a0 Eine Elektrode

.a1 Mehrere Elektroden

.a2 Vagusnervstimulator-Elektroden
Inkl.: Entfernung einer kardialen Vagusnervstimulator-Elektrode

.a3 ↔ Elektrode für ein System zur Barorezeptoraktivierung

.a4 Elektrode für ein System zur Hypoglossusnerv-Stimulation
Inkl.: Entfernung eines interkostalen Drucksensors zur Detektion des Atemsignals

.a5 Elektrode für ein System zur Phrenikusnerv-Stimulation

5-059.b Anwendung eines Endoskopiesystems
Hinw.: Dieser Kode ist ein Zusatzkode für alle Eingriffe am Nervensystem. Die durchgeführten Eingriffe sind gesondert zu kodieren
Dieser Kode ist nur anzugeben, wenn der Kode für den Eingriff diese Information nicht enthält

5-059.c Implantation oder Wechsel eines Neurostimulators zur Stimulation des peripheren Nervensystems mit Implantation oder Wechsel einer Neurostimulationselektrode
Inkl.: Ersteinstellung
Exkl.: Wechsel eines Neurostimulators zur Stimulation des peripheren Nervensystems ohne Wechsel einer Neurostimulationselektrode (5-059.d ff.)
Implantation eines Neurostimulators zur Stimulation des peripheren Nervensystems ohne Implantation einer Neurostimulationselektrode (5-059.g ff.)
Anlegen oder Wechsel eines extrakorporalen Neurostimulators (8-631.5)
Hinw.: Die Implantation oder der Wechsel der Neurostimulationselektrode zur Stimulation des peripheren Nervensystems sind gesondert zu kodieren (5-059.8 ff.)
Ein Kode aus diesem Bereich ist auch zu verwenden bei zweizeitiger Implantation einer Neurostimulationselektrode und eines Neurostimulators zur Stimulation des peripheren Nervensystems während desselben stationären Aufenthaltes

.c0 Einkanalstimulator, vollimplantierbar, nicht wiederaufladbar
Exkl.: Implantation oder Wechsel spezieller Neurostimulationssysteme (5-059.c4 bis 5-059.cb)

.c1 Mehrkanalstimulator, vollimplantierbar, nicht wiederaufladbar
Exkl.: Implantation oder Wechsel spezieller Neurostimulationssysteme (5-059.c4 bis 5-059.cb)

.c4 Kardiales Vagusnervstimulationssystem
Hinw.: Die Verwendung eines Neurostimulators zur Stimulation des peripheren Nervensystems mit zusätzlicher Mess- und/oder Stimulationsfunktion ist gesondert zu kodieren (5-059.h ff.)

.c6 System zur Barorezeptoraktivierung

.c7 System zur Hypoglossusnerv-Stimulation
Hinw.: Die Ersteinstellung oder Nachprogrammierung ist bei diesem Verfahren gesondert zu kodieren (8-631.3 ff.)
Die Verwendung eines Neurostimulators zur Stimulation des peripheren Nervensystems mit zusätzlicher Mess- und/oder Stimulationsfunktion ist gesondert zu kodieren (5-059.h ff.)

.c8 Vagusnervstimulationssystem
Exkl.: Kardiales Vagusnervstimulationssystem (5-059.c4)
Hinw.: Die Verwendung eines Neurostimulators zur Stimulation des peripheren Nervensystems mit zusätzlicher Mess- und/oder Stimulationsfunktion ist gesondert zu kodieren (5-059.h ff.)

.cb System zur Phrenikusnerv-Stimulation
Hinw.: Die Erst- oder Neueinstellung ist bei diesem Verfahren gesondert zu kodieren (8-631.4)

.cc Mehrkanalstimulator, vollimplantierbar, mit wiederaufladbarem Akkumulator
Exkl.: Implantation oder Wechsel spezieller Neurostimulationssysteme (5-059.c4 bis 5-059.cb)

.cd Mehrkanalstimulator, vollimplantierbar, mit induktiver Energieübertragung
Exkl.: Implantation oder Wechsel spezieller Neurostimulationssysteme (5-059.c4 bis 5-059.cb)

5-059.d Wechsel eines Neurostimulators zur Stimulation des peripheren Nervensystems ohne Wechsel einer Neurostimulationselektrode
Inkl.: Ersteinstellung
Exkl.: Implantation oder Wechsel eines Neurostimulators zur Stimulation des peripheren Nervensystems mit Implantation oder Wechsel einer Neurostimulationselektrode (5-059.c ff.)
Implantation eines Neurostimulators zur Stimulation des peripheren Nervensystems ohne Implantation einer Neurostimulationselektrode (5-059.g ff.)

.d0 Einkanalstimulator, vollimplantierbar, nicht wiederaufladbar
Exkl.: Wechsel spezieller Neurostimulationssysteme (5-059.d4 bis 5-059.db)

.d1 Mehrkanalstimulator, vollimplantierbar, nicht wiederaufladbar
Exkl.: Wechsel spezieller Neurostimulationssysteme (5-059.d4 bis 5-059.db)

.d4 Kardiales Vagusnervstimulationssystem
Hinw.: Die Verwendung eines Neurostimulators zur Stimulation des peripheren Nervensystems mit zusätzlicher Mess- und/oder Stimulationsfunktion ist gesondert zu kodieren (5-059.h ff.)

.d6 System zur Barorezeptoraktivierung

.d7 System zur Hypoglossusnerv-Stimulation
Hinw.: Die Nachprogrammierung ist bei diesem Verfahren gesondert zu kodieren (8-631.31)
Die Verwendung eines Neurostimulators zur Stimulation des peripheren Nervensystems mit zusätzlicher Mess- und/oder Stimulationsfunktion ist gesondert zu kodieren (5-059.h ff.)

.d8 Vagusnervstimulationssystem
Exkl.: Kardiales Vagusnervstimulationssystem (5-059.d4)
Hinw.: Die Verwendung eines Neurostimulators zur Stimulation des peripheren Nervensystems mit zusätzlicher Mess- und/oder Stimulationsfunktion ist gesondert zu kodieren (5-059.h ff.)

.db System zur Phrenikusnerv-Stimulation
Hinw.: Die Neueinstellung ist bei diesem Verfahren gesondert zu kodieren (8-631.4)

.dc Mehrkanalstimulator, vollimplantierbar, mit wiederaufladbarem Akkumulator
Exkl.: Wechsel spezieller Neurostimulationssysteme (5-059.d4 bis 5-059.db)

.dd Mehrkanalstimulator, vollimplantierbar, mit induktiver Energieübertragung
Exkl.: Wechsel spezieller Neurostimulationssysteme (5-059.d4 bis 5-059.db)

5-059.e Isolierter Wechsel des Sensors in der rechten Herzkammer bei einem kardialen Vagusnervstimulationssystem

5-059.f Gepulste Radiofrequenzbehandlung an Ganglien

.f0 Durch Radiofrequenzkanüle

.f1 Durch Multifunktionselektrode

.fx Sonstige

5-059.g Implantation eines Neurostimulators zur Stimulation des peripheren Nervensystems ohne Implantation einer Neurostimulationselektrode
Inkl.: Ersteinstellung
Exkl.: Implantation oder Wechsel eines Neurostimulators zur Stimulation des peripheren Nervensystems mit Implantation oder Wechsel einer Neurostimulationselektrode (5-059.c ff.)
Wechsel eines Neurostimulators zur Stimulation des peripheren Nervensystems ohne Wechsel einer Neurostimulationselektrode (5-059.d ff.)
Hinw.: Ein Kode aus diesem Bereich ist zu verwenden bei zweizeitiger Implantation einer Neurostimulationselektrode und eines Neurostimulators zur Stimulation des peripheren Nervensystems für die Implantation des Neurostimulators während des zweiten stationären Aufenthaltes

.g0 Einkanalstimulator, vollimplantierbar, nicht wiederaufladbar
.g1 Mehrkanalstimulator, vollimplantierbar, nicht wiederaufladbar
.g3 Mehrkanalstimulator, vollimplantierbar, mit wiederaufladbarem Akkumulator
.g4 Mehrkanalstimulator, vollimplantierbar, mit induktiver Energieübertragung

5-059.h Verwendung eines Neurostimulators zur Stimulation des peripheren Nervensystems mit zusätzlicher Mess- und/oder Stimulationsfunktion
Hinw.: Diese Kodes sind Zusatzkodes. Die Implantation oder der Wechsel eines Neurostimulators zur Stimulation des peripheren Nervensystems sind gesondert zu kodieren

.h0 Mit Positionierung eines Sensors in der rechten Herzkammer
.h1 Mit automatisierter täglicher Impedanzprüfung
.h2 Mit herzfrequenzgestützter Erkennung zerebraler Anfälle und automatischer Stimulation
.h3 Mit Positionierung eines interkostalen Drucksensors zur Detektion des Atemsignals
.hx Sonstige

5-059.x Sonstige

5-059.y N.n.bez.

Operationen an endokrinen Drüsen (5-06...5-07)

Hinw.: Die Anwendung mikrochirurgischer Technik ist, sofern nicht als eigener Kode angegeben, zusätzlich zu kodieren (5-984)
Die Anwendung von Lasertechnik ist, sofern nicht als eigener Kode angegeben, zusätzlich zu kodieren (5-985 ff.)
Die Durchführung der Operation im Rahmen der Versorgung einer Mehrfachverletzung ist zusätzlich zu kodieren (5-981)
Die Durchführung der Operation im Rahmen der Versorgung eines Polytraumas ist zusätzlich zu kodieren (5-982 ff.)
Die Durchführung einer Reoperation ist, sofern nicht als eigener Kode angegeben, zusätzlich zu kodieren (5-983)
Der vorzeitige Abbruch einer Operation ist zusätzlich zu kodieren (5-995)

5-06 Operationen an Schilddrüse und Nebenschilddrüse

Hinw.: Eine durchgeführte Neck dissection ist gesondert zu kodieren (5-403 ff.)

5-060 Inzision im Gebiet der Schilddrüse

5-060.0 Ohne weitere Maßnahmen

5-060.1 Drainage

5-060.2 Exploration
Inkl.: Biopsie der Schilddrüse

5-060.3 Revision der Operationswunde

5-060.x Sonstige

5-060.y N.n.bez.

5-061 **Hemithyreoidektomie**
Hinw.: Eine durchgeführte Neck dissection ist gesondert zu kodieren (5-403 ff.)
Das Monitoring des N. recurrens ist gesondert zu kodieren (5-069.4 ff.)

5-061.0 Ohne Parathyreoidektomie

5-061.2 Mit Parathyreoidektomie

5-061.x Sonstige

5-061.y N.n.bez.

5-062 **Andere partielle Schilddrüsenresektion**
Hinw.: Das Monitoring des N. recurrens ist gesondert zu kodieren (5-069.4 ff.)

5-062.0 ↔ Exzision von erkranktem Gewebe

5-062.1 ↔ Exzision eines Knotens

5-062.4 Subtotale Resektion, einseitig mit Exzision eines Knotens der Gegenseite

5-062.5 Subtotale Resektion, einseitig mit Hemithyreoidektomie der Gegenseite

5-062.6 ↔ Reexploration mit partieller Resektion

5-062.7 Resektion des Isthmus

5-062.8 ↔ Subtotale Resektion

5-062.x Sonstige

5-062.y N.n.bez.

5-063 **Thyreoidektomie**
Hinw.: Eine durchgeführte Neck dissection ist gesondert zu kodieren (5-403 ff.)
Das Monitoring des N. recurrens ist gesondert zu kodieren (5-069.4 ff.)

5-063.0 Ohne Parathyreoidektomie

5-063.2 Mit Parathyreoidektomie

5-063.4 Reexploration mit Thyreoidektomie

5-063.x Sonstige

5-063.y N.n.bez.

5-064 **Operationen an der Schilddrüse durch Sternotomie**
Hinw.: Eine durchgeführte Neck dissection ist gesondert zu kodieren (5-403 ff.)
Das Monitoring des N. recurrens ist gesondert zu kodieren (5-069.4 ff.)

5-064.0 ↔ Exzision von erkranktem Gewebe

5-064.1 ↔ Subtotale Resektion

5-064.2 Hemithyreoidektomie

5-064.3 Thyreoidektomie

5-064.x Sonstige

5-064.y N.n.bez.

5-065 **Exzision des Ductus thyreoglossus**

5-065.0 Exzision einer medianen Halszyste, ohne Resektion des medialen Zungenbeines

5-065.1 Exzision einer medianen Halszyste, mit Resektion des medialen Zungenbeines

5-065.2 Exzision einer medianen Halsfistel, ohne Resektion des medialen Zungenbeines

5-065.3 Exzision einer medianen Halsfistel, mit Resektion des medialen Zungenbeines

5-065.4 Sekundärer Eingriff, ohne Resektion des medialen Zungenbeines

5-065.5 Sekundärer Eingriff, mit Resektion des medialen Zungenbeines

5-065.x Sonstige

5-065.y N.n.bez.

5-066 **Partielle Nebenschilddrüsenresektion**
Hinw.: Das Monitoring des N. recurrens ist gesondert zu kodieren (5-069.4 ff.)

5-066.0 ↔ Exzision von erkranktem Gewebe

5-066.1 ↔ Reexploration mit partieller Resektion

5-066.x ↔ Sonstige

5-066.y N.n.bez.

5-067 Parathyreoidektomie
Hinw.: Das Monitoring des N. recurrens ist gesondert zu kodieren (5-069.4 ff.)

5-067.0 Ohne Replantation

5-067.1 Mit Replantation (Autotransplantation)

5-067.y N.n.bez.

5-068 Operationen an der Nebenschilddrüse durch Sternotomie
Hinw.: Das Monitoring des N. recurrens ist gesondert zu kodieren (5-069.4 ff.)

5-068.0 Exzision von erkranktem Gewebe

5-068.1 Parathyreoidektomie ohne Replantation

5-068.2 Parathyreoidektomie mit Replantation (Autotransplantation)

5-068.x Sonstige

5-068.y N.n.bez.

5-069 Andere Operationen an Schilddrüse und Nebenschilddrüsen

5-069.0 Naht (nach Verletzung)
- .00 Schilddrüse
- .01 Nebenschilddrüse

5-069.1 Plastische Rekonstruktion
- .10 Schilddrüse
- .11 Nebenschilddrüse

5-069.2 Exzision einer Zungengrundschilddrüse
- .20 Transoral
- .21 Transzervikal, ohne Resektion des medialen Zungenbeines
- .22 Transzervikal, mit Resektion des medialen Zungenbeines
- .2x Sonstige

5-069.3 Replantation einer Nebenschilddrüse
- .30 Orthotop
- .31 Heterotop (z.B. Oberarm)

5-069.4 Monitoring des N. recurrens im Rahmen einer anderen Operation
- .40 Nicht kontinuierlich [IONM]
- .41 Kontinuierlich [CIONM]

5-069.x Sonstige

5-069.y N.n.bez.

5-07 Operationen an anderen endokrinen Drüsen

Hinw.: Der Zugang ist für die Kodes 5-071 ff. bis 5-073 ff. nach folgender Liste zu kodieren:
- 0 ↔ Offen chirurgisch lumbal
- 1 ↔ Offen chirurgisch abdominal
- 2 ↔ Thorakoabdominal
- 3 ↔ Laparoskopisch
- x ↔ Sonstige

5-070 Exploration der (Umgebung der) Nebenniere

5-070.2 ↔ Offen chirurgisch lumbal

5-070.3 ↔ Offen chirurgisch abdominal

5-070.4 ↔ Thorakoabdominal

5-070.5 ↔ Laparoskopisch

5-070.x ↔ Sonstige

5-070.y N.n.bez.

5-071 Partielle Adrenalektomie
Hinw.: Der Zugang ist in der 6. Stelle nach der Liste vor Kode 5-070 zu kodieren

** 5-071.0 Exzision von erkranktem Gewebe

** 5-071.4 Partielle Adrenalektomie

** 5-071.x Sonstige

5-071.y N.n.bez.

5-072 **Adrenalektomie**
Hinw.: Der Zugang ist in der 6. Stelle nach der Liste vor Kode 5-070 zu kodieren

** 5-072.0 Ohne Ovariektomie

** 5-072.1 Mit Ovariektomie

** 5-072.2 Rest-Adrenalektomie

** 5-072.x Sonstige

5-072.y N.n.bez.

5-073 **Andere Operationen an der Nebenniere**
Hinw.: Der Zugang ist in der 6. Stelle für die mit ** gekennzeichneten Kodes nach der Liste vor Kode 5-070 zu kodieren

** 5-073.0 Inzision
Inkl.: Mit Drainage

** 5-073.1 Plastische Rekonstruktion

** 5-073.2 Reimplantation von Nebennierengewebe (Autotransplantation)

5-073.4 Destruktion

.40 Durch Radiofrequenzablation

.41 Durch Mikrowellenablation

.42 Durch irreversible Elektroporation
Hinw.: Die Anzahl der verwendeten Nadeln zur irreversiblen Elektroporation ist gesondert zu kodieren (5-98h.1 ff.)

.4x Sonstige

** 5-073.x Sonstige

5-073.y N.n.bez.

5-074 **Exzision und Resektion von erkranktem Gewebe des Corpus pineale**

5-074.0 Ohne Präparation von infiltriertem Nachbargewebe

5-074.1 Mit Präparation von infiltriertem Nachbargewebe

5-074.y N.n.bez.

5-075 **Exzision und Resektion von erkranktem Gewebe der Hypophyse**
Hinw.: Der Zugang ist gesondert zu kodieren (5-010 ff., 5-011 ff.)
Die Anwendung eines Endoskopiesystems ist gesondert zu kodieren (5-059.b)

5-075.0 Intrasellär, partiell

5-075.1 Intrasellär, total

5-075.2 Extrasellär

5-075.3 Extrasellär mit Präparation von infiltriertem Nachbargewebe

5-075.4 Kombiniert intra- und extrasellär

5-075.x Sonstige

5-075.y N.n.bez.

5-076 **Andere Operationen an der Hypophyse**

5-077 **Exzision und Resektion des Thymus**

5-077.0 Exzision, durch Mediastinoskopie

5-077.1 Exzision, durch Thorakotomie

5-077.2 Exzision, durch Sternotomie

5-077.3 Exzision, durch kollare Mediastinotomie

5-077.4 Resektion

5-077.5 Exzision, durch Thorakoskopie

5-077.x Sonstige

5-077.y N.n.bez.

5-078 **Andere Operationen am Thymus**

5-078.0 Transplantation

5-078.x Sonstige

5-078.y N.n.bez.

5-079 **Operationen an anderen endokrinen Drüsen**
Exkl.: Operation an Glomus caroticum und anderen Paraganglien (5-398 ff.)
Operationen am Pankreas (5-52)
Operationen am Hoden (5-62)
Operationen am Ovar (5-65)

Operationen an den Augen (5-08...5-16)

Hinw.: Die Anwendung mikrochirurgischer Technik ist, sofern nicht als eigener Kode angegeben, zusätzlich zu kodieren (5-984)
Die Anwendung von Lasertechnik ist, sofern nicht als eigener Kode angegeben, zusätzlich zu kodieren (5-985 ff.)
Die Anwendung von minimalinvasiver Technik ist, sofern nicht als eigener Kode angegeben, zusätzlich zu kodieren (5-986 ff.)
Die Durchführung der Operation im Rahmen der Versorgung einer Mehrfachverletzung ist zusätzlich zu kodieren (5-981)
Die Durchführung der Operation im Rahmen der Versorgung eines Polytraumas ist zusätzlich zu kodieren (5-982 ff.)
Die Durchführung einer Reoperation ist, sofern nicht als eigener Kode angegeben, zusätzlich zu kodieren (5-983)
Der vorzeitige Abbruch einer Operation ist zusätzlich zu kodieren (5-995)

5-08 Operationen an Tränendrüse und Tränenwegen

Exkl.: Therapeutische Spülung des Auges (8-170 ff.)
Hinw.: Eingriffe am Auge ohne näher bezeichnete Lokalisation sind unter (5-16) zu kodieren

5-080 **Inzision der Tränendrüse**

5-080.0 ↔ Ohne weitere Maßnahmen

5-080.2 ↔ Drainage

5-080.x ↔ Sonstige

5-080.y N.n.bez.

5-081 **Exzision von (erkranktem) Gewebe der Tränendrüse**

5-081.0 ↔ Partielle Exzision

5-081.1 ↔ Komplette Exzision

5-081.x ↔ Sonstige

5-081.y N.n.bez.

5-082 **Andere Operationen an der Tränendrüse**

5-082.0 ↔ Refixation

5-082.x ↔ Sonstige

5-082.y N.n.bez.

5-084 **Inzision von Tränensack und sonstigen Tränenwegen**

5-084.0 Tränensack
- .00 ↔ Ohne weitere Maßnahmen
- .01 ↔ Entfernung eines Fremdkörpers oder Steines
- .02 ↔ Drainage
- .0x ↔ Sonstige

5-084.1 Sonstige Tränenwege
- .10 ↔ Ohne weitere Maßnahmen
- .11 ↔ Entfernung eines Fremdkörpers oder Steines
- .12 ↔ Drainage
- .1x ↔ Sonstige

5-084.y N.n.bez.

5-085 **Exzision von erkranktem Gewebe an Tränensack und sonstigen Tränenwegen**

5-085.0 ↔ Tränenpunkt

5-085.1 ↔ Tränenkanal

5-085.2 ↔ Tränensack

5-085.3 ↔ Ductus nasolacrimalis

5-085.x ↔ Sonstige

5-085.y N.n.bez.

5-086 **Rekonstruktion des Tränenkanals und Tränenpunktes**

5-086.0 Invertierung des Tränenpunktes

.00 ↔ Durch Thermokauterisation

.01 ↔ Durch Spindel- oder Rautenexzision

.0x ↔ Sonstige

5-086.1 ↔ Erweiterung des Tränenpunktes

5-086.2 ↔ Sonstige Rekonstruktion des Tränenpunktes

5-086.3 Rekonstruktion des Tränenkanals

.30 ↔ Mit Ringintubation

.31 ↔ Mit sonstiger Intubation

.3x ↔ Sonstige

5-086.x ↔ Sonstige

5-086.y N.n.bez.

5-087 **Dakryozystorhinostomie**

5-087.0 Transkutan

.00 ↔ Ohne Intubation

.01 ↔ Mit Intubation

.0x ↔ Sonstige

5-087.1 ↔ Endonasal

5-087.2 ↔ Canaliculorhinostomie

5-087.x ↔ Sonstige

5-087.y N.n.bez.

5-088 **Andere Rekonstruktion der Tränenwege**

5-088.0 Konjunktivorhinostomie

.00 ↔ Mit Schleimhautplastik

.01 ↔ Mit Röhrchen

.0x ↔ Sonstige

5-088.1 Konjunktivodakryozystostomie

.10 ↔ Mit Schleimhautplastik

.11 ↔ Mit Röhrchen

.1x ↔ Sonstige

5-088.2 ↔ Rekonstruktion des Ductus nasolacrimalis

5-088.3 ↔ Endoskopische Rekonstruktion

5-088.4 ↔ Stent-Implantation

5-088.x ↔ Sonstige

5-088.y N.n.bez.

5-089 **Andere Operationen an den Tränenwegen**

5-089.0 Verschluss eines Tränenpunktes

.00 ↔ Temporär

.01 ↔ Permanent

5-089.1 ↔ Wechsel eines Röhrchens
Inkl.: Repositionierung

5-089.2 ↔ Entfernung eines Röhrchens

5-089.3 ↔ Entfernung einer Tränenwegsintubation

5-089.4 ↔ Entfernung eines temporären Verschlusses des Tränenpunktes

5-089.x ↔ Sonstige

5-089.y N.n.bez.

5-09 Operationen an den Augenlidern

Exkl.: Operationen an den Augenlidern bei Verbrennungen (5-92)

5-090 Inzision des (erkrankten) Augenlides

Exkl.: Kanthotomie (5-092.3)
Biopsie am Augenlid durch Inzision (1-520)

5-090.0 ↔ Ohne weitere Maßnahmen

5-090.1 ↔ Kürettage

5-090.2 ↔ Drainage

5-090.3 ↔ Fremdkörperentfernung

5-090.x ↔ Sonstige

5-090.y N.n.bez.

5-091 Exzision und Destruktion von (erkranktem) Gewebe des Augenlides

Hinw.: Unter mikrographischer Chirurgie (histographisch kontrolliert) werden Eingriffe verstanden, bei denen die Exzision des Tumors mit topographischer Markierung und anschließender Aufarbeitung der gesamten Exzidataußenfläche/-grenze erfolgt

5-091.0 Oberflächliche Exzision

.00 ↔ Ohne Beteiligung der Lidkante

.01 ↔ Mit Beteiligung der Lidkante

5-091.1 Oberflächliche Exzision, histographisch kontrolliert (mikrographische Chirurgie)

.10 ↔ Ohne Beteiligung der Lidkante

.11 ↔ Mit Beteiligung der Lidkante

5-091.2 Tiefe Exzision

.20 ↔ Ohne Beteiligung der Lidkante

.21 ↔ Mit Beteiligung der Lidkante

5-091.3 Tiefe Exzision, histographisch kontrolliert (mikrographische Chirurgie)

.30 ↔ Ohne Beteiligung der Lidkante

.31 ↔ Mit Beteiligung der Lidkante

5-091.4 Destruktion

.40 ↔ Durch Thermokoagulation

.41 ↔ Durch Laserkoagulation

.42 ↔ Durch Kryokoagulation

.4x ↔ Sonstige

5-091.x ↔ Sonstige

5-091.y N.n.bez.

5-092 Operationen an Kanthus und Epikanthus

5-092.0 Tarsorrhaphie

.00 ↔ Ohne Lidkantenexzision

.01 ↔ Mit Lidkantenexzision

5-092.1 ↔ Kanthopexie, medial

5-092.2 ↔ Kanthopexie, lateral

5-092.3 ↔ Kanthotomie

5-092.4 Korrekturoperation bei Epikanthus

.40 ↔ Y-V-Plastik

.41 ↔ Doppel-Z-Plastik

.4x ↔ Sonstige

5-092.5 ↔ Eröffnen einer Tarsorrhaphie

5-092.x ↔ Sonstige

5-092.y N.n.bez.

5-093 Korrekturoperation bei Entropium und Ektropium

5-093.0 ↔ Durch Thermokoagulation

5-093.1 ↔ Durch Naht

5-093.2 ↔ Durch horizontale Verkürzung des Augenlides

5-093.3 ↔ Durch Operation an den Lidretraktoren
Hinw.: Die Entnahme eines Faszien-Transplantates ist gesondert zu kodieren (5-852.g ff.)

5-093.4 ↔ Durch Transplantation oder Implantation

5-093.5 ↔ Durch Verschiebe- oder Schwenkplastik

5-093.6 ↔ Durch Reposition einer Lidlamelle

5-093.x ↔ Sonstige

5-093.y N.n.bez.

5-094 Korrekturoperation bei Blepharoptosis

5-094.0 ↔ Tarsusresektion

5-094.1 ↔ Levator-/Aponeurosenfaltung

5-094.2 ↔ Levator-/Aponeurosenresektion

5-094.3 ↔ Levatorreinsertion

5-094.4 ↔ Frontalissuspension

5-094.x ↔ Sonstige

5-094.y N.n.bez.

5-095 Naht des Augenlides
Exkl.: Naht der Augenbraue (5-900.04)

5-095.0 Verschluss oberflächlicher Liddefekte

.00 ↔ Ohne Beteiligung der Lidkante

.01 ↔ Mit Beteiligung der Lidkante

5-095.1 Verschluss tiefer Liddefekte

.10 ↔ Ohne Beteiligung der Lidkante

.11 ↔ Mit Beteiligung der Lidkante

5-095.2 ↔ Naht einer Avulsion

5-095.x ↔ Sonstige

5-095.y N.n.bez.

5-096 Andere Rekonstruktion der Augenlider

5-096.0 Durch Hautlappenplastik

.00 ↔ Mit Hautverschiebung

.01 ↔ Mit Hautschwenkung

.02 ↔ Mit Hautrotation

.0x ↔ Sonstige

5-096.1 Durch Verschiebeplastik der Lidkante

.10 ↔ Mit Kanthotomie

.11 ↔ Mit Bogenverschiebeplastik

.1x ↔ Sonstige

5-096.2 Durch Transplantation

.20 ↔ Haut

.21 ↔ Schleimhaut

.22 ↔ Knorpel

.23 ↔ Schleimhaut und Knorpel, kombiniert

.24 ↔ Alloplastisches Material

.2x ↔ Sonstige

5-096.3 Mit Tarsokonjunktival-Transplantat

.30 ↔ Gestielt

.31 ↔ Frei

.32 ↔ Tarsomarginal

.3x ↔ Sonstige

5-096.4 Mit Verschiebe- und Rotationsplastik des Lides

.40 ↔ Wangenrotationsplastik

.41 ↔ Schwenklappenplastik

.42 ↔ Oberlidersatz durch Unterlidplastik

.4x ↔ Sonstige

5-096.5 Rekonstruktion des Lidwinkels

.50 ↔ Medial

.51 ↔ Lateral

5-096.6 ↔ Lideröffnung nach Lidrekonstruktion

5-096.x ↔ Sonstige

5-096.y N.n.bez.

5-097 Blepharoplastik

5-097.0 ↔ Hebung der Augenbraue

5-097.1 ↔ Blepharoplastik des Oberlides

5-097.2 ↔ Blepharoplastik des Unterlides

5-097.3 ↔ Entfernung eines Fettgewebeprolapses der Orbita

5-097.4 ↔ Oberflächenbehandlung mit Laser

5-097.x ↔ Sonstige

5-097.y N.n.bez.

5-098 Vertikale Lidverlängerung

5-098.0 Oberlidverlängerung

.00 ↔ Mit Z-Plastik

.01 ↔ Mit Transplantat

.02 ↔ Durch Rezession des Oberlidretraktors

.03 ↔ Durch Ektomie des Müller-Muskels (M. tarsalis sup.)

.0x ↔ Sonstige

5-098.1 ↔ Unterlidverlängerung

5-098.x ↔ Sonstige

5-098.y N.n.bez.

5-099 Andere Operationen am Augenlid

5-099.0 ↔ Fixation von Gewichten am Augenlid

5-099.1 ↔ Entfernung einer Naht

5-099.x ↔ Sonstige

5-099.y N.n.bez.

5-10 Operationen an den Augenmuskeln

Hinw.: Revisionsoperationen sind mit dem Kode für den jeweiligen Eingriff und dem Zusatzkode 5-983 zu kodieren

Kombinierte Operationen an mehreren Augenmuskeln sind unter 5-10k ff. zu kodieren

5-10a Verstärkende Eingriffe an einem geraden Augenmuskel

5-10a.0 ↔ Resektion

5-10a.1 ↔ Faltung

5-10a.2 ↔ Vorlagerung

5-10a.3 ↔ Kombination aus Resektion, Faltung und/oder Vorlagerung

5-10a.x ↔ Sonstige

5-10a.y N.n.bez.

5-10b Schwächende Eingriffe an einem geraden Augenmuskel

5-10b.0 ↔ Einfache Rücklagerung

5-10b.1 ↔ Rücklagerung an Schlingen

5-10b.2 ↔ Tenotomie, Myotomie, Tenektomie und/oder Myektomie

5-10b.3 ↔ Partielle Tenotomie und/oder Myotomie

5-10b.4 ↔ Rücklagerung mit Interponat

5-10b.x ↔ Sonstige

5-10b.y N.n.bez.

5-10c Chirurgie der Abrollstrecke (Faden-Operation, Myopexie)

5-10c.0 ↔ Einfach

5-10c.1 ↔ Kombiniert mit weiteren Maßnahmen am selben Muskel

5-10c.y N.n.bez.

5-10d Transposition eines geraden Augenmuskels

5-10d.0 ↔ Gesamter Muskel

5-10d.1 ↔ Muskelteil

5-10d.y N.n.bez.

5-10e Andere Operationen an den geraden Augenmuskeln

5-10e.0 ↔ Adhäsiolyse

5-10e.1 ↔ Entfernen einer Muskelnaht

5-10e.2 ↔ Absetzen eines Augenmuskels

5-10e.3 ↔ Refixation eines Augenmuskels

5-10e.4 ↔ Operation mit justierbaren Fäden

5-10e.x ↔ Sonstige

5-10e.y N.n.bez.

5-10f Verstärkende Eingriffe an einem schrägen Augenmuskel

5-10f.0 ↔ Resektion

5-10f.1 ↔ Faltung

5-10f.2 ↔ Vorlagerung

5-10f.3 ↔ Kombination aus Resektion, Faltung und/oder Vorlagerung

5-10f.x ↔ Sonstige

5-10f.y N.n.bez.

5-10g Schwächende Eingriffe an einem schrägen Augenmuskel

5-10g.0 ↔ Einfache Rücklagerung

5-10g.1 ↔ Rücklagerung an Schlingen

5-10g.2 ↔ Tenotomie, Myotomie, Tenektomie und/oder Myektomie

5-10g.3 ↔ Partielle Tenotomie und/oder Myotomie

5-10g.x ↔ Sonstige

5-10g.y N.n.bez.

5-10h Transposition eines schrägen Augenmuskels

5-10h.0 ↔ Gesamter Muskel

5-10h.1 ↔ Muskelteil

5-10h.y N.n.bez.

5-10j Andere Operationen an den schrägen Augenmuskeln

5-10j.0 ↔ Adhäsiolyse

5-10j.1 ↔ Entfernen einer Muskelnaht

5-10j.2 ↔ Absetzen eines Augenmuskels

5-10j.3 ↔ Refixation eines Augenmuskels

5-10j.x ↔ Sonstige

5-10j.y N.n.bez.

5-10k Kombinierte Operationen an den Augenmuskeln

Hinw.: Kombinierte Operationen an mehreren Augenmuskeln sind zwingend mit einem Kode aus diesem Bereich zu kodieren
Die Anzahl der operierten Augenmuskel (auch bei Operationen an beiden Augen) ist zu addieren und ein entsprechender Kode zu verwenden

5-10k.0 ↔ Operation an 2 geraden Augenmuskeln

5-10k.1 ↔ Operation an mindestens 3 geraden Augenmuskeln

5-10k.2 ↔ Operation an 2 schrägen Augenmuskeln

5-10k.3 Operation an mindestens 3 schrägen Augenmuskeln

5-10k.4 ↔ Operation an mindestens 2 geraden und mindestens 2 schrägen Augenmuskeln

5-10k.5 ↔ Operation an 1 geraden Augenmuskel und 1 schrägen Augenmuskel

5-10k.6 ↔ Operation an 1 geraden Augenmuskel und 2 schrägen Augenmuskeln

5-10k.7 ↔ Operation an 2 geraden Augenmuskeln und 1 schrägen Augenmuskel

5-10k.8 ↔ Myopexie an 2 geraden Augenmuskeln

5-10k.9 ↔ Myopexie an mindestens 2 geraden Augenmuskeln mit Operation an mindestens 1 weiteren Augenmuskel

5-10k.x ↔ Sonstige

5-10m Andere Operationen an den Augenmuskeln

5-11 Operationen an der Konjunktiva

5-110 Operative Entfernung eines Fremdkörpers aus der Konjunktiva

Exkl.: Entfernung eines Fremdkörpers aus der Konjunktiva ohne Inzision (8-101.2)

5-110.1 ↔ Durch Inzision

5-110.x ↔ Sonstige

5-110.y N.n.bez.

5-112 Exzision und Destruktion von (erkranktem) Gewebe der Konjunktiva

5-112.0 Destruktion

.00 ↔ Durch Thermokoagulation
.01 ↔ Durch Laserkoagulation
.02 ↔ Durch Kryokoagulation
.0x ↔ Sonstige

5-112.1 ↔ Exzision ohne Plastik

5-112.2 ↔ Exzision mit Plastik

5-112.3 ↔ Peritomie

5-112.4 ↔ Periektomie

5-112.x ↔ Sonstige

5-112.y N.n.bez.

5-113 Konjunktivaplastik

5-113.0 Transplantation von Bindehaut oder Stammzellen des Limbus

.00 ↔ Vom ipsilateralen Auge
.01 ↔ Vom kontralateralen Auge
.02 ↔ Allogen
.0x ↔ Sonstige

5-113.1 ↔ Transplantation von Nasenschleimhaut

5-113.2 ↔ Transplantation von Mundschleimhaut

5-113.3 ↔ Tenonplastik

5-113.4 ↔ Transplantation von Amnionmembran

5-113.x ↔ Sonstige

5-113.y N.n.bez.

5-114 Lösung von Adhäsionen zwischen Konjunktiva und Augenlid

5-114.0 ↔ Ohne Bindehautplastik

5-114.1 ↔ Mit Bindehautplastik

5-114.x ↔ Sonstige

5-114.y N.n.bez.

5-115 ↔ Naht der Konjunktiva

5-119 Andere Operationen an der Konjunktiva

5-119.0 ↔ Inzision und Drainage

5-119.1 ↔ Entfernung einer Naht

5-119.x ↔ Sonstige

5-119.y N.n.bez.

5-12 Operationen an der Kornea

5-120 Operative Entfernung eines Fremdkörpers aus der Kornea
Exkl.: Entfernung eines Fremdkörpers aus der Kornea ohne Inzision und ohne Magnet (8-101.1)
Entfernung einer Hornhautnaht (5-129.4)

5-120.0 ↔ Mit Magnet

5-120.1 ↔ Durch Inzision

5-120.2 ↔ Säuberung des Wundbettes

5-120.x ↔ Sonstige

5-120.y N.n.bez.

5-121 Inzision der Kornea
Exkl.: Keratotomie als Refraktionschirurgie (5-126.0 ff.)

5-121.0 ↔ Chirurgisch

5-121.1 ↔ Durch Laser

5-121.x ↔ Sonstige

5-121.y N.n.bez.

5-122 Operationen bei Pterygium

5-122.0 ↔ Exzision ohne Plastik

5-122.1 ↔ Exzision mit Bindehautplastik

5-122.2 ↔ Mit phototherapeutischer Keratektomie

5-122.3 ↔ Mit medikamentöser Rezidivprophylaxe

5-122.4 ↔ Exzision mit sonstiger Plastik oder freiem Transplantat

5-122.x ↔ Sonstige

5-122.y N.n.bez.

5-123 Exzision und Destruktion von (erkranktem) Gewebe der Kornea
Hinw.: Die Art der verwendeten Lasertechnik ist gesondert zu kodieren (5-985 ff.)

5-123.0 Destruktion

.00 ↔ Durch Thermokoagulation

.01 ↔ Durch Laserkoagulation

.02 ↔ Durch Kryokoagulation

.0x ↔ Sonstige

5-123.2 Keratektomie
Exkl.: Keratektomie als Refraktionschirurgie (5-126.1)
.20 ↔ Superfiziell
.21 ↔ Mit EDTA
.2x ↔ Sonstige

5-123.3 ↔ Phototherapeutische Keratektomie

5-123.4 ↔ Hornhautentnahme oder Entfernung des Augapfels [Enukleation] zur Hornhautentnahme, postmortal (zur Transplantation)

5-123.x ↔ Sonstige

5-123.y N.n.bez.

5-124 ↔ Naht der Kornea

5-125 Hornhauttransplantation und Keratoprothetik

5-125.0 Hornhauttransplantation, lamellär
.00 ↔ Anterior
.01 ↔ Posterior

5-125.1 Hornhauttransplantation, perforierend
.10 ↔ Nicht HLA-typisiert
.11 ↔ HLA-typisiert

5-125.2 ↔ Autorotationskeratoplastik

5-125.3 ↔ Austausch-Keratoplastik

5-125.4 Insertion einer Keratoprothese
.40 ↔ Ohne biologische Beschichtung, nicht patientenindividuell
.41 ↔ Mit biologischer Beschichtung, patientenindividuell

5-125.5 ↔ Hornhaut-Retransplantation während desselben stationären Aufenthaltes

5-125.x ↔ Sonstige

5-125.y N.n.bez.

5-126 Refraktive Keratoplastik und andere Rekonstruktion der Kornea
Exkl.: Keratektomie aus anderer Indikation (5-123.2 ff.)
Hinw.: Die Art der verwendeten Lasertechnik ist gesondert zu kodieren (5-985 ff.)

5-126.0 Keratotomie
.00 ↔ Radiär
.01 ↔ Nicht radiär
.0x ↔ Sonstige

5-126.1 ↔ Photorefraktive Keratektomie

5-126.2 ↔ Keratomileusis

5-126.7 ↔ Implantation eines intrastromalen Ringsegmentes

5-126.8 ↔ Vernetzung der Hornhaut mit Riboflavin und UV-A-Bestrahlung [Korneales Crosslinking]

5-126.x ↔ Sonstige

5-126.y N.n.bez.

5-129 Andere Operationen an der Kornea

5-129.0 ↔ Tätowierung

5-129.1 ↔ Deckung der Kornea durch Bindehaut

5-129.2 ↔ Deckung der Kornea durch eine Amnionmembran

5-129.3 ↔ Verschluss eines Defektes mit Gewebekleber

5-129.4 ↔ Entfernung einer Hornhautnaht

5-129.5 ↔ Entfernung einer Keratoprothese

5-129.x ↔ Sonstige

5-129.y N.n.bez.

5-13 Operationen an Iris, Corpus ciliare, vorderer Augenkammer und Sklera

5-130 Operative Entfernung eines Fremdkörpers aus der vorderen Augenkammer

Exkl.: Entfernung eines Fremdkörpers aus der Sklera ohne Inzision und ohne Magnet (8-101.0)
Entfernung eines Fremdkörpers aus der Sklera durch Inzision (5-138.01)
Entfernung einer Naht (5-139.5)

5-130.0 ↔ Mit Magnet

5-130.1 ↔ Durch Inzision

5-130.x ↔ Sonstige

5-130.y N.n.bez.

5-131 Senkung des Augeninnendruckes durch filtrierende Operationen

5-131.0 Gedeckte Goniotrepanation oder Trabekulektomie

.00 ↔ Ohne adjuvante medikamentöse Therapie

.01 ↔ Mit Einbringen von Medikamenten zur Fibrosehemmung

.0x ↔ Sonstige

5-131.4 Revision einer Sklerafistel

.40 ↔ Revision eines Sickerkissens

.41 ↔ Sekundärer Verschluss eines Skleradeckels

.42 ↔ Öffnen eines Skleradeckelfadens

.4x ↔ Sonstige

5-131.5 ↔ Lasersklerostomie

5-131.6 Filtrationsoperation

.61 ↔ Mit nicht nahtfixiertem Implantat, mit Abfluss in den Kammerwinkel

.62 ↔ Mit nicht nahtfixiertem Implantat, mit Abfluss in den suprachoroidaien Raum

.63 ↔ Mit nicht nahtfixiertem Implantat, mit Abfluss unter die Bindehaut

.64 ↔ Mit nahtfixiertem Implantat, mit Abfluss unter die Bindehaut
Inkl.: Filtrationsoperation mit episkleralem nahtfixierten Plattenimplantat

.6x ↔ Mit sonstigem Implantat

5-131.7 ↔ Trabekulotomie
Exkl.: Intraokulare Laser-Trabekulotomie (5-133.80)

5-131.8 ↔ Goniotomie

5-131.x ↔ Sonstige

5-131.y N.n.bez.

5-132 Senkung des Augeninnendruckes durch Operationen am Corpus ciliare

5-132.1 ↔ Zyklokryotherapie

5-132.2 Zyklophotokoagulation

.20 ↔ Offen chirurgisch

.21 ↔ Endoskopisch

.22 ↔ Transskleral

.2x ↔ Sonstige

5-132.x ↔ Sonstige

5-132.y N.n.bez.

5-133 Senkung des Augeninnendruckes durch Verbesserung der Kammerwasserzirkulation

5-133.0 ↔ Chirurgische Iridektomie

5-133.3 ↔ Lasertrabekuloplastik

5-133.4 ↔ Gonioplastik oder Iridoplastik durch Laser

5-133.5 ↔ Zyklodialyse

5-133.6 ↔ Laseriridotomie

5-133.7 ↔ Aspiration am Trabekelwerk bei Pseudoexfoliationsglaukom

5-133.8 Intraokulare Trabekulotomie

.80 ↔ Durch Laser

.81 ↔ Durch Elektroablation
Inkl.: Intraokulare Trabekulotomie mit Trabektom

.8x ↔ Sonstige

5-133.x ↔ Sonstige

5-133.y N.n.bez.

5-134 Senkung des Augeninnendruckes durch nicht filtrierende Operationen

5-134.0 Viskokanalostomie

.00 ↔ Ohne Einbringen von Medikamenten zur Fibrosehemmung

.01 ↔ Mit Einbringen von Medikamenten zur Fibrosehemmung

5-134.1 Tiefe Sklerektomie

.10 ↔ Ohne Einbringen von Medikamenten zur Fibrosehemmung

.11 ↔ Mit Einbringen von Medikamenten zur Fibrosehemmung

5-134.2 ↔ Viskokanaloplastik

5-134.x ↔ Sonstige

5-134.y N.n.bez.

5-135 Exzision und Destruktion von erkranktem Gewebe an Iris, Corpus ciliare und Sklera

5-135.0 ↔ Exzision von erkranktem Gewebe der Iris

5-135.1 ↔ Exzision von erkranktem Gewebe des Corpus ciliare

5-135.2 ↔ Exzision von erkranktem Gewebe der Sklera

5-135.3 ↔ Destruktion von erkranktem Gewebe der Iris

5-135.4 ↔ Destruktion von erkranktem Gewebe des Corpus ciliare

5-135.5 ↔ Destruktion von erkranktem Gewebe der Sklera

5-135.x ↔ Sonstige

5-135.y N.n.bez.

5-136 Andere Iridektomie und Iridotomie

5-136.1 ↔ Iridotomie mit Laser

5-136.3 ↔ Exzision der prolabierten Iris

5-136.x ↔ Sonstige

5-136.y N.n.bez.

5-137 Andere Operationen an der Iris

5-137.0 ↔ Pupillenplastik durch Laser

5-137.1 ↔ Iridoplastik, chirurgisch

5-137.2 ↔ Lösung vorderer Synechien (zwischen Iris und Kornea)

5-137.3 ↔ Lösung von Goniosynechien (Augenkammerwinkel)

5-137.4 ↔ Lösung hinterer Synechien (zwischen Iris und Linse)

5-137.5 ↔ Entfernung einer Pupillarmembran

5-137.6 ↔ Operation mit Implantation eines künstlichen Irisdiaphragmas

5-137.7 ↔ Temporäre chirurgische Pupillenerweiterung

5-137.x ↔ Sonstige

5-137.y N.n.bez.

5-138 Operationen an der Sklera

5-138.0 Entfernung eines Fremdkörpers

.00 ↔ Mit Magnet

.01 ↔ Durch Inzision

.0x ↔ Sonstige

5-138.1 Naht der Sklera

.10 ↔ Primäre Naht

.13 ↔ Revision

.1x ↔ Sonstige

5-138.x ↔ Sonstige

5-138.y N.n.bez.

5-139 Andere Operationen an Sklera, vorderer Augenkammer, Iris und Corpus ciliare

5-139.0 ↔ Parazentese

5-139.1 Vorderkammerspülung

- .10 ↔ Ohne weitere Maßnahmen
- .11 ↔ Mit Entfernung von Silikonöl
- .12 ↔ Mit Einbringen von Medikamenten
- .1x ↔ Sonstige

5-139.2 ↔ Einbringen von Gas in die Vorderkammer

5-139.3 ↔ Exzision einer Epitheleinwachsung

5-139.4 ↔ Fixation des Ziliarkörpers

5-139.5 ↔ Entfernung einer Naht

5-139.x ↔ Sonstige

5-139.y N.n.bez.

5-14 Operationen an der Linse

Hinw.: Die Angabe zur Linsenimplantation ist für die Kodes 5-143 ff. bis 5-146 ff. nach folgender Liste zu kodieren. Es ist jedoch nicht jede Listenposition mit jedem 5-stelligen Kode kombinierbar:

- 0 ↔ Ohne Implantation einer alloplastischen Linse
- 5 ↔ Mit Einführung einer kammerwinkelgestützten Vorderkammerlinse
- 6 ↔ Mit Einführung einer irisfixierten Vorderkammerlinse
- 7 ↔ Mit Einführung einer sonstigen Vorderkammerlinse
- 8 ↔ Mit Einführung einer Vorderkammerlinse, n.n.bez.
- 9 ↔ Mit Einführung mehrerer alloplastischer Linsen
- a ↔ Mit Einführung einer kapselfixierten Hinterkammerlinse, monofokale Intraokularlinse
- b ↔ Mit Einführung einer sulkusfixierten Hinterkammerlinse, monofokale Intraokularlinse
- c ↔ Mit Einführung einer sklerafixierten Hinterkammerlinse, monofokale Intraokularlinse
- d ↔ Mit Einführung einer Hinterkammerlinse, n.n.bez., monofokale Intraokularlinse
- e ↔ Mit Einführung einer kapselfixierten Hinterkammerlinse, Sonderform der Intraokularlinse
- f ↔ Mit Einführung einer sulkusfixierten Hinterkammerlinse, Sonderform der Intraokularlinse
- g ↔ Mit Einführung einer sklerafixierten Hinterkammerlinse, Sonderform der Intraokularlinse
- h ↔ Mit Einführung einer Hinterkammerlinse, n.n.bez., Sonderform der Intraokularlinse
- j ↔ Mit Einführung einer irisfixierten Hinterkammerlinse, monofokale Intraokularlinse
- k ↔ Mit Einführung einer irisfixierten Hinterkammerlinse, Sonderform der Intraokularlinse
- x ↔ Sonstige

5-140 Entfernung eines Fremdkörpers aus der Augenlinse

5-140.0 ↔ Mit Magnet

5-140.1 ↔ Durch Inzision

5-140.x ↔ Sonstige

5-140.y N.n.bez.

5-142 Kapsulotomie der Linse

5-142.0 ↔ Laserpolitur der Intraokularlinse

5-142.1 ↔ Kapsulotomie, chirurgisch

5-142.2 ↔ Kapsulotomie durch Laser

5-142.3 ↔ Nachstarabsaugung

5-142.x ↔ Sonstige

5-142.y N.n.bez.

5-143 **Intrakapsuläre Extraktion der Linse**
Hinw.: Die Angabe zur Linsenimplantation ist in der 6. Stelle nach der Liste vor 5-140 zu kodieren
Die verwendete Sonderform der Intraokularlinse ist für die 6. Stelle e bis h und k gesondert zu kodieren (5-149.2 ff.)

** 5-143.0 Über sklero-kornealen Zugang
[6. Stelle: 0,5-8,a-k,x]

** 5-143.1 Über kornealen Zugang
[6. Stelle: 0,5,a-k,x]

** 5-143.x Sonstige

5-143.y N.n.bez.

5-144 **Extrakapsuläre Extraktion der Linse [ECCE]**
Inkl.: Linsenberechnung, ggf. auch optisch
Hinw.: Eine durchgeführte Iridektomie und eine Spülung sind im Kode enthalten
Eine durchgeführte Vitrektomie ist gesondert zu kodieren (5-158 ff., 5-159 ff.)
Die Angabe der Linsenimplantation ist in der 6. Stelle nach der Liste vor Kode 5-140 zu kodieren
Die verwendete Sonderform der Intraokularlinse ist für die 6. Stelle e bis h und k gesondert zu kodieren (5-149.2 ff.)

** 5-144.2 Linsenkernexpression und/oder -Aspiration über sklero-kornealen Zugang

** 5-144.3 Linsenkernverflüssigung [Phakoemulsifikation] über sklero-kornealen Zugang

** 5-144.4 Linsenkernexpression und/oder -Aspiration über kornealen Zugang

** 5-144.5 Linsenkernverflüssigung [Phakoemulsifikation] über kornealen Zugang

** 5-144.x Sonstige

5-144.y N.n.bez.

5-145 **Andere Linsenextraktionen**
Hinw.: Die Angabe der Linsenimplantation ist in der 6. Stelle nach der Liste vor Kode 5-140 zu kodieren
Die verwendete Sonderform der Intraokularlinse ist für die 6. Stelle e bis h und k gesondert zu kodieren (5-149.2 ff.)

** 5-145.0 Über die Pars plana
[6. Stelle: 0,5-8,a-k,x]

** 5-145.1 Entfernung einer luxierten Linse aus der Vorderkammer
[6. Stelle: 0,x]

** 5-145.2 Entfernung einer luxierten Linse aus dem Glaskörper
[6. Stelle: 0,5-8,a-k,x]

** 5-145.x Sonstige

5-145.y N.n.bez.

5-146 **(Sekundäre) Einführung und Wechsel einer alloplastischen Linse**
Hinw.: Die Angabe der Linsenimplantation ist in der 6. Stelle nach der Liste vor Kode 5-140 zu kodieren
Die verwendete Sonderform der Intraokularlinse ist für die 6. Stelle e bis h und k gesondert zu kodieren (5-149.2 ff.)

** 5-146.0 Sekundäre Einführung bei aphakem Auge
[6. Stelle: 0,5-8,a-k,x]

** 5-146.1 Einführung bei phakem Auge
[6. Stelle: 0,5-8,a-k,x]

** 5-146.2 Wechsel
[6. Stelle: 0,5-8,a-k,x]

** 5-146.x Sonstige

5-146.y N.n.bez.

5-147 **Revision und Entfernung einer alloplastischen Linse**

5-147.0 ↔ Revision einer Vorderkammerlinse

5-147.1 ↔ Revision einer Hinterkammerlinse

5-147.2 ↔ Entfernung einer Vorderkammerlinse

5-147.3 ↔ Entfernung einer Hinterkammerlinse

5-147.x ↔ Sonstige

5-147.y N.n.bez.

5-149 Andere Operationen an der Linse

5-149.0 ↔ Einführung eines Kapselspannringes

5-149.1 ↔ Verschluss eines Defektes mit Gewebekleber

5-149.2 Sonderform der Intraokularlinse
Hinw.: Diese Kodes sind Zusatzkodes. Die durchgeführte Operation ist gesondert zu kodieren

.20 ↔ Multifokale Intraokularlinse

.21 ↔ Torische Intraokularlinse

.22 ↔ Akkommodative Intraokularlinse

.23 ↔ Irisprint-Intraokularlinse, patientenindividuell

.2x ↔ Sonstige

5-149.x ↔ Sonstige

5-149.y N.n.bez.

5-15 Operationen an Retina, Choroidea und Corpus vitreum

5-150 Entfernung eines Fremdkörpers aus dem hinteren Augenabschnitt

5-150.0 ↔ Mit Magnet, transskleral

5-150.1 ↔ Durch Inzision, transskleral

5-150.2 ↔ Transpupillar

5-150.x ↔ Sonstige

5-150.y N.n.bez.

5-152 Fixation der Netzhaut durch eindellende Operationen
Hinw.: Weitere Maßnahmen zur Fixation der Netzhaut sind gesondert zu kodieren

5-152.0 ↔ Durch permanente Plombe

5-152.1 ↔ Durch temporäre Plombe

5-152.2 ↔ Durch Cerclage

5-152.x ↔ Sonstige

5-152.y N.n.bez.

5-153 Revision, Wechsel und Entfernung einer Cerclage oder Plombe, die zur Fixation der Netzhaut angelegt wurde

5-153.0 ↔ Revision

5-153.1 ↔ Wechsel

5-153.2 ↔ Entfernung
Inkl.: Durchtrennung

5-153.y N.n.bez.

5-154 Andere Operationen zur Fixation der Netzhaut
Hinw.: Eine gleichzeitig durchgeführte Cerclage ist gesondert zu kodieren (5-152.2)
Ein gleichzeitig durchgeführter Eingriff am Glaskörper ist gesondert zu kodieren (5-158 ff., 5-159 ff.)

5-154.0 ↔ Kryopexie

5-154.2 ↔ Laser-Retinopexie

5-154.3 ↔ Endotamponade (Gas)

5-154.4 ↔ Durch schwere Flüssigkeiten

5-154.x ↔ Sonstige

5-154.y N.n.bez.

5-155 Destruktion von erkranktem Gewebe an Retina und Choroidea
Hinw.: Eine durchgeführte Vitrektomie ist gesondert zu kodieren (5-158 ff., 5-159 ff.)

5-155.0 ↔ Durch Diathermie

5-155.1 ↔ Durch Kryokoagulation

5-155.2 ↔ Durch Photokoagulation

5-155.3 ↔ Durch lokale Laserkoagulation

5-155.4 ↔ Durch flächige Laserkoagulation

5-155.5 ↔ Durch transpupillare Thermotherapie

5-155.6 ↔ Durch photodynamische Therapie

5-155.7 ↔ Durch sonstige Lasertherapie

5-155.8 Brachytherapie durch Aufnähen eines strahlenden Applikators
Exkl.: Lagekorrektur eines strahlenden Applikators (5-156.7)
Entfernung eines strahlenden Applikators (5-156.8)

.80 ↔ Beta-strahlend

.81 ↔ Gamma-strahlend

.8x ↔ Sonstige

5-155.x ↔ Sonstige

5-155.y N.n.bez.

5-156 Andere Operationen an der Retina
Hinw.: Eine durchgeführte Vitrektomie ist gesondert zu kodieren (5-158 ff., 5-159 ff.)

5-156.0 ↔ Retinotomie

5-156.1 ↔ Retinektomie

5-156.2 ↔ Transplantation der Retina oder Zellen der Retina

5-156.3 ↔ Rotation der Netzhaut

5-156.5 ↔ Fixierung von Markierungsplättchen für die Strahlentherapie

5-156.6 ↔ Entfernung von Markierungsplättchen für die Strahlentherapie

5-156.7 ↔ Lagekorrektur eines strahlenden Applikators

5-156.8 ↔ Entfernung eines strahlenden Applikators

5-156.9 ↔ Injektion von Medikamenten in den hinteren Augenabschnitt

5-156.a Implantation einer Netzhautprothese

.a0 ↔ Subretinale Netzhautprothese

.a1 ↔ Epiretinale Netzhautprothese

.ax ↔ Sonstige

5-156.x ↔ Sonstige

5-156.y N.n.bez.

5-157 Andere Operationen an der Choroidea
Hinw.: Eine durchgeführte Vitrektomie ist gesondert zu kodieren (5-158 ff., 5-159 ff.)

5-157.0 ↔ Subretinale Drainage

5-157.1 ↔ Exzision von subretinalem Gewebe

5-157.2 Blockexzision der Choroidea

.20 ↔ Mit Sklera in voller Dicke

.21 ↔ Mit lamellärem Skleradeckel

5-157.3 ↔ Transplantation von Aderhaut und Pigmentepithel

5-157.x ↔ Sonstige

5-157.y N.n.bez.

5-158 **Pars-plana-Vitrektomie**
Hinw.: Weitere Maßnahmen an Retina und Choroidea sind gesondert zu kodieren:
5-152 ff., 5-154 ff., 5-155 ff., 5-156 ff., 5-157 ff.
Die Durchführung als nahtlose transkonjunktivale Vitrektomie mit Einmalinstrumenten ist gesondert zu kodieren (5-159.4)
Die Angabe des Glaskörperersatzes ist in der 6. Stelle nach folgender Liste zu kodieren:
0 ↔ Elektrolytlösung
1 ↔ Luft
2 ↔ Andere Gase
3 ↔ Silikonölimplantation
4 ↔ Silikonölwechsel/-auffüllung
5 ↔ Silikonölentfernung
6 ↔ Medikamente
x ↔ Sonstige

** 5-158.0 Vordere Vitrektomie über Pars plana

** 5-158.1 Ohne chirurgische Manipulation der Netzhaut

** 5-158.2 Mit Entfernung epiretinaler Membranen

** 5-158.3 Mit Entfernung subretinaler Membranen

** 5-158.4 Mit Entfernung netzhautabhebender Membranen

** 5-158.x Sonstige

5-158.y N.n.bez.

5-159 **Vitrektomie über anderen Zugang und andere Operationen am Corpus vitreum**
Hinw.: Weitere Maßnahmen an Retina und Choroidea sind gesondert zu kodieren:
5-152 ff., 5-154 ff., 5-155 ff., 5-156 ff., 5-157 ff.
Die Angabe des Glaskörperersatzes ist für die mit ** gekennzeichneten Kodes in der 6. Stelle nach folgender Liste zu kodieren:
0 ↔ Elektrolytlösung
1 ↔ Luft
2 ↔ Andere Gase
3 ↔ Silikonölimplantation
4 ↔ Silikonölwechsel/-auffüllung
5 ↔ Silikonölentfernung
6 ↔ Medikamente
x ↔ Sonstige

** 5-159.0 Vordere Vitrektomie über anderen Zugang als Pars plana
[6. Stelle: 0,5,6,x]
Hinw.: Die Durchführung als nahtlose transkonjunktivale Vitrektomie mit Einmalinstrumenten ist gesondert zu kodieren (5-159.4)

** 5-159.1 Abtragung eines Glaskörperprolapses
[6. Stelle: 0,5,6,x]

** 5-159.2 Entfernung von Glaskörpersträngen
[6. Stelle: 0,5,6,x]

5-159.3 Durchtrennung der hinteren Glaskörpermembran durch Laser

5-159.4 Nahtlose transkonjunktivale Vitrektomie mit Einmalinstrumenten
Hinw.: Dieser Kode ist ein Zusatzkode. Die durchgeführte Vitrektomie ist gesondert zu kodieren

** 5-159.x Sonstige

5-159.y N.n.bez.

5-16 Operationen an Orbita und Augapfel
Exkl.: Offene Reposition einer Orbitafraktur (5-766 ff.)

5-160 **Orbitotomie**

5-160.0 ↔ Lateraler transossärer Zugang

5-160.1 ↔ Transfrontaler Zugang

5-160.2 ↔ Transkonjunktivaler anteriorer Zugang

5-160.3 ↔ Transkutaner anteriorer Zugang

5-160.4 ↔ Transethmoidaler Zugang

5-160.x ↔ Sonstige

5-160.y N.n.bez.

5-161 Entfernung eines Fremdkörpers aus Orbita und Augapfel, n.n.bez.
Inkl.: Fremdkörperentfernung mit Magnet
Hinw.: Eine durchgeführte Orbitotomie ist gesondert zu kodieren (5-160 ff.)

5-161.0 ↔ Orbita, mit Magnet

5-161.1 ↔ Augapfel, n.n.bez., mit Magnet

5-161.2 ↔ Orbita, durch Inzision

5-161.3 ↔ Augapfel, n.n.bez., durch Inzision

5-161.x ↔ Sonstige

5-161.y N.n.bez.

5-162 Entfernung des Augeninhaltes [Eviszeration]
Exkl.: Sekundäre Einführung eines Orbitaimplantates (5-165 ff.)

5-162.0 ↔ Ohne Einführung eines Orbitaimplantates

5-162.1 ↔ Mit gleichzeitiger Einführung eines Orbitaimplantates in die Skleraschale

5-162.x ↔ Sonstige

5-162.y N.n.bez.

5-163 Entfernung des Augapfels [Enukleation]
Exkl.: Sekundäre Einführung eines Orbitaimplantates (5-165 ff.)

5-163.0 ↔ Ohne Einführung eines Orbitaimplantates

5-163.1 Mit gleichzeitiger Einführung eines Orbitaimplantates in die Tenonsche Kapsel

.10 ↔ Alloplastisches Implantat

.11 ↔ Ummanteltes alloplastisches Implantat

.12 ↔ Haut-Fettgewebe-Transplantat

.13 ↔ Bulbusplatzhalter aus nicht resorbierbarem, mikroporösem Material, mit fibrovaskulärer Integration, ohne Titannetz

.14 ↔ Bulbusplatzhalter aus nicht resorbierbarem, mikroporösem Material, mit fibrovaskulärer Integration, mit Titannetz

.1x ↔ Sonstige

5-163.2 Mit gleichzeitiger Einführung eines Orbitaimplantates außerhalb der Tenonschen Kapsel

.20 ↔ Alloplastisches Implantat

.21 ↔ Ummanteltes alloplastisches Implantat

.22 ↔ Haut-Fettgewebe-Transplantat

.23 ↔ Bulbusplatzhalter aus nicht resorbierbarem, mikroporösem Material, mit fibrovaskulärer Integration, ohne Titannetz

.24 ↔ Bulbusplatzhalter aus nicht resorbierbarem, mikroporösem Material, mit fibrovaskulärer Integration, mit Titannetz

.2x ↔ Sonstige

5-163.x ↔ Sonstige

5-163.y N.n.bez.

5-164 Andere Exzision, Destruktion und Exenteration der Orbita und Orbitainnenhaut
Hinw.: Eine durchgeführte Exzision von Orbitaknochen ist gesondert zu kodieren (5-770.4)
Die Orbitotomie ist gesondert zu kodieren (5-160 ff.)

5-164.0 ↔ Destruktion

5-164.1 ↔ Teilexzision von erkranktem Gewebe

5-164.2 ↔ Totalexzision von erkranktem Gewebe

5-164.3 Exenteration der Orbita mit Erhalt der Lidhaut

.30 ↔ Ohne Einführung von Gewebe oder alloplastischem Material

.31 ↔ Mit Hauttransplantation

.32 ↔ Mit Transplantation/Transposition von sonstigem Gewebe

.33 ↔ Mit Einführung von alloplastischem Material

.3x ↔ Sonstige

5-164.4 Exenteration der Orbita ohne Erhalt der Lidhaut
- .40 ↔ Ohne Einführung von Gewebe oder alloplastischem Material
- .41 ↔ Mit Hauttransplantation
- .42 ↔ Mit Transplantation/Transposition von sonstigem Gewebe
- .43 ↔ Mit Einführung von alloplastischem Material
- .4x ↔ Sonstige

5-164.x ↔ Sonstige

5-164.y N.n.bez.

5-165 Sekundäre Einführung, Revision und Entfernung eines Orbitaimplantates
Exkl.: Primäre Einführung eines Orbitaimplantates (5-162.1, 5-163.1 ff., 5-163.2 ff.)

5-165.0 Sekundäre Einführung eines Orbitaimplantates in die Tenonsche Kapsel
Hinw.: Als selbständiger Eingriff
- .00 ↔ Alloplastisches Implantat
- .01 ↔ Ummanteltes alloplastisches Implantat
- .02 ↔ Haut-Fettgewebe-Transplantat
- .03 ↔ Bulbusplatzhalter aus nicht resorbierbarem, mikroporösem Material, mit fibrovaskulärer Integration, ohne Titannetz
- .04 ↔ Bulbusplatzhalter aus nicht resorbierbarem, mikroporösem Material, mit fibrovaskulärer Integration, mit Titannetz
- .0x ↔ Sonstige

5-165.1 Sekundäre Einführung eines Orbitaimplantates außerhalb der Tenonschen Kapsel
- .10 ↔ Alloplastisches Implantat
- .11 ↔ Ummanteltes alloplastisches Implantat
- .12 ↔ Haut-Fettgewebe-Transplantat
- .13 ↔ Bulbusplatzhalter aus nicht resorbierbarem, mikroporösem Material, mit fibrovaskulärer Integration, ohne Titannetz
- .14 ↔ Bulbusplatzhalter aus nicht resorbierbarem, mikroporösem Material, mit fibrovaskulärer Integration, mit Titannetz
- .1x ↔ Sonstige

5-165.2 ↔ Revision eines Orbitaimplantates

5-165.3 Wechsel eines Orbitaimplantates
- .30 ↔ Mit Einführung eines alloplastischen Implantates
- .31 ↔ Mit Einführung eines ummantelten alloplastischen Implantates
- .32 ↔ Mit Einführung eines Haut-Fettgewebe-Transplantates
- .33 ↔ Mit Einführung eines Bulbusplatzhalters aus nicht resorbierbarem, mikroporösem Material, mit fibrovaskulärer Integration, ohne Titannetz
- .34 ↔ Mit Einführung eines Bulbusplatzhalters aus nicht resorbierbarem, mikroporösem Material, mit fibrovaskulärer Integration, mit Titannetz
- .3x ↔ Sonstige

5-165.4 ↔ Entfernung eines Orbitaimplantates

5-165.x ↔ Sonstige

5-165.y N.n.bez.

5-166 Revision und Rekonstruktion von Orbita und Augapfel

5-166.0 Plastische Rekonstruktion der Orbita
- .00 ↔ Ohne Transplantat
- .01 ↔ Mit Schleimhauttransplantat
- .02 ↔ Mit Hauttransplantat
- .03 ↔ Mit sonstigem autogenen Material
- .04 ↔ Mit alloplastischem Material
- .0x ↔ Sonstige

5-166.1 ↔ Primäre Rekonstruktion des Augapfels

5-166.2 ↔ Sekundäre Rekonstruktion des Augapfels

5-166.3 ↔ Revision der Orbitahöhle

5-166.x ↔ Sonstige

5-166.y N.n.bez.

5-167 **Rekonstruktion der Orbitawand**
Hinw.: Die Orbitotomie ist gesondert zu kodieren (5-160 ff.)

5-167.0 ↔ Mit Osteoplastik

5-167.1 ↔ Mit Metallplatten oder Implantaten

5-167.2 ↔ Mit alloplastischem Material

5-167.3 ↔ Mit Galea-Lappen

5-167.4 ↔ Mit mikrovaskulärem Lappen

5-167.x ↔ Sonstige

5-167.y N.n.bez.

5-168 **Operationen am N. opticus**
Hinw.: Die Orbitotomie ist gesondert zu kodieren (5-160 ff.)

5-168.0 ↔ Optikusscheidenfensterung

5-168.1 ↔ Exzision von erkranktem Gewebe des N. opticus

5-168.x ↔ Sonstige

5-168.y N.n.bez.

5-169 **Andere Operationen an Orbita, Auge und Augapfel**
Hinw.: Die Orbitotomie ist gesondert zu kodieren (5-160 ff.)

5-169.0 Knöcherne Dekompression der Orbita

.00 ↔ Eine Wand

.01 ↔ Zwei Wände

.02 ↔ Drei Wände

.0x ↔ Sonstige

5-169.1 ↔ Resektion von Fettgewebe aus der Orbita

5-169.2 ↔ Einlegen eines intraokularen Medikamententrägers

5-169.3 ↔ Einlegen eines extrabulbären Medikamententrägers

5-169.4 ↔ Temporäre intraokulare Druckerhöhung

5-169.5 ↔ Entfernung eines Implantates nach Glaukomoperation

5-169.x ↔ Sonstige

5-169.y N.n.bez.

Operationen an den Ohren (5-18...5-20)

Hinw.: Die Anwendung mikrochirurgischer Technik ist, sofern nicht als eigener Kode angegeben, zusätzlich zu kodieren (5-984)
Die Anwendung von Lasertechnik ist, sofern nicht als eigener Kode angegeben, zusätzlich zu kodieren (5-985 ff.)
Die Anwendung eines OP-Roboters ist, sofern nicht als eigener Kode angegeben, zusätzlich zu kodieren (5-987 ff.)
Die Anwendung eines Navigationssystems ist, sofern nicht als eigener Kode angegeben, zusätzlich zu kodieren (5-988 ff.)
Die Durchführung der Operation im Rahmen der Versorgung einer Mehrfachverletzung ist zusätzlich zu kodieren (5-981)
Die Durchführung der Operation im Rahmen der Versorgung eines Polytraumas ist zusätzlich zu kodieren (5-982 ff.)
Die Durchführung einer Reoperation ist, sofern nicht als eigener Kode angegeben, zusätzlich zu kodieren (5-983)
Der vorzeitige Abbruch einer Operation ist zusätzlich zu kodieren (5-995)

5-18 Operationen an Ohrmuschel und äußerem Gehörgang
Exkl.: Operationen bei Verbrennungen am äußeren Ohr (5-92)

5-180 **Inzision am äußeren Ohr**

5-180.0 ↔ Ohrmuschel

5-180.1 ↔ Äußerer Gehörgang

5-180.2 ↔ Präaurikulär

5-180.3 ↔ Retroaurikulär

5-180.x ↔ Sonstige

5-180.y N.n.bez.

5-181 Exzision und Destruktion von erkranktem Gewebe des äußeren Ohres

Hinw.: Unter mikrographischer Chirurgie (histographisch kontrolliert) werden Eingriffe verstanden, bei denen die Exzision des Tumors mit topographischer Markierung und anschließender Aufarbeitung der gesamten Exzidataußenfläche/-grenze erfolgt

5-181.0 ↔ Exzision an der Ohrmuschel

5-181.1 ↔ Exzision an der Ohrmuschel, histographisch kontrolliert (mikrographische Chirurgie)

5-181.2 ↔ Hämatomausräumung

5-181.3 ↔ Exzision präaurikulär

5-181.4 ↔ Exzision präaurikulär, histographisch kontrolliert (mikrographische Chirurgie)

5-181.5 ↔ Exzision retroaurikulär

5-181.6 ↔ Exzision retroaurikulär, histographisch kontrolliert (mikrographische Chirurgie)

5-181.7 ↔ Exzision am äußeren Gehörgang

Exkl.: Exzision und Destruktion am knöchernen äußeren Gehörgang (5-181.9)

5-181.8 ↔ Destruktion

Exkl.: Exzision und Destruktion am knöchernen äußeren Gehörgang (5-181.9)

5-181.9 ↔ Exzision und/oder Destruktion am knöchernen äußeren Gehörgang

Inkl.: Operation eines Gehörgangscholesteatoms
Operation von Gehörgangsexostosen

5-181.x ↔ Sonstige

5-181.y N.n.bez.

5-182 Resektion der Ohrmuschel

Hinw.: Unter mikrographischer Chirurgie (histographisch kontrolliert) werden Eingriffe verstanden, bei denen die Exzision des Tumors mit topographischer Markierung und anschließender Aufarbeitung der gesamten Exzidataußenfläche/-grenze erfolgt

5-182.0 ↔ Partiell

5-182.1 ↔ Partiell, histographisch kontrolliert (mikrographische Chirurgie)

5-182.2 ↔ Total

5-182.3 ↔ Total, histographisch kontrolliert (mikrographische Chirurgie)

5-182.x ↔ Sonstige

5-182.y N.n.bez.

5-183 Wundversorgung am äußeren Ohr

5-183.0 ↔ Naht (nach Verletzung)

5-183.1 ↔ Replantation

5-183.x ↔ Sonstige

5-183.y N.n.bez.

5-184 Plastische Korrektur abstehender Ohren

5-184.0 ↔ Durch Korrektur des Ohrknorpels

5-184.1 ↔ Durch Exzision von Weichteilen

5-184.2 ↔ Durch Korrektur des Ohrknorpels und Exzision von Weichteilen

5-184.3 ↔ Concharotation

5-184.x ↔ Sonstige

5-184.y N.n.bez.

5-185 Konstruktion und Rekonstruktion des äußeren Gehörganges

5-185.0 ↔ Erweiterung (z.B. bei Gehörgangsstenose)

5-185.1 ↔ Konstruktion eines (nicht bestehenden) äußeren Gehörganges (z.B. bei Atresie)

5-185.2 ↔ Rekonstruktion eines (bestehenden) äußeren Gehörganges

5-185.x ↔ Sonstige

5-185.y N.n.bez.

5-186 Plastische Rekonstruktion von Teilen der Ohrmuschel
Exkl.: Plastische Rekonstruktion der Ohrmuschel bei Verbrennungen (5-92)

5-186.0 ↔ Mit Gewebeexpander

5-186.1 ↔ Mit Galea-Lappen

5-186.2 ↔ Mit Knorpeltransplantat

5-186.3 ↔ Mit mikrovaskulärem Lappen

5-186.x ↔ Sonstige

5-186.y N.n.bez.

5-187 Plastische Rekonstruktion der gesamten Ohrmuschel
Exkl.: Plastische Rekonstruktion der Ohrmuschel bei Verbrennungen (5-92)

5-187.0 ↔ Mit Gewebeexpander

5-187.1 ↔ Mit Galea-Lappen

5-187.2 ↔ Mit Knorpeltransplantat

5-187.3 ↔ Mit mikrovaskulärem Lappen

5-187.4 ↔ Mit alloplastischem Material

5-187.x ↔ Sonstige

5-187.y N.n.bez.

5-188 Andere Rekonstruktion des äußeren Ohres

5-188.0 ↔ Reduktionsplastik (z.B. bei Makrotie)

5-188.1 ↔ Korrektur eines Schneckenohres

5-188.2 ↔ Korrektur eines Stahlohres

5-188.3 ↔ Plastik des Ohrläppchens

5-188.x ↔ Sonstige

5-188.y N.n.bez.

5-189 Andere Operationen am äußeren Ohr

5-189.0 ↔ Entnahme von Ohrknorpel zur Transplantation

5-189.x ↔ Sonstige

5-189.y N.n.bez.

5-19 Mikrochirurgische Operationen am Mittelohr

5-192 Revision einer Stapedektomie

5-192.0 Ohne Wiedereröffnung des ovalen Fensters

- .00 ↔ Ohne Implantation einer Prothese
- .01 ↔ Mit Implantation einer autogenen Prothese (z.B. nach Schuknecht)
- .02 ↔ Mit Implantation einer alloplastischen Prothese (z.B. Piston)

5-192.1 Mit Wiedereröffnung des ovalen Fensters

- .10 ↔ Ohne Implantation einer Prothese
- .11 ↔ Mit Implantation einer autogenen Prothese (z.B. nach Schuknecht)
- .12 ↔ Mit Implantation einer alloplastischen Prothese (z.B. Piston)

5-192.y N.n.bez.

5-193 Andere Operationen an den Gehörknöchelchen
Hinw.: Siehe auch andere Operationen an Mittel- und Innenohr (5-20)

5-194 **Myringoplastik [Tympanoplastik Typ I]**
Hinw.: Die Entnahme von Temporalisfaszie ist gesondert zu kodieren (5-852.g ff.)

5-194.0 ↔ Endaural

5-194.1 ↔ Retroaurikulär

5-194.2 ↔ Aufrichtung des Trommelfells (bei frischer Verletzung)

5-194.x ↔ Sonstige

5-194.y N.n.bez.

5-195 **Tympanoplastik (Verschluss einer Trommelfellperforation und Rekonstruktion der Gehörknöchelchen)**
Hinw.: Siehe auch andere Operationen an Mittel- und Innenohr (5-20)
Die Entnahme von Temporalisfaszie ist gesondert zu kodieren (5-852.g ff.)

5-195.9 Tympanoplastik Typ II bis V
.90 ↔ Ohne Implantation einer Prothese
.91 ↔ Mit Implantation einer autogenen Prothese (z.B. Auto-Ossikel)
.92 ↔ Mit Implantation einer alloplastischen Prothese
.93 ↔ Mit Implantation einer allogenen oder xenogenen Prothese (z.B. Homoio-Ossikel)
.9x ↔ Sonstige

5-195.a Tympanoplastik mit Attikotomie oder Attikoantrotomie
.a0 ↔ Ohne Implantation einer Prothese
.a1 ↔ Mit Implantation einer autogenen Prothese (z.B. Auto-Ossikel)
.a2 ↔ Mit Implantation einer alloplastischen Prothese
.a3 ↔ Mit Implantation einer allogenen oder xenogenen Prothese (z.B. Homoio-Ossikel)
.ax ↔ Sonstige

5-195.b Tympanoplastik mit Antrotomie oder Mastoidektomie
Inkl.: Tympanoplastik mit posteriorem Zugang
.b0 ↔ Ohne Implantation einer Prothese
.b1 ↔ Mit Implantation einer autogenen Prothese (z.B. Auto-Ossikel)
.b2 ↔ Mit Implantation einer alloplastischen Prothese
.b3 ↔ Mit Implantation einer allogenen oder xenogenen Prothese (z.B. Homoio-Ossikel)
.bx ↔ Sonstige

5-195.c Tympanoplastik mit Anlage einer Ohrradikalhöhle
.c0 ↔ Ohne Implantation einer Prothese
.c1 ↔ Mit Implantation einer autogenen Prothese (z.B. Auto-Ossikel)
.c2 ↔ Mit Implantation einer alloplastischen Prothese
.c3 ↔ Mit Implantation einer allogenen oder xenogenen Prothese (z.B. Homoio-Ossikel)
.cx ↔ Sonstige

5-195.x ↔ Sonstige

5-195.y N.n.bez.

5-197 **Stapesplastik**
Inkl.: Stapedotomie, Stapedektomie

5-197.0 ↔ Ohne Implantation einer Prothese

5-197.1 ↔ Mit Implantation einer autogenen Prothese (z.B. nach Schuknecht)

5-197.2 ↔ Mit Implantation einer alloplastischen Prothese (z.B. Piston)

5-197.x ↔ Sonstige

5-197.y N.n.bez.

5-198 **Fensterungsoperation des Promotoriums**

5-198.0 ↔ Ohne Implantation einer Prothese

5-198.1 ↔ Mit Implantation einer autogenen Prothese (z.B. nach Schuknecht)

5-198.2 ↔ Mit Implantation einer alloplastischen Prothese (z.B. Piston)

5-198.x ↔ Sonstige

5-198.y N.n.bez.

5-199 **Andere mikrochirurgische Operationen am Mittelohr**

5-20 Andere Operationen an Mittel- und Innenohr

5-200 **Parazentese [Myringotomie]**
Hinw.: Die Durchführung mit Lasertechnik ist gesondert zu kodieren (5-985 ff.)

5-200.4 ↔ Ohne Legen einer Paukendrainage

5-200.5 ↔ Mit Einlegen einer Paukendrainage

5-200.y N.n.bez.

5-201 ↔ **Entfernung einer Paukendrainage**

5-202 **Inzision an Warzenfortsatz und Mittelohr**

5-202.0 ↔ Antrotomie

5-202.1 ↔ Attikotomie

5-202.2 ↔ Explorative Tympanotomie

5-202.5 ↔ Tympanotomie mit Abdichtung der runden und/oder ovalen Fenstermembran

5-202.x ↔ Sonstige

5-202.y N.n.bez.

5-203 **Mastoidektomie**
Exkl.: Remastoidektomie (5-209.6)
Mastoidektomie mit Tympanoplastik (5-195 ff.)
Resektion des Os temporale (5-016.2, 5-016.3)

5-203.0 ↔ Einfache Mastoidektomie

5-203.1 ↔ Radikale Mastoidektomie [Anlage einer Ohrradikalhöhle]

5-203.7 Mit Freilegung des Fazialiskanals

.70 ↔ Ohne Dekompression des Nerven

.71 ↔ Mit Dekompression des Nerven

5-203.9 ↔ Totale Resektion des Felsenbeins [Petrosektomie]

5-203.a ↔ Partielle Resektion des Felsenbeins

5-203.x ↔ Sonstige

5-203.y N.n.bez.

5-204 **Rekonstruktion des Mittelohres**
Hinw.: Die Rekonstruktion des N. facialis ist unter 5-04 zu kodieren

5-204.0 ↔ Verkleinerung der Radikalhöhle

5-204.1 ↔ Reimplantation der hinteren Gehörgangswand

5-204.2 ↔ Rekonstruktion der hinteren Gehörgangswand

5-204.3 ↔ Erweiterungsplastik des Gehörgangs oder Radikalhöhleneingangs

5-204.x ↔ Sonstige

5-204.y N.n.bez.

5-205 **Andere Exzisionen an Mittel- und Innenohr**
Inkl.: Cholesteatom- und Tumorentfernung
Exkl.: Exzision am Glomus tympanicum (5-041 ff.)

5-205.0 ↔ An der Paukenhöhle

5-205.1 ↔ Am Labyrinth

5-205.2 ↔ An der Pyramidenspitze

5-205.3 ↔ An der Otobasis

5-205.4 ↔ Am Mastoid

5-205.x ↔ Sonstige

5-205.y N.n.bez.

5-208 **Inzision [Eröffnung] und Destruktion [Ausschaltung] des Innenohres**

5-208.0 ↔ Kochleosaccotomie

5-208.1 ↔ Dekompression oder Drainage des Saccus endolymphaticus (mit Shunt)

5-208.2 ↔ Labyrinthektomie, transtympanal

5-208.3 ↔ Labyrinthektomie, transmastoidal

5-208.4 ↔ Labyrinthdestruktion, transtympanal

5-208.5 ↔ Labyrinthdestruktion, transmastoidal

5-208.x ↔ Sonstige

5-208.y N.n.bez.

5-209 Andere Operationen am Mittel- und Innenohr

5-209.0 ↔ Tympanosympathektomie

5-209.1 ↔ Operation an der Tuba auditiva

5-209.2 Einführung eines Kochleaimplantates

- .23 ↔ Mit mehreren Elektroden (z.B. Doppel-Array)
- .24 ↔ Mit Einzelelektrode, nicht gehörerhaltend
- .25 ↔ Mit Einzelelektrode, gehörerhaltend
- .2x ↔ Sonstige

5-209.3 Implantation von Knochenankern zur Befestigung eines Hörgerätes

- .30 ↔ Ohne Befestigung einer Kupplung am Knochenanker
- .31 ↔ Mit Befestigung einer Kupplung am Knochenanker

5-209.4 ↔ Verschluss einer Labyrinthfistel

5-209.5 ↔ Verschluss einer Mastoidfistel

5-209.6 ↔ Remastoidektomie

5-209.7 ↔ Wechsel eines Kochleaimplantates

5-209.8 ↔ Entfernung eines Kochleaimplantates

5-209.b ↔ Wechsel eines aktiven mechanischen Hörimplantates

5-209.c ↔ Entfernung eines aktiven mechanischen Hörimplantates

5-209.d ↔ Befestigung einer Kupplung an einem bereits implantierten Knochenanker als selbständiger Eingriff

5-209.e Einführung eines aktiven mechanischen Hörimplantates

- .e0 ↔ An das runde Fenster
- .e1 ↔ An das ovale Fenster
- .e2 ↔ An den Steigbügel
- .e3 ↔ An die Gehörknöchelchenkette
- .e4 ↔ An den Knochen
- .ex ↔ An sonstige Strukturen

5-209.f ↔ Einführung eines Implantates zur direkten akustischen Stimulation der Kochlea [DACI]

5-209.g ↔ Wechsel eines Implantates zur direkten akustischen Stimulation der Kochlea [DACI]

5-209.h ↔ Entfernung eines Implantates zur direkten akustischen Stimulation der Kochlea [DACI]

5-209.x ↔ Sonstige

5-209.y N.n.bez.

Operationen an Nase und Nasennebenhöhlen (5-21...5-22)

Hinw.: Die Anwendung mikrochirurgischer Technik ist, sofern nicht als eigener Kode angegeben, zusätzlich zu kodieren (5-984)
Die Anwendung von Lasertechnik ist, sofern nicht als eigener Kode angegeben, zusätzlich zu kodieren (5-985 ff.)
Die Anwendung eines Navigationssystems ist, sofern nicht als eigener Kode angegeben, zusätzlich zu kodieren (5-988 ff.)
Die Durchführung der Operation im Rahmen der Versorgung einer Mehrfachverletzung ist zusätzlich zu kodieren (5-981)
Die Durchführung der Operation im Rahmen der Versorgung eines Polytraumas ist zusätzlich zu kodieren (5-982 ff.)
Die Durchführung einer Reoperation ist, sofern nicht als eigener Kode angegeben, zusätzlich zu kodieren (5-983)
Der vorzeitige Abbruch einer Operation ist zusätzlich zu kodieren (5-995)
Der Einsatz der pESS-Technik ist, sofern nicht als eigener Kode angegeben, zusätzlich zu kodieren (5-98f)

5-21 Operationen an der Nase

Exkl.: Operationen an der Nase bei Verbrennungen (5-92)

5-210 Operative Behandlung einer Nasenblutung

5-210.0 Ätzung oder Kaustik

5-210.1 Elektrokoagulation

5-210.2 Kryokoagulation

5-210.3 Laserkoagulation

5-210.4 Ligatur einer Arterie (A. maxillaris oder A. ethmoidalis)

5-210.5 Dermatoplastik am Vestibulum nasi
Exkl.: Verschluss einer Septumperforation mit Schleimhaut-Verschiebelappen (5-214.4)

5-210.6 Endonasales Clippen einer Arterie

5-210.x Sonstige

5-210.y N.n.bez.

5-211 Inzision der Nase

5-211.0 Drainage eines Septumhämatoms

5-211.1 Drainage eines Hämatoms sonstiger Teile der Nase
.10 Ohne Einnähen von Septumstützfolien
.11 Mit Einnähen von Septumstützfolien

5-211.2 Drainage eines Septumabszesses
.20 Ohne Einnähen von Septumstützfolien
.21 Mit Einnähen von Septumstützfolien

5-211.3 Drainage eines Abszesses sonstiger Teile der Nase

5-211.4 Durchtrennung von Synechien
Exkl.: Durchtrennung von Synechien bei Verbrennungen (5-927 ff.)
.40 Ohne Einnähen von Septumstützfolien
.41 Mit Einnähen von Septumstützfolien

5-211.x Sonstige

5-211.y N.n.bez.

5-212 Exzision und Destruktion von erkranktem Gewebe der Nase
Hinw.: Unter mikrographischer Chirurgie (histographisch kontrolliert) werden Eingriffe verstanden, bei denen die Exzision des Tumors mit topographischer Markierung und anschließender Aufarbeitung der gesamten Exzidataußenfläche/-grenze erfolgt

5-212.0 Exzision an der äußeren Nase
Inkl.: Dermabrasion
Shaving
Hinw.: Eine zusätzlich durchgeführte Hauttransplantation oder Hauttransposition ist gesondert zu kodieren (5-902 ff., 5-903 ff., 5-905 ff., 5-906 ff.)

5-212.1 Exzision an der äußeren Nase, histographisch kontrolliert (mikrographische Chirurgie)
Hinw.: Eine zusätzlich durchgeführte Hauttransplantation oder Hauttransposition ist gesondert zu kodieren (5-902 ff., 5-903 ff., 5-905 ff., 5-906 ff.)

5-212.2 Exzision an der inneren Nase, endonasal

5-212.3 Exzision an der inneren Nase durch laterale Rhinotomie

5-212.4 Exzision an der inneren Nase mit Midfacedegloving

5-212.5 Destruktion an der äußeren Nase

5-212.6 Destruktion an der inneren Nase

5-212.x Sonstige

5-212.y N.n.bez.

5-213 Resektion der Nase
Hinw.: Unter mikrographischer Chirurgie (histographisch kontrolliert) werden Eingriffe verstanden, bei denen die Exzision des Tumors mit topographischer Markierung und anschließender Aufarbeitung der gesamten Exzidataußenfläche/-grenze erfolgt

5-213.0 Partiell

5-213.1 Partiell, histographisch kontrolliert (mikrographische Chirurgie)

5-213.2 Subtotal

5-213.3 Subtotal, histographisch kontrolliert (mikrographische Chirurgie)

5-213.4 Total [Ablatio nasi]

5-213.5 Total, histographisch kontrolliert (mikrographische Chirurgie)

5-213.x Sonstige

5-213.y N.n.bez.

5-214 Submuköse Resektion und plastische Rekonstruktion des Nasenseptums
Hinw.: Die Entnahme von Rippenknorpel ist gesondert zu kodieren (5-349.4)
Die Entnahme von Ohrknorpel ist gesondert zu kodieren (5-189.0)

5-214.0 Submuköse Resektion

5-214.3 Septumunterfütterung (z.B. bei Ozaena)

5-214.4 Verschluss einer Septumperforation mit Schleimhaut-Verschiebelappen
Exkl.: Dermatoplastik am Vestibulum nasi (5-210.5)

5-214.5 Plastische Korrektur ohne Resektion

5-214.6 Plastische Korrektur mit Resektion

5-214.7 Plastische Rekonstruktion des Nasenseptums
.70 Mit lokalen autogenen Transplantaten (Austauschplastik)
.71 Mit distalen autogenen Transplantaten (z.B. Rippenknorpel)
.72 Mit allogenen oder xenogenen Transplantaten
.7x Sonstige

5-214.x Sonstige

5-214.y N.n.bez.

5-215 Operationen an der unteren Nasenmuschel [Concha nasalis]
Hinw.: Die gleichzeitige Operation an der mittleren Nasenmuschel ist im Kode enthalten

5-215.0 Destruktion
.00 ↔ Diathermie
.01 ↔ Kryokoagulation
.02 ↔ Laserkoagulation
.0x ↔ Sonstige

5-215.1 ↔ Konchotomie und Abtragung von hinteren Enden

5-215.2 ↔ Konchektomie

5-215.3 ↔ Submuköse Resektion

5-215.4 ↔ Lateralisation

5-215.5 ↔ Medialisation

5-215.x ↔ Sonstige

5-215.y N.n.bez.

5-216 Reposition einer Nasenfraktur

5-216.0 Geschlossen

5-216.1 Offen, endonasal

5-216.2 Offen, von außen

5-216.x Sonstige

5-216.y N.n.bez.

5-217 Plastische Rekonstruktion der äußeren Nase
Exkl.: Plastische Rekonstruktion der äußeren Nase bei Verbrennungen (5-92)
Plastische Rekonstruktion nur der Nasenhaut (5-90)
Hinw.: Die Entnahme von Ohrknorpel ist gesondert zu kodieren (5-189.0)

5-217.0 Nasensteg
Exkl.: Nasenstegverlängerung bei Lippen-Kiefer-Gaumenspalte (5-218.0 ff.)

5-217.1 Nasenflügel
Inkl.: Isolierte Nasenspitzenplastik

5-217.2 Nasenrücken

5-217.3 Mehrere Teile der Nase

5-217.x Sonstige

5-217.y N.n.bez.

5-218 Plastische Rekonstruktion der inneren und äußeren Nase [Septorhinoplastik]
Exkl.: Plastische Rekonstruktion der äußeren Nase bei Verbrennungen (5-92)

5-218.0 Septorhinoplastik mit Korrektur des Knorpels
Hinw.: Die Entnahme von Rippenknorpel ist gesondert zu kodieren (5-349.4)
Die Entnahme von Ohrknorpel ist gesondert zu kodieren (5-189.0)
Eine gleichzeitige Nasenspitzenkorrektur und/oder Nasenklappenkorrektur ist im Kode enthalten
.00 Mit lokalen autogenen Transplantaten
.01 Mit distalen autogenen Transplantaten
.02 Mit allogenen oder xenogenen Transplantaten
.0x Sonstige

5-218.1 Septorhinoplastik mit Korrektur des Knochens
.10 Mit lokalen autogenen Transplantaten
.11 Mit distalen autogenen Transplantaten
.12 Mit allogenen oder xenogenen Transplantaten
.1x Sonstige

5-218.2 Septorhinoplastik mit Korrektur des Knorpels und Knochens
Hinw.: Die Entnahme von Rippenknorpel ist gesondert zu kodieren (5-349.4)
Die Entnahme von Ohrknorpel ist gesondert zu kodieren (5-189.0)
Eine gleichzeitige Nasenspitzenkorrektur und/oder Nasenklappenkorrektur ist im Kode enthalten

.20 Mit lokalen autogenen Transplantaten
.21 Mit distalen autogenen Transplantaten
.22 Mit allogenen oder xenogenen Transplantaten
.2x Sonstige

5-218.3 Septorhinoplastik mit lokalen oder distalen Lappen
Hinw.: Die verwendeten Transplantate sind gesondert zu kodieren

5-218.4 Komplexe plastische Rekonstruktion der inneren und äußeren Nase
Inkl.: Aufbau einer komplexen Sattelnase, Revisions-Septorhinoplastik mit komplexer Rekonstruktion der inneren und äußeren Nase
Hinw.: Die Entnahme von Rippenknorpel ist gesondert zu kodieren (5-349.4)
Die Entnahme von Ohrknorpel ist gesondert zu kodieren (5-189.0)

.40 Mit lokalen autogenen Transplantaten
.41 Mit distalen autogenen Transplantaten
.42 Mit allogenen oder xenogenen Transplantaten
.4x Sonstige

5-218.x Sonstige

5-218.y N.n.bez.

5-219 Andere Operationen an der Nase

5-219.0 Exstirpation einer Nasenfistel

5-219.1 ↔ Resektion einer Choanalatresie, transpalatinal

5-219.2 ↔ Resektion einer Choanalatresie, endonasal

5-219.x Sonstige

5-219.y N.n.bez.

5-22 Operationen an den Nasennebenhöhlen

5-220 Nasennebenhöhlenpunktion

5-220.0 ↔ Scharfe Kieferhöhlenpunktion (über unteren Nasengang)
Inkl.: Spülung und Drainage

5-220.1 ↔ Stumpfe Kieferhöhlenpunktion (über mittleren Nasengang)
Inkl.: Spülung und Drainage

5-220.2 ↔ Kieferhöhlenpunktion über Fossa canina

5-220.3 ↔ Stirnhöhlenpunktion nach Beck

5-220.4 ↔ Keilbeinhöhlenpunktion, endonasal

5-220.x ↔ Sonstige

5-220.y N.n.bez.

5-221 Operationen an der Kieferhöhle
Inkl.: Polypenentfernung
Exkl.: Fistelverschluss (5-225.4, 5-225.5)
Hinw.: Der transorale Zugang entspricht dem Zugang nach Caldwell-Luc

5-221.0 ↔ Fensterung über unteren Nasengang

5-221.1 ↔ Fensterung über mittleren Nasengang

5-221.4 ↔ Radikaloperation (z.B. Operation nach Caldwell-Luc)

5-221.6 ↔ Endonasal

5-221.7 ↔ Osteoplastische Operation, transoral

5-221.x ↔ Sonstige

5-221.y N.n.bez.

5-222 Operation am Siebbein und an der Keilbeinhöhle
Inkl.: Polypenentfernung
Elektrokoagulation von Blutungen
Exkl.: Dakryozystorhinostomie (5-087 ff.)
Ethmoidsphenoidektomie (5-224.3)

5-222.0 ↔ Infundibulotomie

5-222.1 Ethmoidektomie von außen
.10 ↔ Ohne Darstellung der Schädelbasis
.11 ↔ Mit Darstellung der Schädelbasis

5-222.2 Ethmoidektomie, endonasal
Inkl.: Infundibulotomie
.20 ↔ Ohne Darstellung der Schädelbasis
.21 ↔ Mit Darstellung der Schädelbasis

5-222.3 Ethmoidektomie, transmaxillär
.30 ↔ Ohne Darstellung der Schädelbasis
.31 ↔ Mit Darstellung der Schädelbasis

5-222.4 ↔ Sphenoidotomie, endonasal

5-222.5 Sphenoidektomie von außen
.50 ↔ Ohne Darstellung der Schädelbasis
.51 ↔ Mit Darstellung der Schädelbasis

5-222.6 ↔ Sphenoidektomie, transseptal

5-222.7 Sphenoidektomie, transmaxilloethmoidal
.70 ↔ Ohne Darstellung der Schädelbasis
.71 ↔ Mit Darstellung der Schädelbasis

5-222.8 ↔ Ballondilatation des Eingangs der Keilbeinhöhle

5-222.9 ↔ Einlegen oder Wechsel eines medikamentefreisetzenden selbstexpandierenden bioresorbierbaren Implantates
Inkl.: Einlegen oder Wechsel eines Mometasonfuroat freisetzenden selbstexpandierenden bioresorbierbaren Implantates

5-222.x ↔ Sonstige

5-222.y N.n.bez.

5-223 Operationen an der Stirnhöhle
Inkl.: Polypenentfernung

5-223.0 ↔ Von außen mit Fensterung des Stirnhöhlenbodens (OP nach Ritter-Jansen)

5-223.1 ↔ Von außen mit Fensterung des Stirnhöhlenbodens und der Stirnhöhlenvorderwand (OP nach Killian)

5-223.2 ↔ Radikaloperation von außen mit Resektion des Stirnhöhlenbodens und der Stirnhöhlenvorderwand (OP nach Riedel)

5-223.3 ↔ Osteoplastische Operation

5-223.5 ↔ Endonasale Stirnhöhlenoperation
Exkl.: Ballondilatation des Eingangs der Stirnhöhle (5-223.7)

5-223.6 Anlage einer Mediandrainage

5-223.7 ↔ Ballondilatation des Eingangs der Stirnhöhle

5-223.8 ↔ Einlegen oder Wechsel eines medikamentefreisetzenden selbstexpandierenden bioresorbierbaren Implantates
Inkl.: Einlegen oder Wechsel eines Mometasonfuroat freisetzenden selbstexpandierenden bioresorbierbaren Implantates

5-223.x Sonstige

5-223.y N.n.bez.

5-224 Operationen an mehreren Nasennebenhöhlen

5-224.0 ↔ Sanierung der Sinus maxillaris et ethmoidalis, kombiniert endonasal und transantral (Luc-de Lima)

5-224.1 ↔ Sanierung der Sinus frontalis et ethmoidalis, kombiniert endonasal und von außen (nach Lynch, osteoplastische Operation)

5-224.2 ↔ Sanierung der Sinus maxillaris, ethmoidalis et sphenoidalis, transmaxillo-ethmoidal

5-224.3 ↔ Ethmoidsphenoidektomie, endonasal

5-224.4 ↔ Mehrere Nasennebenhöhlen, radikal

5-224.5 ↔ Mehrere Nasennebenhöhlen, radikal mit Einbruch in die Flügelgaumengrube, kombiniert transfazial und transmandibulär
Inkl.: Nasenrachen
Einbruch in die Orbita

5-224.6 Mehrere Nasennebenhöhlen, endonasal
.60 ↔ Mit Teilentfernung der Lamina papyracea
.61 ↔ Mit Schlitzung der Periorbita
.62 ↔ Mit Entlastung eines Abszesses
.63 ↔ Mit Darstellung der Schädelbasis (endonasale Pansinusoperation)
.64 ↔ Mit Versorgung der Schädelbasis
.6x ↔ Sonstige

5-224.7 Mehrere Nasennebenhöhlen, kombiniert endonasal und von außen
.70 ↔ Mit Teilentfernung der Lamina papyracea
.71 ↔ Mit Schlitzung der Periorbita
.72 ↔ Mit Entlastung eines Abszesses
.73 ↔ Mit Darstellung der Schädelbasis
.74 ↔ Mit Versorgung der Schädelbasis
.7x ↔ Sonstige

5-224.8 ↔ Ballondilatation des Eingangs mehrerer Nasennebenhöhlen

5-224.x ↔ Sonstige

5-224.y N.n.bez.

5-225 Plastische Rekonstruktion der Nasennebenhöhlen
Exkl.: Kranioplastik (5-020 ff.)

5-225.0 Durch Rekonstruktion des Stirnbeins

5-225.1 Rekonstruktion der Stirnhöhlenvorderwand

5-225.2 Rekonstruktion der Stirnhöhlenhinterwand

5-225.3 Kranialisation der Stirnhöhle

5-225.4 ↔ Verschluss einer alveoloantralen Fistel

5-225.5 ↔ Verschluss einer oroantralen Verbindung
Inkl.: Verschluss einer oroantralen Fistel
Verschluss einer akuten Mund-Antrum-Verbindung

5-225.x ↔ Sonstige

5-225.y N.n.bez.

5-229 Andere Operationen an den Nasennebenhöhlen

Operationen an Mundhöhle und Gesicht (5-23...5-28)

Hinw.: Die Anwendung mikrochirurgischer Technik ist, sofern nicht als eigener Kode angegeben, zusätzlich zu kodieren (5-984)
Die Anwendung von Lasertechnik ist, sofern nicht als eigener Kode angegeben, zusätzlich zu kodieren (5-985 ff.)
Die Anwendung eines Navigationssystems ist, sofern nicht als eigener Kode angegeben, zusätzlich zu kodieren (5-988 ff.)
Die Durchführung der Operation im Rahmen der Versorgung einer Mehrfachverletzung ist zusätzlich zu kodieren (5-981)
Die Durchführung der Operation im Rahmen der Versorgung eines Polytraumas ist zusätzlich zu kodieren (5-982 ff.)
Die Durchführung einer Reoperation ist, sofern nicht als eigener Kode angegeben, zusätzlich zu kodieren (5-983)
Der vorzeitige Abbruch einer Operation ist zusätzlich zu kodieren (5-995)

5-23 Entfernung und Wiederherstellung von Zähnen

Hinw.: Die Anzahl der Zähne ist für die Kodes 5-231 ff. und 5-232 ff. nach folgender Liste zu kodieren:
0 Ein Zahn
1 Mehrere Zähne eines Quadranten
2 Mehrere Zähne eines Kiefers
3 Mehrere Zähne beider Kiefer

5-230 Zahnextraktion
Hinw.: Der Verschluss einer akuten Mund-Antrum-Verbindung ist gesondert zu kodieren (5-225.5)

5-230.0 Einwurzeliger Zahn
5-230.1 Mehrwurzeliger Zahn
5-230.2 Mehrere Zähne eines Quadranten
Inkl.: Mit Glättung des Kieferknochens
5-230.3 Mehrere Zähne verschiedener Quadranten
5-230.4 Sämtliche Zähne einer Kieferhälfte
5-230.5 Sämtliche Zähne
5-230.x Sonstige
5-230.y N.n.bez.

5-231 Operative Zahnentfernung (durch Osteotomie)
Hinw.: Die Anzahl der Zähne ist in der 6. Stelle nach der Liste vor Kode 5-230 zu kodieren
Der Verschluss einer akuten Mund-Antrum-Verbindung ist gesondert zu kodieren (5-225.5)

** 5-231.0 Tief zerstörter Zahn
** 5-231.1 Teilweise retinierter oder verlagerter Zahn
** 5-231.2 Vollständig retinierter oder verlagerter (impaktierter) Zahn
** 5-231.3 Hemisektion
** 5-231.4 Entnahme eines Zahnes zur Transplantation
** 5-231.5 Entfernung einer frakturierten Wurzel oder Radix relicta
** 5-231.6 Entfernung eines Zahnfragmentes aus Weichgewebe
** 5-231.x Sonstige
5-231.y N.n.bez.

5-232 Zahnsanierung durch Füllung
Hinw.: Die Anzahl der Zähne ist in der 6. Stelle nach der Liste vor Kode 5-230 zu kodieren

** 5-232.0 Adhäsive Füllungstechnik
** 5-232.1 Compositeadhäsive Füllungstechnik
** 5-232.2 Inlay
** 5-232.3 Aufbaufüllung

** 5-232.x Sonstige

5-232.y N.n.bez.

5-233 Prothetischer Zahnersatz

5-233.0 Krone

5-233.1 Brücke

5-233.2 Herausnehmbarer Zahnersatz

5-233.x Sonstige

5-233.y N.n.bez.

5-235 Replantation, Transplantation, Implantation und Stabilisierung eines Zahnes

5-235.0 Replantation (in die ursprüngliche Alveole)

5-235.1 Transplantation

5-235.2 Implantation, enossal

5-235.3 Implantation, subperiostal

5-235.4 Freilegung eines enossalen Implantates mit Aufsetzen einer Distanzhülse

5-235.5 Stabilisierung, endodontisch

5-235.6 Stabilisierung, transdental

5-235.7 Entfernung eines enossalen Implantates

5-235.8 Entfernung eines subperiostalen Implantates

5-235.9 Kieferaufbau durch Anwendung eines enoralen Distraktors

5-235.x Sonstige

5-235.y N.n.bez.

5-236 Entfernung eines transplantierten Zahnes

5-237 Wurzelspitzenresektion und Wurzelkanalbehandlung

Hinw.: Bei Behandlung mehrerer Zähne in einer Sitzung ist jede Zahnbehandlung gesondert zu kodieren

5-237.0 Wurzelkanalbehandlung

5-237.1 Wurzelspitzenresektion im Frontzahnbereich

- .10 Ohne Wurzelkanalbehandlung
- .11 Mit Wurzelkanalbehandlung, orthograd
- .12 Mit Wurzelkanalbehandlung, retrograd

5-237.2 Wurzelspitzenresektion im Seitenzahnbereich

- .20 Ohne Wurzelkanalbehandlung
- .21 Mit Wurzelkanalbehandlung, orthograd
- .22 Mit Wurzelkanalbehandlung, retrograd

5-237.x Sonstige

5-237.y N.n.bez.

5-24 Operationen an Zahnfleisch, Alveolen und Kiefer

5-240 Inzision des Zahnfleisches und Osteotomie des Alveolarkammes

5-240.0 Inzision des Zahnfleisches

5-240.1 Drainage des Parodonts

5-240.2 Osteotomie des Alveolarkammes [Alveolotomie]

5-240.x Sonstige

5-240.y N.n.bez.

5-241 Gingivaplastik

5-241.0 Lappenoperation

5-241.1 Mit Schleimhauttransplantat

5-241.2 Mit Knochenimplantat

5-241.3 Mit alloplastischem Implantat

5-241.4 Korrektur von Schleimhautbändern

5-241.x Sonstige

5-241.y N.n.bez.

5-242 Andere Operationen am Zahnfleisch

5-242.0 Kürettage von Zahnfleischtaschen

5-242.1 Operation am Schlotterkamm

5-242.2 Exzision von erkranktem Gewebe

5-242.3 Gingivektomie

5-242.4 Naht

5-242.5 Entnahme eines Schleimhauttransplantates vom harten Gaumen

5-242.6 Entnahme eines Schleimhauttransplantates von der Wange

5-242.x Sonstige

5-242.y N.n.bez.

5-243 Exzision einer odontogenen pathologischen Veränderung des Kiefers

Hinw.: Die Auffüllung mit einem Knochenersatzmaterial ist gesondert zu kodieren (5-774.70, 5-775.70)
Die Stabilisierung mit einer Interpositionsplastik ist gesondert zu kodieren (5-774.2, 5-775.3)
Die Stabilisierung mit einer Osteosynthese ist gesondert zu kodieren (5-786 ff.)
Die Knochentransplantation ist gesondert zu kodieren (5-77b ff., 5-784 ff.)
Die Entnahme eines Transplantates ist gesondert zu kodieren (5-783 ff.)
Die Augmentation durch Einbringen einer Folie/Membran oder sonstiger Materialien ist gesondert zu kodieren (5-774.6, 5-774.x, 5-775.8, 5-775.x)

5-243.0 Am Oberkiefer ohne Eröffnung der Kieferhöhle

5-243.1 Am Oberkiefer mit Eröffnung der Kieferhöhle

5-243.2 Am Oberkiefer mit Eröffnung des Nasenbodens

5-243.3 Am Unterkiefer

5-243.4 Am Unterkiefer mit Darstellung des N. alveolaris inferior

5-243.5 Am Unterkiefer mit Darstellung des N. lingualis

5-243.x Sonstige

5-243.y N.n.bez.

5-244 Alveolarkammplastik und Vestibulumplastik

Exkl.: Resektion des Alveolarkammes (5-771.0 ff.)
Alveolarkammerhöhung (5-774 ff., 5-775 ff.)

Hinw.: Die Entnahme eines Transplantates ist gesondert zu kodieren (5-242.5, 5-242.6, 5-783 ff., 5-858 ff., 5-901 ff., 5-904 ff.)
Die Art des Transplantates ist in der 6. Stelle nach folgender Liste zu kodieren:
0 Ohne Transplantat
1 Mit Hauttransplantat
2 Mit Schleimhauttransplantat
3 Mit Knochentransplantat
x Sonstige

** 5-244.0 Alveolarkammplastik (Umschlagfalte)

** 5-244.1 Mundbodensenkung
Inkl.: Verlagerung der Mundbodenmuskulatur

** 5-244.2 Vestibulumplastik

** 5-244.3 Mundbodensenkung mit Vestibulumplastik

** 5-244.4 Tuberplastik

** 5-244.x Sonstige

5-244.y N.n.bez.

5-245 **Zahnfreilegung**
5-245.0 Ohne Osteotomie
5-245.1 Mit Osteotomie
5-245.y N.n.bez.

5-249 **Andere Operationen und Maßnahmen an Gebiss, Zahnfleisch und Alveolen**
Exkl.: Osteotomie an Mandibula und Maxilla (5-776 ff., 5-777 ff.)
5-249.0 Operative Blutstillung
5-249.1 Diastemaoperation
Inkl.: Durchtrennung des bindegewebigen Septums
5-249.2 Operative Fixation eines kieferorthopädischen Gerätes
Inkl.: Latham-Apparat
5-249.3 Operative Fixation einer Verbandplatte oder einer Gaumenplatte
5-249.4 Anpassung einer herausnehmbaren Verbandplatte
5-249.5 Entfernung einer Verbandplatte oder einer Gaumenplatte
5-249.6 Anpassung einer Gaumenplatte
Inkl.: Endoskopische Kontrolle
5-249.x Sonstige
5-249.y N.n.bez.

5-25 Operationen an der Zunge

Hinw.: Die Art der Rekonstruktion ist für die Kodes 5-251 und 5-252 nach folgender Liste zu kodieren:
0 Rekonstruktion mit gestieltem regionalen Lappen
1 Rekonstruktion mit nicht vaskularisiertem Transplantat
2 Rekonstruktion mit freiem mikrovaskulär-anastomosierten Transplantat
3 Rekonstruktion mit gestieltem Fernlappen
x Sonstige

5-250 **Inzision, Exzision und Destruktion von erkranktem Gewebe der Zunge**
5-250.0 Inzision am Zungenrand
5-250.1 Inzision am Zungenkörper
5-250.2 Exzision
5-250.3 Destruktion
.30 Elektrokoagulation
.31 Laserkoagulation
.32 Thermokoagulation
.33 Kryokoagulation
.34 Photodynamische Therapie
.35 Elektrochemotherapie
.3x Sonstige
5-250.x Sonstige
5-250.y N.n.bez.

5-251 **Partielle Glossektomie**
Hinw.: Eine durchgeführte Neck dissection ist gesondert zu kodieren (5-403 ff.)
Die Anwendung von Lasertechnik ist gesondert zu kodieren (5-985 ff.)
Die Entnahme eines Transplantates ist gesondert zu kodieren (5-242.5, 5-242.6, 5-858 ff., 5-901 ff., 5-904 ff.)
Eine partielle Resektion der Mandibula und deren Rekonstruktion sind gesondert zu kodieren (5-772 ff., 5-775 ff.)
Die Art der Rekonstruktion ist in der 6. Stelle nach der Liste vor Kode 5-250 zu kodieren
** 5-251.0 Transoral
** 5-251.1 Durch temporäre Mandibulotomie
** 5-251.2 Durch Pharyngotomie
** 5-251.x Sonstige
5-251.y N.n.bez.

5-252 **Glossektomie**
Hinw.: Eine durchgeführte Neck dissection ist gesondert zu kodieren (5-403 ff.)
Die Entnahme eines Transplantates ist gesondert zu kodieren (5-242.5, 5-242.6, 5-858 ff., 5-901 ff., 5-904 ff.)
Die Art der Rekonstruktion ist in der 6. Stelle nach der Liste vor Kode 5-250 zu kodieren

** 5-252.0 Transoral

** 5-252.1 Durch temporäre Mandibulotomie

** 5-252.2 Durch Pharyngotomie

** 5-252.3 Mit Resektion der Mandibula, partiell, ohne Kontinuitätsdurchtrennung

** 5-252.4 Mit Resektion der Mandibula, partiell, mit Kontinuitätsdurchtrennung

** 5-252.x Sonstige

5-252.y N.n.bez.

5-253 **Rekonstruktion der Zunge**

5-253.0 Naht (nach Verletzung)

5-253.1 Plastische Rekonstruktion

5-253.2 Reduktionsplastik

5-253.x Sonstige

5-253.y N.n.bez.

5-259 **Andere Operationen an der Zunge**

5-259.0 Verlagerung der Zungenaufhängung

5-259.1 Durchtrennung des Frenulum linguae

5-259.2 Plastik des Frenulum linguae

5-259.x Sonstige

5-259.y N.n.bez.

5-26 Operationen an Speicheldrüsen und Speicheldrüsenausführungsgängen

5-260 **Inzision und Schlitzung einer Speicheldrüse und eines Speicheldrüsenausführungsganges**

5-260.0 ↔ Ohne weitere Maßnahmen

5-260.1 Drainage
- .10 ↔ Speicheldrüse
- .11 ↔ Ausführungsgang
- .1x ↔ Sonstige

5-260.2 Entfernung eines Speichelsteines
- .20 ↔ Speicheldrüse
- .21 ↔ Ausführungsgang
- .2x ↔ Sonstige

5-260.x ↔ Sonstige

5-260.y N.n.bez.

5-261 **Exzision von erkranktem Gewebe einer Speicheldrüse und eines Speicheldrüsenausführungsganges**

5-261.0 ↔ Marsupialisation des Ductus parotideus (Stenon-Gang)

5-261.1 ↔ Marsupialisation des Ductus submandibularis (Wharton-Gang)

5-261.2 ↔ Marsupialisation an der Glandula sublingualis (Ranula)

5-261.3 ↔ Exzision an der Glandula parotis

5-261.4 ↔ Exzision an der Glandula submandibularis

5-261.5 ↔ Exzision an der Glandula sublingualis (Ranula)

5-261.6 Exzision an den kleinen Speicheldrüsen

5-261.x ↔ Sonstige

5-261.y N.n.bez.

5-262 Resektion einer Speicheldrüse

Hinw.: Eine durchgeführte Neck dissection ist gesondert zu kodieren (5-403 ff.)

5-262.0 Parotidektomie, partiell

.02 ↔ Ohne intraoperatives Fazialismonitoring, ohne Entfernung von erkranktem Gewebe im oberen Parapharyngeal- und/oder Infratemporalraum

.03 ↔ Ohne intraoperatives Fazialismonitoring, mit Entfernung von erkranktem Gewebe im oberen Parapharyngeal- und/oder Infratemporalraum

.04 ↔ Mit intraoperativem Fazialismonitoring, ohne Entfernung von erkranktem Gewebe im oberen Parapharyngeal- und/oder Infratemporalraum

.05 ↔ Mit intraoperativem Fazialismonitoring, mit Entfernung von erkranktem Gewebe im oberen Parapharyngeal- und/oder Infratemporalraum

.0x ↔ Sonstige

5-262.1 Parotidektomie, komplett mit Erhalt des N. facialis

.12 ↔ Ohne intraoperatives Fazialismonitoring, ohne Entfernung von erkranktem Gewebe im oberen Parapharyngeal- und/oder Infratemporalraum

.13 ↔ Ohne intraoperatives Fazialismonitoring, mit Entfernung von erkranktem Gewebe im oberen Parapharyngeal- und/oder Infratemporalraum

.14 ↔ Mit intraoperativem Fazialismonitoring, ohne Entfernung von erkranktem Gewebe im oberen Parapharyngeal- und/oder Infratemporalraum

.15 ↔ Mit intraoperativem Fazialismonitoring, mit Entfernung von erkranktem Gewebe im oberen Parapharyngeal- und/oder Infratemporalraum

.1x ↔ Sonstige

5-262.2 Parotidektomie, komplett mit Resektion des N. facialis

.22 ↔ Mit Teilresektion des N. facialis, ohne Entfernung von erkranktem Gewebe im oberen Parapharyngeal- und/oder Infratemporalraum

.23 ↔ Mit Teilresektion des N. facialis, mit Entfernung von erkranktem Gewebe im oberen Parapharyngeal- und/oder Infratemporalraum

.24 ↔ Mit Resektion des N. facialis, ohne Entfernung von erkranktem Gewebe im oberen Parapharyngeal- und/oder Infratemporalraum

.25 ↔ Mit Resektion des N. facialis, mit Entfernung von erkranktem Gewebe im oberen Parapharyngeal- und/oder Infratemporalraum

.2x ↔ Sonstige

5-262.3 ↔ Parotidektomie, komplett mit Resektion und Rekonstruktion des N. facialis

5-262.4 Glandula submandibularis

.40 ↔ Ohne intraoperatives Monitoring des Ramus marginalis des N. facialis

.41 ↔ Mit intraoperativem Monitoring des Ramus marginalis des N. facialis

5-262.5 ↔ Glandula sublingualis

5-262.6 Kleine Speicheldrüsen

5-262.x ↔ Sonstige

5-262.y N.n.bez.

5-263 Rekonstruktion einer Speicheldrüse und eines Speicheldrüsenausführungsganges

5-263.0 Naht (nach Verletzung)

.00 ↔ Speicheldrüse

.01 ↔ Ausführungsgang

.0x ↔ Sonstige

5-263.1 Verschluss einer Fistel

.10 ↔ Speicheldrüse

.11 ↔ Ausführungsgang

.1x ↔ Sonstige

5-263.2 ↔ Verlagerung eines Speicheldrüsenausführungsganges

5-263.x ↔ Sonstige

5-263.y N.n.bez.

5-269 Andere Operationen an Speicheldrüse und Speicheldrüsenausführungsgang

5-269.0 ↔ Unterbindung des Ductus parotideus (Stenon-Gang)

5-269.1 ↔ Destruktion einer Speicheldrüse

5-269.2 Sialendoskopie der Glandula submandibularis oder der Glandula parotis
- .20 ↔ Mit Dilatation
- .21 ↔ Mit Entfernung eines Fremdkörpers oder Steins
- .22 ↔ Mit intraduktaler Lithotripsie und Entfernung eines Steins
- .2x ↔ Sonstige

5-269.3 ↔ Elektrochemotherapie

5-269.4 Entfernung von erkranktem Gewebe im oberen Parapharyngeal- und/oder Infratemporalraum mit Verlagerung der Glandula parotis
- .40 ↔ Ohne intraoperatives Fazialismonitoring
- .41 ↔ Mit intraoperativem Fazialismonitoring

5-269.x ↔ Sonstige

5-269.y N.n.bez.

5-27 Andere Operationen an Mund und Gesicht

5-270 Äußere Inzision und Drainage im Mund-, Kiefer- und Gesichtsbereich
Inkl.: Inzision von Logenabszessen
Fremdkörperentfernung
Exkl.: Inzision in der Mundhöhle (5-273 ff.)

5-270.0 ↔ Temporal

5-270.1 ↔ Periorbital

5-270.2 ↔ Paranasal
Inkl.: Fossa canina

5-270.3 ↔ Wangenbereich
Inkl.: Oberlippe

5-270.4 ↔ Parotisregion

5-270.5 Submandibulär

5-270.6 ↔ Submandibulär, kieferwinkelnah

5-270.7 Submental

5-270.8 Zungengrund
Inkl.: Inzision einer Mundbodenphlegmone von außen

5-270.9 ↔ Bereich des M. sternocleidomastoideus

5-270.x ↔ Sonstige

5-270.y N.n.bez.

5-271 Inzision des harten und weichen Gaumens

5-271.0 Ohne weitere Maßnahmen

5-271.1 Drainage

5-271.2 Uvulotomie

5-271.x Sonstige

5-271.y N.n.bez.

5-272 Exzision und Destruktion des (erkrankten) harten und weichen Gaumens
Hinw.: Eine durchgeführte Neck dissection ist gesondert zu kodieren (5-403 ff.)

5-272.0 Exzision, lokal

5-272.1 Exzision, partiell

5-272.2 Exstirpation, total, transoral

5-272.3 Exzision, radikal [En-bloc-Resektion], transmandibulär

5-272.4 Exzision, radikal [En-bloc-Resektion], transfazial

5-272.5 Uvulektomie

5-272.6 Destruktion
- .60 Elektrokoagulation
- .61 Laserkoagulation
- .62 Thermokoagulation

.63 Kryokoagulation
.64 Photodynamische Therapie
.65 Elektrochemotherapie
.6x Sonstige

5-272.x Sonstige

5-272.y N.n.bez.

5-273 Inzision, Exzision und Destruktion in der Mundhöhle
Inkl.: Exzision einer Weichteilzyste
Exzision einer papillären Hyperplasie
Exkl.: Resektion des Mundbodens mit plastischer Rekonstruktion (5-277 ff.)
Resektion der Wange mit plastischer Rekonstruktion (5-278 ff.)

5-273.0 Inzision und Drainage, vestibulär submukös

5-273.1 Inzision und Drainage, vestibulär subperiostal

5-273.2 Inzision und Drainage, sublingual

5-273.3 Exzision, lokal, Mundboden

5-273.4 ↔ Exzision, lokal, Wange

5-273.5 Exzision, lokal, Lippe

5-273.6 Exzision, partiell, Mundboden

5-273.7 ↔ Exzision, partiell, Wange

5-273.8 Exzision, partiell, Lippe

5-273.9 Destruktion
.90 Elektrokoagulation
.91 Laserkoagulation
.92 Thermokoagulation
.93 Kryokoagulation
.94 Photodynamische Therapie
.95 Elektrochemotherapie
.9x Sonstige

5-273.x ↔ Sonstige

5-273.y N.n.bez.

5-274 Mundbodenplastik
Exkl.: Mundbodensenkung (5-244.1 ff., 5-244.3 ff.)

5-274.0 Naht (nach Verletzung)

5-274.1 Plastische Rekonstruktion

5-274.2 Verschluss einer Fistel

5-274.x Sonstige

5-274.y N.n.bez.

5-275 Palatoplastik
Exkl.: Palatopharyngoplastik (5-294.4)
Operative Fixation eines kieferorthopädischen Gerätes (5-249.2)

5-275.0 Naht (nach Verletzung)

5-275.1 Primäre Hartgaumenplastik ohne Knochentransplantat

5-275.2 Primäre Hartgaumenplastik mit Knochentransplantat
Hinw.: Die Entnahme eines Knochentransplantates ist gesondert zu kodieren (5-783 ff.)

5-275.3 Sekundäre Hartgaumenplastik ohne Knochentransplantat

5-275.4 Sekundäre Hartgaumenplastik mit Knochentransplantat
Hinw.: Die Entnahme eines Knochentransplantates ist gesondert zu kodieren (5-783 ff.)

5-275.7 Velopharyngolyse

5-275.8 Velopharyngoplastik

5-275.9 Primäre Segelplastik
Inkl.: Uvulaplastik

5-275.a Sekundäre Segelplastik
Inkl.: Uvulaplastik

5-275.x Sonstige

5-275.y N.n.bez.

5-276 Plastische Rekonstruktion einer (angeborenen) Lippenspalte und Lippen-Kieferspalte

5-276.7 ↔ Sekundäroperation der Lippenspalte

5-276.8 ↔ Operation bei Makrostomie

5-276.9 ↔ Sekundäroperation der Kieferspalte

5-276.a ↔ Lippenplastik

5-276.b ↔ Kieferplastik

5-276.c ↔ Kieferplastik, mit Osteoplastik

5-276.x ↔ Sonstige

5-276.y N.n.bez.

5-277 Resektion des Mundbodens mit plastischer Rekonstruktion
Exkl.: Partielle Exzision des Mundbodens ohne Rekonstruktion (5-273.6)
Lokale Exzision des Mundbodens ohne Rekonstruktion (5-273.3)
Hinw.: Eine durchgeführte Neck dissection ist gesondert zu kodieren (5-403 ff.)
Die Entnahme eines Transplantates ist gesondert zu kodieren (5-242.5, 5-242.6, 5-858 ff., 5-901 ff.)
Die Art der Rekonstruktion ist in der 6. Stelle nach folgender Liste zu kodieren:
0 Rekonstruktion mit gestieltem regionalen Lappen
1 Rekonstruktion mit nicht vaskularisiertem Transplantat
2 Rekonstruktion mit freiem mikrovaskulär-anastomosierten Transplantat
3 Rekonstruktion mit gestieltem Fernlappen
x Sonstige

** 5-277.0 Transoral

** 5-277.1 Durch temporäre Mandibulotomie

** 5-277.2 Mit Resektion der Mandibula, partiell, ohne Kontinuitätsdurchtrennung

** 5-277.3 Mit Resektion der Mandibula, partiell, mit Kontinuitätsdurchtrennung

** 5-277.x Sonstige

5-277.y N.n.bez.

5-278 Resektion der Wange mit plastischer Rekonstruktion
Exkl.: Partielle Exzision der Wange ohne Rekonstruktion (5-273.7)
Lokale Exzision der Wange ohne Rekonstruktion (5-273.4)
Hinw.: Eine durchgeführte Neck dissection ist gesondert zu kodieren (5-403 ff.)
Die Entnahme eines Transplantates ist gesondert zu kodieren (5-242.5, 5-242.6, 5-858 ff., 5-901 ff.)
Die Art der Rekonstruktion ist in der 6. Stelle nach folgender Liste zu kodieren:
0 ↔ Rekonstruktion mit gestieltem regionalen Lappen
1 ↔ Rekonstruktion mit nicht vaskularisiertem Transplantat
2 ↔ Rekonstruktion mit einem freien mikrovaskulär-anastomosierten Transplantat
3 ↔ Rekonstruktion mit gestieltem Fernlappen
4 ↔ Rekonstruktion mit zwei freien mikrovaskulär-anastomosierten Transplantaten
5 ↔ Rekonstruktion mit einer Kombination aus gestielten und mikrovaskulär-anastomosierten Lappen
x ↔ Sonstige

** 5-278.0 Transoral

** 5-278.1 Durch temporäre Mandibulotomie

** 5-278.2 Mit Resektion der Mandibula, partiell, ohne Kontinuitätsdurchtrennung

** 5-278.3 Mit Teilresektion der Mandibula, mit Kontinuitätsdurchtrennung

** 5-278.4 Mit Teilresektion der Maxilla

** 5-278.x Sonstige

5-278.y N.n.bez.

5-279 **Andere Operationen am Mund**

5-279.0 Operative Blutstillung
Exkl.: Operative Blutstillung an Gebiss, Zahnfleisch und Alveolen (5-249.0)

5-279.1 Frenulotomie

5-279.x Sonstige

5-279.y N.n.bez.

5-28 Operationen im Bereich des Naso- und Oropharynx

5-280 **Transorale Inzision und Drainage eines pharyngealen oder parapharyngealen Abszesses**

5-280.0 (Peri)tonsillär

5-280.1 Parapharyngeal

5-280.2 Retropharyngeal

5-280.3 Im Bereich des Zungengrundes

5-280.x Sonstige

5-280.y N.n.bez.

5-281 **Tonsillektomie (ohne Adenotomie)**
Exkl.: Operative Blutstillung nach Tonsillektomie (5-289.1)
Hinw.: Eine durchgeführte Neck dissection ist gesondert zu kodieren (5-403 ff.)

5-281.0 Mit Dissektionstechnik

5-281.1 Abszesstonsillektomie

5-281.2 Radikal, transoral

5-281.3 Radikal, durch Pharyngotomie

5-281.4 Rest-Tonsillektomie

5-281.5 Partiell, transoral
Inkl.: Tonsillotomie

5-281.x Sonstige

5-281.y N.n.bez.

5-282 **Tonsillektomie mit Adenotomie**

5-282.0 Mit Dissektionstechnik

5-282.1 Partiell, transoral
Inkl.: Tonsillotomie mit Adenotomie
Hinw.: Dieser Kode ist im Geltungsbereich des G-DRG-Systems (§ 17b KHG) nicht zu verwenden
Dafür ist bei einer partiellen Tonsillektomie mit gleichzeitiger Adenotomie der Kode 5-281.5 zusammen mit einem Kode aus 5-285 ff. anzugeben

5-282.x Sonstige

5-282.y N.n.bez.

5-284 **Exzision und Destruktion einer Zungengrundtonsille**

5-284.0 Transoral

5-284.1 Durch Pharyngotomie

5-284.x Sonstige

5-284.y N.n.bez.

5-285 **Adenotomie (ohne Tonsillektomie)**
Exkl.: Operative Blutstillung nach Adenotomie (5-289.2)

5-285.0 Primäreingriff

5-285.1 Readenotomie

5-285.x Sonstige

5-285.y N.n.bez.

5-289 **Andere Operationen an Gaumen- und Rachenmandeln**

5-289.0 Destruktion von erkranktem Gewebe

.00 Elektrokoagulation

.01 Laserkoagulation

.02 Thermokoagulation

.03 Kryokoagulation

.04 Photodynamische Therapie

.0x Sonstige

5-289.1 Operative Blutstillung nach Tonsillektomie

5-289.2 Operative Blutstillung nach Adenotomie

5-289.3 Narbenexzision

5-289.4 Exzision von erkranktem Gewebe

5-289.x Sonstige

5-289.y N.n.bez.

Operationen an Pharynx, Larynx und Trachea (5-29...5-31)

Hinw.: Die Anwendung mikrochirurgischer Technik ist, sofern nicht als eigener Kode angegeben, zusätzlich zu kodieren (5-984)
Die Anwendung von Lasertechnik ist, sofern nicht als eigener Kode angegeben, zusätzlich zu kodieren (5-985 ff.)
Die Anwendung minimalinvasiver Technik ist, sofern nicht als eigener Kode angegeben, zusätzlich zu kodieren (5-986 ff.)
Die Durchführung der Operation im Rahmen der Versorgung einer Mehrfachverletzung ist zusätzlich zu kodieren (5-981)
Die Durchführung der Operation im Rahmen der Versorgung eines Polytraumas ist zusätzlich zu kodieren (5-982 ff.)
Die Durchführung einer Reoperation ist, sofern nicht als eigener Kode angegeben, zusätzlich zu kodieren (5-983)
Der vorzeitige Abbruch einer Operation ist zusätzlich zu kodieren (5-995)

5-29 Operationen am Pharynx

5-290 **Pharyngotomie**

Hinw.: Eine durchgeführte Neck dissection ist gesondert zu kodieren (5-403 ff.)
Mit einem Kode aus diesem Bereich ist nur die isolierte Pharyngotomie zu kodieren. Die Pharyngotomie als Zugang im Rahmen einer nachfolgenden Operation ist unter dem jeweiligen Eingriff zu kodieren

5-290.0 Median

5-290.1 Median, translingual

5-290.2 Median, transhyoidal

5-290.3 Lateral

5-290.x Sonstige

5-290.y N.n.bez.

5-291 **Operationen an Kiemengangsresten**

5-291.0 Inzision

5-291.1 Exzision einer lateralen Halszyste

5-291.2 Exzision einer lateralen Halsfistel

5-291.3 Sekundärer Eingriff

5-291.x Sonstige

5-291.y N.n.bez.

5-292 **Exzision und Destruktion von erkranktem Gewebe des Pharynx**
Hinw.: Eine durchgeführte Neck dissection ist gesondert zu kodieren (5-403 ff.)

5-292.0 Exzision, lokal

5-292.3 Destruktion
- .30 Elektrokoagulation
- .31 Laserkoagulation
- .32 Thermokoagulation
- .33 Kryokoagulation
- .34 Photodynamische Therapie
- .3x Sonstige

5-292.x Sonstige

5-292.y N.n.bez.

5-293 **Pharyngoplastik**
Exkl.: Partielle Resektion des Pharynx mit Rekonstruktion (5-295 ff.)
Radikale Resektion des Pharynx mit Rekonstruktion (5-296 ff.)
Hinw.: Diese Kodes sind für die alleinige Pharyngoplastik ohne Resektion des Pharynx zu verwenden

5-293.0 Mit lokaler Schleimhaut

5-293.1 Mit gestieltem myokutanen Lappen

5-293.2 Mit mikrovaskulär anastomosiertem Transplantat

5-293.3 Mit freiem Hautlappen

5-293.4 Mit freiem Darmtransplantat

5-293.5 Mit Magenhochzug

5-293.x Sonstige

5-293.y N.n.bez.

5-294 **Andere Rekonstruktionen des Pharynx**

5-294.0 Naht (nach Verletzung)

5-294.1 Verschluss einer Fistel

5-294.2 Verschluss einer Hypopharynxperforation

5-294.3 Adhäsiolyse

5-294.4 (Uvulo-)Palatopharyngoplastik

5-294.x Sonstige

5-294.y N.n.bez.

5-295 **Partielle Resektion des Pharynx [Pharynxteilresektion]**
Hinw.: Eine durchgeführte Neck dissection ist gesondert zu kodieren (5-403 ff.)
Die Art der Rekonstruktion ist in der 6. Stelle nach folgender Liste zu kodieren:
- 0 Ohne Rekonstruktion
- 1 Rekonstruktion mit lokaler Schleimhaut
- 2 Rekonstruktion mit gestieltem regionalen Lappen
- 3 Rekonstruktion mit nicht vaskularisiertem Transplantat
- 4 Rekonstruktion mit freiem mikrovaskulär-anastomosierten Transplantat
- 5 Rekonstruktion mit gestieltem Fernlappen
- x Sonstige

** 5-295.0 Transoral

** 5-295.1 Durch Pharyngotomie

** 5-295.2 Durch Spaltung des weichen und/oder harten Gaumens

** 5-295.3 Transmandibulär

** 5-295.x Sonstige

5-295.y N.n.bez.

5-296 Radikale Resektion des Pharynx [Pharyngektomie]
Hinw.: Eine durchgeführte Neck dissection ist gesondert zu kodieren (5-403 ff.)
Die Art der Rekonstruktion ist in der 6. Stelle nach folgender Liste zu kodieren:
0 Ohne Rekonstruktion
1 Rekonstruktion mit lokaler Schleimhaut
2 Rekonstruktion mit gestieltem regionalen Lappen
3 Rekonstruktion mit nicht vaskularisiertem Transplantat
4 Rekonstruktion mit freiem mikrovaskulär-anastomosierten Transplantat
5 Rekonstruktion mit gestieltem Fernlappen
6 Rekonstruktion mit freiem Darmtransplantat
7 Rekonstruktion mit Magenhochzug
x Sonstige

** 5-296.0 Transoral

** 5-296.1 Durch Pharyngotomie

** 5-296.2 Durch Spaltung des weichen und/oder harten Gaumens

** 5-296.3 Transmandibulär

** 5-296.x Sonstige

5-296.y N.n.bez.

5-299 Andere Operationen am Pharynx

5-299.0 Myotomie des M. constrictor pharyngis
.00 Ohne Pharyngotomie
.01 Mit Pharyngotomie

5-299.1 Ausstopfen eines Zenker-Divertikels, endoskopisch

5-299.2 Schwellendurchtrennung eines Zenker-Divertikels, endoskopisch

5-299.x Sonstige

5-299.y N.n.bez.

5-30 Exzision und Resektion am Larynx

5-300 Exzision und Destruktion von erkranktem Gewebe des Larynx
Hinw.: Eine durchgeführte Neck dissection ist gesondert zu kodieren (5-403 ff.)

5-300.0 Exzision, endolaryngeal
Inkl.: Exzision einer Laryngozele

5-300.1 Exzision, laryngoskopisch

5-300.2 Exzision, mikrolaryngoskopisch

5-300.3 Destruktion
.30 Elektrokoagulation
.31 Laserkoagulation
.32 Thermokoagulation
.33 Kryokoagulation
.34 Photodynamische Therapie
.3x Sonstige

5-300.4 Dekortikation einer Stimmlippe, durch Thyreotomie

5-300.5 Dekortikation einer Stimmlippe, mikrolaryngoskopisch

5-300.6 Stripping einer Stimmlippe, durch Thyreotomie

5-300.7 Stripping einer Stimmlippe, mikrolaryngoskopisch

5-300.x Sonstige

5-300.y N.n.bez.

5-301 Hemilaryngektomie
Hinw.: Eine durchgeführte Neck dissection ist gesondert zu kodieren (5-403 ff.)

5-301.0 Horizontal, supraglottisch

5-301.1 Horizontal, supraglottisch mit Zungengrundresektion

5-301.2 Vertikal, modifiziert (Hautant)

5-301.3 Vertikal, komplett (Gluck-Sörensen)
5-301.x Sonstige
5-301.y N.n.bez.

5-302 Andere partielle Laryngektomie
Hinw.: Eine durchgeführte Neck dissection ist gesondert zu kodieren (5-403 ff.)

5-302.0 Epiglottektomie, endolaryngeal
5-302.1 Chordektomie, endolaryngeal
5-302.2 Chordektomie durch Thyreotomie
5-302.3 Cricothyreoidektomie
5-302.4 Partielle Larynx-Pharynx-Resektion
5-302.5 Endoskopische Laserresektion
5-302.6 Teilresektion, frontal (Huet)
5-302.7 Teilresektion, frontolateral (Leroux-Robert)
5-302.8 Arytenoidektomie, laryngoskopisch
5-302.9 Arytenoidektomie, mikrolaryngoskopisch
5-302.x Sonstige
5-302.y N.n.bez.

5-303 Laryngektomie
Inkl.: Tracheotomie
Hinw.: Eine durchgeführte Neck dissection ist gesondert zu kodieren (5-403 ff.)
Die Art der Rekonstruktion ist in der 6. Stelle nach folgender Liste zu kodieren:
0 Ohne Rekonstruktion
1 Rekonstruktion mit lokaler Schleimhaut
2 Rekonstruktion mit gestieltem regionalen Lappen
3 Rekonstruktion mit nicht vaskularisiertem Transplantat
4 Rekonstruktion mit freiem mikrovaskulär-anastomosierten Transplantat
5 Rekonstruktion mit gestieltem Fernlappen
6 Rekonstruktion mit freiem Darmtransplantat
7 Rekonstruktion mit Magenhochzug
x Sonstige

** 5-303.0 Einfache Laryngektomie
** 5-303.1 Mit Pharyngektomie
** 5-303.2 Mit Pharyngektomie und Schilddrüsenresektion
** 5-303.x Sonstige
5-303.y N.n.bez.

5-31 Andere Larynxoperationen und Operationen an der Trachea

5-310 Larynxverengende Eingriffe

5-310.0 Injektion in die Stimmlippen (z.B. zur Verschmälerung der Stimmritze)
5-310.1 Injektion in die Taschenfalten
5-310.2 Thyroplastik
5-310.x Sonstige
5-310.y N.n.bez.

5-311 Temporäre Tracheostomie
Inkl.: Notfalltracheotomie

5-311.0 Tracheotomie
5-311.1 Punktionstracheotomie
5-311.2 Minitracheotomie
5-311.3 Koniotomie [Interkrikothyreotomie]
5-311.x Sonstige
5-311.y N.n.bez.

5-312 **Permanente Tracheostomie**
Exkl.: Erweiterungsplastik eines Tracheostomas (5-316.3)
Sternale Tracheostomie bei Resektion der Trachea (5-314.1 ff.)

5-312.0 Tracheotomie

5-312.1 Re-Tracheotomie

5-312.2 Tracheotomie mit mukokutaner Anastomose

5-312.x Sonstige

5-312.y N.n.bez.

5-313 **Inzision des Larynx und andere Inzisionen der Trachea**

5-313.0 Larynx, endolaryngeal
Inkl.: Thyreotomie, Laryngofissur

5-313.1 Larynx, laryngoskopisch

5-313.2 Larynx, mikrolaryngoskopisch

5-313.3 Trachea

5-313.x Sonstige

5-313.y N.n.bez.

5-314 **Exzision, Resektion und Destruktion (von erkranktem Gewebe) der Trachea**

5-314.0 Exzision
- .00 Offen chirurgisch
- .01 Thorakoskopisch
- .02 Tracheobronchoskopisch
- .0x Sonstige

5-314.1 Resektion
- .11 Mit End-zu-End-Anastomose
- .12 Mit Anlegen eines Tracheostomas
- .13 Mit Plastik (Stent)
- .1x Sonstige

5-314.2 Destruktion
Hinw.: Die Anwendung einer Kryosonde ist gesondert zu kodieren (5-31a.0)
- .20 Offen chirurgisch
- .21 Thorakoskopisch
- .22 Tracheobronchoskopisch
- .2x Sonstige

5-314.3 Resektion, krikotracheal
- .30 Mit End-zu-End-Anastomose
- .31 Mit Anlegen eines Tracheostomas
- .32 Mit Plastik (Stent)
- .3x Sonstige

5-314.x Sonstige

5-314.y N.n.bez.

5-315 **Rekonstruktion des Larynx**
Exkl.: Dilatation des Larynx (5-319.0)

5-315.0 Naht (nach Verletzung)
Inkl.: Larynxfraktur

5-315.1 Verschluss einer Fistel

5-315.2 Erweiterungsplastik der Glottis (endolaryngeal)

5-315.3 Konstruktion einer Neoglottis

5-315.4 Erweiterungsplastik des Larynx

5-315.5 Plastische Rekonstruktion des Larynx
Exkl.: Laryngektomie mit Rekonstruktion (5-303 ff.)

5-315.6 Plastische Rekonstruktion einer Stimmlippe

5-315.7 Revision einer Neoglottis

5-315.8 Revision einer Stimmlippenplastik

5-315.9 Lateralfixation der Stimmlippen von außen

5-315.a Implantation oder Wechsel eines künstlichen Larynx

5-315.b Entfernung eines künstlichen Larynx

5-315.c Einsetzen oder Wechsel eines Ventilsystems für den künstlichen Larynx

5-315.d Entfernung eines Ventilsystems für den künstlichen Larynx

5-315.x Sonstige

5-315.y N.n.bez.

5-316 Rekonstruktion der Trachea
Exkl.: Dilatation der Trachea (5-319.1 ff.)

5-316.0 Naht (nach Verletzung)

5-316.1 Verschluss einer Fistel
Exkl.: Verschluss einer erworbenen Ösophagotrachealfistel (5-429.4 ff.)

5-316.2 Verschluss eines Tracheostomas

5-316.3 Erweiterungsplastik eines Tracheostomas

5-316.4 Resektion mit Implantation einer Prothese

5-316.5 Plastische Rekonstruktion (Tracheatransplantation)

.50 Zervikal
.51 Zervikal mit Tracheostomie
.52 Intrathorakal
.5x Sonstige

5-316.6 Beseitigung einer Trachealstenose

.60 Mit End-zu-End-Anastomose
.61 Mit Plastik (Stent)
.6x Sonstige

5-316.7 Tracheopexie

5-316.8 End-zu-End-Anastomose (bei Ruptur)

5-316.x Sonstige

5-316.y N.n.bez.

5-319 Andere Operationen an Larynx und Trachea
Exkl.: Einführung, Wechsel und Entfernung einer Sprechkanüle

5-319.0 Dilatation des Larynx
Hinw.: Die Anwendung eines Ballonkatheters ist gesondert zu kodieren (5-31a.1)

5-319.1 Dilatation der Trachea (endoskopisch)
Hinw.: Die Anwendung von Lasertechnik ist gesondert zu kodieren (5-985 ff.)
Die Anwendung eines Ballonkatheters ist gesondert zu kodieren (5-31a.1)

.11 Ohne Einlegen einer Schiene (Stent)
.13 Mit Einlegen einer Schiene (Stent), hybrid/dynamisch
.14 Mit Einlegen einer Schiene (Stent), Kunststoff
.15 Mit Einlegen einer Schiene (Stent), Metall

5-319.2 Adhäsiolyse

5-319.3 Wechsel einer Prothese (Platzhalter) nach Larynxrekonstruktion

5-319.4 Entfernung einer Prothese (Platzhalter) nach Larynxrekonstruktion

5-319.6 Wechsel einer trachealen Schiene (Stent)
Inkl.: Dilatation

.60 Auf eine Schiene (Stent), hybrid/dynamisch
.61 Auf eine Schiene (Stent), Kunststoff
.62 Auf eine Schiene (Stent), Metall

5-319.7 Entfernung einer trachealen Schiene (Stent)

5-319.9 Einlegen oder Wechsel einer Stimmprothese
Hinw.: Die Anlage einer ösophagotrachealen Fistel ist gesondert zu kodieren (5-429.0)

5-319.a Entfernung einer Stimmprothese
Hinw.: Der Verschluss einer ösophagotrachealen Fistel ist gesondert zu kodieren (5-429.n)

5-319.b Endoskopische Injektion in die Trachea
Inkl.: Injektion von Fibrinkleber

5-319.c Plastische laryngotracheale Rekonstruktion mit Rippenknorpel
Inkl.: End-zu-End-Anastomose
Hinw.: Die Entnahme von Rippenknorpel ist gesondert zu kodieren (5-349.4)

5-319.x Sonstige

5-319.y N.n.bez.

5-31a Zusatzinformationen zu Operationen an Larynx und Trachea
Hinw.: Diese Kodes sind Zusatzkodes. Die durchgeführten Eingriffe sind gesondert zu kodieren

5-31a.0 Anwendung einer Kryosonde

5-31a.1 Anwendung eines Ballonkatheters

Operationen an Lunge und Bronchus (5-32...5-34)

Inkl.: Thorakoskopische Eingriffe, Lasereingriffe, photodynamische Eingriffe

Hinw.: Die Anwendung mikrochirurgischer Technik ist, sofern nicht als eigener Kode angegeben, zusätzlich zu kodieren (5-984)
Die Anwendung von Lasertechnik ist, sofern nicht als eigener Kode angegeben, zusätzlich zu kodieren (5-985 ff.)
Die Anwendung von minimalinvasiver Technik ist, sofern nicht als eigener Kode angegeben, zusätzlich zu kodieren (5-986 ff.)
Die Durchführung der Operation im Rahmen der Versorgung einer Mehrfachverletzung ist zusätzlich zu kodieren (5-981)
Die Durchführung der Operation im Rahmen der Versorgung eines Polytraumas ist zusätzlich zu kodieren (5-982 ff.)
Die Durchführung einer Reoperation ist, sofern nicht als eigener Kode angegeben, zusätzlich zu kodieren (5-983)
Der vorzeitige Abbruch einer Operation ist zusätzlich zu kodieren (5-995)

5-32 Exzision und Resektion an Lunge und Bronchus
Inkl.: Simultan mit Lungenparenchymresektion durchgeführte Dekortikationen und viszerale Pleurektomien
Exkl.: Pleurektomie ohne Lungenresektion (5-344 ff.)

5-320 Exzision und Destruktion von erkranktem Gewebe eines Bronchus
Exkl.: Bronchoskopische Biopsie
Biopsie eines Bronchus durch Inzision (1-581.2)

5-320.0 ↔ Durch Bronchoskopie
Inkl.: Bronchoskopische Blutstillung
Hinw.: Die Anwendung von Lasertechnik ist gesondert zu kodieren (5-985 ff.)

5-320.1 ↔ Durch Thorakotomie

5-320.2 ↔ Durch Thorakoskopie

5-320.3 ↔ Bronchoskopische photodynamische Therapie

5-320.4 ↔ Bronchoskopische Kryotherapie

5-320.5 ↔ Bronchoskopische Radiofrequenzablation an der Bronchialmuskulatur

5-320.6 Bronchoskopische Radiofrequenzablation zur Denervierung
Inkl.: Targeted lung denervation

.60 ↔ Mit 1 Katheter

.61 ↔ Mit 2 oder mehr Kathetern

5-320.x ↔ Sonstige

5-320.y N.n.bez.

5-321 Andere Exzision und Resektion eines Bronchus (ohne Resektion des Lungenparenchyms)
Exkl.: Exzision und Resektion eines Bronchus mit Resektion des Lungenparenchyms (5-323 ff.)

5-321.0 ↔ Keilexzision

5-321.1 ↔ Bronchusresektion mit End-zu-End-Anastomose

5-321.2 Bifurkationsresektion (mit Rekonstruktion)

5-321.3 ↔ Revision einer Bronchusstumpfinsuffizienz (mit partieller Resektion), ohne plastische Deckung

5-321.4 Revision einer Bronchusstumpfinsuffizienz mit plastischer Deckung

.40 ↔ Mit Omentum majus
.41 ↔ Mit Muskeltransposition
.42 ↔ Mit Perikard
.43 ↔ Mit Zwerchfell
.44 ↔ Mit V. azygos
.45 ↔ Mit Pleura
.46 ↔ Mit perikardialem Fett
.4x ↔ Sonstige

5-321.x ↔ Sonstige

5-321.y N.n.bez.

5-322 Atypische Lungenresektion
Inkl.: Resektion einer Kaverne oder eines Lungenabszesses
Lungenresektion zur Entfernung eines Fremdkörpers
Viszerale Pleurektomie

5-322.c Enukleation, offen chirurgisch

.c4 ↔ Eine Läsion, ohne Lymphadenektomie
.c5 ↔ Eine Läsion, mit Entfernung einzelner Lymphknoten
.c6 ↔ Eine Läsion, mit radikaler Lymphadenektomie
.c7 ↔ 2 bis 5 Läsionen, ohne Lymphadenektomie
.c8 ↔ 2 bis 5 Läsionen, mit Entfernung einzelner Lymphknoten
.c9 ↔ 2 bis 5 Läsionen, mit radikaler Lymphadenektomie
.ca ↔ 6 bis 9 Läsionen, ohne Lymphadenektomie
.cb ↔ 6 bis 9 Läsionen, mit Entfernung einzelner Lymphknoten
.cc ↔ 6 bis 9 Läsionen, mit radikaler Lymphadenektomie
.cd ↔ 10 bis 19 Läsionen, ohne Lymphadenektomie
.ce ↔ 10 bis 19 Läsionen, mit Entfernung einzelner Lymphknoten
.cf ↔ 10 bis 19 Läsionen, mit radikaler Lymphadenektomie
.cg ↔ 20 oder mehr Läsionen, ohne Lymphadenektomie
.ch ↔ 20 oder mehr Läsionen, mit Entfernung einzelner Lymphknoten
.cj ↔ 20 oder mehr Läsionen, mit radikaler Lymphadenektomie

5-322.d Keilresektion, einfach, offen chirurgisch

.d1 ↔ Ohne Lymphadenektomie
.d2 ↔ Mit Entfernung einzelner Lymphknoten
.d3 ↔ Mit radikaler Lymphadenektomie

5-322.e Keilresektion, mehrfach, offen chirurgisch

.e4 ↔ 2 bis 5 Keile, ohne Lymphadenektomie
.e5 ↔ 2 bis 5 Keile, mit Entfernung einzelner Lymphknoten
.e6 ↔ 2 bis 5 Keile, mit radikaler Lymphadenektomie
.e7 ↔ 6 bis 9 Keile, ohne Lymphadenektomie
.e8 ↔ 6 bis 9 Keile, mit Entfernung einzelner Lymphknoten
.e9 ↔ 6 bis 9 Keile, mit radikaler Lymphadenektomie
.ea ↔ 10 bis 19 Keile, ohne Lymphadenektomie
.eb ↔ 10 bis 19 Keile, mit Entfernung einzelner Lymphknoten
.ec ↔ 10 bis 19 Keile, mit radikaler Lymphadenektomie
.ed ↔ 20 oder mehr Keile, ohne Lymphadenektomie
.ee ↔ 20 oder mehr Keile, mit Entfernung einzelner Lymphknoten
.ef ↔ 20 oder mehr Keile, mit radikaler Lymphadenektomie

5-322.f Enukleation, thorakoskopisch
- .f4 ↔ Eine Läsion, ohne Lymphadenektomie
- .f5 ↔ Eine Läsion, mit Entfernung einzelner Lymphknoten
- .f6 ↔ Eine Läsion, mit radikaler Lymphadenektomie
- .f7 ↔ 2 bis 5 Läsionen, ohne Lymphadenektomie
- .f8 ↔ 2 bis 5 Läsionen, mit Entfernung einzelner Lymphknoten
- .f9 ↔ 2 bis 5 Läsionen, mit radikaler Lymphadenektomie
- .fa ↔ 6 bis 9 Läsionen, ohne Lymphadenektomie
- .fb ↔ 6 bis 9 Läsionen, mit Entfernung einzelner Lymphknoten
- .fc ↔ 6 bis 9 Läsionen, mit radikaler Lymphadenektomie
- .fd ↔ 10 bis 19 Läsionen, ohne Lymphadenektomie
- .fe ↔ 10 bis 19 Läsionen, mit Entfernung einzelner Lymphknoten
- .ff ↔ 10 bis 19 Läsionen, mit radikaler Lymphadenektomie
- .fg ↔ 20 oder mehr Läsionen, ohne Lymphadenektomie
- .fh ↔ 20 oder mehr Läsionen, mit Entfernung einzelner Lymphknoten
- .fj ↔ 20 oder mehr Läsionen, mit radikaler Lymphadenektomie

5-322.g Keilresektion, einfach, thorakoskopisch
- .g1 ↔ Ohne Lymphadenektomie
- .g2 ↔ Mit Entfernung einzelner Lymphknoten
- .g3 ↔ Mit radikaler Lymphadenektomie

5-322.h Keilresektion, mehrfach, thorakoskopisch
- .h4 ↔ 2 bis 5 Keile, ohne Lymphadenektomie
- .h5 ↔ 2 bis 5 Keile, mit Entfernung einzelner Lymphknoten
- .h6 ↔ 2 bis 5 Keile, mit radikaler Lymphadenektomie
- .h7 ↔ 6 bis 9 Keile, ohne Lymphadenektomie
- .h8 ↔ 6 bis 9 Keile, mit Entfernung einzelner Lymphknoten
- .h9 ↔ 6 bis 9 Keile, mit radikaler Lymphadenektomie
- .ha ↔ 10 bis 19 Keile, ohne Lymphadenektomie
- .hb ↔ 10 bis 19 Keile, mit Entfernung einzelner Lymphknoten
- .hc ↔ 10 bis 19 Keile, mit radikaler Lymphadenektomie
- .hd ↔ 20 oder mehr Keile, ohne Lymphadenektomie
- .he ↔ 20 oder mehr Keile, mit Entfernung einzelner Lymphknoten
- .hf ↔ 20 oder mehr Keile, mit radikaler Lymphadenektomie

5-322.x Sonstige

5-322.y N.n.bez.

5-323 Segmentresektion und Bisegmentresektion der Lunge

Inkl.: Viszerale Pleurektomie

Hinw.: Eine in derselben Sitzung durchgeführte Enukleation oder Keilresektion im selben Segment ist im Kode enthalten
Mit einem Kode aus diesem Bereich sind nur anatomische Segmentresektionen zu kodieren
Segmentresektionen aus unterschiedlichen Lappen sind gesondert zu kodieren
Die Lymphadenektomie ist in der 6. Stelle nach folgender Liste zu kodieren:
- 1 ↔ Ohne Lymphadenektomie
- 2 ↔ Mit Entfernung einzelner Lymphknoten
- 3 ↔ Mit radikaler Lymphadenektomie

** 5-323.4 Segmentresektion, offen chirurgisch

** 5-323.5 Segmentresektion, thorakoskopisch

** 5-323.6 Bisegmentresektion, offen chirurgisch

** 5-323.7 Bisegmentresektion, thorakoskopisch

** 5-323.x Sonstige

5-323.y N.n.bez.

5-324 Einfache Lobektomie und Bilobektomie der Lunge

Inkl.: Viszerale Pleurektomie

Hinw.: Mit einem Kode aus diesem Bereich sind nur die Lobektomie oder Bilobektomie der Lunge ohne Resektion an extrapulmonalen Strukturen oder Organen zu kodieren
Eine in derselben Sitzung durchgeführte Enukleation, Keil- oder Segmentresektion im selben Lungenlappen ist im Kode enthalten

5-324.2 Bilobektomie ohne radikale Lymphadenektomie, offen chirurgisch
- .21 Ohne bronchoplastische oder angioplastische Erweiterung
- .22 Mit bronchoplastischer Erweiterung
- .23 Mit angioplastischer Erweiterung
- .2x Sonstige

5-324.3 Bilobektomie mit radikaler Lymphadenektomie, offen chirurgisch
- .31 Ohne bronchoplastische oder angioplastische Erweiterung
- .32 Mit bronchoplastischer Erweiterung
- .33 Mit angioplastischer Erweiterung
- .34 Mit bronchoplastischer und angioplastischer Erweiterung
- .3x Sonstige

5-324.6 Lobektomie, einseitig ohne radikale Lymphadenektomie, thorakoskopisch
- .61 Ohne bronchoplastische oder angioplastische Erweiterung
- .62 Mit bronchoplastischer Erweiterung
- .6x Sonstige

5-324.7 Lobektomie, einseitig mit radikaler Lymphadenektomie, thorakoskopisch
- .71 Ohne bronchoplastische oder angioplastische Erweiterung
- .7x Sonstige

5-324.8 Bilobektomie ohne radikale Lymphadenektomie, thorakoskopisch
- .81 Ohne bronchoplastische oder angioplastische Erweiterung
- .8x Sonstige

5-324.9 Bilobektomie mit radikaler Lymphadenektomie, thorakoskopisch
- .91 Ohne bronchoplastische oder angioplastische Erweiterung
- .9x Sonstige

5-324.a Lobektomie ohne radikale Lymphadenektomie, offen chirurgisch
- .a1 ↔ Ohne bronchoplastische oder angioplastische Erweiterung
- .a2 ↔ Mit bronchoplastischer Erweiterung
- .a3 ↔ Mit angioplastischer Erweiterung
- .a4 ↔ Mit bronchoplastischer und angioplastischer Erweiterung
- .a5 ↔ Mit Bifurkationsresektion
- .ax ↔ Sonstige

5-324.b Lobektomie mit radikaler Lymphadenektomie, offen chirurgisch
- .b1 ↔ Ohne bronchoplastische oder angioplastische Erweiterung
- .b2 ↔ Mit bronchoplastischer Erweiterung
- .b3 ↔ Mit angioplastischer Erweiterung
- .b4 ↔ Mit bronchoplastischer und angioplastischer Erweiterung
- .b5 ↔ Mit Bifurkationsresektion
- .bx ↔ Sonstige

5-324.c Lobektomie zur Lebend-Organspende, offen chirurgisch

5-324.x Sonstige
- .x1 ↔ Ohne bronchoplastische oder angioplastische Erweiterung
- .x2 ↔ Mit bronchoplastischer Erweiterung
- .x3 ↔ Mit angioplastischer Erweiterung
- .x4 ↔ Mit bronchoplastischer und angioplastischer Erweiterung
- .x5 ↔ Mit Bifurkationsresektion
- .xx ↔ Sonstige

5-324.y N.n.bez.

5-325 Erweiterte Lobektomie und Bilobektomie der Lunge

Inkl.: Viszerale Pleurektomie
Radikale Lymphadenektomie

Hinw.: Mit einem Kode aus diesem Bereich sind nur die Lobektomie oder Bilobektomie der Lunge mit Resektion an extrapulmonalen Strukturen oder Organen zu kodieren
Eine in derselben Sitzung durchgeführte Enukleation, Keil- oder Segmentresektion im selben Lungenlappen ist im Kode enthalten

5-325.0 Lobektomie ohne broncho- oder angioplastische Erweiterung

.01 ↔ Mit Gefäßresektion intraperikardial
.02 ↔ Mit Perikardresektion
.03 ↔ Mit Vorhofresektion
.04 ↔ Mit Brustwandresektion
.05 ↔ Mit Zwerchfellresektion
.06 ↔ Mit Ösophagusresektion
.07 ↔ Mit Resektion an der Wirbelsäule
.08 ↔ Mit Resektion an mehreren Organen
.0x ↔ Sonstige

5-325.1 Lobektomie mit bronchoplastischer Erweiterung (Bronchusmanschette)

.11 ↔ Mit Gefäßresektion intraperikardial
.12 ↔ Mit Perikardresektion
.13 ↔ Mit Vorhofresektion
.14 ↔ Mit Brustwandresektion
.15 ↔ Mit Zwerchfellresektion
.16 ↔ Mit Ösophagusresektion
.17 ↔ Mit Resektion an der Wirbelsäule
.18 ↔ Mit Resektion an mehreren Organen
.1x ↔ Sonstige

5-325.2 Lobektomie mit angioplastischer Erweiterung (Gefäßmanschette)

.21 ↔ Mit Gefäßresektion intraperikardial
.22 ↔ Mit Perikardresektion
.23 ↔ Mit Vorhofresektion
.24 ↔ Mit Brustwandresektion
.25 ↔ Mit Zwerchfellresektion
.26 ↔ Mit Ösophagusresektion
.27 ↔ Mit Resektion an der Wirbelsäule
.28 ↔ Mit Resektion an mehreren Organen
.2x ↔ Sonstige

5-325.3 Lobektomie mit bronchoplastischer und angioplastischer Erweiterung (Bronchus- und Gefäßmanschette)

.31 ↔ Mit Gefäßresektion intraperikardial
.32 ↔ Mit Perikardresektion
.33 ↔ Mit Vorhofresektion
.34 ↔ Mit Brustwandresektion
.35 ↔ Mit Zwerchfellresektion
.36 ↔ Mit Ösophagusresektion
.37 ↔ Mit Resektion an der Wirbelsäule
.38 ↔ Mit Resektion an mehreren Organen
.3x ↔ Sonstige

5-325.4 Lobektomie mit Bifurkationsresektion

Inkl.: Trachearesektion

.41 ↔ Mit Gefäßresektion intraperikardial
.42 ↔ Mit Perikardresektion
.43 ↔ Mit Vorhofresektion
.44 ↔ Mit Brustwandresektion
.4x ↔ Sonstige

5-325.5 Bilobektomie ohne broncho- oder angioplastische Erweiterung
- .51 Mit Gefäßresektion intraperikardial
- .52 Mit Perikardresektion
- .53 Mit Vorhofresektion
- .54 Mit Brustwandresektion
- .55 Mit Zwerchfellresektion
- .56 Mit Ösophagusresektion
- .57 Mit Resektion an der Wirbelsäule
- .58 Mit Resektion an mehreren Organen
- .5x Sonstige

5-325.6 Bilobektomie mit bronchoplastischer Erweiterung (Bronchusmanschette)
- .61 Mit Gefäßresektion intraperikardial
- .62 Mit Perikardresektion
- .63 Mit Vorhofresektion
- .64 Mit Brustwandresektion
- .65 Mit Zwerchfellresektion
- .66 Mit Ösophagusresektion
- .67 Mit Resektion an der Wirbelsäule
- .68 Mit Resektion an mehreren Organen
- .6x Sonstige

5-325.7 Bilobektomie mit angioplastischer Erweiterung (Gefäßmanschette)
- .71 Mit Gefäßresektion intraperikardial
- .72 Mit Perikardresektion
- .73 Mit Vorhofresektion
- .74 Mit Brustwandresektion
- .75 Mit Zwerchfellresektion
- .76 Mit Ösophagusresektion
- .77 Mit Resektion an der Wirbelsäule
- .78 Mit Resektion an mehreren Organen
- .7x Sonstige

5-325.8 Bilobektomie mit bronchoplastischer und angioplastischer Erweiterung (Bronchus- und Gefäßmanschette)
- .81 Mit Gefäßresektion intraperikardial
- .82 Mit Perikardresektion
- .83 Mit Vorhofresektion
- .84 Mit Brustwandresektion
- .85 Mit Zwerchfellresektion
- .86 Mit Ösophagusresektion
- .87 Mit Resektion an der Wirbelsäule
- .88 Mit Resektion an mehreren Organen
- .8x Sonstige

5-325.9 Bilobektomie mit Bifurkationsresektion
Inkl.: Trachearesektion
- .91 Mit Gefäßresektion intraperikardial
- .92 Mit Perikardresektion
- .93 Mit Vorhofresektion
- .94 Mit Brustwandresektion
- .95 Mit Zwerchfellresektion
- .96 Mit Ösophagusresektion
- .97 Mit Resektion an der Wirbelsäule
- .98 Mit Resektion an mehreren Organen
- .9x Sonstige

5-325.x Sonstige
- .x1 ↔ Mit Gefäßresektion intraperikardial
- .x2 ↔ Mit Perikardresektion
- .x3 ↔ Mit Vorhofresektion
- .x4 ↔ Mit Brustwandresektion

.x5 ↔ Mit Zwerchfellresektion
.x6 ↔ Mit Ösophagusresektion
.x7 ↔ Mit Resektion an der Wirbelsäule
.x8 ↔ Mit Resektion an mehreren Organen
.xx ↔ Sonstige

5-325.y N.n.bez.

5-327 Einfache (Pleuro-)Pneum(on)ektomie
Hinw.: Mit einem Kode aus diesem Bereich ist nur die (Pleuro-)Pneum(on)ektomie ohne Resektion an extrapulmonalen Strukturen oder Organen zu kodieren

5-327.0 Pneum(on)ektomie ohne radikale Lymphadenektomie

5-327.1 Pneum(on)ektomie mit radikaler Lymphadenektomie

5-327.2 Pneum(on)ektomie mit gegenseitiger Lungenresektion, ohne radikale Lymphadenektomie

5-327.3 Pneum(on)ektomie mit gegenseitiger Lungenresektion, mit radikaler Lymphadenektomie

5-327.4 Pleuropneum(on)ektomie ohne radikale Lymphadenektomie

5-327.5 Pleuropneum(on)ektomie mit radikaler Lymphadenektomie

5-327.7 Pleuropneum(on)ektomie mit gegenseitiger Lungenresektion, mit radikaler Lymphadenektomie

5-327.8 Pneum(on)ektomie, postmortal [zur Transplantation]
Hinw.: Dieser Kode ist auch zu verwenden, wenn die Leistung nicht abschließend erbracht wird oder sich erst intraoperativ die Nichtverwendbarkeit des Organs für eine spätere Transplantation herausstellt
Dieser Kode und der im Fall eines vorzeitigen Abbruchs dieses Eingriffs zusätzlich zu kodierende Zusatzkode 5-995 werden nicht im Rahmen des Datensatzes nach § 301 SGB V bzw. § 21 KHEntgG übermittelt
Die Aufrechterhaltung der Homöostase für die postmortale Organspende ist im Kode enthalten

5-327.x Sonstige

5-327.y N.n.bez.

5-328 Erweiterte (Pleuro-)Pneum(on)ektomie
Inkl.: Radikale Lymphadenektomie
Hinw.: Mit einem Kode aus diesem Bereich ist nur die (Pleuro-)Pneum(on)ektomie mit Resektion an extrapulmonalen Strukturen oder Organen zu kodieren
Die Resektion von Nachbarorganen ist für die mit ** gekennzeichneten Kodes in der 6. Stelle nach folgender Liste zu kodieren:
1 Mit Gefäßresektion intraperikardial
2 Mit Perikardresektion
3 Mit Vorhofresektion
4 Mit Brustwandresektion
5 Mit Zwerchfellresektion
6 Mit Ösophagusresektion
7 Mit Resektion an der Wirbelsäule
8 Mit Resektion an mehreren Organen
x Sonstige

** 5-328.0 Pneum(on)ektomie

** 5-328.1 Pneum(on)ektomie als Manschettenpneumektomie

** 5-328.2 Pneum(on)ektomie mit gegenseitiger Lungenresektion
[6. Stelle: 1-3,x]

** 5-328.3 Pleuropneum(on)ektomie

** 5-328.4 Pleuropneum(on)ektomie als Manschettenpneumektomie

** 5-328.5 Pleuropneum(on)ektomie mit gegenseitiger Lungenresektion
[6. Stelle: 1-3,x]

5-328.6 Pleuropneum(on)ektomie mit Zwerchfell- und Perikardresektion

** 5-328.x Sonstige

5-328.y N.n.bez.

5-329 ↔ Andere Exzisionen an Lunge und Bronchus

5-33 Andere Operationen an Lunge und Bronchus
Exkl.: Diagnostische Bronchoskopie (1-620 ff.)

5-330 Inzision eines Bronchus

5-330.0 ↔ Ohne weitere Maßnahmen

5-330.1 ↔ Entfernung eines Fremdkörpers
Exkl.: Fremdkörperentfernung durch Bronchoskopie (8-100.4, 8-100.5)

5-330.2 ↔ Implantation einer Prothese in das Bronchialsystem

5-330.x ↔ Sonstige

5-330.y N.n.bez.

5-331 ↔ Inzision der Lunge

5-333 Adhäsiolyse an Lunge und Brustwand

5-333.0 ↔ Pleurolyse, offen chirurgisch

5-333.1 ↔ Pleurolyse, thorakoskopisch

5-333.x ↔ Sonstige

5-333.y N.n.bez.

5-334 Rekonstruktion an Lunge und Bronchien

5-334.0 ↔ Naht der Lunge (nach Verletzung), offen chirurgisch

5-334.1 ↔ Naht der Lunge (nach Verletzung), thorakoskopisch

5-334.2 ↔ Naht eines Bronchus (nach Verletzung)

5-334.3 ↔ Plastische Rekonstruktion der Lunge

5-334.4 ↔ Plastische Rekonstruktion eines Bronchus

5-334.5 ↔ Verschluss einer Bronchusfistel, offen chirurgisch

5-334.6 ↔ Verschluss einer Bronchusfistel, thorakoskopisch

5-334.7 ↔ Verschluss einer Lungenparenchymfistel, offen chirurgisch

5-334.8 ↔ Verschluss einer Lungenparenchymfistel, thorakoskopisch

5-334.x ↔ Sonstige

5-334.y N.n.bez.

5-335 Lungentransplantation
Exkl.: Herz-Lungen-Transplantation (5-375 ff.)
Hinw.: Die Art der Konservierung von Organtransplantaten ist gesondert zu kodieren (5-939 ff.)

5-335.2 Transplantation
- .20 ↔ Komplett (gesamtes Organ)
- .21 ↔ Partiell (Lungenlappen)

5-335.3 Retransplantation während desselben stationären Aufenthaltes
- .30 ↔ Komplett (gesamtes Organ)
- .31 ↔ Partiell (Lungenlappen)

5-339 Andere Operationen an Lunge und Bronchien

5-339.0 Dilatation eines Bronchus, bronchoskopisch
- .01 ↔ Ohne Einlegen einer Schiene (Stent)
- .03 ↔ Mit Einlegen einer Schiene (Stent), hybrid/dynamisch
- .04 ↔ Mit Einlegen einer Schiene (Stent), Kunststoff
- .05 ↔ Mit Einlegen einer Schiene (Stent), Metall
- .06 Mit Einlegen oder Wechsel eines Bifurkationsstents
  Hinw.: Die Dilatation der Trachea ist im Kode enthalten
- .0x ↔ Sonstige

5-339.1 ↔ Ligatur eines Bronchus

5-339.2 Destruktion von erkranktem Lungengewebe
- .20 ↔ Durch Thermoablation, perkutan
  Hinw.: Das bildgebende Verfahren ist im Kode enthalten
- .21 ↔ Durch thermische Dampfablation, bronchoskopisch

.22 ↔ Durch irreversible Elektroporation, perkutan
Hinw.: Die Anzahl der verwendeten Nadeln zur irreversiblen Elektroporation ist gesondert zu kodieren (5-98h.1 ff.)

.23 ↔ Durch Kryoablation, perkutan
Hinw.: Das bildgebende Verfahren ist im Kode enthalten
Die Anzahl der verwendeten Kryoablationsnadeln ist gesondert zu kodieren (5-98h.0 ff.)

.2x ↔ Sonstige

5-339.3 Wechsel einer bronchialen Schiene (Stent)
Hinw.: Die Dilatation ist im Kode enthalten

.30 ↔ Auf eine Schiene (Stent), hybrid/dynamisch

.31 ↔ Auf eine Schiene (Stent), Kunststoff

.32 ↔ Auf eine Schiene (Stent), Metall

5-339.4 ↔ Entfernung einer bronchialen Schiene (Stent)

5-339.5 Implantation oder Wechsel eines endobronchialen Klappensystems, endoskopisch
Hinw.: Die Entfernung eines Ventils ist unter 8-100 ff. zu kodieren

.50 1 Ventil

.51 2 Ventile

.52 3 Ventile

.53 4 Ventile

.55 5 Ventile

.56 6 Ventile

.57 7 Ventile

.58 8 oder mehr Ventile

5-339.6 Plastische Deckung bronchialer oder vaskulärer Anastomosen und/oder Nähte
Inkl.: Plastische Deckung eines Bronchusstumpfes
Hinw.: Diese Kodes sind Zusatzkodes für Operationen im Bereich Operationen an Lunge und Bronchus. Die durchgeführten Operationen sind gesondert zu kodieren. Diese Kodes sind nur anzugeben, wenn der Kode für die Operation diese Information nicht enthält

.60 ↔ Mit Omentum majus

.61 ↔ Mit Muskeltransposition

.62 ↔ Mit Perikard

.63 ↔ Mit Zwerchfell

.64 ↔ Mit Vena azygos

.65 ↔ Mit Pleura

.66 ↔ Mit perikardialem Fett

.6x ↔ Sonstige

5-339.7 Einführung von polymerisierendem Hydrogelschaum, bronchoskopisch

.70 In 1 pulmonales Subsegment

.71 In 2 pulmonale Subsegmente

.72 In 3 pulmonale Subsegmente

.73 In 4 oder mehr pulmonale Subsegmente

5-339.8 Einlegen von endobronchialen Nitinolspiralen, bronchoskopisch

.80 1 bis 2 Nitinolspiralen

.81 3 bis 4 Nitinolspiralen

.82 5 bis 6 Nitinolspiralen

.83 7 bis 8 Nitinolspiralen

.84 9 bis 10 Nitinolspiralen

.85 11 bis 12 Nitinolspiralen

.86 13 bis 14 Nitinolspiralen

.87 15 bis 16 Nitinolspiralen

.88 17 oder mehr Nitinolspiralen

5-339.9 Implantation von Bestrahlungsmarkern an der Lunge
Hinw.: Das bildgebende Verfahren ist gesondert zu kodieren (Kap. 3)

.90 Perkutan

.91 Bronchoskopisch

.92 Ösophagoskopisch und/oder gastroskopisch

.93 Thorakoskopisch

.94 Laparoskopisch

.9x Sonstige

5-339.x ↔ Sonstige

5-339.y N.n.bez.

5-34 Operationen an Brustwand, Pleura, Mediastinum und Zwerchfell

5-340 Inzision von Brustwand und Pleura

5-340.0 ↔ Drainage der Brustwand oder Pleurahöhle, offen chirurgisch

5-340.1 Explorative Thorakotomie

5-340.2 ↔ Thorakotomie zur Fremdkörperentfernung

5-340.5 ↔ Thorakoskopie zur Fremdkörperentfernung

5-340.7 ↔ Osteotomie der Rippe

5-340.8 ↔ Osteotomie der Rippe mit Osteosynthese
Hinw.: Eine durchgeführte Osteosynthese ist gesondert zu kodieren (5-786 ff.)

5-340.9 Osteotomie des Sternums
Hinw.: Dieser Kode ist nicht zur Verschlüsselung einer Osteotomie des Sternums als Zugang anzugeben

5-340.a ↔ Entfernung von erkranktem Gewebe aus der Pleurahöhle, offen chirurgisch
Inkl.: Destruktion eines Pleuraempyems, Hämatomausräumung

5-340.b ↔ Entfernung von erkranktem Gewebe aus der Pleurahöhle, thorakoskopisch
Inkl.: Destruktion eines Pleuraempyems, Hämatomausräumung

5-340.c ↔ Thorakotomie zur Hämatomausräumung
Inkl.: Blutstillung

5-340.d ↔ Thorakoskopie zur Hämatomausräumung
Inkl.: Blutstillung

5-340.x ↔ Sonstige

5-340.y N.n.bez.

5-341 Inzision des Mediastinums
Exkl.: Mediastinoskopie (1-691.1)
Thorakoskopie (1-691.0)

5-341.0 Kollare Mediastinotomie
Inkl.: Drainage

5-341.1 Transpleural

5-341.2 Extrapleural, durch Sternotomie
- .20 Stabilisierung
- .21 Spülung
- .22 Blutstillung
- .23 Hämatomausräumung
- .2x Sonstige

5-341.3 Extrapleural, durch Resternotomie
- .30 Stabilisierung
- .31 Spülung
- .32 Blutstillung
- .33 Hämatomausräumung
- .3x Sonstige

5-341.x Sonstige

5-341.y N.n.bez.

5-342 Exzision und Destruktion von erkranktem Gewebe des Mediastinums
Exkl.: Mediastinoskopie mit Biopsie (1-691.1)

5-342.0 Exzision
- .01 Offen chirurgisch
- .02 Durch Mediastinoskopie
  Exkl.: Mediastinoskopische Exzision einzelner mediastinaler Lymphknoten (5-401.7 ff.)
  Mediastinoskopische regionale mediastinale Lymphadenektomie (5-402.d)
- .03 Durch Thorakoskopie
- .0x Sonstige

5-342.1 Resektion
- .11 Ohne Resektion an mediastinalen Organen
- .12 Mit Lungenresektion
- .13 Mit Perikardteilresektion
- .14 Mit prothetischem Gefäßersatz
- .15 Mit Lungenresektion und Gefäßersatz
- .16 Mit Lungenresektion und Perikardteilresektion
- .17 Mit Perikardteilresektion und Gefäßersatz
- .18 Mit Lungen-, Perikardteilresektion und Gefäßersatz
- .19 Mit Brustwandteilresektion
- .1x Sonstige

5-342.2 Destruktion

5-342.x Sonstige

5-342.y N.n.bez.

5-343 Exzision und Destruktion von (erkranktem) Gewebe der Brustwand
Inkl.: Entnahme von Gewebe zur Transplantation

5-343.0 Exzision von Weichteilen
Exkl.: Inzision und Exzision an Haut und Unterhaut (5-89)
Exzision von Muskel, Sehne und Faszie (5-852 ff.)

5-343.1 Destruktion von Weichteilen
Exkl.: Destruktion von erkranktem Gewebe an Haut und Unterhaut (5-915 ff.)

5-343.2 ↔ Partielle Resektion am knöchernen Thorax, Rippe
Exkl.: Partielle Resektion der Rippe mit Rekonstruktion (5-346.60)

5-343.3 Partielle Resektion am knöchernen Thorax, Sternum
Exkl.: Partielle Resektion am Sternum mit Rekonstruktion (5-346.61)

5-343.4 ↔ Komplette Resektion am knöchernen Thorax, Rippe
Exkl.: Komplette Resektion der Rippe mit Rekonstruktion (5-346.62)

5-343.5 ↔ Komplette Resektion einer Halsrippe

5-343.6 Komplette Resektion am knöchernen Thorax, Sternum
Exkl.: Thorakoplastik (5-346.9 ff.)
Komplette Resektion am Sternum mit Rekonstruktion (5-346.63)

5-343.7 Brustwandteilresektion ohne plastische Deckung
Exkl.: Thorakoplastik
Komplette Resektion am Sternum mit Rekonstruktion (5-346.63)

5-343.x ↔ Sonstige

5-343.y N.n.bez.

5-344 Pleurektomie
Exkl.: Pleurektomie im Rahmen von Lungenresektion oder in Kombination mit Pneum(on)ektomie (5-32)

5-344.0 ↔ Dekortikation der Lunge [Resektion der viszeralen Pleura], offen chirurgisch
Exkl.: Pleurodese mit Dekortikation (5-345.1)

5-344.1 Pleurektomie, partiell, offen chirurgisch
- .10 ↔ Lokal
  Exkl.: Biopsie der Pleura durch Inzision (1-581.4)
  Hinw.: Mit diesem Kode ist die Resektion umschriebener erkrankter Bezirke der Pleura zu kodieren
- .11 ↔ Subtotal, viszeral
  Hinw.: Mit diesem Kode ist die (sub)totale Pleurektomie der Pleura viszeralis aller Lungenlappen einer Seite zu kodieren
- .12 ↔ Subtotal, parietal
  Hinw.: Mit diesem Kode ist die (sub)totale Pleurektomie der Pleura parietalis der Pleura der Thoraxwand, des Mediastinums und des Zwerchfells einer Seite zu kodieren
- .13 ↔ Subtotal, viszeral und parietal kombiniert
  Hinw.: Mit diesem Kode ist die (sub)totale Pleurektomie der Pleura viszeralis aller Lungenlappen einer Seite und die (sub)totale Pleurektomie der Pleura parietalis der Pleura der Thoraxwand, des Mediastinums und des Zwerchfells einer Seite zu kodieren

5-344.2 ↔ Pleurektomie, total, offen chirurgisch

5-344.3 ↔ Dekortikation der Lunge [Resektion der viszeralen Pleura], thorakoskopisch
Exkl.: Pleurodese mit Dekortikation (5-345.4)

5-344.4 Pleurektomie, partiell, thorakoskopisch

.40 ↔ Lokal
Exkl.: Biopsie der Pleura durch Inzision (1-581.4)
Hinw.: Mit diesem Kode ist die Resektion umschriebener erkrankter Bezirke der Pleura zu kodieren

.41 ↔ Subtotal, viszeral
Hinw.: Mit diesem Kode ist die (sub)totale Pleurektomie der Pleura viszeralis aller Lungenlappen einer Seite zu kodieren

.42 ↔ Subtotal, parietal
Hinw.: Mit diesem Kode ist die (sub)totale Pleurektomie der Pleura parietalis der Pleura der Thoraxwand, des Mediastinums und des Zwerchfells einer Seite zu kodieren

.43 ↔ Subtotal, viszeral und parietal kombiniert
Hinw.: Mit diesem Kode ist die (sub)totale Pleurektomie der Pleura viszeralis aller Lungenlappen einer Seite und die (sub)totale Pleurektomie der Pleura parietalis der Pleura der Thoraxwand, des Mediastinums und des Zwerchfells einer Seite zu kodieren

5-344.5 ↔ Pleurektomie, total, thorakoskopisch

5-344.x ↔ Sonstige

5-344.y N.n.bez.

5-345 Pleurodese [Verödung des Pleuraspaltes]

5-345.0 ↔ Ohne Dekortikation, offen chirurgisch

5-345.1 ↔ Mit Dekortikation, offen chirurgisch

5-345.2 ↔ Durch Poudrage, offen chirurgisch

5-345.3 ↔ Ohne Dekortikation, thorakoskopisch

5-345.4 ↔ Mit Dekortikation, thorakoskopisch

5-345.5 ↔ Durch Poudrage, thorakoskopisch

5-345.6 ↔ Durch Instillation

5-345.x ↔ Sonstige

5-345.y N.n.bez.

5-346 Plastische Rekonstruktion der Brustwand
Hinw.: Eine durchgeführte Osteosynthese ist gesondert zu kodieren (5-786 ff.)

5-346.0 Naht (nach Verletzung), offen chirurgisch

5-346.1 Naht (nach Verletzung), thorakoskopisch

5-346.2 Verschluss einer Fistel, offen chirurgisch

5-346.3 Verschluss einer Fistel, thorakoskopisch

5-346.4 Sekundärer Verschluss einer Thorakotomie

5-346.6 Resektion am knöchernen Thorax mit Rekonstruktion

.60 ↔ Partielle Resektion, Rippe

.61 Partielle Resektion, Sternum

.62 ↔ Komplette Resektion, Rippe

.63 Komplette Resektion, Sternum

.6x ↔ Sonstige

5-346.7 Knochenplastik und/oder Knochentransplantation
Hinw.: Die Entnahme eines Knochentransplantates ist gesondert zu kodieren (5-783 ff.)

5-346.8 Brustwandteilresektion mit plastischer Deckung

.80 Durch autogenes Material

.81 Durch alloplastisches Material
Hinw.: Die Art des verwendeten Materials für Gewebeersatz oder Gewebeverstärkung ist gesondert zu kodieren (5-932 ff.)

.8x Sonstige

5-346.9 Thorakoplastik
- .90 Partiell
- .91 Komplett

5-346.a Korrektur einer Brustkorbdeformität
- .a0 Trichterbrust, konventionell
- .a1 Trichterbrust, mit subkutaner Prothese
- .a2 Hühnerbrust
- .a3 ↔ Korrektur eines Rippenbuckels
  Inkl.: Rippenbuckelresektion nach Naravzevic
- .a4 ↔ Konkavseitige Rippenlösung und Korrektur eines Rippentals mit konkavseitiger Thorakoplastik
  Inkl.: Operation nach Stagnara oder Metz-Stavenhagen
- .a5 ↔ Konkavseitige Rippenköpfchenresektion
- .a6 Trichterbrust, Korrektur nach D. Nuss
- .ax ↔ Sonstige

5-346.b Rekonstruktion der Brustwand mit Omentum
Exkl.: Omentumplastik (5-546.3)

5-346.c Stabilisierung der Thoraxwand, offen chirurgisch, einseitig
Inkl.: Operation bei Rippenserienfraktur mit instabilem Thorax
Exkl.: Offene Reposition einer Sternumfraktur (5-349.0)
Hinw.: Die operierten Rippen sind zu addieren und es ist ein der Anzahl entsprechender Kode zu verwenden
- .c0 Mit Reposition und Osteosynthese, 1 Rippe
- .c1 Mit Reposition und Osteosynthese, 2 Rippen
- .c2 Mit Reposition und Osteosynthese, 3 bis 5 Rippen
- .c3 Mit Reposition und Osteosynthese, 6 oder mehr Rippen
- .cx Sonstige
  Inkl.: Brustwandabstützung durch Metallbügel

5-346.d Stabilisierung der Thoraxwand, offen chirurgisch, beidseitig
Inkl.: Operation bei Rippenserienfraktur mit instabilem Thorax
Exkl.: Offene Reposition einer Sternumfraktur (5-349.0)
Hinw.: Die operierten Rippen beider Seiten sind zu addieren und es ist ein der Anzahl entsprechender Kode zu verwenden
- .d0 Mit Reposition und Osteosynthese, 2 Rippen
- .d1 Mit Reposition und Osteosynthese, 3 bis 4 Rippen
- .d2 Mit Reposition und Osteosynthese, 5 bis 8 Rippen
- .d3 Mit Reposition und Osteosynthese, 9 oder mehr Rippen
- .dx Sonstige
  Inkl.: Brustwandabstützung durch Metallbügel

5-346.x ↔ Sonstige

5-346.y N.n.bez.

5-347 Operationen am Zwerchfell
Exkl.: Verschluss einer Hernia diaphragmatica (5-538 ff.)

5-347.0 Inzision (Zwerchfellspaltung)

5-347.1 Naht (nach Verletzung), offen chirurgisch

5-347.2 Naht (nach Verletzung), thorakoskopisch

5-347.3 Exzision von erkranktem Gewebe
- .30 Ohne Verschluss durch alloplastisches Material
- .31 Mit Verschluss durch alloplastisches Material
  Hinw.: Die Art des verwendeten Materials für Gewebeersatz oder Gewebeverstärkung ist gesondert zu kodieren (5-932 ff.)

5-347.4 Zwerchfellplastik, partiell
Inkl.: Zwerchfellraffung
- .40 Ohne alloplastisches Material
- .41 Mit alloplastischem Material
  Hinw.: Die Art des verwendeten Materials für Gewebeersatz oder Gewebeverstärkung ist gesondert zu kodieren (5-932 ff.)

5-347.5 Zwerchfellplastik, komplett

.50 Ohne alloplastisches Material

.51 Mit alloplastischem Material

Hinw.: Die Art des verwendeten Materials für Gewebeersatz oder Gewebeverstärkung ist gesondert zu kodieren (5-932 ff.)

5-347.6 Implantation oder Wechsel eines Zwerchfellschrittmachers

Hinw.: Beim Wechsel eines temporären Zwerchfellschrittmachers in einen permanenten Zwerchfellschrittmacher ist die Entfernung mit 5-347.7 zu kodieren und die Implantation des permanenten Schrittmachers zusätzlich mit 5-347.62 oder 5-347.63

.60 Implantation oder Wechsel eines temporären Zwerchfellschrittmachers mit Implantation oder Wechsel von Elektroden

.61 Wechsel eines temporären Zwerchfellschrittmachers ohne Wechsel von Elektroden

.62 Implantation oder Wechsel eines permanenten Zwerchfellschrittmachers mit Implantation oder Wechsel von Elektroden

.63 Implantation oder Wechsel eines permanenten Zwerchfellschrittmachers ohne Implantation oder Wechsel von Elektroden

5-347.7 Entfernung eines Zwerchfellschrittmachers

Inkl.: Elektrodenentfernung

5-347.x Sonstige

5-347.y N.n.bez.

5-349 Andere Operationen am Thorax

Exkl.: Diagnostische Pleurapunktion (1-844)
Therapeutische Pleurapunktion (8-152.1)

5-349.0 Offene Reposition einer Sternumfraktur

Hinw.: Eine durchgeführte Osteosynthese ist gesondert zu kodieren (5-786 ff.)

5-349.1 Sequesterotomie an Rippe oder Sternum

Inkl.: Debridement
Entfernung eines Sequesters

5-349.2 Sequesterotomie an Rippe oder Sternum mit Einlegen eines Medikamententrägers

5-349.3 Entfernung von Osteosynthesematerial

Exkl.: Entfernung von Osteosynthesematerial an der Wirbelsäule (5-839.0)

5-349.4 Entnahme von Rippenknorpel zur Transplantation

5-349.5 Entfernung eines Implantates nach Korrektur einer Trichterbrust

5-349.6 Reoperation an Lunge, Bronchus, Brustwand, Pleura, Mediastinum oder Zwerchfell

Exkl.: Rethorakotomie mit Revision einer Bronchusstumpfinsuffizienz (5-321.3)

Hinw.: Dieser Kode ist ein Zusatzkode. Die durchgeführten Eingriffe sind gesondert zu kodieren

5-349.7 Operative Entfernung eines Verweilsystems zur Drainage der Pleurahöhle

5-349.x Sonstige

5-349.y N.n.bez.

Operationen am Herzen (5-35...5-37)

Exkl.: (Perkutan-)transluminale Gefäßintervention (8-836 ff.)
Perkutan-transluminale Koronarangioplastie (8-837.0 ff., 8-837.1 ff.)
Shuntoperationen zwischen großem und kleinem Kreislauf (5-390 ff.)

Hinw.: Die Anwendung mikrochirurgischer Technik ist, sofern nicht als eigener Kode angegeben, zusätzlich zu kodieren (5-984)
Die Anwendung von Lasertechnik ist, sofern nicht als eigener Kode angegeben, zusätzlich zu kodieren (5-985 ff.)
Anwendung von minimalinvasiver Technik ist, sofern nicht als eigener Kode angegeben, zusätzlich zu kodieren (5-986 ff.)
Die Anwendung eines OP-Roboters ist, sofern nicht als eigener Kode angegeben, zusätzlich zu kodieren (5-987 ff.)
Die Anwendung eines Navigationssystems ist, sofern nicht als eigener Kode angegeben, zusätzlich zu kodieren (5-988 ff.)
Die Durchführung der Operation im Rahmen der Versorgung einer Mehrfachverletzung ist zusätzlich zu kodieren (5-981)
Die Durchführung der Operation im Rahmen der Versorgung eines Polytraumas ist zusätzlich zu kodieren (5-982 ff.)
Die Durchführung einer Reoperation ist, sofern nicht als eigener Kode angegeben, zusätzlich zu kodieren (5-983)
Der vorzeitige Abbruch einer Operation ist zusätzlich zu kodieren (5-995)
Eine Volumenreduktion im Rahmen der Anwendung der Herz-Lungen-Maschine ist nicht gesondert zu kodieren
Eine durchgeführte Osteosynthese (außer Drahtcerclagen) ist gesondert zu kodieren (5-786 ff.)

5-35 Operationen an Klappen und Septen des Herzens und herznaher Gefäße

Hinw.: Die Anwendung der Herz-Lungen-Maschine ist, sofern nicht im Kode enthalten, gesondert zu kodieren (8-851 ff.)

5-350 Valvulotomie

Exkl.: Valvulotomie bei kongenitalen Klappenanomalien (5-358 ff.)
Valvulotomie im Rahmen einer Totalkorrektur einer Tetralogie nach Fallot (5-359.0)

Hinw.: Die Anwendung der Herz-Lungen-Maschine ist für die offene Valvulotomie im Kode enthalten
Wenn der Einsatz der Herz-Lungen-Maschine bei der offenen Valvulotomie in tiefer oder profunder Hypothermie erfolgt, ist der entsprechende Kode (8-851.40, 8-851.41, 8-851.50, 8-851.51) zusätzlich anzugeben
Wenn die Anwendung der Herz-Lungen-Maschine mit intraaortaler Ballonokklusion erfolgt, ist der entsprechende Kode aus dem Bereich 8-851 ff. zusätzlich anzugeben

5-350.0 Aortenklappe, geschlossen
5-350.1 Aortenklappe, offen
5-350.2 Mitralklappe, geschlossen
5-350.3 Mitralklappe, offen
5-350.4 Pulmonalklappe, geschlossen
5-350.5 Pulmonalklappe, offen
5-350.6 Trikuspidalklappe, geschlossen
5-350.7 Trikuspidalklappe, offen
5-350.x Sonstige
5-350.y N.n.bez.

5-351 Ersatz von Herzklappen durch Prothese

Hinw.: Die Anwendung der Herz-Lungen-Maschine ist im Kode enthalten
Wenn der Einsatz der Herz-Lungen-Maschine in tiefer oder profunder Hypothermie erfolgt, ist der entsprechende Kode (8-851.40, 8-851.41, 8-851.50, 8-851.51) zusätzlich anzugeben
Wenn die Anwendung der Herz-Lungen-Maschine mit intraaortaler Ballonokklusion erfolgt, ist der entsprechende Kode aus dem Bereich 8-851 ff. zusätzlich anzugeben
Eine gleichzeitig durchgeführte Valvuloplastik ist gesondert zu kodieren (5-353 ff.)
Bei Ersatz mehrerer Herzklappen ist jede Klappe einzeln zu kodieren
Die Art des Transplantates ist in der 6. Stelle nach folgender Liste zu kodieren:
1 Durch Allotransplantat
2 Durch Xenotransplantat (Bioprothese)
3 Durch Xenotransplantat, stentless
4 Durch Kunstprothese
5 Durch selbstexpandierendes Xenotransplantat, nahtfrei
6 Durch ballonexpandierendes Xenotransplantat mit Fixierungsnähten
7 Durch dezellularisiertes Allotransplantat ("mitwachsende Herzklappe")
x Sonstige

** 5-351.0 Aortenklappe

** 5-351.1 Mitralklappe, offen chirurgisch
[6. Stelle: 1-4,x]
Inkl.: Offen chirurgischer Ersatz der Mitralklappe mit Mini-Thorakotomie

** 5-351.2 Mitralklappe, thorakoskopisch
[6. Stelle: 1-4,x]

** 5-351.3 Pulmonalklappe
[6. Stelle: 1-4,7,x]

** 5-351.4 Trikuspidalklappe
[6. Stelle: 1-4,x]

** 5-351.x Sonstige
[6. Stelle: 1-4,x]

5-351.y N.n.bez.

5-352 Wechsel von Herzklappenprothesen

Hinw.: Die Anwendung der Herz-Lungen-Maschine ist im Kode enthalten
Wenn der Einsatz der Herz-Lungen-Maschine in tiefer oder profunder Hypothermie erfolgt, ist der entsprechende Kode (8-851.40, 8-851.41, 8-851.50, 8-851.51) zusätzlich anzugeben
Wenn die Anwendung der Herz-Lungen-Maschine mit intraaortaler Ballonokklusion erfolgt, ist der entsprechende Kode aus dem Bereich 8-851 ff. zusätzlich anzugeben
Die Art des Wechsels ist in der 6. Stelle nach folgender Liste zu kodieren:
0 Xenotransplantat durch Kunstprothese
1 Kunstprothese durch Xenotransplantat
2 Kunstprothese durch Kunstprothese
3 Xenotransplantat durch Xenotransplantat
4 Xenotransplantat/Kunstprothese durch klappentragende Gefäßprothese, mechanisch
5 Xenotransplantat/Kunstprothese durch klappentragende Gefäßprothese, biologisch
6 Xenotransplantat/Kunstprothese durch selbstexpandierendes Xenotransplantat, nahtfrei
7 Xenotransplantat/Kunstprothese durch ballonexpandierendes Xenotransplantat mit Fixierungsnähten
8 Xenotransplantat/Kunstprothese durch dezellularisiertes Allotransplantat ("mitwachsende Herzklappe")
x Sonstige

** 5-352.0 Aortenklappe

** 5-352.1 Mitralklappe
[6. Stelle: 0-3,x]

** 5-352.2 Pulmonalklappe
[6. Stelle: 0-5,8,x]

** 5-352.3 Trikuspidalklappe
[6. Stelle: 0-3,x]

5-352.y N.n.bez.

5-353 Valvuloplastik

Exkl.: Valvuloplastik bei kongenitalen Klappenanomalien (5-358 ff.)

Hinw.: Die Anwendung der Herz-Lungen-Maschine ist im Kode enthalten
Wenn der Einsatz der Herz-Lungen-Maschine in tiefer oder profunder Hypothermie erfolgt, ist der entsprechende Kode (8-851.40, 8-851.41, 8-851.50, 8-851.51) zusätzlich anzugeben
Wenn die Anwendung der Herz-Lungen-Maschine mit intraaortaler Ballonokklusion erfolgt, ist der entsprechende Kode aus dem Bereich 8-851 ff. zusätzlich anzugeben
Ein gleichzeitig durchgeführter Herzklappenersatz ist gesondert zu kodieren (5-351 ff.)

5-353.0 Aortenklappe, Raffung

5-353.1 Mitralklappe, Anuloplastik

5-353.2 Mitralklappe, Segelrekonstruktion

5-353.3 Pulmonalklappe, Anuloplastik

5-353.4 Trikuspidalklappe, Anuloplastik

5-353.5 Trikuspidalklappe, Segelrekonstruktion

5-353.6 Aortenklappe, Anuloplastik mit Implantat

5-353.7 Aortenklappe, Taschenrekonstruktion

5-353.x Sonstige

5-353.y N.n.bez.

5-354 Andere Operationen an Herzklappen

Hinw.: Die Anwendung der Herz-Lungen-Maschine ist im Kode enthalten
Wenn der Einsatz der Herz-Lungen-Maschine in tiefer oder profunder Hypothermie erfolgt, ist der entsprechende Kode (8-851.40, 8-851.41, 8-851.50, 8-851.51) zusätzlich anzugeben
Wenn die Anwendung der Herz-Lungen-Maschine mit intraaortaler Ballonokklusion erfolgt, ist der entsprechende Kode aus dem Bereich 8-851 ff. zusätzlich anzugeben

5-354.0 Aortenklappe

.01 Exploration (mit Thrombektomie)
.02 Subvalvuläre fibröse Resektion
.03 Subvalvuläre muskuläre Resektion
.04 Supravalvuläre Resektion
.05 Prothesenrefixation
.06 Entkalkung
.08 Implantation klappentragende Gefäßprothese, mechanisch
.09 Implantation klappentragende Gefäßprothese, biologisch
.0a Rekonstruktion der Aortenwurzel mit Implantation einer Gefäßprothese nach David
.0b Rekonstruktion der Aortenwurzel mit Implantation einer Gefäßprothese nach Yacoub
.0c Ersatz durch Autotransplantation [Ross-Operation]
Hinw.: Der Ersatz der Pulmonalklappe ist im Kode enthalten
.0x Sonstige

5-354.1 Mitralklappe

.11 Exploration (mit Thrombektomie)
.12 Rekonstruktion Chordae tendineae und/oder Papillarmuskeln
.13 Prothesenrefixation
.14 Entkalkung
.1x Sonstige

5-354.2 Pulmonalklappe

.21 Exploration (mit Thrombektomie)
.22 Subvalvuläre fibröse Resektion
.23 Subvalvuläre muskuläre Resektion
.24 Supravalvuläre Resektion
.25 Prothesenrefixation
.26 Entkalkung
.28 Implantation klappentragende Gefäßprothese, mechanisch
.29 Implantation klappentragende Gefäßprothese, biologisch
.2x Sonstige

5-354.3 Trikuspidalklappe
- .31 Exploration (mit Thrombektomie)
- .32 Rekonstruktion Chordae tendineae und/oder Papillarmuskeln
- .33 Prothesenrefixation
- .34 Entkalkung
- .3x Sonstige

5-354.x Sonstige

5-354.y N.n.bez.

5-355 Herstellung und Vergrößerung eines Septumdefektes des Herzens

Hinw.: Die Anwendung der Herz-Lungen-Maschine ist im Kode enthalten
Wenn der Einsatz der Herz-Lungen-Maschine in tiefer oder profunder Hypothermie erfolgt, ist der entsprechende Kode (8-851.40, 8-851.41, 8-851.50, 8-851.51) zusätzlich anzugeben
Wenn die Anwendung der Herz-Lungen-Maschine mit intraaortaler Ballonokklusion erfolgt, ist der entsprechende Kode aus dem Bereich 8-851 ff. zusätzlich anzugeben

5-355.0 Vergrößerung eines bestehenden Septumdefektes

5-355.1 Herstellung eines Septumdefektes (Blalock-Hanlon)

5-355.x Sonstige

5-355.y N.n.bez.

5-356 Plastische Rekonstruktion des Herzseptums bei angeborenen Herzfehlern

Exkl.: Verschluss eines erworbenen Ventrikelseptumdefektes (5-374.6)
Verschluss eines erworbenen Vorhofseptumdefektes (5-374.7)
Verschluss eines Septumdefektes im Rahmen einer Fallot-Korrektur (5-359.0)

Hinw.: Die Anwendung der Herz-Lungen-Maschine ist im Kode enthalten
Wenn der Einsatz der Herz-Lungen-Maschine in tiefer oder profunder Hypothermie erfolgt, ist der entsprechende Kode (8-851.40, 8-851.41, 8-851.50, 8-851.51) zusätzlich anzugeben
Wenn die Anwendung der Herz-Lungen-Maschine mit intraaortaler Ballonokklusion erfolgt, ist der entsprechende Kode aus dem Bereich 8-851 ff. zusätzlich anzugeben

5-356.0 Vorhofseptumdefekt, Verschluss n.n.bez.

5-356.1 Vorhofseptumdefekt, Verschluss partiell

5-356.2 Vorhofseptumdefekt, Verschluss total

5-356.3 Ventrikelseptumdefekt, Verschluss n.n.bez.

5-356.4 Ventrikelseptumdefekt, Verschluss partiell

5-356.5 Ventrikelseptumdefekt, Verschluss total

5-356.6 Atrioventrikulärer Defekt, n.n.bez., Korrektur

5-356.7 Atrioventrikulärer Defekt, partiell, Korrektur

5-356.8 Atrioventrikulärer Defekt, total, Korrektur

5-356.x Sonstige

5-356.y N.n.bez.

5-357 Operationen bei kongenitalen Gefäßanomalien

5-357.0 Ductus arteriosus apertus (Botalli)

5-357.1 Aortenisthmus(stenose)

5-357.2 A. lusoria

5-357.3 A. pulmonalis (Schlingen)
Exkl.: Shuntoperationen zwischen großem und kleinem Kreislauf (5-390 ff.)

5-357.4 V. cava

5-357.5 V. pulmonalis

5-357.6 Koronargefäße
Inkl.: Inzision einer koronaren Muskelbrücke
Korrektur von fehlmündenden Koronararterien

5-357.7 Unterbrochener Aortenbogen

5-357.8 Kollateralgefäße, Unifokalisierung

5-357.9 Durchtrennung des Lig. arteriosum bei Kompression der intrathorakalen Trachea

5-357.x Sonstige

5-357.y N.n.bez.

5-358 Operationen bei kongenitalen Klappenanomalien des Herzens
Exkl.: Operationen im Rahmen einer Fallot-Korrektur (5-359.0)
Hinw.: Die Art der Operation ist an der 6. Stelle nach folgender Liste zu kodieren:
0 Klappenrekonstruktion
1 Klappenersatz durch Allotransplantat
2 Klappenersatz durch Xenotransplantat (Bioprothese)
3 Klappenersatz durch Xenotransplantat, stentless
4 Klappenersatz durch Kunstprothese
5 Klappenersatz durch klappentragendes Conduit
6 Klappenersatz durch Autotransplantat und Allotransplantat/Xenotransplantat (Ross-Operation)
7 Klappenersatz durch Autotransplantat und Allotransplantat/Xenotransplantat mit Erweiterungsplastik des linksventrikulären Ausflusstraktes (Ross-Konno-Operation)
8 Valvulotomie, offen chirurgisch
9 Klappenersatz durch dezellularisiertes Allotransplantat ("mitwachsende Herzklappe")
x Sonstige

** 5-358.0 Aortenklappe

** 5-358.1 Mitralklappe
[6. Stelle: 0-8,x]

** 5-358.2 Pulmonalklappe

** 5-358.3 Trikuspidalklappe
[6. Stelle: 0-8,x]

** 5-358.4 AV-Klappe
[6. Stelle: 0-8,x]

** 5-358.5 Truncusklappe
[6. Stelle: 0-8,x]

5-358.y N.n.bez.

5-359 Andere Operationen am Herzen bei kongenitalen Anomalien

5-359.0 Totalkorrektur einer Tetralogie nach Fallot

5-359.1 Korrektur einer Transposition der großen Arterien (TGA)
.10 Atriale Switch-Operation
.11 Arterielle Switch-Operation
.12 Double Switch-Operation
.1x Sonstige

5-359.2 Korrektur einer Lungenvenenfehlmündung
.20 Total
.21 Partiell

5-359.3 Korrektur eines Double-outlet-right-ventricle
.30 Fallot-Typ
.31 Nicht Fallot-Typ

5-359.4 Korrektur eines Double-outlet-left-ventricle

5-359.5 Korrektur eines Truncus arteriosus
Hinw.: Die Korrektur einer Aortenisthmusstenose ist gesondert zu kodieren (5-357.1)

5-359.6 Operation an einem funktionell/morphologisch univentrikulären Herzen
.60 Glenn-Operation, unidirektional
.61 Glenn-Operation, bidirektional
.62 Glenn-Operation, bilateral
.63 Fontan-Typ-Operation, intrakardialer Tunnel
.64 Fontan-Typ-Operation, extrakardialer Tunnel
.65 Fontan-Typ-Operation, sonstige
.66 Damus-Kay-Stansel-Operation

.67 Norwood-Typ-Operation
.6x Sonstige

5-359.7 Korrektur eines Cor triatriatum

5-359.8 Korrektur eines Absent Pulmonary Valve Syndrom

5-359.x Sonstige

5-359.y N.n.bez.

5-35a Minimalinvasive Operationen an Herzklappen
Hinw.: Die Anwendung der transösophagealen Echokardiographie ist im Kode enthalten
Die intraoperative Anwendung eines Embolieprotektionssystems ist gesondert zu kodieren (5-399.e)

5-35a.0 Implantation eines Aortenklappenersatzes
.01 Transapikal, ohne Verwendung eines perkutanen apikalen Zugangs- und Verschlusssystems
.02 Transapikal, mit Verwendung eines perkutanen apikalen Zugangs- und Verschlusssystems
.03 Endovaskulär, mit primär ballonexpandierbarem Implantat
.04 Endovaskulär, mit primär selbstexpandierendem Implantat

5-35a.1 Endovaskuläre Implantation eines Pulmonalklappenersatzes

5-35a.3 Implantation eines Mitralklappenersatzes
.30 Endovaskulär
.31 Transapikal, ohne Verwendung eines perkutanen apikalen Zugangs- und Verschlusssystems
.32 Transapikal, mit Verwendung eines perkutanen apikalen Zugangs- und Verschlusssystems

5-35a.4 Mitralklappenrekonstruktion
.40 Mitralklappensegelplastik, transarteriell
Inkl.: Transarterielle ventrikuläre Mitralklappenrekonstruktion
.41 Mitralklappensegelplastik, transvenös
Inkl.: Transvenöse Clip-Rekonstruktion der Mitralklappe
Hinw.: Die Anzahl der Clips ist gesondert zu kodieren (5-35a.6 ff.)
.42 Mitralklappensegelplastik, transapikal
Inkl.: Implantation von Neochordae (PTFE)
.43 Mitralklappenanuloplastik, transarteriell
Inkl.: Mitralklappenanulorrhaphie mit Naht
.44 Mitralklappenanuloplastik, transvenös
Inkl.: Mitralklappenanulorrhaphie mit Band
.45 Mitralklappenanuloplastik, über den Koronarsinus
Inkl.: Mitralklappenanulorrhaphie mit Spange
.4x Sonstige

5-35a.5 Endovaskuläre Trikuspidalklappenrekonstruktion

5-35a.6 Anzahl der Clips bei einer transvenösen Mitralklappensegelplastik
Hinw.: Diese Kodes sind Zusatzkodes. Sie können zusätzlich zu dem Kode 5-35a.41 angegeben werden
.60 1 Clip
.61 2 Clips
.62 3 Clips
.63 4 Clips
.64 5 oder mehr Clips

5-35a.7 Verschluss einer paravalvulären Leckage, transapikal
Hinw.: Die Verwendung von Okkludern ist gesondert zu kodieren (8-83b.r ff.)

5-35a.x Sonstige

5-35a.y N.n.bez.

5-36 Operationen an den Koronargefäßen

Exkl.: Operationen bei kongenitalen Gefäßanomalien (5-357 ff.)

Hinw.: Die Anwendung der Herz-Lungen-Maschine ist, sofern nicht im Kode enthalten, gesondert zu kodieren (8-851 ff.)

Die Art des Transplantates ist für die Kodes 5-361 ff. und 5-362 ff. nach folgender Liste zu kodieren:

3 Mit autogenen Arterien
5 Mit Xenotransplantat
6 Mit Prothese
7 Mit autogenen Venen ohne externes Stabilisierungsnetz
8 Mit autogenen Venen mit externem Stabilisierungsnetz
x Sonstige

5-360 Desobliteration (Endarteriektomie) der Koronararterien

Inkl.: Laserdesobliteration
Offene Ballon-Angioplastie
Thrombendarteriektomie (TEA)
Anwendung eines Embolieprotektionssystems

Exkl.: Perkutan-transluminale Gefäßintervention an Herz und Koronargefäßen (8-837 ff.)
(Perkutan-)transluminale Gefäßintervention an Gefäßen des Lungenkreislaufes (8-838 ff.)

5-360.0 Endarteriektomie, offen chirurgisch

5-360.1 Endarteriektomie, offen chirurgisch, mit Patch

5-360.2 Endarteriektomie, offen chirurgisch, mit Einbringen eines Stents in eine Koronararterie

5-360.3 Endarteriektomie, offen chirurgisch, mit Einbringen von zwei Stents in eine Koronararterie

5-360.4 Endarteriektomie, offen chirurgisch, mit Einbringen eines Stents in mehrere Koronararterien

5-360.x Sonstige

5-360.y N.n.bez.

5-361 Anlegen eines aortokoronaren Bypass

Hinw.: Die Anwendung der Herz-Lungen-Maschine ist im Kode enthalten
Wenn der Einsatz der Herz-Lungen-Maschine in tiefer oder profunder Hypothermie erfolgt, ist der entsprechende Kode (8-851.40, 8-851.41, 8-851.50, 8-851.51) zusätzlich anzugeben
Eine gleichzeitig durchgeführte Aneurysmaresektion ist gesondert zu kodieren (5-369.1)
Die offen chirurgische Entnahme eines Gefäßes zur Transplantation ist im Kode enthalten
Die endoskopische Entnahme eines Gefäßes zur Transplantation ist gesondert zu kodieren (5-38b ff.)
Die Art der Konditionierung von entnommenen Gefäßen zur Transplantation ist gesondert zu kodieren (5-93a ff.)
Die Art des Transplantates ist in der 6. Stelle nach der Liste vor Kode 5-360 zu kodieren

** 5-361.0 Bypass einfach

** 5-361.1 Bypass zweifach

** 5-361.2 Bypass dreifach

** 5-361.3 Bypass vierfach

** 5-361.4 Bypass fünffach

** 5-361.5 Bypass sechsfach oder mehr

5-361.y N.n.bez.

5-362 Anlegen eines aortokoronaren Bypass durch minimalinvasive Technik

Hinw.: Die Anwendung der Herz-Lungen-Maschine ist gesondert zu kodieren (8-851 ff.)
Die offen chirurgische Entnahme eines Gefäßes zur Transplantation ist im Kode enthalten
Die endoskopische Entnahme eines Gefäßes zur Transplantation ist gesondert zu kodieren (5-38b ff.)
Die Art der Konditionierung von entnommenen Gefäßen zur Transplantation ist gesondert zu kodieren (5-93a ff.)
Die Art des Transplantates ist in der 6. Stelle nach der Liste vor Kode 5-360 zu kodieren

** 5-362.0 Bypass einfach, durch Sternotomie
[6. Stelle: 3,5-7,x]

** 5-362.1 Bypass einfach, durch Thorakotomie
[6. Stelle: 3,5-7,x]

** 5-362.2 Bypass einfach, durch Endoskopie
[6. Stelle: 3,5-7,x]
Inkl.: Telemanipulator

** 5-362.3 Bypass zweifach, durch Sternotomie
[6. Stelle: 3,5-7,x]

** 5-362.4 Bypass zweifach, durch Thorakotomie
[6. Stelle: 3,5-7,x]

** 5-362.5 Bypass zweifach, durch Endoskopie
[6. Stelle: 3,5-7,x]
Inkl.: Telemanipulator

** 5-362.6 Bypass dreifach, durch Sternotomie
[6. Stelle: 3,5-7,x]

** 5-362.7 Bypass dreifach, durch Thorakotomie
[6. Stelle: 3,5-7,x]

** 5-362.8 Bypass dreifach, durch Endoskopie
[6. Stelle: 3,5-7,x]
Inkl.: Telemanipulator

** 5-362.9 Bypass vierfach, durch Sternotomie
[6. Stelle: 3,5-7,x]

** 5-362.a Bypass vierfach, durch Thorakotomie
[6. Stelle: 3,5-7,x]

** 5-362.b Bypass vierfach, durch Endoskopie
[6. Stelle: 3,5-7,x]
Inkl.: Telemanipulator

** 5-362.c Bypass fünffach, durch Sternotomie
[6. Stelle: 3,5-7,x]

** 5-362.d Bypass fünffach, durch Thorakotomie
[6. Stelle: 3,5-7,x]

** 5-362.e Bypass fünffach, durch Endoskopie
[6. Stelle: 3,5-7,x]
Inkl.: Telemanipulator

** 5-362.f Bypass sechsfach oder mehr, durch Sternotomie
[6. Stelle: 3,5-7,x]

** 5-362.g Bypass sechsfach oder mehr, durch Thorakotomie
[6. Stelle: 3,5-7,x]

** 5-362.h Bypass sechsfach oder mehr, durch Endoskopie
[6. Stelle: 3,5-7,x]
Inkl.: Telemanipulator

** 5-362.x Sonstige
[6. Stelle: 3,5-7,x]

5-362.y N.n.bez.

5-363 Andere Revaskularisation des Herzens
Hinw.: Die Art der Konditionierung von entnommenen Gefäßen zur Transplantation ist gesondert zu kodieren (5-93a ff.)

5-363.0 Koronararterienpatch
Exkl.: Koronararterienpatch kombiniert mit Endarteriektomie (5-360.1)

5-363.1 Koronararterienbypass-Revision

5-363.2 Koronararterienbypass-Neuanlage

5-363.3 Koronararterientransposition

5-363.4 Revaskularisation mit freiem A. mammaria interna-Transplantat (IMA-Transplantat)

5-363.5 Implantation der A. mammaria interna in das Herzmuskelgewebe

5-363.6 Transmyokardiale Laserrevaskularisation (TMLR)

5-363.x Sonstige

5-363.y N.n.bez.

5-364 Anwendung eines mechanischen Anastomosensystems bei Operationen an den Koronargefäßen

Hinw.: Diese Kodes sind Zusatzkodes und zu den jeweiligen Operationskodes aus dem Bereich 5-36 anzuwenden
Die Anwendung von mechanischen Anastomosensystemen zur Anlage proximaler Anastomosen und die Anwendung von mechanischen Anastomosensystemen zur Anlage distaler Anastomosen sind getrennt zu kodieren

5-364.0 Anwendung eines mechanischen Anastomosensystems, proximal (an der Aorta)
- .00 1 Anastomose
- .01 2 Anastomosen
- .02 3 oder mehr Anastomosen

5-364.1 Anwendung eines mechanischen Anastomosensystems, distal (an den Koronargefäßen)
- .10 1 Anastomose
- .11 2 Anastomosen
- .12 3 Anastomosen
- .13 4 Anastomosen
- .14 5 oder mehr Anastomosen

5-369 Andere Operationen an den Koronargefäßen

5-369.0 Naht (nach Verletzung)

5-369.1 Korrektur eines Aneurysmas

5-369.2 Verschluss einer erworbenen koronaren Fistel

5-369.3 Rekonstruktion des Koronarostiums

5-369.4 Sympathektomie der Koronararterien

5-369.5 Verschluss von Kollateralgefäßen

5-369.x Sonstige

5-369.y N.n.bez.

5-37 Rhythmuschirurgie und andere Operationen an Herz und Perikard

Hinw.: Die Anwendung der Herz-Lungen-Maschine ist, sofern nicht im Kode enthalten, gesondert zu kodieren (8-851 ff.)

5-370 Perikardiotomie und Kardiotomie

5-370.0 Perikarddrainage

5-370.1 Perikardiotomie

5-370.2 Adhäsiolyse am Perikard

5-370.3 Kardiotomie
Inkl.: Thrombektomie
Fremdkörperentfernung

5-370.4 Epikardiale Inzision

5-370.5 Endokardiale Inzision

5-370.6 Epimyokardiale Inzision

5-370.x Sonstige

5-370.y N.n.bez.

5-371 Chirurgische ablative Maßnahmen bei Herzrhythmusstörungen

5-371.3 Endokardial
- .30 Durch unipolare konventionelle Radiofrequenzablation
- .31 Durch unipolare gekühlte Radiofrequenzablation
- .32 Durch bipolare Radiofrequenzablation
- .33 Durch Kryoablation
- .34 Durch Mikrowellenablation
- .35 Durch Hochfrequenzultraschallablation
- .36 Durch Laserablation
- .3x Durch sonstige Energiequellen

5-371.4 Epikardial, offen chirurgisch
.40 Durch unipolare konventionelle Radiofrequenzablation
.41 Durch unipolare gekühlte Radiofrequenzablation
.42 Durch bipolare Radiofrequenzablation
.43 Durch Kryoablation
.44 Durch Mikrowellenablation
.45 Durch Hochfrequenzultraschallablation
.46 Durch Laserablation
.4x Durch sonstige Energiequellen

5-371.5 Epikardial, endoskopisch
.50 Durch unipolare konventionelle Radiofrequenzablation
.51 Durch unipolare gekühlte Radiofrequenzablation
.52 Durch bipolare Radiofrequenzablation
.53 Durch Kryoablation
.54 Durch Mikrowellenablation
.55 Durch Hochfrequenzultraschallablation
.56 Durch Laserablation
.5x Durch sonstige Energiequellen

5-371.x Sonstige

5-371.y N.n.bez.

5-372 Exzision und Destruktion von erkranktem Gewebe des Perikardes und Perikardektomie

5-372.0 Lokale Exzision, offen chirurgisch
Exkl.: Biopsie am Perikard durch Inzision (1-580.1)

5-372.1 Lokale Exzision, thorakoskopisch

5-372.2 Perikardektomie, partiell (Perikardfenster), offen chirurgisch

5-372.3 Perikardektomie, partiell (Perikardfenster), thorakoskopisch

5-372.4 Perikardektomie, subtotal

5-372.5 Perikardektomie, total (Dekortikation)

5-372.6 Perikardpatchentnahme

5-372.7 Destruktion

5-372.x Sonstige

5-372.y N.n.bez.

5-373 Exzision und Destruktion von erkranktem Gewebe des Herzens

5-373.0 Exzision am Vorhof

5-373.1 Exzision am Ventrikel

5-373.2 Partielle linksventrikuläre Reduktionsplastik (Batista)

5-373.3 Resektion eines Aneurysmas, am Vorhof

5-373.4 Resektion eines Aneurysmas, am Ventrikel

5-373.5 MAZE-Verfahren (Alternative Verfahren)

5-373.6 Exzision am Reizleitungssystem, am Ventrikel

5-373.7 Destruktion am Reizleitungssystem, am Vorhof
Exkl.: Radiofrequenzablation durch Katheterisierung (8-835 ff.)

5-373.8 Destruktion am Reizleitungssystem, am Ventrikel
Exkl.: Radiofrequenzablation durch Katheterisierung (8-835 ff.)

5-373.x Sonstige

5-373.y N.n.bez.

5-374 Rekonstruktion des Perikardes und des Herzens
Exkl.: Plastische Rekonstruktion des Herzseptums bei angeborenen Herzfehlern (5-356 ff.)
Hinw.: Die Anwendung der Herz-Lungen-Maschine ist im Kode enthalten
Wenn der Einsatz der Herz-Lungen-Maschine in tiefer oder profunder Hypothermie erfolgt, ist der entsprechende Kode (8-851.40, 8-851.41, 8-851.50, 8-851.51) zusätzlich anzugeben
Wenn die Anwendung der Herz-Lungen-Maschine mit intraaortaler Ballonokklusion erfolgt, ist der entsprechende Kode aus dem Bereich 8-851 ff. zusätzlich anzugeben

5-374.0 Naht des Perikardes (nach Verletzung)

5-374.1 Plastische Rekonstruktion des Perikardes ohne Implantat

5-374.2 Plastische Rekonstruktion des Perikardes mit Implantat

5-374.3 Naht des Myokardes (nach Verletzung)

5-374.4 Plastische Rekonstruktion des Myokardes ohne Implantat

5-374.5 Plastische Rekonstruktion des Myokardes mit Implantat
Exkl.: Plastische Rekonstruktion des Myokardes mit myokardialem Verankerungssystem (5-374.8)

5-374.6 Verschluss eines erworbenen Ventrikelseptumdefektes (z.B. nach Herzinfarkt)

5-374.7 Verschluss eines erworbenen Vorhofseptumdefektes

5-374.8 Plastische Rekonstruktion des Myokardes mit myokardialem Verankerungssystem
Exkl.: Minimalinvasive plastische Rekonstruktion des Myokardes mit myokardialem Verankerungssystem, Hybrideingriff (5-37a.1)

5-374.x Sonstige

5-374.y N.n.bez.

5-375 Herz- und Herz-Lungen-Transplantation
Hinw.: Die Anwendung der Herz-Lungen-Maschine ist im Kode enthalten
Wenn der Einsatz der Herz-Lungen-Maschine in tiefer oder profunder Hypothermie erfolgt, ist der entsprechende Kode (8-851.40, 8-851.41, 8-851.50, 8-851.51) zusätzlich anzugeben
Wenn die Anwendung der Herz-Lungen-Maschine mit intraaortaler Ballonokklusion erfolgt, ist der entsprechende Kode aus dem Bereich 8-851 ff. zusätzlich anzugeben
Die Art der Konservierung von Organtransplantaten ist gesondert zu kodieren (5-939 ff.)

5-375.0 Herztransplantation, orthotop

5-375.1 Herztransplantation, heterotop (Assistenzherz)

5-375.2 Herz-Lungen-Transplantation (En-bloc)

5-375.3 Herz-Retransplantation während desselben stationären Aufenthaltes

5-375.4 Herz-Lungen-Retransplantation (En-bloc) während desselben stationären Aufenthaltes

5-375.y N.n.bez.

5-376 Implantation und Entfernung eines herzunterstützenden Systems, offen chirurgisch
Exkl.: Perkutane Einführung einer intraaortalen Ballonpumpe (8-839.0)
Endovaskuläre Implantation oder Entfernung einer extrakorporalen Zentrifugalpumpe zur Kreislaufunterstützung (8-839.a ff.)
Endovaskuläre Implantation oder Entfernung einer parakorporalen pulsatilen Membranpumpe mit integrierter Gegenpulsation zur Kreislaufunterstützung (8-839.b ff.)
Hinw.: Bei einem isolierten, nicht offen chirurgischen Pumpenwechsel ist der Kode entsprechend der neu eingesetzten Pumpe zu wählen
Die Anwendung der ECMO ist gesondert zu kodieren (8-852 ff.)

5-376.0 Intraaortale Ballonpumpe
Hinw.: Die Dauer der Behandlung mit einer intraaortalen Ballonpumpe ist gesondert zu kodieren (8-83a.0 ff.)

.00 Implantation
.01 Entfernung

5-376.2 Extrakorporale Pumpe (z.B. Kreiselpumpe oder Zentrifugalpumpe), univentrikulär
Hinw.: Die Dauer der Behandlung mit einer extrakorporalen univentrikulären Pumpe ist gesondert zu kodieren (8-83a.1 ff.)

.20 Implantation, mit Sternotomie
.21 Entfernung, mit Sternotomie
.22 Isolierter Pumpenwechsel, nicht offen chirurgisch
.23 Implantation, transapikal
.24 Entfernung, transapikal

5-376.3 Extrakorporale Pumpe (z.B. Kreiselpumpe oder Zentrifugalpumpe), biventrikulär
Hinw.: Die Dauer der Behandlung mit einer extrakorporalen biventrikulären Pumpe ist gesondert zu kodieren (8-83a.2 ff.)

.30 Implantation
.31 Entfernung
.33 Isolierter Pumpenwechsel einer Pumpe, nicht offen chirurgisch
.34 Isolierter Pumpenwechsel beider Pumpen, nicht offen chirurgisch

5-376.4 Intrakorporale Pumpe, univentrikulär

.40 Implantation
.41 Entfernung

5-376.5 Intrakorporale Pumpe, biventrikulär

.50 Implantation
.51 Entfernung

5-376.6 Kunstherz (totaler Herzersatz)

.60 Implantation
.61 Entfernung

5-376.7 Parakorporale Pumpe, univentrikulär
Exkl.: Zentrifugal- oder Kreiselpumpen zur Kurzzeitunterstützung (5-376.2 ff.)

.70 Implantation
.71 Entfernung
.72 Isolierter Pumpenwechsel, nicht offen chirurgisch

5-376.8 Parakorporale Pumpe, biventrikulär
Exkl.: Zentrifugal- oder Kreiselpumpen zur Kurzzeitunterstützung (5-376.3 ff.)

.80 Implantation
.81 Entfernung
.83 Isolierter Pumpenwechsel einer Pumpe, nicht offen chirurgisch
.84 Isolierter Pumpenwechsel beider Pumpen, nicht offen chirurgisch

5-376.9 Permanent implantierbares extra-aortales Herzunterstützungssystem

.90 Implantation
.91 Wechsel des Gesamtsystems
.92 Isolierter Wechsel der Verbindungsleitung
Hinw.: Die Verbindungsleitung enthält die Luftleitung zur Manschette und das Kabel für die EKG-Elektrode
.93 Isolierter Wechsel der epikardialen EKG-Elektrode und der Verbindungsleitung
.94 Entfernung
.9x Sonstige

5-376.x Sonstige

5-376.y N.n.bez.

5-377 Implantation eines Herzschrittmachers, Defibrillators und Ereignis-Rekorders
Inkl.: Sonden bei den Kodes 5-377.0 bis 5-377.8
Hinw.: Die Verwendung eines Defibrillators mit zusätzlicher Mess- oder Stimulationsfunktion ist gesondert zu kodieren (5-377.f ff.)
Die Verwendung eines MRT-fähigen Herzschrittmachers ist gesondert zu kodieren (5-934.0)

5-377.0 Schrittmacher, n.n.bez.

5-377.1 Schrittmacher, Einkammersystem

5-377.2 Schrittmacher, Zweikammersystem, mit einer Schrittmachersonde

5-377.3 Schrittmacher, Zweikammersystem, mit zwei Schrittmachersonden

.30 Ohne antitachykarde Stimulation
.31 Mit antitachykarder Stimulation

5-377.4 Schrittmacher, biventrikuläre Stimulation [Dreikammersystem]

.40 Ohne Vorhofelektrode
.41 Mit Vorhofelektrode

5-377.5 Defibrillator mit Einkammer-Stimulation

.50 Ohne atriale Detektion
.51 Mit atrialer Detektion

5-377.6 Defibrillator mit Zweikammer-Stimulation

5-377.7 Defibrillator mit biventrikulärer Stimulation

.70 Ohne Vorhofelektrode

.71 Mit Vorhofelektrode

5-377.8 Ereignis-Rekorder

5-377.b System zur nicht invasiven Überwachung von Abstoßungsreaktionen nach Herztransplantation
Inkl.: Intramyokardiales Elektrogramm (IMEG)

5-377.c Isolierte Sondenimplantation, offen chirurgisch

.c0 Epikardial, linksventrikulär

.c1 Epikardial, rechtsventrikulär

.c2 Epithorakal

5-377.d Verwendung von Herzschrittmachern, Defibrillatoren oder Ereignis-Rekordern mit automatischem Fernüberwachungssystem
Hinw.: Dieser Kode ist ein Zusatzkode. Die Implantation oder der Wechsel eines Herzschrittmachers, Defibrillators oder Ereignis-Rekorders sind gesondert zu kodieren

5-377.f Verwendung von Defibrillatoren mit zusätzlicher Mess- oder Stimulationsfunktion
Hinw.: Diese Kodes sind Zusatzkodes. Die Implantation oder der Wechsel eines Defibrillators sind gesondert zu kodieren

.f0 Mit zusätzlicher Messfunktion für das Lungenwasser

.f1 Mit zusätzlichem Drucksensor zur nicht invasiven Messung des rechtsventrikulären Druckes
Inkl.: Messung des Lungenwassers

.f2 Mit zusätzlicher Messfunktion für die Kontraktilität des Herzmuskels

.f3 Mit zusätzlicher Funktion zum Monitoring der ST-Strecke

.f4 Mit quadripolarer Stimulationsfunktion

.fx Sonstige

5-377.g Isolierte Sondenimplantation, endovaskulär

.g0 Linksventrikulär

.g1 Rechtsventrikulär

.g2 Rechtsatrial

5-377.h Verwendung von Herzschrittmachern mit zusätzlicher Messfunktion
Hinw.: Diese Kodes sind Zusatzkodes. Die Implantation oder der Wechsel eines Herzschrittmachers sind gesondert zu kodieren

.h0 Mit zusätzlicher Messfunktion für das Lungenwasser

.hx Sonstige

5-377.j Defibrillator mit subkutaner Elektrode

5-377.k Intrakardialer Impulsgenerator
Hinw.: Der intrakardiale Impulsgenerator wird endovaskulär implantiert
Die Folgeimplantation eines intrakardialen Impulsgenerators ohne Entfernung des alten intrakardialen Impulsgenerators ist mit diesem Kode und dem Kode 5-983 zu kodieren

5-377.m Kabelloses Stimulationssystem
Inkl.: Kabelloses Stimulationssystem zur Resynchronisationstherapie (CRT)

.m0 Transmitter
Hinw.: Die Implantation der Batterie ist im Kode enthalten

.m1 Energieempfangende Elektrode, endokardial, linksventrikulär
Hinw.: Die energieempfangende Elektrode wird endovaskulär implantiert

5-377.x Sonstige

5-377.y N.n.bez.

5-378 Entfernung, Wechsel und Korrektur eines Herzschrittmachers und Defibrillators

Hinw.: Die Verwendung eines Defibrillators mit zusätzlicher Mess- oder Stimulationsfunktion ist gesondert zu kodieren (5-377.f ff.)
Die Verwendung eines MRT-fähigen Herzschrittmachers ist gesondert zu kodieren (5-934.0)
Mit Aggregat ist auch der Transmitter oder die Batterie eines kabellosen Stimulationssystems gemeint
Mit Sonde ist auch eine energieempfangende Elektrode des kabellosen Stimulationssystems gemeint
Die Entfernung bzw. der Wechsel eines intrakardialen Impulsgenerators wird als "Aggregat- und Sondenentfernung" bzw. "Aggregat- und Sondenwechsel", die Lagekorrektur als "Sondenkorrektur" kodiert
Der Systemtyp ist für die mit ** gekennzeichneten Kodes in der 6. Stelle nach folgender Liste zu kodieren:

0 Schrittmacher n.n.bez.
1 Schrittmacher, Einkammersystem
2 Schrittmacher, Zweikammersystem
5 Defibrillator mit Zweikammer-Stimulation
7 Ereignis-Rekorder
a Schrittmacher, biventrikuläre Stimulation [Dreikammersystem], ohne Vorhofelektrode
b Schrittmacher, biventrikuläre Stimulation [Dreikammersystem], mit Vorhofelektrode
c Defibrillator mit Einkammer-Stimulation, ohne atriale Detektion
d Defibrillator mit Einkammer-Stimulation, mit atrialer Detektion
e Defibrillator mit biventrikulärer Stimulation, ohne Vorhofelektrode
f Defibrillator mit biventrikulärer Stimulation, mit Vorhofelektrode
g Defibrillator mit subkutaner Elektrode
h Intrakardialer Impulsgenerator
j Kabelloses Stimulationssystem
x Sonstige

** 5-378.0 Aggregatentfernung
[6. Stelle: 0-2,5,7,a-g,j,x]

5-378.1 Sondenentfernung
Hinw.: Die Sondenentfernung mit Laser und die Sondenentfernung mit sonstiger technischer Unterstützung sind gesondert zu kodieren (5-378.a ff.)

.18 Schrittmacher
.19 Defibrillator
.1a Synchronisationssystem
.1b Energieempfangende Elektrode eines kabellosen Stimulationssystems

** 5-378.2 Aggregat- und Sondenentfernung
[6. Stelle: 0-2,5,a-h,x]
Hinw.: Die Sondenentfernung mit Laser und die Sondenentfernung mit sonstiger technischer Unterstützung sind gesondert zu kodieren (5-378.a ff.)

** 5-378.3 Sondenkorrektur
[6. Stelle: 0-2,5,a-j,x]

** 5-378.4 Lagekorrektur des Aggregats
[6. Stelle: 0-2,5,7,a-g,j,x]

** 5-378.5 Aggregatwechsel (ohne Änderung der Sonde)
[6. Stelle: 0-2,5,7,a-g,j,x]

** 5-378.6 Aggregat- und Sondenwechsel
[6. Stelle: 0-2,5,7,a-h,x]
Hinw.: Die Sondenentfernung mit Laser und die Sondenentfernung mit sonstiger technischer Unterstützung sind gesondert zu kodieren (5-378.a ff.)

** 5-378.7 Sondenwechsel
[6. Stelle: 0-2,5,a-g,j,x]
Hinw.: Die Sondenentfernung mit Laser und die Sondenentfernung mit sonstiger technischer Unterstützung sind gesondert zu kodieren (5-378.a ff.)

** 5-378.8 Kupplungskorrektur
[6. Stelle: 0-2,5,7,a-g,j,x]

5-378.a Zusatzinformation für die Sondenentfernung

Hinw.: Diese Kodes sind Zusatzkodes. Sie dürfen nur gemeinsam mit den Kodes aus 5-378.1 ff., 5-378.2 ff., 5-378.6 ff. und 5-378.7 ff. verwendet werden

.a0 Einsatz eines Excimer-Lasers

.a2 Einsatz eines elektrochirurgischen Dissektionsgerätes

.a3 Einsatz einer mechanischen, kontrolliert drehenden Extraktionsschleuse

.a4 Einsatz von 1 intraluminalen expandierenden Extraktionshilfe

.a5 Einsatz von 2 intraluminalen expandierenden Extraktionshilfen

.a6 Einsatz von 3 oder mehr intraluminalen expandierenden Extraktionshilfen

.ax Einsatz sonstiger technischer Unterstützung

5-378.b Systemumstellung Herzschrittmacher auf Herzschrittmacher, Defibrillator oder intrakardialen Impulsgenerator

.b0 Herzschrittmacher, Einkammersystem auf Herzschrittmacher, Zweikammersystem

.b1 Herzschrittmacher, Einkammersystem auf Herzschrittmacher, biventrikuläre Stimulation [Dreikammersystem], ohne Vorhofelektrode

.b2 Herzschrittmacher, Einkammersystem auf Herzschrittmacher, biventrikuläre Stimulation [Dreikammersystem], mit Vorhofelektrode

.b3 Herzschrittmacher, Zweikammersystem auf Herzschrittmacher, Einkammersystem

.b4 Herzschrittmacher, Zweikammersystem auf Herzschrittmacher, biventrikuläre Stimulation [Dreikammersystem], ohne Vorhofelektrode

.b5 Herzschrittmacher, Zweikammersystem auf Herzschrittmacher, biventrikuläre Stimulation [Dreikammersystem], mit Vorhofelektrode

.b6 Herzschrittmacher, biventrikuläre Stimulation [Dreikammersystem] auf Herzschrittmacher, Einkammersystem

.b7 Herzschrittmacher, biventrikuläre Stimulation [Dreikammersystem] auf Herzschrittmacher, Zweikammersystem

.b8 Herzschrittmacher auf Defibrillator mit Einkammer-Stimulation, ohne atriale Detektion

.b9 Herzschrittmacher auf Defibrillator mit Einkammer-Stimulation, mit atrialer Detektion

.ba Herzschrittmacher auf Defibrillator mit Zweikammer-Stimulation

.bb Herzschrittmacher auf Defibrillator mit biventrikulärer Stimulation, ohne Vorhofelektrode

.bc Herzschrittmacher auf Defibrillator mit biventrikulärer Stimulation, mit Vorhofelektrode

.bd Herzschrittmacher auf Defibrillator mit subkutaner Elektrode

.be Herzschrittmacher auf intrakardialen Impulsgenerator

.bx Sonstige

5-378.c Systemumstellung Defibrillator auf Defibrillator, Herzschrittmacher oder intrakardialen Impulsgenerator

.c0 Defibrillator mit Einkammer-Stimulation auf Defibrillator mit Zweikammer-Stimulation

.c1 Defibrillator mit Einkammer-Stimulation auf Defibrillator mit biventrikulärer Stimulation, ohne Vorhofelektrode

.c2 Defibrillator mit Einkammer-Stimulation auf Defibrillator mit biventrikulärer Stimulation, mit Vorhofelektrode

.c3 Defibrillator mit Zweikammer-Stimulation auf Defibrillator mit Einkammer-Stimulation, ohne atriale Detektion

.c4 Defibrillator mit Zweikammer-Stimulation auf Defibrillator mit Einkammer-Stimulation, mit atrialer Detektion

.c5 Defibrillator mit Zweikammer-Stimulation auf Defibrillator mit biventrikulärer Stimulation, ohne Vorhofelektrode

.c6 Defibrillator mit Zweikammer-Stimulation auf Defibrillator mit biventrikulärer Stimulation, mit Vorhofelektrode

.c7 Defibrillator mit biventrikulärer Stimulation auf Defibrillator mit Einkammer-Stimulation, ohne atriale Detektion

.c8 Defibrillator mit biventrikulärer Stimulation auf Defibrillator mit Einkammer-Stimulation, mit atrialer Detektion

.c9 Defibrillator mit biventrikulärer Stimulation auf Defibrillator mit Zweikammer-Stimulation

.ca Defibrillator auf Herzschrittmacher, Einkammersystem

.cb Defibrillator auf Herzschrittmacher, Zweikammersystem

.cc Defibrillator auf Herzschrittmacher, biventrikuläre Stimulation [Dreikammersystem], ohne Vorhofelektrode

.cd Defibrillator auf Herzschrittmacher, biventrikuläre Stimulation [Dreikammersystem], mit Vorhofelektrode

.ce Defibrillator auf Defibrillator mit subkutaner Elektrode

.cf Defibrillator mit subkutaner Elektrode auf Defibrillator mit Einkammer-Stimulation, ohne atriale Detektion

.cg Defibrillator mit subkutaner Elektrode auf Defibrillator mit Einkammer-Stimulation, mit atrialer Detektion

.ch Defibrillator mit subkutaner Elektrode auf Defibrillator mit Zweikammer-Stimulation

.cj Defibrillator mit subkutaner Elektrode auf Defibrillator mit biventrikulärer Stimulation, ohne Vorhofelektrode

.ck Defibrillator mit subkutaner Elektrode auf Defibrillator mit biventrikulärer Stimulation, mit Vorhofelektrode

.cm Defibrillator auf intrakardialen Impulsgenerator

.cx Sonstige

5-378.d Systemumstellung intrakardialer Impulsgenerator auf Herzschrittmacher oder Defibrillator
- .d0 Intrakardialer Impulsgenerator auf Herzschrittmacher, Einkammersystem
- .d1 Intrakardialer Impulsgenerator auf Herzschrittmacher, Zweikammersystem
- .d2 Intrakardialer Impulsgenerator auf Herzschrittmacher, biventrikuläre Stimulation [Dreikammersystem], ohne Vorhofelektrode
- .d3 Intrakardialer Impulsgenerator auf Herzschrittmacher, biventrikuläre Stimulation [Dreikammersystem], mit Vorhofelektrode
- .d4 Intrakardialer Impulsgenerator auf Defibrillator mit Einkammer-Stimulation, ohne atriale Detektion
- .d5 Intrakardialer Impulsgenerator auf Defibrillator mit Einkammer-Stimulation, mit atrialer Detektion
- .d6 Intrakardialer Impulsgenerator auf Defibrillator mit Zweikammer-Stimulation
- .d7 Intrakardialer Impulsgenerator auf Defibrillator mit biventrikulärer Stimulation, ohne Vorhofelektrode
- .d8 Intrakardialer Impulsgenerator auf Defibrillator mit biventrikulärer Stimulation, mit Vorhofelektrode
- .d9 Intrakardialer Impulsgenerator auf Defibrillator mit subkutaner Elektrode
- .dx Sonstige

5-378.x Sonstige

5-378.y N.n.bez.

5-379 Andere Operationen an Herz und Perikard

5-379.0 Offene Herzmassage

5-379.1 Ligatur eines Herzohres
Inkl.: Clip, Klammernahtgerät
Exkl.: Perkutan-transluminaler Verschluss eines Herzohres durch perkutan epikardial eingebrachte Schlinge (8-837.s1)

5-379.2 Herzentnahme postmortal (zur Transplantation)
Hinw.: Dieser Kode ist auch zu verwenden, wenn die Leistung nicht abschließend erbracht wird oder sich erst intraoperativ die Nichtverwendbarkeit des Organs für eine spätere Transplantation herausstellt
Dieser Kode und der im Fall eines vorzeitigen Abbruchs dieses Eingriffs zusätzlich zu kodierende Zusatzkode 5-995 werden nicht im Rahmen des Datensatzes nach § 301 SGB V bzw. § 21 KHEntgG übermittelt
Die Aufrechterhaltung der Homöostase für die postmortale Organspende ist im Kode enthalten

5-379.3 Entnahme von Herzgewebe postmortal (zur Transplantation)
Hinw.: Dieser Kode ist auch zu verwenden, wenn die Leistung nicht abschließend erbracht wird oder sich erst intraoperativ die Nichtverwendbarkeit des Organs für eine spätere Transplantation herausstellt
Dieser Kode und der im Fall eines vorzeitigen Abbruchs dieses Eingriffs zusätzlich zu kodierende Zusatzkode 5-995 werden nicht im Rahmen des Datensatzes nach § 301 SGB V bzw. § 21 KHEntgG übermittelt
Die Aufrechterhaltung der Homöostase für die postmortale Organspende ist im Kode enthalten

5-379.4 Herz-Lungen-Entnahme postmortal (zur Transplantation)
Hinw.: Dieser Kode ist auch zu verwenden, wenn die Leistung nicht abschließend erbracht wird oder sich erst intraoperativ die Nichtverwendbarkeit des Organs für eine spätere Transplantation herausstellt
Dieser Kode und der im Fall eines vorzeitigen Abbruchs dieses Eingriffs zusätzlich zu kodierende Zusatzkode 5-995 werden nicht im Rahmen des Datensatzes nach § 301 SGB V bzw. § 21 KHEntgG übermittelt
Die Aufrechterhaltung der Homöostase für die postmortale Organspende ist im Kode enthalten

5-379.5 Reoperation

5-379.6 Kardiomyoplastie
Exkl.: Präkonditionierte und elektrostimulierte Kardiomyoplastie (5-379.c ff.)

5-379.7 Implantation oder Entfernung eines äußeren Myokardunterstützungssystems

5-379.8 Implantation, Wechsel oder Revision eines myokardmodulierenden Systems [CCM]
- .80 Implantation oder Wechsel eines Systems mit Vorhofelektrode
- .81 Revision eines Systems mit Vorhofelektrode
- .82 Implantation oder Wechsel eines Systems ohne Vorhofelektrode
- .83 Revision eines Systems ohne Vorhofelektrode

5-379.9 Implantation, Wechsel oder Entfernung eines epikardialen Ventrikel-Unterstützungssystems
- .90 Implantation oder Wechsel
- .91 Entfernung

5-379.a Anlage eines apikoaortalen Conduits mit bioklappentragender Gefäßprothese

5-379.b Anpassung eines dynamischen Anuloplastieringes

5-379.c Präkonditionierte und elektrostimulierte Kardiomyoplastie
Exkl.: Sondenimplantation zur externen Prästimulation (Präkonditionierung) für die Kardiomyoplastie (5-859.4 ff.)
- .c0 Anlage mit Implantation eines Muskelstimulators
- .c1 Wechsel eines Muskelstimulators
- .c2 Revision ohne Neuanlage von Elektroden
- .c3 Revision mit Neuanlage von Elektroden

5-379.d Offen chirurgische Entfernung von Implantaten aus Herz oder Koronargefäßen
Inkl.: Entfernung von Stents und Okkludern
Exkl.: Offen chirurgische Entfernung von Kanülen für die Anwendung eines extrakorporalen (herz- und) lungenunterstützenden Systems (5-37b.3 ff.)

5-379.x Sonstige

5-379.y N.n.bez.

5-37a Minimalinvasive Rekonstruktion des Perikardes und des Herzens

5-37a.0 Transarterielle Implantation eines ventrikulären Partitionierungsimplantates

5-37a.1 Plastische Rekonstruktion des Myokardes mit myokardialem Verankerungssystem, Hybrideingriff
Exkl.: Plastische Rekonstruktion des Myokardes mit myokardialem Verankerungssystem (5-374.8)
Hinw.: Die Mini-Thorakotomie ist im Kode enthalten
Unter Hybrideingriff wird in diesem Fall die Kombination von minimalinvasiv chirurgischem und endovaskulärem Eingriff verstanden

5-37a.x Sonstige

5-37a.y N.n.bez.

5-37b Offen chirurgische Implantation und Entfernung von Kanülen für die Anwendung eines extrakorporalen (herz- und) lungenunterstützenden Systems mit Gasaustausch
Hinw.: Die Anwendung der ECMO oder der minimalisierten Herz-Lungen-Maschine ist gesondert zu kodieren (8-852 ff.)
Die Differenzierung in zentrale und periphere Gefäße erfolgt nach der Eintrittsstelle der Kanüle

5-37b.0 Offen chirurgische Implantation von Kanülen in das Herz und/oder zentrale Gefäße
Hinw.: Der Zugang erfolgt über eine Sterno- oder Thorakotomie
- .00 1 Kanüle
- .01 2 Kanülen
- .02 3 oder mehr Kanülen

5-37b.1 Offen chirurgische Implantation von Kanülen in periphere Gefäße ohne Gefäßprothese
Hinw.: Der Zugang erfolgt über eine offen chirurgische Freilegung des Gefäßes
- .10 1 Kanüle
- .11 2 Kanülen
- .12 3 oder mehr Kanülen

5-37b.2 Offen chirurgische Implantation von Kanülen in periphere Gefäße mit Gefäßprothese
Hinw.: Der Zugang erfolgt über eine offen chirurgische Freilegung des Gefäßes
- .20 1 Kanüle
- .21 2 Kanülen
- .22 3 oder mehr Kanülen

5-37b.3 Offen chirurgische Entfernung von Kanülen
- .30 1 Kanüle
- .31 2 Kanülen
- .32 3 oder mehr Kanülen

Operationen an den Blutgefäßen (5-38...5-39)

Exkl.: Operationen an den Koronargefäßen (5-36)
Operationen an intrakraniellen Blutgefäßen (5-025 ff., 5-026 ff., 5-027 ff.)
Operationen an intraspinalen Blutgefäßen (5-037 ff.)
(Perkutan-)transluminale Gefäßinterventionen (8-836 ff.)

Hinw.: Die Anwendung mikrochirurgischer Technik ist, sofern nicht als eigener Kode angegeben, zusätzlich zu kodieren (5-984)
Die Anwendung von Lasertechnik ist, sofern nicht als eigener Kode angegeben, zusätzlich zu kodieren (5-985 ff.)
Die Anwendung von minimalinvasiver Technik ist, sofern nicht als eigener Kode angegeben, zusätzlich zu kodieren (5-986 ff.)
Die Durchführung der Operation im Rahmen der Versorgung einer Mehrfachverletzung ist zusätzlich zu kodieren (5-981)
Die Durchführung der Operation im Rahmen der Versorgung eines Polytraumas ist zusätzlich zu kodieren (5-982 ff.)
Die Durchführung einer Reoperation ist, sofern nicht als eigener Kode angegeben, zusätzlich zu kodieren (5-983)
Der vorzeitige Abbruch einer Operation ist zusätzlich zu kodieren (5-995)
Die Implantation von Stents (8-84) und die Ballon-Angioplastie (8-836.0 ff.) sind gesondert zu kodieren
Die Anwendung der Hybridchirurgie ist gesondert zu kodieren (5-98a.0)
Die intraoperative Anwendung eines Embolieprotektionssystems ist gesondert zu kodieren (5-399.e)
Die Art der Beschichtung von Gefäßprothesen ist gesondert zu kodieren (5-938 ff.)
Die nähere Lokalisationsangabe ist für die Kodes 5-380 bis 5-383, 5-386, 5-388, 5-389 und 5-395 bis 5-397 nach folgender Liste zu kodieren:

.0 Arterien Kopf, extrakraniell, und Hals

.00 ↔ A. carotis n.n.bez.

.01 ↔ A. carotis communis mit Sinus caroticus

.02 ↔ A. carotis interna extrakraniell

.03 ↔ A. carotis externa

.04 ↔ A. vertebralis extrakraniell

.05 ↔ A. carotis, Stent

.06 ↔ Gefäßprothese

.0x ↔ Sonstige

.1 Arterien Schulter und Oberarm

.11 ↔ A. axillaris

.12 ↔ A. brachialis

.13 ↔ Gefäßprothese

.1x ↔ Sonstige

.2 Arterien Unterarm und Hand

.20 ↔ A. ulnaris

.21 ↔ Arcus palmaris profundus

.22 ↔ Arcus palmaris superficialis

.23 ↔ Aa. digitales palmares communes

.24 ↔ A. radialis

.25 ↔ R. carpalis palmaris

.26 ↔ R. carpalis dorsalis

.27 ↔ A. princeps pollicis

.28 ↔ Gefäßprothese

.2x ↔ Sonstige

.3	Aorta
.30	Aorta ascendens
.31	Arcus aortae
.32	Aorta thoracica
.33	Aorta abdominalis
.34	Aorta, Stent
.35	Gefäßprothese
.3x	Sonstige
.4	Arterien thorakal
.40 ↔	A. subclavia
.41 ↔	Truncus brachiocephalicus
.42 ↔	A. pulmonalis
.43 ↔	Gefäßprothese
.4x ↔	Sonstige
.5	Arterien abdominal und pelvin
.51 ↔	Aa. lumbales
.52 ↔	A. iliaca n.n.bez.
.53 ↔	A. iliaca communis
.54 ↔	A. iliaca externa
.55 ↔	A. iliaca interna
.56 ↔	Gefäßprothese
.5x ↔	Sonstige
.6	Arterien viszeral
.60	Truncus coeliacus
.61	A. hepatica
.62	A. gastrica
.63	A. lienalis
.64 ↔	A. renalis
.65	A. mesenterica superior
.66	A. mesenterica inferior
.67	Gefäßprothese
.6x ↔	Sonstige
.7	Arterien Oberschenkel
.70 ↔	A. femoralis
.71 ↔	A. profunda femoris
.72 ↔	A. poplitea
.73 ↔	Gefäßprothese
.7x ↔	Sonstige
.8	Arterien Unterschenkel und Fuß
.80 ↔	A. tibialis anterior
.81 ↔	Aa. recurrentes
.82 ↔	A. dorsalis pedis
.83 ↔	A. tibialis posterior
.84 ↔	A. fibularis
.85 ↔	A. plantaris medialis
.86 ↔	A. plantaris lateralis

.87 ↔ Gefäßprothese
.8x ↔ Sonstige
.9 Tiefe Venen
.91 ↔ V. jugularis
.92 ↔ V. pulmonalis
.93 ↔ V. subclavia
.94 ↔ V. axillaris
.95 ↔ V. brachiocephalica
.96 V. cava superior
.97 V. cava inferior
.98 ↔ V. iliaca communis
.99 ↔ V. iliaca externa
.9a ↔ V. iliaca interna
.9b ↔ V. femoralis
.9c ↔ V. poplitea
.9d V. portae
.9e ↔ V. gastrica
.9f V. lienalis
.9g V. mesenterica superior
.9h V. mesenterica inferior
.9j Vv. hepaticae
.9k ↔ V. renalis
.9x ↔ Sonstige
.a Oberflächliche Venen
.a0 ↔ Kopf, extrakraniell und Hals
.a1 ↔ Schulter und Oberarm
.a2 ↔ Unterarm und Hand
.a3 ↔ Thorakal
.a4 ↔ Abdominal
.a5 ↔ Oberschenkel
.a6 ↔ Unterschenkel und Fuß
.ax ↔ Sonstige
.x ↔ Sonstige
.y N.n.bez.

5-38 Inzision, Exzision und Verschluss von Blutgefäßen

5-380 Inzision, Embolektomie und Thrombektomie von Blutgefäßen

Inkl.: Fremdkörperentfernung
Exploration

Hinw.: Die Inzision, Embolektomie und Thrombektomie aus Gefäßprothesen sind in der 5. Stelle entsprechend der Region für den proximalen Anschluss und in der 6. Stelle mit dem jeweiligen Kode für die Gefäßprothese zu kodieren
Die nähere Lokalisationsangabe ist in der 6. Stelle nach der Liste vor Kode 5-38 zu kodieren

** 5-380.0 Arterien Kopf, extrakraniell, und Hals
[6. Stelle: 0-6,x]

** 5-380.1 Arterien Schulter und Oberarm
[6. Stelle: 1-3,x]

** 5-380.2 Arterien Unterarm und Hand
[6. Stelle: 0-8,x]

** 5-380.3 Aorta
[6. Stelle: 0-5,x]

** 5-380.4 Arterien thorakal
[6. Stelle: 0-3,x]

** 5-380.5 Arterien abdominal und pelvin
[6. Stelle: 1-6,x]

** 5-380.6 Arterien viszeral
[6. Stelle: 0-7,x]

** 5-380.7 Arterien Oberschenkel
[6. Stelle: 0-3,x]

** 5-380.8 Arterien Unterschenkel und Fuß
[6. Stelle: 0-7,x]

** 5-380.9 Tiefe Venen
[6. Stelle: 1-k,x]

** 5-380.a Oberflächliche Venen
[6. Stelle: 0-6,x]

5-380.x ↔ Sonstige

5-380.y N.n.bez.

5-381 Endarteriektomie

Inkl.: Anbringen eines Patches
Thrombendarteriektomie

Exkl.: Endarteriektomie der Koronararterien (5-360.0)

Hinw.: Die intraoperative Anlage eines temporären arterio-arteriellen Shuntes ist gesondert zu kodieren (5-393.9)
Die Endarteriektomie aus Gefäßprothesen ist in der 5. Stelle entsprechend der Region für den proximalen Anschluss und in der 6. Stelle mit dem jeweiligen Kode für die Gefäßprothese zu kodieren
Die nähere Lokalisationsangabe ist in der 6. Stelle nach der Liste vor Kode 5-38 zu kodieren

** 5-381.0 Arterien Kopf, extrakraniell, und Hals
[6. Stelle: 0-6,x]

** 5-381.1 Arterien Schulter und Oberarm
[6. Stelle: 1-3,x]

** 5-381.2 Arterien Unterarm und Hand
[6. Stelle: 0,4,8,x]

** 5-381.3 Aorta
[6. Stelle: 0-3,5,x]

** 5-381.4 Arterien thorakal
[6. Stelle: 0-3,x]

** 5-381.5 Arterien abdominal und pelvin
[6. Stelle: 1-6,x]

** 5-381.6 Arterien viszeral
[6. Stelle: 0-7,x]

** 5-381.7 Arterien Oberschenkel
[6. Stelle: 0-3,x]

** 5-381.8 Arterien Unterschenkel und Fuß
[6. Stelle: 0,2-4,7,x]

5-381.x ↔ Sonstige

5-381.y N.n.bez.

5-382 Resektion von Blutgefäßen mit Reanastomosierung

Inkl.: Resektion eines Aneurysmas
Fensterung (partielle Resektion der Dissektionsmembran) an der Aorta

Hinw.: Die nähere Lokalisationsangabe ist in der 6. Stelle nach der Liste vor Kode 5-38 zu kodieren

** 5-382.0 Arterien Kopf, extrakraniell, und Hals
[6. Stelle: 0-4,x]

** 5-382.1 Arterien Schulter und Oberarm
[6. Stelle: 1,2,x]

** 5-382.2 Arterien Unterarm und Hand
[6. Stelle: 0,4,x]

** 5-382.3 Aorta
[6. Stelle: 0,2,3,x]

** 5-382.4 Arterien thorakal
[6. Stelle: 0-2,x]

** 5-382.5 Arterien abdominal und pelvin
[6. Stelle: 3-5,x]

** 5-382.6 Arterien viszeral
[6. Stelle: 0-6,x]

** 5-382.7 Arterien Oberschenkel
[6. Stelle: 0-2,x]

** 5-382.8 Arterien Unterschenkel und Fuß
[6. Stelle: 0,2-4,x]

** 5-382.9 Tiefe Venen
[6. Stelle: 1-k,x]

** 5-382.a Oberflächliche Venen
[6. Stelle: 0-2,5,6,x]

5-382.x ↔ Sonstige

5-382.y N.n.bez.

5-383 Resektion und Ersatz (Interposition) von (Teilen von) Blutgefäßen

Inkl.: Resektion eines Aneurysmas

Exkl.: Resektion und Ersatz (Interposition) an der Aorta (5-384 ff.)
Ausschaltungsoperation bei Aneurysmen (Bypass-Anastomose) (5-393 ff.)
Endovaskuläre Implantationen von Stent-Prothesen zur Ausschaltung von Aneurysmen (5-38a ff.)

Hinw.: Die nähere Lokalisationsangabe ist in der 6. Stelle nach der Liste vor Kode 5-38 zu kodieren

** 5-383.0 Arterien Kopf, extrakraniell, und Hals
[6. Stelle: 0-3,x]

** 5-383.1 Arterien Schulter und Oberarm
[6. Stelle: 1,2,x]

** 5-383.2 Arterien Unterarm und Hand
[6. Stelle: 0,4,x]

** 5-383.4 Arterien thorakal
[6. Stelle: 0-2,x]

** 5-383.5 Arterien abdominal und pelvin
[6. Stelle: 2-5,x]

** 5-383.6 Arterien viszeral
[6. Stelle: 0-6,x]

** 5-383.7 Arterien Oberschenkel
[6. Stelle: 0-2,x]

** 5-383.8 Arterien Unterschenkel und Fuß
[6. Stelle: 0,3,4,x]

** 5-383.9 Tiefe Venen
[6. Stelle: 1-k,x]

** 5-383.a Oberflächliche Venen
[6. Stelle: 0-2,5,6,x]

5-383.x ↔ Sonstige

5-383.y N.n.bez.

5-384 Resektion und Ersatz (Interposition) an der Aorta

Hinw.: Die Art der Prothese ist für die mit ** gekennzeichneten Kodes in der 6. Stelle nach folgender Liste zu kodieren:
1 Mit Rohrprothese
2 Mit Rohrprothese bei Aneurysma
3 Mit Bifurkationsprothese biiliakal
4 Mit Bifurkationsprothese biiliakal bei Aneurysma
5 Mit Bifurkationsprothese bifemoral
6 Mit Bifurkationsprothese bifemoral bei Aneurysma
x Sonstige

** 5-384.0 Aorta ascendens
[6. Stelle: 1,2,x]
Hinw.: Die Anwendung der Herz-Lungen-Maschine ist gesondert zu kodieren (8-851 ff.)

** 5-384.1 Aorta ascendens mit Reimplantation der Koronararterien
[6. Stelle: 1,2,x]
Hinw.: Die Anwendung der Herz-Lungen-Maschine ist gesondert zu kodieren (8-851 ff.)

** 5-384.3 Aorta thoracica
[6. Stelle: 1,2,x]

** 5-384.4 Aorta thoracoabdominalis

** 5-384.5 Aorta abdominalis, n.n.bez.

** 5-384.6 Aorta abdominalis, suprarenal
Hinw.: Diese Kodes sind bei der Abklemmung der Aorta oberhalb einer oder beider Nierenarterien zu verwenden

** 5-384.7 Aorta abdominalis, infrarenal

5-384.8 Aorta ascendens, Aortenbogen oder Aorta descendens mit Hybridprothese

** 5-384.d Aortenbogen, aufsteigender Teil
[6. Stelle: 1,2,x]
Hinw.: Die Anwendung der Herz-Lungen-Maschine ist gesondert zu kodieren (8-851 ff.)

** 5-384.e Aortenbogen, absteigender Teil
[6. Stelle: 1,2,x]
Hinw.: Die Anwendung der Herz-Lungen-Maschine ist gesondert zu kodieren (8-851 ff.)

** 5-384.f Gesamter Aortenbogen
[6. Stelle: 1,2,x]
Hinw.: Die Anwendung der Herz-Lungen-Maschine ist gesondert zu kodieren (8-851 ff.)

** 5-384.x Sonstige

5-384.y N.n.bez.

5-385 Unterbindung, Exzision und Stripping von Varizen

5-385.0 ↔ Lokale Sklerotherapie (durch Injektion)

5-385.1 ↔ Umstechung

5-385.2 ↔ Lokale Exzision

5-385.3 ↔ Inzision eines Varixknotens

5-385.4 ↔ Transkutane Unterbindung der Vv. perforantes (als selbständiger Eingriff)

5-385.5 ↔ Endoskopische Diszision der Vv. perforantes (als selbständiger Eingriff)

5-385.6 ↔ Endoskopische Diszision der Vv. perforantes mit Fasziotomie (als selbständiger Eingriff)

5-385.7 Crossektomie und Stripping
Inkl.: Konvolutektomie und Unterbindung der Vv. perforantes
Crossektomie und Teilstripping

.70 ↔ V. saphena magna
.72 ↔ V. saphena parva
.74 ↔ Vv. saphenae magna et parva

5-385.8 (Isolierte) Crossektomie

.80 ↔ V. saphena magna
.82 ↔ V. saphena parva
.84 ↔ Vv. saphenae magna et parva

5-385.9 Exhairese (als selbständiger Eingriff)
- .90 ↔ V. saphena magna
- .92 ↔ V. saphena parva
- .94 ↔ Vv. saphenae magna et parva
- .96 ↔ Seitenastvarize
- .9x ↔ Sonstige

5-385.a Lasertherapie
- .a0 ↔ Lokal
- .a1 ↔ Endovenös [EVLT]

5-385.b ↔ Endoluminale Radiofrequenzablation

5-385.c ↔ Endoluminale Rotationsablation mit gleichzeitiger Sklerosierung

5-385.d (Isolierte) Rezidivcrossektomie
- .d0 ↔ V. saphena magna
- .d1 ↔ V. saphena parva
- .d2 ↔ Vv. saphenae magna et parva

5-385.e ↔ Venenokklusion durch Venenkleber
Inkl.: N-Butyl-2-Cyanoacrylat (N-BCA), Enbucrilat

5-385.x ↔ Sonstige

5-385.y N.n.bez.

5-386 Andere Exzision von (erkrankten) Blutgefäßen und Transplantatentnahme
Inkl.: Exzision eines Aneurysmas
Exkl.: Endoskopische Entnahme eines Gefäßes zur Transplantation (5-38b ff.)
Hinw.: Die Art der Konditionierung von entnommenen Gefäßen zur Transplantation ist gesondert zu kodieren (5-93a ff.)
Die nähere Lokalisationsangabe ist in der 6. Stelle nach der Liste vor Kode 5-38 zu kodieren

** 5-386.0 Arterien Kopf, extrakraniell, und Hals
[6. Stelle: 0-5,x]

** 5-386.1 Arterien Schulter und Oberarm
[6. Stelle: 1,2,x]

** 5-386.2 Arterien Unterarm und Hand
[6. Stelle: 0-7,x]

** 5-386.3 Aorta
[6. Stelle: 0-4,x]

** 5-386.4 Arterien thorakal
[6. Stelle: 0-2,x]

** 5-386.5 Arterien abdominal und pelvin
[6. Stelle: 1-5,x]

** 5-386.6 Arterien viszeral
[6. Stelle: 0-6,x]

** 5-386.7 Arterien Oberschenkel
[6. Stelle: 0-2,x]

** 5-386.8 Arterien Unterschenkel und Fuß
[6. Stelle: 0-6,x]

** 5-386.9 Tiefe Venen
[6. Stelle: 1-k,x]

** 5-386.a Oberflächliche Venen
[6. Stelle: 0-6,x]

5-386.x ↔ Sonstige

5-386.y N.n.bez.

5-387 Ligatur und Teilverschluss der Vena cava

5-387.0 Ligatur

5-387.1 Clippen

5-387.2 Einführung eines Antiembolie-Schirmes, offen chirurgisch
Exkl.: Perkutan-transluminale Einführung eines Antiembolie-Schirmes (8-839.1 ff.)

5-387.x Sonstige

5-387.y N.n.bez.

5-388 Naht von Blutgefäßen
Hinw.: Die nähere Lokalisationsangabe ist in der 6. Stelle nach der Liste vor Kode 5-38 zu kodieren

** 5-388.0 Arterien Kopf, extrakraniell, und Hals
[6. Stelle: 0-5,x]

** 5-388.1 Arterien Schulter und Oberarm
[6. Stelle: 1,2,x]

** 5-388.2 Arterien Unterarm und Hand
[6. Stelle: 0-4,x]

** 5-388.3 Aorta
[6. Stelle: 0-3,x]

** 5-388.4 Arterien thorakal
[6. Stelle: 0-2,x]

** 5-388.5 Arterien abdominal und pelvin
[6. Stelle: 1-5,x]

** 5-388.6 Arterien viszeral
[6. Stelle: 0-6,x]

** 5-388.7 Arterien Oberschenkel
[6. Stelle: 0-2,x]

** 5-388.8 Arterien Unterschenkel und Fuß
[6. Stelle: 0,2-4,x]

** 5-388.9 Tiefe Venen
[6. Stelle: 1-k,x]

** 5-388.a Oberflächliche Venen
[6. Stelle: 0-2,4-6,x]

5-388.x ↔ Sonstige

5-388.y N.n.bez.

5-389 Anderer operativer Verschluss an Blutgefäßen
Inkl.: Ligatur von Blutgefäßen
Exkl.: Delay-Operation vor autogener Brustrekonstruktion (5-399.f)
Hinw.: Die nähere Lokalisationsangabe ist in der 6. Stelle nach der Liste vor Kode 5-38 zu kodieren

** 5-389.0 Arterien Kopf, extrakraniell, und Hals
[6. Stelle: 0-5,x]

** 5-389.1 Arterien Schulter und Oberarm
[6. Stelle: 1,2,x]

** 5-389.2 Arterien Unterarm und Hand
[6. Stelle: 0-7,x]

** 5-389.3 Aorta
[6. Stelle: 0-4,x]

** 5-389.4 Arterien thorakal
[6. Stelle: 0-2,x]

** 5-389.5 Arterien abdominal und pelvin
[6. Stelle: 1-5,x]

** 5-389.6 Arterien viszeral
[6. Stelle: 0-6,x]

** 5-389.7 Arterien Oberschenkel
[6. Stelle: 0-2,x]

** 5-389.8 Arterien Unterschenkel und Fuß
[6. Stelle: 0-6,x]

** 5-389.9 Tiefe Venen
[6. Stelle: 1-k,x]

** 5-389.a Oberflächliche Venen
[6. Stelle: 0-6,x]

5-389.x ↔ Sonstige

5-389.y N.n.bez.

5-38a Endovaskuläre Implantation von Stent-Prothesen

Inkl.: Ausschaltung von arteriellen Aneurysmen
Anwendung eines Embolieprotektionssystems
Perkutan-transluminale Einbringung von Stent-Prothesen (Stent-Graft) in die Aorta über großlumige Schleusen

Hinw.: Bei Implantation mehrerer Stent-Prothesen ist jedes Implantat gesondert zu kodieren mit Ausnahme der iliakalen Stent-Prothesen ohne Seitenarm. Hier ist die Anzahl der Stent-Prothesen zu verschlüsseln
Die zusätzliche Verwendung von nicht großlumigen Stent-Prothesen zur Versorgung thorakaler oder abdominaler Gefäßabgänge ist gesondert zu kodieren (8-842 ff.)
Zu den Öffnungen zählen Seitenarme und Fenster. Der Scallop (Mulde am Prothesenoberrand) gilt nicht als Öffnung
Die Verwendung einer patientenindividuell angefertigten Stent-Prothese ist gesondert zu kodieren (5-38a.w)
Ein Gefäßverschluss durch Naht/Clip oder perkutanes Nahtsystem ist nicht gesondert zu kodieren

5-38a.0 Aorta n.n.bez.

5-38a.4 Arterien Becken

.41 ↔ Stent-Prothese, iliakal mit Seitenarm

Exkl.: Versorgung eines iliakalen Gefäßabganges in Chimney-Technik (5-38a.42)

.42 ↔ Stent-Prothese, mit Versorgung eines Gefäßabganges in Chimney-Technik

Inkl.: Stent-Prothese mit Versorgung eines Gefäßabganges in Schnorchel-Technik, in Periskop-Technik, in Sandwich-Technik oder in Parallelgraft-Technik

Hinw.: Dieser Kode ist für die gleichzeitige Implantation einer Stent-Prothese in die A. iliaca communis und einer kleinlumigen Stent-Prothese in die A. iliaca interna zu verwenden

.43 1 Stent-Prothese, iliakal ohne Seitenarm

.44 2 Stent-Prothesen, iliakal ohne Seitenarm

.46 3 Stent-Prothesen, iliakal ohne Seitenarm

.47 4 Stent-Prothesen, iliakal ohne Seitenarm

.48 5 Stent-Prothesen, iliakal ohne Seitenarm

.49 6 oder mehr Stent-Prothesen, iliakal ohne Seitenarm

5-38a.7 Aorta thoracica

Hinw.: Die Verwendung von mehreren aortalen Stent-Prothesen ist gesondert zu kodieren (5-38a.v ff.)

.70 Stent-Prothese, ohne Öffnung

.7b Stent-Prothese, mit 1 Öffnung

.7c Stent-Prothese, mit 2 Öffnungen

.7d Stent-Prothese, mit 3 oder mehr Öffnungen

.7e Stent-Prothese, mit Versorgung eines Gefäßabganges in Chimney-Technik

Inkl.: Stent-Prothese mit Versorgung eines Gefäßabganges in Schnorchel-Technik, in Periskop-Technik, in Sandwich-Technik oder in Parallelgraft-Technik

Hinw.: Dieser Kode ist für die gleichzeitige Implantation einer großlumigen Stent-Prothese in die Aorta thoracica und einer kleinlumigen Stent-Prothese in den Seitenast zu verwenden

.7f Stent-Prothese, mit Versorgung von zwei oder mehr Gefäßabgängen in Chimney-Technik

Inkl.: Stent-Prothese mit Versorgung von Gefäßabgängen in Schnorchel-Technik, in Periskop-Technik, in Sandwich-Technik oder in Parallelgraft-Technik

Hinw.: Dieser Kode ist für die gleichzeitige Implantation einer großlumigen Stent-Prothese in die Aorta thoracica und von kleinlumigen Stent-Prothesen in die Seitenäste zu verwenden

.7x Sonstige

5-38a.8 Aorta thoracoabdominalis
Hinw.: Die Verwendung von mehreren aortalen Stent-Prothesen ist gesondert zu kodieren (5-38a.v ff.)
Die zusätzliche Verwendung von iliakalen Stent-Prothesen ist gesondert zu kodieren (5-38a.4 ff.)
Die Art des Endes der untersten aortalen Prothese ist gesondert zu kodieren (5-38a.u ff.)

.80 Stent-Prothese, ohne Öffnung

.8c Stent-Prothese, mit 1 Öffnung

.8d Stent-Prothese, mit 2 Öffnungen

.8e Stent-Prothese, mit 3 Öffnungen

.8f Stent-Prothese, mit 4 oder mehr Öffnungen

.8g Stent-Prothese, mit Versorgung eines Gefäßabganges in Chimney-Technik
Inkl.: Stent-Prothese mit Versorgung eines Gefäßabganges in Schnorchel-Technik, in Periskop-Technik, in Sandwich-Technik oder in Parallelgraft-Technik
Hinw.: Dieser Kode ist für die gleichzeitige Implantation einer großlumigen Stent-Prothese in die Aorta thoracoabdominalis und einer kleinlumigen Stent-Prothese in den Seitenast zu verwenden

.8h Stent-Prothese, mit Versorgung von zwei oder mehr Gefäßabgängen in Chimney-Technik
Inkl.: Stent-Prothese mit Versorgung von Gefäßabgängen in Schnorchel-Technik, in Periskop-Technik, in Sandwich-Technik oder in Parallelgraft-Technik
Hinw.: Dieser Kode ist für die gleichzeitige Implantation einer großlumigen Stent-Prothese in die Aorta thoracoabdominalis und von kleinlumigen Stent-Prothesen in die Seitenäste zu verwenden

.8x Sonstige

5-38a.9 V. cava

5-38a.a Bei Hybridverfahren an Aorta ascendens, Aortenbogen oder Aorta thoracica
Hinw.: Ein Kode aus diesem Bereich ist bei der Implantation von einer oder mehreren Stent-Prothese(n) bei ein- oder mehrzeitigem Hybrideingriff während eines stationären Aufenthaltes zu verwenden. Die Anlage des Bypasses (Debranching), z.B. an den supraaortalen Ästen, ist gesondert zu kodieren
Der Ursprung der Revaskularisation für das Debranching als offenes Verfahren muss nicht direkt an der Aorta liegen, die Transposition von Blutgefäßen (5-396 ff.) zählt nicht als Bypass

.a0 Mit Implantation einer Stent-Prothese

.a1 Mit Implantation von zwei Stent-Prothesen

.a2 Mit Implantation von drei oder mehr Stent-Prothesen

5-38a.b Bei Hybridverfahren an der Aorta thoracoabdominalis
Hinw.: Ein Kode aus diesem Bereich ist bei der Implantation von einer oder mehreren Stent-Prothese(n) bei ein- oder mehrzeitigem Hybrideingriff während eines stationären Aufenthaltes zu verwenden. Die Anlage des Bypasses (Debranching), z.B. an der A. iliaca, ist gesondert zu kodieren
Der Ursprung der Revaskularisation für das Debranching als offenes Verfahren muss nicht direkt an der Aorta liegen, die Transposition von Blutgefäßen (5-396 ff.) zählt nicht als Bypass

.b0 Mit Implantation einer Stent-Prothese

.b1 Mit Implantation von zwei Stent-Prothesen

.b2 Mit Implantation von drei oder mehr Stent-Prothesen

5-38a.c Aorta abdominalis
Hinw.: Reicht die aortale Stent-Prothese kranial über den Truncus coeliacus hinaus und wird dieser mit einer Stent-Prothese versorgt, ist eine thorakoabdominale Stent-Prothese zu kodieren (5-38a.8 ff.)
Die Verwendung von mehreren aortalen Stent-Prothesen ist gesondert zu kodieren (5-38a.v ff.)
Die zusätzliche Verwendung von iliakalen Stent-Prothesen ist gesondert zu kodieren (5-38a.4 ff.)
Die Art des Endes der untersten aortalen Prothese ist gesondert zu kodieren (5-38a.u ff.)

.c0 Stent-Prothese, ohne Öffnung

.c1 Stent-Prothese, mit 1 Öffnung

.c2 Stent-Prothese, mit 2 Öffnungen

.c3 Stent-Prothese, mit 3 oder mehr Öffnungen

.c4 Stent-Prothese, mit Versorgung eines Gefäßabganges in Chimney-Technik
Inkl.: Stent-Prothese mit Versorgung eines Gefäßabganges in Schnorchel-Technik, in Periskop-Technik, in Sandwich-Technik oder in Parallelgraft-Technik
Hinw.: Dieser Kode ist für die gleichzeitige Implantation einer großlumigen Stent-Prothese in die Aorta abdominalis und einer kleinlumigen Stent-Prothese in den Seitenast zu verwenden

.c5 Stent-Prothese, mit Versorgung von zwei oder mehr Gefäßabgängen in Chimney-Technik
Inkl.: Stent-Prothese mit Versorgung von Gefäßabgängen in Schnorchel-Technik, in Periskop-Technik, in Sandwich-Technik oder in Parallelgraft-Technik
Hinw.: Dieser Kode ist für die gleichzeitige Implantation einer großlumigen Stent-Prothese in die Aorta abdominalis und von kleinlumigen Stent-Prothesen in die Seitenäste zu verwenden

.cx Sonstige

5-38a.u Art des Endes der untersten Stent-Prothese
Hinw.: Diese Kodes sind Zusatzkodes. Die durchgeführten Eingriffe sind gesondert zu kodieren
Mit diesen Kodes ist zu dokumentieren, wie die unterste Stent-Prothese in der Aorta endet
Die zusätzliche Verwendung von iliakalen Stent-Prothesen ist gesondert zu kodieren (5-38a.4 ff.)

.u0 Aortale Stent-Prothese

.u1 Aortomonoiliakale Stent-Prothese

.u2 Aortobiiliakale Stent-Prothese

5-38a.v Anzahl der verwendeten (großlumigen) aortalen Stent-Prothesen
Hinw.: Diese Kodes sind Zusatzkodes. Die durchgeführten Eingriffe sind gesondert zu kodieren

.v0 2 aortale Stent-Prothesen

.v1 3 aortale Stent-Prothesen

.v2 4 oder mehr aortale Stent-Prothesen

5-38a.w Patientenindividuell angefertigte Stent-Prothesen
Hinw.: Dieser Kode ist ein Zusatzkode. Die durchgeführten Eingriffe sind gesondert zu kodieren

5-38a.x Sonstige

5-38a.y N.n.bez.

5-38b Endoskopische Entnahme von Blutgefäßen zur Transplantation

5-38b.2 Arterien Unterarm und Hand

.24 ↔ A. radialis

.2x ↔ Sonstige

5-38b.a Oberflächliche Venen

.a5 ↔ Oberschenkel

.a6 ↔ Unterschenkel und Fuß

.ax ↔ Sonstige

5-38b.x ↔ Sonstige

5-38b.y N.n.bez.

5-39 Andere Operationen an Blutgefäßen

5-390 Shuntoperationen zwischen großem und kleinem Kreislauf [Links-Rechts-Shunt]

5-390.0 Anastomose zwischen A. subclavia und A. pulmonalis (Blalock-Taussig)

5-390.1 Anastomose zwischen Aorta und A. pulmonalis dextra (Waterston-Cooley)

5-390.2 Anastomose zwischen Aorta descendens und A. pulmonalis sinistra (Potts-Smith)

5-390.3 Prothesenshunt zwischen A. pulmonalis und Aorta, zentral

5-390.4 Prothesenshunt zwischen A. pulmonalis und Aorta, peripher

5-390.5 Anastomose zwischen A. pulmonalis sinistra und A. pulmonalis dextra

5-390.6 Anlage eines ventrikulär-pulmonalarteriellen Conduit

5-390.7 Zentrales pulmonalarterielles Banding

.70 Nicht telemetrisch adjustierbar

.71 Telemetrisch adjustierbar

5-390.8 Bilaterales pulmonalarterielles Banding (linker und rechter Lungenhauptast)

5-390.x Sonstige

5-390.y N.n.bez.

5-391 Anlegen eines intraabdominalen venösen Shuntes

5-391.0 Splenorenal

5-391.1 Portokaval

5-391.2 Mesokaval

5-391.3 Mesenterikoportal

5-391.x Sonstige

5-391.y N.n.bez.

5-392 Anlegen eines arteriovenösen Shuntes
Hinw.: Die Anwendung einer Gefäßprothese mit integriertem Stent ist gesondert zu kodieren (5-399.h)

5-392.0 Äußerer AV-Shunt

5-392.1 Innere AV-Fistel (Cimino-Fistel)
.10 Ohne Vorverlagerung der Vena basilica
.11 Mit Vorverlagerung der Vena basilica

5-392.2 Innere AV-Fistel mit allogenem Material

5-392.3 Innere AV-Fistel mit alloplastischem Material
.30 Mit Implantat ohne Abstrom in den rechten Vorhof
.31 Mit Implantat mit Abstrom in den rechten Vorhof
.3x Sonstige

5-392.4 Temporärer Shunt (intraoperativ)

5-392.5 Innere AV-Fistel mit autogenem Material (autogene Vene)
Hinw.: Die Entnahme der Vene ist gesondert zu kodieren (5-386 ff.)

5-392.7 Vorverlagerung einer Vene als selbständiger Eingriff
.70 Vena basilica
.71 Vena cephalica

5-392.8 Verwendung eines extraluminalen adaptierbaren Anastomosenstabilisators
Hinw.: Dieser Kode ist ein Zusatzkode. Die jeweilige Gefäßoperation ist gesondert zu kodieren
Ein externer (extraluminaler) adaptierbarer Anastomosenstabilisator wird zur geometrischen Korrektur, zur Stabilisierung des Anastomosierungswinkels und zur Flussoptimierung der AV-Fistel verwendet

5-392.x Sonstige

5-392.y N.n.bez.

5-393 Anlegen eines anderen Shuntes und Bypasses an Blutgefäßen
Inkl.: Mit Prothesenimplantation
Exkl.: Anlegen eines arteriovenösen Shuntes (5-392 ff.)
Hinw.: Die Art des Transplantates kann zusätzlich kodiert werden (5-930 ff.)
Die Anwendung einer Gefäßprothese mit integriertem Stent ist gesondert zu kodieren (5-399.h)
Das Zusammenfügen eines Venenbypass-Grafts aus mindestens zwei Teilstücken ist gesondert zu kodieren (5-399.j)

5-393.0 Arterien Kopf, extrakraniell, und Hals
.00 ↔ A. carotis
.01 A. carotis - A. carotis
.02 ↔ A. carotis - A. subclavia
.03 ↔ A. carotis - A. vertebralis
.0x ↔ Sonstige

5-393.1 Arterien Schulter
.11 ↔ A. subclavia
.12 ↔ A. subclavia - A. subclavia, extraanatomisch
.13 ↔ Subclaviafemoral
.14 ↔ Subclaviabifemoral
.15 ↔ A. axillaris
.16 ↔ Axilloaxillär, extraanatomisch

.17 ↔ Axillofemoral, extraanatomisch
.18 ↔ Axillobifemoral, extraanatomisch
.1x ↔ Sonstige

5-393.2 ↔ Arterien obere Extremität

5-393.3 Aorta
.30 ↔ Aorta - A. carotis
.31 ↔ Aorta - A. subclavia
.32 Aortoaortal
.33 ↔ Aortoiliakal
.35 Aortoiliofemoral
.36 ↔ Aortofemoral
.38 ↔ Aortopopliteal
.3x Sonstige

5-393.4 A. iliaca und viszerale Arterien
.41 ↔ Ilioiliakal
.42 ↔ Iliofemoral
.43 ↔ Iliopopliteal n.n.bez.
.44 ↔ Iliopopliteal, oberhalb des Kniegelenkes
.45 ↔ Iliopopliteal, unterhalb des Kniegelenkes
.46 ↔ Iliocrural
.47 ↔ Obturator-Bypass, extraanatomisch
.48 ↔ A. renalis
.49 ↔ Sonstige viszerale Arterien
.4x ↔ Sonstige

5-393.5 A. femoralis
.51 ↔ Femorofemoral
.52 ↔ Femoropopliteal n.n.bez.
.53 ↔ Femoropopliteal, oberhalb des Kniegelenkes
.54 ↔ Femoropopliteal, unterhalb des Kniegelenkes
.55 ↔ Femorocrural
.56 ↔ Femoropedal
.57 ↔ Femorofemoral, extraanatomisch
.5x ↔ Sonstige

5-393.6 A. poplitea
.61 ↔ Popliteocrural
.62 ↔ Popliteopedal
.6x ↔ Sonstige

5-393.7 ↔ Arterien Unterschenkel

5-393.8 Venös
Exkl.: Vorverlagerung der Vena basilica oder Vena cephalica als selbständiger Eingriff (5-392.7 ff.)

5-393.9 Temporärer arterio-arterieller Shunt (intraoperativ)

5-393.x ↔ Sonstige

5-393.y N.n.bez.

5-394 Revision einer Blutgefäßoperation

5-394.0 Operative Behandlung einer Blutung nach Gefäßoperation

5-394.1 Revision einer Anastomose
Hinw.: Spezifisch kodierbare Eingriffe sind gesondert zu kodieren

5-394.2 Revision eines vaskulären Implantates
Hinw.: Spezifisch kodierbare Eingriffe sind gesondert zu kodieren

5-394.3 Wechsel eines vaskulären Implantates
Hinw.: Spezifisch kodierbare Eingriffe sind gesondert zu kodieren

5-394.4 Entfernung eines vaskulären Implantates

5-394.5 Revision eines arteriovenösen Shuntes
Hinw.: Spezifisch kodierbare Eingriffe sind gesondert zu kodieren

5-394.6 Verschluss eines arteriovenösen Shuntes

5-394.7 Ersatz eines kardialen Conduit

5-394.x Sonstige

5-394.y N.n.bez.

5-395 Patchplastik an Blutgefäßen
Hinw.: Die nähere Lokalisationsangabe ist in der 6. Stelle nach der Liste vor Kode 5-38 zu kodieren

** 5-395.0 Arterien Kopf, extrakraniell, und Hals
[6. Stelle: 0-4,x]

** 5-395.1 Arterien Schulter und Oberarm
[6. Stelle: 1,2,x]

** 5-395.2 Arterien Unterarm und Hand
[6. Stelle: 0,4,x]

** 5-395.3 Aorta
[6. Stelle: 2,3,x]

** 5-395.4 Arterien thorakal
[6. Stelle: 0-2,x]

** 5-395.5 Arterien abdominal und pelvin
[6. Stelle: 2-6,x]

** 5-395.6 Arterien viszeral
[6. Stelle: 0-6,x]

** 5-395.7 Arterien Oberschenkel
[6. Stelle: 0-3,x]

** 5-395.8 Arterien Unterschenkel und Fuß
[6. Stelle: 0,2-4,7,x]

** 5-395.9 Tiefe Venen
[6. Stelle: 1-k,x]

** 5-395.a Oberflächliche Venen
[6. Stelle: 0-2,5,x]

5-395.x ↔ Sonstige

5-395.y N.n.bez.

5-396 Transposition von Blutgefäßen
Exkl.: Transposition von Venen (5-393.8)
Hinw.: Die nähere Lokalisationsangabe ist in der 6. Stelle nach der Liste vor Kode 5-38 zu kodieren

** 5-396.0 Arterien Kopf, extrakraniell, und Hals
[6. Stelle: 0-4,x]

** 5-396.2 Arterien Unterarm und Hand
[6. Stelle: 0,4,x]

** 5-396.4 Arterien thorakal
[6. Stelle: 0-2,x]

** 5-396.5 Arterien abdominal und pelvin
[6. Stelle: 2,4,5,x]

** 5-396.6 Arterien viszeral
[6. Stelle: 1-6,x]

** 5-396.7 Arterien Oberschenkel
[6. Stelle: 0,1,x]

** 5-396.8 Arterien Unterschenkel und Fuß
[6. Stelle: 0,3,4,x]

5-396.x ↔ Sonstige

5-396.y N.n.bez.

5-397 Andere plastische Rekonstruktion von Blutgefäßen
Inkl.: Extraluminale Valvuloplastie
Hinw.: Die nähere Lokalisationsangabe ist in der 6. Stelle nach der Liste vor Kode 5-38 zu kodieren

** 5-397.0 Arterien Kopf, extrakraniell, und Hals
[6. Stelle: 0-5,x]

** 5-397.1 Arterien Schulter und Oberarm
[6. Stelle: 1,2,x]

** 5-397.2 Arterien Unterarm und Hand
[6. Stelle: 0-7,x]

** 5-397.3 Aorta
[6. Stelle: 0-4,x]

** 5-397.4 Arterien thorakal
[6. Stelle: 0-2,x]

** 5-397.5 Arterien abdominal und pelvin
[6. Stelle: 1-5,x]

** 5-397.6 Arterien viszeral
[6. Stelle: 0-6,x]

** 5-397.7 Arterien Oberschenkel
[6. Stelle: 0-2,x]

** 5-397.8 Arterien Unterschenkel und Fuß
[6. Stelle: 0-6,x]

** 5-397.9 Tiefe Venen
[6. Stelle: 1-k,x]

** 5-397.a Oberflächliche Venen
[6. Stelle: 0-6,x]

5-397.x ↔ Sonstige

5-397.y N.n.bez.

5-398 Operationen am Glomus caroticum und anderen Paraganglien

5-398.0 Exploration

5-398.1 Exzision, ohne Nervenmonitoring

5-398.2 Exzision, mit Nervenmonitoring

5-398.x Sonstige

5-398.y N.n.bez.

5-399 Andere Operationen an Blutgefäßen

5-399.0 Aortopexie

5-399.1 Verschluss einer arteriovenösen Fistel

5-399.2 Adhäsiolyse und/oder Dekompression

5-399.3 Operative Einführung eines Katheters in eine Arterie

5-399.4 Operative Einführung eines Katheters in eine Vene
Inkl.: Venae sectio

5-399.5 Implantation oder Wechsel von venösen Katheterverweilsystemen (z.B. zur Chemotherapie oder zur Schmerztherapie)
Inkl.: Portsystem, zentralvenöser Katheter zu Dialysezwecken (Demers-Katheter)

5-399.6 Revision von venösen Katheterverweilsystemen (z.B. zur Chemotherapie oder zur Schmerztherapie)
Inkl.: Portsystem

5-399.7 Entfernung von venösen Katheterverweilsystemen (z.B. zur Chemotherapie oder zur Schmerztherapie)
Inkl.: Portsystem

5-399.8 Venenklappenplastik

5-399.b Implantation oder Wechsel einer implantierbaren Medikamentenpumpe (z.B. zur Chemotherapie oder zur Schmerztherapie)

- .b0 Medikamentenpumpe mit konstanter Flussrate
- .b1 Programmierbare Medikamentenpumpe mit kontinuierlicher Abgabe bei variablem Tagesprofil
- .b2 Medikamentenpumpe mit integrierter elektronischer Okklusionsüberwachung
- .bx Sonstige

5-399.c Revision einer implantierbaren Medikamentenpumpe (z.B. zur Chemotherapie oder zur Schmerztherapie)

5-399.d Entfernung einer implantierbaren Medikamentenpumpe (z.B. zur Chemotherapie oder zur Schmerztherapie)

5-399.e Intraoperative Anwendung eines Embolieprotektionssystems
Hinw.: Dieser Kode ist ein Zusatzkode. Die jeweilige Herz- oder Gefäßoperation ist gesondert zu kodieren

5-399.f Delay-Operation vor autogener Brustrekonstruktion
Inkl.: Stromumkehr durch Unterbindung der Vasa epigastrica inferiora

5-399.g Temporäre atraumatische Okklusion von Blutgefäßen mit viskösem Polymer mit Umkehrphase
Hinw.: Dieser Kode ist ein Zusatzkode. Die jeweilige Gefäßoperation oder Operation an den Koronargefäßen ist gesondert zu kodieren

5-399.h Anwendung einer Gefäßprothese mit integriertem Stent
Hinw.: Dieser Kode ist ein Zusatzkode. Die jeweilige Gefäßoperation ist gesondert zu kodieren
Bei dieser Gefäßprothese wird ein Schenkel offen chirurgisch konventionell anastomosiert (End-zu-Seit-Anastomose). Der andere Prothesenschenkel ist als selbstexpandierender gecoverter Stent ausgebildet

5-399.j Zusammenfügen eines Venenbypass-Grafts aus mindestens zwei Teilstücken
Hinw.: Dieser Kode ist ein Zusatzkode. Die jeweilige Gefäßoperation ist gesondert zu kodieren

5-399.x Sonstige

5-399.y N.n.bez.

Operationen am hämatopoetischen und Lymphgefäßsystem (5-40...5-41)

Hinw.: Die Anwendung mikrochirurgischer Technik ist, sofern nicht als eigener Kode angegeben, zusätzlich zu kodieren (5-984)
Die Anwendung von Lasertechnik ist, sofern nicht als eigener Kode angegeben, zusätzlich zu kodieren (5-985 ff.)
Die Anwendung von minimalinvasiver Technik ist, sofern nicht als eigener Kode angegeben, zusätzlich zu kodieren (5-986 ff.)
Die Durchführung der Operation im Rahmen der Versorgung einer Mehrfachverletzung ist zusätzlich zu kodieren (5-981)
Die Durchführung der Operation im Rahmen der Versorgung eines Polytraumas ist zusätzlich zu kodieren (5-982 ff.)
Die Durchführung einer Reoperation ist, sofern nicht als eigener Kode angegeben, zusätzlich zu kodieren (5-983)
Der vorzeitige Abbruch einer Operation ist zusätzlich zu kodieren (5-995)

5-40 Operationen am Lymphgewebe

5-400 Inzision von Lymphknoten und Lymphgefäßen

5-401 Exzision einzelner Lymphknoten und Lymphgefäße
Inkl.: Entfernung mehrerer Sentinel-Lymphknoten
Hinw.: Eine durchgeführte regionale oder radikale Lymphadenektomie in Folge einer Sentinel-Lymphonodektomie ist gesondert zu kodieren (5-402 ff., 5-404 ff., 5-406 ff., 5-407 ff.)

5-401.0 Zervikal

- .00 ↔ Ohne Markierung
- .01 ↔ Mit Radionuklidmarkierung (Sentinel-Lymphonodektomie)
- .02 ↔ Mit Farbmarkierung (Sentinel-Lymphonodektomie)
- .03 ↔ Mit Radionuklid- und Farbmarkierung, kombiniert (Sentinel-Lymphonodektomie)
- .0x ↔ Sonstige

5-401.1 Axillär
- .10 ↔ Ohne Markierung
- .11 ↔ Mit Radionuklidmarkierung (Sentinel-Lymphonodektomie)
- .12 ↔ Mit Farbmarkierung (Sentinel-Lymphonodektomie)
- .13 ↔ Mit Radionuklid- und Farbmarkierung, kombiniert (Sentinel-Lymphonodektomie)
- .1x ↔ Sonstige

5-401.2 Mediastinal, offen chirurgisch
Hinw.: Zu den mediastinalen Lymphknoten gehören die tracheobronchialen, subkarinalen, paratrachealen, paraösophagealen Lymphknoten sowie Lymphknoten im Lig. pulmonale
- .20 Ohne Markierung
- .21 Mit Radionuklidmarkierung (Sentinel-Lymphonodektomie)
- .22 Mit Farbmarkierung (Sentinel-Lymphonodektomie)
- .23 Mit Radionuklid- und Farbmarkierung, kombiniert (Sentinel-Lymphonodektomie)
- .2x Sonstige

5-401.3 Paraaortal, offen chirurgisch
- .30 Ohne Markierung
- .31 Mit Radionuklidmarkierung (Sentinel-Lymphonodektomie)
- .32 Mit Farbmarkierung (Sentinel-Lymphonodektomie)
- .33 Mit Radionuklid- und Farbmarkierung, kombiniert (Sentinel-Lymphonodektomie)
- .3x Sonstige

5-401.4 Iliakal, offen chirurgisch
- .40 ↔ Ohne Markierung
- .41 ↔ Mit Radionuklidmarkierung (Sentinel-Lymphonodektomie)
- .42 ↔ Mit Farbmarkierung (Sentinel-Lymphonodektomie)
- .43 ↔ Mit Radionuklid- und Farbmarkierung, kombiniert (Sentinel-Lymphonodektomie)
- .4x ↔ Sonstige

5-401.5 Inguinal, offen chirurgisch
- .50 ↔ Ohne Markierung
- .51 ↔ Mit Radionuklidmarkierung (Sentinel-Lymphonodektomie)
- .52 ↔ Mit Farbmarkierung (Sentinel-Lymphonodektomie)
- .53 ↔ Mit Radionuklid- und Farbmarkierung, kombiniert (Sentinel-Lymphonodektomie)
- .5x ↔ Sonstige

5-401.6 Mehrere abdominale Lymphknotenstationen mit Leberbiopsie, offen chirurgisch [Staging-Laparotomie]
Hinw.: Zur Diagnostik lymphatischer Systemerkrankungen

5-401.7 Mediastinal, thorakoskopisch
Inkl.: Mediastinoskopische Entfernung von mediastinalen Lymphknoten
Hinw.: Zu den mediastinalen Lymphknoten gehören die tracheobronchialen, subkarinalen, paratrachealen, paraösophagealen Lymphknoten sowie Lymphknoten im Lig. pulmonale
- .70 Ohne Markierung
- .71 Mit Radionuklidmarkierung (Sentinel-Lymphonodektomie)
- .72 Mit Farbmarkierung (Sentinel-Lymphonodektomie)
- .73 Mit Radionuklid- und Farbmarkierung, kombiniert (Sentinel-Lymphonodektomie)
- .7x Sonstige

5-401.8 Paraaortal, laparoskopisch
- .80 Ohne Markierung
- .81 Mit Radionuklidmarkierung (Sentinel-Lymphonodektomie)
- .82 Mit Farbmarkierung (Sentinel-Lymphonodektomie)
- .83 Mit Radionuklid- und Farbmarkierung, kombiniert (Sentinel-Lymphonodektomie)
- .8x Sonstige

5-401.9 Iliakal, laparoskopisch
- .90 ↔ Ohne Markierung
- .91 ↔ Mit Radionuklidmarkierung (Sentinel-Lymphonodektomie)
- .92 ↔ Mit Farbmarkierung (Sentinel-Lymphonodektomie)
- .93 ↔ Mit Radionuklid- und Farbmarkierung, kombiniert (Sentinel-Lymphonodektomie)
- .9x ↔ Sonstige

5-401.a Inguinal, laparoskopisch
.a0 ↔ Ohne Markierung
.a1 ↔ Mit Radionuklidmarkierung (Sentinel-Lymphonodektomie)
.a2 ↔ Mit Farbmarkierung (Sentinel-Lymphonodektomie)
.a3 ↔ Mit Radionuklid- und Farbmarkierung, kombiniert (Sentinel-Lymphonodektomie)
.ax ↔ Sonstige

5-401.b Mehrere abdominale Lymphknotenstationen mit Leberbiopsie, laparoskopisch [Staging-Laparoskopie]
Hinw.: Zur Diagnostik lymphatischer Systemerkrankungen

5-401.c Lymphangiom oder Hygroma cysticum

5-401.d ↔ Peribronchial, offen chirurgisch
Hinw.: Zu den peribronchialen Lymphknoten gehören die intersegmentalen, intralobären, interlobären und hilären Lymphknoten

5-401.e ↔ Peribronchial, thorakoskopisch
Hinw.: Zu den peribronchialen Lymphknoten gehören die intersegmentalen, intralobären, interlobären und hilären Lymphknoten

5-401.f Entnahme von Lymphgefäßen zur Transplantation
Inkl.: Mikrochirurgische Technik
.f0 ↔ Oberschenkel
.fx ↔ Sonstige

5-401.g Parasternal, offen chirurgisch
Hinw.: Zu den parasternalen Lymphknoten gehören Lymphknoten im Stromgebiet der A. thoracica interna
.g0 ↔ Ohne Markierung
.g1 ↔ Mit Radionuklidmarkierung (Sentinel-Lymphonodektomie)
.g2 ↔ Mit Farbmarkierung (Sentinel-Lymphonodektomie)
.g3 ↔ Mit Radionuklid- und Farbmarkierung, kombiniert (Sentinel-Lymphonodektomie)
.gx ↔ Sonstige

5-401.h Abdominal, offen chirurgisch
Hinw.: Zu den abdominalen Lymphknoten gehören die Lymphknoten entlang der A. gastrica, A. hepatica, A. gastroduodenalis, A. lienalis, A. coeliaca, A. mesenterica superior und inferior sowie perigastrische, periportale, kolische und rektosigmoidale Lymphknoten

5-401.j Abdominal, laparoskopisch
Hinw.: Zu den abdominalen Lymphknoten gehören die Lymphknoten entlang der A. gastrica, A. hepatica, A. gastroduodenalis, A. lienalis, A. coeliaca, A. mesenterica superior und inferior sowie perigastrische, periportale, kolische und rektosigmoidale Lymphknoten

5-401.x ↔ Sonstige

5-401.y N.n.bez.

5-402 Regionale Lymphadenektomie (Ausräumung mehrerer Lymphknoten einer Region) als selbständiger Eingriff
Exkl.: Entfernung mehrerer Sentinel-Lymphknoten (5-401 ff.)
Radikale (systematische) Lymphadenektomie als selbständiger Eingriff (5-404 ff.)

5-402.0 ↔ Zervikal

5-402.1 Axillär
Hinw.: Eine axilläre Lymphadenektomie Level 1 bezieht sich auf die Lymphknoten lateral des lateralen Randes des M. pectoralis minor
Eine axilläre Lymphadenektomie Level 2 bezieht sich auf die Lymphknoten zwischen lateralem und medialem Rand des M. pectoralis minor und auf die interpektoralen Lymphknoten
Eine axilläre Lymphadenektomie Level 3 bezieht sich auf die apikalen Lymphknoten und auf die Lymphknoten medial des medialen Randes des M. pectoralis minor
.10 ↔ Ohne Zuordnung eines Levels
Hinw.: Dieser Kode ist bei Tumoren anzuwenden, bei denen es keine Leveleinteilung der axillären Lymphadenektomie gibt
.11 ↔ Level 1
.12 ↔ Level 1 und 2
.13 ↔ Level 1, 2 und 3
.1x ↔ Sonstige

5-402.2 Paraaortal, offen chirurgisch

5-402.3 ↔ Iliakal, offen chirurgisch

5-402.4 ↔ Inguinal, offen chirurgisch

5-402.5 ↔ Pelvin, offen chirurgisch

5-402.6 ↔ Obturatorisch, offen chirurgisch

5-402.7 Paraaortal, laparoskopisch

5-402.8 ↔ Iliakal, laparoskopisch

5-402.9 ↔ Inguinal, laparoskopisch

5-402.a ↔ Pelvin, laparoskopisch

5-402.b ↔ Obturatorisch, laparoskopisch

5-402.c Mediastinal, offen chirurgisch
Hinw.: Zu den mediastinalen Lymphknoten gehören die tracheobronchialen, subkarinalen, paratrachealen, paraösophagealen Lymphknoten sowie Lymphknoten im Lig. pulmonale

5-402.d Mediastinal, thorakoskopisch
Inkl.: Mediastinoskopische Entfernung von mediastinalen Lymphknoten
Hinw.: Zu den mediastinalen Lymphknoten gehören die tracheobronchialen, subkarinalen, paratrachealen, paraösophagealen Lymphknoten sowie Lymphknoten im Lig. pulmonale

5-402.e ↔ Peribronchial, offen chirurgisch
Hinw.: Zu den peribronchialen Lymphknoten gehören die intersegmentalen, intralobären, interlobären und hilären Lymphknoten

5-402.f ↔ Peribronchial, thorakoskopisch
Hinw.: Zu den peribronchialen Lymphknoten gehören die intersegmentalen, intralobären, interlobären und hilären Lymphknoten

5-402.g Abdominal, offen chirurgisch
Hinw.: Zu den abdominalen Lymphknoten gehören die Lymphknoten entlang der A. gastrica, A. hepatica, A. gastroduodenalis, A. lienalis, A. coeliaca, A. mesenterica superior und inferior sowie perigastrische, periportale, kolische und rektosigmoidale Lymphknoten

5-402.h Abdominal, laparoskopisch
Hinw.: Zu den abdominalen Lymphknoten gehören die Lymphknoten entlang der A. gastrica, A. hepatica, A. gastroduodenalis, A. lienalis, A. coeliaca, A. mesenterica superior und inferior sowie perigastrische, periportale, kolische und rektosigmoidale Lymphknoten

5-402.x ↔ Sonstige

5-402.y N.n.bez.

5-403 Radikale zervikale Lymphadenektomie [Neck dissection]
Hinw.: Das Zusatzkennzeichen für "beidseitig" ist nur zu verwenden bei Entfernung der gleichen Anzahl von Lymphknotenregionen auf beiden Seiten in einer Operation. In allen anderen Fällen ist eine getrennte Kodierung erforderlich

5-403.0 Selektiv (funktionell)
- .00 ↔ 1 Region
- .01 ↔ 2 Regionen
- .02 ↔ 3 Regionen
- .03 ↔ 4 Regionen
- .04 ↔ 5 Regionen
- .05 ↔ 6 Regionen

5-403.1 Radikal
- .10 ↔ 4 Regionen
- .11 ↔ 5 Regionen
- .12 ↔ 6 Regionen

5-403.2 Radikal, modifiziert
- .20 ↔ 4 Regionen
- .21 ↔ 5 Regionen
- .22 ↔ 6 Regionen

5-403.3 Radikal, erweitert
.30 ↔ 4 Regionen
.31 ↔ 5 Regionen
.32 ↔ 6 Regionen

5-403.x ↔ Sonstige

5-403.y N.n.bez.

5-404 Radikale (systematische) Lymphadenektomie als selbständiger Eingriff

5-404.0 Axillär
Hinw.: Eine axilläre Lymphadenektomie Level 1 bezieht sich auf die Lymphknoten lateral des lateralen Randes des M. pectoralis minor
Eine axilläre Lymphadenektomie Level 2 bezieht sich auf die Lymphknoten zwischen lateralem und medialem Rand des M. pectoralis minor und auf die interpektoralen Lymphknoten
Eine axilläre Lymphadenektomie Level 3 bezieht sich auf die apikalen Lymphknoten und auf die Lymphknoten medial des medialen Randes des M. pectoralis minor
.00 ↔ Ohne Zuordnung eines Levels
Hinw.: Dieser Kode ist bei Tumoren anzuwenden, bei denen es keine Leveleinteilung der axillären Lymphadenektomie gibt
.01 ↔ Level 1
.02 ↔ Level 1 und 2
.03 ↔ Level 1, 2 und 3
.0x ↔ Sonstige

5-404.1 Mediastinal, offen chirurgisch
Hinw.: Zu den mediastinalen Lymphknoten gehören die tracheobronchialen, subkarinalen, paratrachealen, paraösophagealen Lymphknoten sowie Lymphknoten im Lig. pulmonale

5-404.8 Mediastinal, thorakoskopisch
Inkl.: Mediastinoskopische Entfernung von mediastinalen Lymphknoten
Hinw.: Zu den mediastinalen Lymphknoten gehören die tracheobronchialen, subkarinalen, paratrachealen, paraösophagealen Lymphknoten sowie Lymphknoten im Lig. pulmonale

5-404.d ↔ Retroperitoneal (iliakal, paraaortal, parakaval), offen chirurgisch
Hinw.: Eine durchgeführte Neurolyse ist gesondert zu kodieren (5-056 ff.)

5-404.e ↔ Retroperitoneal (iliakal, paraaortal), laparoskopisch
Hinw.: Eine durchgeführte Neurolyse ist gesondert zu kodieren (5-056 ff.)

5-404.f ↔ Pelvin, offen chirurgisch

5-404.g ↔ Pelvin, laparoskopisch

5-404.h ↔ Inguinal

5-404.j ↔ Peribronchial, offen chirurgisch
Hinw.: Zu den peribronchialen Lymphknoten gehören die intersegmentalen, intralobären, interlobären und hilären Lymphknoten

5-404.k ↔ Peribronchial, thorakoskopisch
Hinw.: Zu den peribronchialen Lymphknoten gehören die intersegmentalen, intralobären, interlobären und hilären Lymphknoten

5-404.m Abdominal, offen chirurgisch
Hinw.: Zu den abdominalen Lymphknoten gehören die Lymphknoten entlang der A. gastrica, A. hepatica, A. gastroduodenalis, A. lienalis, A. coeliaca, A. mesenterica superior und inferior sowie perigastrische, periportale, kolische und rektosigmoidale Lymphknoten

5-404.n Abdominal, laparoskopisch
Hinw.: Zu den abdominalen Lymphknoten gehören die Lymphknoten entlang der A. gastrica, A. hepatica, A. gastroduodenalis, A. lienalis, A. coeliaca, A. mesenterica superior und inferior sowie perigastrische, periportale, kolische und rektosigmoidale Lymphknoten

5-404.x ↔ Sonstige

5-404.y N.n.bez.

5-405 Operationen am Ductus thoracicus

5-405.0 Verschluss einer Chylusfistel, offen chirurgisch

5-405.1 Verschluss einer Chylusfistel, thorakoskopisch

5-405.2 Verschluss einer sonstigen Fistel

5-405.x Sonstige

5-405.y N.n.bez.

5-406 Regionale Lymphadenektomie (Ausräumung mehrerer Lymphknoten einer Region) im Rahmen einer anderen Operation

Exkl.: Entfernung mehrerer Sentinel-Lymphknoten (5-401 ff.)
Radikale (systematische) Lymphadenektomie im Rahmen einer anderen Operation (5-407 ff.)

Hinw.: Ein Kode aus diesem Bereich ist nur dann anzugeben, wenn die Lymphadenektomie nicht im Kode für die Organresektion enthalten ist

5-406.0 ↔ Zervikal

5-406.1 Axillär

Hinw.: Eine axilläre Lymphadenektomie Level 1 bezieht sich auf die Lymphknoten lateral des lateralen Randes des M. pectoralis minor
Eine axilläre Lymphadenektomie Level 2 bezieht sich auf die Lymphknoten zwischen lateralem und medialem Rand des M. pectoralis minor und auf die interpektoralen Lymphknoten
Eine axilläre Lymphadenektomie Level 3 bezieht sich auf die apikalen Lymphknoten und auf die Lymphknoten medial des medialen Randes des M. pectoralis minor

.10 ↔ Ohne Zuordnung eines Levels

Hinw.: Dieser Kode ist bei Tumoren anzuwenden, bei denen es keine Leveleinteilung der axillären Lymphadenektomie gibt

.11 ↔ Level 1

.12 ↔ Level 1 und 2

.13 ↔ Level 1, 2 und 3

.1x ↔ Sonstige

5-406.2 Paraaortal

5-406.3 ↔ Iliakal

5-406.4 ↔ Inguinal

5-406.5 ↔ Pelvin

5-406.6 ↔ Obturatorisch

5-406.7 Mediastinal

Hinw.: Zu den mediastinalen Lymphknoten gehören die tracheobronchialen, subkarinalen, paratrachealen, paraösophagealen Lymphknoten sowie Lymphknoten im Lig. pulmonale

5-406.8 ↔ Peribronchial

Hinw.: Zu den peribronchialen Lymphknoten gehören die intersegmentalen, intralobären, interlobären und hilären Lymphknoten

5-406.9 ↔ Mesenterial

Hinw.: Zu den mesenterialen Lymphknoten gehören die Lymphknoten an folgenden Gefäßstämmen: A. mesenterica superior, A. mesenterica inferior, A. ileocolica, A. colica dextra, A. colica media, A. colica sinistra, A. sigmoidea

5-406.a Abdominal, offen chirurgisch

Hinw.: Zu den abdominalen Lymphknoten gehören die Lymphknoten entlang der A. gastrica, A. hepatica, A. gastroduodenalis, A. lienalis, A. coeliaca, A. mesenterica superior und inferior sowie perigastrische, periportale, kolische und rektosigmoidale Lymphknoten

5-406.b Abdominal, laparoskopisch

Hinw.: Zu den abdominalen Lymphknoten gehören die Lymphknoten entlang der A. gastrica, A. hepatica, A. gastroduodenalis, A. lienalis, A. coeliaca, A. mesenterica superior und inferior sowie perigastrische, periportale, kolische und rektosigmoidale Lymphknoten

5-406.x ↔ Sonstige

5-406.y N.n.bez.

5-407 **Radikale (systematische) Lymphadenektomie im Rahmen einer anderen Operation**
Exkl.: Radikale zervikale Lymphadenektomie [Neck dissection] (5-403 ff.)
Hinw.: Ein Kode aus diesem Bereich ist nur dann anzugeben, wenn die Lymphadenektomie nicht im Kode für die Organresektion enthalten ist

5-407.0 Axillär
Hinw.: Eine axilläre Lymphadenektomie Level 1 bezieht sich auf die Lymphknoten lateral des lateralen Randes des M. pectoralis minor
Eine axilläre Lymphadenektomie Level 2 bezieht sich auf die Lymphknoten zwischen lateralem und medialem Rand des M. pectoralis minor und auf die interpektoralen Lymphknoten
Eine axilläre Lymphadenektomie Level 3 bezieht sich auf die apikalen Lymphknoten und auf die Lymphknoten medial des medialen Randes des M. pectoralis minor

.00 ↔ Ohne Zuordnung eines Levels
Hinw.: Dieser Kode ist bei Tumoren anzuwenden, bei denen es keine Leveleinteilung der axillären Lymphadenektomie gibt

.01 ↔ Level 1

.02 ↔ Level 1 und 2

.03 ↔ Level 1, 2 und 3

.0x ↔ Sonstige

5-407.1 Mediastinal
Hinw.: Zu den mediastinalen Lymphknoten gehören die tracheobronchialen, subkarinalen, paratrachealen, paraösophagealen Lymphknoten sowie Lymphknoten im Lig. pulmonale

5-407.2 ↔ Retroperitoneal (iliakal, paraaortal, parakaval)
Hinw.: Eine durchgeführte Neurolyse ist gesondert zu kodieren (5-056 ff.)

5-407.3 ↔ Pelvin

5-407.4 ↔ Inguinal

5-407.5 ↔ Peribronchial
Hinw.: Zu den peribronchialen Lymphknoten gehören die intersegmentalen, intralobären, interlobären und hilären Lymphknoten

5-407.6 Abdominal, offen chirurgisch
Hinw.: Zu den abdominalen Lymphknoten gehören die Lymphknoten entlang der A. gastrica, A. hepatica, A. gastroduodenalis, A. lienalis, A. coeliaca, A. mesenterica superior und inferior sowie perigastrische, periportale, kolische und rektosigmoidale Lymphknoten

5-407.7 Abdominal, laparoskopisch
Hinw.: Zu den abdominalen Lymphknoten gehören die Lymphknoten entlang der A. gastrica, A. hepatica, A. gastroduodenalis, A. lienalis, A. coeliaca, A. mesenterica superior und inferior sowie perigastrische, periportale, kolische und rektosigmoidale Lymphknoten

5-407.x ↔ Sonstige

5-407.y N.n.bez.

5-408 **Andere Operationen am Lymphgefäßsystem**
Exkl.: Lymphdrainage
Therapeutische perkutane Punktion einer Lymphozele (8-159.2)

5-408.0 Anastomose zur Beseitigung eines Lymphödems
Inkl.: Lymphovenöse Anastomose

5-408.1 Inzision einer Lymphozele
Inkl.: Drainage

5-408.2 Drainage einer Lymphozele

.20 Offen chirurgisch

.21 Laparoskopisch

5-408.3 Drainage eines Lymphödems, offen chirurgisch

5-408.4 Drainage eines Lymphödems, laparoskopisch

5-408.5 Destruktion von erkrankten Lymphknoten durch Thermoablation, perkutan
Hinw.: Das bildgebende Verfahren ist im Kode enthalten

5-408.6 Transplantation oder Transposition von Lymphgefäßen
Inkl.: Mikrochirurgische Technik
Hinw.: Die Transplantatentnahme ist gesondert zu kodieren (5-401.f ff.)

.60 ↔ Axillär
Inkl.: Brachiale und zervikale Anastomosen

.61 ↔ Inguinal
Inkl.: Iliakale und skrotale Anastomosen

.6x ↔ Sonstige

5-408.7 Revision nach einer Lymphadenektomie mit Entfernung von erkranktem Gewebe
Hinw.: Unter erkranktem Gewebe ist z.B. ein lokales Tumorrezidiv zu verstehen. Bei Entfernung eines Lymphknotenrezidivs ist eine erneute Lymphadenektomie zu kodieren (5-401 ff. bis 5-407 ff.)

.70 ↔ Zervikal

.71 ↔ Axillär

.72 ↔ Inguinal

.7x ↔ Sonstige

5-408.8 (Teil-)Resektion einer Lymphozele

.80 Offen chirurgisch

.81 Laparoskopisch

5-408.9 Implantation von Bestrahlungsmarkern an einem oder mehreren Lymphknoten
Hinw.: Das bildgebende Verfahren ist gesondert zu kodieren (Kap. 3)

.90 Perkutan

.91 Endoskopisch

.9x Sonstige

5-408.x Sonstige

5-408.y N.n.bez.

5-41 Operationen an Milz und Knochenmark

5-410 Entnahme von hämatopoetischen Stammzellen aus Knochenmark und peripherem Blut zur Transplantation und von peripheren Blutzellen zur Transfusion

5-410.0 Hämatopoetische Stammzellen aus Knochenmark

.00 Zur Eigenspende

.01 Zur allogenen Spende (verwandt oder nicht verwandt)

5-410.1 Hämatopoetische Stammzellen aus peripherem Blut
Hinw.: Die medikamentöse Stimulation vor der Entnahme und die apparative Aufbereitung der Stammzellen sind im Kode enthalten
Wenn das Medikament zur Stimulation in der Liste der Medikamente unter 6-001 bis 6-006 enthalten ist, ist dieser Kode zusätzlich anzugeben

.10 Zur Eigenspende

.11 Zur allogenen Spende (verwandt oder nicht verwandt)

5-410.2 Art der In-vitro-Aufbereitung bei Entnahme von hämatopoetischen Stammzellen
Exkl.: Art der In-vitro-Aufbereitung der transplantierten oder transfundierten hämatopoetischen Stammzellen (5-411.7 ff.)
Hinw.: Diese Kodes sind Zusatzkodes. Sie sind von dem Krankenhaus zu verwenden, bei dem der Aufwand für die In-vitro-Aufbereitung bei Entnahme von hämatopoetischen Stammzellen entstanden ist

.20 Positivanreicherung

.21 T- und/oder B-Zell-Depletion

.22 Erythrozytendepletion

.2x Sonstige

5-410.3 Periphere Blutzellen, Lymphozyten

.30 Autogen, T-Zellen zur Ex-vivo-Kultur und tumorspezifischen In-vitro-Aufbereitung
Inkl.: Entnahme von T-Zellen zur Herstellung von CAR-T-Zellen

.31 Allogen (verwandt oder nicht verwandt)

5-411 Transplantation von hämatopoetischen Stammzellen aus dem Knochenmark

Exkl.: Transfusion von peripher gewonnenen hämatopoetischen Stammzellen (8-805 ff.)
Autogene Stammzelltherapie (8-860 ff.)

Hinw.: Die In-vitro-Aufbereitung bei Entnahme der Stammzellen ist von dem Krankenhaus gesondert zu kodieren, bei dem der Aufwand für die In-vitro-Aufbereitung entstanden ist (5-410.2 ff.)
Die Art der In-vitro-Aufbereitung der transplantierten oder transfundierten hämatopoetischen Stammzellen ist gesondert zu kodieren (5-411.7 ff.)
Die Verwendung von Arzneimitteln für neuartige Therapien ist gesondert zu kodieren (5-936 ff.)

5-411.0 Autogen
- .00 Ohne In-vitro-Aufbereitung
- .02 Nach In-vitro-Aufbereitung

5-411.2 Allogen, nicht HLA-identisch, verwandter Spender
- .24 Nach In-vitro-Aufbereitung bei Differenz in 1 Antigen
- .25 Nach In-vitro-Aufbereitung bei Differenz in 2-3 Antigenen (haploident)
- .26 Ohne In-vitro-Aufbereitung bei Differenz in 1 Antigen
- .27 Ohne In-vitro-Aufbereitung bei Differenz in 2-3 Antigenen (haploident)

5-411.3 Allogen, nicht HLA-identisch, nicht verwandter Spender
- .30 Ohne In-vitro-Aufbereitung
- .32 Nach In-vitro-Aufbereitung

5-411.4 Allogen, HLA-identisch, verwandter Spender
- .40 Ohne In-vitro-Aufbereitung
- .42 Nach In-vitro-Aufbereitung

5-411.5 Allogen, HLA-identisch, nicht verwandter Spender
- .50 Ohne In-vitro-Aufbereitung
- .52 Nach In-vitro-Aufbereitung

5-411.6 Retransplantation während desselben stationären Aufenthaltes

Hinw.: Dieser Kode ist ein Zusatzkode
Eine Retransplantation meint nicht die fraktionierte Gabe eines Transplantats über mehrere Tage verteilt. Mit diesem Kode ist nur eine komplett neue Transplantation hämatopoetischer Stammzellen nach Versagen der vorherigen Transplantation während desselben stationären Aufenthaltes (ungeplante Retransplantation) zu kodieren. Dabei wird nach Ausschöpfung aller Mittel zur Erhaltung des ersten Transplantats eine neue Transplantation mit erneuter Konditionierung und/oder einem Wechsel des Stammzellspenders durchgeführt

5-411.7 Art der In-vitro-Aufbereitung der transplantierten oder transfundierten hämatopoetischen Stammzellen

Hinw.: Diese Kodes sind Zusatzkodes. Die Transplantation oder Transfusion ist gesondert zu kodieren
- .70 Positivanreicherung
- .71 T- und/oder B-Zell-Depletion
- .72 Erythrozytendepletion
- .7x Sonstige

5-411.x Sonstige

5-411.y N.n.bez.

5-412 Inzision der Milz

5-413 Splenektomie

5-413.0 Partiell
- .00 Offen chirurgisch
- .01 Laparoskopisch
- .02 Umsteigen laparoskopisch - offen chirurgisch

5-413.1 Total
- .10 Offen chirurgisch
- .11 Laparoskopisch
- .12 Umsteigen laparoskopisch - offen chirurgisch

5-413.x Sonstige
Inkl.: Exstirpation einer Nebenmilz

5-413.y N.n.bez.

5-418 Andere Operationen am Knochenmark

5-419 Andere Operationen an der Milz

5-419.0 Naht (nach Verletzung)

5-419.1 Autotransplantation von Milz oder Milzgewebe

5-419.2 Fibrinklebung

5-419.3 Thermokoagulation

5-419.4 Laserkoagulation

5-419.5 Vicrylnetzimplantation

5-419.x Sonstige

5-419.y N.n.bez.

Operationen am Verdauungstrakt (5-42...5-54)

Hinw.: Die Anwendung mikrochirurgischer Technik ist, sofern nicht als eigener Kode angegeben, zusätzlich zu kodieren (5-984)
Die Anwendung von Lasertechnik ist, sofern nicht als eigener Kode angegeben, zusätzlich zu kodieren (5-985 ff.)
Die Anwendung minimalinvasiver Technik ist, sofern nicht als eigener Kode angegeben, zusätzlich zu kodieren (5-986 ff.)
Die Durchführung der Operation im Rahmen der Versorgung einer Mehrfachverletzung ist zusätzlich zu kodieren (5-981)
Die Durchführung der Operation im Rahmen der Versorgung eines Polytraumas ist zusätzlich zu kodieren (5-982 ff.)
Die Durchführung einer Reoperation ist, sofern nicht als eigener Kode angegeben, zusätzlich zu kodieren (5-983)
Der vorzeitige Abbruch einer Operation ist zusätzlich zu kodieren (5-995)
Die Verwendung von Membranen oder sonstigen Materialien zur Prophylaxe von Adhäsionen ist gesondert zu kodieren (5-933 ff.)

5-42 Operationen am Ösophagus

5-420 Inzision des Ösophagus
Inkl.: Entfernung eines Fremdkörpers
Exkl.: Endoskopische Entfernung eines Fremdkörpers (8-100 ff.)
Hinw.: Der Zugang ist in der 6. Stelle nach folgender Liste zu kodieren:
0 Offen chirurgisch abdominal
1 Offen chirurgisch thorakal
2 Laparoskopisch
3 Thorakoskopisch
4 Umsteigen laparoskopisch - offen chirurgisch
5 Umsteigen thorakoskopisch - offen chirurgisch
6 Endoskopisch
x Sonstige

** 5-420.0 Ösophagomyotomie

** 5-420.1 Ösophagomyotomie, pharyngozervikal

** 5-420.2 Ösophago-Gastromyotomie [Kardiomyotomie]

** 5-420.x Sonstige

5-420.y N.n.bez.

5-421 **Ösophagostomie als selbständiger Eingriff**
Inkl.: Ösophagostomie bei kongenitaler Ösophagusstenose

5-421.0 Zervikal (Speichelfistel)

5-421.x Sonstige

5-421.y N.n.bez.

5-422 **Lokale Exzision und Destruktion von erkranktem Gewebe des Ösophagus**
Inkl.: Abtragung eines Zenker-Divertikels oder epiphrenischen Divertikels
Blutstillung
Exkl.: Sklerosierung von Ösophagusvarizen (5-429.1)
Umstechung von Ösophagusvarizen (5-429.2)
Ligatur (Banding) von Ösophagusvarizen (5-429.a)
Hinw.: Die Art der Destruktion ist für die mit ** gekennzeichneten Kodes in der 6. Stelle nach folgender Liste zu kodieren:
0 Elektrokoagulation
1 Laserkoagulation
2 Thermokoagulation
3 Kryokoagulation
4 Photodynamische Therapie
5 Radiofrequenzablation
6 Mikrowellenablation
7 Irreversible Elektroporation
x Sonstige

5-422.0 Exzision, offen chirurgisch

5-422.1 Exzision, thorakoskopisch

5-422.2 Exzision, endoskopisch
Hinw.: Die Blutstillung durch einen auf ein Endoskop aufgesteckten ringförmigen Clip (5-429.u) oder durch Auftragen absorbierender Substanzen (5-429.v) ist gesondert zu kodieren

.20 Exzision ohne weitere Maßnahmen

.21 Polypektomie von 1-2 Polypen mit Schlinge
Hinw.: Die Anzahl der Polypen mit mehr als 2 cm Durchmesser ist gesondert zu kodieren (5-422.6 ff.)

.22 Polypektomie von mehr als 2 Polypen mit Schlinge
Hinw.: Die Anzahl der Polypen mit mehr als 2 cm Durchmesser ist gesondert zu kodieren (5-422.6 ff.)

.23 Endoskopische Mukosaresektion
Hinw.: Die Anzahl der Polypen mit mehr als 2 cm Durchmesser ist gesondert zu kodieren (5-422.6 ff.)

.24 Endoskopische submukosale Dissektion [ESD]

.2x Sonstige

** 5-422.3 Destruktion, offen chirurgisch
[6. Stelle: 0-4,x]
Hinw.: Die Anzahl der verwendeten Nadeln zur irreversiblen Elektroporation ist gesondert zu kodieren (5-98h.1 ff.)

** 5-422.4 Destruktion, thorakoskopisch
[6. Stelle: 0-4,x]
Hinw.: Die Anzahl der verwendeten Nadeln zur irreversiblen Elektroporation ist gesondert zu kodieren (5-98h.1 ff.)

** 5-422.5 Destruktion, endoskopisch

5-422.6 Anzahl der Polypen mit mehr als 2 cm Durchmesser
Hinw.: Diese Kodes sind Zusatzkodes. Sie können zusätzlich zu den Kodes 5-422.21, 5-422.22 und 5-422.23 verwendet werden

.60 1 Polyp

.61 2 oder mehr Polypen

5-422.y N.n.bez.

5-423 **Partielle Ösophagusresektion ohne Wiederherstellung der Kontinuität**

5-423.0 Zervikal

5-423.1 Thorakal

5-423.2 Thorakoabdominal

5-423.3 Abdominal

5-423.x Sonstige

5-423.y N.n.bez.

5-424 Partielle Ösophagusresektion mit Wiederherstellung der Kontinuität
Exkl.: Kardiaresektion mit Hochzug des Restmagens (5-434.1)
Gastrektomie (5-437 ff.)

5-424.0 Thorakal

5-424.1 Thorakoabdominal

.10 Ohne proximale Magenresektion

.11 Mit proximaler Magenresektion (Kardia und Fundus) und Hochzug des Restmagens, transhiatal

.12 Mit proximaler Magenresektion (Kardia und Fundus) und Hochzug des Restmagens, durch Thorakotomie

.1x Sonstige

5-424.2 Abdominal

5-424.x Sonstige

5-424.y N.n.bez.

5-425 (Totale) Ösophagektomie ohne Wiederherstellung der Kontinuität
Hinw.: Eine Ösophagektomie entspricht einer Resektion bis kranial der V. azygos

5-425.0 Abdominozervikal (transmediastinal), stumpfe Dissektion

5-425.1 Thorakoabdominal, ohne Lymphadenektomie

5-425.2 Thorakoabdominal, mit Lymphadenektomie

5-425.x Sonstige

5-425.y N.n.bez.

5-426 (Totale) Ösophagektomie mit Wiederherstellung der Kontinuität
Hinw.: Eine durchgeführte Pyloroplastik ist gesondert zu kodieren (5-432.1)
Eine Ösophagektomie entspricht einer Resektion bis kranial der V. azygos
Die Art der Rekonstruktion ist in der 6. Stelle nach folgender Liste zu kodieren. Es ist jedoch nicht jede Listenposition mit jedem 5-stelligen Kode kombinierbar
1 Mit Magenhochzug (Schlauchmagen) und intrathorakaler Anastomose
2 Mit Magenhochzug (Schlauchmagen) und zervikaler Anastomose
3 Mit freier Dünndarminterposition
4 Mit Koloninterposition
x Sonstige

** 5-426.0 Abdominozervikal (transmediastinal), stumpfe Dissektion

** 5-426.1 Thorakoabdominal, ohne Lymphadenektomie

** 5-426.2 Thorakoabdominal, mit Lymphadenektomie (En-bloc-Ösophagektomie)

** 5-426.x Sonstige

5-426.y N.n.bez.

5-427 Rekonstruktion der Ösophaguspassage (als selbständiger Eingriff)
Exkl.: Primäre Rekonstruktion bei Ösophagusatresie ohne Darminterposition (5-428 ff.)
Hinw.: Die Art der Rekonstruktion ist in der 6. Stelle nach folgender Liste zu kodieren. Es ist jedoch nicht jede Listenposition mit jedem 5-stelligen Kode kombinierbar
1 Mit Magenhochzug (Schlauchmagen) und intrathorakaler Anastomose
2 Mit Magenhochzug (Schlauchmagen) und zervikaler Anastomose
3 Mit freier Dünndarminterposition
4 Mit Koloninterposition
x Sonstige

** 5-427.0 Im Retrosternalraum (vorderes Mediastinum)

** 5-427.1 Im Ösophagusbett (hinteres Mediastinum)

** 5-427.2 Erweiterungsplastik

** 5-427.x Sonstige

5-427.y N.n.bez.

5-428 Rekonstruktion der Ösophaguspassage bei Atresie und Versorgung einer kongenitalen ösophagotrachealen Fistel

5-428.0 Mit ösophago-ösophagealer Anastomose (retro- oder transpleural)

5-428.1 Mit ösophago-ösophagealer Anastomose und Fistelverschluss (retro- oder transpleural)

5-428.2 Mit Interposition (z.B. Livaditis-Muskelplastik)

5-428.3 Mit Interposition (z.B. Livaditis-Muskelplastik) und Fistelverschluss

5-428.4 Transmediastinale Fadeneinlage

5-428.5 Transmediastinale Fadeneinlage und Fistelverschluss

5-428.6 Ösophaguselongation (zur Vorbereitung einer sekundären Ösophagusanastomose)

5-428.7 Unterbindung einer H-Fistel

5-428.x Sonstige

5-428.y N.n.bez.

5-429 Andere Operationen am Ösophagus
Exkl.: Endoskopische Fremdkörperentfernung (8-100.6, 8-100.7)
Tamponade einer Ösophagusblutung (8-501)

5-429.0 Anlegen einer ösophagotrachealen Fistel
Inkl.: Zum Einlegen einer Stimmprothese

5-429.1 (Endoskopische) Sklerosierung von Ösophagusvarizen

5-429.2 Umstechung von Ösophagusvarizen

5-429.3 Sperr-Operation

5-429.4 Naht, primär
Inkl.: Verschluss einer erworbenen ösophagotrachealen Fistel
Exkl.: Verschluss einer kongenitalen ösophagotrachealen Fistel (5-428 ff.)

.40 Offen chirurgisch

.41 Endoskopisch

5-429.5 Sprengung der Kardia (transluminal)

5-429.7 Ballondilatation

5-429.8 Bougierung

5-429.a (Endoskopische) Ligatur (Banding) von Ösophagusvarizen

5-429.c Endo-Loop
Hinw.: Das Abtragen mit Schlinge ist im Kode enthalten

5-429.d Endoskopisches Clippen
Exkl.: Endoskopische(r) Geweberaffung oder Gewebeverschluss durch einen auf ein Endoskop aufgesteckten ringförmigen Clip (5-429.u)

5-429.e Endoskopische Injektion
Inkl.: Fibrinkleber

5-429.h Endoskopisches Einbringen eines strahlenden Applikators

5-429.j Maßnahmen bei selbstexpandierender Prothese

.j0 Einlegen oder Wechsel, offen chirurgisch, eine Prothese ohne Antirefluxventil

.j1 Einlegen oder Wechsel, endoskopisch, eine Prothese ohne Antirefluxventil

.j2 Entfernung

.j3 Einlegen oder Wechsel, offen chirurgisch, zwei Prothesen ohne Antirefluxventil

.j4 Einlegen oder Wechsel, endoskopisch, zwei Prothesen ohne Antirefluxventil

.j9 Einlegen oder Wechsel, offen chirurgisch, mehr als zwei Prothesen ohne Antirefluxventil

.ja Einlegen oder Wechsel, endoskopisch, mehr als zwei Prothesen ohne Antirefluxventil

.jb Einlegen oder Wechsel, offen chirurgisch, eine Prothese mit Antirefluxventil

.jc Einlegen oder Wechsel, endoskopisch, eine Prothese mit Antirefluxventil

.jd Einlegen oder Wechsel, offen chirurgisch, zwei Prothesen, eine davon mit Antirefluxventil

.je Einlegen oder Wechsel, endoskopisch, zwei Prothesen, eine davon mit Antirefluxventil

.jf Einlegen oder Wechsel, offen chirurgisch, mehr als zwei Prothesen, eine davon mit Antirefluxventil

.jg Einlegen oder Wechsel, endoskopisch, mehr als zwei Prothesen, eine davon mit Antirefluxventil

.jx Sonstige

5-429.k Maßnahmen bei nicht selbstexpandierender Prothese
- .k0 Einlegen oder Wechsel, offen chirurgisch
- .k1 Einlegen oder Wechsel, endoskopisch
- .k2 Entfernung
- .kx Sonstige

5-429.m Endoskopische Antirefluxverfahren
- .m0 Naht- und/oder Klammertechniken
- .m1 Injektionstechniken
- .m2 Implantationstechniken
- .m3 Radiofrequenzablation
- .mx Sonstige

5-429.n Verschluss einer chirurgisch angelegten ösophagotrachealen Fistel

5-429.p Implantation oder Wechsel eines magnetischen Antirefluxsystems
- .p0 Offen chirurgisch
- .p1 Laparoskopisch
- .p2 Umsteigen laparoskopisch - offen chirurgisch

5-429.q Revision oder Entfernung eines magnetischen Antirefluxsystems
- .q0 Offen chirurgisch
- .q1 Laparoskopisch
- .q2 Umsteigen laparoskopisch - offen chirurgisch

5-429.r Implantation eines Antireflux-Stimulationssystems
Inkl.: Ersteinstellung

5-429.s (Teil-)Wechsel eines Antireflux-Stimulationssystems
Inkl.: Ersteinstellung
- .s0 Kompletter Wechsel
- .s1 Sondenwechsel
- .s2 Aggregatwechsel

5-429.t Entfernung eines Antireflux-Stimulationssystems

5-429.u Endoskopische(r) Geweberaffung oder Gewebeverschluss durch einen auf ein Endoskop aufgesteckten ringförmigen Clip

5-429.v Endoskopische Blutstillung durch Auftragen absorbierender Substanzen

5-429.w Endoskopische Entfernung von Clips durch elektrische Desintegration

5-429.x Sonstige

5-429.y N.n.bez.

5-42a Weitere Operationen am Ösophagus

5-42a.0 Implantation von Bestrahlungsmarkern am Ösophagus
Hinw.: Das bildgebende Verfahren ist gesondert zu kodieren (Kap. 3)
- .00 Endoskopisch
- .0x Sonstige

5-43 Inzision, Exzision und Resektion am Magen
Inkl.: Innere Schienung

5-430 Gastrotomie
Inkl.: Entfernung eines Fremdkörpers
Exkl.: Endoskopische Entfernung eines Fremdkörpers (8-100.8)

5-430.0 Ohne weitere Maßnahmen

5-430.1 Mit Einlegen eines Ösophagustubus

5-430.x Sonstige

5-430.y N.n.bez.

5-431 Gastrostomie
Inkl.: Fixierung des Magens an der Bauchdecke ("Gastropexie")

5-431.0 Offen chirurgisch

5-431.1 Laparoskopisch

5-431.2 Perkutan-endoskopisch (PEG)
Exkl.: Wechsel und Entfernung einer PEG (8-123 ff.)

.20 Durch Fadendurchzugsmethode
Hinw.: Eine Gastropexie ist nicht gesondert zu kodieren

.21 Durch Direktpunktionstechnik mit Gastropexie
Hinw.: Eine Gastropexie ist nicht gesondert zu kodieren

.2x Sonstige

5-431.3 Freilegung und Entfernung einer eingewachsenen PEG-Halteplatte

.30 Offen chirurgisch

.31 Endoskopisch

.3x Sonstige

5-431.x Sonstige

5-431.y N.n.bez.

5-432 Operationen am Pylorus

5-432.0 Pyloromyotomie

.00 Offen chirurgisch

.01 Laparoskopisch

.02 Umsteigen laparoskopisch - offen chirurgisch

.03 Endoskopisch

.0x Sonstige

5-432.1 Pyloroplastik

5-432.2 Pylorusresektion mit Gastroduodenostomie (z.B. bei Pylorusatresie)

5-432.x Sonstige

5-432.y N.n.bez.

5-433 Lokale Exzision und Destruktion von erkranktem Gewebe des Magens
Inkl.: Destruktion zur Blutstillung
Exkl.: Injektion zur Blutstillung (5-449.e ff.)
Hinw.: Die Art der Destruktion ist für die mit ** gekennzeichneten Kodes in der 6. Stelle nach folgender Liste zu kodieren:
0 Elektrokoagulation
1 Laserkoagulation
2 Thermokoagulation
3 Kryokoagulation
4 Photodynamische Therapie
5 Radiofrequenzablation
6 Mikrowellenablation
7 Irreversible Elektroporation
x Sonstige

5-433.0 Exzision, offen chirurgisch
Inkl.: Exzision eines Ulkus
Exkl.: Exzision eines Ulcus ad pylorum bei Pyloroplastik (5-432.1)
Exzision eines Ulkus im Rahmen einer Vagotomie (5-444.1 ff., 5-444.2 ff.)
Übernähung eines Ulcus duodeni (5-469.7 ff.)
Umstechung eines Ulcus duodeni (5-469.8 ff.)
Umstechung eines Ulcus ventriculi (5-449.5 ff.)

5-433.1 Exzision, laparoskopisch

5-433.2 Exzision, endoskopisch
Hinw.: Die Blutstillung durch einen auf ein Endoskop aufgesteckten ringförmigen Clip (5-449.s3) oder durch Auftragen absorbierender Substanzen (5-449.t3) ist gesondert zu kodieren

.20 Exzision ohne weitere Maßnahmen

.21 Polypektomie von 1-2 Polypen mit Schlinge
Hinw.: Die Anzahl der Polypen mit mehr als 2 cm Durchmesser ist gesondert zu kodieren (5-433.6 ff.)

.22 Polypektomie von mehr als 2 Polypen mit Schlinge
Hinw.: Die Anzahl der Polypen mit mehr als 2 cm Durchmesser ist gesondert zu kodieren (5-433.6 ff.)

.23 Endoskopische Mukosaresektion
Hinw.: Die Anzahl der Polypen mit mehr als 2 cm Durchmesser ist gesondert zu kodieren (5-433.6 ff.)

.24 Endoskopische submukosale Dissektion [ESD]

.25 Endoskopische Vollwandexzision [EFTR]

.2x Sonstige

** 5-433.3 Destruktion, offen chirurgisch
Hinw.: Die Anzahl der verwendeten Nadeln zur irreversiblen Elektroporation ist gesondert zu kodieren (5-98h.1 ff.)

** 5-433.4 Destruktion, laparoskopisch
Hinw.: Die Anzahl der verwendeten Nadeln zur irreversiblen Elektroporation ist gesondert zu kodieren (5-98h.1 ff.)

** 5-433.5 Destruktion, endoskopisch
Hinw.: Die Anzahl der verwendeten Nadeln zur irreversiblen Elektroporation ist gesondert zu kodieren (5-98h.1 ff.)

5-433.6 Anzahl der Polypen mit mehr als 2 cm Durchmesser
Hinw.: Diese Kodes sind Zusatzkodes. Sie können zusätzlich zu den Kodes 5-433.21, 5-433.22 und 5-433.23 verwendet werden

.60 1 Polyp

.61 2 oder mehr Polypen

5-433.x Sonstige

5-433.y N.n.bez.

5-434 Atypische partielle Magenresektion

5-434.0 Segmentresektion

5-434.1 Kardiaresektion mit Hochzug des Restmagens
Exkl.: Partielle thorakoabdominale Ösophagusresektion mit proximaler Magenresektion (Kardia und Fundus) und Hochzug des Restmagens (5-424.11, 5-424.12)
Hinw.: Die aus operationstechnischen Gründen erforderliche Mitresektion einer Ösophagusmanschette von weniger als 4 cm ist im Kode enthalten

5-434.2 Antrektomie

5-434.3 Biliopankreatische Diversion nach Scopinaro

.30 Offen chirurgisch

.31 Laparoskopisch

.32 Umsteigen laparoskopisch - offen chirurgisch

5-434.4 Biliopankreatische Diversion mit Duodenal-Switch

.40 Offen chirurgisch

.41 Laparoskopisch

.42 Umsteigen laparoskopisch - offen chirurgisch

5-434.5 Herstellung eines Schlauchmagens [Sleeve Resection]
Inkl.: Als vorbereitender Eingriff für eine biliopankreatische Diversion mit Duodenal-Switch (erste Sitzung)

.50 Offen chirurgisch

.51 Laparoskopisch

.52 Umsteigen laparoskopisch - offen chirurgisch

5-434.6 Duodenal-Switch mit Bildung eines gemeinsamen Dünndarmschenkels [Common Channel] nach Herstellung eines Schlauchmagens (zweite Sitzung)

.60 Offen chirurgisch

.61 Laparoskopisch

.62 Umsteigen laparoskopisch - offen chirurgisch

5-434.x Sonstige

5-434.y N.n.bez.

5-435 Partielle Magenresektion (2/3-Resektion)

5-435.0 Mit Gastroduodenostomie [Billroth I]

5-435.1 Mit Gastrojejunostomie [Billroth II]

5-435.2 Mit Gastrojejunostomie durch Roux-Y-Anastomose

5-435.x Sonstige

5-435.y N.n.bez.

5-436 **Subtotale Magenresektion (4/5-Resektion)**
Hinw.: Die Lymphadenektomie ist in der 6. Stelle nach folgender Liste zu kodieren:
1 Ohne Lymphadenektomie
2 Exzision einzelner Lymphknoten des Kompartimentes II oder III
3 Systematische Lymphadenektomie Kompartiment II
4 Systematische Lymphadenektomie Kompartiment II und partiell III
5 Systematische Lymphadenektomie Kompartiment II und III
x Sonstige

** 5-436.0 Mit Gastrojejunostomie analog Billroth II

** 5-436.1 Mit Gastrojejunostomie durch Roux-Y-Anastomose

** 5-436.2 Mit Dünndarminterposition

** 5-436.x Sonstige

5-436.y N.n.bez.

5-437 **(Totale) Gastrektomie**
Hinw.: Die aus operationstechnischen Gründen erforderliche Mitresektion einer Ösophagusmanschette von weniger als 4 cm ist im Kode enthalten
Die Lymphadenektomie ist in der 6. Stelle nach folgender Liste zu kodieren:
1 Ohne Lymphadenektomie
2 Exzision einzelner Lymphknoten des Kompartimentes II oder III
3 Systematische Lymphadenektomie Kompartiment II
4 Systematische Lymphadenektomie Kompartiment II und partiell III
5 Systematische Lymphadenektomie Kompartiment II und III
x Sonstige

** 5-437.0 Mit Ösophagojejunostomie analog Billroth II, ohne Reservoirbildung

** 5-437.1 Mit Ösophagojejunostomie analog Billroth II, mit Reservoirbildung

** 5-437.2 Mit Ösophagojejunostomie durch Roux-Y-Anastomose, ohne Reservoirbildung

** 5-437.3 Mit Ösophagojejunostomie durch Roux-Y-Anastomose, mit Reservoirbildung

** 5-437.4 Mit Dünndarminterposition, ohne Reservoirbildung

** 5-437.5 Mit Dünndarminterposition, mit Reservoirbildung

** 5-437.6 Ektomie eines Restmagens

** 5-437.x Sonstige

5-437.y N.n.bez.

5-438 **(Totale) Gastrektomie mit Ösophagusresektion**
Hinw.: Die Lymphadenektomie ist in der 6. Stelle nach folgender Liste zu kodieren:
1 Ohne Lymphadenektomie
2 Exzision einzelner Lymphknoten des Kompartimentes II oder III
3 Systematische Lymphadenektomie Kompartiment II
4 Systematische Lymphadenektomie Kompartiment II und partiell III
5 Systematische Lymphadenektomie Kompartiment II und III
x Sonstige

** 5-438.0 Mit (sub)totaler Ösophagusresektion, mit Dünndarminterposition
Hinw.: Eine subtotale Ösophagusresektion entspricht der Resektion mindestens bis kranial der V. azygos

** 5-438.1 Mit (sub)totaler Ösophagusresektion, mit Dickdarminterposition
Hinw.: Eine subtotale Ösophagusresektion entspricht der Resektion mindestens bis kranial der V. azygos

** 5-438.2 Mit partieller Ösophagusresektion, mit Dünndarminterposition
Hinw.: Eine partielle Ösophagusresektion entspricht hier der Resektion von mindestens 4 cm des distalen Ösophagus

** 5-438.3 Mit partieller Ösophagusresektion, mit Dickdarminterposition
Hinw.: Eine partielle Ösophagusresektion entspricht hier der Resektion von mindestens 4 cm des distalen Ösophagus

** 5-438.x Sonstige

5-438.y N.n.bez.

5-439 **Andere Inzision, Exzision und Resektion am Magen**

5-44 Andere Operationen am Magen
Inkl.: Innere Schienung

5-444 Vagotomie

5-444.0 Trunkulär

5-444.1 Selektiv, gastrisch
- .11 Ohne Pyloroplastik
- .12 Mit Pyloroplastik

5-444.2 Selektiv, proximal
- .21 Ohne Pyloroplastik
- .22 Mit Pyloroplastik

5-444.3 Magenstumpf-Vagotomie (im Rahmen von Rezidivoperationen am Magen)

5-444.4 Laparoskopisch (alle Verfahren)

5-444.5 Thorakoskopisch (alle Verfahren)

5-444.x Sonstige

5-444.y N.n.bez.

5-445 Gastroenterostomie ohne Magenresektion [Bypassverfahren]
Hinw.: Die Verwendung von selbstexpandierenden Stents ist gesondert zu kodieren (z.B. 5-449.h ff.)
Der Zugang ist in der 6. Stelle nach folgender Liste zu kodieren:
- 0 Offen chirurgisch
- 1 Laparoskopisch
- 2 Umsteigen laparoskopisch - offen chirurgisch
- 3 Endoskopisch

** 5-445.0 Gastroduodenostomie (z.B. nach Jaboulay)
[6. Stelle: 0-2]

** 5-445.1 Gastroenterostomie, vordere

** 5-445.2 Gastroenterostomie, hintere

** 5-445.3 Revision
[6. Stelle: 0-2]

** 5-445.4 Mit Staplernaht oder Transsektion (bei Adipositas), mit Gastrojejunostomie durch Roux-Y-Anastomose
[6. Stelle: 0-2]

** 5-445.5 Mit Staplernaht oder Transsektion (bei Adipositas), mit Gastrojejunostomie analog Billroth II
[6. Stelle: 0-2]

** 5-445.x Sonstige

5-445.y N.n.bez.

5-447 Revision nach Magenresektion

5-447.0 Nachresektion nach Billroth-I-Resektion

5-447.1 Umwandlung einer Billroth-I-Resektion in eine Billroth-II-Rekonstruktion

5-447.2 Umwandlung einer Billroth-I-Resektion in eine Roux-Y-Anastomose

5-447.3 Nachresektion nach Billroth-II-Resektion

5-447.4 Umwandlung einer Billroth-II-Resektion in eine Billroth-I-Rekonstruktion

5-447.5 Umwandlung einer Billroth-II-Resektion in eine Roux-Y-Anastomose

5-447.6 Umwandlung mit Dünndarminterposition

5-447.7 Revision eines Dünndarm-Interponates oder einer Roux-Y-Anastomose

5-447.x Sonstige

5-447.y N.n.bez.

5-448 Andere Rekonstruktion am Magen

Hinw.: Der Zugang ist für die mit ** gekennzeichneten Kodes in der 6. Stelle nach folgender Liste zu kodieren:

0 Offen chirurgisch abdominal
1 Offen chirurgisch thorakal
2 Laparoskopisch
3 Umsteigen laparoskopisch - offen chirurgisch
x Sonstige

** 5-448.0 Naht (nach Verletzung)

** 5-448.1 Verschluss einer Gastrostomie oder (Ernährungs-)Fistel

** 5-448.2 Gastropexie

** 5-448.3 Kardiaplastik (z.B. nach Belsey)

** 5-448.4 Fundoplikatio

5-448.5 Hemifundoplikatio

.50 Offen chirurgisch abdominal
.51 Offen chirurgisch thorakal
.52 Laparoskopisch
.53 Umsteigen laparoskopisch - offen chirurgisch
.54 Endoskopisch
.5x Sonstige

** 5-448.6 Hemifundoplikatio mit Hiatusnaht

** 5-448.a Vertikale Gastroplastik nach Mason

** 5-448.b Implantation oder Wechsel eines nicht anpassbaren Magenbandes

** 5-448.c Implantation oder Wechsel eines anpassbaren Magenbandes

** 5-448.d Neufixierung eines dislozierten Magenbandes

** 5-448.e Entfernung eines Magenbandes

5-448.f Magenplikatur

.f0 Offen chirurgisch
.f1 Laparoskopisch
.f2 Umsteigen laparoskopisch - offen chirurgisch
.f3 Endoskopisch
.fx Sonstige

** 5-448.x Sonstige

5-448.y N.n.bez.

5-449 Andere Operationen am Magen

Exkl.: Wechsel eines Gastrostomiekatheters (8-123.0)

Hinw.: Der Zugang ist für die mit ** gekennzeichneten Kodes in der 6. Stelle nach folgender Liste zu kodieren:

0 Offen chirurgisch
1 Laparoskopisch
2 Umsteigen laparoskopisch - offen chirurgisch
3 Endoskopisch
x Sonstige

** 5-449.0 Sklerosierung von Fundusvarizen

** 5-449.1 Umstechung von Fundusvarizen

** 5-449.2 Sperr-Operation am Fundus

** 5-449.3 Beseitigung eines Magenvolvulus
Inkl.: Bei Kindern

** 5-449.4 Verschluss einer Kolon-Magen-Fistel

** 5-449.5 Umstechung oder Übernähung eines Ulcus ventriculi

** 5-449.7 Dilatation

** 5-449.8 Ligatur (Banding) von Fundusvarizen

** 5-449.b Bougierung

** 5-449.c Endo-Loop
Hinw.: Das Abtragen mit Schlinge ist im Kode enthalten

** 5-449.d Clippen
Exkl.: Endoskopische(r) Geweberaffung oder Gewebeverschluss durch einen auf ein Endoskop aufgesteckten ringförmigen Clip (5-449.s3)

** 5-449.e Injektion
Inkl.: Fibrinkleber

** 5-449.h Einlegen oder Wechsel einer selbstexpandierenden Prothese

** 5-449.j Entfernung einer selbstexpandierenden Prothese

** 5-449.k Einlegen oder Wechsel einer nicht selbstexpandierenden Prothese

** 5-449.m Entfernung einer nicht selbstexpandierenden Prothese

5-449.n Implantation oder Wechsel eines Magenschrittmachers oder Wechsel von Sonden eines Magenschrittmachers ohne Wechsel des Magenschrittmachers
Inkl.: Nahrungsaufnahmegetriggerter Gastrostimulator

.n0 Implantation oder Wechsel eines Magenschrittmachers, mit offen chirurgischer/-m Implantation oder Wechsel der Sonden

.n1 Implantation oder Wechsel eines Magenschrittmachers, mit laparoskopischer/-m Implantation oder Wechsel der Sonden

.n2 Implantation oder Wechsel eines Magenschrittmachers, mit Implantation oder Wechsel der Sonden durch Umsteigen von laparoskopischen auf offen chirurgische Verfahren

.n3 Wechsel eines Magenschrittmachers ohne Wechsel der Sonden

.n4 Wechsel von Sonden eines Magenschrittmachers ohne Wechsel des Magenschrittmachers, offen chirurgisch

.n5 Wechsel von Sonden eines Magenschrittmachers ohne Wechsel des Magenschrittmachers, laparoskopisch

.n6 Wechsel von Sonden eines Magenschrittmachers ohne Wechsel des Magenschrittmachers, durch Umsteigen von laparoskopischen auf offen chirurgische Verfahren

** 5-449.p Revision oder Entfernung von Sonden eines Magenschrittmachers
[6. Stelle: 0-2]
Inkl.: Neuanlage einer Sonde bei Sondendefekt oder Dislokation
Nahrungsaufnahmegetriggerter Gastrostimulator

5-449.q Revision oder Entfernung des Aggregats eines Magenschrittmachers
Inkl.: Nahrungsaufnahmegetriggerter Gastrostimulator

** 5-449.s Geweberaffung oder Gewebeverschluss durch einen auf ein Endoskop aufgesteckten ringförmigen Clip
[6. Stelle: 3]

** 5-449.t Blutstillung durch Auftragen absorbierender Substanzen
[6. Stelle: 3]

** 5-449.u Entfernung von Clips durch elektrische Desintegration
[6. Stelle: 3]

** 5-449.w Implantation von Bestrahlungsmarkern
[6. Stelle: 3,x]
Hinw.: Das bildgebende Verfahren ist gesondert zu kodieren (Kap. 3)

** 5-449.x Sonstige

5-449.y N.n.bez.

5-45 Inzision, Exzision, Resektion und Anastomose an Dünn- und Dickdarm

Inkl.: Innere Schienung
Hinw.: Das Anlegen eines Enterostomas als protektive Maßnahme im Rahmen eines anderen Eingriffs ist gesondert zu kodieren (5-462 ff.)
Die Art der Destruktion ist für die Kodes 5-451 ff. und 5-452 ff. nach folgender Liste zu kodieren:
0 Elektrokoagulation
1 Laserkoagulation
2 Thermokoagulation
3 Kryokoagulation
4 Photodynamische Therapie
x Sonstige

5-450 Inzision des Darmes
Inkl.: Entfernung eines Fremdkörpers
Exkl.: Endoskopische Entfernung eines Fremdkörpers (8-100.8, 8-100.9, 8-100.a)

5-450.0 Duodenum

5-450.1 Jejunum oder Ileum

5-450.2 Kolon

5-450.3 Perkutan-endoskopische Jejunostomie (PEJ)
Exkl.: Wechsel und Entfernung einer PEJ (8-124 ff.)

5-450.x Sonstige

5-450.y N.n.bez.

5-451 Lokale Exzision und Destruktion von erkranktem Gewebe des Dünndarmes
Inkl.: Blutstillung
Hinw.: Die Art der Destruktion ist für die Subkodes .4, .5, .9, .a und .x in der 6. Stelle nach der Liste vor Kode 5-450 zu kodieren

5-451.0 Exzision intraluminaler Membranen

5-451.1 Sonstige Exzision, offen chirurgisch

5-451.2 Exzision, laparoskopisch

** 5-451.4 Destruktion, offen chirurgisch

** 5-451.5 Destruktion, laparoskopisch

5-451.7 Exzision, endoskopisch, einfach (Push-Technik)
Hinw.: Die Blutstillung durch einen auf ein Endoskop aufgesteckten ringförmigen Clip (5-469.s3) oder durch Auftragen absorbierender Substanzen (5-469.t3) ist gesondert zu kodieren

.70 Exzision ohne weitere Maßnahmen

.71 Polypektomie von 1-2 Polypen mit Schlinge
Hinw.: Die Anzahl der Polypen mit mehr als 2 cm Durchmesser ist gesondert zu kodieren (5-451.b ff.)

.72 Polypektomie von mehr als 2 Polypen mit Schlinge
Hinw.: Die Anzahl der Polypen mit mehr als 2 cm Durchmesser ist gesondert zu kodieren (5-451.b ff.)

.73 Endoskopische Mukosaresektion
Hinw.: Die Anzahl der Polypen mit mehr als 2 cm Durchmesser ist gesondert zu kodieren (5-451.b ff.)

.74 Endoskopische submukosale Dissektion [ESD]

.75 Endoskopische Vollwandexzision [EFTR]

.7x Sonstige

5-451.8 Exzision, endoskopisch, Push-and-pull-back-Technik
Inkl.: Exzision durch Single- oder Doppel-Ballon-Enteroskopie
Hinw.: Die Blutstillung durch einen auf ein Endoskop aufgesteckten ringförmigen Clip (5-469.s3) oder durch Auftragen absorbierender Substanzen (5-469.t3) ist gesondert zu kodieren

.80 Exzision ohne weitere Maßnahmen

.81 Polypektomie von 1-2 Polypen mit Schlinge
Hinw.: Die Anzahl der Polypen mit mehr als 2 cm Durchmesser ist gesondert zu kodieren (5-451.b ff.)

.82 Polypektomie von mehr als 2 Polypen mit Schlinge
Hinw.: Die Anzahl der Polypen mit mehr als 2 cm Durchmesser ist gesondert zu kodieren (5-451.b ff.)

.83 Endoskopische Mukosaresektion
Hinw.: Die Anzahl der Polypen mit mehr als 2 cm Durchmesser ist gesondert zu kodieren (5-451.b ff.)

.8x Sonstige

** 5-451.9 Destruktion, endoskopisch, einfach (Push-Technik)

** 5-451.a Destruktion, endoskopisch, Push-and-pull-back-Technik
Inkl.: Destruktion durch Single- oder Doppel-Ballon-Enteroskopie

5-451.b Anzahl der Polypen mit mehr als 2 cm Durchmesser
Hinw.: Diese Kodes sind Zusatzkodes. Sie können zusätzlich zu den Kodes 5-451.71, 5-451.72, 5-451.73, 5-451.81, 5-451.82 und 5-451.83 verwendet werden

.b0 1 Polyp

.b1 2 oder mehr Polypen

** 5-451.x Sonstige

5-451.y N.n.bez.

5-452 Lokale Exzision und Destruktion von erkranktem Gewebe des Dickdarmes
Inkl.: Blutstillung
Hinw.: Die Art der Destruktion ist für die Subkodes .3, .4, .8 bis .x in der 6. Stelle nach der Liste vor Kode 5-450 zu kodieren

5-452.0 Exzision, offen chirurgisch

5-452.1 Exzision, laparoskopisch

** 5-452.3 Destruktion, offen chirurgisch

** 5-452.4 Destruktion, laparoskopisch

5-452.6 Exzision, endoskopisch, einfach (Push-Technik)
Hinw.: Die Blutstillung durch einen auf ein Endoskop aufgesteckten ringförmigen Clip (5-469.s3) oder durch Auftragen absorbierender Substanzen (5-469.t3) ist gesondert zu kodieren

.60 Exzision ohne weitere Maßnahmen

.61 Polypektomie von 1-2 Polypen mit Schlinge
Hinw.: Die Anzahl der Polypen mit mehr als 2 cm Durchmesser ist gesondert zu kodieren (5-452.a ff.)

.62 Polypektomie von mehr als 2 Polypen mit Schlinge
Hinw.: Die Anzahl der Polypen mit mehr als 2 cm Durchmesser ist gesondert zu kodieren (5-452.a ff.)

.63 Endoskopische Mukosaresektion
Hinw.: Die Anzahl der Polypen mit mehr als 2 cm Durchmesser ist gesondert zu kodieren (5-452.a ff.)

.64 Endoskopische submukosale Dissektion [ESD]

.65 Endoskopische Vollwandexzision [EFTR]

.6x Sonstige

5-452.7 Exzision, endoskopisch, Push-and-pull-back-Technik
Inkl.: Exzision durch Single- oder Doppel-Ballon-Enteroskopie
Hinw.: Die Blutstillung durch einen auf ein Endoskop aufgesteckten ringförmigen Clip (5-469.s3) oder durch Auftragen absorbierender Substanzen (5-469.t3) ist gesondert zu kodieren

.70 Exzision ohne weitere Maßnahmen

.71 Polypektomie von 1-2 Polypen mit Schlinge
Hinw.: Die Anzahl der Polypen mit mehr als 2 cm Durchmesser ist gesondert zu kodieren (5-452.a ff.)

.72 Polypektomie von mehr als 2 Polypen mit Schlinge
Hinw.: Die Anzahl der Polypen mit mehr als 2 cm Durchmesser ist gesondert zu kodieren (5-452.a ff.)

.73 Endoskopische Mukosaresektion
Hinw.: Die Anzahl der Polypen mit mehr als 2 cm Durchmesser ist gesondert zu kodieren (5-452.a ff.)

.74 Endoskopische submukosale Dissektion [ESD]

.7x Sonstige

** 5-452.8 Destruktion, endoskopisch, einfach (Push-Technik)

** 5-452.9 Destruktion, endoskopisch, Push-and-pull-back-Technik
Inkl.: Destruktion durch Single- oder Doppel-Ballon-Enteroskopie

5-452.a Anzahl der Polypen mit mehr als 2 cm Durchmesser
Hinw.: Diese Kodes sind Zusatzkodes. Sie können zusätzlich zu den Kodes 5-452.61, 5-452.62, 5-452.63, 5-452.71, 5-452.72 und 5-452.73 verwendet werden

.a0 1 Polyp
.a1 2 Polypen
.a2 3 Polypen
.a3 4 Polypen
.a4 5 Polypen
.a5 6 Polypen
.a6 7 Polypen
.a7 8 Polypen
.a8 9 Polypen
.a9 10 oder mehr Polypen

** 5-452.x Sonstige

5-452.y N.n.bez.

5-453 Ausschaltung eines Darmsegmentes als selbständiger Eingriff (z.B. bei zweizeitigen plastischen Operationen)

5-453.0 Duodenum

5-453.1 Jejunum oder Ileum

5-453.2 Kolon

5-453.x Sonstige

5-453.y N.n.bez.

5-454 Resektion des Dünndarmes
Inkl.: Entnahme von Dünndarm zur Transplantation
Resektion bei kongenitaler Anomalie des Dünndarmes
Rekonstruktion
Innere Schienung
Hinw.: Eine durchgeführte Verschmälerungsplastik ist gesondert zu kodieren (5-467.4 ff.)
Die Anlage eines Enterostomas ist gesondert zu kodieren (5-462.0, 5-462.1)
Der Zugang ist für die mit ** gekennzeichneten Kodes in der 6. Stelle nach folgender Liste zu kodieren:
0 Offen chirurgisch
1 Laparoskopisch
2 Umsteigen laparoskopisch - offen chirurgisch

** 5-454.0 Segmentresektion des Duodenums
Inkl.: Resektion einer Dünndarmanastomose

** 5-454.1 Segmentresektion des Jejunums
Inkl.: Resektion einer Dünndarmanastomose

** 5-454.2 Segmentresektion des Ileums
Inkl.: Resektion einer Dünndarmanastomose

** 5-454.3 Multiple Segmentresektionen

** 5-454.4 (Teil-)Resektion des Duodenums

** 5-454.5 (Teil-)Resektion des Jejunums

** 5-454.6 (Teil-)Resektion des Ileums

5-454.7 Resektion des Dünndarmes postmortal (zur Transplantation)
Hinw.: Dieser Kode ist auch zu kodieren, wenn die Leistung nicht abschließend erbracht wird oder sich erst intraoperativ die Nichtverwendbarkeit des Organs für eine spätere Transplantation herausstellt
Dieser Kode und der im Fall eines vorzeitigen Abbruchs dieses Eingriffs zusätzlich zu kodierende Zusatzkode 5-995 werden nicht im Rahmen des Datensatzes nach § 301 SGB V bzw. § 21 KHEntgG übermittelt
Die Aufrechterhaltung der Homöostase für die postmortale Organspende ist im Kode enthalten

5-454.8 Entfernung eines Dünndarmtransplantates

5-454.x Sonstige

5-454.y N.n.bez.

5-455 Partielle Resektion des Dickdarmes

Hinw.: Das Anlegen eines protektiven Enterostomas ist gesondert zu kodieren (5-462 ff.)
Die (Teil-)Resektion von Nachbarorganen ist gesondert zu kodieren
Die Nachbarorgane umfassen z.B. Dünndarm, Leber, Milz, Pankreas, Magen und Niere
Die Lymphknoten des regionalen Lymphabflussgebietes und das Omentum majus gehören nicht zu den Nachbarorganen
Die regionale Lymphadenektomie ist gesondert zu kodieren (5-406.2, 5-406.3, 5-406.4, 5-406.5, 5-406.6, 5-406.9, 5-406.a, 5-406.b)
Die radikale Lymphadenektomie ist gesondert zu kodieren (5-407.2, 5-407.3, 5-407.4, 5-407.6, 5-407.7)
Die Art des verwendeten Materials für Gewebeersatz oder Gewebeverstärkung ist gesondert zu kodieren (5-932 ff.)
Die Resektion einer Anastomose zwischen Dünn- und Dickdarm ist als Segmentresektion des Dickdarmes zu kodieren
Zugang und Art der Rekonstruktion sind für die mit ** gekennzeichneten Kodes in der 6. Stelle nach folgender Liste zu kodieren. Nicht alle Verfahren sind von allen Zugängen durchführbar:

- 1 Offen chirurgisch mit Anastomose
- 2 Offen chirurgisch mit Enterostoma und Blindverschluss
- 3 Offen chirurgisch mit zwei Enterostomata
- 4 Offen chirurgisch mit Anastomosen-Anus praeter
- 5 Laparoskopisch mit Anastomose
- 6 Laparoskopisch mit Enterostoma
- 7 Umsteigen laparoskopisch - offen chirurgisch
- x Sonstige

** 5-455.0 Segmentresektion
Inkl.: Resektion einer Dickdarmanastomose

** 5-455.1 Multiple Segmentresektionen

** 5-455.2 Ileozäkalresektion

5-455.3 Zäkumresektion
- .31 Offen chirurgisch
- .35 Laparoskopisch
- .37 Umsteigen laparoskopisch - offen chirurgisch

** 5-455.4 Resektion des Colon ascendens mit Coecum und rechter Flexur [Hemikolektomie rechts]
Hinw.: Die aus operationstechnischen Gründen erforderliche Mitresektion einer Ileummanschette ist im Kode enthalten

** 5-455.5 Resektion des Colon transversum
Inkl.: Transversumresektion mit Resektion von rechter und/oder linker Flexur
Hinw.: Wurde weniger als ¾ des Colon transversum reseziert, ist der Kode für die Segmentresektion (5-455.0 ff.) anzugeben

** 5-455.6 Resektion des Colon descendens mit linker Flexur [Hemikolektomie links]

** 5-455.7 Sigmaresektion
Inkl.: Sigmaresektion mit Resektion von intraperitonealen Rektumanteilen
Exkl.: Sigmaresektion mit Resektion von extraperitonealen Rektumanteilen (Rektosigmoidektomie) (5-484 ff.)
Hinw.: Wurde weniger als ¾ des Colon sigmoideum reseziert, ist der Kode für die Segmentresektion (5-455.0 ff.) anzugeben

** 5-455.9 Resektion des Colon ascendens mit Coecum und rechter Flexur und Colon transversum [Hemikolektomie rechts mit Transversumresektion]
Inkl.: Resektion des Colon ascendens mit Coecum, rechter Flexur und Colon transversum, ohne oder mit Resektion der linken Flexur
Hinw.: Wurde weniger als ¾ des Colon transversum reseziert, ist der Kode für die Hemikolektomie rechts (5-455.4 ff.) anzugeben

** 5-455.a Resektion des Colon descendens mit linker Flexur und Colon transversum [Hemikolektomie links mit Transversumresektion]
Inkl.: Resektion des Colon descendens mit linker Flexur und Colon transversum, ohne oder mit Resektion der rechten Flexur
Hinw.: Wurde weniger als ¾ des Colon transversum reseziert, ist der Kode für die Hemikolektomie links (5-455.6 ff.) anzugeben

** 5-455.b Resektion des Colon descendens und Colon sigmoideum
Inkl.: Resektion des Colon descendens und Colon sigmoideum, ohne oder mit Resektion der linken Flexur
Hinw.: Wurde weniger als ¾ des Colon descendens reseziert, ist der Kode für die Sigmaresektion (5-455.7 ff.) anzugeben

** 5-455.c Resektion des Colon ascendens, transversum und descendens mit Coecum und rechter und linker Flexur [Hemikolektomie rechts und links mit Transversumresektion]

** 5-455.d Resektion des Colon transversum, Colon descendens mit linker Flexur und Colon sigmoideum [Hemikolektomie links mit Transversumresektion und Sigmaresektion]
Inkl.: Resektion des Colon transversum, Colon descendens mit linker Flexur und Colon sigmoideum, ohne oder mit Resektion der rechten Flexur
Hinw.: Wurde weniger als ¾ des Colon transversum reseziert, ist der Kode für die Resektion des Colon descendens und Colon sigmoideum (5-455.b ff.) anzugeben

** 5-455.x Sonstige

5-455.y N.n.bez.

5-456 (Totale) Kolektomie und Proktokolektomie
Hinw.: Das Anlegen eines protektiven Enterostomas ist gesondert zu kodieren (5-462 ff.)
Die aus operationstechnischen Gründen erforderliche Mitresektion einer Ileummanschette ist im Kode enthalten
Die (Teil-)Resektion von Nachbarorganen ist gesondert zu kodieren
Die Nachbarorgane umfassen z.B. Dünndarm, Leber, Milz, Pankreas, Magen und Niere
Die Lymphknoten des regionalen Lymphabflussgebietes und das Omentum majus gehören nicht zu den Nachbarorganen
Die regionale Lymphadenektomie ist gesondert zu kodieren
(5-406.2, 5-406.3, 5-406.4, 5-406.5, 5-406.6, 5-406.9, 5-406.a, 5-406.b)
Die radikale Lymphadenektomie ist gesondert zu kodieren
(5-407.2, 5-407.3, 5-407.4, 5-407.6, 5-407.7)
Die Art des verwendeten Materials für Gewebeersatz oder Gewebeverstärkung ist gesondert zu kodieren (5-932 ff.)
Der Zugang ist in der 6. Stelle nach folgender Liste zu kodieren:
0 Offen chirurgisch mit Ileostoma
1 Offen chirurgisch mit ileorektaler Anastomose mit Reservoir (Pouch)
2 Offen chirurgisch mit ileorektaler Anastomose ohne Reservoir (Pouch)
3 Offen chirurgisch mit ileoanaler Anastomose mit Reservoir (Pouch)
4 Offen chirurgisch mit ileoanaler Anastomose ohne Reservoir (Pouch)
5 Laparoskopisch mit Anastomose mit Reservoir (Pouch)
6 Laparoskopisch mit Anastomose ohne Reservoir (Pouch)
7 Laparoskopisch mit Ileostoma
8 Umsteigen laparoskopisch - offen chirurgisch
x Sonstige

** 5-456.0 Kolektomie
Hinw.: Ohne Rektumexstirpation

** 5-456.1 Proktokolektomie
Hinw.: Kolon einschließlich Rektum

** 5-456.2 Kolektomie mit Proktomukosektomie

** 5-456.x Sonstige

5-456.y N.n.bez.

5-459 Bypass-Anastomose des Darmes

5-459.0 Dünndarm zu Dünndarm

5-459.1 Duodenum zu Duodenum

5-459.2 Dünndarm zu Dickdarm

5-459.3 Dickdarm zu Dickdarm

5-459.4 Mehrfache Anastomosen

5-459.x Sonstige

5-459.y N.n.bez.

5-46 Andere Operationen an Dünn- und Dickdarm
Inkl.: Innere Schienung

5-460 **Anlegen eines Enterostomas, doppelläufig, als selbständiger Eingriff**
Hinw.: Die Art des verwendeten Materials für Gewebeersatz oder Gewebeverstärkung ist gesondert zu kodieren (5-932 ff.)
Zugang ist in der 6. Stelle nach folgender Liste zu kodieren:
0 Offen chirurgisch
1 Laparoskopisch
2 Umsteigen laparoskopisch - offen chirurgisch

** 5-460.0 Jejunostoma

** 5-460.1 Ileostoma

** 5-460.2 Aszendostoma

** 5-460.3 Transversostoma

** 5-460.4 Deszendostoma

** 5-460.5 Sigmoideostoma

** 5-460.x Sonstige

5-460.y N.n.bez.

5-461 **Anlegen eines Enterostomas, endständig, als selbständiger Eingriff**
Hinw.: Die Art des verwendeten Materials für Gewebeersatz oder Gewebeverstärkung ist gesondert zu kodieren (5-932 ff.)
Der Zugang ist in der 6. Stelle nach folgender Liste zu kodieren:
0 Offen chirurgisch
1 Laparoskopisch
2 Umsteigen laparoskopisch - offen chirurgisch

** 5-461.0 Zäkostoma

** 5-461.1 Aszendostoma

** 5-461.2 Transversostoma

** 5-461.3 Deszendostoma

** 5-461.4 Sigmoideostoma

** 5-461.5 Ileostoma

** 5-461.6 Appendikostoma, nicht kontinent

** 5-461.7 Appendikostoma, kontinent
Exkl.: Kontinente Harnableitung über ein Appendikostoma (5-566.b ff.)

** 5-461.x Sonstige

5-461.y N.n.bez.

5-462 **Anlegen eines Enterostomas (als protektive Maßnahme) im Rahmen eines anderen Eingriffs**
Hinw.: Die Art des verwendeten Materials für Gewebeersatz oder Gewebeverstärkung ist gesondert zu kodieren (5-932 ff.)

5-462.0 Jejunostoma

5-462.1 Ileostoma

5-462.2 Zäkostoma [Zäkale Lippenfistel]

5-462.3 Aszendostoma

5-462.4 Transversostoma

5-462.5 Deszendostoma

5-462.6 Sigmoideostoma

5-462.7 Appendikostoma

5-462.x Sonstige

5-462.y N.n.bez.

5-463 **Anlegen anderer Enterostomata**
Hinw.: Die Art des verwendeten Materials für Gewebeersatz oder Gewebeverstärkung ist gesondert zu kodieren (5-932 ff.)
Der Zugang ist in der 6. Stelle nach folgender Liste zu kodieren:
0 Offen chirurgisch
1 Laparoskopisch
2 Umsteigen laparoskopisch - offen chirurgisch

** 5-463.0 Duodenostomie (Anlegen einer Ernährungsfistel)

** 5-463.1 Jejunostomie (Anlegen einer Ernährungsfistel)

** 5-463.2 Kolostomie, n.n.bez.

** 5-463.3 Bishop-Koop-Anastomose

** 5-463.x Sonstige

5-463.y N.n.bez.

5-464 **Revision und andere Eingriffe an einem Enterostoma**
Hinw.: Die Art des verwendeten Materials für Gewebeersatz oder Gewebeverstärkung ist gesondert zu kodieren (5-932 ff.)
Die Lokalisation ist in der 6. Stelle nach folgender Liste zu kodieren:
0 Duodenum
1 Jejunum
2 Ileum
3 Kolon
x Sonstige

** 5-464.0 Plastische Erweiterung

** 5-464.1 Plastische Einengung

** 5-464.2 Neueinpflanzung

** 5-464.3 Abtragung des vorverlagerten Teiles

** 5-464.4 Umwandlung in ein kontinentes Stoma (z.B. Kock-Pouch)

** 5-464.5 Korrektur einer parastomalen Hernie

** 5-464.x Sonstige

5-464.y N.n.bez.

5-465 **Rückverlagerung eines doppelläufigen Enterostomas**
Hinw.: Die aus operationstechnischen Gründen erforderliche Mitresektion einer Manschette ist im Kode enthalten
Eine über die Mitresektion einer Manschette hinausgehende Resektion eines Segmentes mit seiner radiären mesenterialen Gefäßversorgung ist gesondert zu kodieren (5-454 ff., 5-455 ff.)

5-465.0 Jejunostoma

5-465.1 Ileostoma

5-465.2 Kolostoma

5-465.x Sonstige

5-465.y N.n.bez.

5-466 **Wiederherstellung der Kontinuität des Darmes bei endständigen Enterostomata**
Hinw.: Die aus operationstechnischen Gründen erforderliche Mitresektion einer Manschette ist im Kode enthalten
Eine über die Mitresektion einer Manschette hinausgehende Resektion eines Segmentes mit seiner radiären mesenterialen Gefäßversorgung ist gesondert zu kodieren (5-454 ff., 5-455 ff.)

5-466.0 Jejunostoma

5-466.1 Ileostoma

5-466.2 Kolostoma

5-466.x Sonstige

5-466.y N.n.bez.

5-467 **Andere Rekonstruktion des Darmes**
Exkl.: Rekonstruktion des Rektums (5-486 ff.)
Hinw.: Die Lokalisation ist für die mit ** gekennzeichneten Kodes in der 6. Stelle nach folgender Liste zu kodieren:
0 Duodenum
1 Jejunum
2 Ileum
3 Kolon
x Sonstige

** 5-467.0 Naht (nach Verletzung)

** 5-467.1 Verschluss einer Darmfistel, offen chirurgisch

** 5-467.2 Verschluss einer Darmfistel, endoskopisch

** 5-467.3 Erweiterungsplastik

** 5-467.4 Verschmälerungsplastik

** 5-467.5 Revision einer Anastomose

** 5-467.6 Dünndarmtransplantation
[6. Stelle: 0-2,x]

** 5-467.7 Anlegen eines Reservoirs
Exkl.: Anlegen eines Reservoirs zur Harnableitung (5-566 ff.)

** 5-467.8 Revision eines Reservoirs

** 5-467.9 Dünndarm-Retransplantation während desselben stationären Aufenthaltes
[6. Stelle: 0-2,x]

5-467.a Plastische Darmverlängerung
.a0 Longitudinale Darmverlängerung nach Bianchi
Hinw.: Die notwendigen Anastomosen sind im Kode enthalten
.a1 Serielle transverse Enteroplastie [STEP]
.ax Sonstige

5-467.b Entfernung eines Reservoirs
Inkl.: Entfernung eines Dünndarm-Pouches, Entfernung eines Dickdarm-Pouches
Hinw.: Die Art des Reservoirs ist bei einer Neuanlage gesondert zu kodieren (5-467.7 ff.)
.b0 Offen chirurgisch mit jejunoanaler oder ileoanaler Anastomose
.b1 Offen chirurgisch mit koloanaler Anastomose
.b2 Offen chirurgisch mit Blindverschluss und endständigem Jejunostoma oder Ileostoma
.b3 Offen chirurgisch mit Blindverschluss und endständigem Kolostoma
.b4 Offen chirurgisch mit Exstirpation des Anus und endständigem Jejunostoma oder Ileostoma
.b5 Offen chirurgisch mit Exstirpation des Anus und endständigem Kolostoma
.b6 Offen chirurgisch mit Neuanlage eines Reservoirs
.b7 Laparoskopisch mit jejunoanaler oder ileoanaler Anastomose
.b8 Laparoskopisch mit koloanaler Anastomose
.b9 Laparoskopisch mit Blindverschluss und endständigem Jejunostoma oder Ileostoma
.ba Laparoskopisch mit Blindverschluss und endständigem Kolostoma
.bb Kombiniert offen chirurgisch - laparoskopisch mit Exstirpation des Anus und endständigem Jejunostoma oder Ileostoma
.bc Kombiniert offen chirurgisch - laparoskopisch mit Exstirpation des Anus und endständigem Kolostoma
.bd Laparoskopisch mit Neuanlage eines Reservoirs
.be Umsteigen laparoskopisch - offen chirurgisch
Hinw.: Der offen chirurgische Eingriff ist gesondert zu kodieren (5-467.b0 bis 5-467.b6)
.bx Sonstige

** 5-467.x Sonstige

5-467.y N.n.bez.

5-468 **Intraabdominale Manipulation am Darm**
Inkl.: Operation bei Säuglingen und Kleinkindern
Fixation des Darmes
Hinw.: Die Lokalisation ist in der 6. Stelle nach folgender Liste zu kodieren:
0 Duodenum
1 Jejunum
2 Ileum
3 Kolon
x Sonstige

** 5-468.0 Desinvagination (z.B. nach Hutchinson)

** 5-468.1 Detorsion eines Volvulus

** 5-468.x Sonstige

5-468.y N.n.bez.

5-469 **Andere Operationen am Darm**
Hinw.: Die Durchführung der endoskopischen Verfahren in Push-and-pull-back-Technik ist gesondert zu kodieren (5-469.v)
Der Zugang ist in der 6. Stelle nach folgender Liste zu kodieren:
0 Offen chirurgisch
1 Laparoskopisch
2 Umsteigen laparoskopisch - offen chirurgisch
3 Endoskopisch
x Sonstige

** 5-469.0 Dekompression

** 5-469.1 Bridenlösung
[6. Stelle: 0-2,x]

** 5-469.2 Adhäsiolyse
[6. Stelle: 0-2,x]
Hinw.: Seromuskuläre Übernähungen akzidenteller Darmläsionen sind im Kode enthalten. Eine Naht bei akzidenteller Eröffnung des Darmlumens ist gesondert zu kodieren (5-467.0 ff.)

** 5-469.3 Dünndarmfaltung (Jejunoplikatio nach Noble) (OP nach Philipps-Child)
[6. Stelle: 0-2,x]

** 5-469.4 Myotomie (quere Einkerbung der freien Tänie des Dickdarmes)
[6. Stelle: 0-2,x]

** 5-469.5 Fixation des Dünndarmes an der rechten Bauchwandseite und des Dickdarmes an der linken Bauchwandseite
[6. Stelle: 0-2,x]

** 5-469.6 Durchtrennung der Laddschen Bänder
[6. Stelle: 0-2,x]
Hinw.: Diese Verfahren sind nur bei Mal- oder Nonrotation des Darmes kodierbar

** 5-469.7 Übernähung eines Ulkus
Inkl.: Übernähung eines Ulcus duodeni

** 5-469.8 Umstechung eines Ulkus
Inkl.: Umstechung eines Ulcus duodeni

** 5-469.b Bougierung

** 5-469.c Endo-Loop
Hinw.: Das Abtragen mit Schlinge ist im Kode enthalten

** 5-469.d Clippen
Exkl.: Endoskopische(r) Geweberaffung oder Gewebeverschluss durch einen auf ein Endoskop aufgesteckten ringförmigen Clip (5-469.s3)

** 5-469.e Injektion
Inkl.: Fibrinkleber

** 5-469.h Dilatation des Dünndarmes

** 5-469.j Dilatation des Dickdarmes
Exkl.: Peranale Dilatation am Rektum (5-489.2)

** 5-469.k Einlegen oder Wechsel einer selbstexpandierenden Prothese

** 5-469.m Entfernung einer selbstexpandierenden Prothese

** 5-469.n Einlegen oder Wechsel einer nicht selbstexpandierenden Prothese

** 5-469.p Entfernung einer nicht selbstexpandierenden Prothese

** 5-469.q Einlegen oder Wechsel eines Kunststoffconduits zur biliodigestiven Diversion
[6. Stelle: 3]
Inkl.: Schlauchendoprothese

** 5-469.r Entfernung eines Kunststoffconduits zur biliodigestiven Diversion
[6. Stelle: 3]
Inkl.: Schlauchendoprothese

** 5-469.s Geweberaffung oder Gewebeverschluss durch einen auf ein Endoskop aufgesteckten ringförmigen Clip
[6. Stelle: 3]

** 5-469.t Blutstillung durch Auftragen absorbierender Substanzen
[6. Stelle: 3]

** 5-469.u Endoskopische Entfernung von Clips durch elektrische Desintegration
[6. Stelle: 3]

5-469.v Endoskopie durch Push-and-pull-back-Technik
Hinw.: Dieser Kode ist ein Zusatzkode. Er kann zusätzlich zu anderen Kodes aus dem Bereich 5-469 Andere Operationen am Darm angegeben werden

** 5-469.x Sonstige

5-469.y N.n.bez.

5-47 Operationen an der Appendix

5-470 Appendektomie

5-470.0 Offen chirurgisch

5-470.1 Laparoskopisch
- .10 Absetzung durch (Schlingen)ligatur
- .11 Absetzung durch Klammern (Stapler)
- .1x Sonstige

5-470.2 Umsteigen laparoskopisch - offen chirurgisch

5-470.x Sonstige

5-470.y N.n.bez.

5-471 Simultane Appendektomie

5-471.0 Während einer Laparotomie aus anderen Gründen

5-471.1 Während einer Laparoskopie aus anderen Gründen
- .10 Absetzung durch (Schlingen)ligatur
- .11 Absetzung durch Klammern (Stapler)
- .1x Sonstige

5-471.x Sonstige

5-471.y N.n.bez.

5-479 Andere Operationen an der Appendix

5-479.0 Inzision und Drainage eines perityphlitischen Abszesses

5-479.1 Sekundäre Appendektomie (nach Drainage eines perityphlitischen Abszesses)

5-479.x Sonstige

5-479.y N.n.bez.

5-48 Operationen am Rektum

5-480 Inzision des Rektums

Inkl.: Entfernung eines Fremdkörpers

Exkl.: Endoskopische Entfernung eines Fremdkörpers (8-100.9, 8-100.a)

5-482 Peranale lokale Exzision und Destruktion von erkranktem Gewebe des Rektums

Inkl.: Eingriffe in der Perirektalregion
Blutstillung

Hinw.: Die Blutstillung durch einen auf ein Endoskop aufgesteckten ringförmigen Clip (5-489.j) oder durch Auftragen absorbierender Substanzen (5-489.k) ist bei endoskopischen Verfahren gesondert zu kodieren
Der Zugang ist für die mit ** gekennzeichneten Kodes in der 6. Stelle nach folgender Liste zu kodieren:
0 Peranal
1 Endoskopisch
2 Endoskopisch-mikrochirurgisch
x Sonstige

** 5-482.0 Schlingenresektion
Inkl.: Endoskopische Mukosaresektion
Hinw.: Die Anzahl der Polypen mit mehr als 2 cm Durchmesser ist gesondert zu kodieren (5-482.f ff.)

** 5-482.1 Submuköse Exzision
Inkl.: Endoskopische submuköse Dissektion [ESD]

** 5-482.3 Elektrokoagulation

** 5-482.4 Laserkoagulation

** 5-482.5 Thermokoagulation

** 5-482.6 Kryokoagulation

** 5-482.7 Photodynamische Therapie

** 5-482.8 Vollwandexzision, lokal

** 5-482.9 Vollwandexzision, zirkulär [Manschettenresektion]
Hinw.: Bei einer zirkulären Vollwandexzision wird eine Rektummanschette von weniger als 4 cm Länge reseziert

5-482.a Vollwandexzision, zirkulär [Manschettenresektion], intraperitoneal, endoskopisch-mikrochirurgisch
Hinw.: Bei einer zirkulären Vollwandexzision wird eine Rektummanschette von weniger als 4 cm Länge reseziert

5-482.b Vollwandexzision, mit Stapler, peranal
.b0 Zirkulär [Manschettenresektion]
Hinw.: Bei einer zirkulären Vollwandexzision wird eine Rektummanschette von weniger als 4 cm Länge reseziert
.b1 Semizirkulär

** 5-482.c Radiofrequenzablation

** 5-482.d Mikrowellenablation

** 5-482.e Irreversible Elektroporation
Hinw.: Die Anzahl der verwendeten Nadeln zur irreversiblen Elektroporation ist gesondert zu kodieren (5-98h.1 ff.)

5-482.f Anzahl der Polypen mit mehr als 2 cm Durchmesser
Hinw.: Diese Kodes sind Zusatzkodes. Sie können zusätzlich zu den Kodes 5-482.0 ff. angegeben werden
.f0 1 Polyp
.f1 2 Polypen
.f2 3 Polypen
.f3 4 Polypen
.f4 5 Polypen
.f5 6 Polypen
.f6 7 Polypen
.f7 8 Polypen
.f8 9 Polypen
.f9 10 oder mehr Polypen

** 5-482.x Sonstige

5-482.y N.n.bez.

5-484 Rektumresektion unter Sphinktererhaltung
Inkl.: Rektosigmoidektomie
Hinw.: Die Anlage eines protektiven Enterostomas ist gesondert zu kodieren (5-462 ff.)
Die (Teil-)Resektion von Nachbarorganen ist gesondert zu kodieren
Die Art des verwendeten Materials für Gewebeersatz oder Gewebeverstärkung ist gesondert zu kodieren (5-932 ff.)
Zugang und Art der Rekonstruktion sind in der 6. Stelle nach folgender Liste zu kodieren. Nicht alle Verfahren sind von allen Zugängen aus durchführbar:
1 Offen chirurgisch mit Anastomose
2 Offen chirurgisch mit Enterostoma und Blindverschluss
5 Laparoskopisch mit Anastomose
6 Laparoskopisch mit Enterostoma und Blindverschluss
7 Peranal
8 Umsteigen laparoskopisch - offen chirurgisch mit Anastomose
9 Umsteigen laparoskopisch - offen chirurgisch mit Enterostoma und Blindverschluss
x Sonstige

** 5-484.0 Anteriore Manschettenresektion
[6. Stelle: 1,2,5,6,8,9,x]

** 5-484.1 Posteriore Manschettenresektion [Rectotomia posterior]
[6. Stelle: 1,2,5,6,8,9,x]

** 5-484.2 Tubuläre Resektion unter Belassen des Paraproktiums
Inkl.: Anwendung eines Staplers
De-la-Torre-Operation
Hinw.: Die peranale tubuläre Resektion einer Rektummanschette von weniger als 4 cm Länge ist als peranale lokale Exzision zu kodieren (5-482.90, 5-482.a, 5-482.b0)

** 5-484.3 Anteriore Resektion
[6. Stelle: 1,2,5,6,8,9,x]

** 5-484.5 Tiefe anteriore Resektion
[6. Stelle: 1,2,5,6,8,9,x]
Inkl.: Tiefe anteriore Resektion mit peranaler Anastomose durch Klammernahtgerät
Hinw.: Die Resektionshöhe liegt für die tiefe anteriore Rektumresektion im Bereich der Ampulla recti unterhalb der Plica transversa recti inferior

** 5-484.6 Tiefe anteriore Resektion mit peranaler Anastomose
[6. Stelle: 1,5,8,x]

** 5-484.x Sonstige
[6. Stelle: 1,2,5,6,8,9,x]

5-484.y N.n.bez.

5-485 Rektumresektion ohne Sphinktererhaltung
Inkl.: Rektosigmoidektomie
Hinw.: Die Art des verwendeten Materials für Gewebeersatz oder Gewebeverstärkung ist gesondert zu kodieren (5-932 ff.)

5-485.0 Abdominoperineal
Hinw.: Die (Teil-)Resektion von Nachbarorganen ist gesondert zu kodieren
.01 Offen chirurgisch
.02 Kombiniert offen chirurgisch-laparoskopisch
.0x Sonstige

5-485.1 Abdominoperineal mit Entfernung von Nachbarorganen
Hinw.: Die (Teil-)Resektion von Nachbarorganen ist gesondert zu kodieren
Dieser Kode ist im Geltungsbereich des G-DRG-Systems (§ 17b KHG) nicht zu verwenden. Dafür sind bei einer abdominoperinealen Rektumresektion mit gleichzeitiger Entfernung von Nachbarorganen ein Kode aus 5-485.0 ff. und die entsprechenden Kodes für die (Teil-)Resektion von Nachbarorganen anzugeben

5-485.2 Abdominosakral
Hinw.: Die (Teil-)Resektion von Nachbarorganen ist gesondert zu kodieren
.21 Offen chirurgisch
.22 Kombiniert offen chirurgisch-laparoskopisch
.2x Sonstige

5-485.3 Abdominosakral mit Entfernung von Nachbarorganen
Hinw.: Die (Teil-)Resektion von Nachbarorganen ist gesondert zu kodieren
Dieser Kode ist im Geltungsbereich des G-DRG-Systems (§ 17b KHG) nicht zu verwenden. Dafür sind bei einer abdominosakralen Rektumresektion mit gleichzeitiger Entfernung von Nachbarorganen ein Kode aus 5-485.2 ff. und die entsprechenden Kodes für die (Teil-)Resektion von Nachbarorganen anzugeben

5-485.4 Sakroperineal

5-485.5 Perineal

5-485.x Sonstige

5-485.y N.n.bez.

5-486 Rekonstruktion des Rektums

5-486.0 Naht (nach Verletzung)

5-486.1 Plastische Rekonstruktion

5-486.2 Verschluss einer Rektum-Haut-Fistel

5-486.3 Abdominale Rektopexie, offen chirurgisch

5-486.4 Abdominale Rektopexie, laparoskopisch

5-486.5 Rektopexie durch Rectotomia posterior

5-486.6 Extraanale Mukosaresektion (Rehn-Delorme)

5-486.7 Exzision einer Fistel mit innerer Fistelöffnung oberhalb der Linea dentata mit plastischer Rekonstruktion der Rektumwand

5-486.x Sonstige

5-486.y N.n.bez.

5-489 Andere Operation am Rektum

5-489.0 Ligatur
Inkl.: Gummiring
Exkl.: Ligatur von Hämorrhoiden (5-493.0)

5-489.1 Sklerosierung, peranal

5-489.2 Dilatation, peranal
Exkl.: Dilatation des Anus (5-499.0)

5-489.b Endoskopische Bougierung

5-489.c Endo-Loop
Hinw.: Das Abtragen mit Schlinge ist im Kode enthalten

5-489.d Endoskopisches Clippen
Exkl.: Endoskopische(r) Geweberaffung oder Gewebeverschluss durch einen auf ein Endoskop aufgesteckten ringförmigen Clip (5-489.j)

5-489.e Endoskopische Injektion
Inkl.: Fibrinkleber

5-489.g Einlegen oder Wechsel einer Prothese, endoskopisch
.g0 Selbstexpandierend
.g1 Nicht selbstexpandierend

5-489.h Entfernung einer Prothese, endoskopisch
.h0 Selbstexpandierend
.h1 Nicht selbstexpandierend

5-489.j Endoskopische(r) Geweberaffung oder Gewebeverschluss durch einen auf ein Endoskop aufgesteckten ringförmigen Clip

5-489.k Endoskopische Blutstillung durch Auftragen absorbierender Substanzen

5-489.m Endoskopische Entfernung von Clips durch elektrische Desintegration

5-489.n Implantation von Bestrahlungsmarkern
Hinw.: Das bildgebende Verfahren ist gesondert zu kodieren (Kap. 3)

5-489.x Sonstige

5-489.y N.n.bez.

5-49 Operationen am Anus

5-490 Inzision und Exzision von Gewebe der Perianalregion
Inkl.: Inzision oder Exzision bei perianaler Thrombose

5-490.0 Inzision

5-490.1 Exzision

5-490.x Sonstige

5-490.y N.n.bez.

5-491 Operative Behandlung von Analfisteln
Hinw.: Eine gleichzeitige Rekonstruktion (5-496.3) oder Naht (5-496.0) des Sphinkters ist gesondert zu kodieren

5-491.0 Inzision (Spaltung)

5-491.1 Exzision
- .10 Subkutan
- .11 Intersphinktär
- .12 Transsphinktär
- .13 Suprasphinktär
- .14 Extrasphinktär
- .15 Submukös
- .16 Subanodermal
- .1x Sonstige

5-491.2 Fadendrainage

5-491.3 Verschluss von Analfisteln durch Plug-Technik
Inkl.: Analfistelverschluss mit dreidimensionaler Kollagenmatrix SIS [Small Intestinal Submucosa]

5-491.4 Exzision einer inter- oder transsphinktären Analfistel mit Verschluss durch Schleimhautlappen

5-491.5 Exzision einer Analfistel mit Verschluss durch Muskel-Schleimhaut-Lappen

5-491.x Sonstige

5-491.y N.n.bez.

5-492 Exzision und Destruktion von erkranktem Gewebe des Analkanals
Inkl.: Blutstillung

5-492.0 Exzision
Hinw.: Eine tiefe Exzision reicht mindestens bis zur Muskulatur
- .00 Lokal
- .01 Tief
  Inkl.: Exzision einer Analfissur
- .02 Tief, mit Teilresektion des Muskels
  Inkl.: Exzision eines Analtumors
- .0x Sonstige

5-492.1 Destruktion, lokal

5-492.2 Exzision, endoskopisch, lokal

5-492.3 Destruktion, endoskopisch, lokal

5-492.x Sonstige

5-492.y N.n.bez.

5-493 Operative Behandlung von Hämorrhoiden

5-493.0 Ligatur
Inkl.: Gummiring

5-493.1 Sklerosierung

5-493.2 Exzision (z.B. nach Milligan-Morgan)

5-493.4 Destruktion

5-493.5 Mit Stapler
Hinw.: Die operative Behandlung eines Prolaps von Rektummukosa und/oder Anoderm im Rahmen einer Hämorrhoidenoperation nach Longo ist im Kode enthalten

5-493.6 Exzision mit plastischer Rekonstruktion (z.B. nach Fansler, Arnold, Parks)

5-493.7 Ligatur einer A. haemorrhoidalis
Hinw.: Die dopplersonographische Steuerung ist im Kode enthalten

.70 Ohne rektoanale Rekonstruktion [Recto-anal-repair]

.71 Mit rektoanaler Rekonstruktion [Recto-anal-repair]

5-493.x Sonstige

5-493.y N.n.bez.

5-494 Durchtrennung des Sphincter ani [Sphinkterotomie]

5-494.1 Lateral

5-494.2 Medial

5-494.x Sonstige

5-494.y N.n.bez.

5-495 Primäre plastische Rekonstruktion bei anorektalen Anomalien
Hinw.: Der Zugang ist für die mit ** gekennzeichneten Kodes in der 6. Stelle nach folgender Liste zu kodieren:
0 Offen chirurgisch
1 Perineal
2 Laparoskopisch
x Sonstige

** 5-495.0 Anteriore Anorektoplastik

** 5-495.1 Posteriore sagittale Anorektoplastik [PSARP] [OP nach Pena und de Vries]

** 5-495.2 Posteriore sagittale Anorektoplastik [PSARP] mit Fistelverschluss zum Urogenitaltrakt

** 5-495.3 Posteriore sagittale Anorektoplastik [PSARP] mit Korrektur einer Fehlbildung der Vagina mit ortsständigem Gewebe
Inkl.: Umwandlung einer Vagina duplex in ein unpaariges Organ
Hinw.: Die Rekonstruktion aus nicht ortsständigem Gewebe ist gesondert zu kodieren (5-705 ff.)

** 5-495.4 Durchzugsoperation, abdominoperineal
[6. Stelle: 0,2,x]

5-495.6 Analplastik, perineal

** 5-495.x Sonstige

5-495.y N.n.bez.

5-496 Rekonstruktion des Anus und des Sphinkterapparates
Inkl.: Sekundäre plastische Rekonstruktion bei Analatresie
Exkl.: Primäre plastische Rekonstruktion bei Analatresie (5-495 ff.)

5-496.0 Naht (nach Verletzung)

5-496.1 Cerclage

5-496.2 Sphinkteromyektomie

5-496.3 Sphinkterplastik
Inkl.: Rekonstruktion des Sphinkterapparates nach Exzision einer Analfistel (primär und sekundär)
Hinw.: Die gleichzeitige Exzision einer Analfistel ist gesondert zu kodieren (5-491 ff.)

5-496.4 Erweiterungsplastik

5-496.5 Grazilisplastik
Hinw.: Die Implantation, der Wechsel und die Entfernung von Neurostimulatoren und Elektroden bei der dynamischen Grazilisplastik sind gesondert zu kodieren (5-059 ff.)

5-496.9 Implantation eines künstlichen Analsphinkters

.90 Hydraulisches System
Inkl.: Implantation von Cuff, Verbindungspumpe und Ballon

.91 Magnetisches System

.9x Sonstige

5-496.a Wechsel eines künstlichen Analsphinkters und seiner Komponenten
- .a0 Cuff
- .a1 Verbindungspumpe
- .a2 Ballon
- .a3 Zwei Komponenten (z.B. Verbindungspumpe und Ballon) eines hydraulischen Systems
- .a4 Alle Komponenten eines hydraulischen Systems
- .a5 Magnetisches System

5-496.b Entfernung eines künstlichen Analsphinkters

5-496.c Implantation, Wechsel oder Entfernung von selbstexpandierenden Implantaten im intersphinktären Raum
- .c0 Implantation
- .c1 Wechsel
- .c2 Entfernung

5-496.x Sonstige

5-496.y N.n.bez.

5-499 Andere Operationen am Anus

5-499.0 Dilatation
Exkl.: Peranale Dilatation des Rektums (5-489.2)

5-499.e Endoskopische Injektion
Inkl.: Fibrinkleber

5-499.f Implantation von Bestrahlungsmarkern
Hinw.: Das bildgebende Verfahren ist gesondert zu kodieren (Kap. 3)

5-499.x Sonstige

5-499.y N.n.bez.

5-50 Operationen an der Leber

5-500 Inzision der Leber
Exkl.: Therapeutische perkutane Punktion der Leber (8-154.1)

5-500.0 Ohne weitere Maßnahmen

5-500.1 Drainage

5-500.x Sonstige

5-500.y N.n.bez.

5-501 Lokale Exzision und Destruktion von erkranktem Gewebe der Leber (atypische Leberresektion)
Inkl.: Blutstillung
Exkl.: Exzision einer Zyste mit Drainage über Hepatojejunostomie (5-512.2 ff., 5-512.3 ff., 5-512.4 ff.)
Hinw.: Der Zugang ist in der 6. Stelle nach folgender Liste zu kodieren:
- 0 Offen chirurgisch
- 1 Laparoskopisch
- 2 Umsteigen laparoskopisch - offen chirurgisch
- 3 Perkutan
- x Sonstige

** 5-501.0 Exzision, lokal
Inkl.: Exzision einer Zyste (Perizystektomie)

** 5-501.1 Endozystenresektion (bei Echinokokkuszyste)

** 5-501.2 Keilexzision

** 5-501.4 Destruktion, lokal, durch Alkoholinjektion mit Steuerung durch bildgebende Verfahren
Hinw.: Das bildgebende Verfahren ist im Kode enthalten

** 5-501.5 Destruktion, lokal, durch hochfrequenzinduzierte Thermotherapie
Inkl.: Radiofrequenzthermoablation, Mikrowellenablation
Hinw.: Das bildgebende Verfahren ist im Kode enthalten

** 5-501.6 Destruktion, lokal, durch Laser
Hinw.: Das bildgebende Verfahren ist im Kode enthalten

** 5-501.7 Destruktion, lokal, durch irreversible Elektroporation
Hinw.: Das bildgebende Verfahren ist im Kode enthalten
Die Anzahl der verwendeten Nadeln zur irreversiblen Elektroporation ist gesondert zu kodieren (5-98h.1 ff.)

** 5-501.x Sonstige

5-501.y N.n.bez.

5-502 Anatomische (typische) Leberresektion

5-502.0 Segmentresektion (ein Segment)

5-502.1 Hemihepatektomie links [Resektion der Segmente 2, 3, 4a und 4b]]

5-502.2 Hemihepatektomie rechts [Resektion der Segmente 5 bis 8]

5-502.3 So genannte Trisegmentektomie [Resektion der Segmente 4 bis 8]

5-502.4 Bisegmentektomie [Lobektomie links] [Resektion der Segmente 2 und 3]

5-502.5 Resektion sonstiger Segmentkombinationen
Hinw.: Mit diesem Kode ist auch die Resektion mehrerer nicht zusammenhängender Segmente zu kodieren

5-502.6 Trisektorektomie [Resektion der Segmente 1 und 4 bis 8]

5-502.7 In-situ-Split mit Ligatur der Pfortader bei einer zweizeitigen Leberresektion

5-502.8 Leberresektion nach vorangegangenem In-situ-Split

5-502.x Sonstige

5-502.y N.n.bez.

5-503 Leberteilresektion und Hepatektomie (zur Transplantation)

5-503.0 Hepatektomie, postmortal
Hinw.: Dieser Kode ist auch zu verwenden, wenn die Leistung nicht abschließend erbracht wird oder sich erst intraoperativ die Nichtverwendbarkeit des Organs für eine spätere Transplantation herausstellt
Dieser Kode und der im Fall eines vorzeitigen Abbruchs dieses Eingriffs zusätzlich zu kodierende Zusatzkode 5-995 werden nicht im Rahmen des Datensatzes nach § 301 SGB V bzw. § 21 KHEntgG übermittelt
Die Aufrechterhaltung der Homöostase für die postmortale Organspende ist im Kode enthalten

5-503.1 Entfernung einer Transplantatleber als selbständiger Eingriff
Exkl.: Hepatektomie im Rahmen einer Transplantation (5-504.0)

5-503.2 Entfernung einer Eigenleber als selbständiger Eingriff
Exkl.: Hepatektomie im Rahmen einer Transplantation (5-504.0)

5-503.3 Bisegmentektomie [Lobektomie links] [Resektion der Segmente 2 und 3], zur Lebend-Organspende

5-503.4 Hemihepatektomie links [Resektion der Segmente (1), 2, 3, 4a und 4b] zur Lebend-Organspende

5-503.5 Hemihepatektomie rechts [Resektion der Segmente 5 bis 8] zur Lebend-Organspende

5-503.6 Resektion sonstiger Segmentkombinationen zur Lebend-Organspende

5-503.x Sonstige

5-503.y N.n.bez.

5-504 Lebertransplantation
Exkl.: Allogene Hepatozytentransplantation (8-862 ff.)
Hinw.: Bei AB0-nichtkompatibler Transplantation ist der Kode 5-930.21 zusätzlich anzugeben
Die Art der Konservierung von Organtransplantaten ist gesondert zu kodieren (5-939 ff.)

5-504.0 Komplett (gesamtes Organ)
Inkl.: Simultane Hepatektomie

5-504.1 Partiell (Split-Leber)

5-504.2 Auxiliär (linker Leberlappen zusätzlich zum eigenen Organ)

5-504.3 Retransplantation, komplett (gesamtes Organ) während desselben stationären Aufenthaltes
Inkl.: Simultane Hepatektomie

5-504.4 Retransplantation, partiell (Split-Leber) während desselben stationären Aufenthaltes

5-504.5 Retransplantation, auxiliär (linker Leberlappen zusätzlich zum vorhandenen Organ) während desselben stationären Aufenthaltes

5-504.x Sonstige

5-504.y N.n.bez.

5-505 Rekonstruktion der Leber

5-505.0 Naht und blutstillende Umstechung (nach Verletzung)

5-505.1 Tamponade

5-505.2 Mit Omentumplastik

5-505.x Sonstige

5-505.y N.n.bez.

5-506 Implantation, Wechsel und Entfernung eines Katheterverweilsystems in Leberarterie und Pfortader (zur Chemotherapie) und offen chirurgische intrahepatische Chemoperfusion

5-506.0 Implantation

5-506.1 Wechsel

5-506.2 Entfernung

5-506.3 Offen chirurgische intrahepatische Chemoperfusion

.30 Hypertherm

.3x Sonstige

5-506.x Sonstige

5-506.y N.n.bez.

5-509 Andere Operationen an der Leber

5-509.0 Implantation von Bestrahlungsmarkern
Hinw.: Das bildgebende Verfahren ist gesondert zu kodieren (Kap. 3)

.00 Perkutan

.01 Endoskopisch

.0x Sonstige

5-509.x Sonstige

5-51 Operationen an Gallenblase und Gallenwegen

Exkl.: Extrakorporale Stoßwellenlithotripsie in Gallenblase und Gallengängen (8-111 ff.)

5-510 Cholezystotomie und Cholezystostomie

5-510.0 Cholezystotomie, n.n.bez.

5-510.1 Cholezystotomie, offen chirurgisch

5-510.2 Cholezystotomie, laparoskopisch

5-510.3 Cholezystotomie, Umsteigen laparoskopisch - offen chirurgisch

5-510.4 Cholezystostomie

.40 Offen chirurgisch

.41 Laparoskopisch

.42 Umsteigen laparoskopisch - offen chirurgisch

.43 Endoskopisch
Hinw.: Die Verwendung von selbstexpandierenden Stents ist gesondert zu kodieren (5-449.h3, 5-469.k3)
Die Verwendung von auf ein Kauterisierungssystem vorgeladenen selbstexpandierenden Stents ist gesondert zu kodieren (5-549.a)

.4x Sonstige

5-511 Cholezystektomie
Inkl.: Blutstillung im Bereich des Gallenblasenlagers (mit Leberbettnaht)
Einlage einer Gallengangs-/T-Drainage bei Gallengangsrevision
Hinw.: Eine intraoperative Cholangiographie durch Zugang im Rahmen einer Laparotomie oder Laparoskopie ist gesondert zu kodieren (3-13c.3)

5-511.0 Einfach, offen chirurgisch

.01 Ohne operative Revision der Gallengänge

.02 Mit operativer Revision der Gallengänge

5-511.1 Einfach, laparoskopisch
- .11 Ohne laparoskopische Revision der Gallengänge
- .12 Mit laparoskopischer Revision der Gallengänge

5-511.2 Einfach, Umsteigen laparoskopisch - offen chirurgisch
- .21 Ohne operative Revision der Gallengänge
- .22 Mit operativer Revision der Gallengänge

5-511.3 Erweitert
Inkl.: Leberbettresektion

5-511.4 Simultan, während einer Laparotomie aus anderen Gründen
- .41 Ohne operative Revision der Gallengänge
- .42 Mit operativer Revision der Gallengänge

5-511.5 Simultan, während einer Laparoskopie aus anderen Gründen
- .51 Ohne operative Revision der Gallengänge
- .52 Mit operativer Revision der Gallengänge

5-511.x Sonstige

5-511.y N.n.bez.

5-512 Biliodigestive Anastomose (von Ductus hepaticus, Ductus choledochus und Leberparenchym)
Inkl.: Operationen bei kongenitaler Gallengangsatresie
Einlage einer Gallengangs-/T-Drainage
Hinw.: Die Resektion von Gallengangsgewebe ist gesondert zu kodieren (5-515 ff.)
Eine intraoperative Cholangiographie durch Zugang im Rahmen einer Laparotomie oder Laparoskopie ist gesondert zu kodieren (3-13c.3)
Die Verwendung von selbstexpandierenden Stents ist gesondert zu kodieren (5-449.h ff., 5-469.k ff.)
Die Verwendung von auf ein Kauterisierungssystem vorgeladenen selbstexpandierenden Stents ist gesondert zu kodieren (5-549.a)
Der Zugang ist in der 6. Stelle nach folgender Liste zu kodieren:
- 0 Offen chirurgisch
- 1 Laparoskopisch
- 2 Umsteigen laparoskopisch - offen chirurgisch
- 3 Endoskopisch
- x Sonstige

** 5-512.0 Zum Magen

** 5-512.1 Zum Duodenum

** 5-512.2 Zum Jejunum

** 5-512.3 Zum Jejunum, mit Interposition einer Darmschlinge
[6. Stelle: 0-2,x]

** 5-512.4 Zum Jejunum, mit Roux-Y-Anastomose
[6. Stelle: 0-2,x]
Inkl.: Zur Ableitung einer Leberzyste mit Anschluss an das Gallensystem

** 5-512.x Sonstige

5-512.y N.n.bez.

5-513 Endoskopische Operationen an den Gallengängen
Inkl.: Röntgendarstellung der Gallenwege (ERC) sowie der Gallen- und Pankreaswege (ERCP)
Exkl.: Diagnostische Endoskopie der Gallen- und Pankreaswege (1-64)
Extrakorporale Stoßwellenlithotripsie in Gallenblase und Gallengängen (8-111 ff.)

5-513.1 Inzision der Papille (Papillotomie)

5-513.2 Steinentfernung
- .20 Mit Körbchen
- .21 Mit Ballonkatheter
- .22 Mit mechanischer Lithotripsie
- .23 Mit elektrohydraulischer Lithotripsie
- .24 Mit elektrohydraulischer Lithotripsie und Laseranwendung
- .25 Mit Laserlithotripsie
- .2x Sonstige

5-513.3 Exzision
Exkl.: Endoskopische Biopsie an den Gallengängen oder an Sphincter Oddi und Papilla duodeni major (1-440.6, 1-440.7)
Biopsie durch Inzision an den Gallengängen oder an Sphincter Oddi und Papilla duodeni major (1-552.1, 1-552.2)

.30 Exzision an der Papille

.31 Papillektomie
Exkl.: Exzision der Papilla duodeni major mit Replantation des Ductus choledochus (5-518.4 ff.)

.32 Exzision am Gallengang

5-513.4 Destruktion

.40 Elektrokoagulation

.41 Photodynamische Therapie

.42 Radiofrequenzablation

.43 Mikrowellenablation

.44 Irreversible Elektroporation
Hinw.: Die Anzahl der verwendeten Nadeln zur irreversiblen Elektroporation ist gesondert zu kodieren (5-98h.1 ff.)

.4x Sonstige

5-513.5 Einlegen einer Drainage
Inkl.: Einlegen einer nasobiliären Verweilsonde

5-513.a Dilatation

5-513.b Entfernung von alloplastischem Material

5-513.c Blutstillung

5-513.d Bougierung

5-513.f Einlegen von nicht selbstexpandierenden Prothesen

.f0 Eine Prothese

.f1 Zwei oder mehr Prothesen

5-513.h Wechsel von nicht selbstexpandierenden Prothesen

.h0 Eine Prothese

.h1 Zwei oder mehr Prothesen

5-513.k Zugang durch retrograde Endoskopie
Hinw.: Dieser Kode ist ein Zusatzkode. Er ist nur anzugeben, wenn eine retrograde Endoskopie als Zugang für eines der unter 5-513.1 bis 5-513.h ff. und 5-513.m ff. bis 5-513.n ff. aufgeführten Verfahren eingesetzt wurde. Mit diesem Kode soll ausschließlich die aufgrund von Voroperationen (z.B. nach partieller Pankreatoduodenektomie, bei Roux-Y-Anastomose nach totaler oder partieller Gastrektomie) retrograd (von weiter aboral gelegenen Darmabschnitten in Richtung weiter oral gelegener Darmabschnitte) durchgeführte Endoskopie zur therapeutischen Intervention an den Gallenwegen verschlüsselt werden

5-513.m Einlegen oder Wechsel von selbstexpandierenden ungecoverten Stents
Hinw.: Beim Wechsel ist entsprechend der Zahl der neu eingelegten selbstexpandierenden ungecoverten Stents zu kodieren

.m0 Ein Stent

.m1 Zwei Stents

.m2 Drei oder mehr Stents

5-513.n Einlegen oder Wechsel von selbstexpandierenden gecoverten Stent-Prothesen
Hinw.: Beim Wechsel ist entsprechend der Zahl der neu eingelegten selbstexpandierenden gecoverten Stent-Prothesen zu kodieren

.n0 Eine Stent-Prothese

.n1 Zwei Stent-Prothesen

.n2 Drei oder mehr Stent-Prothesen

5-513.p Endoskopische Operation an den Gallengängen bei anatomischer Besonderheit
Hinw.: Dieser Kode ist ein Zusatzkode. Er ist nur anzugeben, wenn bei Durchführung einer der unter 5-513.1 bis 5-513.h ff. und 5-513.m ff. bis 5-513.n ff. aufgeführten Verfahren eine der folgenden Besonderheiten vorlag:

- Lage der Papilla Vateri am Rand oder innerhalb eines Duodenaldivertikels oder
- Klatskin-Tumor (Stadium III oder IV) mit Drainageeinlage im rechten und linken Gallengang oder
- Stenosierende Neubildung der Papilla Vateri bei erstmaliger, erfolgreicher Kanülierung

5-513.q Therapeutische direkte Endoskopie der Gallenwege [duktale Endoskopie]
Hinw.: Diese Kodes sind Zusatzkodes. Sie sind nur anzugeben, wenn eine duktale Endoskopie der Gallenwege als Zugang für eines der unter 5-513.1 bis 5-513.h ff. und 5-513.m ff. bis 5-513.n ff. aufgeführten Verfahren eingesetzt wurde

.q0 Cholangioskopie der Gallenwege distal der Hepatikusgabel
Inkl.: Cholangioskopie der extrahepatischen Gallenwege

.q1 Cholangioskopie der Gallenwege proximal der Hepatikusgabel
Inkl.: Cholangioskopie der intrahepatischen Gallenwege

5-513.r Transgastrale oder transduodenale Punktion der Gallengänge
Exkl.: Biliodigestive Anastomose (5-512 ff.)
Hinw.: Das Einlegen von Drainagen oder Prothesen (im Rendezvous-Verfahren) ist gesondert zu kodieren (5-513.5, 5-513.f ff., 5-513.m ff., 5-513.n ff.)

5-513.x Sonstige

5-513.y N.n.bez.

5-514 Andere Operationen an den Gallengängen
Exkl.: Dilatation an Sphincter Oddi und Papilla duodeni major (5-518.0 ff.)
Papillotomie (5-518.1 ff.)
Hinw.: Eine intraoperative Cholangiographie durch Zugang im Rahmen einer Laparotomie oder Laparoskopie ist gesondert zu kodieren (3-13c.3)
Der Zugang ist in der 6. Stelle nach folgender Liste zu kodieren:
0 Offen chirurgisch
1 Laparoskopisch
2 Umsteigen laparoskopisch - offen chirurgisch
3 Perkutan-transhepatisch
x Sonstige

** 5-514.0 Inzision des Ductus choledochus

** 5-514.2 Steinentfernung

** 5-514.3 Exzision

** 5-514.5 Einlegen einer Drainage
Inkl.: Umwandlung einer externen in eine interne Drainage (Rendezvous-Manöver)

** 5-514.b Entfernung von alloplastischem Material

** 5-514.c Blutstillung

** 5-514.d Revision (als selbständiger Eingriff)

** 5-514.g Einlegen einer nicht selbstexpandierenden Prothese

** 5-514.h Einlegen von zwei oder mehr nicht selbstexpandierenden Prothesen

** 5-514.k Wechsel von nicht selbstexpandierenden Prothesen

** 5-514.m Dilatation
[6. Stelle: 3]

** 5-514.n Bougierung
[6. Stelle: 3]

** 5-514.p Wechsel einer Drainage

** 5-514.q Destruktion durch Elektrokoagulation

** 5-514.r Destruktion durch photodynamische Therapie

** 5-514.s Destruktion durch Radiofrequenzablation

** 5-514.t Destruktion durch sonstige Verfahren

5-514.u Therapeutische perkutan-transhepatische Endoskopie der Gallenwege
Hinw.: Diese Kodes sind Zusatzkodes. Sie sind nur anzugeben, wenn eine perkutan-transhepatische Endoskopie der Gallenwege als Zugang für eines der unter 5-514.0 ff. bis 5-514.t ff. aufgeführten Verfahren eingesetzt wurde

.u0 Normalkalibriges Cholangioskop
Hinw.: Der Außendurchmesser eines normalkalibrigen Cholangioskops beträgt mehr als 4 mm

.u1 Kleinkalibriges Cholangioskop
Hinw.: Der Außendurchmesser eines kleinkalibrigen Cholangioskops beträgt 4 mm oder weniger

** 5-514.x Sonstige

5-514.y N.n.bez.

5-515 Exzision und Resektion von erkranktem Gewebe der Gallengänge
Inkl.: Einlage einer Gallengangs-/T-Drainage
Hinw.: Eine intraoperative Cholangiographie durch Zugang im Rahmen einer Laparotomie oder Laparoskopie ist gesondert zu kodieren (3-13c.3)

5-515.0 Exzision eines Reststumpfes des Ductus cysticus

5-515.1 Resektion, mit End-zu-End-Anastomose

5-515.2 Resektion, mit biliodigestiver Anastomose
Hinw.: Die biliodigestive Anastomose ist gesondert zu kodieren (5-512 ff.)

5-515.x Sonstige

5-515.y N.n.bez.

5-516 Andere Rekonstruktion der Gallengänge
Inkl.: Einlage einer Gallengangs-/T-Drainage
Hinw.: Eine intraoperative Cholangiographie durch Zugang im Rahmen einer Laparotomie oder Laparoskopie ist gesondert zu kodieren (3-13c.3)

5-516.0 Naht (nach Verletzung)

5-516.1 Plastische Rekonstruktion

5-516.x Sonstige

5-516.y N.n.bez.

5-517 Einlegen oder Wechseln von selbstexpandierenden Stents und Stent-Prothesen in die Gallengänge
Exkl.: Endoskopisches Einlegen oder Wechseln von selbstexpandierenden Stents oder Stent-Prothesen in die Gallengänge (5-513.m ff., 5-513.n ff.)
Hinw.: Eine intraoperative Cholangiographie durch Zugang im Rahmen einer Laparotomie oder Laparoskopie ist gesondert zu kodieren (3-13c.3)
Der Zugang ist in der 6. Stelle nach folgender Liste zu kodieren:
0 Offen chirurgisch
1 Laparoskopisch
2 Umsteigen laparoskopisch - offen chirurgisch
3 Perkutan-transhepatisch
x Sonstige

** 5-517.0 Einlegen oder Wechsel eines selbstexpandierenden ungecoverten Stents
Hinw.: Beim Wechsel ist entsprechend der Zahl der neu eingelegten selbstexpandierenden ungecoverten Stents zu kodieren

** 5-517.1 Einlegen oder Wechsel von zwei selbstexpandierenden ungecoverten Stents
Hinw.: Beim Wechsel ist entsprechend der Zahl der neu eingelegten selbstexpandierenden ungecoverten Stents zu kodieren

** 5-517.2 Einlegen oder Wechsel von drei selbstexpandierenden ungecoverten Stents
Hinw.: Beim Wechsel ist entsprechend der Zahl der neu eingelegten selbstexpandierenden ungecoverten Stents zu kodieren

** 5-517.3 Einlegen oder Wechsel von vier oder mehr selbstexpandierenden ungecoverten Stents
Hinw.: Beim Wechsel ist entsprechend der Zahl der neu eingelegten selbstexpandierenden ungecoverten Stents zu kodieren

** 5-517.4 Einlegen oder Wechsel einer selbstexpandierenden gecoverten Stent-Prothese
Hinw.: Beim Wechsel ist entsprechend der Zahl der neu eingelegten selbstexpandierenden gecoverten Stent-Prothesen zu kodieren

** 5-517.5 Einlegen oder Wechsel von zwei selbstexpandierenden gecoverten Stent-Prothesen
Hinw.: Beim Wechsel ist entsprechend der Zahl der neu eingelegten selbstexpandierenden gecoverten Stent-Prothesen zu kodieren

** 5-517.6 Einlegen oder Wechsel von drei selbstexpandierenden gecoverten Stent-Prothesen
Hinw.: Beim Wechsel ist entsprechend der Zahl der neu eingelegten selbstexpandierenden gecoverten Stent-Prothesen zu kodieren

** 5-517.7 Einlegen oder Wechsel von vier oder mehr selbstexpandierenden gecoverten Stent-Prothesen
Hinw.: Beim Wechsel ist entsprechend der Zahl der neu eingelegten selbstexpandierenden gecoverten Stent-Prothesen zu kodieren

** 5-517.x Sonstige

5-517.y N.n.bez.

5-518 **Operationen an Sphincter Oddi und Papilla duodeni major**
Exkl.: Papillotomie, endoskopisch (ERCP) (5-513.1)
Papillektomie, endoskopisch (5-513.31)
Endoskopische Operationen an den Gallengängen (5-513 ff.)
Endoskopische Eingriffe am Pankreasgang (5-526 ff.)
Hinw.: Eine intraoperative Cholangiographie durch Zugang im Rahmen einer Laparotomie oder Laparoskopie ist gesondert zu kodieren (3-13c.3)
Der Zugang ist in der 6. Stelle nach folgender Liste zu kodieren:
0 Offen chirurgisch
1 Laparoskopisch
2 Umsteigen laparoskopisch - offen chirurgisch
x Sonstige

** 5-518.0 Dilatation

** 5-518.1 Inzision [Papillotomie]

** 5-518.2 Sonstige Inzision (mit Duodenotomie)

** 5-518.3 Destruktion von erkranktem Gewebe der Papilla duodeni major

** 5-518.4 Exzision der Papilla duodeni major mit Replantation des Ductus choledochus

** 5-518.5 Sonstige Exzision oder Destruktion

** 5-518.6 Plastische Rekonstruktion

** 5-518.x Sonstige

5-518.y N.n.bez.

5-519 **Andere Operationen an Gallenblase und Gallengängen**
Exkl.: Therapeutische perkutane Punktion der Gallenblase (8-154.2)
Hinw.: Eine intraoperative Cholangiographie durch Zugang im Rahmen einer Laparotomie oder Laparoskopie ist gesondert zu kodieren (3-13c.3)

5-519.0 Naht der Gallenblase

5-519.1 Aufhebung einer biliodigestiven Anastomose

5-519.2 Umwandlung einer biliodigestiven Anastomose (refluxiv in antirefluxiv)

5-519.3 Revision einer Gallengangsanastomose

5-519.4 Verschluss einer Fistel des Ductus choledochus

5-519.x Sonstige

5-519.y N.n.bez.

5-52 Operationen am Pankreas
Inkl.: Intraoperative Pankreatikographie
Exkl.: Extrakorporale Stoßwellenlithotripsie von Steinen in Gallenblase und Gallengängen (8-111 ff.)

5-520 **Inzision des Pankreas**
Exkl.: Inzision des Ductus pancreaticus (5-529.0 ff.)

5-520.0 Ohne weitere Maßnahmen

5-520.1 Drainage

5-520.2 Mit Steinentfernung

5-520.x Sonstige

5-520.y N.n.bez.

5-521 **Lokale Exzision und Destruktion von erkranktem Gewebe des Pankreas**

5-521.0 Exzision
Exkl.: Endoskopische transgastrale Entfernung von Pankreasnekrosen (5-529.p ff.)

5-521.1 Destruktion ohne Spülung

5-521.2 Destruktion mit Spülung

5-521.3 Destruktion durch irreversible Elektroporation
Hinw.: Die Anzahl der verwendeten Nadeln zur irreversiblen Elektroporation ist gesondert zu kodieren (5-98h.1 ff.)

5-521.4 Destruktion durch Radiofrequenzablation
- .40 Offen chirurgisch
- .41 Endoskopisch transgastral oder endoskopisch transduodenal
- .4x Sonstige

5-521.x Sonstige

5-521.y N.n.bez.

5-522 Marsupialisation einer Pankreaszyste

5-523 Innere Drainage des Pankreas
Inkl.: Drainage von Pankreaszysten und Pankreaspseudozysten

5-523.0 Pankreatogastrostomie

5-523.1 Pankreatoduodenostomie

5-523.2 Pankreatojejunostomie

5-523.x Sonstige

5-523.y N.n.bez.

5-524 Partielle Resektion des Pankreas
Hinw.: Eine ggf. durchgeführte simultane Cholezystektomie ist gesondert zu kodieren (5-511.4 ff., 5-511.5 ff.)

5-524.0 Linksseitige Resektion (ohne Anastomose)
- .00 Offen chirurgisch
- .01 Laparoskopisch
- .02 Umsteigen laparoskopisch - offen chirurgisch

5-524.1 Partielle Duodenopankreatektomie mit Teilresektion des Magens (OP nach Whipple)
Inkl.: Gallenableitung

5-524.2 Pankreaskopfresektion, pyloruserhaltend
Inkl.: Gallenableitung

5-524.3 Pankreaskopfresektion, duodenumerhaltend

5-524.4 Pankreassegmentresektion
Exkl.: Pankreasschwanzresektion (5-524.0 ff.)
Hinw.: Hier sind Segmente von Pankreaskörper oder Pankreasschwanz gemeint

5-524.x Sonstige

5-524.y N.n.bez.

5-525 (Totale) Pankreatektomie
Hinw.: Eine ggf. durchgeführte simultane Cholezystektomie ist gesondert zu kodieren (5-511.4 ff., 5-511.5 ff.)

5-525.0 Mit Teilresektion des Magens
Inkl.: Gallenableitung

5-525.1 Pyloruserhaltend
Inkl.: Gallenableitung

5-525.2 Duodenumerhaltend

5-525.3 Entfernung eines Pankreastransplantates

5-525.4 Pankreatektomie postmortal (zur Transplantation)
Hinw.: Dieser Kode ist auch zu kodieren, wenn die Leistung nicht abschließend erbracht wird oder sich erst intraoperativ die Nichtverwendbarkeit des Organs für eine spätere Transplantation herausstellt
Dieser Kode und der im Fall eines vorzeitigen Abbruchs dieses Eingriffs zusätzlich zu kodierende Zusatzkode 5-995 werden nicht im Rahmen des Datensatzes nach § 301 SGB V bzw. § 21 KHEntgG übermittelt
Die Aufrechterhaltung der Homöostase für die postmortale Organspende ist im Kode enthalten

5-525.x Sonstige

5-525.y N.n.bez.

5-526 Endoskopische Operationen am Pankreasgang
Inkl.: Röntgendarstellung der Pankreaswege (ERP)
Exkl.: Diagnostische Endoskopie der Gallen- und Pankreaswege (1-64)
Extrakorporale Stoßwellenlithotripsie von Steinen in Gallenblase und Gallengängen (8-111 ff.)

5-526.1 Inzision der Papille (Papillotomie)

5-526.2 Steinentfernung
- .20 Mit Körbchen
- .21 Mit Ballonkatheter
- .22 Mit mechanischer Lithotripsie
- .23 Mit elektrohydraulischer Lithotripsie
- .24 Mit elektrohydraulischer Lithotripsie und Laseranwendung
- .25 Mit Laserlithotripsie
- .2x Sonstige

5-526.3 Exzision

5-526.4 Destruktion

5-526.5 Einlegen einer Drainage

5-526.a Dilatation

5-526.b Entfernung von alloplastischem Material

5-526.c Blutstillung

5-526.d Bougierung

5-526.e Einlegen einer Prothese
- .e0 Selbstexpandierend
- .e1 Nicht selbstexpandierend

5-526.f Wechsel einer Prothese
- .f0 Selbstexpandierend
- .f1 Nicht selbstexpandierend

5-526.g Zugang durch retrograde Endoskopie
Hinw.: Dieser Kode ist ein Zusatzkode. Er ist nur anzugeben, wenn eine retrograde Endoskopie als Zugang für eines der unter 5-526.1 bis 5-526.f ff. aufgeführten Verfahren eingesetzt wurde. Mit diesem Kode soll ausschließlich die aufgrund von Voroperationen (z.B. nach partieller Pankreatoduodenektomie, bei Roux-Y-Anastomose nach totaler oder partieller Gastrektomie) retrograd (von weiter aboral gelegenen Darmabschnitten in Richtung weiter oral gelegener Darmabschnitte) durchgeführte Endoskopie zur therapeutischen Intervention am Pankreasgang verschlüsselt werden

5-526.h Endoskopische Operation am Pankreasgang bei anatomischer Besonderheit
Hinw.: Dieser Kode ist ein Zusatzkode. Er ist nur anzugeben, wenn bei Durchführung einer der unter 5-526.1 bis 5-526.f ff. aufgeführten Verfahren die folgende Besonderheit vorlag:
- Pancreas divisum mit Erfordernis der Kanülierung der Papilla minor

5-526.j Therapeutische Endoskopie des Pankreasganges [duktale Endoskopie]
Hinw.: Dieser Kode ist ein Zusatzkode. Er ist nur anzugeben, wenn eine duktale Endoskopie des Pankreasganges als Zugang für eines der unter 5-526.1 bis 5-526.f ff. aufgeführten Verfahren eingesetzt wurde

5-526.x Sonstige

5-526.y N.n.bez.

5-527 Anastomose des Ductus pancreaticus

5-527.0 Zum Magen

5-527.1 Zum Jejunum

5-527.2 Zum Duodenum

5-527.3 Zum Jejunum, mit Roux-Y-Anastomose

5-527.x Sonstige

5-527.y N.n.bez.

5-528 Transplantation von Pankreas(gewebe)

5-528.0 Injektion von Pankreasgewebe (Pankreas-Inseltransplantation)

5-528.1 Transplantation eines Pankreassegmentes

5-528.2 Transplantation des Pankreas (gesamtes Organ)

5-528.3 Retransplantation von Pankreasgewebe während desselben stationären Aufenthaltes

5-528.4 Retransplantation eines Pankreassegmentes während desselben stationären Aufenthaltes

5-528.5 Retransplantation des Pankreas (gesamtes Organ) während desselben stationären Aufenthaltes

5-528.x Sonstige

5-528.y N.n.bez.

5-529 Andere Operationen am Pankreas und am Pankreasgang

Inkl.: Röntgendarstellung der Pankreaswege (ERP)

Hinw.: Der Zugang ist für die mit ** gekennzeichneten Kodes in der 6. Stelle nach folgender Liste zu kodieren:

- 0 Offen chirurgisch
- 1 Laparoskopisch
- 2 Umsteigen laparoskopisch - offen chirurgisch
- x Sonstige

** 5-529.0 Inzision des Ductus pancreaticus

** 5-529.1 Inzision der Papille (Papillotomie)

** 5-529.2 Steinentfernung aus dem Ductus pancreaticus

** 5-529.3 Exzision des Ductus pancreaticus

** 5-529.4 Destruktion des Ductus pancreaticus

** 5-529.5 Einlegen einer Drainage in den Ductus pancreaticus

** 5-529.a Dilatation

** 5-529.b Entfernung von alloplastischem Material

** 5-529.c Blutstillung

** 5-529.d Revision (als selbständiger Eingriff)

** 5-529.e Plastische Rekonstruktion des Ductus pancreaticus

** 5-529.f Plastische Rekonstruktion des Pankreas

** 5-529.g Einlegen einer selbstexpandierenden Prothese

** 5-529.h Einlegen einer nicht selbstexpandierenden Prothese

** 5-529.j Wechsel einer selbstexpandierenden Prothese

** 5-529.k Wechsel einer nicht selbstexpandierenden Prothese

** 5-529.m Naht (nach Verletzung)

5-529.n Transgastrale Drainage einer Pankreaszyste

.n0 Offen chirurgisch

.n2 Endoskopisch ohne Einlegen eines Stents

.n3 Endoskopisch mit Einlegen eines nicht selbstexpandierenden Stents

.n4 Endoskopisch mit Einlegen eines selbstexpandierenden Stents

Exkl.: Einlegen einer selbstexpandierenden Prothese in den Pankreasgang (5-526.e0)

Hinw.: Die Verwendung von auf ein Kauterisierungssystem vorgeladenen selbstexpandierenden Stents ist gesondert zu kodieren (5-549.a)

.nx Sonstige

5-529.p Endoskopische transgastrale Entfernung von Pankreasnekrosen

Inkl.: Drainage

Entfernung von intra-/retroperitonealen postpankreatitischen Nekrosen/Flüssigkeitsansammlungen

.p0 Ohne Einlegen eines Stents

.p1 Mit Einlegen eines nicht selbstexpandierenden Stents

.p2 Mit Einlegen eines selbstexpandierenden Stents

Exkl.: Einlegen einer selbstexpandierenden Prothese in den Pankreasgang (5-526.e0)

Hinw.: Die Verwendung von auf ein Kauterisierungssystem vorgeladenen selbstexpandierenden Stents ist gesondert zu kodieren (5-549.a)

.px Sonstige

5-529.q Implantation von Bestrahlungsmarkern am Pankreas
Hinw.: Das bildgebende Verfahren ist gesondert zu kodieren (Kap. 3)

.q0 Perkutan

.q1 Endoskopisch

.qx Sonstige

5-529.r Transduodenale Drainage einer Pankreaszyste

.r0 Offen chirurgisch

.r1 Endoskopisch ohne Einlegen eines Stents

.r2 Endoskopisch mit Einlegen eines nicht selbstexpandierenden Stents

.r3 Endoskopisch mit Einlegen eines selbstexpandierenden Stents
Exkl.: Einlegen einer selbstexpandierenden Prothese in den Pankreasgang (5-526.e0)
Hinw.: Die Verwendung von auf ein Kauterisierungssystem vorgeladenen selbstexpandierenden Stents ist gesondert zu kodieren (5-549.a)

.rx Sonstige

5-529.s Endoskopische transduodenale Entfernung von Pankreasnekrosen
Inkl.: Drainage
Entfernung von intra-/retroperitonealen postpankreatitischen Nekrosen/Flüssigkeitsansammlungen

.s0 Ohne Einlegen eines Stents

.s1 Mit Einlegen eines nicht selbstexpandierenden Stents

.s2 Mit Einlegen eines selbstexpandierenden Stents
Exkl.: Einlegen einer selbstexpandierenden Prothese in den Pankreasgang (5-526.e0)
Hinw.: Die Verwendung von auf ein Kauterisierungssystem vorgeladenen selbstexpandierenden Stents ist gesondert zu kodieren (5-549.a)

** 5-529.x Sonstige

5-529.y N.n.bez.

5-53 Verschluss abdominaler Hernien

5-530 Verschluss einer Hernia inguinalis
Inkl.: Verschluss eines offenen Processus vaginalis peritonei und einer kongenitalen Hydrocele testis
Hinw.: Unter Rezidiv ist hier ein Wiederauftreten nach operativem Hernienverschluss zu verstehen, nicht jedoch eine erneute Hernierung nach konservativer Reposition

5-530.0 Offen chirurgisch, ohne plastischen Bruchpfortenverschluss
Inkl.: Operation nach Ferguson-Grob

.00 ↔ Mit hoher Bruchsackunterbindung und Teilresektion

.01 ↔ Mit Hydrozelenwandresektion

.02 ↔ Mit Funikulolyse und Hodenverlagerung

.03 ↔ Ohne weitere Maßnahmen

.0x ↔ Sonstige

5-530.1 ↔ Offen chirurgisch, mit plastischem Bruchpfortenverschluss
Inkl.: Operation nach Shouldice, Bassini-Kirschner, Zimmermann oder Desarda

5-530.3 Mit alloplastischem, allogenem oder xenogenem Material
Hinw.: Die Art des verwendeten Materials für Gewebeersatz oder Gewebeverstärkung ist gesondert zu kodieren (5-932 ff.)

.31 ↔ Laparoskopisch transperitoneal [TAPP]

.32 ↔ Endoskopisch total extraperitoneal [TEP]

.33 ↔ Offen chirurgisch, epifaszial (anterior)
Inkl.: Operation nach Lichtenstein, Onlay-Technik

.34 ↔ Offen chirurgisch, präperitoneal/retromuskulär (posterior)
Inkl.: Operation nach Gilbert oder Pellissier, Sublay-Technik, TIPP, Plug-Verfahren

.3x ↔ Sonstige

5-530.4 ↔ Offen chirurgisch, mit Darmresektion, ohne zusätzliche Laparotomie

5-530.5 ↔ Bei Rezidiv, offen chirurgisch, mit plastischem Bruchpfortenverschluss
Inkl.: Operation nach Lotheissen/McVay oder Desarda

5-530.7 Bei Rezidiv, mit alloplastischem, allogenem oder xenogenem Material
Hinw.: Die Art des verwendeten Materials für Gewebeersatz oder Gewebeverstärkung ist gesondert zu kodieren (5-932 ff.)

.71 ↔ Laparoskopisch transperitoneal [TAPP]

.72 ↔ Endoskopisch total extraperitoneal [TEP]

.73 ↔ Offen chirurgisch, epifaszial (anterior)
Inkl.: Operation nach Lichtenstein, Onlay-Technik

.74 ↔ Offen chirurgisch, präperitoneal/retromuskulär (posterior)
Inkl.: Operation nach Gilbert oder Pellissier, Sublay-Technik, TIPP, Plug-Verfahren

.7x ↔ Sonstige

5-530.8 ↔ Bei Rezidiv, offen chirurgisch, mit Darmresektion, ohne zusätzliche Laparotomie

5-530.9 Laparoskopisch, ohne plastischen Bruchpfortenverschluss

.90 ↔ Mit hoher Bruchsackunterbindung und Teilresektion

.91 ↔ Ohne weitere Maßnahmen

.9x ↔ Sonstige

5-530.x ↔ Sonstige

5-530.y N.n.bez.

5-531 Verschluss einer Hernia femoralis
Hinw.: Unter Rezidiv ist hier ein Wiederauftreten nach operativem Hernienverschluss zu verstehen, nicht jedoch eine erneute Hernierung nach konservativer Reposition

5-531.0 ↔ Offen chirurgisch, ohne plastischen Bruchpfortenverschluss

5-531.1 ↔ Offen chirurgisch, mit plastischem Bruchpfortenverschluss
Inkl.: Operation nach Lotheissen/McVay

5-531.3 Mit alloplastischem, allogenem oder xenogenem Material
Hinw.: Die Art des verwendeten Materials für Gewebeersatz oder Gewebeverstärkung ist gesondert zu kodieren (5-932 ff.)

.31 ↔ Laparoskopisch transperitoneal [TAPP]

.32 ↔ Endoskopisch total extraperitoneal [TEP]

.33 ↔ Offen chirurgisch, epifaszial (anterior)
Inkl.: Operation nach Lichtenstein, Onlay-Technik

.34 ↔ Offen chirurgisch, präperitoneal/retromuskulär (posterior)
Inkl.: Operation nach Gilbert oder Pellissier, Sublay-Technik, TIPP, Plug-Verfahren

.3x ↔ Sonstige

5-531.4 ↔ Offen chirurgisch, mit Darmresektion, ohne zusätzliche Laparotomie

5-531.5 ↔ Bei Rezidiv, offen chirurgisch, mit plastischem Bruchpfortenverschluss
Inkl.: Operation nach Lotheissen/McVay

5-531.7 Bei Rezidiv, mit alloplastischem, allogenem oder xenogenem Material
Hinw.: Die Art des verwendeten Materials für Gewebeersatz oder Gewebeverstärkung ist gesondert zu kodieren (5-932 ff.)

.71 ↔ Laparoskopisch transperitoneal [TAPP]

.72 ↔ Endoskopisch total extraperitoneal [TEP]

.73 ↔ Offen chirurgisch, epifaszial (anterior)
Inkl.: Operation nach Lichtenstein, Onlay-Technik

.74 ↔ Offen chirurgisch, präperitoneal/retromuskulär (posterior)
Inkl.: Operation nach Gilbert oder Pellissier, Sublay-Technik, TIPP, Plug-Verfahren

.7x ↔ Sonstige

5-531.8 ↔ Bei Rezidiv, offen chirurgisch, mit Darmresektion, ohne zusätzliche Laparotomie

5-531.x ↔ Sonstige

5-531.y N.n.bez.

5-534 Verschluss einer Hernia umbilicalis
Exkl.: Verschluss einer Hernia umbilicalis bei Rezidiv (5-536 ff.)
Verschluss einer Omphalozele (5-537 ff.)
Hinw.: Eine durchgeführte Darmresektion ist gesondert zu kodieren (Dünndarm 5-454 ff., Dickdarm 5-455 ff.)

5-534.0 Offen chirurgisch, ohne plastischen Bruchpfortenverschluss
Inkl.: Operation nach Spitzy

.01 Mit Exstirpation einer Nabelzyste

.02 Mit Abtragung des Urachus
Inkl.: Abtragung des Ductus omphaloentericus

.03 Ohne weitere Maßnahmen

.0x Sonstige

5-534.1 Offen chirurgisch, mit plastischem Bruchpfortenverschluss
Inkl.: Operation nach Mayo

5-534.3 Mit alloplastischem, allogenem oder xenogenem Material
Hinw.: Die Art des verwendeten Materials für Gewebeersatz oder Gewebeverstärkung ist gesondert zu kodieren (5-932 ff.)

.33 Offen chirurgisch, mit intraperitonealem Onlay-Mesh [IPOM]

.34 Offen chirurgisch, mit Onlay-Technik

.35 Offen chirurgisch, mit Sublay-Technik

.36 Laparoskopisch transperitoneal, mit intraperitonealem Onlay-Mesh [IPOM]

.37 Laparoskopisch transperitoneal, mit Sublay-Technik

.38 Endoskopisch (assistiert), total extraperitoneal, mit Onlay-Technik

.39 Endoskopisch (assistiert), total extraperitoneal, mit Sublay-Technik
Inkl.: EMILOS, eTEP, TES, MILOS

.3x Sonstige

5-534.x Sonstige

5-534.y N.n.bez.

5-535 Verschluss einer Hernia epigastrica
Exkl.: Verschluss einer Hernia epigastrica bei Rezidiv (5-536 ff.)
Verschluss einer Omphalozele (5-537 ff.)

5-535.0 Offen chirurgisch, ohne plastischen Bruchpfortenverschluss

5-535.1 Offen chirurgisch, mit plastischem Bruchpfortenverschluss
Inkl.: Operation nach Mayo

5-535.3 Mit alloplastischem, allogenem oder xenogenem Material
Hinw.: Die Art des verwendeten Materials für Gewebeersatz oder Gewebeverstärkung ist gesondert zu kodieren (5-932 ff.)

.33 Offen chirurgisch, mit intraperitonealem Onlay-Mesh [IPOM]

.34 Offen chirurgisch, mit Onlay-Technik

.35 Offen chirurgisch, mit Sublay-Technik

.36 Laparoskopisch transperitoneal, mit intraperitonealem Onlay-Mesh [IPOM]

.37 Laparoskopisch transperitoneal, mit Sublay-Technik

.38 Endoskopisch (assistiert), total extraperitoneal mit Onlay-Technik

.39 Endoskopisch (assistiert), total extraperitoneal mit Sublay-Technik
Inkl.: EMILOS, eTEP, TES, MILOS

.3x Sonstige

5-535.x Sonstige

5-535.y N.n.bez.

5-536 Verschluss einer Narbenhernie
Inkl.: Bei Rezidiv nach Verschluss einer Bauchdeckenhernie
Sekundäre Bauchwandplastik bei kongenitalen Bauchwanddefekten
Exkl.: Korrektur einer parastomalen Hernie (5-464.5 ff.)
Verschluss einer Omphalozele (5-537 ff.)
Hinw.: Mit einem Kode aus diesem Bereich ist nur der Verschluss abdominaler Narbenhernien zu kodieren

5-536.0 Offen chirurgisch, ohne plastischen Bruchpfortenverschluss

5-536.1 Offen chirurgisch, mit plastischem Bruchpfortenverschluss

.10 Ohne alloplastisches, allogenes oder xenogenes Material
Inkl.: Operation nach Mayo

.11 Mit Komponentenseparation (nach Ramirez), ohne alloplastisches, allogenes oder xenogenes Material

.1x Sonstige

5-536.4 Mit alloplastischem, allogenem oder xenogenem Material
Hinw.: Die Art des verwendeten Materials für Gewebeersatz oder Gewebeverstärkung ist gesondert zu kodieren (5-932 ff.)

.44 Offen chirurgisch als Bauchwandersatz

.45 Offen chirurgisch als Bauchwandverstärkung, mit intraperitonealem Onlay-Mesh [IPOM]

.46 Offen chirurgisch als Bauchwandverstärkung, mit Onlay-Technik

.47 Offen chirurgisch als Bauchwandverstärkung, mit Sublay-Technik

.48 Offen chirurgisch, mit Komponentenseparation (nach Ramirez), mit alloplastischem, allogenem oder xenogenem Material

.49 Laparoskopisch transperitoneal, mit intraperitonealem Onlay-Mesh [IPOM]

.4a Laparoskopisch transperitoneal, mit Sublay-Technik

.4b Endoskopisch (assistiert), total extraperitoneal mit Onlay-Technik

.4c Endoskopisch (assistiert), total extraperitoneal mit Sublay-Technik
Inkl.: EMILOS, eTEP, TES, MILOS

.4x Sonstige

5-536.x Sonstige

5-536.y N.n.bez.

5-537 Verschluss kongenitaler Bauchwanddefekte (Omphalozele, Laparoschisis)
Inkl.: Reposition vorgefallener Abdominalorgane
Exkl.: Verschluss einer Blasenekstrophie (5-578.7 ff.)
Hinw.: Bei gleichzeitiger Korrektur mehrerer kongenitaler Bauchwand- und Brustwanddefekte sind die einzelnen Eingriffe gesondert zu kodieren

5-537.0 Ohne plastischen Bruchpfortenverschluss (primärer Bauchwandverschluss)

5-537.1 Mit plastischem Bruchpfortenverschluss

5-537.3 Mit allogenem oder xenogenem Material

5-537.4 Mit alloplastischem Material
Hinw.: Die Art des verwendeten Materials für Gewebeersatz oder Gewebeverstärkung ist gesondert zu kodieren (5-932 ff.)

5-537.5 Temporär (Schuster-Plastik)

5-537.x Sonstige

5-537.y N.n.bez.

5-538 Verschluss einer Hernia diaphragmatica
Inkl.: Verschluss kongenitaler Zwerchfelldefekte
Hinw.: Unter Rezidiv ist hier ein Wiederauftreten nach operativem Hernienverschluss zu verstehen, nicht jedoch eine erneute Hernierung nach konservativer Reposition

5-538.0 Offen chirurgisch, ohne plastischen Bruchpfortenverschluss

5-538.1 Offen chirurgisch, mit plastischem Bruchpfortenverschluss

5-538.3 Mit allogenem oder xenogenem Material

5-538.4 Mit alloplastischem Material
Hinw.: Die Art des verwendeten Materials für Gewebeersatz oder Gewebeverstärkung ist gesondert zu kodieren (5-932 ff.)

.40 Offen chirurgisch, abdominal

.41 Laparoskopisch

.43 Offen chirurgisch, transthorakal

.44 Offen chirurgisch, thorakoabdominal

.45 Thorakoskopisch

.4x Sonstige

5-538.5 Bei Rezidiv, offen chirurgisch, ohne plastischen Bruchpfortenverschluss

5-538.6 Bei Rezidiv, offen chirurgisch, mit plastischem Bruchpfortenverschluss

5-538.8 Bei Rezidiv, mit allogenem oder xenogenem Material

5-538.9 Bei Rezidiv, mit alloplastischem Material
Hinw.: Die Art des verwendeten Materials für Gewebeersatz oder Gewebeverstärkung ist gesondert zu kodieren (5-932 ff.)

.90 Offen chirurgisch, abdominal
.91 Laparoskopisch
.93 Offen chirurgisch, transthorakal
.94 Offen chirurgisch, thorakoabdominal
.95 Thorakoskopisch
.9x Sonstige

5-538.a Laparoskopisch, ohne alloplastisches, allogenes oder xenogenes Material

5-538.b Bei Rezidiv, laparoskopisch, ohne alloplastisches, allogenes oder xenogenes Material

5-538.x Sonstige

5-538.y N.n.bez.

5-539 Verschluss anderer abdominaler Hernien
Exkl.: Verschluss einer Omphalozele (5-537 ff.)
Verschluss von Bauchdeckenhernien bei Rezidiv (5-536 ff.)

5-539.0 Offen chirurgisch, ohne plastischen Bruchpfortenverschluss

5-539.1 Offen chirurgisch, mit plastischem Bruchpfortenverschluss

5-539.3 Mit alloplastischem, allogenem oder xenogenem Material
Hinw.: Die Art des verwendeten Materials für Gewebeersatz oder Gewebeverstärkung ist gesondert zu kodieren (5-932 ff.)

.30 Offen chirurgisch
.31 Laparoskopisch transperitoneal [TAPP]
.32 Endoskopisch total extraperitoneal [TEP]
.3x Sonstige

5-539.4 Laparoskopisch, ohne alloplastisches, allogenes oder xenogenes Material

5-539.x Sonstige

5-539.y N.n.bez.

5-54 Andere Operationen in der Bauchregion
Exkl.: Inzision und Exzision von retroperitonealem Gewebe (5-590 ff.)

5-540 Inzision der Bauchwand
Inkl.: Nabel

5-540.0 Exploration
Inkl.: Revision

5-540.1 Extraperitoneale Drainage

5-540.2 Entfernung eines Fremdkörpers
Exkl.: Fremdkörperentfernung aus der Haut ohne Inzision (8-102.3)

5-540.x Sonstige

5-540.y N.n.bez.

5-541 Laparotomie und Eröffnung des Retroperitoneums

5-541.0 Explorative Laparotomie
Exkl.: Staging-Laparotomie (5-401.6)

5-541.1 Laparotomie mit Drainage
Inkl.: Intraoperative Spülung
Exkl.: Spülung bei liegender Drainage (8-176.0)
Hinw.: Mit diesem Kode ist nur die Laparotomie mit Drainage z.B. bei Abszess zu kodieren
Die Laparotomie als Zugang ist unter dem jeweiligen Organeingriff zu kodieren

5-541.2 Relaparotomie
Exkl.: Revision einer Blutgefäßanastomose (5-394.1)
Adhäsiolyse des Darmes (5-469.2 ff.)
Adhäsiolyse an Ovar und Tuba uterina (5-657.7 ff., 5-657.8 ff., 5-657.9 ff.)
Adhäsiolyse am Peritoneum des weiblichen Beckens (5-657.6 ff.)

5-541.3 Second-look-Laparotomie (programmierte Relaparotomie)

5-541.4 Anlegen eines temporären Bauchdeckenverschlusses
Exkl.: Spülung bei temporärem Bauchdeckenverschluss (8-176.1)
Spülung bei offenem Abdomen (8-176.2)

5-541.5 ↔ Explorative Lumbotomie

5-541.6 ↔ Relumbotomie

5-541.x ↔ Sonstige

5-541.y N.n.bez.

5-542 Exzision und Destruktion von erkranktem Gewebe der Bauchwand
Inkl.: Exzision und Destruktion am Nabel

5-542.0 Exzision

5-542.2 Omphalektomie

5-542.3 Destruktion

5-542.x Sonstige

5-542.y N.n.bez.

5-543 Exzision und Destruktion von peritonealem Gewebe

5-543.0 Exzision einer Appendix epiploica

5-543.1 Mesenteriumresektion

5-543.2 Resektion des Omentum
Exkl.: Omentektomie im Rahmen einer (Mit-)Resektion des Magens und des Colon transversum

.20 Partiell
Exkl.: Partielle Omentumresektion im Rahmen einer (Mit-)Resektion der linken oder rechten Kolonflexur, z.B. bei Hemikolektomie links oder rechts

.21 (Sub-)total

5-543.3 Destruktion

5-543.4 Parietale Peritonektomie

.40 Partiell
Hinw.: Mit diesem Kode ist die parietale Peritonektomie von ein bis zwei Quadranten oder dem kleinen Becken zu kodieren

.41 (Sub-)total
Hinw.: Mit diesem Kode ist die parietale Peritonektomie von mindestens drei Quadranten oder dem kleinen Becken und zwei Quadranten zu kodieren

.42 Lokal
Exkl.: Biopsie des Peritoneums (1-559.4)

5-543.x Sonstige

5-543.y N.n.bez.

5-545 Verschluss von Bauchwand und Peritoneum
Exkl.: Anlegen eines temporären Bauchdeckenverschlusses (5-541.4)

5-545.0 Sekundärer Verschluss der Bauchwand (bei postoperativer Wunddehiszenz)

5-545.1 Definitiver Verschluss eines temporären Bauchdeckenverschlusses
Inkl.: Verschluss eines Laparostomas

5-545.x Sonstige

5-545.y N.n.bez.

5-546 Plastische Rekonstruktion von Bauchwand und Peritoneum

5-546.0 Naht der Bauchwand (nach Verletzung)

5-546.1 Naht von Mesenterium, Omentum majus oder minus (nach Verletzung)

5-546.2 Plastische Rekonstruktion der Bauchwand
Inkl.: Rekonstruktion bei Rektusdiastase
Verschluss einer Fistel
Exkl.: Implantation von alloplastischem, allogenem oder xenogenem Material zum Verschluss abdominaler Hernien (5-53)
Hinw.: Die Art des verwendeten Materials für Gewebeersatz oder Gewebeverstärkung ist gesondert zu kodieren (5-932 ff.)

.20 Ohne Implantation von alloplastischem, allogenem oder xenogenem Material
.21 Mit Implantation von alloplastischem, allogenem oder xenogenem Material in Onlay-Technik
.22 Mit Implantation von alloplastischem, allogenem oder xenogenem Material in Sublay-Technik
.2x Sonstige

5-546.3 Omentumplastik

5-546.x Sonstige

5-546.y N.n.bez.

5-547 Resektion von Gewebe in der Bauchregion ohne sichere Organzuordnung
Inkl.: "Debulking" von Tumorgewebe
Exkl.: "Debulking" von Tumorgewebe retroperitoneal (5-590.8 ff.)

5-547.0 Intraperitoneal

5-547.1 Beckenwand

5-547.x Sonstige

5-547.y N.n.bez.

5-549 Andere Bauchoperationen
Exkl.: Implantation von Medikamententrägern in die Bauchwand (5-892.3 ff.)

5-549.0 Entfernung eines Fremdkörpers aus der Bauchhöhle

5-549.1 Anlegen eines peritoneovaskulären Shuntes

5-549.2 Implantation eines Katheterverweilsystems in den Bauchraum

5-549.3 Revision eines Katheterverweilsystems im Bauchraum
Inkl.: Wechsel

5-549.4 Entfernung eines Katheterverweilsystems aus dem Bauchraum

5-549.5 Laparoskopie mit Drainage
Inkl.: Intraoperative Spülung
Exkl.: Spülung des Bauchraumes bei liegender Drainage (8-176.0)
Diagnostische Laparoskopie (1-694)
Hinw.: Mit diesem Kode ist nur die Laparoskopie mit Drainage z.B. bei Abszess zu kodieren. Die Laparoskopie als Zugang ist unter dem jeweiligen Organeingriff zu kodieren

5-549.6 Anlegen eines peritoneovesikalen Shuntes mit Implantation einer wiederaufladbaren Pumpe

5-549.7 Drainage, präsakral nach Rektumexstirpation
Inkl.: Drainage durch perinealen Zugang

5-549.8 Entfernung von alloplastischem Material für Gewebeersatz oder Gewebeverstärkung

.80 Offen chirurgisch
.81 Laparoskopisch
.8x Sonstige

5-549.9 Implantation einer Medikamentenpumpe zur intraperitonealen Medikamenteninfusion

5-549.a Verwendung von auf ein Kauterisierungssystem vorgeladenen selbstexpandierenden Prothesen/Stents
Hinw.: Dieser Kode ist ein Zusatzkode. Die durchgeführten Eingriffe sind gesondert zu kodieren

5-549.b Intraperitoneale Druck-Aerosolchemotherapie [PIPAC]
Inkl.: Laparoskopie als Zugang

5-549.c Implantation von Bestrahlungsmarkern in den Bauchraum
Exkl.: Implantation von Bestrahlungsmarkern an einem oder mehreren Lymphknoten (5-408.9 ff.)
Implantation von Bestrahlungsmarkern am Magen (5-449.w ff.)
Implantation von Bestrahlungsmarkern an der Leber (5-509.0 ff.)
Implantation von Bestrahlungsmarkern am Pankreas (5-529.q ff.)
Hinw.: Das bildgebende Verfahren ist gesondert zu kodieren (Kap. 3)
.c0 Perkutan
.c1 Endoskopisch
.cx Sonstige

5-549.x Sonstige

5-549.y N.n.bez.

Operationen an den Harnorganen (5-55...5-59)

Hinw.: Die Anwendung mikrochirurgischer Technik ist, sofern nicht als eigener Kode angegeben, zusätzlich zu kodieren (5-984)
Die Anwendung von Lasertechnik ist, sofern nicht als eigener Kode angegeben, zusätzlich zu kodieren (5-985 ff.)
Die Anwendung von minimalinvasiver Technik ist, sofern nicht als eigener Kode angegeben, zusätzlich zu kodieren (5-986 ff.)
Die Anwendung eines OP-Roboters ist, sofern nicht als eigener Kode angegeben, zusätzlich zu kodieren (5-987 ff.)
Die Durchführung einer Operation im Rahmen der Versorgung einer Mehrfachverletzung ist zusätzlich zu kodieren (5-981)
Die Durchführung der Operation im Rahmen der Versorgung eines Polytraumas ist zusätzlich zu kodieren (5-982 ff.)
Die Durchführung einer Reoperation ist, sofern nicht als eigener Kode angegeben, zusätzlich zu kodieren (5-983)
Der vorzeitige Abbruch einer Operation ist zusätzlich zu kodieren (5-995)
Die Anwendung fluoreszenzgestützter Resektionsverfahren ist, sofern nicht als eigener Kode angegeben, zusätzlich zu kodieren (5-989)

5-55 Operationen an der Niere

Exkl.: Operationen an den Nierengefäßen (5-38, 5-39)
(Perkutan-)transluminale Gefäßinterventionen (8-836 ff.)
Extrakorporale Stoßwellenlithotripsie von Harnsteinen (8-110 ff.)
Therapeutische perkutane Punktion der Niere (8-155.0) und des Nierenbeckens (8-155.1)

5-550 Perkutan-transrenale Nephrotomie, Nephrostomie, Steinentfernung, Pyeloplastik und ureterorenoskopische Steinentfernung
Exkl.: Perkutan-transrenale (antegrad-ureteroskopische) Steinentfernung aus dem Ureter (5-562.6)
Diagnostische Ureterorenoskopie (1-665)
Hinw.: Perkutan-transrenale Operationen entsprechen den antegrad-nephroskopischen Operationen
Die Anwendung eines flexiblen Ureterorenoskops ist gesondert zu kodieren (5-98b ff.)

5-550.0 ↔ Nephrotomie

5-550.1 ↔ Nephrostomie
Exkl.: Wechsel eines Nephrostomiekatheters (8-138.0)

5-550.2 Entfernung eines Steines
.20 ↔ Perkutan-transrenal
.21 ↔ Ureterorenoskopisch
.2x ↔ Sonstige

5-550.3 Entfernung eines Steines mit Desintegration (Lithotripsie)
.30 ↔ Perkutan-transrenal
.31 ↔ Ureterorenoskopisch
.3x ↔ Sonstige

5-550.4 ↔ Erweiterung des pyeloureteralen Überganges
Inkl.: Erweiterung des Ureters

5-550.5 ↔ Punktion einer Zyste
Exkl.: Therapeutische perkutane Punktion der Niere (8-155.0)

5-550.6 ↔ Operative Dilatation eines Nephrostomiekanals mit Einlegen eines dicklumigen Nephrostomiekatheters
Hinw.: Ein dicklumiger Nephrostomiekatheter hat eine Dicke von mindestens 10 Charrière

5-550.x ↔ Sonstige

5-550.y N.n.bez.

5-551 Offen chirurgische Nephrotomie, Nephrostomie, Pyelotomie und Pyelostomie
Inkl.: Steinentfernung
Steinentfernung mit Desintegration (Lithotripsie)

5-551.0 ↔ Nephrotomie

5-551.1 ↔ Nephrostomie
Exkl.: Wechsel eines Nephrostomiekatheters (8-138.0)

5-551.2 ↔ Pyelotomie

5-551.3 ↔ Pyelostomie

5-551.4 ↔ Pyelokalikotomie

5-551.5 ↔ Nephropyelokalikotomie

5-551.6 ↔ Punktion einer Zyste

5-551.x ↔ Sonstige

5-551.y N.n.bez.

5-552 Exzision und Destruktion von (erkranktem) Gewebe der Niere
Inkl.: Exzision und Destruktion von (erkranktem) Gewebe des Nierenbeckens
Exzisionsbiopsie
Exzision und Marsupialisation einer Zyste
Hinw.: Die Anwendung eines flexiblen Ureterorenoskops ist gesondert zu kodieren (5-98b ff.)
Die Anzahl der verwendeten Kryoablationsnadeln ist gesondert zu kodieren (5-98h.0 ff.)

5-552.0 ↔ Exzision, offen chirurgisch

5-552.1 ↔ Exzision, perkutan-transrenal

5-552.2 ↔ Exzision, ureterorenoskopisch

5-552.3 ↔ Exzision, laparoskopisch

5-552.4 Destruktion, offen chirurgisch
.40 ↔ Durch Kryoablation
.41 ↔ Durch Ultraschallablation
Inkl.: HIFU
.4x ↔ Sonstige

5-552.5 Destruktion, perkutan-transrenal
.50 ↔ Durch Thermoablation
Inkl.: Bildgebendes Verfahren
.51 ↔ Durch irreversible Elektroporation
Hinw.: Die Anzahl der verwendeten Nadeln zur irreversiblen Elektroporation ist gesondert zu kodieren (5-98h.1 ff.)
.52 ↔ Durch Kryoablation
.53 ↔ Durch Ultraschallablation
Inkl.: HIFU
.5x ↔ Sonstige

5-552.6 ↔ Destruktion, ureterorenoskopisch

5-552.7 Destruktion, laparoskopisch
.70 ↔ Durch Kryoablation
.7x ↔ Sonstige

5-552.x ↔ Sonstige

5-552.y N.n.bez.

5-553 **Partielle Resektion der Niere**
Exkl.: Extrakorporale Resektion mit Autotransplantation (5-555.4)
Hinw.: Der Zugang ist in der 6. Stelle nach folgender Liste zu kodieren:
0 ↔ Offen chirurgisch lumbal
1 ↔ Offen chirurgisch abdominal
2 ↔ Thorakoabdominal
3 ↔ Laparoskopisch
x ↔ Sonstige

** 5-553.0 Teilresektion

** 5-553.1 Teilresektion mit Ureterektomie
Hinw.: Die Resektion einer Blasenwandmanschette ist gesondert zu kodieren (5-575)

** 5-553.2 Teilresektion mit Kaltperfusion

** 5-553.x Sonstige

5-553.y N.n.bez.

5-554 **Nephrektomie**
Hinw.: Eine gleichzeitig durchgeführte radikale paraaortale Lymphadenektomie ist gesondert zu kodieren (5-407.2)

5-554.4 Nephrektomie, radikal
Inkl.: Regionale Lymphadenektomie
Hinw.: Die Adrenalektomie der gleichen Seite ist im Kode enthalten
.40 ↔ Offen chirurgisch lumbal
.41 ↔ Offen chirurgisch abdominal
.42 ↔ Thorakoabdominal
.43 ↔ Laparoskopisch
.4x ↔ Sonstige

5-554.5 Nephrektomie, radikal, mit Ureterektomie
Inkl.: Regionale Lymphadenektomie
Hinw.: Die Resektion einer Blasenwandmanschette ist gesondert zu kodieren (5-575 ff.)
Die Adrenalektomie der gleichen Seite ist im Kode enthalten
.50 ↔ Offen chirurgisch lumbal
.51 ↔ Offen chirurgisch abdominal
.52 ↔ Thorakoabdominal
.53 ↔ Laparoskopisch
.5x ↔ Sonstige

5-554.6 Nephrektomie, radikal, mit endoskopischer Ureterexhairese
Inkl.: Regionale Lymphadenektomie
Hinw.: Die Adrenalektomie der gleichen Seite ist im Kode enthalten
.60 ↔ Offen chirurgisch lumbal
.61 ↔ Offen chirurgisch abdominal
.62 ↔ Thorakoabdominal
.63 ↔ Laparoskopisch
.6x ↔ Sonstige

5-554.7 Nephrektomie einer transplantierten Niere
.70 Offen chirurgisch lumbal
.71 Offen chirurgisch abdominal
.72 Thorakoabdominal
.73 Laparoskopisch
.7x Sonstige

5-554.8 Nephrektomie zur Transplantation, Lebendspender
.80 Offen chirurgisch lumbal
.81 Offen chirurgisch abdominal
.82 Thorakoabdominal
.83 Laparoskopisch
.8x Sonstige

5-554.9 Nephrektomie zur Transplantation, postmortal
Inkl.: Beidseitige Nephrektomie
Hinw.: Diese Kodes sind auch zu verwenden, wenn die Leistung nicht abschließend erbracht wird oder sich erst intraoperativ die Nichtverwendbarkeit des Organs für eine spätere Transplantation herausstellt
Diese Kodes und der im Fall eines vorzeitigen Abbruchs dieses Eingriffs zusätzlich zu kodierende Zusatzkode 5-995 werden nicht im Rahmen des Datensatzes nach § 301 SGB V bzw. § 21 KHEntgG übermittelt
Die Aufrechterhaltung der Homöostase für die postmortale Organspende ist im Kode enthalten

.90 Offen chirurgisch lumbal
.91 Offen chirurgisch abdominal
.92 Thorakoabdominal
.93 Laparoskopisch
.9x Sonstige

5-554.a Nephrektomie ohne weitere Maßnahmen

.a0 ↔ Offen chirurgisch lumbal
.a1 ↔ Offen chirurgisch abdominal
.a2 ↔ Thorakoabdominal
.a3 ↔ Laparoskopisch
.ax ↔ Sonstige

5-554.b Nephrektomie, mit Ureterektomie
Hinw.: Die Resektion einer Blasenwandmanschette ist gesondert zu kodieren (5-575 ff.)

.b0 ↔ Offen chirurgisch lumbal
.b1 ↔ Offen chirurgisch abdominal
.b2 ↔ Thorakoabdominal
.b3 ↔ Laparoskopisch
.bx ↔ Sonstige

5-554.x Sonstige

.x0 ↔ Offen chirurgisch lumbal
.x1 ↔ Offen chirurgisch abdominal
.x2 ↔ Thorakoabdominal
.x3 ↔ Laparoskopisch
.xx ↔ Sonstige

5-554.y N.n.bez.

5-555 Nierentransplantation
Hinw.: Bei AB0-nichtkompatibler Transplantation ist der Kode 5-930.21 zusätzlich anzugeben
Die Art der Konservierung von Organtransplantaten ist gesondert zu kodieren (5-939 ff.)

5-555.0 Allogen, Lebendspender
5-555.1 Allogen, Leichenniere
5-555.2 Syngen
5-555.3 Autotransplantation
5-555.4 Autotransplantation nach extrakorporaler Resektion
5-555.5 En-bloc-Transplantat
5-555.6 Retransplantation, allogen, Lebendspender während desselben stationären Aufenthaltes
5-555.7 Retransplantation, allogen, Leichenniere während desselben stationären Aufenthaltes
5-555.8 Retransplantation, En-bloc-Transplantat während desselben stationären Aufenthaltes
5-555.x Sonstige
5-555.y N.n.bez.

5-557 Rekonstruktion der Niere
Inkl.: Rekonstruktion des Nierenhohlsystems

5-557.0 Naht (nach Verletzung)

.00 ↔ Offen chirurgisch lumbal
.01 ↔ Offen chirurgisch abdominal
.02 ↔ Thorakoabdominal

.03 ↔ Laparoskopisch
.0x ↔ Sonstige

5-557.1 Plastische Rekonstruktion
.10 ↔ Offen chirurgisch lumbal
.11 ↔ Offen chirurgisch abdominal
.12 ↔ Thorakoabdominal
.13 ↔ Laparoskopisch
.1x ↔ Sonstige

5-557.2 Verschluss einer Fistel
.20 ↔ Offen chirurgisch lumbal
.21 ↔ Offen chirurgisch abdominal
.22 ↔ Thorakoabdominal
.23 ↔ Laparoskopisch
.2x ↔ Sonstige

5-557.3 Trennung einer Hufeisenniere
.30 Offen chirurgisch lumbal
.31 Offen chirurgisch abdominal
.32 Thorakoabdominal
.33 Laparoskopisch
.3x Sonstige

5-557.4 Nierenbeckenplastik
.40 ↔ Offen chirurgisch lumbal
.41 ↔ Offen chirurgisch abdominal
.42 ↔ Thorakoabdominal
.43 ↔ Laparoskopisch
.4x ↔ Sonstige

5-557.5 Ureterokalikostomie
.50 ↔ Offen chirurgisch lumbal
.51 ↔ Offen chirurgisch abdominal
.52 ↔ Thorakoabdominal
.53 ↔ Laparoskopisch
.5x ↔ Sonstige

5-557.6 Ureteropyelostomie
.60 ↔ Offen chirurgisch lumbal
.61 ↔ Offen chirurgisch abdominal
.62 ↔ Thorakoabdominal
.63 ↔ Laparoskopisch
.6x ↔ Sonstige

5-557.7 Pyelopyelostomie (bei Doppelsystem)
.70 ↔ Offen chirurgisch lumbal
.71 ↔ Offen chirurgisch abdominal
.72 ↔ Thorakoabdominal
.73 ↔ Laparoskopisch
.7x ↔ Sonstige

5-557.8 Transureteropyelostomie
.80 ↔ Offen chirurgisch lumbal
.81 ↔ Offen chirurgisch abdominal
.82 ↔ Thorakoabdominal
.83 ↔ Laparoskopisch
.8x ↔ Sonstige

5-557.9 Verschluss eines Nephrostomas
.90 ↔ Offen chirurgisch lumbal
.91 ↔ Offen chirurgisch abdominal
.92 ↔ Thorakoabdominal
.93 ↔ Laparoskopisch
.9x ↔ Sonstige

5-557.a Dilatation eines rekonstruktiven Nephrostomas
Exkl.: Wechsel eines Nephrostomiekatheters ohne operative Dilatation (8-138.0)
Operative Dilatation eines Nephrostomiekanals mit Einlegen eines dicklumigen Nephrostomiekatheters (5-550.6)

.a0 ↔ Offen chirurgisch lumbal
.a1 ↔ Offen chirurgisch abdominal
.a2 ↔ Thorakoabdominal
.a3 ↔ Laparoskopisch
.ax ↔ Sonstige

5-557.x Sonstige

.x0 ↔ Offen chirurgisch lumbal
.x1 ↔ Offen chirurgisch abdominal
.x2 ↔ Thorakoabdominal
.x3 ↔ Laparoskopisch
.xx ↔ Sonstige

5-557.y N.n.bez.

5-559 Andere Operationen an der Niere
Exkl.: Biopsie der Niere durch Inzision (1-560.0)
Perkutane und endoskopische Biopsie der Niere und des Nierenbeckens
Hinw.: Der Zugang ist in der 6. Stelle nach folgender Liste zu kodieren:
0 ↔ Offen chirurgisch lumbal
1 ↔ Offen chirurgisch abdominal
2 ↔ Thorakoabdominal
3 ↔ Laparoskopisch
x ↔ Sonstige

** 5-559.0 Freilegung der Niere (zur Exploration)

** 5-559.1 Dekapsulation

** 5-559.2 Nephropexie

** 5-559.3 Revisionsoperation

** 5-559.x Sonstige

5-559.y N.n.bez.

5-56 Operationen am Ureter

5-560 Transurethrale und perkutan-transrenale Erweiterung des Ureters
Inkl.: Erweiterung des pyeloureteralen Überganges
Hinw.: Die Anwendung eines flexiblen Ureterorenoskops ist gesondert zu kodieren (5-98b ff.)

5-560.0 ↔ Inzision, ureterorenoskopisch

5-560.1 ↔ Ballondilatation, transurethral

5-560.2 ↔ Bougierung, transurethral

5-560.3 Einlegen eines Stents, transurethral
Exkl.: Transurethrales Einlegen einer Ureterschiene [Ureterkatheter] (8-137.00)

.30 ↔ Einlegen eines permanenten Metallstents
.3x ↔ Einlegen eines permanenten sonstigen Stents

5-560.4 ↔ Inzision, perkutan-transrenal

5-560.5 ↔ Ballondilatation, perkutan-transrenal

5-560.6 ↔ Bougierung, perkutan-transrenal

5-560.7 Einlegen eines Stents, perkutan-transrenal
Exkl.: Perkutan-transrenales Einlegen einer Ureterschiene [Ureterkatheter] (8-137.01)

.70 ↔ Einlegen eines permanenten Metallstents
.7x ↔ Einlegen eines permanenten sonstigen Stents

5-560.8 ↔ Entfernung eines Stents, transurethral

5-560.x ↔ Sonstige

5-560.y N.n.bez.

5-561 **Inzision, Resektion und (andere) Erweiterung des Ureterostiums**
Inkl.: Inzision oder Resektion einer Ureterozele

5-561.0 ↔ Inzision, offen chirurgisch

5-561.1 ↔ Inzision, perkutan-transvesikal

5-561.2 ↔ Inzision, transurethral

5-561.3 ↔ Resektion, offen chirurgisch

5-561.4 ↔ Resektion, perkutan-transvesikal

5-561.5 ↔ Resektion, transurethral

5-561.6 ↔ Ballondilatation, transurethral

5-561.7 ↔ Bougierung, transurethral

5-561.8 ↔ Resektion, laparoskopisch

5-561.x ↔ Sonstige

5-561.y N.n.bez.

5-562 **Ureterotomie, perkutan-transrenale und transurethrale Steinbehandlung**
Inkl.: Ureterolithotomie
Hinw.: Die Anwendung eines flexiblen Ureterorenoskops ist gesondert zu kodieren (5-98b ff.)

5-562.0 ↔ Ureterotomie, offen chirurgisch

5-562.1 ↔ Ureterotomie, laparoskopisch

5-562.2 ↔ Schlingenextraktion

5-562.3 ↔ Einlegen einer Verweilschlinge

5-562.4 ↔ Entfernung eines Steines, ureterorenoskopisch

5-562.5 ↔ Entfernung eines Steines, ureterorenoskopisch, mit Desintegration (Lithotripsie)

5-562.6 ↔ Entfernung eines Steines, perkutan-transrenal

5-562.7 ↔ Entfernung eines Steines, perkutan-transrenal, mit Desintegration (Lithotripsie)

5-562.8 ↔ Extraktion mit Dormia-Körbchen

5-562.9 ↔ Steinreposition

5-562.x ↔ Sonstige

5-562.y N.n.bez.

5-563 **Exzision und Destruktion von erkranktem Gewebe des Ureters, Ureterresektion und Ureterektomie**
Exkl.: Ureterresektion bei Nephrektomie (5-554 ff.)
Hinw.: Die Anwendung eines flexiblen Ureterorenoskops ist gesondert zu kodieren (5-98b ff.)
Der Zugang ist für die mit ** gekennzeichneten Kodes in der 6. Stelle nach folgender Liste zu kodieren:
0 ↔ Offen chirurgisch lumbal
1 ↔ Offen chirurgisch abdominal
2 ↔ Laparoskopisch
x ↔ Sonstige

** 5-563.0 Ureterresektion, partiell

** 5-563.1 Ureterektomie
Inkl.: Resektion einer Blasenwandmanschette

** 5-563.2 Resektion eines Ureterstumpfes

5-563.3 ↔ Exzision von erkranktem Gewebe des Ureters, ureterorenoskopisch

5-563.4 ↔ Destruktion von erkranktem Gewebe des Ureters, ureterorenoskopisch

** 5-563.x Sonstige

5-563.y N.n.bez.

5-564 **Kutane Harnableitung durch Ureterokutaneostomie (nicht kontinentes Stoma)**
Exkl.: Temporäre Harnableitung durch perkutane Nephrostomie (5-550.1)
Hinw.: Der Zugang ist in der 6. Stelle nach folgender Liste zu kodieren:
0 ↔ Offen chirurgisch lumbal
1 ↔ Offen chirurgisch abdominal
2 ↔ Laparoskopisch
x ↔ Sonstige

** 5-564.2 Ringureterokutaneostomie

** 5-564.3 Transureterokutaneostomie

** 5-564.4 Revision des Stomas

** 5-564.5 Verschluss des Stomas

** 5-564.6 Umwandlung einer anderen supravesikalen Harnableitung in eine Ureterokutaneostomie

** 5-564.7 Ureterokutaneostomie

** 5-564.x Sonstige

5-564.y N.n.bez.

5-565 **Kutane Harnableitung mit Darminterponat [Conduit] (nicht kontinentes Stoma)**
Hinw.: Der Zugang ist in der 6. Stelle nach folgender Liste zu kodieren:
0 ↔ Offen chirurgisch
1 ↔ Laparoskopisch
x ↔ Sonstige

** 5-565.0 Ureteroileokutaneostomie [Ileum-Conduit]

** 5-565.1 Ureterokolokutaneostomie [Kolon-/Sigma-Conduit]

** 5-565.2 Revision des Stomas

** 5-565.3 Revision der Ureter-Darm-Anastomose

** 5-565.4 Revision des Darminterponates

** 5-565.5 Umwandlung einer anderen supravesikalen Harnableitung in eine Harnableitung mit Darminterponat

** 5-565.x Sonstige

5-565.y N.n.bez.

5-566 **Kutane Harnableitung mit Darmreservoir (kontinentes Stoma)**

5-566.0 Anlegen eines Ileumreservoirs
.00 Offen chirurgisch
.01 Laparoskopisch
.0x Sonstige

5-566.1 Anlegen eines Ileozäkalreservoirs
.10 Offen chirurgisch
.11 Laparoskopisch
.1x Sonstige

5-566.2 Anlegen eines Kolonreservoirs
.20 Offen chirurgisch
.21 Laparoskopisch
.2x Sonstige

5-566.3 Anlegen eines Magenreservoirs
Inkl.: Reservoir mit Magenanteilen
.30 Offen chirurgisch
.31 Laparoskopisch
.3x Sonstige

5-566.4 Revision des Stomas
.40 Offen chirurgisch
.41 Laparoskopisch
.4x Sonstige

5-566.5 Revision des Kontinenzventils
.50 Offen chirurgisch
.51 Laparoskopisch
.5x Sonstige

5-566.8 Revision des Darmreservoirs
- .80 Offen chirurgisch
- .81 Laparoskopisch
- .8x Sonstige

5-566.9 Umwandlung einer anderen supravesikalen Harnableitung in eine Harnableitung mit Darmreservoir
- .90 Offen chirurgisch
- .91 Laparoskopisch
- .9x Sonstige

5-566.a Revision der Ureter-Darm-Anastomose
- .a0 ↔ Offen chirurgisch
- .a1 ↔ Laparoskopisch
- .ax ↔ Sonstige

5-566.b Kontinente Harnableitung über ein Appendikostoma
- .b0 ↔ Offen chirurgisch
- .b1 ↔ Laparoskopisch
- .bx ↔ Sonstige

5-566.c Kontinente Harnableitung über ein tubuliertes Dünndarmsegment
- .c0 ↔ Offen chirurgisch
- .c1 ↔ Laparoskopisch
- .cx ↔ Sonstige

5-566.x Sonstige
- .x0 ↔ Offen chirurgisch
- .x1 ↔ Laparoskopisch
- .xx ↔ Sonstige

5-566.y N.n.bez.

5-567 Interne Harnableitung über den Darm

5-567.0 Ureterosigmoideostomie (ohne Reservoirbildung)
- .05 ↔ Ohne antirefluxive Ureter-Darm-Anastomose
- .06 ↔ Mit antirefluxiver Ureter-Darm-Anastomose

5-567.1 ↔ Ureterosigmoideostomie mit Reservoirbildung aus Dickdarm, offen chirurgisch

5-567.2 ↔ Ureterosigmoideostomie mit Reservoirbildung aus Dickdarm, laparoskopisch

5-567.3 ↔ Ureterosigmoideostomie mit Reservoirbildung aus Dünndarm, offen chirurgisch

5-567.4 ↔ Ureterosigmoideostomie mit Reservoirbildung aus Dünndarm, laparoskopisch

5-567.7 ↔ Umwandlung einer anderen supravesikalen Harnableitung in eine interne Harnableitung über den Darm

5-567.8 ↔ Revision der Ureter-Darm-Anastomose (mit oder ohne Reservoirbildung)

5-567.x ↔ Sonstige

5-567.y N.n.bez.

5-568 Rekonstruktion des Ureters

Inkl.: Rekonstruktion des Ureterostiums

Exkl.: Inzision, Resektion und (andere) Erweiterung des Ureterostiums (5-561)
Verschluss einer ureterovaginalen Fistel (5-706.3)

Hinw.: Der Zugang ist für die mit ** gekennzeichneten Kodes in der 6. Stelle nach folgender Liste zu kodieren:
- 0 ↔ Offen chirurgisch
- 1 ↔ Laparoskopisch
- x ↔ Sonstige

** 5-568.0 Naht (nach Verletzung)

** 5-568.1 Reanastomose

** 5-568.2 Verschluss einer ureterokutanen Fistel

** 5-568.3 Verschluss einer Ureter-Darm-Fistel

** 5-568.8 Ureterozystoneostomie mit Uretermodellage
Inkl.: Antirefluxplastik

** 5-568.9 Isolierte Antirefluxplastik (z.B. nach Lich-Gregoir)

** 5-568.a (Trans-)Ureteroureterostomie

** 5-568.b Uretersatz, partiell
Exkl.: Partieller Uretersatz mit Verwendung von Darmsegmenten (5-568.g ff.)
Subkutane Implantation eines renovesikalen künstlichen Ureters (5-568.h)

** 5-568.c Uretersatz, total
Exkl.: Totaler Uretersatz mit Verwendung von Darmsegmenten (5-568.g ff.)
Subkutane Implantation eines renovesikalen künstlichen Ureters (5-568.h)

** 5-568.d Ureterozystoneostomie
Inkl.: Antirefluxplastik

** 5-568.e Ureterozystoneostomie bei Doppelureter
Inkl.: Antirefluxplastik

5-568.f Transposition eines Eigenureters auf eine Transplantatniere, offen chirurgisch

** 5-568.g Uretersatz, partiell oder total, mit Verwendung von Darmsegmenten

5-568.h Subkutane Implantation oder subkutaner Wechsel eines renovesikalen künstlichen Ureters

5-568.j Entfernung eines renovesikalen künstlichen Ureters

** 5-568.x Sonstige

5-568.y N.n.bez.

5-569 Andere Operationen am Ureter
Exkl.: Biopsie des Ureters durch Inzision (1-562.0)
Biopsie an periureteralem Gewebe durch Inzision (1-562.1)
Perkutane und endoskopische Biopsie des Ureters (1-460.1, 1-461.1)
Einlegen, Wechsel und Entfernung einer Ureterschiene [Ureterkatheter] (8-137)
Hinw.: Der Zugang ist in der 6. Stelle nach folgender Liste zu kodieren:
0 ↔ Offen chirurgisch
1 ↔ Laparoskopisch
2 ↔ Transurethral
x ↔ Sonstige

** 5-569.0 Freilegung des Ureters (zur Exploration)

** 5-569.1 Ligatur des Ureters

** 5-569.2 Verschluss des Ureters

** 5-569.3 Ureterolyse (ohne intraperitoneale Verlagerung)

** 5-569.4 Ureterolyse mit intraperitonealer Verlagerung

** 5-569.5 Ureterolyse mit Umscheidung mit Omentum

** 5-569.6 Injektion bei Ostiuminsuffizienz

** 5-569.7 Revisionsoperation

** 5-569.x Sonstige

5-569.y N.n.bez.

5-57 Operationen an der Harnblase
Exkl.: Harninkontinenz-Operationen (5-592 bis 5-598 ff., 5-599.0 ff.)
Hinw.: Prozeduren an einer Ersatzharnblase oder einem Pouch sind, sofern sie mit dem OPS nicht spezifisch kodierbar sind, mit dem Kode der jeweiligen Prozedur an der Harnblase zu verschlüsseln

5-570 Endoskopische Entfernung von Steinen, Fremdkörpern und Tamponaden der Harnblase
Exkl.: Transurethrale Entfernung eines Steines oder Fremdkörpers (8-100.b)
Extrakorporale Stoßwellenlithotripsie eines Harnblasensteines (8-110.0)

5-570.0 Entfernung eines Steines, transurethral, mit Desintegration (Lithotripsie)

5-570.1 Entfernung eines Steines, perkutan-transvesikal

5-570.2 Entfernung eines Steines, perkutan-transvesikal, mit Desintegration (Lithotripsie)

5-570.3 Entfernung eines Fremdkörpers, perkutan-transvesikal

5-570.4 Operative Ausräumung einer Harnblasentamponade, transurethral

5-570.x Sonstige

5-570.y N.n.bez.

5-571 Zystotomie [Sectio alta]

5-571.0 Ohne weitere Maßnahmen

5-571.1 Entfernung eines Steines

5-571.2 Entfernung eines Fremdkörpers
Inkl.: Entfernung eines Fremdkörpers aus der Urethra über Sectio alta

5-571.3 Operative Ausräumung einer Harnblasentamponade

5-571.x Sonstige

5-571.y N.n.bez.

5-572 Zystostomie

5-572.0 Offen chirurgisch

5-572.1 Perkutan
Inkl.: Anlegen eines suprapubischen Katheters

5-572.2 Vesikokutaneostomie mit nicht kontinentem Stoma

5-572.3 Vesikokutaneostomie mit kontinentem Stoma

5-572.4 Revision

5-572.5 Operative Dilatation eines Zystostomiekanals mit Anlegen eines dicklumigen suprapubischen Katheters

5-572.x Sonstige

5-572.y N.n.bez.

5-573 Transurethrale Inzision, Exzision, Destruktion und Resektion von (erkranktem) Gewebe der Harnblase

5-573.0 Inzision
Inkl.: Divertikulotomie

5-573.1 Inzision des Harnblasenhalses

5-573.2 Exzision
- .20 Nicht fluoreszenzgestützt
- .21 Fluoreszenzgestützt mit Hexaminolävulinsäure
- .2x Fluoreszenzgestützt mit sonstigen Substanzen

5-573.3 Destruktion

5-573.4 Resektion
- .40 Nicht fluoreszenzgestützt
- .41 Fluoreszenzgestützt mit Hexaminolävulinsäure
- .4x Fluoreszenzgestützt mit sonstigen Substanzen

5-573.x Sonstige

5-573.y N.n.bez.

5-574 Offen chirurgische und laparoskopische Exzision und Destruktion von (erkranktem) Gewebe der Harnblase

5-574.0 Exzision, offen chirurgisch
Inkl.: Divertikulektomie

5-574.1 Exzision, laparoskopisch
Inkl.: Divertikulektomie

5-574.2 Destruktion, offen chirurgisch

5-574.3 Destruktion, laparoskopisch

5-574.4 Myektomie

5-574.x Sonstige

5-574.y N.n.bez.

5-575 **Partielle Harnblasenresektion**
Hinw.: Eine durchgeführte Augmentation der Harnblase ist gesondert zu kodieren (5-578.6)
Der Zugang ist in der 6. Stelle nach folgender Liste zu kodieren:
0 Offen chirurgisch
1 Laparoskopisch
x Sonstige

** 5-575.0 Teilresektion ohne Ureterneoimplantation

** 5-575.2 Teilresektion mit einseitiger Ureterneoimplantation

** 5-575.3 Teilresektion mit beidseitiger Ureterneoimplantation

** 5-575.4 Supratrigonale Resektion ohne Ureterneoimplantation

** 5-575.6 Supratrigonale Resektion mit einseitiger Ureterneoimplantation

** 5-575.7 Supratrigonale Resektion mit beidseitiger Ureterneoimplantation

** 5-575.8 Subtotale Resektion mit einseitiger Ureterneoimplantation

** 5-575.9 Subtotale Resektion mit beidseitiger Ureterneoimplantation

** 5-575.x Sonstige

5-575.y N.n.bez.

5-576 **Zystektomie**
Exkl.: Ersatz der Harnblase als selbständiger Eingriff (5-577 ff.)
Revision nach Zystektomie (5-579.7 ff.)
Hinw.: Die Harnableitung ist gesondert zu kodieren (5-564 ff., 5-565 ff., 5-566 ff., 5-567 ff.)
Ein durchgeführter Harnblasenersatz ist gesondert zu kodieren (5-577 ff.)
Eine gleichzeitig durchgeführte radikale paraaortale Lymphadenektomie ist gesondert zu kodieren (5-407.2)
Der Zugang ist in der 6. Stelle nach folgender Liste zu kodieren:
0 Offen chirurgisch
1 Laparoskopisch
x Sonstige

** 5-576.0 Einfach, beim Mann

** 5-576.1 Einfach, bei der Frau

** 5-576.2 Radikale Zystektomie ohne Urethrektomie, beim Mann
Inkl.: Entfernung des inneren Genitale
Regionale Lymphadenektomie

** 5-576.3 Radikale Zystektomie ohne Urethrektomie, unter Schonung des Gefäß-Nerven-Bündels (potenzerhaltend), beim Mann
Inkl.: Entfernung des inneren Genitale
Regionale Lymphadenektomie

** 5-576.4 Radikale Zystektomie mit Urethrektomie, beim Mann
Inkl.: Entfernung des inneren Genitale
Regionale Lymphadenektomie

** 5-576.5 Radikale Zystektomie mit Urethrektomie, unter Schonung des Gefäß-Nerven-Bündels (potenzerhaltend), beim Mann
Inkl.: Entfernung des inneren Genitale
Regionale Lymphadenektomie

** 5-576.6 Radikale Zystektomie ohne Urethrektomie bei der Frau
Inkl.: Regionale Lymphadenektomie
Exkl.: Entfernung des inneren Genitale (vordere pelvine Eviszeration) (5-687.0)

** 5-576.7 Radikale Zystektomie mit Urethrektomie bei der Frau
Inkl.: Regionale Lymphadenektomie
Exkl.: Entfernung des inneren Genitale (vordere pelvine Eviszeration) (5-687.0)

** 5-576.8 Eviszeration des kleinen Beckens beim Mann
Hinw.: Die Darmableitung ist gesondert zu kodieren (5-462 ff.)

** 5-576.x Sonstige

5-576.y N.n.bez.

5-577 **Ersatz der Harnblase**
Exkl.: Supravesikale Harnableitung über Darminterponat (5-565) oder Darmreservoir (5-566)
Hinw.: Der Zugang ist in der 6. Stelle nach folgender Liste zu kodieren:
0 Offen chirurgisch
1 Laparoskopisch
x Sonstige

** 5-577.0 Rekonstruktion mit Ileum

** 5-577.1 Rekonstruktion mit Kolon

** 5-577.2 Rekonstruktion mit Ileozäkum

** 5-577.3 Rekonstruktion mit Magen

** 5-577.4 Umwandlung einer anderen supravesikalen Harnableitung in eine Ersatzharnblase

** 5-577.x Sonstige

5-577.y N.n.bez.

5-578 **Andere plastische Rekonstruktion der Harnblase**
Exkl.: Verschluss einer vesikovaginalen Fistel (5-706.4)
Verschluss einer uterovesikalen Fistel (5-695.2)
Hinw.: Der Zugang ist in der 6. Stelle nach folgender Liste zu kodieren:
0 Offen chirurgisch
1 Laparoskopisch
x Sonstige

** 5-578.0 Naht (nach Verletzung)

** 5-578.1 Verschluss einer Zystostomie

** 5-578.2 Verschluss einer vesikokutanen Fistel

** 5-578.3 Verschluss einer Harnblasen-Darm-Fistel

** 5-578.4 Harnblasenhalsplastik

** 5-578.5 Reduktionsplastik

** 5-578.6 Augmentation der Harnblase

** 5-578.7 Verschluss einer Blasenekstrophie

** 5-578.8 Verschluss eines offenen Urachus

** 5-578.x Sonstige

5-578.y N.n.bez.

5-579 **Andere Operationen an der Harnblase**
Inkl.: Operationen an Ersatzharnblase und Darmreservoir
Exkl.: Biopsie der Harnblase durch Inzision (1-562.2)
Perkutane und endoskopische Biopsie der Harnblase (1-460.2, 1-462.2)
Implantation von Elektroden zur Neurostimulation der Harnblase (5-039.3 ff.)
Hinw.: Der Zugang ist in der 6. Stelle nach folgender Liste zu kodieren:
0 Offen chirurgisch
1 Laparoskopisch
2 Transurethral
3 Perkutan
4 Über ein Stoma
x Sonstige

** 5-579.0 Entfernung eines Steines aus einer Ersatzharnblase
Inkl.: Entfernung eines Steines aus einem Darmreservoir

** 5-579.1 Entfernung eines Fremdkörpers aus einer Ersatzharnblase
Inkl.: Entfernung eines Fremdkörpers aus einem Darmreservoir

** 5-579.2 Entfernung von Schleim aus einer Ersatzharnblase

** 5-579.3 Exzision von erkranktem Gewebe aus einer Ersatzharnblase

** 5-579.4 Operative Blutstillung

** 5-579.5 Operative Dehnung
Exkl.: Operative Dilatation eines Zystostomiekanals mit Anlegen eines dicklumigen suprapubischen Katheters (5-572.5)

** 5-579.6 Injektionsbehandlung
Inkl.: Injektionsbehandlung mit Botulinumtoxin

** 5-579.7 Revision

** 5-579.x Sonstige

5-579.y N.n.bez.

5-58 Operationen an der Urethra
Exkl.: Harninkontinenz-Operationen (5-592 bis 5-598 ff., 5-599.0 ff.)

5-580 Offen chirurgische Urethrotomie und Urethrostomie
Inkl.: Steinentfernung
Entfernung eines Fremdkörpers
Exkl.: Transurethrale Entfernung eines Steines oder Fremdkörpers (8-100.b)

5-580.0 Urethrotomie

5-580.1 Urethrostomie

5-581 Plastische Meatotomie der Urethra

5-581.0 Inzision

5-581.1 Meatusplastik

5-581.x Sonstige

5-581.y N.n.bez.

5-582 Exzision, Destruktion und Resektion von (erkranktem) Gewebe der Urethra
Exkl.: Strikturresektion mit (Re-)Anastomose (5-584.6)

5-582.0 Exzision, offen chirurgisch
Inkl.: Exzision eines Urethradivertikels

5-582.1 Resektion, transurethral
Inkl.: Resektion eines Urethrapolypen
Resektion von Urethraklappen

5-582.2 Resektion, perkutan-transvesikal
Inkl.: Resektion von Urethraklappen

5-582.3 Destruktion, transurethral

5-582.4 Destruktion, perkutan-transvesikal

5-582.x Sonstige

5-582.y N.n.bez.

5-583 Urethrektomie als selbständiger Eingriff
Exkl.: Urethrektomie im Rahmen einer Zystektomie (5-576)

5-583.0 Einfach, beim Mann

5-583.1 Einfach, bei der Frau

5-583.2 Radikal, beim Mann

5-583.3 Radikal, bei der Frau

5-583.x Sonstige

5-583.y N.n.bez.

5-584 Rekonstruktion der Urethra
Exkl.: Verschluss einer urethrovaginalen Fistel (5-706.5)
Plastik bei männlicher Epispadie (5-644)
Plastik bei männlicher Hypospadie (5-645)
Plastik bei Urethrozystozele der Frau (5-704.0)

5-584.0 Rekonstruktion der Pars prostatica oder der Pars membranacea (nach Verletzung)

5-584.1 Rekonstruktion des distalen Teils (nach Verletzung)

5-584.2 Verschluss einer Urethrostomie
Inkl.: Zweite Sitzung einer zweizeitigen Urethroplastik

5-584.3 Verschluss einer urethrokutanen Fistel

5-584.4 Verschluss einer urethrorektalen Fistel

5-584.5 (Re-)Anastomose nach Verletzung

5-584.6 (Re-)Anastomose mit Strikturresektion

5-584.7 Plastische Rekonstruktion, einzeitig
.70 Mit Präputialhaut
.71 Mit Penishaut
.72 Transplantation von Mundschleimhaut
Exkl.: Transplantation von in vitro hergestelltem Gewebe aus autogener Mundschleimhaut (5-584.74)
.73 Transplantation von Harnblasenschleimhaut
.74 Transplantation von in vitro hergestelltem Gewebe aus autogener Mundschleimhaut
.7x Sonstige

5-584.8 Plastische Rekonstruktion, zweizeitig, erste Sitzung
.80 Mit Präputialhaut
.81 Mit Penishaut
.82 Transplantation von Mundschleimhaut
Exkl.: Transplantation von in vitro hergestelltem Gewebe aus autogener Mundschleimhaut (5-584.84)
.83 Transplantation von Harnblasenschleimhaut
.84 Transplantation von in vitro hergestelltem Gewebe aus autogener Mundschleimhaut
.8x Sonstige

5-584.9 Plastische (Re-)Konstruktion bei weiblicher Epispadie

5-584.a Plastische (Re-)Konstruktion bei weiblicher Hypospadie

5-584.x Sonstige

5-584.y N.n.bez.

5-585 Transurethrale Inzision von (erkranktem) Gewebe der Urethra

5-585.0 Urethrotomia interna, ohne Sicht

5-585.1 Urethrotomia interna, unter Sicht
Inkl.: Inzision eines Urethradivertikels

5-585.2 Urethrotomia interna, mit Laser

5-585.3 Inzision des Sphincter urethrae externus

5-585.x Sonstige

5-585.y N.n.bez.

5-589 Andere Operationen an Urethra und periurethralem Gewebe
Exkl.: Endoskopische Entfernung eines Steines oder Fremdkörpers (8-100.b)
Entfernung eines Steines oder Fremdkörpers durch Urethrotomie (5-580.0)
Biopsie der Urethra durch Inzision (1-561.0)
Biopsie an periurethralem Gewebe (1-561.1)

5-589.0 Einlegen eines Stents
Exkl.: Einlegen eines Stents in die prostatische Harnröhre im Rahmen von Operationen an der Prostata (5-609.4)

5-589.1 Entfernung eines Stents

5-589.2 Inzision von periurethralem Gewebe

5-589.3 Exzision von periurethralem Gewebe

5-589.4 Adhäsiolyse

5-589.x Sonstige

5-589.y N.n.bez.

5-59 Andere Operationen an den Harnorganen

5-590 **Inzision und Exzision von retroperitonealem Gewebe**
Exkl.: Biopsie durch Inzision an perirenalem Gewebe (1-560.1)
Hinw.: Der Zugang ist in der 6. Stelle nach folgender Liste zu kodieren. Nicht alle Verfahren sind von allen Zugängen aus durchführbar:
0 Offen chirurgisch lumbal
1 Offen chirurgisch abdominal
2 Thorakoabdominal
3 Laparoskopisch
4 Perkutan
x Sonstige

** 5-590.0 Inzision, perirenal

** 5-590.1 Drainage, perirenal
[6. Stelle: 0-3,x]
Inkl.: Drainage eines paranephritischen Abszesses
Exkl.: Perkutane perirenale Drainage (8-148.2)

** 5-590.2 Drainage, retroperitoneal
[6. Stelle: 0-3,x]
Inkl.: Drainage eines Psoasabszesses
Exkl.: Perkutane Drainage des Retroperitonealraumes (8-148.1)

** 5-590.3 Drainage, pelvin
[6. Stelle: 0-3,x]
Inkl.: Drainage von Flüssigkeitsansammlungen
Exkl.: Perkutane pelvine Drainage (8-148.3)

** 5-590.4 Exzision von perirenalem Gewebe

** 5-590.5 Exzision von retroperitonealem Gewebe

** 5-590.8 Resektion von Gewebe ohne sichere Organzuordnung
Inkl.: Debulking-Operation

** 5-590.x Sonstige

5-590.y N.n.bez.

5-591 **Inzision und Exzision von perivesikalem Gewebe**
Exkl.: Biopsie durch Inzision an perivesikalem Geweben (1-562.3)
Inzision einer Lymphozele (5-408.1)

5-591.0 Inzision

5-591.1 Exzision
Inkl.: Exzision eines perivesikalen Tumors
Exzision einer Urachuszyste

5-591.x Sonstige

5-591.y N.n.bez.

5-592 **Raffung des urethrovesikalen Überganges**
Exkl.: Plastik bei Zystozele (5-704.0)
Plastik bei Rektozele (5-704.1)
Plastische Rekonstruktion des kleinen Beckens und des Douglasraumes (5-707)

5-593 **Transvaginale Suspensionsoperation [Zügeloperation]**

5-593.0 Mit autogenem Material
.00 Levatorplastik
.01 Pubokokzygeusplastik
.02 Faszienzügelplastik
.0x Sonstige

5-593.1 Mit allogenem Material
.10 Dura
.11 Faszie
.1x Sonstige

5-593.2 Mit alloplastischem Material
Hinw.: Die Art des verwendeten Materials für Gewebeersatz oder Gewebeverstärkung ist gesondert zu kodieren (5-932)
.20 Spannungsfreies vaginales Band (TVT) oder transobturatorisches Band (TOT, TVT-O)
.2x Sonstige

5-593.x Sonstige

5-593.y N.n.bez.

5-594 Suprapubische (urethrovesikale) Zügeloperation [Schlingenoperation]

5-594.0 Mit Faszie

5-594.1 Mit Muskulatur

5-594.2 Mit Dura

5-594.3 Mit alloplastischem Material
Hinw.: Die Art des verwendeten Materials für Gewebeersatz oder Gewebeverstärkung ist gesondert zu kodieren (5-932)
.30 Nicht adjustierbar
.31 Adjustierbar

5-594.x Sonstige

5-594.y N.n.bez.

5-595 Abdominale retropubische und paraurethrale Suspensionsoperation

5-595.0 Urethropubopexie (z.B. nach Marshall-Marchetti-Krantz)

5-595.1 Urethrokolposuspension (z.B. nach Burch)
.10 Offen chirurgisch (abdominal)
.11 Laparoskopisch
.1x Sonstige

5-595.2 Urethrokolposuspension mit lateraler Fixation der Scheide
.20 Offen chirurgisch (abdominal), ohne alloplastisches Material
.21 Offen chirurgisch (abdominal), mit alloplastischem Material
Hinw.: Die Art des verwendeten Materials für Gewebeersatz oder Gewebeverstärkung ist gesondert zu kodieren (5-932 ff.)
.22 Laparoskopisch, ohne alloplastisches Material
.23 Laparoskopisch, mit alloplastischem Material
Hinw.: Die Art des verwendeten Materials für Gewebeersatz oder Gewebeverstärkung ist gesondert zu kodieren (5-932 ff.)
.24 Vaginal, ohne alloplastisches Material
.25 Vaginal, mit alloplastischem Material
Hinw.: Die Art des verwendeten Materials für Gewebeersatz oder Gewebeverstärkung ist gesondert zu kodieren (5-932 ff.)
.2x Sonstige

5-595.3 Paraurethrale Nadelsuspension (z.B. nach Stamey-Pereyra, nach Raz)

5-595.x Sonstige

5-595.y N.n.bez.

5-596 Andere Harninkontinenzoperationen

5-596.0 Paraurethrale Injektionsbehandlung
.00 Mit Dextranomer-Hyaluronsäure-Gel
.01 Mit Polyacrylamid-Hydrogel
.02 Mit nicht resorbierbarem Silikon-Elastomer
.0x Mit sonstigen Substanzen
Exkl.: Paraurethrale Stammzelltherapie (8-860.2 ff.)

5-596.1 Konstruktion einer Neourethra, einzeitig

5-596.2 Konstruktion einer Neourethra, zweizeitig, erste Sitzung

5-596.3 Durchzug einer Neourethra, zweizeitig, zweite Sitzung

5-596.4 Urethropexie, n.n.bez.

5-596.5 Interpositionsoperation

5-596.6 Urethro(zysto)lyse bei der Frau

5-596.7 Adjustierbare Kontinenztherapie
Exkl.: Adjustierbare Schlingenoperation mit alloplastischem Material (5-594.31)

.71 Explantation
.72 Revision
.73 ↔ Wechsel des Ballons
.74 Implantation unter den Harnblasenhals
.75 Implantation in die Region der bulbären Harnröhre

5-596.x Sonstige

5-596.y N.n.bez.

5-597 Eingriffe bei artifiziellem Harnblasensphinkter

5-597.0 Implantation

.00 Bulbär, 1 Cuff
.01 Bulbär, 2 Cuffs
.02 Am Blasenhals
.0x Sonstige

5-597.2 Entfernung

5-597.3 Wechsel

.30 Vollständig, bulbär, 1 Cuff
.31 Vollständig, bulbär, 2 Cuffs
.32 Vollständig, am Blasenhals
.33 Isolierter Pumpenwechsel
.34 Isolierter Wechsel, 1 Cuff
.35 Isolierter Wechsel, 2 Cuffs
.36 Isolierter Wechsel des Reservoirs [Ballon]
.3x Sonstige

5-597.4 Revision

5-597.x Sonstige

5-597.y N.n.bez.

5-598 Suspensionsoperation [Zügeloperation] bei Harninkontinenz des Mannes

5-598.0 Mit alloplastischem Material
Inkl.: Transobturatorisches Band [TOT]
Hinw.: Die Art des verwendeten Materials für Gewebeersatz oder Gewebeverstärkung ist gesondert zu kodieren (5-932)

5-598.x Sonstige

5-598.y N.n.bez.

5-599 Andere Operationen am Harntrakt

5-599.0 (Teil-)Resektion oder Durchtrennung eines alloplastischen Bandes oder Netzes als Revision nach Operationen wegen Harninkontinenz oder Prolaps

.00 Vaginal
.01 Perineal
.02 Abdominal
.03 Kombiniert abdominal und vaginal
.04 Kombiniert abdominal und perineal
.0x Sonstige

5-599.x Sonstige

5-599.y N.n.bez.

Operationen an den männlichen Geschlechtsorganen (5-60...5-64)

Hinw.: Die Anwendung mikrochirurgischer Technik ist, sofern nicht als eigener Kode angegeben, zusätzlich zu kodieren (5-984)
Die Anwendung von Lasertechnik ist, sofern nicht als eigener Kode angegeben, zusätzlich zu kodieren (5-985 ff.)
Die Anwendung von minimalinvasiver Technik ist, sofern nicht als eigener Kode angegeben, zusätzlich zu kodieren (5-986 ff.)
Die Durchführung der Operation im Rahmen der Versorgung einer Mehrfachverletzung ist zusätzlich zu kodieren (5-981)
Die Durchführung der Operation im Rahmen der Versorgung eines Polytraumas ist zusätzlich zu kodieren (5-982 ff.)
Die Durchführung einer Reoperation ist, sofern nicht als eigener Kode angegeben, zusätzlich zu kodieren (5-983)
Der vorzeitige Abbruch einer Operation ist zusätzlich zu kodieren (5-995)

5-60 Operationen an Prostata und Vesiculae seminales

5-600 **Inzision der Prostata**
Exkl.: Therapeutische perkutane Punktion der Prostata

5-600.0 Transurethral

5-600.1 Perineal

5-600.2 Transrektal

5-600.x Sonstige

5-600.y N.n.bez.

5-601 **Transurethrale Exzision und Destruktion von Prostatagewebe**
Inkl.: Blutstillung
Hinw.: Die intraoperative Spülung der Harnblase ist im Kode enthalten
Bei Kombination von mehreren Verfahren ist das führende (primäre) Verfahren mit einem Kode aus 5-601.0 bis 5-601.a zusammen mit einem Zusatzkode aus 5-601.b bis 5-601.d für das zusätzlich durchgeführte (sekundäre) Verfahren zu kodieren

5-601.0 Elektroresektion

5-601.1 Elektroresektion mit Trokarzystostomie

5-601.2 Destruktion durch Kälte

5-601.3 Destruktion durch Hitze

- .30 Radiofrequenzablation
  Exkl.: Nadelablation (TUNA)
- .31 Mikrowellenablation
- .32 Wasserdampfablation
- .33 Thermotherapie
  Exkl.: Wasserinduzierte Thermotherapie (WIT)
- .34 Hyperthermie
- .3x Sonstige

5-601.4 Laserdestruktion
Hinw.: Die Art der Lasertechnik ist gesondert zu kodieren (5-985.0 bis 5-985.7, 5-985.x, 5-985.y)

- .42 Laservaporisation
- .4x Sonstige

5-601.6 Elektrische Vaporisation

5-601.7 Exzision durch Laser
Inkl.: Morcellement des Enukleats

- .70 Holmium-Laser-Enukleation
- .71 Holmium-Laser-Resektion
- .72 Thulium-Laser-Enukleation
- .73 Thulium-Laser-Resektion
- .7x Sonstige

5-601.9 Exzision durch fokussierten Wasserstrahl
Hinw.: Die Steuerung erfolgt durch transrektale Ultraschallbildgebung [TRUS]

5-601.a Destruktion durch Magnetresonanz-gesteuerten Ultraschall

5-601.b Elektroresektion im Rahmen eines anderen Eingriffs
Hinw.: Dieser Kode ist ein Zusatzkode. Er ist nur in Kombination mit einem unter 5-601.0 bis 5-601.a kodierten führenden (primären) Verfahren anzugeben

5-601.c Elektrische Vaporisation im Rahmen eines anderen Eingriffs
Hinw.: Dieser Kode ist ein Zusatzkode. Er ist nur in Kombination mit einem unter 5-601.0 bis 5-601.4 ff., 5-601.9 oder 5-601.a kodierten führenden (primären) Verfahren anzugeben

5-601.d Laserdestruktion im Rahmen eines anderen Eingriffs
Hinw.: Dieser Kode ist ein Zusatzkode. Er ist nur in Kombination mit einem unter 5-601.0 bis 5-601.3 ff. oder 5-601.6 bis 5-601.a kodierten führenden (primären) Verfahren anzugeben

5-601.x Sonstige

5-601.y N.n.bez.

5-602 Transrektale und perkutane Destruktion von Prostatagewebe

5-602.0 Durch Hitze

5-602.1 Durch Ultraschall

5-602.2 Durch Strahlenträger
Hinw.: Die genaue Form der Brachytherapie ist gesondert zu kodieren (8-524 ff., 8-525 ff.)

5-602.3 Durch Kälte
Hinw.: Die Anzahl der verwendeten Kryoablationsnadeln ist gesondert zu kodieren (5-98h.0 ff.)

5-602.4 Durch magnetische Nanopartikel
Hinw.: Mit diesem Kode ist die Instillation von magnetischen Nanopartikeln zu kodieren. Die nachfolgende Thermotherapie ist gesondert zu kodieren (8-651)

5-602.5 Durch transperineale, nicht thermische, lasergesteuerte photodynamische Therapie

5-602.6 Durch irreversible Elektroporation
Hinw.: Die Anzahl der verwendeten Nadeln zur irreversiblen Elektroporation ist gesondert zu kodieren (5-98h.1 ff.)

5-602.x Sonstige

5-602.y N.n.bez.

5-603 Exzision und Destruktion von Prostatagewebe

5-603.0 Suprapubisch-transvesikal
- .00 Offen chirurgisch
- .01 Endoskopisch extraperitoneal

5-603.1 Retropubisch
- .10 Offen chirurgisch
- .11 Laparoskopisch

5-603.2 Offen chirurgisch, perineal

5-603.x Sonstige

5-603.y N.n.bez.

5-604 Radikale Prostatovesikulektomie
Exkl.: Radikale pelvine Lymphadenektomie als selbständiger Eingriff (5-404.f, 5-404.g)
Revision nach radikaler Prostatovesikulektomie (5-609.7)

5-604.0 Retropubisch
- .01 Ohne regionale Lymphadenektomie
- .02 Mit regionaler Lymphadenektomie

5-604.1 Retropubisch, gefäß- und nervenerhaltend
- .11 Ohne regionale Lymphadenektomie
- .12 Mit regionaler Lymphadenektomie

5-604.2 Perineal
- .21 Ohne regionale Lymphadenektomie
- .22 Mit laparoskopischer regionaler Lymphadenektomie

5-604.3 Perineal, gefäß- und nervenerhaltend
- .31 Ohne regionale Lymphadenektomie
- .32 Mit laparoskopischer regionaler Lymphadenektomie

5-604.4 Laparoskopisch
- .41 Ohne regionale Lymphadenektomie
- .42 Mit regionaler Lymphadenektomie

5-604.5 Laparoskopisch, gefäß- und nervenerhaltend
- .51 Ohne regionale Lymphadenektomie
- .52 Mit regionaler Lymphadenektomie

5-604.x Sonstige

5-604.y N.n.bez.

5-605 Andere Exzision und Destruktion von Prostatagewebe

5-606 Operationen an den Vesiculae seminales

5-606.0 ↔ Inzision

5-606.1 ↔ Exzision

5-606.2 ↔ Exstirpation

5-606.x ↔ Sonstige

5-606.y N.n.bez.

5-607 Inzision und Exzision von periprostatischem Gewebe

5-607.0 Inzision

5-607.1 Inzision und Drainage

5-607.2 Exzision

5-607.x Sonstige

5-607.y N.n.bez.

5-609 Andere Operationen an der Prostata

5-609.0 Behandlung einer Prostatablutung, transurethral

5-609.1 Behandlung einer Prostatablutung, offen chirurgisch

5-609.2 Rekonstruktion der Prostata nach Verletzung

5-609.3 Dilatation der prostatischen Harnröhre
Exkl.: Bougierung der Urethra unter Durchleuchtung (8-139.01)
Bougierung der Urethra ohne Durchleuchtung (8-139.00)

5-609.4 Einlegen eines Stents in die prostatische Harnröhre

5-609.5 Wechsel eines Stents in der prostatischen Harnröhre

5-609.6 Entfernung eines Stents aus der prostatischen Harnröhre

5-609.7 Revision

5-609.8 Transurethrale Implantation von Prostatagewebe-Retraktoren
- .80 1 Prostatagewebe-Retraktor
- .81 2 Prostatagewebe-Retraktoren
- .82 3 Prostatagewebe-Retraktoren
- .83 4 Prostatagewebe-Retraktoren
- .84 5 Prostatagewebe-Retraktoren
- .85 6 Prostatagewebe-Retraktoren
- .86 7 Prostatagewebe-Retraktoren
- .87 8 oder mehr Prostatagewebe-Retraktoren

5-609.9 Protektive Maßnahme vor Prostatabestrahlung
- .90 Transperineale Injektion eines Polyethylenglykol(PEG)-Hydrogels
- .91 Transperineale Implantation eines Ballon-Abstandhalters

5-609.a Implantation von Bestrahlungsmarkern an der Prostata
Hinw.: Das bildgebende Verfahren ist gesondert zu kodieren (Kap. 3)

.a0 Perineal

.a1 Transrektal

.ax Sonstige

5-609.x Sonstige

5-609.y N.n.bez.

5-61 Operationen an Skrotum und Tunica vaginalis testis

5-610 Inzision an Skrotum und Tunica vaginalis testis
Exkl.: Inzision an der Haut des Skrotums (5-892 ff.)

5-610.0 Ohne weitere Maßnahmen

5-610.1 Drainage

5-610.2 Entfernung eines Fremdkörpers

5-610.x Sonstige

5-610.y N.n.bez.

5-611 ↔ Operation einer Hydrocele testis
Exkl.: Verschluss einer kongenitalen Hydrocele testis (5-530)
Verschluss eines offenen Processus vaginalis peritonei (5-530)

5-612 Exzision und Destruktion von erkranktem Skrotumgewebe
Exkl.: Exzision von erkrankter Haut des Skrotums (5-894 ff., 5-895 ff.)

5-612.0 Exzision einer Fistel

5-612.1 Partielle Resektion

5-612.2 Totale Resektion

5-612.3 Radikale Resektion

5-612.x Sonstige

5-612.y N.n.bez.

5-613 Plastische Rekonstruktion von Skrotum und Tunica vaginalis testis
Hinw.: Siehe auch Operationen zur Geschlechtsorganumwandlung (5-646 ff.)

5-613.0 Naht (nach Verletzung)

5-613.1 Plastische Rekonstruktion

5-613.2 Konstruktion und/oder Rekonstruktion des Skrotums

5-613.x Sonstige

5-613.y N.n.bez.

5-619 Andere Operationen an Skrotum und Tunica vaginalis testis

5-62 Operationen am Hoden

5-620 ↔ Inzision des Hodens

5-621 ↔ Exzision und Destruktion von erkranktem Gewebe des Hodens

5-622 Orchidektomie

5-622.0 ↔ Skrotal, ohne Epididymektomie

5-622.1 ↔ Skrotal, mit Epididymektomie

5-622.2 ↔ Inguinalhoden, ohne Epididymektomie

5-622.3 ↔ Abdominalhoden, offen chirurgisch

5-622.4 ↔ Abdominalhoden, laparoskopisch

5-622.5 Radikale (inguinale) Orchidektomie (mit Epididymektomie und Resektion des Samenstranges)

5-622.6 ↔ Inguinalhoden, mit Epididymektomie

5-622.7 ↔ Inguinalhoden, Entfernung eines Resthodens

5-622.8 ↔ Skrotalhoden, Entfernung eines Resthodens

5-622.x ↔ Sonstige

5-622.y N.n.bez.

5-624 Orchidopexie

Hinw.: Der Verschluss eines offenen Processus vaginalis peritonei mit Funikulolyse ist unter 5-530 ff. zu kodieren

5-624.4 ↔ Mit Funikulolyse

5-624.5 ↔ Skrotal

5-624.x ↔ Sonstige

5-624.y N.n.bez.

5-625 Exploration bei Kryptorchismus

Exkl.: Entfernung eines Abdominalhodens (5-622.3, 5-622.4)

5-625.4 ↔ Inguinal

5-625.5 ↔ Abdominal, offen chirurgisch

5-625.6 ↔ Abdominal, laparoskopisch

5-625.x ↔ Sonstige

5-625.y N.n.bez.

5-626 Operative Verlagerung eines Abdominalhodens

Exkl.: Orchidopexie und Funikolyse (5-624)

5-626.0 ↔ Ohne mikrovaskuläre Anastomose, offen chirurgisch

5-626.1 ↔ Mit mikrovaskulärer Anastomose, offen chirurgisch

5-626.2 ↔ Ohne mikrovaskuläre Anastomose, laparoskopisch

5-626.3 ↔ Mit mikrovaskulärer Anastomose, laparoskopisch

5-626.x ↔ Sonstige

5-626.y N.n.bez.

5-627 Rekonstruktion des Hodens

5-627.2 ↔ Naht (nach Verletzung)

5-627.x ↔ Sonstige

5-627.y N.n.bez.

5-628 Implantation, Wechsel und Entfernung einer Hodenprothese

5-628.2 ↔ Wechsel

5-628.3 ↔ Entfernung

5-628.4 ↔ Implantation

5-628.x ↔ Sonstige

5-628.y N.n.bez.

5-629 Andere Operationen am Hoden

5-629.0 ↔ Entnahme von Hodengewebe zur Aufbereitung für die künstliche Insemination

5-629.x ↔ Sonstige

5-629.y N.n.bez.

5-63 Operationen an Funiculus spermaticus, Epididymis und Ductus deferens

5-630 Operative Behandlung einer Varikozele und einer Hydrocele funiculi spermatici

5-630.0 ↔ Sklerosierung der V. spermatica, skrotal

5-630.1 ↔ Resektion der V. spermatica (und A. spermatica) [Varikozelenoperation], inguinal

5-630.2 ↔ Resektion der V. spermatica (und A. spermatica) [Varikozelenoperation], lumbal

5-630.3 ↔ Resektion der V. spermatica (und A. spermatica) [Varikozelenoperation], abdominal, offen chirurgisch

5-630.4 ↔ Resektion der V. spermatica (und A. spermatica) [Varikozelenoperation], abdominal, laparoskopisch

5-630.5 ↔ Operation einer Hydrocele funiculi spermatici

5-630.x ↔ Sonstige

5-630.y N.n.bez.

5-631 Exzision im Bereich der Epididymis

5-631.0 ↔ Zyste

5-631.1 ↔ Spermatozele

5-631.2 ↔ Morgagni-Hydatide

5-631.x ↔ Sonstige

5-631.y N.n.bez.

5-633 Epididymektomie

5-633.0 ↔ Partiell

5-633.1 ↔ Total

5-633.x ↔ Sonstige

5-633.y N.n.bez.

5-634 Rekonstruktion des Funiculus spermaticus

5-634.0 ↔ Naht (nach Verletzung)

5-634.1 ↔ Plastische Rekonstruktion

5-634.2 ↔ Rücklagerung bei Torsion
Inkl.: Prophylaktische Orchidopexie, kontralateral

5-634.x ↔ Sonstige

5-634.y N.n.bez.

5-635 ↔ Vasotomie des Ductus deferens

5-636 Destruktion, Ligatur und Resektion des Ductus deferens

5-636.0 ↔ Sklerosierung

5-636.1 ↔ Ligatur

5-636.2 ↔ Resektion [Vasoresektion]

5-636.x ↔ Sonstige

5-636.y N.n.bez.

5-637 Rekonstruktion von Ductus deferens und Epididymis

5-637.0 ↔ Naht (nach Verletzung)

5-637.1 ↔ Vasovasostomie

5-637.3 ↔ Epididymovasostomie

5-637.4 ↔ Tubulovasostomie

5-637.5 ↔ Anlegen einer artifiziellen Spermatozele

5-637.x ↔ Sonstige

5-637.y N.n.bez.

5-639 Andere Operationen an Funiculus spermaticus, Epididymis und Ductus deferens

5-639.0 ↔ Epididymotomie

5-639.1 ↔ Inzision des Funiculus spermaticus

5-639.2 ↔ Adhäsiolyse des Funiculus spermaticus

5-639.3 ↔ Entnahme von Nebenhodengewebe zur Aufbereitung für die künstliche Insemination

5-639.x ↔ Sonstige

5-639.y N.n.bez.

5-64 Operationen am Penis

5-640 **Operationen am Präputium**

5-640.0 Frenulotomie

5-640.1 Dorsale Spaltung

5-640.2 Zirkumzision

5-640.3 Frenulum- und Präputiumplastik

5-640.4 Reposition einer Paraphimose in Narkose

5-640.5 Lösung von Präputialverklebungen

5-640.x Sonstige

5-640.y N.n.bez.

5-641 **Lokale Exzision und Destruktion von erkranktem Gewebe des Penis**
Inkl.: Destruktion mit Laser

5-641.0 Exzision
Exkl.: Exzision von erkrankter Haut des Penis (5-894 ff., 5-895 ff.)

5-641.1 Destruktion

5-641.x Sonstige

5-641.y N.n.bez.

5-642 **Amputation des Penis**

5-642.0 Partiell

5-642.1 Total

5-642.2 Emaskulation

5-642.y N.n.bez.

5-643 **Plastische Rekonstruktion des Penis**
Exkl.: Plastische Rekonstruktion bei Hypospadie (5-645 ff.)
Plastische Rekonstruktion bei Epispadie (5-644 ff.)

5-643.0 Naht (nach Verletzung)
Inkl.: Naht des Schwellkörpers

5-643.1 Streckung des Penisschaftes

5-643.2 (Re-)Konstruktion des Penis
Hinw.: Siehe auch Operationen zur Geschlechtsorganumwandlung (5-646 ff.)

5-643.3 Korrektur einer penoskrotalen Transposition

5-643.4 Korrektur eines vergrabenen Penis (concealed penis oder buried penis)

5-643.x Sonstige

5-643.y N.n.bez.

5-644 **Plastische Rekonstruktion bei männlicher Epispadie**

5-644.0 Schaftaufrichtung und Chordektomie

5-644.1 Mobilisation der Corpora cavernosa und Verlagerung der Urethra nach ventral

5-644.2 Konstruktion der Urethra
- .20 Mit Präputialhaut
- .21 Mit Penishaut
- .22 Transplantation von Mundschleimhaut
- .23 Transplantation von Harnblasenschleimhaut
- .2x Sonstige

5-644.x Sonstige

5-644.y N.n.bez.

5-645 **Plastische Rekonstruktion bei männlicher Hypospadie**

5-645.0 Meatoglanduloplastik (bei Hypospadia coronaria)

5-645.1 Schaftaufrichtung und Chordektomie
Inkl.: Proximale Verlagerung der Urethra

5-645.2 Konstruktion der Urethra
.20 Mit Präputialhaut
.21 Mit Penishaut
.22 Transplantation von Mundschleimhaut
.23 Transplantation von Harnblasenschleimhaut
.2x Sonstige

5-645.3 Sekundärer Eingriff

5-645.x Sonstige

5-645.y N.n.bez.

5-646 Operationen zur Geschlechtsorganumwandlung

5-646.0 Geschlechtsorgantransformation von weiblich zu männlich
Hinw.: Die durchgeführten Eingriffe sind gesondert zu kodieren:
Konstruktion der Urethra (5-584 ff.)
Konstruktion des Penis (5-643.2)
Konstruktion des Skrotums (5-613.2)
Implantation einer Hodenprothese (5-628 ff.)

5-646.1 Geschlechtsorgantransformation von männlich zu weiblich
Hinw.: Die durchgeführten Eingriffe sind gesondert zu kodieren:
Emaskulation (5-642.2)
Konstruktion der Vagina (5-705 ff.)
Konstruktion der Vulva (5-716 ff.)

5-646.x Sonstige

5-646.y N.n.bez.

5-649 Andere Operationen am Penis

5-649.0 Inzision
Inkl.: Entfernung eines Fremdkörpers

5-649.1 Adhäsiolyse

5-649.2 Venöse Sperroperation (bei erektiler Dysfunktion)

5-649.3 Revaskularisierungsoperation (bei erektiler Dysfunktion)

5-649.4 Shuntoperation am Corpus cavernosum (bei Priapismus)

5-649.5 Implantation einer Penisprothese
.50 Semirigide Prothese
.51 Hydraulische Prothese
.5x Sonstige

5-649.6 Revision einer Penisprothese

5-649.8 Entfernung einer Penisprothese

5-649.9 Replantation

5-649.a Wechsel einer semirigiden Penisprothese
.a0 In eine semirigide Prothese
.a1 In eine hydraulische Prothese
.ax Sonstige

5-649.b Wechsel einer hydraulischen Penisprothese
.b0 Vollständig, in eine semirigide Prothese
.b1 Vollständig, in eine hydraulische Prothese
.b2 Isolierter Pumpenwechsel
.b3 Isolierter Reservoirwechsel [Ballon]
.b4 Isolierter Wechsel des Schwellkörperimplantates [Zylinder]
.bx Sonstige

5-649.x Sonstige

5-649.y N.n.bez.

Operationen an den weiblichen Geschlechtsorganen (5-65...5-71)

Hinw.: Die Anwendung mikrochirurgischer Technik ist, sofern nicht als eigener Kode angegeben, zusätzlich zu kodieren (5-984)
Die Anwendung von Lasertechnik ist, sofern nicht als eigener Kode angegeben, zusätzlich zu kodieren (5-985 ff.)
Die Durchführung der Operation im Rahmen der Versorgung einer Mehrfachverletzung ist zusätzlich zu kodieren (5-981)
Die Durchführung der Operation im Rahmen der Versorgung eines Polytraumas ist zusätzlich zu kodieren (5-982 ff.)
Die Durchführung einer Reoperation ist, sofern nicht als eigener Kode angegeben, zusätzlich zu kodieren (5-983)
Der vorzeitige Abbruch einer Operation ist zusätzlich zu kodieren (5-995)
Die Verwendung von Membranen oder sonstigen Materialien zur Prophylaxe von Adhäsionen ist gesondert zu kodieren (5-933 ff.)

5-65 Operationen am Ovar

Hinw.: Der Zugang ist für die Kodes 5-651 ff., 5-652 ff., 5-656 ff. und 5-659 ff. nach folgender Liste zu kodieren:
0 ↔ Offen chirurgisch (abdominal)
1 ↔ Vaginal, laparoskopisch assistiert
2 ↔ Endoskopisch (laparoskopisch)
3 ↔ Umsteigen endoskopisch - offen chirurgisch
4 ↔ Umsteigen vaginal - offen chirurgisch
5 ↔ Vaginal
x ↔ Sonstige

5-650 Inzision des Ovars

5-650.2 ↔ Offen chirurgisch (abdominal)

5-650.3 ↔ Vaginal, laparoskopisch assistiert

5-650.4 ↔ Endoskopisch (laparoskopisch)

5-650.5 ↔ Umsteigen endoskopisch - offen chirurgisch

5-650.6 ↔ Umsteigen vaginal - offen chirurgisch

5-650.7 ↔ Vaginal

5-650.x ↔ Sonstige

5-650.y N.n.bez.

5-651 Lokale Exzision und Destruktion von Ovarialgewebe
Hinw.: Der Zugang ist in der 6. Stelle nach der Liste vor Kode 5-650 zu kodieren

** 5-651.8 Exzisionsbiopsie
Inkl.: Zystenpunktion mit Exzision an der Zystenwand

** 5-651.9 Exzision einer Ovarialzyste
Inkl.: Zysten-/Tumorausschälung

** 5-651.a Keilexzision des Ovars

** 5-651.b Destruktion von Endometrioseherden

** 5-651.x Sonstige

5-651.y N.n.bez.

5-652 Ovariektomie
Hinw.: Der Zugang ist in der 6. Stelle nach der Liste vor Kode 5-650 zu kodieren

** 5-652.4 Restovariektomie

** 5-652.5 Partiell

** 5-652.6 Total

5-652.y N.n.bez.

5-653 Salpingoovariektomie

5-653.2 Einseitige Ovariektomie mit bilateraler Salpingektomie
- .20 Offen chirurgisch (abdominal)
- .21 Vaginal, laparoskopisch assistiert
- .22 Endoskopisch (laparoskopisch)
- .23 Umsteigen endoskopisch - offen chirurgisch
- .24 Umsteigen vaginal - offen chirurgisch
- .25 Vaginal
- .2x Sonstige

5-653.3 Salpingoovariektomie (ohne weitere Maßnahmen)
- .30 ↔ Offen chirurgisch (abdominal)
- .31 ↔ Vaginal, laparoskopisch assistiert
- .32 ↔ Endoskopisch (laparoskopisch)
- .33 ↔ Umsteigen endoskopisch - offen chirurgisch
- .34 ↔ Umsteigen vaginal - offen chirurgisch
- .35 ↔ Vaginal
- .3x ↔ Sonstige

5-653.y N.n.bez.

5-656 Plastische Rekonstruktion des Ovars
Hinw.: Der Zugang ist in der 6. Stelle nach der Liste vor Kode 5-650 zu kodieren

** 5-656.8 Rekonstruktion (nach Verletzung oder Ruptur)

** 5-656.9 Ovariopexie

** 5-656.a Beseitigung einer Torsion

** 5-656.b Replantation

** 5-656.x Sonstige

5-656.y N.n.bez.

5-657 Adhäsiolyse an Ovar und Tuba uterina ohne mikrochirurgische Versorgung

5-657.6 Am Peritoneum des weiblichen Beckens
Inkl.: Uterus und Parametrien
- .60 Offen chirurgisch (abdominal)
- .61 Vaginal, laparoskopisch assistiert
- .62 Endoskopisch (laparoskopisch)
- .63 Umsteigen endoskopisch - offen chirurgisch
- .64 Umsteigen vaginal - offen chirurgisch
- .65 Vaginal
- .6x Sonstige

5-657.7 Am Ovar
- .70 ↔ Offen chirurgisch (abdominal)
- .71 ↔ Vaginal, laparoskopisch assistiert
- .72 ↔ Endoskopisch (laparoskopisch)
- .73 ↔ Umsteigen endoskopisch - offen chirurgisch
- .74 ↔ Umsteigen vaginal - offen chirurgisch
- .75 ↔ Vaginal
- .7x ↔ Sonstige

5-657.8 An der Tuba uterina
- .80 ↔ Offen chirurgisch (abdominal)
- .81 ↔ Vaginal, laparoskopisch assistiert
- .82 ↔ Endoskopisch (laparoskopisch)
- .83 ↔ Umsteigen endoskopisch - offen chirurgisch
- .84 ↔ Umsteigen vaginal - offen chirurgisch
- .85 ↔ Vaginal
- .8x ↔ Sonstige

5-657.9 An Ovar und Tuba uterina, kombiniert
- .90 ↔ Offen chirurgisch (abdominal)
- .91 ↔ Vaginal, laparoskopisch assistiert

.92 ↔ Endoskopisch (laparoskopisch)
.93 ↔ Umsteigen endoskopisch - offen chirurgisch
.94 ↔ Umsteigen vaginal - offen chirurgisch
.95 ↔ Vaginal
.9x ↔ Sonstige

5-657.x Sonstige
.x0 ↔ Offen chirurgisch (abdominal)
.x1 ↔ Vaginal, laparoskopisch assistiert
.x2 ↔ Endoskopisch (laparoskopisch)
.x3 ↔ Umsteigen endoskopisch - offen chirurgisch
.x4 ↔ Umsteigen vaginal - offen chirurgisch
.x5 ↔ Vaginal
.xx ↔ Sonstige

5-657.y N.n.bez.

5-658 Adhäsiolyse an Ovar und Tuba uterina mit mikrochirurgischer Versorgung

5-658.6 Am Peritoneum des weiblichen Beckens
Inkl.: Uterus und Parametrien

5-658.7 ↔ Am Ovar

5-658.8 ↔ An der Tuba uterina

5-658.9 ↔ An Ovar und Tuba uterina, kombiniert

5-658.x ↔ Sonstige

5-658.y N.n.bez.

5-659 Andere Operationen am Ovar
Hinw.: Der Zugang ist in der 6. Stelle nach der Liste vor Kode 5-650 zu kodieren

** 5-659.2 Exzision einer Parovarialzyste

** 5-659.x Sonstige

5-659.y N.n.bez.

5-66 Operationen an der Tuba uterina

Exkl.: Operationen bei Extrauteringravidität (5-744)
Hinw.: Der Zugang ist für die Kodes 5-661, 5-665 und 5-666 nach folgender Liste zu kodieren:
0 ↔ Offen chirurgisch (abdominal)
1 ↔ Vaginal, laparoskopisch assistiert
2 ↔ Endoskopisch (laparoskopisch)
3 ↔ Umsteigen endoskopisch - offen chirurgisch
4 ↔ Umsteigen vaginal - offen chirurgisch
5 ↔ Vaginal
x ↔ Sonstige

5-660 Salpingotomie

5-660.2 ↔ Offen chirurgisch (abdominal)

5-660.3 ↔ Vaginal, laparoskopisch assistiert

5-660.4 ↔ Endoskopisch (laparoskopisch)

5-660.5 ↔ Umsteigen endoskopisch - offen chirurgisch

5-660.6 ↔ Umsteigen vaginal - offen chirurgisch

5-660.7 ↔ Vaginal

5-660.x ↔ Sonstige

5-660.y N.n.bez.

5-661 Salpingektomie
Hinw.: Der Zugang ist in der 6. Stelle nach der Liste vor Kode 5-660 zu kodieren

** 5-661.4 Restsalpingektomie

** 5-661.5 Partiell

** 5-661.6 Total

5-661.y N.n.bez.

5-663 **Destruktion und Verschluss der Tubae uterinae [Sterilisationsoperation]**
Hinw.: Der Zugang ist in der 6. Stelle nach folgender Liste zu kodieren:
0 Offen chirurgisch (abdominal)
1 Vaginal, laparoskopisch assistiert
2 Endoskopisch (laparoskopisch)
3 Umsteigen endoskopisch - offen chirurgisch
4 Umsteigen vaginal - offen chirurgisch
5 Vaginal
x Sonstige

** 5-663.0 Elektrokoagulation

** 5-663.1 Anbringen von Clips

** 5-663.2 Anbringen von "Fallopian rings"

** 5-663.3 Fimbriektomie

** 5-663.4 Salpingektomie, partiell

** 5-663.5 Unterbindung mit Durchtrennung oder Destruktion

** 5-663.x Sonstige

5-663.y N.n.bez.

5-665 **Exzision und Destruktion von erkranktem Gewebe der Tuba uterina**
Hinw.: Der Zugang ist in der 6. Stelle nach der Liste vor Kode 5-660 zu kodieren

** 5-665.4 Exzision

** 5-665.5 Destruktion

** 5-665.x Sonstige

5-665.y N.n.bez.

5-666 **Plastische Rekonstruktion der Tuba uterina**
Exkl.: Adhäsiolyse an Ovar und Tuba uterina (5-657, 5-658)
Hinw.: Der Zugang ist in der 6. Stelle nach der Liste vor Kode 5-660 zu kodieren

** 5-666.8 Tubostomie

** 5-666.9 Fimbrioplastik

** 5-666.a Tubenanastomose

** 5-666.b Salpingouterostomie

** 5-666.x Sonstige

5-666.y N.n.bez.

5-667 **Insufflation der Tubae uterinae**

5-667.0 Pertubation

5-667.1 Chromopertubation

5-667.2 Hydropertubation

5-667.x Sonstige

5-667.y N.n.bez.

5-669 ↔ **Andere Operationen an der Tuba uterina**

5-67 Operationen an der Cervix uteri

5-670 **Dilatation des Zervikalkanals**

5-671 **Konisation der Cervix uteri**

5-671.0 Konisation
.00 Laserexzision
.01 Schlingenexzision
.02 Messerkonisation
.03 Exzision mit elektrischer Nadel/Messer
.0x Sonstige

5-671.1 Rekonisation
.10 Laserexzision
.11 Schlingenexzision
.12 Messerkonisation
.13 Exzision mit elektrischer Nadel/Messer
.1x Sonstige

5-671.y N.n.bez.

5-672 Andere Exzision und Destruktion von erkranktem Gewebe der Cervix uteri

5-672.0 Exzision

5-672.1 Destruktion
.10 Kauterisation
.11 Elektrokoagulation
.12 Laserkoagulation
.13 Kryokoagulation
.1x Sonstige

5-672.x Sonstige

5-672.y N.n.bez.

5-673 Amputation der Cervix uteri

5-674 Rekonstruktion der Cervix uteri in der Gravidität

5-674.0 Cerclage

5-674.1 Muttermundverschluss

5-674.x Sonstige

5-674.y N.n.bez.

5-675 Andere Rekonstruktion der Cervix uteri

5-675.0 Naht (nach Verletzung)

5-675.1 Plastische Rekonstruktion
Inkl.: Verschluss einer Fistel

5-675.2 Portioplastik

5-675.x Sonstige

5-675.y N.n.bez.

5-679 Andere Operationen an der Cervix uteri

5-679.0 Entfernung von Cerclagematerial

5-679.x Sonstige

5-679.y N.n.bez.

5-68 Inzision, Exzision und Exstirpation des Uterus

Inkl.: Exenteration des kleinen Beckens
Hinw.: Die Durchführung einer spezifischen Scheidenstumpffixation im Rahmen einer Vorder- und/oder Hinterwandplastik ist gesondert zu kodieren (5-704.46 bis 5-704.4p)
Die Durchführung einer spezifischen Zervixstumpffixation im Rahmen einer Vorder- und/oder Hinterwandplastik ist gesondert zu kodieren (5-704.56 bis 5-704.5p)

5-680 Inzision des Uterus [Hysterotomie]

5-681 Exzision und Destruktion von erkranktem Gewebe des Uterus

5-681.0 Exzision von Endometriumsynechien
.01 Hysteroskopisch
.0x Sonstige

5-681.1 Exzision eines kongenitalen Septums
.10 Vaginal
.11 Hysteroskopisch ohne Kontrolle
.12 Hysteroskopisch, laparoskopisch assistiert
.13 Hysteroskopisch, sonographisch assistiert
.1x Sonstige

5-681.3 Exzision sonstigen erkrankten Gewebes des Uterus
- .30 Offen chirurgisch (abdominal)
- .31 Vaginal, laparoskopisch assistiert
- .32 Endoskopisch (laparoskopisch)
- .33 Hysteroskopisch
- .34 Umsteigen endoskopisch - offen chirurgisch
- .35 Umsteigen vaginal - offen chirurgisch
- .36 Vaginal
- .3x Sonstige

5-681.4 Morcellieren des Uterus als Vorbereitung zur Uterusexstirpation

5-681.5 Endometriumablation
- .50 Ablation durch Rollerball und/oder Schlingenresektion
- .51 Laserablation
- .52 Ablation durch Heißwasserballon
- .53 Hochfrequenzablation
- .5x Sonstige

5-681.6 Destruktion
- .60 Elektrokoagulation
- .61 Laserkoagulation
- .62 Thermokoagulation
- .63 Kryokoagulation
- .64 Photodynamische Therapie
- .65 Magnetresonanz-gesteuerte fokussierte Ultraschallkoagulation [MRgFUS]
  Hinw.: Die Dauer der Behandlung durch Magnetresonanz-gesteuerten fokussierten Ultraschall ist gesondert zu kodieren (8-660 ff.)
- .67 Radiofrequenzablation, ohne intrauterine Ultraschallführung
- .68 Radiofrequenzablation, mit intrauteriner Ultraschallführung
- .6x Sonstige

5-681.7 Dopplersonographisch gesteuerte transvaginale temporäre Gefäßokklusion der Uterusarterien

5-681.8 Entfernung eines oder mehrerer Myome ohne ausgedehnte Naht des Myometriums
Inkl.: Entfernung eines oder mehrerer Myome ausschließlich mit Serosanaht
Hinw.: Die plastische Rekonstruktion des Uterus ist nicht gesondert zu kodieren
- .80 Offen chirurgisch (abdominal)
- .81 Vaginal, laparoskopisch assistiert
- .82 Endoskopisch (laparoskopisch)
- .83 Hysteroskopisch
- .84 Umsteigen endoskopisch - offen chirurgisch
- .85 Umsteigen vaginal - offen chirurgisch
- .86 Vaginal
- .8x Sonstige

5-681.9 Entfernung eines oder mehrerer Myome mit ausgedehnter Naht des Myometriums
Hinw.: Eine ausgedehnte Naht des Myometriums liegt vor, wenn eine Adaptation der Wundflächen stattgefunden hat und der Durchmesser von mindestens einem der entfernten Myome 5 cm oder mehr betrug. Die Durchmesser mehrerer Myome sind nicht zu addieren
Die plastische Rekonstruktion des Uterus ist nicht gesondert zu kodieren
- .90 Offen chirurgisch (abdominal)
- .91 Vaginal, laparoskopisch assistiert
- .92 Endoskopisch (laparoskopisch)
- .93 Hysteroskopisch
- .94 Umsteigen endoskopisch - offen chirurgisch
- .95 Umsteigen vaginal - offen chirurgisch
- .96 Vaginal
- .9x Sonstige

5-681.x Sonstige

5-681.y N.n.bez.

5-682 **Subtotale Uterusexstirpation**

Hinw.: Der Zugang ist für die mit ** gekennzeichneten Kodes in der 6. Stelle nach folgender Liste zu kodieren:

0 Offen chirurgisch (abdominal)
1 Vaginal, laparoskopisch assistiert
2 Endoskopisch (laparoskopisch)
3 Umsteigen endoskopisch - offen chirurgisch
4 Umsteigen vaginal - offen chirurgisch
5 Vaginal
x Sonstige

** 5-682.0 Suprazervikal

** 5-682.1 Supravaginal

5-682.2 Hemihysterektomie (bei Uterus bicornis)

.20 Offen chirurgisch (abdominal)
.21 Endoskopisch (laparoskopisch)
.22 Umsteigen endoskopisch - offen chirurgisch
.2x Sonstige

** 5-682.x Sonstige

5-682.y N.n.bez.

5-683 **Uterusexstirpation [Hysterektomie]**

Exkl.: Geburtshilfliche Uterusexstirpation (5-757)

Hinw.: Der Zugang ist für die mit ** gekennzeichneten Kodes in der 6. Stelle nach folgender Liste zu kodieren:

0 Offen chirurgisch (abdominal)
1 Vaginal
2 Vaginal, laparoskopisch assistiert
3 Endoskopisch (laparoskopisch)
4 Umsteigen endoskopisch - offen chirurgisch
5 Umsteigen vaginal - offen chirurgisch
x Sonstige

** 5-683.0 Ohne Salpingoovariektomie

** 5-683.1 Mit Salpingoovariektomie, einseitig

** 5-683.2 Mit Salpingoovariektomie, beidseitig

** 5-683.4 Zur Transplantation, Lebendspenderin

5-683.5 Mit ausgedehnter retroperitonealer Präparation, ohne Salpingoovariektomie
Inkl.: Bei Endometriose

5-683.6 Mit ausgedehnter retroperitonealer Präparation, mit Salpingoovariektomie, einseitig
Inkl.: Bei Endometriose

5-683.7 Mit ausgedehnter retroperitonealer Präparation, mit Salpingoovariektomie, beidseitig
Inkl.: Bei Endometriose

** 5-683.x Sonstige

5-683.y N.n.bez.

5-684 **Zervixstumpfexstirpation**

5-684.0 Offen chirurgisch (abdominal)

5-684.1 Vaginal

5-684.2 Umsteigen vaginal - offen chirurgisch

5-684.3 Vaginal, laparoskopisch assistiert

5-684.4 Endoskopisch (laparoskopisch)

5-684.5 Umsteigen endoskopisch - offen chirurgisch

5-684.x Sonstige

5-684.y N.n.bez.

5-685 Radikale Uterusexstirpation
Exkl.: Geburtshilfliche Uterusexstirpation (5-757)
Hinw.: Eine durchgeführte (Teil-)Exstirpation der weiblichen Adnexe ist gesondert zu kodieren:
- Salpingoovariektomie (5-653 ff.)
- Salpingektomie (5-661 ff.)

5-685.0 Ohne Lymphadenektomie
.00 Offen chirurgisch (abdominal)
.01 Vaginal
.02 Vaginal, laparoskopisch assistiert
.03 Umsteigen vaginal - offen chirurgisch
.0x Sonstige

5-685.1 Mit pelviner Lymphadenektomie

5-685.2 Mit paraaortaler Lymphadenektomie

5-685.3 Mit pelviner und paraaortaler Lymphadenektomie

5-685.4 Totale mesometriale Resektion des Uterus [TMMR]
Hinw.: Diese Form der radikalen Uterusexstirpation beinhaltet die Freilegung und Schonung der Nervi splanchnici lumbales, der Plexus hypogastrici superiores, der Nervi hypogastrici, der Plexus hypogastrici inferiores und der bilateralen Gefäß-Nerven-Versorgung der Harnblase
.40 Ohne Lymphadenektomie
.41 Mit pelviner Lymphadenektomie
Inkl.: Resektion zusätzlicher Lymphknotenstationen, z.B. präsakrale Lymphknoten, Glutea-superior- und Glutea-inferior-Lymphknoten
.42 Mit paraaortaler Lymphadenektomie
.43 Mit pelviner und paraaortaler Lymphadenektomie
Inkl.: Resektion zusätzlicher Lymphknotenstationen, z.B. präsakrale Lymphknoten, Glutea-superior- und Glutea-inferior-Lymphknoten
.4x Sonstige

5-685.x Sonstige

5-685.y N.n.bez.

5-686 Radikale Zervixstumpfexstirpation
Hinw.: Eine durchgeführte (Teil-)Exstirpation der weiblichen Adnexe ist gesondert zu kodieren:
- Salpingoovariektomie (5-653)
- Salpingektomie (5-661)

5-686.0 Ohne Lymphadenektomie
.00 Offen chirurgisch (abdominal)
.01 Vaginal
.02 Vaginal, laparoskopisch assistiert
.03 Umsteigen vaginal - offen chirurgisch
.0x Sonstige

5-686.1 Mit pelviner Lymphadenektomie

5-686.2 Mit paraaortaler Lymphadenektomie

5-686.3 Mit pelviner und paraaortaler Lymphadenektomie

5-686.x Sonstige

5-686.y N.n.bez.

5-687 Exenteration [Eviszeration] des weiblichen kleinen Beckens
Exkl.: Resektion von Gewebe ohne sichere Organzuordnung (Debulking-Operation) (5-547)
Hinw.: Eine durchgeführte Harnableitung ist gesondert zu kodieren (5-564, 5-565, 5-566, 5-567, 5-577)
Eine durchgeführte Darmrekonstruktion ist gesondert zu kodieren (5-460 ff.)
Eine durchgeführte Genital(re)konstruktion ist gesondert zu kodieren:
- Vagina (5-705)
- Vulva (5-716)

5-687.0 Vordere

5-687.1 Hintere

5-687.2 Totale

5-687.3 Laterale erweiterte endopelvine Resektion [LEER]
Hinw.: Bei dieser Operation erfolgt zusätzlich zur totalen Entfernung der Beckenorgane eine Resektion der Beckenwand- und Beckenbodenmuskulatur und des Iliaca-interna-Gefäßsystems

.30 Abdominal

.31 Abdominoperineal
Hinw.: Eine Rekonstruktion des Beckenbodens und der Perinealregion mit Muskellappen oder myokutanen Lappen ist im Kode enthalten

.3x Sonstige

5-687.y N.n.bez.

5-689 Andere Inzision und Exzision des Uterus

5-689.0 Radikale Trachelektomie
Inkl.: Entfernung großer Teile der Zervix und der anhängenden Parametrien
Hinw.: Die Lymphadenektomie ist gesondert zu kodieren (5-406 ff., 5-407 ff.)
Die Anwendung eines OP-Roboters ist zusätzlich zu kodieren (5-987 ff.)

.00 Offen chirurgisch (abdominal)

.01 Vaginal

.02 Vaginal, laparoskopisch assistiert

.03 Endoskopisch (laparoskopisch)

.04 Umsteigen endoskopisch - offen chirurgisch

.05 Umsteigen vaginal - offen chirurgisch

.0x Sonstige

5-689.x Sonstige

5-689.y N.n.bez.

5-69 Andere Operationen am Uterus und Operationen an den Parametrien

5-690 Therapeutische Kürettage [Abrasio uteri]
Inkl.: Dilatation, Kürettage nach Abort [Abortkürettage]
Exkl.: Kürettage zur Beendigung der Schwangerschaft [Abruptio] (5-751)
Kürettage zur postpartalen Entfernung zurückgebliebener Plazenta (5-756.1)
Hinw.: Eine durchgeführte diagnostische Hysteroskopie ist gesondert zu kodieren (1-672)

5-690.0 Ohne lokale Medikamentenapplikation

5-690.1 Mit lokaler Medikamentenapplikation

5-690.2 Mit Polypentfernung

5-690.x Sonstige

5-690.y N.n.bez.

5-691 Entfernung eines intrauterinen Fremdkörpers
Inkl.: Entfernung eines Lost-IUD
Hinw.: Eine durchgeführte Fremdkörperentfernung durch Hysteroskopie ist unter 8-100.d zu kodieren

5-692 Exzision und Destruktion von erkranktem Gewebe der Parametrien
Exkl.: Exzision einer Parovarialzyste (5-659.2 ff.)
Hinw.: Der Zugang ist in der 6. Stelle nach folgender Liste zu kodieren:
0 ↔ Offen chirurgisch (abdominal)
1 ↔ Vaginal, laparoskopisch assistiert
2 ↔ Endoskopisch (laparoskopisch)
3 ↔ Umsteigen endoskopisch - offen chirurgisch
4 ↔ Umsteigen vaginal - offen chirurgisch
5 ↔ Vaginal
x ↔ Sonstige

** 5-692.0 Exzision

** 5-692.1 Destruktion

** 5-692.x Sonstige

5-692.y N.n.bez.

5-693 ↔ **Plastische Rekonstruktion der Parametrien (bei Lagekorrektur des Uterus)**

5-694 **Parazervikale Uterusdenervation**

5-695 **Rekonstruktion des Uterus**
Hinw.: Der Zugang ist in der 6. Stelle nach folgender Liste zu kodieren:
0 Offen chirurgisch (abdominal)
1 Vaginal, laparoskopisch assistiert
2 Endoskopisch (laparoskopisch)
3 Umsteigen endoskopisch - offen chirurgisch
4 Umsteigen vaginal - offen chirurgisch
5 Vaginal
x Sonstige

** 5-695.0 Naht (nach Verletzung)

** 5-695.1 Plastische Rekonstruktion

** 5-695.2 Verschluss einer Fistel
Inkl.: Verschluss einer uterovesikalen Fistel

** 5-695.3 Metroplastik

** 5-695.x Sonstige

5-695.y N.n.bez.

5-699 **Andere Operationen an Uterus und Parametrien**

5-699.0 Uterustransplantation

5-699.x Sonstige

5-70 Operationen an Vagina und Douglasraum

5-700 **Kuldotomie**

5-701 **Inzision der Vagina**

5-701.0 Hymenotomie

5-701.1 Adhäsiolyse

5-701.2 Vaginotomie
Inkl.: Drainage

5-701.x Sonstige

5-701.y N.n.bez.

5-702 **Lokale Exzision und Destruktion von erkranktem Gewebe der Vagina und des Douglasraumes**

5-702.0 Hymenektomie

5-702.1 Exzision von erkranktem Gewebe der Vagina

5-702.2 Exzision von erkranktem Gewebe des Douglasraumes
Inkl.: Endometrioseherde

5-702.3 Destruktion von erkranktem Gewebe der Vagina
.30 Kauterisation
.31 Elektrokoagulation
.32 Laserkoagulation
.33 Kryokoagulation
.3x Sonstige

5-702.4 Destruktion von erkranktem Gewebe des Douglasraumes
Inkl.: Endometrioseherde

5-702.x Sonstige

5-702.y N.n.bez.

5-703 **Verschluss und (sub-)totale Exstirpation der Vagina**

5-703.0 Kolpokleisis

5-703.1 Kolpektomie, subtotal

5-703.2 Kolpektomie, total

5-703.3 Kolpektomie, erweitert (radikal)

5-703.x Sonstige

5-703.y N.n.bez.

5-704 Vaginale Kolporrhaphie und Beckenbodenplastik

Exkl.: Urethrokolposuspension (5-595.1 ff.)
Transvaginale Suspensionsoperation bei Inkontinenz (5-593 ff.)

Hinw.: Bei gleichzeitiger Vorder- und Hinterwandplastik sind beide gesondert zu kodieren
Eine ggf. durchgeführte Zervixamputation ist gesondert zu kodieren (5-673)
Die Durchführung einer spezifischen Scheidenstumpffixation im Rahmen einer Vorder- und/oder Hinterwandplastik ist gesondert zu kodieren (5-704.46 bis 5-704.4p)
Die Durchführung einer spezifischen Zervixstumpffixation im Rahmen einer Vorder- und/oder Hinterwandplastik ist gesondert zu kodieren (5-704.56 bis 5-704.5p)

5-704.0 Vorderwandplastik (bei (Urethro-)Zystozele)

.00 Ohne alloplastisches Material

.01 Mit alloplastischem Material
Exkl.: Obturatorplastik und TVT (5-593.2 ff.)
Hinw.: Die Art des verwendeten Materials für Gewebeersatz oder Gewebeverstärkung ist gesondert zu kodieren (5-932 ff.)

5-704.1 Hinterwandplastik (bei Rektozele)

.10 Ohne alloplastisches Material

.11 Mit alloplastischem Material
Hinw.: Die Art des verwendeten Materials für Gewebeersatz oder Gewebeverstärkung ist gesondert zu kodieren (5-932 ff.)

5-704.4 Scheidenstumpffixation

.46 Offen chirurgisch (abdominal), ohne alloplastisches Material, mit medianer Fixation am Promontorium oder im Bereich des Os sacrum

.47 Offen chirurgisch (abdominal), ohne alloplastisches Material, mit lateraler Fixation an den Ligg. sacrouterina

.48 Offen chirurgisch (abdominal), mit alloplastischem Material, mit medianer Fixation am Promontorium oder im Bereich des Os sacrum
Hinw.: Die Art des verwendeten Materials für Gewebeersatz oder Gewebeverstärkung ist gesondert zu kodieren (5-932 ff.)

.49 Offen chirurgisch (abdominal), mit alloplastischem Material, mit lateraler Fixation an den Ligg. sacrouterina
Hinw.: Die Art des verwendeten Materials für Gewebeersatz oder Gewebeverstärkung ist gesondert zu kodieren (5-932 ff.)

.4a Laparoskopisch, ohne alloplastisches Material, mit medianer Fixation am Promontorium oder im Bereich des Os sacrum

.4b Laparoskopisch, ohne alloplastisches Material, mit lateraler Fixation an den Ligg. sacrouterina

.4c Laparoskopisch, mit alloplastischem Material, mit medianer Fixation am Promontorium oder im Bereich des Os sacrum
Hinw.: Die Art des verwendeten Materials für Gewebeersatz oder Gewebeverstärkung ist gesondert zu kodieren (5-932 ff.)

.4d Laparoskopisch, mit alloplastischem Material, mit lateraler Fixation an den Ligg. sacrouterina
Hinw.: Die Art des verwendeten Materials für Gewebeersatz oder Gewebeverstärkung ist gesondert zu kodieren (5-932 ff.)

.4e Vaginal, ohne alloplastisches Material, mit Fixation an den Ligg. sacrouterina

.4f Vaginal, ohne alloplastisches Material, mit Fixation am Lig. sacrospinale oder Lig. sacrotuberale

.4g Vaginal, mit alloplastischem Material
Inkl.: Fixation am Lig. sacrospinale, Lig. sacrotuberale oder Lig. sacrouterinum
Hinw.: Die Art des verwendeten Materials für Gewebeersatz oder Gewebeverstärkung ist gesondert zu kodieren (5-932 ff.)

.4h Umsteigen laparoskopisch - offen chirurgisch, ohne alloplastisches Material

.4j Umsteigen vaginal - offen chirurgisch, ohne alloplastisches Material

.4k Umsteigen vaginal - laparoskopisch, ohne alloplastisches Material

.4m Umsteigen laparoskopisch - offen chirurgisch, mit alloplastischem Material
Exkl.: Scheidenstumpffixation durch Umsteigen laparoskopisch - offen chirurgisch mit alloplastischem Material mit beidseitiger Fixation am Lig. pectineale (5-704.4u, 5-704.4v)
Hinw.: Die Art des verwendeten Materials für Gewebeersatz oder Gewebeverstärkung ist gesondert zu kodieren (5-932 ff.)

.4n Umsteigen vaginal - offen chirurgisch, mit alloplastischem Material
Hinw.: Die Art des verwendeten Materials für Gewebeersatz oder Gewebeverstärkung ist gesondert zu kodieren (5-932 ff.)

.4p Umsteigen vaginal - laparoskopisch, mit alloplastischem Material
Hinw.: Die Art des verwendeten Materials für Gewebeersatz oder Gewebeverstärkung ist gesondert zu kodieren (5-932 ff.)

.4q Offen chirurgisch (abdominal), mit alloplastischem Material, mit beidseitiger Fixation am Lig. pectineale, ohne tiefe Netzeinlage
Inkl.: Offen chirurgische Pektopexie
Hinw.: Die Art des verwendeten Materials für Gewebeersatz oder Gewebeverstärkung ist gesondert zu kodieren (5-932 ff.)

.4r Offen chirurgisch (abdominal), mit alloplastischem Material, mit beidseitiger Fixation am Lig. pectineale, mit tiefer Netzeinlage
Inkl.: Offen chirurgische Pektopexie mit tiefer Netzeinlage
Hinw.: Die Art des verwendeten Materials für Gewebeersatz oder Gewebeverstärkung ist gesondert zu kodieren (5-932 ff.)

.4s Laparoskopisch, mit alloplastischem Material, mit beidseitiger Fixation am Lig. pectineale, ohne tiefe Netzeinlage
Inkl.: Laparoskopische Pektopexie
Hinw.: Die Art des verwendeten Materials für Gewebeersatz oder Gewebeverstärkung ist gesondert zu kodieren (5-932 ff.)

.4t Laparoskopisch, mit alloplastischem Material, mit beidseitiger Fixation am Lig. pectineale, mit tiefer Netzeinlage
Inkl.: Laparoskopische Pektopexie mit tiefer Netzeinlage
Hinw.: Die Art des verwendeten Materials für Gewebeersatz oder Gewebeverstärkung ist gesondert zu kodieren (5-932 ff.)

.4u Umsteigen laparoskopisch - offen chirurgisch, mit alloplastischem Material, mit beidseitiger Fixation am Lig. pectineale, ohne tiefe Netzeinlage
Hinw.: Die Art des verwendeten Materials für Gewebeersatz oder Gewebeverstärkung ist gesondert zu kodieren (5-932 ff.)

.4v Umsteigen laparoskopisch - offen chirurgisch, mit alloplastischem Material, mit beidseitiger Fixation am Lig. pectineale, mit tiefer Netzeinlage
Hinw.: Die Art des verwendeten Materials für Gewebeersatz oder Gewebeverstärkung ist gesondert zu kodieren (5-932 ff.)

.4x Sonstige

5-704.5 Zervixstumpffixation

.56 Offen chirurgisch (abdominal), ohne alloplastisches Material, mit medianer Fixation am Promontorium oder im Bereich des Os sacrum

.57 Offen chirurgisch (abdominal), ohne alloplastisches Material, mit lateraler Fixation an den Ligg. sacrouterina

.58 Offen chirurgisch (abdominal), mit alloplastischem Material, mit medianer Fixation am Promontorium oder im Bereich des Os sacrum
Hinw.: Die Art des verwendeten Materials für Gewebeersatz oder Gewebeverstärkung ist gesondert zu kodieren (5-932 ff.)

.59 Offen chirurgisch (abdominal), mit alloplastischem Material, mit lateraler Fixation an den Ligg. sacrouterina
Hinw.: Die Art des verwendeten Materials für Gewebeersatz oder Gewebeverstärkung ist gesondert zu kodieren (5-932 ff.)

.5a Laparoskopisch, ohne alloplastisches Material, mit medianer Fixation am Promontorium oder im Bereich des Os sacrum

.5b Laparoskopisch, ohne alloplastisches Material, mit lateraler Fixation an den Ligg. sacrouterina

.5c Laparoskopisch, mit alloplastischem Material, mit medianer Fixation am Promontorium oder im Bereich des Os sacrum
Hinw.: Die Art des verwendeten Materials für Gewebeersatz oder Gewebeverstärkung ist gesondert zu kodieren (5-932 ff.)

.5d Laparoskopisch, mit alloplastischem Material, mit lateraler Fixation an den Ligg. sacrouterina
Hinw.: Die Art des verwendeten Materials für Gewebeersatz oder Gewebeverstärkung ist gesondert zu kodieren (5-932 ff.)

.5e Vaginal, ohne alloplastisches Material, mit Fixation an den Ligg. sacrouterina

.5f Vaginal, ohne alloplastisches Material, mit Fixation am Lig. sacrospinale oder Lig. sacrotuberale

.5g Vaginal, mit alloplastischem Material
Inkl.: Fixation am Lig. sacrospinale, Lig. sacrotuberale oder Lig. sacrouterinum
Hinw.: Die Art des verwendeten Materials für Gewebeersatz oder Gewebeverstärkung ist gesondert zu kodieren (5-932 ff.)

.5h Umsteigen laparoskopisch - offen chirurgisch, ohne alloplastisches Material

.5j Umsteigen vaginal - offen chirurgisch, ohne alloplastisches Material

.5k Umsteigen vaginal - laparoskopisch, ohne alloplastisches Material

.5m Umsteigen laparoskopisch - offen chirurgisch, mit alloplastischem Material
Exkl.: Zervixstumpffixation durch Umsteigen laparoskopisch - offen chirurgisch mit alloplastischem Material mit beidseitiger Fixation am Lig. pectineale (5-704.5u, 5-704.5v)
Hinw.: Die Art des verwendeten Materials für Gewebeersatz oder Gewebeverstärkung ist gesondert zu kodieren (5-932 ff.)

.5n Umsteigen vaginal - offen chirurgisch, mit alloplastischem Material
Hinw.: Die Art des verwendeten Materials für Gewebeersatz oder Gewebeverstärkung ist gesondert zu kodieren (5-932 ff.)

.5p Umsteigen vaginal - laparoskopisch, mit alloplastischem Material
Hinw.: Die Art des verwendeten Materials für Gewebeersatz oder Gewebeverstärkung ist gesondert zu kodieren (5-932 ff.)

.5q Offen chirurgisch (abdominal), mit alloplastischem Material, mit beidseitiger Fixation am Lig. pectineale, ohne tiefe Netzeinlage
Inkl.: Offen chirurgische Pektopexie
Hinw.: Die Art des verwendeten Materials für Gewebeersatz oder Gewebeverstärkung ist gesondert zu kodieren (5-932 ff.)

.5r Offen chirurgisch (abdominal), mit alloplastischem Material, mit beidseitiger Fixation am Lig. pectineale, mit tiefer Netzeinlage
Inkl.: Offen chirurgische Pektopexie mit tiefer Netzeinlage
Hinw.: Die Art des verwendeten Materials für Gewebeersatz oder Gewebeverstärkung ist gesondert zu kodieren (5-932 ff.)

.5s Laparoskopisch, mit alloplastischem Material, mit beidseitiger Fixation am Lig. pectineale, ohne tiefe Netzeinlage
Inkl.: Laparoskopische Pektopexie
Hinw.: Die Art des verwendeten Materials für Gewebeersatz oder Gewebeverstärkung ist gesondert zu kodieren (5-932 ff.)

.5t Laparoskopisch, mit alloplastischem Material, mit beidseitiger Fixation am Lig. pectineale, mit tiefer Netzeinlage
Inkl.: Laparoskopische Pektopexie mit tiefer Netzeinlage
Hinw.: Die Art des verwendeten Materials für Gewebeersatz oder Gewebeverstärkung ist gesondert zu kodieren (5-932 ff.)

.5u Umsteigen laparoskopisch - offen chirurgisch, mit alloplastischem Material, mit beidseitiger Fixation am Lig. pectineale, ohne tiefe Netzeinlage
Hinw.: Die Art des verwendeten Materials für Gewebeersatz oder Gewebeverstärkung ist gesondert zu kodieren (5-932 ff.)

.5v Umsteigen laparoskopisch - offen chirurgisch, mit alloplastischem Material, mit beidseitiger Fixation am Lig. pectineale, mit tiefer Netzeinlage
Hinw.: Die Art des verwendeten Materials für Gewebeersatz oder Gewebeverstärkung ist gesondert zu kodieren (5-932 ff.)

.5x Sonstige

5-704.6 Uterusfixation

.60 Offen chirurgisch (abdominal), ohne alloplastisches Material, mit medianer Fixation am Promontorium oder im Bereich des Os sacrum

.61 Offen chirurgisch (abdominal), ohne alloplastisches Material, mit lateraler Fixation an den Ligg. sacrouterina

.62 Offen chirurgisch (abdominal), mit alloplastischem Material, mit medianer Fixation am Promontorium oder im Bereich des Os sacrum
Hinw.: Die Art des verwendeten Materials für Gewebeersatz oder Gewebeverstärkung ist gesondert zu kodieren (5-932 ff.)

.63 Offen chirurgisch (abdominal), mit alloplastischem Material, mit lateraler Fixation an den Ligg. sacrouterina
Hinw.: Die Art des verwendeten Materials für Gewebeersatz oder Gewebeverstärkung ist gesondert zu kodieren (5-932 ff.)

.64 Laparoskopisch, ohne alloplastisches Material, mit medianer Fixation am Promontorium oder im Bereich des Os sacrum

.65 Laparoskopisch, ohne alloplastisches Material, mit lateraler Fixation an den Ligg. sacrouterina

.66 Laparoskopisch, mit alloplastischem Material, mit medianer Fixation am Promontorium oder im Bereich des Os sacrum
Hinw.: Die Art des verwendeten Materials für Gewebeersatz oder Gewebeverstärkung ist gesondert zu kodieren (5-932 ff.)

.67 Laparoskopisch, mit alloplastischem Material, mit lateraler Fixation an den Ligg. sacrouterina
Hinw.: Die Art des verwendeten Materials für Gewebeersatz oder Gewebeverstärkung ist gesondert zu kodieren (5-932 ff.)

.68 Vaginal, ohne alloplastisches Material, mit Fixation an den Ligg. sacrouterina

.69 Vaginal, ohne alloplastisches Material, mit Fixation am Lig. sacrospinale oder Lig. sacrotuberale

.6a Vaginal, mit alloplastischem Material
Inkl.: Fixation am Lig. sacrospinale, Lig. sacrotuberale oder Lig. sacrouterinum
Hinw.: Die Art des verwendeten Materials für Gewebeersatz oder Gewebeverstärkung ist gesondert zu kodieren (5-932 ff.)

.6b Umsteigen laparoskopisch - offen chirurgisch, ohne alloplastisches Material

.6c Umsteigen vaginal - offen chirurgisch, ohne alloplastisches Material

.6d Umsteigen vaginal - laparoskopisch, ohne alloplastisches Material

.6e Umsteigen laparoskopisch - offen chirurgisch, mit alloplastischem Material
Exkl.: Uterusfixation durch Umsteigen laparoskopisch - offen chirurgisch mit alloplastischem Material mit beidseitiger Fixation am Lig. pectineale (5-704.6n, 5-704.6p)
Hinw.: Die Art des verwendeten Materials für Gewebeersatz oder Gewebeverstärkung ist gesondert zu kodieren (5-932 ff.)

.6f Umsteigen vaginal - offen chirurgisch, mit alloplastischem Material
Hinw.: Die Art des verwendeten Materials für Gewebeersatz oder Gewebeverstärkung ist gesondert zu kodieren (5-932 ff.)

.6g Umsteigen vaginal - laparoskopisch, mit alloplastischem Material
Hinw.: Die Art des verwendeten Materials für Gewebeersatz oder Gewebeverstärkung ist gesondert zu kodieren (5-932 ff.)

.6h Offen chirurgisch (abdominal), mit alloplastischem Material, mit beidseitiger Fixation am Lig. pectineale, ohne tiefe Netzeinlage
Inkl.: Offen chirurgische Pektopexie
Hinw.: Die Art des verwendeten Materials für Gewebeersatz oder Gewebeverstärkung ist gesondert zu kodieren (5-932 ff.)

.6j Offen chirurgisch (abdominal), mit alloplastischem Material, mit beidseitiger Fixation am Lig. pectineale, mit tiefer Netzeinlage
Inkl.: Offen chirurgische Pektopexie mit tiefer Netzeinlage
Hinw.: Die Art des verwendeten Materials für Gewebeersatz oder Gewebeverstärkung ist gesondert zu kodieren (5-932 ff.)

.6k Laparoskopisch, mit alloplastischem Material, mit beidseitiger Fixation am Lig. pectineale, ohne tiefe Netzeinlage
Inkl.: Laparoskopische Pektopexie
Hinw.: Die Art des verwendeten Materials für Gewebeersatz oder Gewebeverstärkung ist gesondert zu kodieren (5-932 ff.)

.6m Laparoskopisch, mit alloplastischem Material, mit beidseitiger Fixation am Lig. pectineale, mit tiefer Netzeinlage
Inkl.: Laparoskopische Pektopexie mit tiefer Netzeinlage
Hinw.: Die Art des verwendeten Materials für Gewebeersatz oder Gewebeverstärkung ist gesondert zu kodieren (5-932 ff.)

.6n Umsteigen laparoskopisch - offen chirurgisch, mit alloplastischem Material, mit beidseitiger Fixation am Lig. pectineale, ohne tiefe Netzeinlage
Hinw.: Die Art des verwendeten Materials für Gewebeersatz oder Gewebeverstärkung ist gesondert zu kodieren (5-932 ff.)

.6p Umsteigen laparoskopisch - offen chirurgisch, mit alloplastischem Material, mit beidseitiger Fixation am Lig. pectineale, mit tiefer Netzeinlage
Hinw.: Die Art des verwendeten Materials für Gewebeersatz oder Gewebeverstärkung ist gesondert zu kodieren (5-932 ff.)

.6x Sonstige

5-704.x Sonstige

5-704.y N.n.bez.

5-705 Konstruktion und Rekonstruktion der Vagina

5-705.0 Mit freiem Hauttransplantat

5-705.1 Mit Darmtransplantat

5-705.2 Mit myokutanem Transpositionslappen

5-705.3 Mit Peritoneum

5-705.4 Mit Dura

5-705.5 Nach Vecchetti

5-705.6 Mit gestielter Haut des Penis (Geschlechtsorganumwandlung)

5-705.7 Eröffnungsplastik (bei Gynatresie)

5-705.x Sonstige

5-705.y N.n.bez.

5-706 Andere plastische Rekonstruktion der Vagina

5-706.0 Naht (nach Verletzung)

5-706.1 Hymenraffung

5-706.2 Verschluss einer rekto(kolo-)vaginalen Fistel
- .20 Offen chirurgisch (abdominal)
- .21 Vaginal
- .22 Umsteigen vaginal - offen chirurgisch
- .23 Laparoskopisch
- .2x Sonstige

5-706.3 Verschluss einer ureterovaginalen Fistel
- .30 Offen chirurgisch (abdominal)
- .31 Vaginal
- .32 Umsteigen vaginal - offen chirurgisch
- .33 Laparoskopisch
- .3x Sonstige

5-706.4 Verschluss einer vesikovaginalen Fistel
- .40 Offen chirurgisch (abdominal)
- .41 Vaginal
- .42 Transvesikal
- .43 Laparoskopisch
- .44 Umsteigen vesikal oder vaginal - offen chirurgisch
- .4x Sonstige

5-706.5 Verschluss einer urethrovaginalen Fistel
- .50 Offen chirurgisch (abdominal)
- .51 Vaginal
- .52 Umsteigen vaginal - offen chirurgisch
- .53 Laparoskopisch
- .5x Sonstige

5-706.6 Verschluss einer sonstigen Fistel
- .60 Offen chirurgisch (abdominal)
- .61 Vaginal
- .62 Umsteigen vaginal - offen chirurgisch
- .63 Laparoskopisch
- .6x Sonstige

5-706.x Sonstige

5-706.y N.n.bez.

5-707 Plastische Rekonstruktion des kleinen Beckens und des Douglasraumes

5-707.1 Douglasplastik

5-707.2 Enterozelenplastik ohne alloplastisches Material
- .20 Offen chirurgisch (abdominal)
- .21 Vaginal
- .22 Umsteigen vaginal - offen chirurgisch
- .2x Sonstige

5-707.3 Enterozelenplastik mit alloplastischem Material
Hinw.: Die Art des verwendeten Materials für Gewebeersatz oder Gewebeverstärkung ist gesondert zu kodieren (5-932)
- .30 Offen chirurgisch (abdominal)
- .31 Vaginal
- .32 Umsteigen vaginal - offen chirurgisch
- .3x Sonstige

5-707.x Sonstige

5-707.y N.n.bez.

5-709 Andere Operationen an Vagina und Douglasraum

5-71 Operationen an der Vulva

Exkl.: Operationen im Zusammenhang mit einer Geburt (5-758 ff., 5-759.1)
Hinw.: Operationen an der Urethra, der Vagina oder am Anus sind gesondert zu kodieren (5-58, 5-70, 5-49)
Lappenplastiken sind gesondert zu kodieren (5-903.1 ff. bis 5-903.4 ff., 5-903.6 ff. bis 5-903.x ff., 5-857 ff.)

5-710 **Inzision der Vulva**
Inkl.: Inzision an der Haut der Vulva

5-711 **Operationen an der Bartholin-Drüse (Zyste)**

5-711.0 ↔ Inzision

5-711.1 ↔ Marsupialisation

5-711.2 ↔ Exzision

5-711.x ↔ Sonstige

5-711.y N.n.bez.

5-712 **Andere Exzision und Destruktion von erkranktem Gewebe der Vulva**

5-712.0 Exzision
Inkl.: Exzision von erkrankter Haut der Vulva
Exzision an der Vulva unter Mitnahme der Haut des Perineums
Exkl.: Chirurgische Wundtoilette [Wunddebridement] mit Entfernung von erkranktem Gewebe an Haut und Unterhaut (5-896 ff.)
Exzision und Resektion der Klitoris (5-713 ff.)
Exzision und Resektion der Urethra (5-58)
Exzision von mindestens einem Viertel (90° oder mehr) der Vulva (5-714 ff.)
Alleinige Exzision an der Bartholin-Drüse (5-711.2)
Hinw.: Hier ist die Exzision von weniger als einem Viertel der Vulva (weniger als 90°) zu kodieren
Eine Lymphadenektomie ist gesondert zu kodieren (5-40)

5-712.1 Destruktion
.10 Kauterisation
.11 Elektrokoagulation
.12 Laserkoagulation
Inkl.: Laservaporisation
.13 Kryokoagulation
.1x Sonstige

5-712.x Sonstige

5-712.y N.n.bez.

5-713 **Operationen an der Klitoris**
Exkl.: (Teil-)Resektion der Klitoris im Rahmen einer Vulvektomie (5-714 ff.)
Hinw.: Eine Lymphadenektomie ist gesondert zu kodieren (5-40)

5-713.0 Teilresektion

5-713.1 Klitoridektomie

5-713.2 Plastische Rekonstruktion

5-713.x Sonstige

5-713.y N.n.bez.

5-714 **Vulvektomie**
Hinw.: Eine ggf. durchgeführte (Teil-)Resektion von Klitoris und/oder Meatus urethrae externus ist im Kode enthalten

5-714.4 Partiell
Exkl.: Exzision von weniger als einem Viertel der Vulva (weniger als 90°) (5-712.0)
Hinw.: Eine Lymphadenektomie ist gesondert zu kodieren (5-40)
.40 Mit Entfernung von einem Viertel bis weniger als der Hälfte der Vulva (90° bis weniger als 180°)
.41 Mit Entfernung von mindestens der Hälfte der Vulva (180° oder mehr)
Inkl.: Hemivulvektomie (lateral, ventral, dorsal)

5-714.5 Total
Inkl.: Entfernung der kompletten Vulva (360°)
Hinw.: Eine Lymphadenektomie ist gesondert zu kodieren (5-40)

5-714.6 En bloc, mit inguinaler und femoraler Lymphadenektomie
Hinw.: Hierbei handelt es sich um ein spezielles Operationsverfahren mit En-bloc-Entnahme der kompletten Haut der Vulva und ggf. der Inguinalfalte sowie inguinaler und femoraler Lymphknoten
Die Lymphadenektomie inguinaler und femoraler Lymphknoten ist hier nicht gesondert zu kodieren
.60 Ohne Entfernung der Haut der Inguinalfalte
.61 Mit Entfernung der Haut der Inguinalfalte

5-714.y N.n.bez.

5-716 Konstruktion und Rekonstruktion der Vulva (und des Perineums)

5-716.0 Naht (nach Verletzung)

5-716.1 Plastische Rekonstruktion

5-716.2 Plastische Rekonstruktion, mikrochirurgisch (bei kongenitalen Fehlbildungen)

5-716.3 Erweiterungsplastik des Introitus vaginae

5-716.4 Konstruktion des Introitus vaginae (bei kongenitalen Fehlbildungen)

5-716.5 Fistelverschluss

5-716.x Sonstige

5-716.y N.n.bez.

5-718 Andere Operationen an der Vulva

5-718.0 Adhäsiolyse der Labien
Exkl.: Durchtrennung von Labiensynechien bei Verbrennungen (5-927 ff.)

5-718.x Sonstige

5-718.y N.n.bez.

5-719 Andere Operationen an den weiblichen Geschlechtsorganen

Geburtshilfliche Operationen (5-72...5-75)

Exkl.: Überwachung und Leitung einer normalen und einer Risikogeburt (9-260, 9-261)

Hinw.: Die Anwendung mikrochirurgischer Technik ist, sofern nicht als eigener Kode angegeben, zusätzlich zu kodieren (5-984)
Die Anwendung von Lasertechnik ist, sofern nicht als eigener Kode angegeben, zusätzlich zu kodieren (5-985 ff.)
Die Durchführung einer Reoperation ist, sofern nicht als eigener Kode angegeben, zusätzlich zu kodieren (5-983)

5-72 Entbindung aus Beckenendlage und instrumentelle Entbindung

Hinw.: Eine durchgeführte Episiotomie ist im Kode enthalten
Die postnatale Versorgung des Neugeborenen ist gesondert zu kodieren (9-262)

5-720 Zangenentbindung

5-720.0 Aus Beckenausgang

5-720.1 Aus Beckenmitte

5-720.x Sonstige

5-720.y N.n.bez.

5-724 Drehung des kindlichen Kopfes mit Zange

5-725 Extraktion bei Beckenendlage
Inkl.: Armlösung
Exkl.: Wendung mit Extraktion (5-732.2, 5-732.3, 5-732.4)

5-725.0 Manuell

5-725.1 Instrumentell

5-725.2 Kombiniert manuell/instrumentell

5-725.x Sonstige

5-725.y N.n.bez.

5-727 **Spontane und vaginale operative Entbindung bei Beckenendlage**

5-727.0 Spontane Entbindung ohne Komplikationen
Inkl.: Manualhilfe nach Bracht

5-727.1 Assistierte Entbindung mit Spezialhandgriffen

5-727.2 Assistierte Entbindung mit Instrumentenhilfe

5-727.3 Kombinierte Entbindung mit Spezialhandgriffen und Instrumentenhilfe

5-727.x Sonstige

5-727.y N.n.bez.

5-728 **Vakuumentbindung**

5-728.0 Aus Beckenausgang

5-728.1 Aus Beckenmitte

5-728.x Sonstige

5-728.y N.n.bez.

5-729 **Andere instrumentelle Entbindung**

5-73 Andere Operationen zur Geburtseinleitung und unter der Geburt

Hinw.: Die postnatale Versorgung des Neugeborenen ist gesondert zu kodieren (9-262 ff.)

5-730 **Künstliche Fruchtblasensprengung [Amniotomie]**

5-731 **Andere operative Geburtseinleitung**

5-732 **Innere und kombinierte Wendung ohne und mit Extraktion**
Hinw.: Die Überwachung und Leitung einer normalen Geburt oder einer Risikogeburt sind bei den Kodes 5-732.0, 5-732.1, 5-732.5 und 5-732.y gesondert zu kodieren (9-260, 9-261)

5-732.0 Innere Wendung, ohne Extraktion

5-732.1 Kombinierte Wendung, ohne Extraktion

5-732.2 Mit Extraktion, ohne weitere Komplikationen

5-732.3 Mit Extraktion durch Zange am (nachfolgenden) Becken

5-732.4 Mit Extraktion bei sonstiger Komplikation

5-732.5 Am zweiten Zwilling

5-732.y N.n.bez.

5-733 **Misslungene vaginale operative Entbindung**
Hinw.: Die Überwachung und Leitung einer normalen Geburt oder einer Risikogeburt sind gesondert zu kodieren (9-260, 9-261)

5-733.0 Misslungene Zangenentbindung

5-733.1 Misslungene Vakuumextraktion

5-733.2 Misslungene innere Wendung

5-733.3 Misslungene kombinierte Wendung

5-733.x Sonstige

5-733.y N.n.bez.

5-734 **Operative Maßnahmen am Fetus zur Geburtserleichterung**
Exkl.: Intrauterine Therapie des Fetus (5-754 ff.)

5-734.0 Punktion eines Hydrozephalus

5-734.1 Aszitespunktion

5-734.2 Embryotomie

5-734.3 Destruktion des Fetus

5-734.4 Dekapitation des Fetus

5-734.x Sonstige

5-734.y N.n.bez.

5-738 **Episiotomie und Naht**
Hinw.: Die Überwachung und Leitung einer normalen Geburt oder einer Risikogeburt sind bei den Kodes 5-738.2, 5-738.x und 5-738.y gesondert zu kodieren (9-260, 9-261)

5-738.0 Episiotomie
Hinw.: Die Naht ist im Kode enthalten

5-738.2 Naht einer Episiotomie als selbständige Maßnahme
Exkl.: Rekonstruktion weiblicher Geschlechtsorgane nach Ruptur, post partum (5-758)

5-738.x Sonstige

5-738.y N.n.bez.

5-739 **Andere Operationen zur Unterstützung der Geburt**
Exkl.: Dilatation des Zervikalkanals (5-670)

5-739.0 Inzision der Cervix uteri

5-739.1 Symphyseotomie

5-739.2 Rückverlagerung einer prolabierten Nabelschnur

5-739.x Sonstige

5-739.y N.n.bez.

5-74 Sectio caesarea und Entwicklung des Kindes
Hinw.: Die postnatale Versorgung des Neugeborenen ist gesondert zu kodieren (9-262)

5-740 **Klassische Sectio caesarea**
Inkl.: Entfernung zurückgebliebener Plazenta (postpartal)
Hinw.: Mit einem Kode aus diesem Bereich ist die Sectio mit transisthmischem Querschnitt zu kodieren

5-740.0 Primär

5-740.1 Sekundär

5-740.y N.n.bez.

5-741 **Sectio caesarea, suprazervikal und korporal**
Inkl.: Entfernung zurückgebliebener Plazenta (postpartal)

5-741.0 Primär, suprazervikal

5-741.1 Sekundär, suprazervikal

5-741.2 Primär, korporal, T-Inzision

5-741.3 Sekundär, korporal, T-Inzision

5-741.4 Primär, korporal, Längsinzision

5-741.5 Sekundär, korporal, Längsinzision

5-741.x Sonstige

5-741.y N.n.bez.

5-742 **Sectio caesarea extraperitonealis**
Inkl.: Entfernung zurückgebliebener Plazenta (postpartal)

5-742.0 Primär

5-742.1 Sekundär

5-742.y N.n.bez.

5-743 **Entfernung eines intraperitonealen Embryos**

5-743.0 Offen chirurgisch

5-743.1 Laparoskopisch

5-743.2 Umsteigen von laparoskopischem auf offen chirurgisches Vorgehen

5-743.3 Über Kuldoskopie

5-743.x Sonstige

5-743.y N.n.bez.

5-744 **Operationen bei Extrauteringravidität**
Hinw.: Der Zugang ist in der 6. Stelle nach folgender Liste zu kodieren:
0 ↔ Offen chirurgisch (abdominal)
1 ↔ Vaginal, laparoskopisch assistiert
2 ↔ Endoskopisch (laparoskopisch)
3 ↔ Umsteigen endoskopisch - offen chirurgisch
4 ↔ Umsteigen vaginal - offen chirurgisch
5 ↔ Vaginal
x ↔ Sonstige

** 5-744.0 Salpingotomie

** 5-744.1 Salpingotomie mit Rekonstruktion

** 5-744.2 Partielle Salpingektomie

** 5-744.3 Partielle Salpingektomie mit Rekonstruktion

** 5-744.4 Totale Salpingektomie

** 5-744.5 Behandlung lokal medikamentös bei Tubargravidität

** 5-744.x Sonstige

5-744.y N.n.bez.

5-749 **Andere Sectio caesarea**
Inkl.: Entfernung zurückgebliebener Plazenta (postpartal)

5-749.0 Resectio
Hinw.: Dieser Kode ist ein Zusatzkode
Die durchgeführten Eingriffe sind einzeln zu kodieren

5-749.1 Misgav-Ladach-Sectio
.10 Primär
.11 Sekundär

5-749.x Sonstige

5-749.y N.n.bez.

5-75 Andere geburtshilfliche Operationen

5-750 **Intraamniale Injektion zur Beendigung der Schwangerschaft**
Exkl.: Intraamniale Injektion zur Geburtseinleitung (5-731)

5-751 **Kürettage zur Beendigung der Schwangerschaft [Abruptio]**
Exkl.: Kürettage nach Abort [Abortkürettage] (5-690 ff.)
Kürettage zur postpartalen Entfernung zurückgebliebener Plazenta (5-756.1)

5-752 **Andere Operationen zur Beendigung einer Schwangerschaft**

5-753 **Therapeutische Amniozentese [Amnionpunktion]**

5-753.0 Mit anschließender Auffüllung

5-753.1 Mit Nabelschnurpunktion

5-753.2 Fetozid

5-753.x Sonstige

5-753.y N.n.bez.

5-754 **Intrauterine Therapie des Fetus**
Exkl.: Diagnostische Fetoskopie (1-674)
Fetale Biopsie (1-473.2)
Über die Mutter verabreichte, am Fetus wirksame Medikamente zur Prognoseverbesserung bei drohender Frühgeburt
Hinw.: Die Überwachung und Leitung einer normalen Geburt oder einer Risikogeburt sind gesondert zu kodieren (9-260, 9-261)

5-754.0 Transfusion
Hinw.: Die Menge der verabreichten Blutprodukte ist gesondert zu kodieren (8-800 ff., 8-810.w ff.)

5-754.1 Anlegen von Drainagen
- .10 Intrauterine Drainagetherapie am Fetus
- .11 Amniondrainage
- .1x Sonstige

5-754.2 Medikamentös
Hinw.: Die Menge der verabreichten Medikamente ist gesondert zu kodieren (Kap. 6)

5-754.3 Anlegen eines feto-amnialen Shunts

5-754.4 Lasertherapie (z.B. bei Gefäßanastomosen)

5-754.5 Serieller Fruchtwasseraustausch

5-754.6 Hochfrequenzablation von Tumorgefäßen und/oder Plazentagefäßen

5-754.7 Kontinuierliche Amnioninfusion über ein subkutan implantiertes Portsystem

5-754.x Sonstige

5-754.y N.n.bez.

5-755 Andere intrauterine Operationen am Fetus
Exkl.: Diagnostische Fetoskopie (1-674)
Fetale Biopsie (1-473.2)
Hinw.: Die Überwachung und Leitung einer normalen Geburt oder einer Risikogeburt sind gesondert zu kodieren (9-260, 9-261)

5-755.0 Fetoskopischer temporärer Verschluss der Luftröhre durch Latexballons

5-755.1 Fetoskopische Entfernung eines Latexballons

5-755.2 Fetoskopische Überstimulation bei Herzrhythmusstörungen

5-755.3 Vorgeburtliche Eröffnung einer Herzklappe

5-755.4 Vorgeburtliche Eröffnung des Foramen ovale

5-755.5 EXIT [Ex utero intrapartum treatment]-Operation beim Fetus mit Kehlkopf- oder Luftröhrenverschluss unter Entbindung

5-755.6 Fetoskopische Eröffnung von posterioren Harnklappen

5-755.7 Operativer Verschluss oder Abdeckung des offenen Rückens

5-755.8 Implantation eines Herzschrittmachers

5-755.9 Eröffnung eines Kehlkopf- oder Luftröhrenverschlusses

5-755.x Sonstige

5-755.y N.n.bez.

5-756 Entfernung zurückgebliebener Plazenta (postpartal)
Exkl.: Abortkürettage (5-690 ff.)
Kürettage zur Beendigung der Schwangerschaft [Abruptio] (5-751)
Hinw.: Ein Kode aus diesem Bereich ist nicht anzugeben, wenn eine Sectio caesarea durchgeführt wurde
Die Überwachung und Leitung einer normalen Geburt oder einer Risikogeburt sind gesondert zu kodieren (9-260, 9-261)

5-756.0 Manuell

5-756.1 Instrumentell

5-756.x Sonstige

5-756.y N.n.bez.

5-757 Uterusexstirpation, geburtshilflich
Hinw.: Die Überwachung und Leitung einer normalen Geburt oder einer Risikogeburt sind gesondert zu kodieren (9-260, 9-261)

5-758 Rekonstruktion weiblicher Geschlechtsorgane nach Ruptur, post partum [Dammriss]
Hinw.: Die Überwachung und Leitung einer normalen Geburt oder einer Risikogeburt sind gesondert zu kodieren (9-260, 9-261)

5-758.0 Cervix uteri

5-758.1 Uterus

5-758.2 Vagina

5-758.3 Naht an der Haut von Perineum und Vulva

5-758.4 Naht an Haut und Muskulatur von Perineum und Vulva

5-758.5 Naht an Haut und Muskulatur von Perineum und Vulva und Naht des Sphincter ani

5-758.6 Naht an Haut und Muskulatur von Perineum und Vulva, Naht des Sphincter ani und Naht am Rektum

5-758.7 Rekonstruktion von Blase und Urethra

5-758.8 Rekonstruktion von Rektum und Sphincter ani

5-758.x Sonstige

5-758.y N.n.bez.

5-759 Andere geburtshilfliche Operationen
Hinw.: Die Überwachung und Leitung einer normalen Geburt oder einer Risikogeburt sind gesondert zu kodieren (9-260, 9-261)

5-759.0 Tamponade von Uterus und Vagina
Hinw.: Der lokale Zusatz von blutstillenden Medikamenten ist im Kode enthalten

.00 Ohne Einführung eines Tamponade-Ballons

.01 Mit Einführung eines Tamponade-Ballons

5-759.1 Entleerung eines Hämatoms an Vulva, Perineum und/oder paravaginalem Gewebe

5-759.2 Operative Korrektur einer Inversio uteri

5-759.x Sonstige

5-759.y N.n.bez.

Operationen an Kiefer- und Gesichtsschädelknochen (5-76...5-77)

Hinw.: Die Anwendung mikrochirurgischer Technik ist, sofern nicht als eigener Kode angegeben, zusätzlich zu kodieren (5-984)
Die Anwendung von Lasertechnik ist, sofern nicht als eigener Kode angegeben, zusätzlich zu kodieren (5-985 ff.)
Die Anwendung eines OP-Roboters ist, sofern nicht als eigener Kode angegeben, zusätzlich zu kodieren (5-987 ff.)
Die Anwendung eines Navigationssystems ist, sofern nicht als eigener Kode angegeben, zusätzlich zu kodieren (5-988 ff.)
Die Durchführung der Operation im Rahmen der Versorgung einer Mehrfachverletzung ist zusätzlich zu kodieren (5-981)
Die Durchführung der Operation im Rahmen der Versorgung eines Polytraumas ist zusätzlich zu kodieren (5-982 ff.)
Die Durchführung einer Reoperation ist, sofern nicht als eigener Kode angegeben, zusätzlich zu kodieren (5-983)
Der vorzeitige Abbruch einer Operation ist zusätzlich zu kodieren (5-995)

5-76 Operationen bei Gesichtsschädelfrakturen

Exkl.: Reposition einer Nasenbeinfraktur (5-216)
Replantation eines Zahnes (5-235)
Rekonstruktion der Weichteile im Gesicht (5-778)
Hinw.: Die Entnahme eines Transplantates zur mikrovaskulären Anastomosierung ist gesondert zu kodieren (5-858)

5-760 Reposition einer lateralen Mittelgesichtsfraktur
Hinw.: Die Art der Osteosynthese ist für die mit ** gekennzeichneten Kodes in der 6. Stelle nach folgender Liste zu kodieren:
0 ↔ Externe Fixation
1 ↔ Osteosynthese durch Draht
2 ↔ Osteosynthese durch Schraube
3 ↔ Osteosynthese durch Platte
4 ↔ Osteosynthese durch Materialkombinationen
x ↔ Sonstige

5-760.0 ↔ Jochbeinkörper, geschlossen
Inkl.: Externe Fixation

** 5-760.1 Jochbeinkörper, offen, Einfachfraktur

** 5-760.2 Jochbeinkörper, offen, Mehrfachfraktur

5-760.3 ↔ Jochbogen, geschlossen
Inkl.: Externe Fixation

** 5-760.4 Jochbogen, offen

5-760.5 ↔ Jochbeinkörper und Jochbogen, geschlossen
Inkl.: Externe Fixation

** 5-760.6 Jochbeinkörper und Jochbogen, offen

** 5-760.x Sonstige

5-760.y N.n.bez.

5-761 Reposition einer zentralen Mittelgesichtsfraktur
Hinw.: Die Art der Osteosynthese ist für die mit ** gekennzeichneten Kodes in der 6. Stelle nach folgender Liste zu kodieren:
0 Externe Fixation
1 Osteosynthese durch Draht
2 Osteosynthese durch Schraube
3 Osteosynthese durch Platte
4 Osteosynthese durch Materialkombinationen
x Sonstige

5-761.0 Maxilla, geschlossen
Inkl.: Externe Fixation

** 5-761.1 Maxilla, offen

5-761.2 Processus alveolaris maxillae, geschlossen

** 5-761.3 Processus alveolaris maxillae, offen

** 5-761.4 Nasoethmoidal, offen
Exkl.: Rekonstruktion der Hirnhäute (5-021)
Rekonstruktion des Tränenkanales (5-086)
Operationen am Kanthus/Epikanthus (5-092)
Operationen an den Nasennebenhöhlen (5-22)

** 5-761.x Sonstige

5-761.y N.n.bez.

5-762 Reposition einer zentrolateralen Mittelgesichtsfraktur
Hinw.: Die Art der Osteosynthese ist für die mit ** gekennzeichneten Kodes in der 6. Stelle nach folgender Liste zu kodieren:
0 Externe Fixation
1 Osteosynthese durch Draht
2 Osteosynthese durch Schraube
3 Osteosynthese durch Platte
4 Osteosynthese durch Materialkombinationen
x Sonstige

5-762.0 Geschlossen
Inkl.: Externe Fixation

** 5-762.1 Offen

** 5-762.x Sonstige

5-762.y N.n.bez.

5-763 Reposition anderer kombinierter Mittelgesichtsfrakturen (Mehrfachfraktur)
Hinw.: Die Art der Osteosynthese ist für die mit ** gekennzeichneten Kodes in der 6. Stelle nach folgender Liste zu kodieren:
0 Externe Fixation
1 Osteosynthese durch Draht
2 Osteosynthese durch Schraube
3 Osteosynthese durch Platte
4 Osteosynthese durch Materialkombinationen
x Sonstige

5-763.0 Kombiniert zentrolateral und zentrolateral, geschlossen
Inkl.: Externe Fixation

** 5-763.1 Kombiniert zentrolateral und zentrolateral, offen

5-763.2 Kombiniert zentrolateral und lateral, geschlossen
Inkl.: Externe Fixation

** 5-763.3 Kombiniert zentrolateral und lateral, offen

5-763.4 Kombiniert zentrolateral und zentral, geschlossen
Inkl.: Externe Fixation

** 5-763.5 Kombiniert zentrolateral und zentral, offen

5-763.6 Kombiniert zentrolateral und andere, geschlossen
Inkl.: Externe Fixation

** 5-763.7 Kombiniert zentrolateral und andere, offen

** 5-763.x Sonstige

5-763.y N.n.bez.

5-764 Reposition einer Fraktur des Corpus mandibulae und des Processus alveolaris mandibulae
Hinw.: Die Art der Osteosynthese ist für die mit ** gekennzeichneten Kodes in der 6. Stelle nach folgender Liste zu kodieren:
0 ↔ Externe Fixation
1 ↔ Osteosynthese durch Draht
2 ↔ Osteosynthese durch Schraube
3 ↔ Osteosynthese durch Platte
4 ↔ Osteosynthese durch Materialkombinationen
x ↔ Sonstige

5-764.0 ↔ Corpus mandibulae, geschlossen
Inkl.: Externe Fixation

** 5-764.1 Corpus mandibulae, offen, Einfachfraktur

** 5-764.2 Corpus mandibulae, offen, Mehrfachfraktur

5-764.3 Processus alveolaris mandibulae, geschlossen

5-764.4 Processus alveolaris mandibulae, offen
.40 Mit externer Fixation
.41 Mit Osteosynthese durch Draht
.42 Mit Osteosynthese durch Schraube
.43 Mit Osteosynthese durch Platte
.44 Mit Osteosynthese durch Materialkombinationen
.4x Mit sonstiger Osteosynthese

** 5-764.x Sonstige

5-764.y N.n.bez.

5-765 Reposition einer Fraktur des Ramus mandibulae und des Processus articularis mandibulae
Exkl.: Geschlossene Reposition des Kiefergelenkes
Hinw.: Die Art der Osteosynthese ist für die mit ** gekennzeichneten Kodes in der 6. Stelle nach folgender Liste zu kodieren:
0 ↔ Externe Fixation
1 ↔ Osteosynthese durch Draht
2 ↔ Osteosynthese durch Schraube
3 ↔ Osteosynthese durch Platte
4 ↔ Osteosynthese durch Materialkombinationen
x ↔ Sonstige

5-765.0 ↔ Ramus mandibulae, geschlossen
Inkl.: Externe Fixation

** 5-765.1 Ramus mandibulae, offen transoral, Einfachfraktur

** 5-765.2 Ramus mandibulae, offen transoral, Mehrfachfraktur

** 5-765.3 Ramus mandibulae, offen von außen, Einfachfraktur

** 5-765.4 Ramus mandibulae, offen von außen, Mehrfachfraktur

5-765.5 ↔ Processus articularis mandibulae, geschlossen

** 5-765.6 Processus articularis mandibulae, offen, transoral

** 5-765.7 Processus articularis mandibulae, offen, von außen

5-765.8 ↔ Operative Funktions- oder Extensionsbehandlung

** 5-765.x Sonstige

5-765.y N.n.bez.

5-766 Reposition einer Orbitafraktur
Inkl.: Osteosynthese, Membranen, Folien
Exkl.: Operation an Orbita und Augapfel (5-16)

5-766.0 ↔ Orbitadach, offen

5-766.1 ↔ Orbitawand, lateral, offen

5-766.2 ↔ Orbitawand, medial, offen

5-766.3 ↔ Orbitaboden, offen, von außen

5-766.4 ↔ Orbitaboden, offen, transantral

5-766.5 ↔ Orbitaboden, offen, transkonjunktival

5-766.6 ↔ Orbitaboden, offen, kombiniert

5-766.x ↔ Sonstige

5-766.y N.n.bez.

5-767 Reposition einer Stirnhöhlenwandfraktur
Inkl.: Osteosynthese
Exkl.: Kranioplastik (5-020)
Rekonstruktion der Schädelbasis (5-020.4)
Rekonstruktion der Hirnhäute (5-021)
Operation am Sinus frontalis (5-223)

5-767.0 Vorderwand, offen

5-767.1 Vorderwand, endoskopisch

5-767.2 Vorderwand, Heben einer Impressionsfraktur

5-767.3 Hinterwand, offen

5-767.4 Hinterwand und Vorderwand, offen

5-767.x Sonstige

5-767.y N.n.bez.

5-768 Reosteotomien disloziert verheilter Gesichtsschädelfrakturen
Inkl.: Osteosynthese
Exkl.: Primäre Versorgung von Gesichtsschädelfrakturen (5-760 ff., 5-761 ff., 5-762 ff., 5-763 ff., 5-764 ff., 5-765 ff., 5-766 ff., 5-767 ff.)

5-768.0 ↔ Im lateralen Mittelgesicht

5-768.1 Im zentralen Mittelgesicht

5-768.2 Im zentrolateralen Mittelgesicht

5-768.3 ↔ An der Mandibula

5-768.x ↔ Sonstige

5-768.y N.n.bez.

5-769 Andere Operationen bei Gesichtsschädelfrakturen
Exkl.: Kranioplastik, Dekompression einer Fraktur des Hirnschädels (5-020)

5-769.0 Maßnahmen zur Okklusionssicherung an der Maxilla

5-769.1 Maßnahmen zur Okklusionssicherung an der Mandibula

5-769.2 Maßnahmen zur Okklusionssicherung an Maxilla und Mandibula

5-769.3 Extension von Gesichtsschädelfrakturen

5-769.4 Entfernung von Schienenverbänden der Maxilla

5-769.5 Entfernung von Schienenverbänden der Mandibula

5-769.6 Entfernung intermaxillärer Fixationsgeräte

5-769.x Sonstige

5-769.y N.n.bez.

5-77 Andere Operationen an Gesichtsschädelknochen

Hinw.: Die Entnahme eines Transplantates zur mikrovaskulären Anastomosierung ist gesondert zu kodieren (5-858 ff.)

5-770 Inzision (Osteotomie), lokale Exzision und Destruktion (von erkranktem Gewebe) eines Gesichtsschädelknochens

Inkl.: Dekortikation und Entfernung von periostalem Narbengewebe
Hinw.: Eine Knochentransplantation ist gesondert zu kodieren (5-77b ff.)

5-770.0 Inzision (z.B. sagittale Spaltung)

5-770.1 Sequesterotomie (z.B. bei Kieferosteomyelitis)

- .10 Mit Debridement und Drainage
- .11 Mit Entfernung eines Sequesters
- .12 Mit Einlegen eines Medikamententrägers
- .1x Sonstige

5-770.2 Eröffnung eines Hohlraumes
Exkl.: Entfernung einer Zyste (5-243)

5-770.3 Entfernung eines Fremdkörpers

5-770.4 Exzision

5-770.5 Dekortikation (z.B. bei Kieferosteomyelitis)

5-770.6 Exzision von periostalem Narbengewebe (nach Dekortikation)

5-770.7 Abtragung (modellierende Osteotomie)

5-770.8 Destruktion

5-770.x Sonstige

5-770.y N.n.bez.

5-771 Partielle und totale Resektion eines Gesichtsschädelknochens

Exkl.: Kombinierte Rekonstruktion von Hirnschädel und Gesichtsschädel (5-020.6 ff.)
Hinw.: Eine Knochentransplantation ist gesondert zu kodieren (5-77b ff.)
Der Einsatz der pESS-Technik ist, sofern nicht als eigener Kode angegeben, zusätzlich zu kodieren (5-98f)
Die Rekonstruktion ist in der 6. Stelle nach folgender Liste zu kodieren:

- 0 Ohne Rekonstruktion
- 1 Rekonstruktion mit nicht vaskularisiertem Transplantat
- 2 Rekonstruktion mit mikrovaskulär-anastomisiertem Transplantat
- 3 Rekonstruktion von Weich- und Hartgewebe (einschließlich alloplastische Rekonstruktion)
- x Sonstige

** 5-771.0 Alveolarkamm

** 5-771.1 Maxilla, partiell
Inkl.: Hemimaxillektomie

** 5-771.2 Maxilla, (sub-)total

** 5-771.3 Sonstiger Gesichtsschädelknochen, partiell

** 5-771.4 Sonstiger Gesichtsschädelknochen, (sub-)total

** 5-771.5 Mehrere Gesichtsschädelknochen, partiell

** 5-771.6 Mehrere Gesichtsschädelknochen, (sub-)total

** 5-771.7 Ein Gesichtsschädelknochen, radikal (mit umgebendem Gewebe)

** 5-771.8 Mehrere Gesichtsschädelknochen, radikal (mit umgebendem Gewebe)

** 5-771.x Sonstige

5-771.y N.n.bez.

5-772 **Partielle und totale Resektion der Mandibula**
Hinw.: Eine Knochentransplantation ist gesondert zu kodieren (5-77b ff.)
Die Rekonstruktion ist in der 6. Stelle nach folgender Liste zu kodieren:
0 Ohne Rekonstruktion
1 Rekonstruktion mit nicht vaskularisiertem Transplantat
2 Rekonstruktion mit mikrovaskulär-anastomisiertem Transplantat
3 Alloplastische Rekonstruktion
x Sonstige

** 5-772.0 Resektion, partiell, ohne Kontinuitätsdurchtrennung

** 5-772.1 Resektion, partiell, mit Kontinuitätsdurchtrennung

** 5-772.2 Hemimandibulektomie

** 5-772.3 Mandibulektomie, (sub-)total

** 5-772.4 Mandibulektomie, radikal (mit umgebendem Gewebe)

** 5-772.x Sonstige

5-772.y N.n.bez.

5-773 **Arthroplastik am Kiefergelenk**
Inkl.: Osteosynthese
Exkl.: Kondylotomie (5-775.0)
Hinw.: Die Entnahme eines Transplantates ist gesondert zu kodieren (5-783)
Eine Knochentransplantation ist gesondert zu kodieren (5-77b ff.)

5-773.0 ↔ Hohe Kondylektomie

5-773.1 Kondylektomie
.10 ↔ Ohne Rekonstruktion
.11 ↔ Mit Rekonstruktion n.n.bez.
.12 ↔ Mit Rekonstruktion durch Knochen
.13 ↔ Mit Rekonstruktion durch Muskeltransplantat
.14 ↔ Mit Rekonstruktion durch alloplastisches Material
.1x ↔ Sonstige

5-773.2 Exstirpation des Discus articularis
.20 ↔ Ohne Rekonstruktion
.21 ↔ Mit Rekonstruktion n.n.bez.
.22 ↔ Mit Rekonstruktion durch Knochen
.23 ↔ Mit Rekonstruktion durch Weichteilersatz
.24 ↔ Mit Rekonstruktion durch Muskeltransplantat
.25 ↔ Mit Rekonstruktion durch alloplastisches Material
.2x ↔ Sonstige

5-773.3 ↔ Diskusreposition

5-773.4 Diskoplastik
.40 ↔ Ohne Rekonstruktion
.41 ↔ Mit Rekonstruktion n.n.bez.
.42 ↔ Mit Rekonstruktion durch Knochen
.43 ↔ Mit Rekonstruktion durch Weichteilersatz
.44 ↔ Mit Rekonstruktion durch Muskeltransplantat
.45 ↔ Mit Rekonstruktion durch alloplastisches Material
.4x ↔ Sonstige

5-773.5 ↔ Resektion am Tuberculum articulare

5-773.6 ↔ Gelenkstabilisierung (bewegungseinschränkend)

5-773.7 Entfernung eines freien Gelenkkörpers
.70 ↔ Offen chirurgisch
.71 ↔ Arthroskopisch
.7x ↔ Sonstige

5-773.8 ↔ Synovektomie

5-773.9 ↔ Plastische Rekonstruktion

5-773.a Implantation einer Endoprothese
Exkl.: Wechsel einer Endoprothese (5-779.2)
.a0 ↔ Totalendoprothese mit vorgefertigten Komponenten
.a1 ↔ Totalendoprothese mit CAD-CAM-gefertigten Komponenten
Hinw.: Die CT-Planung ist im Kode enthalten
.a2 ↔ Gelenkkopfprothese
.ax ↔ Sonstige

5-773.x ↔ Sonstige

5-773.y N.n.bez.

5-774 Plastische Rekonstruktion und Augmentation der Maxilla
Inkl.: Osteosynthese
Hinw.: Die Entnahme eines Transplantates ist gesondert zu kodieren (5-783)
Eine Knochentransplantation ist gesondert zu kodieren (5-77b ff.)

5-774.0 Auflagerungsplastik, partiell

5-774.1 Auflagerungsplastik, total

5-774.2 Interpositionsplastik, ohne Kontinuitätsdurchtrennung (horizontal)

5-774.3 Interpositionsplastik, mit Kontinuitätsdurchtrennung (vertikal), partiell

5-774.4 Interpositionsplastik, mit Kontinuitätsdurchtrennung (vertikal), subtotal

5-774.5 ↔ Anheben des Kieferhöhlenbodens [Sinuslifting]

5-774.6 Durch Einbringen einer Folie/Membran

5-774.7 Durch alloplastische Implantate
.70 Mit einfachem Implantat (z.B. Knochenzement)
.71 Mit computerassistiert vorgefertigtem Implantat [CAD-Implantat], einfacher Defekt
.72 Mit computerassistiert vorgefertigtem Implantat [CAD-Implantat], großer oder komplexer Defekt

5-774.8 Durch autogenes Knochentransplantat, mit mittels CAD-Verfahren geplanten und hergestellten Schablonen

5-774.x ↔ Sonstige

5-774.y N.n.bez.

5-775 Plastische Rekonstruktion und Augmentation der Mandibula
Inkl.: Osteosynthese
Hinw.: Die Entnahme eines Transplantates ist gesondert zu kodieren (5-783)
Eine Knochentransplantation ist gesondert zu kodieren (5-77b ff.)

5-775.0 ↔ Kondylotomie

5-775.1 Auflagerungsplastik, partiell

5-775.2 Auflagerungsplastik, total

5-775.3 Interpositionsplastik, ohne Kontinuitätsdurchtrennung (horizontal)

5-775.4 Interpositionsplastik, mit Kontinuitätsdurchtrennung (vertikal), partiell

5-775.5 Interpositionsplastik, mit Kontinuitätsdurchtrennung (vertikal), subtotal

5-775.6 Kinnplastik

5-775.7 Durch alloplastische Implantate
.70 Mit einfachem Implantat (z.B. Knochenzement)
.71 Mit computerassistiert vorgefertigtem Implantat [CAD-Implantat], einfacher Defekt
.72 Mit computerassistiert vorgefertigtem Implantat [CAD-Implantat], großer oder komplexer Defekt

5-775.8 Durch Einbringen einer Folie/Membran

5-775.9 Durch autogenes Knochentransplantat, mit mittels CAD-Verfahren geplanten und hergestellten Schablonen

5-775.x ↔ Sonstige

5-775.y N.n.bez.

5-776 **Osteotomie zur Verlagerung des Untergesichtes**
Inkl.: Positionierung der Osteotomiesegmente mit Hilfseinrichtungen
Hinw.: Die Entnahme eines Transplantates ist gesondert zu kodieren (5-783)
Eine Knochentransplantation ist gesondert zu kodieren (5-77b ff.)

5-776.0 Im Alveolarkammbereich frontal

5-776.1 ↔ Im Alveolarkammbereich seitlich

5-776.2 Mit Kontinuitätsdurchtrennung der Mandibula frontal

5-776.3 ↔ Mit Kontinuitätsdurchtrennung am horizontalen Mandibulaast

5-776.4 ↔ Mit Kontinuitätsdurchtrennung am aufsteigenden Mandibulaast

5-776.5 Kinnverlagerung

5-776.6 ↔ Verlagerung des Unterkiefers durch Distraktion mit Kontinuitätsdurchtrennung im aufsteigenden Mandibulaast

5-776.7 ↔ Verlagerung der Mandibula durch Distraktion nach Osteotomie im horizontalen Mandibulaast

5-776.9 ↔ Verlagerung des Alveolarfortsatzes durch horizontale Distraktion nach Osteotomie

5-776.x ↔ Sonstige

5-776.y N.n.bez.

5-777 **Osteotomie zur Verlagerung des Mittelgesichtes**
Inkl.: Positionierung der Osteotomiesegmente mit Hilfseinrichtungen
Hinw.: Die Entnahme eines Transplantates ist gesondert zu kodieren (5-783)
Eine Knochentransplantation ist gesondert zu kodieren (5-77b ff.)
Die Anwendung der Distraktion ist für die mit ** gekennzeichneten Kodes in der 6. Stelle nach folgender Liste zu kodieren:
0 Ohne Distraktion
1 Mit Distraktion

** 5-777.0 Im Alveolarkammbereich frontal

5-777.1 Im Alveolarkammbereich seitlich
.10 ↔ Ohne Distraktion
.11 ↔ Mit Distraktion

** 5-777.2 Im Alveolarkammbereich frontal und seitlich in mehreren Segmenten

** 5-777.3 In der Le-Fort-I-Ebene in einem Stück

** 5-777.4 In der Le-Fort-I-Ebene in zwei Stücken
Inkl.: Transpalatinale Distraktion

** 5-777.5 In der Le-Fort-I-Ebene in drei oder mehr Stücken

** 5-777.6 In der Le-Fort-II-Ebene

** 5-777.7 In der Le-Fort-II-Ebene, kombiniert mit anderer Osteotomie

** 5-777.8 In der Le-Fort-III-Ebene

** 5-777.9 In der Le-Fort-III-Ebene, kombiniert mit Le-Fort-I-Ebene

5-777.x Sonstige

5-777.y N.n.bez.

5-778 **Rekonstruktion der Weichteile im Gesicht**
Exkl.: Plastische Operationen an Lippe und Mundwinkel (5-908)

5-778.0 Naht (nach Verletzung), einschichtig

5-778.1 Naht (nach Verletzung), mehrschichtig

5-778.2 Plastische Sofortrekonstruktion

5-778.x Sonstige

5-778.y N.n.bez.

5-779 **Andere Operationen an Kiefergelenk und Gesichtsschädelknochen**

5-779.0 ↔ Reposition einer temporomandibulären Luxation, geschlossen (operativ)

5-779.1 ↔ Reposition einer temporomandibulären Luxation, offen

5-779.2 Wechsel einer Kiefergelenkendoprothese

.20 ↔ In Totalendoprothese mit vorgefertigten Komponenten

.21 ↔ In Totalendoprothese mit CAD-CAM-gefertigten Komponenten
Hinw.: Die CT-Planung ist im Kode enthalten

.22 ↔ In Gelenkkopfprothese

.2x ↔ Sonstige

5-779.3 ↔ Entfernung von Osteosynthesematerial
Exkl.: Entfernung eines Distraktors (5-779.5)

5-779.4 Anwendung einer OP-Simulation im Gesichtsbereich bei skelettverlagernden Operationen
Hinw.: Dieser Kode ist ein Zusatzkode. Die durchgeführten Eingriffe sind einzeln zu kodieren

5-779.5 Entfernung eines Distraktors

5-779.6 Osteosynthese durch resorbierbares Schrauben- und Plattensystem
Hinw.: Dieser Kode ist ein Zusatzkode. Die durchgeführten Eingriffe sind gesondert zu kodieren

5-779.7 ↔ Entfernung einer Kiefergelenkendoprothese

5-779.8 Gesichtstransplantation
Hinw.: Dieser Kode ist für die subtotale oder totale, simultane Transplantation von Gesichtsweichteilen, Nerven und Gesichtsschädelknochen zu verwenden

5-779.9 Stabilisierung eines frakturgefährdeten Gesichtsschädelknochens

.90 ↔ An der Maxilla, durch Platte

.91 ↔ An der Maxilla, durch sonstiges Osteosynthesematerial

.92 ↔ An der Mandibula, durch Platte

.93 ↔ An der Mandibula, durch sonstiges Osteosynthesematerial

5-779.x ↔ Sonstige

5-779.y N.n.bez.

5-77a Implantatversorgung für die Rekonstruktion mit Gesichtsepithesen

5-77a.0 Einführung der Implantate
Exkl.: Rekonstruktion der Orbitawand mit Metallplatten oder Implantaten (5-167.1)

.00 ↔ Ohr (Mastoid)

.01 ↔ Orbita

.02 Nase

.03 ↔ Mehrere Teilbereiche des Gesichts

.0x ↔ Sonstige
Inkl.: Ober- und Unterkiefer, Stirn

5-77a.1 ↔ Entfernung der Implantate

5-77a.2 ↔ Freilegung der Implantate und Fixation einer Distanzhülse

5-77a.x ↔ Sonstige

5-77a.y N.n.bez.

5-77b Knochentransplantation und -transposition an Kiefer- und Gesichtsschädelknochen
Inkl.: Planung und Zurichtung
Hinw.: Die Entnahme eines Knochentransplantates ist gesondert zu kodieren (5-783 ff.)

5-77b.0 Transplantation von Spongiosa, autogen

5-77b.1 Transplantation eines kortikospongiösen Spanes, autogen

5-77b.2 Transplantation eines kortikospongiösen Spanes, autogen, ausgedehnt
Hinw.: Eine ausgedehnte Transplantation eines kortikospongiösen Spanes entspricht einer Auffüllung ab 4 cm Länge

5-77b.3 Knochentransplantation, nicht gefäßgestielt

5-77b.4 Knochentransplantation, gefäßgestielt mit mikrovaskulärer Anastomose

5-77b.5 Knorpel-Knochen-Transplantation, autogen

5-77b.6 Knochentransposition, gefäßgestielt

5-77b.x Sonstige

5-77b.y N.n.bez.

Operationen an den Bewegungsorganen (5-78...5-86)

Hinw.: Die Anwendung mikrochirurgischer Technik ist, sofern nicht als eigener Kode angegeben, zusätzlich zu kodieren (5-984)
Die Anwendung von Lasertechnik ist, sofern nicht als eigener Kode angegeben, zusätzlich zu kodieren (5-985 ff.)
Die Anwendung von minimalinvasiver Technik ist, sofern nicht als eigener Kode angegeben, zusätzlich zu kodieren (5-986 ff.)
Die Durchführung der Operation im Rahmen der Versorgung einer Mehrfachverletzung ist zusätzlich zu kodieren (5-981)
Die Durchführung der Operation im Rahmen der Versorgung eines Polytraumas ist zusätzlich zu kodieren (5-982 ff.)
Die Durchführung einer Reoperation ist, sofern nicht als eigener Kode angegeben, zusätzlich zu kodieren (5-983)
Der vorzeitige Abbruch einer Operation ist zusätzlich zu kodieren (5-995)
Die Anwendung eines OP-Roboters ist zusätzlich zu kodieren (5-987 ff.)
Die Anwendung eines Navigationssystems ist zusätzlich zu kodieren (5-988 ff.)
Die Anwendung von hypoallergenem Material ist zusätzlich zu kodieren (5-931.0)

5-78 Operationen an anderen Knochen

Exkl.: Operationen an Gesichtsschädelknochen (5-76, 5-77)
Operationen an Rippe und Sternum (5-34)
Operationen an der Wirbelsäule (5-83)

Hinw.: Aufwendige Gipsverbände sind gesondert zu kodieren (8-310 ff.)
Bei Verbundosteosynthesen ist die Verwendung des Zements zusätzlich zu kodieren (5-785.0 ff., 5-785.1 ff.)
Die Lokalisation ist für die Kodes 5-780 ff. bis 5-785 ff., 5-787 ff., 5-789 ff. und 5-78a ff. nach folgender Liste zu kodieren:

0 ↔ Klavikula
1 ↔ Humerus proximal
2 ↔ Humerusschaft
3 ↔ Humerus distal
4 ↔ Radius proximal
5 ↔ Radiusschaft
6 ↔ Radius distal
7 ↔ Ulna proximal
8 ↔ Ulnaschaft
9 ↔ Ulna distal
a ↔ Karpale
b ↔ Metakarpale
c ↔ Phalangen Hand
d Becken
e ↔ Schenkelhals
f ↔ Femur proximal
g ↔ Femurschaft
h ↔ Femur distal
j ↔ Patella
k ↔ Tibia proximal
m ↔ Tibiaschaft
n ↔ Tibia distal
p ↔ Fibula proximal
q ↔ Fibulaschaft
r ↔ Fibula distal
s ↔ Talus
t ↔ Kalkaneus
u ↔ Tarsale
v ↔ Metatarsale
w ↔ Phalangen Fuß
z ↔ Skapula
x ↔ Sonstige

5-780 Inzision am Knochen, septisch und aseptisch
Inkl.: Saug-Spül-Drainage
Exkl.: Implantation von Knochenersatz (5-785)
Hinw.: Eine durchgeführte Knochentransplantation ist gesondert zu kodieren (5-784)
Eine durchgeführte Osteosynthese ist gesondert zu kodieren (5-786)
Die Lokalisation ist in der 6. Stelle nach vorstehender Liste zu kodieren

** 5-780.0 Exploration von Knochengewebe

** 5-780.1 Knochenbohrung

** 5-780.2 Drainage

** 5-780.3 Entfernung eines Fremdkörpers

** 5-780.4 Einlegen eines Medikamententrägers
Inkl.: Wechsel

** 5-780.5 Entfernen eines Medikamententrägers

** 5-780.6 Debridement
Inkl.: Drainage
Ausräumung eines Panaritium ossale

** 5-780.7 Sequesterotomie
Inkl.: Debridement
Entfernung eines Sequesters

** 5-780.8 Sequesterotomie mit Einlegen eines Medikamententrägers
Inkl.: Debridement
Entfernung eines Sequesters

** 5-780.9 Kombination einer anderen Inzision mit Einlegen eines Medikamententrägers

** 5-780.x Sonstige

5-780.y N.n.bez.

5-781 Osteotomie und Korrekturosteotomie
Inkl.: Zeichnerische Planung
Exkl.: Patellaosteotomie (5-804.4)
Osteotomie an Metatarsale und Phalangen des Fußes (5-788)
Hinw.: Eine durchgeführte Knochentransplantation ist gesondert zu kodieren (5-784)
Eine durchgeführte Osteosynthese ist gesondert zu kodieren (5-786)
Die Lokalisation ist in der 6. Stelle nach der Liste vor Kode 5-780 zu kodieren

** 5-781.0 Valgisierende Osteotomie
[6. Stelle: 0-h,k-u,z,x]

** 5-781.1 Varisierende Osteotomie
[6. Stelle: 0-h,k-u,z,x]

** 5-781.2 (De-)Rotationsosteotomie
[6. Stelle: 0-h,k-u,z,x]

** 5-781.3 Verkürzungsosteotomie
[6. Stelle: 0-h,k-u,z,x]

** 5-781.4 Verlängerungsosteotomie
[6. Stelle: 0-h,k-u,z,x]

** 5-781.5 Valgisierende (De-)Rotationsosteotomie
[6. Stelle: 0-h,k-u,z,x]

** 5-781.6 Varisierende (De-)Rotationsosteotomie
[6. Stelle: 0-h,k-u,z,x]

** 5-781.7 Kortikotomie bei Segmenttransport
[6. Stelle: 0-h,k-u,z,x]

** 5-781.8 Komplexe (mehrdimensionale) Osteotomie
[6. Stelle: 0-h,k-u,z,x]
Exkl.: Arthroplastik am Hüftgelenk mit Osteotomie des Beckens (5-829.0)

** 5-781.9 Komplexe (mehrdimensionale) Osteotomie mit Achsenkorrektur
[6. Stelle: 0-h,k-u,z,x]

** 5-781.a Osteotomie ohne Achsenkorrektur
[6. Stelle: 0-h,k-u,z,x]

** 5-781.x Sonstige
[6. Stelle: 0-h,k-u,z,x]

5-781.y N.n.bez.

5-782 Exzision und Resektion von erkranktem Knochengewebe
Inkl.: Entfernung osteochondraler Fragmente
Exkl.: Teilresektion der Patella (5-804.5)
Patellektomie (5-804.6)
Resektion an Metatarsale und Phalangen des Fußes (5-788 ff.)
Biopsie an Knochen durch Inzision (1-503 ff.)
Hinw.: Eine durchgeführte Endoprothesenimplantation ist gesondert zu kodieren (5-82)
Ein durchgeführter alloplastischer Knochenersatz ist gesondert zu kodieren (5-785 ff.)
Eine durchgeführte Knochentransplantation ist gesondert zu kodieren (5-784 ff.)
Eine durchgeführte Osteosynthese ist gesondert zu kodieren (5-786 ff.)
Die Weichteilresektion beinhaltet eine radikale Weichteilresektion
Die Lokalisation ist in der 6. Stelle nach der Liste der Knochen vor Kode 5-780 zu kodieren
Bei der totalen Resektion eines Knochens ist für die langen Röhrenknochen auf der 6. Stelle jeweils der Kode für den Schaft zu verwenden

** 5-782.1 Partielle Resektion mit Weichteilresektion
[6. Stelle: 0-h,k-u,z,x]
Inkl.: Exzision

** 5-782.2 Partielle Resektion mit Kontinuitätsdurchtrennung
[6. Stelle: 0-h,k-u,z,x]

** 5-782.3 Partielle Resektion mit Kontinuitätsdurchtrennung und mit Weichteilresektion
[6. Stelle: 0-h,k-u,z,x]

** 5-782.4 Partielle Resektion mit Kontinuitätsdurchtrennung und mit Wiederherstellung der Kontinuität
[6. Stelle: 0-h,k-u,z,x]

** 5-782.5 Partielle Resektion mit Kontinuitätsdurchtrennung, Wiederherstellung der Kontinuität und Weichteilresektion
[6. Stelle: 0-h,k-u,z,x]

** 5-782.6 Totale Resektion eines Knochens
[6. Stelle: 0,2,5,8,a-d,g,m,q,s-u,z,x]

** 5-782.7 Totale Resektion eines Knochens mit Weichteilresektion
[6. Stelle: 0,2,5,8,a-d,g,m,q,s-u,z,x]

** 5-782.8 Totale Resektion eines Knochens mit Ersatz
[6. Stelle: 0,2,5,8,a-d,g,m,q,s-u,z,x]

** 5-782.9 Totale Resektion eines Knochens mit Ersatz und mit Weichteilresektion
[6. Stelle: 0,2,5,8,a-d,g,m,q,s-u,z,x]

** 5-782.a Partielle Resektion, offen chirurgisch
[6. Stelle: 0-h,k-u,z,x]
Inkl.: Exzision

** 5-782.b Partielle Resektion, endoskopisch
[6. Stelle: 0-h,k-u,z,x]
Inkl.: Exzision
Hinw.: Die Resektion bei Pinzer-Deformität ist in der 6. Stelle mit d anzugeben
Die Resektion bei Cam-Deformität ist in der 6. Stelle mit e anzugeben

** 5-782.x Sonstige
[6. Stelle: 0-h,k-u,z,x]

5-782.y N.n.bez.

5-783 **Entnahme eines Knochentransplantates**
Exkl.: Entnahme eines Knorpeltransplantates (5-801.a ff., 5-812.8 ff.)
Entnahme von Rippengewebe zur Transplantation (5-343.2, 5-343.4)
Hinw.: Eine durchgeführte Knochentransplantation ist gesondert zu kodieren (5-275 ff., 5-346.7, 5-77b ff., 5-784 ff.)
Die Lokalisation ist für die mit ** gekennzeichneten Kodes in der 6. Stelle nach der Liste vor Kode 5-780 zu kodieren

** 5-783.0 Spongiosa, eine Entnahmestelle

5-783.1 Spongiosa, mehrere Entnahmestellen
Hinw.: Dieser Kode ist im Geltungsbereich des G-DRG-Systems (§ 17b KHG) nicht zu verwenden. Dafür ist bei mehreren Entnahmestellen jede Entnahmestelle gesondert zu kodieren (5-783.0 ff.)

** 5-783.2 Kortikospongiöser Span, eine Entnahmestelle
[6. Stelle: 1,3,6-9,d,h,k,n-r,t,v,z,x]

5-783.3 Kortikospongiöser Span, mehrere Entnahmestellen
Hinw.: Dieser Kode ist im Geltungsbereich des G-DRG-Systems (§ 17b KHG) nicht zu verwenden. Dafür ist bei mehreren Entnahmestellen jede Entnahmestelle gesondert zu kodieren (5-783.2 ff.)

** 5-783.4 Knochentransplantat, nicht gefäßgestielt
[6. Stelle: 0-h,k-w,x]

** 5-783.5 Knochentransplantat, mikrovaskulär anastomosiert
[6. Stelle: 0-h,k-w,x]

** 5-783.6 Knorpel-Knochen-Transplantat
[6. Stelle: 1,3,4,6,9-b,f,h-k,n,p,r-v,x]

** 5-783.7 Knochentransplantat, gefäßgestielt, nicht mikrovaskulär anastomosiert
[6. Stelle: 0-h,k-w,x]

** 5-783.x Sonstige

5-783.y N.n.bez.

5-784 **Knochentransplantation und -transposition**
Inkl.: Planung und Zurichtung
Exkl.: Knorpeltransplantation (5-801.b ff., 5-812.9 ff.)
Hinw.: Die Entnahme eines Knochentransplantates ist gesondert zu kodieren (5-783 ff.)
Eine (Kortiko-)Spongiosaplastik ist bei einer therapeutischen Transposition oder Transplantation von Knochengewebe zu kodieren. Diese Kodes sind nicht anzugeben bei Verschluss oder Verfüllung von iatrogen geschaffenen oder zugangsbedingten Knochendefekten (inkl. Markräumen) mit ortsständigem Gewebe. Ortsständiges Gewebe wird im Bereich des Operationsgebietes ohne zusätzlichen Zugang gewonnen und bezieht sich bei Gelenkeingriffen auf alle gelenkbildenden Flächen
Die Lokalisation ist in der 6. Stelle nach der Liste vor Kode 5-780 zu kodieren

** 5-784.0 Transplantation von Spongiosa, autogen, offen chirurgisch

** 5-784.1 Transplantation eines kortikospongiösen Spanes, autogen, offen chirurgisch

** 5-784.2 Transplantation eines kortikospongiösen Spanes, autogen, ausgedehnt
Hinw.: Eine ausgedehnte Transplantation eines kortikospongiösen Spanes entspricht einer Auffüllung ab 4 cm Länge

** 5-784.3 Knochentransplantation, nicht gefäßgestielt

** 5-784.4 Knochentransplantation, gefäßgestielt mit mikrovaskulärer Anastomose

** 5-784.5 Knorpel-Knochen-Transplantation, autogen
[6. Stelle: 0,1,3,4,6,7,9-e,h-k,n,p,r-x]

** 5-784.6 Knorpel-Knochen-Transplantation, allogen
[6. Stelle: 0,1,3,4,6,7,9-e,h-k,n,p,r-x]

** 5-784.7 Transplantation von Spongiosa, allogen, offen chirurgisch

** 5-784.8 Transplantation eines kortikospongiösen Spanes, allogen, offen chirurgisch

** 5-784.9 Transplantation eines Röhrenknochens, allogen
[6. Stelle: 0,2,5,8,a-d,g,j,m,q,s-x]
Hinw.: Bei der Transplantation eines Röhrenknochens ist auf der 6. Stelle jeweils der Kode für den Schaft zu verwenden

** 5-784.a Knochentransposition, gefäßgestielt

** 5-784.b Transplantation von humaner demineralisierter Knochenmatrix

** 5-784.c Transplantation von Spongiosa, autogen, endoskopisch

** 5-784.d Transplantation eines kortikospongiösen Spanes, autogen, endoskopisch

** 5-784.e Transplantation von Spongiosa, allogen, endoskopisch

** 5-784.f Transplantation eines kortikospongiösen Spanes, allogen, endoskopisch

** 5-784.x Sonstige

5-784.y N.n.bez.

5-785 Implantation von alloplastischem Knochenersatz
Inkl.: Planung und Zurichtung
Exkl.: Implantation von endoprothetischem Gelenk- und Knochenersatz (5-82)
Implantation eines nicht alloplastischen Knochen(teil-)ersatzes (5-828 ff.)
Hinw.: Die Lokalisation ist in der 6. Stelle nach der Liste vor Kode 5-780 zu kodieren

** 5-785.0 Knochenzement ohne Antibiotikumzusatz

** 5-785.1 Knochenzement mit Antibiotikumzusatz

** 5-785.2 Keramischer Knochenersatz
Inkl.: Verwendung von bioaktiver Glaskeramik

** 5-785.3 Keramischer Knochenersatz, resorbierbar

** 5-785.4 Metallischer Knochenersatz

** 5-785.5 Keramischer Knochenersatz, resorbierbar mit Antibiotikumzusatz

** 5-785.6 Sonstiger alloplastischer Knochenersatz, ohne Medikamentenzusatz

** 5-785.7 Sonstiger alloplastischer Knochenersatz, mit Medikamentenzusatz

5-785.y N.n.bez.

5-786 Osteosyntheseverfahren
Exkl.: Osteosynthese einer Fraktur (5-79)
Osteosynthese an der Wirbelsäule (5-83b ff.)
Einbringen von Fixationsmaterial am Knochen bei Operationen am Weichteilgewebe (5-869.2)
Revision von Osteosynthesematerial mit Reosteosynthese (5-78a ff.)
Hinw.: Diese Kodes sind Zusatzkodes. Sie sind zur Angabe eines zusätzlich durchgeführten Osteosyntheseverfahrens zu verwenden
Eine durchgeführte Knochentransplantation ist gesondert zu kodieren (5-784 ff.)
Bei Verfahrenswechsel oder Wechsel von Teilen des Osteosynthesematerials sind die Entfernung des Osteosynthesematerials mit einem Kode aus 5-787 ff. und die erneute Osteosynthese mit einem Kode aus 5-78a ff. oder bei Reposition einer Fraktur mit einem Kode aus 5-79 zu kodieren
Die Verwendung von resorbierbarem Osteosynthesematerial ist gesondert zu kodieren (5-931.1)
Die Augmentation von Osteosynthesematerial ist gesondert zu kodieren (5-86a.3)

5-786.0 Durch Schraube

5-786.1 Durch Draht oder Zuggurtung/Cerclage

5-786.2 Durch Platte

5-786.3 Durch Winkelplatte/Kondylenplatte

5-786.4 Durch dynamische Kompressionsschraube

5-786.5 Durch Marknagel mit Gelenkkomponente
Inkl.: Proximale und distale Verriegelungsschrauben oder -bolzen

5-786.6 Durch Marknagel

5-786.7 Durch Verriegelungsnagel
Inkl.: Proximale und distale Verriegelungsschrauben oder -bolzen

5-786.8 Durch Fixateur externe
Exkl.: Durch Ringfixateur (5-786.m)
Durch Bewegungsfixateur (5-786.n)

5-786.9 Durch Materialkombinationen
Hinw.: Dieser Kode ist im Geltungsbereich des G-DRG-Systems (§ 17b KHG) nicht zu verwenden. Dafür sind bei Kombinationen von Osteosynthesematerialien während eines Eingriffs alle Komponenten einzeln zu kodieren

5-786.c Durch Transfixationsnagel

5-786.e Durch (Blount-)Klammern

5-786.g Durch intramedullären Draht
Inkl.: Federnagel, Ender-Nagel, Prevot-Nagel, Nancy-Nagel, Rush-Pin, ESIN, TEN, ECMES

5-786.j Durch internes Verlängerungs- oder Knochentransportsystem

.j0 Nicht motorisiert
Inkl.: Teleskopnagel

.j1 Motorisiert

5-786.k Durch winkelstabile Platte

5-786.m Durch Ringfixateur

5-786.n Durch Bewegungsfixateur

5-786.p Durch Transfixationsschraube

5-786.x Sonstige

5-786.y N.n.bez.

5-787 Entfernung von Osteosynthesematerial
Inkl.: Resorbierbares Material
Exkl.: Entfernung von Osteosynthesematerial am Thorax (5-349.3)
Entfernung von Osteosynthesematerial an der Wirbelsäule (5-839.0)
Arthroskopische Entfernung von Osteosynthesematerial (5-810.3 ff.)
Hinw.: Bei Verfahrenswechsel oder Wechsel von Teilen des Osteosynthesematerials sind die Entfernung des Osteosynthesematerials und die erneute Osteosynthese mit einem Kode aus 5-78a ff. oder bei Reposition einer Fraktur mit einem Kode aus 5-79 zu kodieren
Bei der Entfernung von Osteosynthesematerial einer Schraubenosteosynthese ist der Kode auch bei Entfernung mehrerer Schrauben nur einmal zu verwenden
Bei der Entfernung von Osteosynthesematerial einer Plattenosteosynthese ist die Entfernung der dazugehörigen Schrauben im Kode enthalten
Die Lokalisation ist für die mit ** gekennzeichneten Kodes in der 6. Stelle nach der Liste vor Kode 5-780 zu kodieren

** 5-787.0 Draht

** 5-787.1 Schraube

** 5-787.2 Zuggurtung/Cerclage

** 5-787.3 Platte

** 5-787.4 Winkelplatte/Kondylenplatte
[6. Stelle: 1-3,e-h,k-n,x]

** 5-787.5 Dynamische Kompressionsschraube
[6. Stelle: 1,2,e-h,k,x]
Inkl.: Rotationsstabiler Schraubenanker mit Gleithülsenplatte

** 5-787.6 Marknagel
[6. Stelle: 1-9,e-h,k-r,x]

** 5-787.7 Marknagel mit Gelenkkomponente
[6. Stelle: 1-5,7-9,e-h,k-r,x]
Inkl.: Proximale und distale Verriegelungsschrauben oder -bolzen

** 5-787.8 Verriegelungsnagel
[6. Stelle: 1-9,b,e-h,k-r,v,x]
Inkl.: Proximale und distale Verriegelungsschrauben oder -bolzen

** 5-787.9 Fixateur externe
Exkl.: Ringfixateur (5-787.m ff.)
Bewegungsfixateur (5-787.n ff.)

** 5-787.c Transfixationsnagel
[6. Stelle: 1-b,d-h,k-t,x]

** 5-787.e (Blount-)Klammern
[6. Stelle: 0,a-c,f,h-k,n,p,r-x]

** 5-787.g Intramedullärer Draht
[6. Stelle: 0-c,e-h,k-r,u-x]
Inkl.: Federnagel, Ender-Nagel, Prevot-Nagel, Nancy-Nagel, Rush-Pin, ESIN, TEN, ECMES

5-787.j Internes Verlängerungs- oder Knochentransportsystem
.j0 Nicht motorisiert
Inkl.: Teleskopnagel
.j1 Motorisiert

** 5-787.k Winkelstabile Platte

** 5-787.m Ringfixateur
[6. Stelle: 1-b,d-h,k-v]

** 5-787.n Bewegungsfixateur

** 5-787.p Transfixationsschraube
[6. Stelle: s-v,x]

** 5-787.x Sonstige

5-787.y N.n.bez.

5-788 Operationen an Metatarsale und Phalangen des Fußes
Inkl.: OP bei Hallux valgus und Digitus quintus varus
Exkl.: Andere Resektionsarthroplastik am Fuß (5-829.8)
Operationen an Sehnen am Fuß (5-85)
Amputationen am Fuß (5-865 ff.)
Hinw.: Die Entnahme eines Knochentransplantates ist gesondert zu kodieren (5-783 ff.)
Eine durchgeführte Knochentransplantation ist gesondert zu kodieren (5-784 ff.)
Eine durchgeführte Osteosynthese ist gesondert zu kodieren (5-786 ff.)
Ein zugangsbedingter Weichteileingriff ist nicht gesondert zu kodieren

5-788.0 Resektion (Exostose)
.00 ↔ Os metatarsale I
.06 ↔ Os metatarsale II bis V, 1 Os metatarsale
.07 ↔ Os metatarsale II bis V, 2 Ossa metatarsalia
.08 ↔ Os metatarsale II bis V, 3 Ossa metatarsalia
.09 ↔ Os metatarsale II bis V, 4 Ossa metatarsalia
.0a ↔ Digitus I
.0b ↔ Digitus II bis V, 1 Phalanx
.0c ↔ Digitus II bis V, 2 Phalangen
.0d ↔ Digitus II bis V, 3 Phalangen
.0e ↔ Digitus II bis V, 4 Phalangen
.0f ↔ Digitus II bis V, 5 oder mehr Phalangen
.0x ↔ Sonstige

5-788.4 Weichteilkorrektur
Inkl.: Kapsel- und/oder Bandplastik
Exkl.: Naht oder Plastik der plantaren Platte eines Metatarsophalangealgelenkes (5-788.7 ff.)
.40 ↔ In Höhe des 1. Zehenstrahles
.41 ↔ In Höhe des 2. bis 5. Zehenstrahles, 1 Zehenstrahl
.42 ↔ In Höhe des 2. bis 5. Zehenstrahles, 2 Zehenstrahlen
.43 ↔ In Höhe des 2. bis 5. Zehenstrahles, 3 Zehenstrahlen
.44 ↔ In Höhe des 2. bis 5. Zehenstrahles, 4 Zehenstrahlen

5-788.5 Osteotomie
.51 ↔ Os metatarsale I, Doppelosteotomie
Hinw.: Eine Doppelosteotomie liegt vor, wenn eine kombinierte proximale und distale Metatarsale-I-Osteotomie erfolgt
.52 ↔ Os metatarsale II bis V, 1 Os metatarsale
.53 ↔ Os metatarsale II bis V, 2 Ossa metatarsalia
.54 ↔ Os metatarsale II bis V, 3 Ossa metatarsalia

.55 ↔ Os metatarsale II bis V, 4 Ossa metatarsalia
.56 ↔ Digitus I
.57 ↔ Digitus II bis V, 1 Phalanx
.58 ↔ Digitus II bis V, 2 Phalangen
.59 ↔ Digitus II bis V, 3 Phalangen
.5a ↔ Digitus II bis V, 4 Phalangen
.5b ↔ Digitus II bis V, 5 oder mehr Phalangen
.5c ↔ Os metatarsale I, distal
.5d ↔ Os metatarsale I, proximal
Hinw.: Mindestens die Hälfte der Osteotomielänge muss proximal der Schaftmitte liegen
.5e ↔ Os metatarsale I, mehrdimensionale Osteotomie
Hinw.: Eine mehrdimensionale Osteotomie liegt vor, wenn eine Korrektur in der sagittalen, frontalen und transversalen Ebene erfolgt
.5f ↔ Os metatarsale I, distal, Reoperation bei Rezidiv
.5g ↔ Os metatarsale I, proximal, Reoperation bei Rezidiv
Hinw.: Mindestens die Hälfte der Osteotomielänge muss proximal der Schaftmitte liegen
.5h ↔ Os metatarsale I, Doppelosteotomie, Reoperation bei Rezidiv
Hinw.: Eine Doppelosteotomie liegt vor, wenn eine kombinierte proximale und distale Metatarsale-I-Osteotomie erfolgt
.5j ↔ Os metatarsale I, mehrdimensionale Osteotomie, Reoperation bei Rezidiv
Hinw.: Eine mehrdimensionale Osteotomie liegt vor, wenn eine Korrektur in der sagittalen, frontalen und transversalen Ebene erfolgt
.5x ↔ Sonstige

5-788.6 Arthroplastik
Inkl.: Plastische Umformung, Köpfchen- und/oder Basisresektion, Resektionsarthroplastik, Weichteileingriff am Gelenk im Rahmen der Arthroplastik
Exkl.: Implantation einer Vorfuß- oder Zehenendoprothese (5-826.2)
.60 ↔ Metatarsophalangealgelenk, Digitus I
.61 ↔ Metatarsophalangealgelenk, Digitus II bis V, 1 Gelenk
.62 ↔ Metatarsophalangealgelenk, Digitus II bis V, 2 Gelenke
.63 ↔ Metatarsophalangealgelenk, Digitus II bis V, 3 Gelenke
.64 ↔ Metatarsophalangealgelenk, Digitus II bis V, 4 Gelenke
.65 ↔ Interphalangealgelenk, Digitus I
.66 ↔ Interphalangealgelenk, Digitus II bis V, 1 Gelenk
.67 ↔ Interphalangealgelenk, Digitus II bis V, 2 Gelenke
.68 ↔ Interphalangealgelenk, Digitus II bis V, 3 Gelenke
.69 ↔ Interphalangealgelenk, Digitus II bis V, 4 Gelenke
.6a ↔ Interphalangealgelenk, Digitus II bis V, 5 oder mehr Gelenke
.6x ↔ Sonstige

5-788.7 Naht oder Plastik der plantaren Platte eines Metatarsophalangealgelenkes
.70 ↔ Naht, 1 Gelenk
.71 ↔ Naht, 2 oder mehr Gelenke
.72 ↔ Plastik, 1 Gelenk
.73 ↔ Plastik, 2 oder mehr Gelenke

5-788.x ↔ Sonstige

5-788.y N.n.bez.

5-789 Andere Operationen am Knochen
Hinw.: Die Lokalisation ist für die mit ** gekennzeichneten Kodes in der 6. Stelle nach der Liste der Knochen vor Kode 5-780 zu kodieren

** 5-789.0 Naht von Periost

** 5-789.1 Epiphyseodese, temporär
[6. Stelle: 0,1,3,4,6,7,9,b-f,h,k,n,p,r-t,v-x]

** 5-789.2 Epiphyseodese, permanent
[6. Stelle: 0,1,3,4,6,7,9,b-f,h,k,n,p,r-x]

** 5-789.3 Revision von Osteosynthesematerial ohne Materialwechsel

** 5-789.4 Therapeutische Epiphyseolyse
[6. Stelle: 0,1,3,4,6,7,9,b-f,h,k,n,p,r-x]
Inkl.: Kallusdistraktion

5-789.5 Destruktion, durch Thermoablation mittels Laser, perkutan
Hinw.: Die Knochenbohrung und das bildgebende Verfahren sind im Kode enthalten

5-789.6 Destruktion, durch Radiofrequenzthermoablation, perkutan
Hinw.: Die Knochenbohrung und das bildgebende Verfahren sind im Kode enthalten

5-789.7 Destruktion, durch Magnetresonanz-gesteuerten fokussierten Ultraschall [MRgFUS], perkutan
Hinw.: Die Dauer der Behandlung durch Magnetresonanz-gesteuerten fokussierten Ultraschall [MRgFUS] ist gesondert zu kodieren (8-660 ff.)

5-789.8 Destruktion, durch Mikrowellenablation, perkutan
Hinw.: Die Knochenbohrung und das bildgebende Verfahren sind im Kode enthalten

5-789.9 Destruktion, durch irreversible Elektroporation
Hinw.: Die Knochenbohrung und das bildgebende Verfahren sind im Kode enthalten
Die Anzahl der verwendeten Nadeln zur irreversiblen Elektroporation ist gesondert zu kodieren (5-98h.1 ff.)

5-789.a Destruktion, durch Kryoablation, perkutan
Hinw.: Die Knochenbohrung und das bildgebende Verfahren sind im Kode enthalten
Die Anzahl der verwendeten Kryoablationsnadeln ist gesondert zu kodieren (5-98h.0 ff.)

** 5-789.b Stabilisierung eines frakturgefährdeten Knochens
Hinw.: Das verwendete Osteosynthesematerial ist gesondert zu kodieren (5-786 ff.)

** 5-789.c Stabilisierung einer Pseudarthrose ohne weitere Maßnahmen
Hinw.: Das verwendete Osteosynthesematerial ist gesondert zu kodieren (5-786 ff.)

** 5-789.x Sonstige

5-789.y N.n.bez.

5-78a Revision von Osteosynthesematerial mit Reosteosynthese
Exkl.: Revision von Osteosynthesematerial ohne Materialwechsel (5-789.3 ff.)
Reposition von Fraktur und Luxation (5-79)
Hinw.: Die Entfernung (von Teilen) des Osteosynthesematerials ist gesondert zu kodieren (5-787 ff.)
Bei einem Wechsel von Teilen des Osteosynthesematerials ist neben der Entfernung ausschließlich das gewechselte Osteosynthesematerial als Reosteosynthese anzugeben
Bei einer Reosteosynthese durch eine oder mehrere Schrauben, Drähte oder Zuggurtungen/Cerclagen an einer Lokalisation ist das Osteosynthesematerial nur einmal anzugeben
Bei einer Reosteosynthese durch eine Platte sind die Schrauben, die zur Fixierung der Platte benötigt werden, nicht gesondert zu kodieren
Die Augmentation von Osteosynthesematerial ist gesondert zu kodieren (5-86a.3)
Die Lokalisation ist für die mit ** gekennzeichneten Kodes in der 6. Stelle nach der Liste vor Kode 5-780 zu kodieren
Die zugangsbedingte Darstellung eines Nerven ist nicht gesondert zu kodieren

** 5-78a.0 Durch Schraube

** 5-78a.1 Durch Draht oder Zuggurtung/Cerclage

** 5-78a.2 Durch Platte

** 5-78a.3 Durch Winkelplatte/Kondylenplatte
[6. Stelle: 1-3,e-h,k-n,x]

** 5-78a.4 Durch dynamische Kompressionsschraube
[6. Stelle: 1,2,e-h,k,x]
Inkl.: Rotationsstabiler Schraubenanker mit Gleithülsenplatte

** 5-78a.5 Durch Marknagel mit Gelenkkomponente
[6. Stelle: 1-5,7-9,e-h,k-r,x]
Inkl.: Proximale und distale Verriegelungsschrauben oder -bolzen

** 5-78a.6 Durch Marknagel
[6. Stelle: 1-9,e-h,k-r,x]

** 5-78a.7 Durch Verriegelungsnagel
[6. Stelle: 1-9,b,e-h,k-r,v,x]
Inkl.: Proximale und distale Verriegelungsschrauben oder -bolzen

** 5-78a.8 Durch Fixateur externe
Exkl.: Ringfixateur (5-78a.m ff.)
Bewegungsfixateur (5-78a.n ff.)

** 5-78a.9 Durch Materialkombinationen
Hinw.: Diese Kodes sind im Geltungsbereich des G-DRG-Systems (§ 17b KHG) nicht zu verwenden. Dafür sind bei Kombinationen von Osteosynthesematerialien während eines Eingriffs alle Komponenten einzeln zu kodieren

** 5-78a.c Durch Transfixationsnagel
[6. Stelle: 1-b,d-h,k-t,x]

** 5-78a.e Durch (Blount-)Klammern
[6. Stelle: 0,a-c,f,h-k,n,p,r-x]

** 5-78a.g Durch intramedullären Draht
[6. Stelle: 0-c,e-h,k-r,u-x]
Inkl.: Federnagel, Ender-Nagel, Prevot-Nagel, Nancy-Nagel, Rush-Pin, ESIN, TEN, ECMES

5-78a.j Durch internes Verlängerungs- oder Knochentransportsystem
.j0 Nicht motorisiert
Inkl.: Teleskopnagel
.j1 Motorisiert

** 5-78a.k Durch winkelstabile Platte

** 5-78a.m Durch Ringfixateur
[6. Stelle: 1-b,d-h,k-v]

** 5-78a.n Durch Bewegungsfixateur

** 5-78a.p Durch Transfixationsschraube
[6. Stelle: s-v,x]

** 5-78a.x Sonstige

5-78a.y N.n.bez.

5-79 Reposition von Fraktur und Luxation

Exkl.: Geschlossene Reposition ohne Osteosynthese (8-200 ff.)
Frakturosteosynthese an der Wirbelsäule (5-83b ff.)
Osteosynthese am knöchernen Thorax (5-346.c ff., 5-346.d ff., 5-349.0)
Pseudarthrosebehandlung (5-782 ff., 5-784 ff., 5-786 ff., 5-789.c ff., 5-78a ff.)
Knöcherne Refixation eines Kreuzbandes (5-802.2, 5-802.3)
Refixation eines osteochondralen Fragmentes (5-801.3 ff., 5-812.3 ff.)
Revision von Osteosynthesematerial mit Reosteosynthese (5-78a ff.)

Hinw.: Die durchgeführten Einzelmaßnahmen zur operativen Versorgung einer Weichteilverletzung bei einer Fraktur oder Luxation sind gesondert zu kodieren:
- Wunddebridement (5-896 ff.)
- Gefäßnaht (5-388 ff.)
- Nervennaht (5-044 ff.)
- Kompartmentresektion (5-852.b ff.)
- Muskel- oder Sehnennaht (5-853.1 ff., 5-855.1 ff., 5-855.2 ff.)
- Muskel- oder Sehnennaht an der Hand (5-840.6 ff., 5-843.6)
- Weichteildeckung (5-90)

Die Durchführung einer zweiten Osteosynthese, z.B. bei einer Zwei-Etagen-Fraktur, ist gesondert zu kodieren
Eine Mehrfragment-Fraktur wird als Fraktur mit mehr als zwei Fragmenten definiert. Dazu gehört auch eine Fraktur mit Biegungskeil. Eine Zwei-Etagen-Fraktur besteht dagegen aus zwei Frakturen an unterschiedlichen Lokalisationen des gleichen Knochens
Bei Fehlen der Angabe Einfach- oder Mehrfragment-Fraktur ist die Operation als Einfach-Fraktur zu kodieren
Die arthroskopisch assistierte Versorgung einer Fraktur ist gesondert zu kodieren (5-810.6 ff.)
Die Durchführung einer Osteotomie ist gesondert zu kodieren (5-781 ff.)
Eine Schraubenosteosynthese ist eine Osteosynthese, die nur mit einer oder mehreren Schrauben, ggf. mit zusätzlicher Unterlegscheibe, erfolgt
Eine Osteosynthese mittels Draht oder Zuggurtung/Cerclage ist eine Osteosynthese, die nur mit einem/einer oder mehreren Drähten oder Zuggurtungen/Cerclagen, ggf. mit zusätzlicher Aufhängeschraube, erfolgt

Eine Plattenosteosynthese ist eine Osteosynthese, die mit einer Platte und den Schrauben, die zur Fixierung der Platte benötigt werden, erfolgt
Die Hämatomausräumung im Weichteilbereich bei einer Fraktur oder Luxation ist im Kode enthalten. Sie ist nur dann gesondert zu kodieren, wenn es sich um einen separaten Eingriff handelt
Ein durchgeführter alloplastischer Knochenersatz und die Verwendung des Zements bei einer Verbundosteosynthese sind gesondert zu kodieren (5-785 ff.)
Aufwendige Gipsverbände sind gesondert zu kodieren (8-310 ff.)
Eine durchgeführte Spongiosaplastik ist gesondert zu kodieren (5-784 ff.)
Die Verwendung von resorbierbarem Osteosynthesematerial ist gesondert zu kodieren (5-931.1)
Die Augmentation von Osteosynthesematerial ist gesondert zu kodieren (5-86a.3)
Bei Verfahrenswechsel oder Wechsel von Teilen des Osteosynthesematerials sind die Entfernung des Osteosynthesematerials und die erneute Osteosynthese mit einem Kode aus 5-78a ff. oder bei Reposition einer Fraktur mit 5-79 zu kodieren
Die zugangsbedingte Darstellung eines Nerven ist nicht gesondert zu kodieren

5-790 Geschlossene Reposition einer Fraktur oder Epiphysenlösung mit Osteosynthese

Inkl.: Versorgung kindlicher Frakturen
Reposition einer Luxationsfraktur

Exkl.: Geschlossene Reposition einer Gelenkluxation mit Osteosynthese (5-79a ff.)

Hinw.: Die arthroskopisch assistierte Versorgung einer Fraktur ist gesondert zu kodieren (5-810.6 ff.)
Die Lokalisation ist in der 6. Stelle nach folgender Liste zu kodieren. Es sind jedoch nicht alle Verfahren an allen Lokalisationen durchführbar:

0 ↔ Klavikula
1 ↔ Humerus proximal
2 ↔ Humerusschaft
3 ↔ Humerus distal
4 ↔ Radius proximal
5 ↔ Radiusschaft
6 ↔ Radius distal
7 ↔ Ulna proximal
8 ↔ Ulnaschaft
9 ↔ Ulna distal
a ↔ Karpale
b ↔ Metakarpale
c ↔ Phalangen Hand
d Becken
e ↔ Schenkelhals
f ↔ Femur proximal
g ↔ Femurschaft
h ↔ Femur distal
j ↔ Patella
k ↔ Tibia proximal
m ↔ Tibiaschaft
n ↔ Tibia distal
p ↔ Fibula proximal
q ↔ Fibulaschaft
r ↔ Fibula distal
s ↔ Talus
t ↔ Kalkaneus
u ↔ Tarsale
v ↔ Metatarsale
w ↔ Phalangen Fuß
z ↔ Skapula
x ↔ Sonstige

** 5-790.0 Durch Schraube

** 5-790.1 Durch Draht oder Zuggurtung/Cerclage

** 5-790.2 Durch intramedullären Draht
[6. Stelle: 0-9,b,c,e-h,k-r,v-x]
Inkl.: Federnagel, Ender-Nagel, Prevot-Nagel, Nancy-Nagel, Rush-Pin, ESIN, TEN, ECMES

** 5-790.3 Durch Marknagel mit Aufbohren der Markhöhle
[6. Stelle: 1-9,e-h,k-r,x]

** 5-790.4 Durch Verriegelungsnagel
[6. Stelle: 1-9,b,e-h,k-r,v,x]
Inkl.: Proximale und distale Verriegelungsschrauben oder -bolzen

** 5-790.5 Durch Marknagel mit Gelenkkomponente
[6. Stelle: 1,2,4,5,7-9,e-h,k-r,x]
Inkl.: Proximale und distale Verriegelungsschrauben oder -bolzen

** 5-790.6 Durch Fixateur externe
Inkl.: Beckenzwinge
Exkl.: Durch Ringfixateur (5-790.m ff.)
Durch Bewegungsfixateur (5-790.p ff.)

** 5-790.7 Durch Winkelplatte/Kondylenplatte
[6. Stelle: 1-3,e-h,k-n,x]

** 5-790.8 Durch dynamische Kompressionsschraube
[6. Stelle: 1,2,e-h,k,x]
Inkl.: Rotationsstabiler Schraubenanker mit Gleithülsenplatte

** 5-790.9 Durch Materialkombinationen
Hinw.: Diese Kodes sind im Geltungsbereich des G-DRG-Systems (§ 17b KHG) nicht zu verwenden. Dafür sind bei Kombinationen von Osteosynthesematerialien während eines Eingriffs alle Komponenten einzeln zu kodieren

** 5-790.c Durch Transfixationsnagel
[6. Stelle: a,b,d-h,k-n,s,t,x]

** 5-790.d Durch Fixateur externe mit interner Osteosynthese
Hinw.: Diese Kodes sind im Geltungsbereich des G-DRG-Systems (§ 17b KHG) nicht zu verwenden. Dafür sind bei Kombinationen von Fixateur externe mit internen Osteosynthesematerialien während eines Eingriffs alle Komponenten einzeln zu kodieren

** 5-790.k Durch winkelstabile Platte

** 5-790.m Durch Ringfixateur
[6. Stelle: 1-b,d,f-h,k-v,x]

** 5-790.n Durch Platte

** 5-790.p Durch Bewegungsfixateur

** 5-790.x Sonstige

5-790.y N.n.bez.

5-791 Offene Reposition einer einfachen Fraktur im Schaftbereich eines langen Röhrenknochens
Inkl.: Versorgung kindlicher Frakturen
Knochen: Humerus, Radius, Ulna, Femur, Tibia, Fibula
Hinw.: Die Lokalisation ist in der 6. Stelle nach folgender Liste zu kodieren. Es sind jedoch nicht alle Verfahren an allen Lokalisationen durchführbar
2 ↔ Humerusschaft
5 ↔ Radiusschaft
8 ↔ Ulnaschaft
g ↔ Femurschaft
m ↔ Tibiaschaft
q ↔ Fibulaschaft
x ↔ Sonstige

** 5-791.0 Durch Schraube

** 5-791.1 Durch Draht oder Zuggurtung/Cerclage

** 5-791.2 Durch Platte

** 5-791.3 Durch Winkelplatte/Kondylenplatte
[6. Stelle: 2,g,m,x]

** 5-791.4 Durch dynamische Kompressionsschraube
[6. Stelle: 2,g,x]

** 5-791.5 Durch Marknagel mit Gelenkkomponente
Inkl.: Proximale und distale Verriegelungsschrauben oder -bolzen

** 5-791.6 Durch Marknagel

** 5-791.7 Durch Verriegelungsnagel
Inkl.: Proximale und distale Verriegelungsschrauben oder -bolzen

** 5-791.8 Durch Fixateur externe
Exkl.: Durch Ringfixateur (5-791.m ff.)
Durch Bewegungsfixateur (5-791.n ff.)

** 5-791.9 Durch Materialkombinationen
Hinw.: Diese Kodes sind im Geltungsbereich des G-DRG-Systems (§ 17b KHG) nicht zu verwenden. Dafür sind bei Kombinationen von Osteosynthesematerialien während eines Eingriffs alle Komponenten einzeln zu kodieren

** 5-791.c Durch Transfixationsnagel

** 5-791.d Durch Fixateur externe mit interner Osteosynthese
Hinw.: Diese Kodes sind im Geltungsbereich des G-DRG-Systems (§ 17b KHG) nicht zu verwenden. Dafür sind bei Kombinationen von Fixateur externe mit internen Osteosynthesematerialien während eines Eingriffs alle Komponenten einzeln zu kodieren

** 5-791.g Durch intramedullären Draht
Inkl.: Federnagel, Ender-Nagel, Prevot-Nagel, Nancy-Nagel, Rush-Pin, ESIN, TEN, ECMES

** 5-791.h Ohne Osteosynthese

** 5-791.k Durch winkelstabile Platte

** 5-791.m Durch Ringfixateur

** 5-791.n Durch Bewegungsfixateur

** 5-791.x Sonstige

5-791.y N.n.bez.

5-792 Offene Reposition einer Mehrfragment-Fraktur im Schaftbereich eines langen Röhrenknochens
Inkl.: Versorgung kindlicher Frakturen
Knochen: Humerus, Radius, Ulna, Femur, Tibia, Fibula
Hinw.: Die Lokalisation ist in der 6. Stelle nach folgender Liste zu kodieren. Es sind jedoch nicht alle Verfahren an allen Lokalisationen durchführbar:
2 ↔ Humerusschaft
5 ↔ Radiusschaft
8 ↔ Ulnaschaft
g ↔ Femurschaft
m ↔ Tibiaschaft
q ↔ Fibulaschaft
x ↔ Sonstige

** 5-792.0 Durch Schraube

** 5-792.1 Durch Draht oder Zuggurtung/Cerclage

** 5-792.2 Durch Platte

** 5-792.3 Durch Winkelplatte/Kondylenplatte
[6. Stelle: 2,g,m,x]

** 5-792.4 Durch dynamische Kompressionsschraube
[6. Stelle: 2,g,x]

** 5-792.5 Durch Marknagel mit Gelenkkomponente
Inkl.: Proximale und distale Verriegelungsschrauben oder -bolzen

** 5-792.6 Durch Marknagel

** 5-792.7 Durch Verriegelungsnagel
Inkl.: Proximale und distale Verriegelungsschrauben oder -bolzen

** 5-792.8 Durch Fixateur externe
Exkl.: Durch Ringfixateur (5-792.m ff.)
Durch Bewegungsfixateur (5-792.n ff.)

** 5-792.9 Durch Materialkombinationen
Hinw.: Diese Kodes sind im Geltungsbereich des G-DRG-Systems (§ 17b KHG) nicht zu verwenden. Dafür sind bei Kombinationen von Osteosynthesematerialien während eines Eingriffs alle Komponenten einzeln zu kodieren

** 5-792.g Durch intramedullären Draht
Inkl.: Federnagel, Ender-Nagel, Prevot-Nagel, Nancy-Nagel, Rush-Pin, ESIN, TEN, ECMES

** 5-792.h Ohne Osteosynthese

** 5-792.k Durch winkelstabile Platte

** 5-792.m Durch Ringfixateur

** 5-792.n Durch Bewegungsfixateur

** 5-792.x Sonstige

5-792.y N.n.bez.

5-793 Offene Reposition einer einfachen Fraktur im Gelenkbereich eines langen Röhrenknochens
Inkl.: Versorgung kindlicher Frakturen
Offene Reposition einer Epiphysenlösung
Exkl.: Offene Reposition einer Gelenkluxation (5-79b ff.)
Patellektomie (5-804.6)
Offene Reposition einer Azetabulumfraktur mit Osteosynthese (5-799 ff.)
Hinw.: Die arthroskopisch assistierte Versorgung einer Fraktur ist gesondert zu kodieren (5-810.6 ff.)
Die Lokalisation ist in der 6. Stelle nach folgender Liste zu kodieren:
1 ↔ Humerus proximal
3 ↔ Humerus distal
4 ↔ Radius proximal
6 ↔ Radius distal
7 ↔ Ulna proximal
9 ↔ Ulna distal
e ↔ Schenkelhals
f ↔ Femur proximal
h ↔ Femur distal
j ↔ Patella
k ↔ Tibia proximal
n ↔ Tibia distal
p ↔ Fibula proximal
r ↔ Fibula distal
x ↔ Sonstige

** 5-793.0 Offene Reposition einer Epiphysenlösung ohne Osteosynthese
[6. Stelle: 1,3,4,6,7,9,e,f,h,k,n,p,r,x]

** 5-793.1 Durch Schraube

** 5-793.2 Durch Draht oder Zuggurtung/Cerclage

** 5-793.3 Durch Platte

** 5-793.4 Durch Winkelplatte/Kondylenplatte
[6. Stelle: 1,3,e,f,h,k,n,x]

** 5-793.5 Durch dynamische Kompressionsschraube
[6. Stelle: 1,e,f,h,k,x]
Inkl.: Rotationsstabiler Schraubenanker mit Gleithülsenplatte

** 5-793.6 Durch Fixateur externe
Exkl.: Durch Ringfixateur (5-793.m ff.)
Durch Bewegungsfixateur (5-793.n ff.)

** 5-793.7 Durch Fixateur externe mit interner Osteosynthese
Hinw.: Diese Kodes sind im Geltungsbereich des G-DRG-Systems (§ 17b KHG) nicht zu verwenden. Dafür sind bei Kombinationen von Fixateur externe mit internen Osteosynthesematerialien während eines Eingriffs alle Komponenten einzeln zu kodieren

** 5-793.8 Durch Materialkombinationen
Hinw.: Diese Kodes sind im Geltungsbereich des G-DRG-Systems (§ 17b KHG) nicht zu verwenden. Dafür sind bei Kombinationen von Osteosynthesematerialien während eines Eingriffs alle Komponenten einzeln zu kodieren

** 5-793.9 Durch Materialkombinationen mit Rekonstruktion der Gelenkfläche
Hinw.: Diese Kodes sind im Geltungsbereich des G-DRG-Systems (§ 17b KHG) nicht zu verwenden. Dafür sind bei Kombinationen von Osteosynthesematerialien während eines Eingriffs alle Komponenten einzeln zu kodieren

** 5-793.a Durch Marknagel mit Gelenkkomponente
[6. Stelle: 1,3,4,7,9,e,f,h,k,n,p,r,x]
Inkl.: Proximale und distale Verriegelungsschrauben oder -bolzen

** 5-793.b Durch Marknagel
[6. Stelle: 1,3,4,6,7,9,e,f,h,k,n,p,r,x]

** 5-793.c Durch Transfixationsnagel
[6. Stelle: 1,3,4,6,7,9,e,f,h,k,n,p,r,x]

** 5-793.e Durch (Blount-)Klammern
[6. Stelle: f,h-k,n,p,r,x]

** 5-793.g Durch intramedullären Draht
[6. Stelle: 1,3,4,6,7,9,e,f,h,k,n,p,r,x]
Inkl.: Federnagel, Ender-Nagel, Prevot-Nagel, Nancy-Nagel, Rush-Pin, ESIN, TEN, ECMES

** 5-793.h Ohne Osteosynthese

** 5-793.k Durch winkelstabile Platte

** 5-793.m Durch Ringfixateur
[6. Stelle: 1,3,4,6,7,9,e,f,h,k,n,p,r,x]

** 5-793.n Durch Bewegungsfixateur

** 5-793.x Sonstige

5-793.y N.n.bez.

5-794 Offene Reposition einer Mehrfragment-Fraktur im Gelenkbereich eines langen Röhrenknochens
Inkl.: Versorgung kindlicher Frakturen
Exkl.: Patellektomie (5-804.6)
Hinw.: Die arthroskopisch assistierte Versorgung einer Fraktur ist gesondert zu kodieren (5-810.6 ff.)
Die Lokalisation ist in der 6. Stelle nach folgender Liste zu kodieren:
1 ↔ Humerus proximal
3 ↔ Humerus distal
4 ↔ Radius proximal
6 ↔ Radius distal
7 ↔ Ulna proximal
9 ↔ Ulna distal
e ↔ Schenkelhals
f ↔ Femur proximal
h ↔ Femur distal
j ↔ Patella
k ↔ Tibia proximal
n ↔ Tibia distal
p ↔ Fibula proximal
r ↔ Fibula distal
x ↔ Sonstige

** 5-794.0 Durch Schraube

** 5-794.1 Durch Draht oder Zuggurtung/Cerclage

** 5-794.2 Durch Platte

** 5-794.3 Durch Winkelplatte/Kondylenplatte
[6. Stelle: 1,3,e,f,h,k,n,x]

** 5-794.4 Durch dynamische Kompressionsschraube
[6. Stelle: 1,e,f,h,k,x]
Inkl.: Rotationsstabiler Schraubenanker mit Gleithülsenplatte

** 5-794.5 Durch Fixateur externe
Exkl.: Durch Ringfixateur (5-794.m ff.)
Durch Bewegungsfixateur (5-794.n ff.)

** 5-794.6 Durch Fixateur externe mit interner Osteosynthese
Hinw.: Diese Kodes sind im Geltungsbereich des G-DRG-Systems (§ 17b KHG) nicht zu verwenden. Dafür sind bei Kombinationen von Fixateur externe mit internen Osteosynthesematerialien während eines Eingriffs alle Komponenten einzeln zu kodieren

** 5-794.7 Durch Materialkombinationen
Hinw.: Diese Kodes sind im Geltungsbereich des G-DRG-Systems (§ 17b KHG) nicht zu verwenden. Dafür sind bei Kombinationen von Osteosynthesematerialien während eines Eingriffs alle Komponenten einzeln zu kodieren

** 5-794.8 Durch Materialkombinationen mit Rekonstruktion der Gelenkfläche
Hinw.: Diese Kodes sind im Geltungsbereich des G-DRG-Systems (§ 17b KHG) nicht zu verwenden. Dafür sind bei Kombinationen von Osteosynthesematerialien während eines Eingriffs alle Komponenten einzeln zu kodieren

** 5-794.a Durch Marknagel mit Gelenkkomponente
[6. Stelle: 1,3,4,7,9,e,f,h,k,n,p,r,x]
Inkl.: Proximale und distale Verriegelungsschrauben oder -bolzen

** 5-794.b Durch Marknagel
[6. Stelle: 1,3,4,6,7,9,e,f,h,k,n,p,r,x]

** 5-794.c Durch Transfixationsnagel
[6. Stelle: 1,3,4,6,7,9,e,f,h,k,n,p,r,x]

** 5-794.e Durch (Blount-)Klammern
[6. Stelle: f,h-k,n,p,r,x]

** 5-794.g Durch intramedullären Draht
[6. Stelle: 1,3,4,6,7,9,e,f,h,k,n,p,r,x]
Inkl.: Federnagel, Ender-Nagel, Prevot-Nagel, Nancy-Nagel, Rush-Pin, ESIN, TEN, ECMES

** 5-794.h Ohne Osteosynthese

** 5-794.k Durch winkelstabile Platte

** 5-794.m Durch Ringfixateur
[6. Stelle: 1,3,4,6,7,9,e,f,h,k,n,p,r,x]

** 5-794.n Durch Bewegungsfixateur

** 5-794.x Sonstige

5-794.y N.n.bez.

5-795 Offene Reposition einer einfachen Fraktur an kleinen Knochen
Inkl.: Handknochen
Versorgung kindlicher Frakturen
Exkl.: Offene Reposition einer Gelenkluxation (5-79b ff.)
Hinw.: Die Lokalisation ist in der 6. Stelle nach folgender Liste zu kodieren:
0 ↔ Klavikula
a ↔ Karpale
b ↔ Metakarpale
c ↔ Phalangen Hand
u ↔ Tarsale
v ↔ Metatarsale
w ↔ Phalangen Fuß
z ↔ Skapula
x ↔ Sonstige

** 5-795.1 Durch Schraube

** 5-795.2 Durch Draht oder Zuggurtung/Cerclage

** 5-795.3 Durch Platte

** 5-795.4 Durch Fixateur externe
Exkl.: Durch Ringfixateur (5-795.m ff.)
Durch Bewegungsfixateur (5-795.n ff.)

** 5-795.5 Durch Fixateur externe mit interner Osteosynthese
Hinw.: Diese Kodes sind im Geltungsbereich des G-DRG-Systems (§ 17b KHG) nicht zu verwenden. Dafür sind bei Kombinationen von Fixateur externe mit internen Osteosynthesematerialien während eines Eingriffs alle Komponenten einzeln zu kodieren

** 5-795.6 Durch Materialkombinationen
Hinw.: Diese Kodes sind im Geltungsbereich des G-DRG-Systems (§ 17b KHG) nicht zu verwenden. Dafür sind bei Kombinationen von Osteosynthesematerialien während eines Eingriffs alle Komponenten einzeln zu kodieren

** 5-795.8 Durch Materialkombinationen mit Rekonstruktion der Gelenkfläche
Hinw.: Diese Kodes sind im Geltungsbereich des G-DRG-Systems (§ 17b KHG) nicht zu verwenden. Dafür sind bei Kombinationen von Osteosynthesematerialien während eines Eingriffs alle Komponenten einzeln zu kodieren

** 5-795.e Durch (Blount-)Klammern

** 5-795.g Durch intramedullären Draht
Inkl.: Federnagel, Ender-Nagel, Prevot-Nagel, Nancy-Nagel, Rush-Pin, ESIN, TEN, ECMES

** 5-795.h Ohne Osteosynthese

** 5-795.k Durch winkelstabile Platte

** 5-795.m Durch Ringfixateur
[6. Stelle: a,b,u,v,x]

** 5-795.n Durch Bewegungsfixateur

** 5-795.p Durch Verriegelungsnagel
[6. Stelle: b,v,x]
Inkl.: Proximale und distale Verriegelungsschrauben oder -bolzen

** 5-795.x Sonstige

5-795.y N.n.bez.

5-796 Offene Reposition einer Mehrfragment-Fraktur an kleinen Knochen
Inkl.: Handknochen
Versorgung kindlicher Frakturen
Exkl.: Offene Reposition einer Fraktur an Talus und Kalkaneus (5-797 ff.)
Hinw.: Die Lokalisation ist in der 6. Stelle nach folgender Liste zu kodieren:
0 ↔ Klavikula
a ↔ Karpale
b ↔ Metakarpale
c ↔ Phalangen Hand
u ↔ Tarsale
v ↔ Metatarsale
w ↔ Phalangen Fuß
z ↔ Skapula
x ↔ Sonstige

** 5-796.0 Durch Schraube

** 5-796.1 Durch Draht oder Zuggurtung/Cerclage

** 5-796.2 Durch Platte

** 5-796.3 Durch Fixateur externe
Exkl.: Durch Ringfixateur (5-796.m ff.)
Durch Bewegungsfixateur (5-796.n ff.)

** 5-796.4 Durch Fixateur externe mit interner Osteosynthese
Hinw.: Diese Kodes sind im Geltungsbereich des G-DRG-Systems (§ 17b KHG) nicht zu verwenden. Dafür sind bei Kombinationen von Fixateur externe mit internen Osteosynthesematerialien während eines Eingriffs alle Komponenten einzeln zu kodieren

** 5-796.5 Durch Materialkombinationen
Hinw.: Diese Kodes sind im Geltungsbereich des G-DRG-Systems (§ 17b KHG) nicht zu verwenden. Dafür sind bei Kombinationen von Osteosynthesematerialien während eines Eingriffs alle Komponenten einzeln zu kodieren

** 5-796.6 Durch Materialkombinationen mit Rekonstruktion der Gelenkfläche
Hinw.: Diese Kodes sind im Geltungsbereich des G-DRG-Systems (§ 17b KHG) nicht zu verwenden. Dafür sind bei Kombinationen von Osteosynthesematerialien während eines Eingriffs alle Komponenten einzeln zu kodieren

** 5-796.e Durch (Blount-)Klammern

** 5-796.g Durch intramedullären Draht
Inkl.: Federnagel, Ender-Nagel, Prevot-Nagel, Nancy-Nagel, Rush-Pin, ESIN, TEN, ECMES

** 5-796.h Ohne Osteosynthese

** 5-796.k Durch winkelstabile Platte

** 5-796.m Durch Ringfixateur
[6. Stelle: a,b,u,v,x]

** 5-796.n Durch Bewegungsfixateur

** 5-796.p Durch Verriegelungsnagel
[6. Stelle: b,v,x]
Inkl.: Proximale und distale Verriegelungsschrauben oder -bolzen

** 5-796.x Sonstige

5-796.y N.n.bez.

5-797 Offene Reposition einer Fraktur an Talus und Kalkaneus
Inkl.: Versorgung kindlicher Frakturen
Exkl.: Offene Reposition einer Gelenkluxation (5-79b ff.)
Hinw.: Die Lokalisation ist in der 6. Stelle nach folgender Liste zu kodieren:
s ↔ Talus
t ↔ Kalkaneus

** 5-797.1 Durch Schraube

** 5-797.2 Durch Draht oder Zuggurtung/Cerclage

** 5-797.3 Durch Platte

** 5-797.4 Durch Fixateur externe
Exkl.: Durch Ringfixateur (5-797.m ff.)
Durch Bewegungsfixateur (5-797.n ff.)

** 5-797.5 Durch Fixateur externe mit interner Osteosynthese
Hinw.: Diese Kodes sind im Geltungsbereich des G-DRG-Systems (§ 17b KHG) nicht zu verwenden. Dafür sind bei Kombinationen von Fixateur externe mit internen Osteosynthesematerialien während eines Eingriffs alle Komponenten einzeln zu kodieren

** 5-797.6 Durch Materialkombinationen
Hinw.: Diese Kodes sind im Geltungsbereich des G-DRG-Systems (§ 17b KHG) nicht zu verwenden. Dafür sind bei Kombinationen von Osteosynthesematerialien während eines Eingriffs alle Komponenten einzeln zu kodieren

** 5-797.7 Durch Materialkombinationen mit Rekonstruktion der Gelenkfläche
Hinw.: Diese Kodes sind im Geltungsbereich des G-DRG-Systems (§ 17b KHG) nicht zu verwenden. Dafür sind bei Kombinationen von Osteosynthesematerialien während eines Eingriffs alle Komponenten einzeln zu kodieren

** 5-797.e Durch (Blount-)Klammern

** 5-797.h Ohne Osteosynthese

** 5-797.k Durch winkelstabile Platte

** 5-797.m Durch Ringfixateur

** 5-797.n Durch Bewegungsfixateur

** 5-797.x Sonstige

5-797.y N.n.bez.

5-798 Offene Reposition einer Beckenrand- und Beckenringfraktur
Inkl.: Versorgung kindlicher Frakturen
Versorgung einer Symphysensprengung und einer Iliosakralgelenksprengung

5-798.0 Durch Draht

5-798.1 Durch Zuggurtung/Cerclage

5-798.2 Durch Schraube, Beckenrand

5-798.3 Durch Schraube, hinterer Beckenring

5-798.4 Durch Platte, vorderer Beckenring

5-798.5 Durch Platte, hinterer Beckenring

5-798.6 Durch Fixateur externe
Inkl.: Beckenzwinge
Exkl.: Durch Ringfixateur (5-798.m)

5-798.7 Durch Fixateur interne

5-798.8 Durch Gewindestange

5-798.9 Durch Materialkombinationen
Hinw.: Dieser Kode ist im Geltungsbereich des G-DRG-Systems (§ 17b KHG) nicht zu verwenden. Dafür sind bei Kombinationen von Osteosynthesematerialien während eines Eingriffs alle Komponenten einzeln zu kodieren

5-798.h Ohne Osteosynthese

5-798.m Durch Ringfixateur

5-798.x Sonstige

5-798.y N.n.bez.

5-799 Offene Reposition einer Azetabulum- und Hüftkopffraktur mit Osteosynthese
Inkl.: Versorgung kindlicher Frakturen
Exkl.: Offene Reposition einer Hüftgelenkluxation (5-79b ff.)
Hinw.: Eine durchgeführte Knochentransplantation ist gesondert zu kodieren (5-784 ff.)
Eine durchgeführte Implantation einer Endoprothese ist gesondert zu kodieren (5-82)

5-799.1 ↔ Durch Schraube, ventral

5-799.2 ↔ Durch Schraube, dorsal

5-799.3 ↔ Durch Platte, ventral

5-799.4 ↔ Durch Platte, dorsal

5-799.5 ↔ Durch Materialkombinationen, dorsal
Hinw.: Dieser Kode ist im Geltungsbereich des G-DRG-Systems (§ 17b KHG) nicht zu verwenden. Dafür sind bei Kombinationen von Osteosynthesematerialien während eines Eingriffs alle Komponenten einzeln zu kodieren

5-799.6 ↔ Durch Materialkombinationen, ventral
Hinw.: Dieser Kode ist im Geltungsbereich des G-DRG-Systems (§ 17b KHG) nicht zu verwenden. Dafür sind bei Kombinationen von Osteosynthesematerialien während eines Eingriffs alle Komponenten einzeln zu kodieren

5-799.7 ↔ Durch Materialkombinationen, dorsal und ventral (kombiniert)
Hinw.: Dieser Kode ist im Geltungsbereich des G-DRG-Systems (§ 17b KHG) nicht zu verwenden. Dafür sind bei Kombinationen von Osteosynthesematerialien während eines Eingriffs alle Komponenten einzeln zu kodieren

5-799.8 ↔ Transfixation eines Hüftgelenkes mit Fixateur externe

5-799.m ↔ Durch Ringfixateur

5-799.x ↔ Sonstige

5-799.y N.n.bez.

5-79a Geschlossene Reposition einer Gelenkluxation mit Osteosynthese
Exkl.: Reposition einer Luxationsfraktur (5-790 ff.)
Hinw.: Die geschlossene Reposition einer Gelenkluxation ohne Osteosynthese ist unter 8-201 ff. zu kodieren
Die Lokalisation ist in der 6. Stelle nach folgender Liste zu kodieren:
0 ↔ Humeroglenoidalgelenk
1 ↔ Akromioklavikulargelenk
2 ↔ Thorakoskapulargelenk(raum)
3 ↔ Sternoklavikulargelenk
4 ↔ Humeroulnargelenk
5 ↔ Proximales Radioulnargelenk
6 ↔ Distales Radioulnargelenk

7 ↔ Handgelenk n.n.bez.
8 ↔ Radiokarpalgelenk
9 ↔ Ulnokarpalgelenk
a ↔ Handwurzelgelenk
b ↔ Karpometakarpalgelenk
c ↔ Metakarpophalangealgelenk
d ↔ Interphalangealgelenk
e ↔ Iliosakralgelenk
f Symphyse
g ↔ Hüftgelenk
h ↔ Kniegelenk
j ↔ Proximales Tibiofibulargelenk
k ↔ Oberes Sprunggelenk
m ↔ Unteres Sprunggelenk
n ↔ Tarsalgelenk
p ↔ Tarsometatarsalgelenk
q ↔ Metatarsophalangealgelenk
r ↔ Zehengelenk
s ↔ Humeroradialgelenk
t ↔ Ellenbogengelenk n.n.bez.
x ↔ Sonstige

** 5-79a.0 Durch Schraube
[6. Stelle: 0,1,3-t,x]

** 5-79a.1 Durch Draht oder Zuggurtung/Cerclage

** 5-79a.6 Durch Fixateur externe

** 5-79a.7 Durch Fixateur externe mit interner Osteosynthese
Hinw.: Diese Kodes sind im Geltungsbereich des G-DRG-Systems (§ 17b KHG) nicht zu verwenden. Dafür sind bei Kombinationen von Fixateur externe mit internen Osteosynthesematerialien während eines Eingriffs alle Komponenten einzeln zu kodieren

** 5-79a.8 Durch Materialkombinationen
Hinw.: Diese Kodes sind im Geltungsbereich des G-DRG-Systems (§ 17b KHG) nicht zu verwenden. Dafür sind bei Kombinationen von Osteosynthesematerialien während eines Eingriffs alle Komponenten einzeln zu kodieren

** 5-79a.c Durch Transfixationsnagel
[6. Stelle: h,k,m,x]

** 5-79a.e Durch (Blount-)Klammern
[6. Stelle: 0,1,3-a,h-q,s,t,x]

** 5-79a.g Durch intramedullären Draht
[6. Stelle: 0,1,3-9,b-d,g-t,x]
Inkl.: Federnagel

** 5-79a.x Sonstige

5-79a.y N.n.bez.

5-79b Offene Reposition einer Gelenkluxation
Hinw.: Die Lokalisation ist in der 6. Stelle nach folgender Liste zu kodieren:
0 ↔ Humeroglenoidalgelenk
1 ↔ Akromioklavikulargelenk
2 ↔ Thorakoskapulargelenk(raum)
3 ↔ Sternoklavikulargelenk
4 ↔ Humeroulnargelenk
5 ↔ Proximales Radioulnargelenk
6 ↔ Distales Radioulnargelenk
7 ↔ Handgelenk n.n.bez.
8 ↔ Radiokarpalgelenk
9 ↔ Ulnokarpalgelenk
a ↔ Handwurzelgelenk
b ↔ Karpometakarpalgelenk
c ↔ Metakarpophalangealgelenk

d ↔ Interphalangealgelenk
e ↔ Iliosakralgelenk
f Symphyse
g ↔ Hüftgelenk
h ↔ Kniegelenk
j ↔ Proximales Tibiofibulargelenk
k ↔ Oberes Sprunggelenk
m ↔ Unteres Sprunggelenk
n ↔ Tarsalgelenk
p ↔ Tarsometatarsalgelenk
q ↔ Metatarsophalangealgelenk
r ↔ Zehengelenk
s ↔ Humeroradialgelenk
t ↔ Ellenbogengelenk n.n.bez.
x ↔ Sonstige

** 5-79b.0 Durch Schraube

** 5-79b.1 Durch Draht oder Zuggurtung/Cerclage

** 5-79b.2 Durch Platte

** 5-79b.6 Durch Fixateur externe

** 5-79b.7 Durch Fixateur externe mit interner Osteosynthese
Hinw.: Diese Kodes sind im Geltungsbereich des G-DRG-Systems (§ 17b KHG) nicht zu verwenden. Dafür sind bei Kombinationen von Fixateur externe mit internen Osteosynthesematerialien während eines Eingriffs alle Komponenten einzeln zu kodieren

** 5-79b.8 Durch Materialkombinationen
Hinw.: Diese Kodes sind im Geltungsbereich des G-DRG-Systems (§ 17b KHG) nicht zu verwenden. Dafür sind bei Kombinationen von Osteosynthesematerialien während eines Eingriffs alle Komponenten einzeln zu kodieren

** 5-79b.c Durch Transfixationsnagel
[6. Stelle: h-m,x]

** 5-79b.e Durch (Blount-)Klammern

** 5-79b.g Durch intramedullären Draht
[6. Stelle: 0,1,3-d,g-m,p-t,x]
Inkl.: Federnagel

** 5-79b.h Ohne Osteosynthese

** 5-79b.x Sonstige

5-79b.y N.n.bez.

5-79c Andere Reposition von Fraktur und Luxation

5-79c.0 Reposition einer Fraktur durch intraossäre instrumentelle Aufrichtung
Hinw.: Dieser Kode ist ein Zusatzkode. Die durchgeführten Eingriffe sind gesondert zu kodieren
Mit diesem Kode sind nur Verfahren zu kodieren, die eine intraossäre Reposition durch spezielle Repositionssysteme erzielen (z.B. Ballonsysteme, Hydrauliksysteme). Dieser Kode ist nicht anzuwenden bei der Verwendung einfacher Repositionshilfen (z.B. Stößel, Hebel, Repositionszangen)

5-80 Offen chirurgische und andere Gelenkoperationen

Exkl.: Offene Reposition von Gelenkfrakturen (5-793 ff.)
Offene Reposition von Gelenkluxationen (5-79b ff.)
Arthroskopische Gelenkoperationen (5-81)
Hinw.: Das Einbringen von Fixationsmaterial am Knochen bei Operationen am Weichteilgewebe ist gesondert zu kodieren (5-869.2)
Aufwendige Gipsverbände sind gesondert zu kodieren (8-310 ff.)
Die Lokalisation ist für die Kodes 5-800 ff., 5-801 ff. und 5-809 ff. nach folgender Liste zu kodieren:
0 ↔ Humeroglenoidalgelenk
1 ↔ Akromioklavikulargelenk
2 ↔ Thorakoskapulargelenk(raum)
3 ↔ Sternoklavikulargelenk

4 ↔ Humeroulnargelenk
5 ↔ Proximales Radioulnargelenk
6 ↔ Distales Radioulnargelenk
7 ↔ Handgelenk n.n.bez.
8 ↔ Radiokarpalgelenk
9 ↔ Ulnokarpalgelenk
e ↔ Iliosakralgelenk
f Symphyse
g ↔ Hüftgelenk
h ↔ Kniegelenk
j ↔ Proximales Tibiofibulargelenk
k ↔ Oberes Sprunggelenk
m ↔ Unteres Sprunggelenk
n ↔ Tarsalgelenk
p ↔ Tarsometatarsalgelenk
q ↔ Metatarsophalangealgelenk
r ↔ Zehengelenk
s ↔ Humeroradialgelenk
t ↔ Ellenbogengelenk n.n.bez.
x ↔ Sonstige

5-800 Offen chirurgische Operation eines Gelenkes
Inkl.: Handgelenk
Exkl.: Operation an Gelenken der Hand (5-844 ff.)
Hinw.: Die Lokalisation ist in der 6. Stelle nach vorstehender Liste zu kodieren

** 5-800.0 Arthrotomie
Inkl.: Kapsulotomie

** 5-800.1 Gelenkspülung mit Drainage, aseptisch

** 5-800.2 Gelenkspülung mit Drainage, septisch

** 5-800.3 Debridement

** 5-800.4 Synovialektomie, partiell

** 5-800.5 Synovialektomie, total

** 5-800.6 Gelenkmobilisation [Arthrolyse]

** 5-800.7 Entfernung periartikulärer Verkalkungen

** 5-800.8 Entfernung freier Gelenkkörper
Inkl.: Entfernung eines Fremdkörpers
Entfernung osteochondraler Fragmente

** 5-800.9 Zystenexstirpation
Exkl.: Exstirpation einer Bakerzyste (5-859.2)

** 5-800.a Einlegen eines Medikamententrägers
Inkl.: Wechsel

** 5-800.b Entfernen eines Medikamententrägers

** 5-800.c Resektion von Bandanteilen und/oder Bandresten

** 5-800.x Sonstige
Inkl.: Entfernung von Gelenkzotten

5-800.y N.n.bez.

5-801 Offen chirurgische Operation am Gelenkknorpel und an den Menisken
Hinw.: Die Entnahme eines Knorpel-Knochen-Transplantates ist gesondert zu kodieren (5-783.6 ff.)
Die Knorpel-Knochen-Transplantation ist gesondert zu kodieren (5-784.5 ff., 5-784.6 ff.)
Die Lokalisation ist für die Subkodes .0 bis .4, .a bis .c und .x in der 6. Stelle nach der Liste vor Kode 5-800 zu kodieren

** 5-801.0 Exzision von erkranktem Gewebe am Gelenkknorpel
[6. Stelle: 0,1,3-9,e-t,x]

** 5-801.3 Refixation eines osteochondralen Fragmentes
[6. Stelle: 0,1,3-9,e-t,x]
Exkl.: Offene Reposition einer Pipkinfraktur (5-799 ff.)

** 5-801.4 Subchondrale Spongiosaplastik mit Fragmentfixation
[6. Stelle: 0,1,3-9,e-t,x]

5-801.5 ↔ Meniskusresektion, partiell

5-801.6 ↔ Meniskusresektion, komplett

5-801.7 ↔ Meniskusrefixation

5-801.8 ↔ Exzision eines Meniskusganglions

5-801.9 ↔ Meniskustransplantation

** 5-801.a Entnahme eines Knorpeltransplantates
[6. Stelle: 0,4,7,g,h,k,m,s,t,x]
Inkl.: Entnahme von Knorpel zur Zell- und Gewebezüchtung

** 5-801.b Knorpeltransplantation
[6. Stelle: 0,1,3-9,e,g-t,x]

** 5-801.c Implantation von in vitro hergestellten Gewebekulturen
[6. Stelle: 0,1,3-9,e,g-t,x]
Exkl.: Autogene matrixinduzierte Chondrozytentransplantation (5-801.k ff.)

5-801.d ↔ Resektion des Discus triangularis

5-801.e ↔ Implantation eines künstlichen Meniskus
Inkl.: Kollagenmeniskus, Meniskus aus Polyurethan
Exkl.: Implantation eines interpositionellen, nicht verankerten Implantates am Kniegelenk (5-822.c)

5-801.f ↔ Entfernung eines künstlichen Meniskus
Inkl.: Kollagenmeniskus, Meniskus aus Polyurethan
Exkl.: Entfernung eines interpositionellen, nicht verankerten Implantates am Kniegelenk (5-823.e)

** 5-801.g Knorpelglättung, mechanisch (Chondroplastik)
[6. Stelle: 0,1,3-9,e,g-t,x]

** 5-801.h Subchondrale Knocheneröffnung (z.B. nach Pridie, Mikrofrakturierung, Abrasionsarthroplastik)
[6. Stelle: 0,1,3-9,e,g-t,x]

5-801.j ↔ Implantation eines patientenindividuellen metallischen Knorpelersatzes am Kniegelenk

** 5-801.k Autogene matrixinduzierte Chondrozytentransplantation
[6. Stelle: 0,1,3-9,e,g-t,x]

** 5-801.m Implantation von metallischem Knorpelersatz mit nicht patientenindividuellem Implantat

** 5-801.n Subchondrale Knocheneröffnung mit Einbringen eines azellulären Implantates
[6. Stelle: 0,1,3-9,e,g-t,x]
Inkl.: Autogene matrixinduzierte Chondrogenese

** 5-801.p Subchondrale Knocheneröffnung mit Einbringen eines mit homologem Vollblut oder seinen Bestandteilen angereicherten azellulären Implantates
[6. Stelle: 0,1,3-9,e,g-t,x]
Exkl.: Autogene matrixinduzierte Chondrogenese (5-801.n ff.)

** 5-801.x Sonstige

5-801.y N.n.bez.

5-802 Offen chirurgische Refixation und Naht am Kapselbandapparat des Kniegelenkes
Exkl.: Kreuzbandplastik und andere Bandplastiken am Kniegelenk (5-803)

5-802.0 ↔ Naht eines vorderen Kreuzbandes

5-802.1 ↔ Naht eines hinteren Kreuzbandes

5-802.2 ↔ Knöcherne Refixation eines vorderen Kreuzbandes

5-802.3 ↔ Knöcherne Refixation eines hinteren Kreuzbandes

5-802.4 ↔ Naht des medialen Kapselbandapparates

5-802.5 ↔ Naht des medialen Kapselbandapparates mit Eingriff am Meniskus

5-802.6 ↔ Naht des lateralen Kapselbandapparates

5-802.7 ↔ Naht des lateralen Kapselbandapparates mit Eingriff am Meniskus

5-802.8 ↔ Kombinierte Rekonstruktion

5-802.9 ↔ Naht des dorsalen Kapselbandapparates

5-802.x ↔ Sonstige

5-802.y N.n.bez.

5-803 Offen chirurgische Bandplastik am Kniegelenk
Inkl.: Transplantatentnahme, Isometriemessung und Notch-Plastik

5-803.0 ↔ Vorderes Kreuzband mit autogener Patellarsehne

5-803.1 ↔ Vorderes Kreuzband mit sonstiger autogener Sehne

5-803.2 ↔ Vorderes Kreuzband mit alloplastischem Bandersatz

5-803.3 ↔ Hinteres Kreuzband mit autogener Patellarsehne

5-803.4 ↔ Hinteres Kreuzband mit sonstiger autogener Sehne

5-803.5 ↔ Hinteres Kreuzband mit alloplastischem Bandersatz

5-803.6 ↔ Medialer Bandapparat

5-803.7 ↔ Lateraler Bandapparat

5-803.8 ↔ Kombinierte Bandplastik

5-803.9 ↔ Dorsomedialer Bandapparat

5-803.a ↔ Dorsolateraler Bandapparat

5-803.x ↔ Sonstige

5-803.y N.n.bez.

5-804 Offen chirurgische Operationen an der Patella und ihrem Halteapparat
Exkl.: Offen chirurgische Operationen am Gelenkknorpel (5-801)
Hinw.: Die Entnahme eines Knochentransplantates ist gesondert zu kodieren (5-783)
Eine durchgeführte Osteosynthese ist gesondert zu kodieren (5-786)

5-804.0 ↔ Retinakulumspaltung, lateral

5-804.1 ↔ Retinakulumspaltung, lateral mit Zügelungsoperation
Inkl.: Mediale Raffung

5-804.2 ↔ Verlagerung des Patellarsehnenansatzes (z.B. nach Bandi, Elmslie)

5-804.3 ↔ Verlagerung des Patellarsehnenansatzes mit Knochenspan

5-804.4 ↔ Patellaosteotomie

5-804.5 ↔ Teilresektion der Patella

5-804.6 ↔ Patellektomie

5-804.7 ↔ Naht des medialen Retinakulums

5-804.8 ↔ Rekonstruktion des medialen patellofemoralen Ligamentes [MPFL]
Hinw.: Die Entnahme von ortsständigem Sehnengewebe ist im Kode enthalten

5-804.x ↔ Sonstige

5-804.y N.n.bez.

5-805 Offen chirurgische Refixation und Plastik am Kapselbandapparat des Schultergelenkes
Exkl.: Osteotomie am Schultergelenk (5-781 ff.)
Hinw.: Die Entnahme eines Knochentransplantates oder eines Knorpel-Knochen-Transplantates ist gesondert zu kodieren (5-783 ff.)

5-805.0 ↔ Refixation des Limbus (z.B. nach Bankart)

5-805.1 ↔ Refixation eines knöchernen Limbusabrisses

5-805.2 ↔ Vordere Pfannenrandplastik

5-805.3 ↔ Hintere Pfannenrandplastik

5-805.4 ↔ Vordere Kapselplastik

5-805.5 ↔ Hintere Kapselplastik

5-805.6 ↔ Akromioplastik mit Durchtrennung des Ligamentum coracoacromiale

5-805.7 ↔ Rekonstruktion der Rotatorenmanschette durch Naht

5-805.8 ↔ Rekonstruktion der Rotatorenmanschette durch Sehnenverlagerung

5-805.9 ↔ Rekonstruktion der Rotatorenmanschette durch Transplantat
Exkl.: Rekonstruktion der Rotatorenmanschette durch Implantat (5-805.a)
Hinw.: Die Art des Transplantates ist gesondert zu kodieren (5-930 ff.)

5-805.a ↔ Rekonstruktion der Rotatorenmanschette durch Implantat
Inkl.: Rekonstruktion der Rotatorenmanschette durch nicht resorbierbaren Kollagen-Patch

5-805.b ↔ Obere Kapselplastik
Inkl.: Fixation durch Knochenanker
Hinw.: Die Art des Transplantates ist gesondert zu kodieren (5-930 ff.)

5-805.x ↔ Sonstige

5-805.y N.n.bez.

5-806 Offen chirurgische Refixation und Plastik am Kapselbandapparat des Sprunggelenkes

5-806.3 ↔ Naht der Syndesmose

5-806.4 ↔ Bandplastik des lateralen Bandapparates mit autogener Sehne

5-806.5 ↔ Bandplastik des lateralen Bandapparates mit Periostlappen oder ortsständigem Gewebe [Broström-Gould]

5-806.6 ↔ Bandplastik des lateralen Bandapparates mit alloplastischem Bandersatz

5-806.7 ↔ Fesselung der Peronealsehnen

5-806.8 ↔ Naht eines Bandes des unteren Sprunggelenkes

5-806.9 ↔ Bandplastik des medialen Bandapparates

5-806.a ↔ Bandplastik der Syndesmose

5-806.b ↔ Bandplastik des unteren Sprunggelenkes

5-806.c ↔ Naht des lateralen Bandapparates
Inkl.: Naht eines oder mehrerer fibularer Bänder

5-806.d ↔ Naht des medialen Bandapparates
Inkl.: Naht des Ligamentum deltoideum

5-806.x ↔ Sonstige

5-806.y N.n.bez.

5-807 Offen chirurgische Refixation am Kapselbandapparat anderer Gelenke
Inkl.: Bandplastik
Exkl.: Offen chirurgische Refixation am Kapselbandapparat des Kniegelenkes (5-802 ff., 5-803 ff.)
Offen chirurgische Refixation am Kapselbandapparat des Schultergelenkes (5-805 ff.)
Offen chirurgische Refixation am Kapselbandapparat des Sprunggelenkes (5-806 ff.)
Operationen an der Hand (5-84)
Naht eines Bandes des unteren Sprunggelenkes (5-806.8)
Bandplastik des medialen Bandapparates (5-806.9), der Syndesmose (5-806.a) oder des unteren Sprunggelenkes (5-806.b)

5-807.0 ↔ Naht eines Kapsel- oder Kollateralbandes

5-807.1 ↔ Naht mehrerer Kapsel- oder Kollateralbänder

5-807.2 ↔ Naht des radioulnaren Ringbandes

5-807.3 Naht des distalen radioulnaren Bandapparates
Inkl.: Diskus

.30 ↔ Naht ohne Stabilisierung des distalen radioulnaren Bandapparates

.31 ↔ Naht mit Stabilisierung des distalen radioulnaren Bandapparates
Inkl.: Transossäre Fixation oder Fixation mit Knochenanker

5-807.4 ↔ Naht des Bandapparates der Klavikula
Inkl.: Augmentation

5-807.5 ↔ Naht des Bandapparates der Klavikula mit Plattenstabilisierung

5-807.6 ↔ Naht des Bandapparates der Klavikula mit Schrauben- oder Drahtfixation

5-807.7 Naht oder Plastik des Kapselbandapparates des Ellenbogengelenkes
Inkl.: Transossäre Fixation oder Fixation mit Knochenanker

.70 ↔ Naht des medialen Kapselbandapparates

.71 ↔ Naht des lateralen Kapselbandapparates

.72 ↔ Plastik des medialen Kapselbandapparates
Inkl.: Augmentation
Hinw.: Die Transplantatentnahme ist gesondert zu kodieren

.73 ↔ Plastik des lateralen Kapselbandapparates
Inkl.: Augmentation
Hinw.: Die Transplantatentnahme ist gesondert zu kodieren

5-807.x ↔ Sonstige

5-807.y N.n.bez.

5-808 Offen chirurgische Arthrodese
Inkl.: Planung
Korrekturarthrodese
Exkl.: Arthrodese an kleinen Gelenken der Hand (5-846 ff.)
Temporäre Fixation eines Gelenkes (5-809.2 ff., 5-809.4 ff.)
Temporäre Fixation an kleinen Gelenken der Hand (5-849.1)
Hinw.: Eine durchgeführte Knochentransplantation ist gesondert zu kodieren (5-784 ff.)
Eine durchgeführte Osteosynthese ist gesondert zu kodieren (5-786 ff.)
Eine (Keil-)Resektion/(Keil-)Osteotomie der Gelenkflächenanteile zur Achsenkorrektur ist nicht gesondert zu kodieren

5-808.0 ↔ Iliosakralgelenk

5-808.1 Symphyse

5-808.2 ↔ Hüftgelenk

5-808.3 ↔ Kniegelenk

5-808.4 ↔ Schultergelenk

5-808.5 ↔ Ellenbogengelenk

5-808.6 ↔ Handgelenk

5-808.7 Oberes Sprunggelenk

.70 ↔ Ohne weiteres Gelenk

.71 ↔ Mit unterem Sprunggelenk
Inkl.: Tibio-kalkaneare Arthrodese, tibio-tarsale Arthrodese

.72 ↔ Mit unterem Sprunggelenk und Chopartgelenk, kombiniert
Inkl.: Tibio-kalkaneare Arthrodese, tibio-tarsale Arthrodese

5-808.8 Unteres Sprunggelenk

.80 ↔ Eine Sprunggelenkskammer
Inkl.: Subtalare (talo-calcaneare) Arthrodese, talo-naviculare Arthrodese, calcaneo-cuboidale Arthrodese

.81 ↔ Zwei Sprunggelenkskammern
Inkl.: Talo-naviculo-calcaneare Arthrodese, talo-calcaneo-cuboidale Arthrodese

.82 ↔ Drei Sprunggelenkskammern
Inkl.: Triple-Arthrodese

5-808.a Fußwurzel und/oder Mittelfuß
Inkl.: Tarsometatarsale Arthrodese, naviculo-cuneiforme Arthrodese
Exkl.: Arthrodese am Metatarsophalangealgelenk (5-808.b ff.)
Hinw.: Zu den zu zählenden Gelenkfächern gehören die Gelenkfächer der Tarsometatarsalgelenke 1-5 und der intercuneiformen Gelenke sowie die naviculocuneiformen Gelenkfächer. Die korrespondierenden Gelenkflächen zwischen Os cuneiforme mediale und Os naviculare, Os cuneiforme intermedius und Os naviculare sowie Os cuneiforme laterale und Os naviculare zählen jeweils als ein Gelenkfach. Die knorpeligen Flächen zwischen den Metatarsalbasen werden nicht gezählt

.a4 ↔ Ein Gelenkfach

.a5 ↔ Zwei Gelenkfächer

.a6 ↔ Drei Gelenkfächer

.a7 ↔ Vier Gelenkfächer

.a8 ↔ Fünf oder mehr Gelenkfächer
Inkl.: Komplette Lisfranc-Arthrodese

.a9 ↔ Ein Gelenkfach, Reoperation bei Rezidiv

.aa ↔ Zwei Gelenkfächer, Reoperation bei Rezidiv

.ab ↔ Drei Gelenkfächer, Reoperation bei Rezidiv

.ac ↔ Vier Gelenkfächer, Reoperation bei Rezidiv

.ad ↔ Fünf oder mehr Gelenkfächer, Reoperation bei Rezidiv
Inkl.: Komplette Lisfranc-Arthrodese

.ae ↔ Ein Gelenkfach, Reoperation bei Rezidiv mittels eines kortikospongiösen Spanes
Hinw.: Dieser Kode ist im Geltungsbereich des G-DRG-Systems (§ 17b KHG) nicht zu verwenden. Dafür sind bei einer Reoperation bei Rezidiv an einem Gelenkfach mittels eines kortikospongiösen Spanes der Kode 5-808.a9 und ein Kode aus 5-784 ff. zu verwenden

.af ↔ Zwei oder mehr Gelenkfächer, Reoperation bei Rezidiv mittels eines kortikospongiösen Spanes
Hinw.: Dieser Kode ist im Geltungsbereich des G-DRG-Systems (§ 17b KHG) nicht zu verwenden. Dafür sind bei einer Reoperation bei Rezidiv an zwei oder mehr Gelenkfächern mittels eines kortikospongiösen Spanes ein Kode aus 5-808.aa bis 5-808.ad und ein Kode aus 5-784 ff. zu verwenden

5-808.b Zehengelenk

.b0 ↔ Großzehengrundgelenk

.b1 ↔ Großzehenendgelenk

.b2 ↔ Kleinzehengelenk, 1 Gelenk
Inkl.: Metatarsophalangealgelenk der Kleinzehen

.b3 ↔ Kleinzehengelenk, 2 Gelenke
Inkl.: Metatarsophalangealgelenk der Kleinzehen

.b4 ↔ Kleinzehengelenk, 3 Gelenke
Inkl.: Metatarsophalangealgelenk der Kleinzehen

.b5 ↔ Kleinzehengelenk, 4 Gelenke
Inkl.: Metatarsophalangealgelenk der Kleinzehen

.b6 ↔ Kleinzehengelenk, 5 oder mehr Gelenke
Inkl.: Metatarsophalangealgelenk der Kleinzehen

.b7 ↔ Großzehengrundgelenk, Reoperation bei Rezidiv

.b8 ↔ Großzehengrundgelenk, Reoperation bei Rezidiv mittels eines kortikospongiösen Spanes
Hinw.: Dieser Kode ist im Geltungsbereich des G-DRG-Systems (§ 17b KHG) nicht zu verwenden. Dafür sind bei einer Reoperation bei Rezidiv am Großzehengrundgelenk mittels eines kortikospongiösen Spanes der Kode 5-808.b7 und ein Kode aus 5-784 ff. zu verwenden

.bx ↔ Sonstige

5-808.x ↔ Sonstige

5-808.y N.n.bez.

5-809 Andere Gelenkoperationen
Hinw.: Die Lokalisation ist in der 6. Stelle nach der Liste vor Kode 5-800 zu kodieren

** 5-809.0 Durchtrennung eines Bandes, offen chirurgisch
[6. Stelle: 0,1,3-9,e-t,x]
Exkl.: Durchtrennung des Lig. carpi transversum, Ringbandspaltung (5-841.1 ff.)

** 5-809.1 Arthrorise, offen chirurgisch
Exkl.: Arthrorise an Gelenken der Hand (5-849.6)

** 5-809.2 Temporäre Fixation eines Gelenkes, offen chirurgisch
[6. Stelle: 0,2-9,e-t,x]
Exkl.: Temporäre Fixation an Gelenken der Hand (5-849.1)
Temporäre Fixation des Akromioklavikulargelenkes (5-807.5, 5-807.6)
Hinw.: Das zur temporären Fixation angewandte Osteosyntheseverfahren ist gesondert zu kodieren (5-786 ff.)

** 5-809.3 Einbringen einer Entlastungsfeder, offen chirurgisch
[6. Stelle: h]

** 5-809.4 Temporäre Fixation eines Gelenkes, perkutan
Exkl.: Temporäre Fixation an Gelenken der Hand (5-849.1)
Hinw.: Das zur temporären Fixation angewandte Osteosyntheseverfahren ist gesondert zu kodieren (5-786 ff.)

** 5-809.x Sonstige

5-809.y N.n.bez.

5-81 Arthroskopische Gelenkoperationen

Inkl.: Endoskopische Eingriffe im periartikulären Raum
Exkl.: Alleinige diagnostische Arthroskopie (1-697 ff.)
Hinw.: Eine gleichzeitig durchgeführte diagnostische Arthroskopie ist im Kode enthalten
Aufwendige Gipsverbände sind gesondert zu kodieren (8-310 ff.)
Die Lokalisation ist für die Kodes 5-810 ff. bis 5-812 ff. und 5-819 ff. nach folgender Liste zu kodieren:

0 ↔ Humeroglenoidalgelenk
1 ↔ Akromioklavikulargelenk
2 ↔ Thorakoskapulargelenk(raum)
3 ↔ Sternoklavikulargelenk
4 ↔ Humeroulnargelenk
5 ↔ Proximales Radioulnargelenk
6 ↔ Distales Radioulnargelenk
7 ↔ Handgelenk n.n.bez.
8 ↔ Radiokarpalgelenk
9 ↔ Ulnokarpalgelenk
e ↔ Iliosakralgelenk
f Symphyse
g ↔ Hüftgelenk
h ↔ Kniegelenk
j ↔ Proximales Tibiofibulargelenk
k ↔ Oberes Sprunggelenk
m ↔ Unteres Sprunggelenk
n ↔ Tarsalgelenk
p ↔ Tarsometatarsalgelenk
q ↔ Metatarsophalangealgelenk
r ↔ Zehengelenk
s ↔ Humeroradialgelenk
t ↔ Ellenbogengelenk n.n.bez.
x ↔ Sonstige

5-810 Arthroskopische Gelenkoperation
Hinw.: Die Lokalisation ist in der 6. Stelle nach vorstehender Liste zu kodieren

** 5-810.0 Gelenkspülung mit Drainage, aseptisch

** 5-810.1 Gelenkspülung mit Drainage, septisch

** 5-810.2 Gelenkmobilisation [Arthrolyse]
Inkl.: Debridement

** 5-810.3 Entfernung von Osteosynthesematerial
[6. Stelle: 0,1,3-9,e-t,x]
Inkl.: Entfernung anderer Implantate

** 5-810.4 Entfernung freier Gelenkkörper
[6. Stelle: 0,1,3-9,e,g-t,x]
Inkl.: Entfernung eines Fremdkörpers
Entfernung osteochondraler Fragmente

** 5-810.5 Entfernung periartikulärer Verkalkungen

** 5-810.6 Arthroskopisch assistierte Versorgung einer Fraktur
Hinw.: Diese Kodes sind Zusatzkodes und zur Angabe einer arthroskopischen Unterstützung bei einer Frakturversorgung zu verwenden
Eine durchgeführte Frakturosteosynthese ist gesondert zu kodieren (5-79)

** 5-810.7 Einlegen eines Medikamententrägers
Inkl.: Wechsel

** 5-810.8 Entfernen eines Medikamententrägers

** 5-810.9 Resektion von Bandanteilen und/oder Bandresten
[6. Stelle: 0,1,3-9,e-t,x]

** 5-810.x Sonstige

5-810.y N.n.bez.

5-811 Arthroskopische Operation an der Synovialis
Hinw.: Die Lokalisation ist in der 6. Stelle nach der Liste vor Kode 5-810 zu kodieren

** 5-811.0 Resektion einer Plica synovialis
[6. Stelle: 7,h,x]

** 5-811.1 Resektion an einem Fettkörper (z.B. Hoffa-Fettkörper)
[6. Stelle: g,h,x]

** 5-811.2 Synovektomie, partiell
[6. Stelle: 0,1,3-9,e,g-t,x]

** 5-811.3 Synovektomie, total
[6. Stelle: 0,1,3-9,e,g-t,x]

** 5-811.4 Elektrothermische Denervierung von Synovialis und Kapselgewebe
[6. Stelle: 0-9,f-t,x]
Inkl.: Arthroskopische Patelladenervation

** 5-811.x Sonstige

5-811.y N.n.bez.

5-812 Arthroskopische Operation am Gelenkknorpel und an den Menisken
Hinw.: Die Lokalisation ist für die Subkodes .0 bis .4, .8 bis .a und .x in der 6. Stelle nach der Liste vor Kode 5-810 zu kodieren

** 5-812.0 Exzision von erkranktem Gewebe am Gelenkknorpel
[6. Stelle: 0,1,3-9,e-t,x]

** 5-812.3 Refixation eines osteochondralen Fragmentes
[6. Stelle: 0,1,3-9,e-t,x]

5-812.5 ↔ Meniskusresektion, partiell
Inkl.: Meniskusglättung

5-812.6 ↔ Meniskusresektion, total

5-812.7 ↔ Meniskusrefixation

** 5-812.8 Entnahme eines Knorpeltransplantates
[6. Stelle: 0,4,7,g,h,k,m,s,t,x]
Inkl.: Entnahme von Knorpel zur Zell- und Gewebezüchtung

** 5-812.9 Knorpeltransplantation
[6. Stelle: 0,1,3-9,e-t,x]

** 5-812.a Implantation von in vitro hergestellten Gewebekulturen
[6. Stelle: 0,1,3-9,e-t,x]
Exkl.: Autogene matrixinduzierte Chondrozytentransplantation (5-812.h ff.)

5-812.b ↔ Resektion des Discus triangularis

5-812.c ↔ Implantation eines künstlichen Meniskus
Inkl.: Kollagenmeniskus, Meniskus aus Polyurethan

5-812.d ↔ Entfernung eines künstlichen Meniskus
Inkl.: Kollagenmeniskus, Meniskus aus Polyurethan

** 5-812.e Knorpelglättung (Chondroplastik)
[6. Stelle: 0,1,3-9,e-t,x]

** 5-812.f Subchondrale Knocheneröffnung (z.B. nach Pridie, Mikrofrakturierung, Abrasionsarthroplastik)
[6. Stelle: 0,1,3-9,e,g-t,x]

** 5-812.g Subchondrale Knocheneröffnung mit Einbringen eines azellulären Implantates
[6. Stelle: 0,1,3-9,e,g-t,x]
Inkl.: Autogene matrixinduzierte Chondrogenese

** 5-812.h Autogene matrixinduzierte Chondrozytentransplantation
[6. Stelle: 0,1,3-9,e-t,x]

** 5-812.k Resektion eines oder mehrerer Osteophyten

** 5-812.m Subchondrale Knocheneröffnung mit Einbringen eines mit homologem Vollblut oder seinen Bestandteilen angereicherten azellulären Implantates
[6. Stelle: 0,1,3-9,e,g-t,x]
Exkl.: Autogene matrixinduzierte Chondrogenese (5-812.g ff.)

5-812.n Naht oder Rekonstruktion des Discus triangularis [TFCC]
.n0 ↔ Refixation, kapsulär
Inkl.: Straffung
.n1 ↔ Refixation, knöchern
.n2 ↔ Rekonstruktion durch Transplantat
Hinw.: Die Transplantatentnahme ist gesondert zu kodieren
.nx ↔ Sonstige

5-812.p ↔ Meniskustransplantation

** 5-812.x Sonstige

5-812.y N.n.bez.

5-813 Arthroskopische Refixation und Plastik am Kapselbandapparat des Kniegelenkes
Inkl.: Transplantatentnahme, Isometriemessung und Notch-Plastik

5-813.0 ↔ Naht des vorderen Kreuzbandes

5-813.1 ↔ Naht des hinteren Kreuzbandes

5-813.2 ↔ Knöcherne Refixation eines Kreuzbandes

5-813.3 ↔ Plastik des vorderen Kreuzbandes mit autogener Patellarsehne

5-813.4 ↔ Plastik des vorderen Kreuzbandes mit sonstiger autogener Sehne

5-813.5 ↔ Plastik des vorderen Kreuzbandes mit alloplastischem Bandersatz

5-813.6 ↔ Plastik des hinteren Kreuzbandes mit autogener Patellarsehne

5-813.7 ↔ Plastik des hinteren Kreuzbandes mit sonstiger autogener Sehne

5-813.8 ↔ Plastik des hinteren Kreuzbandes mit alloplastischem Bandersatz

5-813.9 ↔ Durchtrennung der Kniegelenkskapsel (Lateral release)

5-813.a ↔ Naht des medialen Kapselbandapparates

5-813.b ↔ Naht des lateralen Kapselbandapparates

5-813.c ↔ Naht des dorsalen Kapselbandapparates

5-813.d ↔ Plastik des medialen Kapselbandapparates

5-813.e ↔ Plastik des lateralen Kapselbandapparates

5-813.f ↔ Plastik des dorsalen Kapselbandapparates

5-813.g ↔ Plastik des vorderen Kreuzbandes mit allogener Sehne

5-813.h ↔ Plastik des hinteren Kreuzbandes mit allogener Sehne

5-813.j ↔ Augmentation des vorderen Kreuzbandes
Inkl.: Naht, dynamische intraligamentäre Stabilisierung

5-813.k ↔ Augmentation des hinteren Kreuzbandes
Inkl.: Naht, dynamische intraligamentäre Stabilisierung

5-813.x ↔ Sonstige

5-813.y N.n.bez.

5-814 Arthroskopische Refixation und Plastik am Kapselbandapparat des Schultergelenkes

5-814.0 ↔ Refixation des Labrum glenoidale durch Naht

5-814.1 ↔ Refixation des Labrum glenoidale durch sonstige Verfahren
Inkl.: Knochenanker

5-814.2 ↔ Refixation eines knöchernen Labrumabrisses (Bankart-Läsion)

5-814.3 ↔ Erweiterung des subakromialen Raumes
Inkl.: Bursektomie
Resektion des Ligamentum coracoacromiale

5-814.4 ↔ Sonstige Rekonstruktion der Rotatorenmanschette
Inkl.: Sonstige Rekonstruktion der Rotatorenmanschette mit Debridement

5-814.5 ↔ Kapselraffung mit Fixation am Glenoid durch Naht
Inkl.: Fixation durch Knochenanker

5-814.6 ↔ Rekonstruktion der Rotatorenmanschette durch Transplantat
Hinw.: Die Art des Transplantates ist gesondert zu kodieren (5-930 ff.)

5-814.7 ↔ Tenotomie der langen Bizepssehne

5-814.8 ↔ Naht der langen Bizepssehne

5-814.9 ↔ Tenodese der langen Bizepssehne

5-814.b ↔ Stabilisierung des Akromioklavikulargelenkes durch Fixationsverfahren
Inkl.: Freie Sehnentransplantation
Hinw.: Die Entnahme von Sehnengewebe zur Transplantation ist gesondert zu kodieren (5-852.f ff.)

5-814.c ↔ Einbringen eines Abstandhalters

5-814.d ↔ Schrumpfung der Schultergelenkkapsel durch Energiequellen
Inkl.: Elektrokauter

5-814.e ↔ Obere Kapselplastik
Inkl.: Fixation durch Knochenanker
Hinw.: Die Art des Transplantates ist gesondert zu kodieren (5-930 ff.)

5-814.x ↔ Sonstige

5-814.y N.n.bez.

5-815 Arthroskopische Entfernung und arthroskopischer Wechsel eines Bandersatzes am Kniegelenk
Inkl.: Transplantatentnahme, Isometriemessung und Notch-Plastik
Hinw.: Bei zweizeitigem Kreuzbandersatz ist die Implantation des Transplantates wie eine primäre Kreuzbandoperation zu kodieren (5-813 ff.)

5-815.0 ↔ Entfernung eines vorderen Kreuzbandtransplantates

5-815.1 ↔ Entfernung eines hinteren Kreuzbandtransplantates

5-815.2 Wechsel eines vorderen Kreuzbandtransplantates
.20 ↔ Mit autogener Patellarsehne
.21 ↔ Mit sonstiger autogener Sehne
.22 ↔ Mit alloplastischem Bandersatz
.23 ↔ Mit allogener Sehne
.2x ↔ Sonstige

5-815.3 Wechsel eines hinteren Kreuzbandtransplantates
.30 ↔ Mit autogener Patellarsehne
.31 ↔ Mit sonstiger autogener Sehne
.32 ↔ Mit alloplastischem Bandersatz
.33 ↔ Mit allogener Sehne
.3x ↔ Sonstige

5-815.x ↔ Sonstige

5-815.y N.n.bez.

5-816 Arthroskopische Operationen am Labrum acetabulare

5-816.0 ↔ Naht oder sonstige Refixation
Inkl.: Knochenanker

5-816.1 ↔ Glättung und (Teil-)Resektion
Inkl.: Verwendung von Energiequellen

5-816.2 ↔ Rekonstruktion durch Transplantat
Hinw.: Die Art des Transplantates ist gesondert zu kodieren (5-930 ff.)

5-816.x ↔ Sonstige

5-816.y N.n.bez.

5-819 Andere arthroskopische Operationen
Hinw.: Die Lokalisation ist in der 6. Stelle nach der Liste vor Kode 5-810 zu kodieren

** 5-819.0 Durchtrennung eines Bandes
[6. Stelle: 0,1,3-9,e-t,x]

** 5-819.1 Debridement einer Sehne
[6. Stelle: 0,4,5,h,k,s,t,x]
Exkl.: Offen chirurgisches Debridement einer Sehne (5-850.c ff.)

** 5-819.2 Resektion eines Ganglions
[6. Stelle: 0,h,x]
Exkl.: Offen chirurgische Resektion eines Ganglions (5-859.2 ff.)

5-819.4 ↔ Bandplastik des lateralen Bandapparates des Sprunggelenkes mit ortsständigem Gewebe [Broström-Gould]

** 5-819.x Sonstige

5-819.y N.n.bez.

5-82 Endoprothetischer Gelenk- und Knochenersatz

Hinw.: Eine Abtragung von Osteophyten ist nicht gesondert zu kodieren

5-820 Implantation einer Endoprothese am Hüftgelenk

Hinw.: Eine durchgeführte Pfannendachplastik ist gesondert zu kodieren (5-829.1)
Eine durchgeführte Pfannenbodenplastik ist gesondert zu kodieren (5-829.h)
Eine durchgeführte Spongiosaplastik ist gesondert zu kodieren (5-784 ff.)
Die zusätzliche Verwendung von Osteosynthesematerial ist gesondert zu kodieren (5-786 ff.)
Die Verwendung einer Gelenkschnapp-Pfanne ist gesondert zu kodieren (5-820.7 ff.)
Die komplexe Erstimplantation einer Endoprothese z.B. mit Femurersatz oder mit Ersatz benachbarter Gelenke ist gesondert zu kodieren (5-829.a)
Die Verwendung einer Tumorendoprothese ist gesondert zu kodieren (5-829.c)
Die Verwendung einer hypoallergenen Prothese ist gesondert zu kodieren (5-829.e)
Aufwendige Gipsverbände sind gesondert zu kodieren (8-310 ff.)
Die Implantation einer Endoprothese nach vorheriger Explantation ist gesondert zu kodieren (5-829.n)
Ein durchgeführter alloplastischer Knochenersatz ist gesondert zu kodieren (5-785 ff.)
Die Implantation einer CAD-CAM-Prothese ist mit dem jeweiligen Kode für die Implantation der Endoprothese und den Zusatzkodes 5-829.m oder 5-829.p zu kodieren
Die Angabe zur Verwendung von Zement ist für die mit ** gekennzeichneten Kodes in der 6. Stelle nach folgender Liste zu kodieren:
0 ↔ Nicht zementiert
1 ↔ Zementiert
2 ↔ Hybrid (teilzementiert)

** 5-820.0 Totalendoprothese

** 5-820.2 Totalendoprothese, Sonderprothese
Inkl.: Langschaft, Tumorprothese

** 5-820.3 Femurkopfprothese
[6. Stelle: 0,1]

** 5-820.4 Duokopfprothese
[6. Stelle: 0,1]

** 5-820.5 Gelenkpfannenstützschale
[6. Stelle: 0,1]
Inkl.: Implantation eines Antiluxationspfannenrandes

** 5-820.7 Gelenkschnapp-Pfanne

** 5-820.8 Oberflächenersatzprothese

5-820.9 Kurzschaft-Femurkopfprothese
.92 ↔ Ohne Pfannenprothese, nicht zementiert
.93 ↔ Ohne Pfannenprothese, zementiert
.94 ↔ Mit Pfannenprothese, nicht zementiert
.95 ↔ Mit Pfannenprothese, zementiert
.96 ↔ Mit Pfannenprothese, hybrid (teilzementiert)

** 5-820.x Sonstige

5-820.y N.n.bez.

5-821 Revision, Wechsel und Entfernung einer Endoprothese am Hüftgelenk

Exkl.: Implantation einer Endoprothese nach vorheriger Explantation in gesonderter Sitzung (5-820 ff. mit 5-829.n)

Hinw.: Eine durchgeführte Spongiosaplastik ist gesondert zu kodieren (5-784 ff.)
Eine durchgeführte Pfannenbodenplastik ist gesondert zu kodieren (5-829.h)
Der Einbau einer Gelenkpfannenstützschale oder eines Antiluxationspfannenrandes ist gesondert zu kodieren (5-820.5 ff.)
Die zusätzliche Verwendung von Osteosynthesematerial ist gesondert zu kodieren (5-786 ff.)
Die Verwendung einer Gelenkschnapp-Pfanne ist gesondert zu kodieren (5-820.7 ff.)
Komplexe Wechseloperationen z.B. mit Femurersatz oder mit Ersatz benachbarter Gelenke sind gesondert zu kodieren (5-829.b)
Die Verwendung einer Tumorendoprothese ist gesondert zu kodieren (5-829.c)
Ein durchgeführter alloplastischer Knochenersatz ist gesondert zu kodieren (5-785 ff.)
Der (Teil-)Wechsel in eine CAD-CAM-Prothese ist mit dem jeweiligen Kode für den (Teil-)Wechsel der Endoprothese und den Zusatzkodes 5-829.m oder 5-829.p zu kodieren
Die Verwendung einer hypoallergenen Endoprothese ist gesondert zu kodieren (5-829.e)
Die Verwendung einer beschichteten Endoprothese ist gesondert zu kodieren (5-829.j ff.)
Die Verwendung einer vollkeramischen Endoprothese ist gesondert zu kodieren (5-829.q)

5-821.0 ↔ Revision (ohne Wechsel)

5-821.1 Wechsel einer Femurkopfprothese
Inkl.: Im Rahmen eines Teilwechsels bei vorhandener Totalendoprothese

.10 ↔ In Femurkopfprothese, nicht zementiert
.11 ↔ In Femurkopfprothese, zementiert oder n.n.bez.
.12 ↔ In Totalendoprothese, nicht zementiert
.13 ↔ In Totalendoprothese, zementiert oder n.n.bez.
.14 ↔ In Totalendoprothese, hybrid (teilzementiert)
.15 ↔ In Totalendoprothese, Sonderprothese
Inkl.: Langschaft, Tumorprothese
.16 ↔ In Duokopfprothese
.18 ↔ Wechsel des Aufsteckkopfes
.1x ↔ Sonstige

5-821.2 Wechsel einer Gelenkpfannenprothese
Inkl.: Im Rahmen eines Teilwechsels bei vorhandener Totalendoprothese

.20 ↔ In Gelenkpfannenprothese, nicht zementiert
.22 ↔ In Gelenkpfannenprothese, zementiert oder n.n.bez.
.24 ↔ In Gelenkpfannenprothese, nicht zementiert, mit Wechsel des Aufsteckkopfes
.25 ↔ In Gelenkpfannenprothese, zementiert oder n.n.bez., mit Wechsel des Aufsteckkopfes
.26 ↔ In Totalendoprothese, nicht zementiert
.27 ↔ In Totalendoprothese, zementiert oder n.n.bez.
.28 ↔ In Totalendoprothese, hybrid (teilzementiert)
.29 ↔ In Totalendoprothese, Sonderprothese
Inkl.: Langschaft, Tumorprothese
.2a ↔ Isolierter Wechsel eines Inlays ohne Pfannenwechsel
.2b ↔ Isolierter Wechsel eines Inlays ohne Pfannenwechsel, mit Wechsel des Aufsteckkopfes
.2x ↔ Sonstige

5-821.3 Wechsel einer zementierten Totalendoprothese

.30 ↔ In Totalendoprothese, nicht zementiert
.31 ↔ In Totalendoprothese, zementiert oder n.n.bez.
.32 ↔ In Totalendoprothese, hybrid (teilzementiert)
.33 ↔ In Totalendoprothese, Sonderprothese
Inkl.: Langschaft, Tumorprothese
.3x ↔ Sonstige

5-821.4 Wechsel einer nicht zementierten Totalendoprothese

.40 ↔ In Totalendoprothese, nicht zementiert
.41 ↔ In Totalendoprothese, zementiert oder n.n.bez.
.42 ↔ In Totalendoprothese, hybrid (teilzementiert)
.43 ↔ In Totalendoprothese, Sonderprothese
Inkl.: Langschaft, Tumorprothese
.4x ↔ Sonstige

5-821.5 Wechsel einer Totalendoprothese, hybrid (teilzementiert)
- .50 ↔ In Totalendoprothese, nicht zementiert
- .51 ↔ In Totalendoprothese, zementiert oder n.n.bez.
- .52 ↔ In Totalendoprothese, hybrid (teilzementiert)
- .53 ↔ In Totalendoprothese, Sonderprothese
  Inkl.: Langschaft, Tumorprothese
- .5x ↔ Sonstige

5-821.6 Wechsel einer Totalendoprothese, Sonderprothese
Inkl.: Langschaft, Tumorprothese
- .60 ↔ In Totalendoprothese, nicht zementiert
- .61 ↔ In Totalendoprothese, zementiert oder n.n.bez.
- .62 ↔ In Totalendoprothese, hybrid (teilzementiert)
- .63 ↔ In Totalendoprothese, Sonderprothese
  Inkl.: Langschaft, Tumorprothese
- .6x ↔ Sonstige

5-821.7 ↔ Entfernung einer Totalendoprothese

5-821.8 ↔ Entfernung einer Femurkopfprothese

5-821.9 ↔ Entfernung einer Duokopfprothese

5-821.a ↔ Entfernung einer Femurkopfkappe

5-821.b ↔ Entfernung einer Gelenkpfannenprothese

5-821.c ↔ Entfernung einer Gelenkpfannenstützschale
Inkl.: Entfernung eines Antiluxationspfannenrandes

5-821.d ↔ Entfernung einer Gelenkschnapp-Pfanne

5-821.e ↔ Entfernung einer Totalendoprothese, Sonderprothese
Inkl.: Langschaft, Tumorprothese

5-821.f Wechsel einer Duokopfprothese
- .f0 ↔ In Duokopfprothese, nicht zementiert
- .f1 ↔ In Duokopfprothese, zementiert oder n.n.bez.
- .f2 ↔ In Totalendoprothese, nicht zementiert
- .f3 ↔ In Totalendoprothese, zementiert oder n.n.bez.
- .f4 ↔ In Totalendoprothese, Sonderprothese
  Inkl.: Langschaft, Tumorprothese
- .fx ↔ Sonstige

5-821.g Wechsel einer Oberflächenersatzprothese
- .g0 ↔ In Oberflächenersatzprothese, nicht zementiert
- .g1 ↔ In Oberflächenersatzprothese, zementiert
- .g2 ↔ In Oberflächenersatzprothese, hybrid (teilzementiert)
- .g3 ↔ In Totalendoprothese, nicht zementiert
- .g4 ↔ In Totalendoprothese, zementiert, hybrid oder n.n.bez.
- .g5 ↔ In Totalendoprothese, Sonderprothese
- .gx ↔ Sonstige

5-821.h ↔ Entfernung einer Oberflächenersatzprothese

5-821.j Wechsel einer schenkelhalserhaltenden Femurkopfprothese [Kurzschaft-Femurkopfprothese]
- .j0 ↔ In Totalendoprothese, nicht zementiert
- .j1 ↔ In Totalendoprothese, zementiert, hybrid oder n.n.bez.
- .j2 ↔ In Totalendoprothese, Sonderprothese
- .jx ↔ Sonstige

5-821.k ↔ Entfernung einer schenkelhalserhaltenden Femurkopfprothese [Kurzschaft-Femurkopfprothese]

5-821.x ↔ Sonstige

5-821.y N.n.bez.

5-822 Implantation einer Endoprothese am Kniegelenk

Hinw.: Eine durchgeführte Spongiosaplastik ist gesondert zu kodieren (5-784 ff.)
Die zusätzliche Verwendung von Osteosynthesematerial ist gesondert zu kodieren (5-786 ff.)
Die komplexe Erstimplantation einer Endoprothese z.B. mit Knochenersatz oder mit Ersatz benachbarter Gelenke ist gesondert zu kodieren (5-829.a)
Die Verwendung einer Tumorendoprothese ist gesondert zu kodieren (5-829.c)
Die Verwendung einer hypoallergenen Prothese ist gesondert zu kodieren (5-829.e)
Die Implantation einer Endoprothese nach vorheriger Explantation ist gesondert zu kodieren (5-829.n)
Ein durchgeführter alloplastischer Knochenersatz ist gesondert zu kodieren (5-785 ff.)
Die Implantation einer CAD-CAM-Prothese ist mit dem jeweiligen Kode für die Implantation der Endoprothese und den Zusatzkodes 5-829.m oder 5-829.p zu kodieren
Die Angabe zur Verwendung von Zement ist für die mit ** gekennzeichneten Kodes in der 6. Stelle nach folgender Liste zu kodieren:
0 ↔ Nicht zementiert
1 ↔ Zementiert
2 ↔ Hybrid (teilzementiert)

** 5-822.0 Unikondyläre Schlittenprothese

5-822.8 Patellaersatz
Hinw.: Bei liegender Knieendoprothese ist die Revision (ohne Wechsel) derselben nicht gesondert zu kodieren

.80 ↔ Patellarückfläche, nicht zementiert
.81 ↔ Patellarückfläche, zementiert
.83 ↔ Patellofemoraler Ersatz, nicht zementiert
.84 ↔ Patellofemoraler Ersatz, zementiert
.85 ↔ Patellofemoraler Ersatz, hybrid (teilzementiert)
.86 ↔ Isolierter Ersatz der femoralen Gleitfläche, nicht zementiert
.87 ↔ Isolierter Ersatz der femoralen Gleitfläche, zementiert

** 5-822.9 Sonderprothese
Inkl.: Tumorprothese
Hinw.: Ein Patellaersatz ist gesondert zu kodieren (5-822.8 ff.)

5-822.c ↔ Interpositionelles nicht verankertes Implantat
Hinw.: Die Resektion des erkrankten Meniskus ist im Kode enthalten

** 5-822.f Implantation eines endoprothetischen Gelenkersatzes ohne Bewegungsfunktion
Inkl.: Arthrodesemodule

** 5-822.g Bikondyläre Oberflächenersatzprothese
Inkl.: Verwendung von Wedges
Hinw.: Ein Patellaersatz ist gesondert zu kodieren (5-822.8 ff.)

** 5-822.h Femoral und tibial schaftverankerte Prothese
Hinw.: Ein Patellaersatz ist gesondert zu kodieren (5-822.8 ff.)
Bei einseitiger Schaftverankerung ist eine bikondyläre Oberflächenersatzprothese (5-822.g ff.) zu kodieren

** 5-822.j Endoprothese mit erweiterter Beugefähigkeit
[6. Stelle: 1,2]
Exkl.: Implantation einer unikondylären Schlittenprothese (5-822.0 ff.)
Hinw.: Ein Patellaersatz ist gesondert zu kodieren (5-822.8 ff.)
Die erweiterte Beugefähigkeit entspricht einer Beugefähigkeit von mindestens 130 Grad

** 5-822.k Bikompartimentelle Teilgelenkersatzprothese
Hinw.: Ein Patellaersatz ist gesondert zu kodieren (5-822.8 ff.)

** 5-822.x Sonstige

5-822.y N.n.bez.

5-823 Revision, Wechsel und Entfernung einer Endoprothese am Kniegelenk

Exkl.: Implantation einer Endoprothese nach vorheriger Explantation in gesonderter Sitzung (5-822 ff. mit 5-829.n)

Hinw.: Eine durchgeführte Spongiosaplastik ist gesondert zu kodieren (5-784 ff.)
Die zusätzliche Verwendung von Osteosynthesematerial ist gesondert zu kodieren (5-786 ff.)
Komplexe Wechseloperationen z.B. mit Knochenersatz oder mit Ersatz benachbarter Gelenke sind gesondert zu kodieren (5-829.b)
Die Verwendung einer Tumorendoprothese ist gesondert zu kodieren (5-829.c)
Die Verwendung einer hypoallergenen Prothese ist gesondert zu kodieren (5-829.e)
Ein durchgeführter alloplastischer Knochenersatz ist gesondert zu kodieren (5-785 ff.)
Der (Teil-)Wechsel in eine CAD-CAM-Prothese ist mit dem jeweiligen Kode für den (Teil-)Wechsel der Endoprothese und den Zusatzkodes 5-829.m oder 5-829.p zu kodieren
Die Verwendung einer beschichteten Endoprothese ist gesondert zu kodieren (5-829.j ff.)
Die Verwendung einer vollkeramischen Endoprothese ist gesondert zu kodieren (5-829.q)

5-823.0 ↔ Revision (ohne Wechsel)

5-823.1 Wechsel einer unikondylären Schlittenprothese
Hinw.: Ein Patellaersatz ist gesondert zu kodieren (5-822.8 ff., 5-823.5 ff.)

.10 ↔ In unikondyläre Oberflächenprothese, nicht zementiert
.11 ↔ In unikondyläre Oberflächenprothese zementiert
.19 ↔ Inlaywechsel
.1a ↔ In bikondyläre Oberflächenprothese, nicht zementiert
.1b ↔ In bikondyläre Oberflächenprothese, zementiert
.1c ↔ In bikondyläre Oberflächenprothese, hybrid (teilzementiert)
.1d ↔ In femoral und tibial schaftverankerte Prothese, nicht zementiert
.1e ↔ In femoral und tibial schaftverankerte Prothese, zementiert
.1f ↔ In femoral und tibial schaftverankerte Prothese, hybrid (teilzementiert)
.1x ↔ Sonstige

5-823.2 Wechsel einer bikondylären Oberflächenersatzprothese
Hinw.: Ein Patellaersatz ist gesondert zu kodieren (5-822.8 ff., 5-823.5 ff.)

.20 ↔ Typgleich
.21 ↔ In eine andere Oberflächenersatzprothese, nicht zementiert
.22 ↔ In eine andere Oberflächenersatzprothese, (teil-)zementiert
.25 ↔ In eine Sonderprothese, nicht zementiert
.26 ↔ In eine Sonderprothese, (teil-)zementiert
.27 ↔ Inlaywechsel
.28 ↔ Teilwechsel Femurteil
.29 ↔ Teilwechsel Tibiateil
.2a ↔ In eine femoral und tibial schaftverankerte Prothese, nicht zementiert
.2b ↔ In eine femoral und tibial schaftverankerte Prothese, (teil-)zementiert
.2x ↔ Sonstige

5-823.4 Wechsel einer Sonderprothese
Hinw.: Ein Patellaersatz ist gesondert zu kodieren (5-822.8 ff., 5-823.5 ff.)

.40 ↔ Typgleich
.41 ↔ Teilwechsel Femurteil
Inkl.: Kopplungselement
.42 ↔ Teilwechsel Tibiateil
Inkl.: Kopplungselement
.43 ↔ Teilwechsel Kopplungselement
.4x ↔ Sonstige

5-823.5 Wechsel eines Patellaersatzes
Hinw.: Bei liegender Knieendoprothese ist die Revision (ohne Wechsel) derselben nicht gesondert zu kodieren

.50 ↔ In Patellarückfläche, nicht zementiert
.51 ↔ In Patellarückfläche, zementiert
.52 ↔ In patellofemoralen Ersatz, nicht zementiert
.53 ↔ In patellofemoralen Ersatz, (teil-)zementiert
.54 ↔ In Ersatz der femoralen Gleitfläche, nicht zementiert
.55 ↔ In Ersatz der femoralen Gleitfläche, zementiert

5-823.6 ↔ Entfernung einer unikondylären Schlittenprothese

5-823.7 ↔ Entfernung einer bikondylären Oberflächenersatzprothese

5-823.9 ↔ Entfernung eines Patellaersatzes

5-823.a ↔ Entfernung einer Sonderprothese

5-823.b Wechsel einer Endoprothese mit erweiterter Beugefähigkeit
Hinw.: Ein Patellaersatz ist gesondert zu kodieren (5-822.8 ff., 5-823.5 ff.)
Die erweiterte Beugefähigkeit entspricht einer Beugefähigkeit von mindestens 130 Grad

.b0 ↔ Nur Inlaywechsel
.b7 ↔ In eine Sonderprothese, nicht zementiert
.b8 ↔ In eine Sonderprothese, (teil-)zementiert
.b9 ↔ In eine Endoprothese mit erweiterter Beugefähigkeit (teil-)zementiert
.ba ↔ In eine femoral und tibial schaftverankerte Prothese, nicht zementiert
.bb ↔ In eine femoral und tibial schaftverankerte Prothese, (teil-)zementiert
.bx ↔ Sonstige

5-823.c ↔ Wechsel eines interpositionellen nicht verankerten Implantates

5-823.d ↔ Entfernung einer Endoprothese mit erweiterter Beugefähigkeit

5-823.e ↔ Entfernung eines interpositionellen nicht verankerten Implantates

5-823.f Wechsel einer bikompartimentellen Teilgelenkersatzprothese
Hinw.: Ein Patellaersatz ist gesondert zu kodieren (5-822.8 ff., 5-823.5 ff.)

.f0 ↔ Nur Inlaywechsel
.f1 ↔ Teilwechsel Tibiateil
.f2 ↔ Teilwechsel Femurteil
.fd ↔ In eine bikompartimentelle Teilgelenkersatzprothese
.fe ↔ In eine bikondyläre Oberflächenprothese, nicht zementiert
.ff ↔ In eine bikondyläre Oberflächenprothese, (teil-)zementiert
.fg ↔ In eine femoral und tibial schaftverankerte Prothese, nicht zementiert
.fh ↔ In eine femoral und tibial schaftverankerte Prothese, (teil-)zementiert
.fx ↔ Sonstige

5-823.g ↔ Entfernung einer bikompartimentellen Teilgelenkersatzprothese

5-823.h Wechsel eines endoprothetischen Gelenkersatzes ohne Bewegungsfunktion
Inkl.: Arthrodesemodule

.h0 ↔ (Teil-)Wechsel ohne Wiederherstellung der Gelenkfunktion
.h1 ↔ (Teil-)Wechsel mit Wiederherstellung der Gelenkfunktion

5-823.j ↔ Entfernung eines endoprothetischen Gelenkersatzes ohne Bewegungsfunktion

5-823.k Wechsel einer femoral und tibial schaftverankerten Prothese
Hinw.: Ein Patellaersatz ist gesondert zu kodieren (5-822.8 ff., 5-823.5 ff.)

.k0 ↔ Typgleich
.k1 ↔ In eine andere femoral und tibial schaftverankerte Prothese, nicht zementiert
.k2 ↔ In eine andere femoral und tibial schaftverankerte Prothese, (teil-)zementiert
.k3 ↔ In eine Sonderprothese, nicht zementiert
.k4 ↔ In eine Sonderprothese, (teil-)zementiert
.k5 ↔ Teilwechsel Femurteil
Inkl.: Kopplungselement
.k6 ↔ Teilwechsel Tibiateil
Inkl.: Kopplungselement
.k7 ↔ Teilwechsel Kopplungselement
.kx ↔ Sonstige

5-823.m ↔ Entfernung einer femoral und tibial schaftverankerten Prothese

5-823.x ↔ Sonstige

5-823.y N.n.bez.

5-824 Implantation einer Endoprothese an Gelenken der oberen Extremität

Exkl.: Implantation eines Humerusersatzes (5-828 ff.)

Hinw.: Eine durchgeführte Spongiosaplastik ist gesondert zu kodieren (5-784 ff.)
Die zusätzliche Verwendung von Osteosynthesematerial ist gesondert zu kodieren (5-786 ff.)
Die komplexe Erstimplantation einer Endoprothese z.B. mit Knochenersatz oder mit Ersatz benachbarter Gelenke ist gesondert zu kodieren (5-829.a)
Die Verwendung einer Tumorendoprothese ist gesondert zu kodieren (5-829.c)
Die Verwendung einer hypoallergenen Prothese ist gesondert zu kodieren (5-829.e)
Die Implantation einer Endoprothese nach vorheriger Explantation ist gesondert zu kodieren (5-829.n)
Ein durchgeführter alloplastischer Knochenersatz ist gesondert zu kodieren (5-785 ff.)
Eine durchgeführte Rekonstruktion eines knöchernen Glenoiddefektes ist gesondert zu kodieren (5-829.r)

5-824.0 Teilprothese im Bereich des proximalen Humerus
- .00 ↔ Oberflächenersatzprothese
- .01 ↔ Humeruskopfprothese
- .0x ↔ Sonstige

5-824.1 ↔ Glenoidprothese

5-824.2 Totalendoprothese Schultergelenk
- .20 ↔ Konventionell (nicht invers)
- .21 ↔ Invers

5-824.3 ↔ Radiuskopfprothese

5-824.4 Totalendoprothese Ellenbogengelenk, gekoppelt
- .40 ↔ Humeroulnargelenk, ohne Ersatz des Radiuskopfes
- .41 ↔ Humeroulnargelenk, mit Ersatz des Radiuskopfes

5-824.5 Totalendoprothese Ellenbogengelenk, ungekoppelt
- .50 ↔ Humeroulnargelenk, ohne Ersatz des Radiuskopfes
- .51 ↔ Humeroulnargelenk, mit Ersatz des Radiuskopfes
- .52 ↔ Humeroradialgelenk

5-824.6 Teilprothese im Bereich des distalen Humerus
- .60 ↔ Oberflächenersatzprothese
  Inkl.: Teilersatz der distalen Humerusgelenkfläche
- .61 ↔ Schaftverankerte Prothese

5-824.7 Ulnakopfprothese
- .70 ↔ Ohne Kopplung am Radius
- .71 ↔ Mit Kopplung am Radius

5-824.8 ↔ Handgelenkendoprothese

5-824.9 Fingergelenkendoprothese
- .90 ↔ Eine Endoprothese
- .91 ↔ Zwei Endoprothesen
- .92 ↔ Drei Endoprothesen
- .93 ↔ Vier Endoprothesen
- .94 ↔ Fünf Endoprothesen
- .95 ↔ Sechs oder mehr Endoprothesen

5-824.a ↔ Daumensattelgelenkendoprothese

5-824.x ↔ Sonstige

5-824.y N.n.bez.

5-825 Revision, Wechsel und Entfernung einer Endoprothese an Gelenken der oberen Extremität

Exkl.: Implantation einer Endoprothese nach vorheriger Explantation in gesonderter Sitzung (5-824 ff. mit 5-829.n)

Hinw.: Eine durchgeführte Spongiosaplastik ist gesondert zu kodieren (5-784 ff.)
Die zusätzliche Verwendung von Osteosynthesematerial ist gesondert zu kodieren (5-786 ff.)
Komplexe Wechseloperationen z.B. mit Knochenersatz oder mit Ersatz benachbarter Gelenke sind gesondert zu kodieren (5-829.b)
Die Verwendung einer Tumorendoprothese ist gesondert zu kodieren (5-829.c)
Ein durchgeführter alloplastischer Knochenersatz ist gesondert zu kodieren (5-785 ff.)
Eine durchgeführte Rekonstruktion eines knöchernen Glenoiddefektes ist gesondert zu kodieren (5-829.r)

5-825.0 Revision (ohne Wechsel)
- .00 ↔ Schultergelenk
- .01 ↔ Ellenbogengelenk
- .02 ↔ Handgelenk
- .03 ↔ Daumensattelgelenk
- .04 ↔ Fingergelenk

5-825.1 Wechsel einer Humeruskopfprothese
- .10 ↔ In eine Humeruskopfprothese
- .11 ↔ In eine Totalendoprothese Schultergelenk, konventionell
- .12 ↔ In eine Totalendoprothese Schultergelenk, invers
- .1x ↔ Sonstige

5-825.2 Wechsel einer Totalendoprothese Schultergelenk
- .20 ↔ In eine Totalendoprothese, konventionell
- .21 ↔ In eine Totalendoprothese, invers
- .2x ↔ Sonstige

5-825.3 ↔ Wechsel einer Radiuskopfprothese

5-825.4 ↔ Wechsel einer Totalendoprothese Ellenbogengelenk

5-825.5 ↔ Wechsel einer Handgelenkendoprothese

5-825.6 ↔ Wechsel einer Fingergelenkendoprothese

5-825.7 ↔ Entfernung einer Humeruskopfprothese
Inkl.: Debridement

5-825.8 ↔ Entfernung einer Totalendoprothese Schultergelenk
Inkl.: Debridement

5-825.9 ↔ Entfernung einer Radiuskopfprothese
Inkl.: Debridement

5-825.a ↔ Entfernung einer Totalendoprothese Ellenbogengelenk
Inkl.: Debridement

5-825.b ↔ Entfernung einer Handgelenkendoprothese
Inkl.: Debridement

5-825.c ↔ Entfernung einer Fingergelenkendoprothese

5-825.d ↔ Wechsel einer Daumensattelgelenkendoprothese

5-825.e ↔ Entfernung einer Daumensattelgelenkendoprothese

5-825.f ↔ Wechsel einer Oberflächenersatzprothese am proximalen Humerus

5-825.g ↔ Entfernung einer Oberflächenersatzprothese am proximalen Humerus

5-825.h ↔ Wechsel einer Glenoidprothese

5-825.j ↔ Entfernung einer Glenoidprothese

5-825.k Teilwechsel einer Totalendoprothese Schultergelenk
- .k0 ↔ Glenoidteil
- .k1 ↔ Humerusteil
- .kx ↔ Sonstige Teile
  Inkl.: Verbindungen zwischen Humerus und Glenoid, Inlay

5-825.m Wechsel einer Teilprothese im Bereich des distalen Humerus

.m0 ↔ In eine Oberflächenersatzprothese

Inkl.: Teilersatz der distalen Humerusgelenkfläche

.m1 ↔ In eine schaftverankerte Prothese

.m2 ↔ In eine gekoppelte Totalendoprothese am Humeroulnargelenk, ohne Ersatz des Radiuskopfes

.m3 ↔ In eine gekoppelte Totalendoprothese am Humeroulnargelenk, mit Ersatz des Radiuskopfes

.m4 ↔ In eine ungekoppelte Totalendoprothese am Humeroulnargelenk, ohne Ersatz des Radiuskopfes

.m5 ↔ In eine ungekoppelte Totalendoprothese am Humeroulnargelenk, mit Ersatz des Radiuskopfes

.m6 ↔ In eine Totalendoprothese am Humeroradialgelenk

5-825.n ↔ Entfernung einer Teilprothese im Bereich des distalen Humerus

5-825.p Wechsel einer Ulnakopfprothese

.p0 ↔ In eine Ulnakopfprothese ohne Kopplung am Radius

.p1 ↔ In eine Ulnakopfprothese mit Kopplung am Radius

5-825.q ↔ Entfernung einer Ulnakopfprothese

5-825.x ↔ Sonstige

5-825.y N.n.bez.

5-826 Implantation einer Endoprothese an Gelenken der unteren Extremität

Hinw.: Eine durchgeführte Spongiosaplastik ist gesondert zu kodieren (5-784 ff.)
Die zusätzliche Verwendung von Osteosynthesematerial ist gesondert zu kodieren (5-786 ff.)
Die komplexe Erstimplantation einer Endoprothese z.B. mit Knochenersatz oder mit Ersatz benachbarter Gelenke ist gesondert zu kodieren (5-829.a)
Die Verwendung einer Tumorendoprothese ist gesondert zu kodieren (5-829.c)
Die Implantation einer Endoprothese nach vorheriger Explantation ist gesondert zu kodieren (5-829.n)
Ein durchgeführter alloplastischer Knochenersatz ist gesondert zu kodieren (5-785 ff.)

5-826.0 Sprunggelenkendoprothese

.00 ↔ Nicht zementiert

.01 ↔ Zementiert

5-826.1 ↔ Fußwurzelendoprothese

5-826.2 ↔ Vorfuß- oder Zehenendoprothese

5-826.x ↔ Sonstige

5-826.y N.n.bez.

5-827 Revision, Wechsel und Entfernung einer Endoprothese an Gelenken der unteren Extremität

Hinw.: Eine durchgeführte Spongiosaplastik ist gesondert zu kodieren (5-784 ff.)
Die zusätzliche Verwendung von Osteosynthesematerial ist gesondert zu kodieren (5-786 ff.)
Komplexe Wechseloperationen z.B. mit Knochenersatz oder mit Ersatz benachbarter Gelenke sind gesondert zu kodieren (5-829.b)
Die Verwendung einer Tumorendoprothese ist gesondert zu kodieren (5-829.c)
Ein durchgeführter alloplastischer Knochenersatz ist gesondert zu kodieren (5-785 ff.)

5-827.0 ↔ Revision (ohne Wechsel)

5-827.1 Wechsel einer Sprunggelenkendoprothese

.10 ↔ In Sprunggelenkendoprothese, nicht zementiert

.11 ↔ In Sprunggelenkendoprothese, zementiert

.12 ↔ Teilwechsel Tibiateil

.13 ↔ Teilwechsel Gleitkern

.14 ↔ Teilwechsel Talusteil

.1x ↔ Sonstige

5-827.2 ↔ Wechsel einer Fußwurzelendoprothese

5-827.3 ↔ Wechsel einer Vorfuß- oder Zehenendoprothese

5-827.5 ↔ Entfernung einer Sprunggelenkendoprothese
Inkl.: Debridement

5-827.6 ↔ Entfernung einer Fußwurzelendoprothese
Inkl.: Debridement

5-827.7 ↔ Entfernung einer Vorfuß- oder Zehenendoprothese
Inkl.: Debridement

5-827.x ↔ Sonstige

5-827.y N.n.bez.

5-828 Implantation, Revision, Wechsel und Entfernung eines Knochenteilersatzes und Knochentotalersatzes
Hinw.: Bei der Verwendung von alloplastischem Knochenersatz sind das verwendete Material und die Lokalisation gesondert zu kodieren (5-785 ff.)
Der endoprothetische Gelenkersatz ist jeweils gesondert zu kodieren (5-82)
Die Verwendung einer Tumorendoprothese ist gesondert zu kodieren (5-829.c)

5-828.0 Implantation eines Knochenteilersatzes
Hinw.: Mit diesem Kode ist der erste Operationsschritt im Rahmen der Implantation einer Endo-Exo-Prothese zu kodieren. Das Einbringen des Konnektors für eine Endo-Exo-Prothese (zweiter Operationsschritt) ist mit dem Kode 5-869.3 zu kodieren

5-828.1 Implantation eines Knochentotalersatzes
.10 ↔ Femur
.11 ↔ Humerus
.1x ↔ Sonstige

5-828.2 Revision eines Knochenersatzes ohne Wechsel

5-828.3 Wechsel eines Knochenteilersatzes

5-828.4 Wechsel eines Knochentotalersatzes
.40 ↔ Femur
.41 ↔ Humerus
.4x ↔ Sonstige

5-828.5 Entfernung eines Knochenteilersatzes

5-828.6 Entfernung eines Knochentotalersatzes
.60 ↔ Femur
.61 ↔ Humerus
.6x ↔ Sonstige

5-828.7 Implantation eines Stimulators für das Knochenwachstum
.70 Biochemischer Stimulator
.7x Sonstige

5-828.8 Implantation eines präformierten Knochenteilersatzes am Becken

5-828.x Sonstige

5-828.y N.n.bez.

5-829 Andere gelenkplastische Eingriffe
Exkl.: Resektionsarthroplastik an Gelenken der Hand (5-847 ff.)

5-829.0 Arthroplastik am Hüftgelenk mit Osteotomie des Beckens
.00 ↔ Einfache Osteotomie
.01 ↔ Tripelosteotomie
.0x ↔ Sonstige

5-829.1 ↔ Pfannendachplastik am Hüftgelenk
Hinw.: Eine Pfannendachplastik am Hüftgelenk liegt vor, wenn durch Anlagerung von Knochen eine Verbesserung der Überdachung des Hüftgelenkes erreicht wird. Dieser Kode ist nicht anzugeben bei Verschluss oder bei Verfüllung von iatrogen geschaffenen Knochendefekten mit ortsständigem Gewebe oder ausschließlicher Verfüllung von Geröllzysten
Eine durchgeführte Spongiosaplastik ist gesondert zu kodieren (5-784.0 ff., 5-784.7 ff.)
Ein durchgeführter alloplastischer Knochenersatz ist gesondert zu kodieren (5-785 ff.)

5-829.2 ↔ Girdlestone-Resektion am Hüftgelenk, primär

5-829.3 ↔ Resektionsarthroplastik am Schultergelenk
Inkl.: Interposition

5-829.4 ↔ Resektionsarthroplastik am Ellenbogengelenk
Inkl.: Interposition

5-829.5 ↔ Resektionsarthroplastik am Handgelenk
Inkl.: Interposition
Hinw.: Die temporäre Fixation am Handgelenk ist gesondert zu kodieren (5-809.2 ff., 5-809.4 ff.)
Die Entnahme von Sehnengewebe zur Transplantation ist gesondert zu kodieren (5-852.f ff.)
Die (partielle) Transposition einer Sehne ist gesondert zu kodieren (5-840.c ff., 5-854.23)

5-829.6 ↔ Resektionsarthroplastik am Kniegelenk
Inkl.: Interposition

5-829.7 ↔ Resektionsarthroplastik am Sprunggelenk
Inkl.: Interposition

5-829.8 ↔ Resektionsarthroplastik an Gelenken des Fußes
Inkl.: Interposition
Exkl.: Resektionsarthroplastik an Metatarsale und Phalangen des Fußes (5-788 ff.)

5-829.9 Einbringen von Abstandshaltern (z.B. nach Entfernung einer Endoprothese)

5-829.a Komplexe Erstimplantation einer Gelenkendoprothese in Verbindung mit Knochenersatz und/oder dem Ersatz benachbarter Gelenke
Hinw.: Dieser Kode ist ein Zusatzkode. Die durchgeführten Eingriffe sind einzeln zu kodieren

5-829.b Komplexe Wechseloperationen einer Gelenkendoprothese in Verbindung mit Knochenersatz und/oder dem Ersatz benachbarter Gelenke
Hinw.: Dieser Kode ist ein Zusatzkode. Die durchgeführten Eingriffe sind einzeln zu kodieren

5-829.c Implantation oder Wechsel einer Tumorendoprothese
Inkl.: Implantation oder Wechsel eines Diaphysen-Implantates bei bösartiger Neubildung
Hinw.: Dieser Kode ist ein Zusatzkode
Er ist ausschließlich zu verwenden für Implantation oder Wechsel von metallischem Knochen- bzw. Gelenkersatz nach Resektion von primären und sekundären malignen Knochentumoren
Der metallische Knochen- bzw. Gelenkersatz entspricht der Länge und Dicke des entfernten Knochens

5-829.e Verwendung von hypoallergenem Knochenersatz- und/oder Osteosynthesematerial
Inkl.: Titan
Hinw.: Dieser Kode ist ein Zusatzkode. Die durchgeführten Eingriffe sind gesondert zu kodieren

5-829.f Wechsel von Abstandshaltern

5-829.g Entfernung von Abstandshaltern

5-829.h ↔ Pfannenbodenplastik am Hüftgelenk
Hinw.: Dieser Kode ist anzugeben bei Augmentation des Pfannenlagers und dadurch erfolgter Rekonstruktion des Drehzentrums (z.B. bei Protrusionskoxarthrose) unter Verwendung von Knochen(ersatz)gewebe. Dieser Kode ist nicht anzugeben bei Verschluss oder Verfüllung von iatrogen geschaffenen Knochendefekten mit ortsständigem Gewebe, ausschließlicher Verfüllung von Geröllzysten, Verwendung von zementierten Pfannenprothesen oder ausschließlicher Vertiefungsfräsung zur Schaffung eines Prothesenbettes
Eine durchgeführte Spongiosaplastik ist gesondert zu kodieren (5-784.0 ff., 5-784.7 ff.)
Ein durchgeführter alloplastischer Knochenersatz ist gesondert zu kodieren (5-785 ff.)

5-829.j Verwendung von beschichteten Endoprothesen oder beschichteten Abstandhaltern
Hinw.: Diese Kodes sind Zusatzkodes. Die durchgeführten Eingriffe sind gesondert zu kodieren

.j0 Mit Medikamentenbeschichtung
Inkl.: Antibiotikabeschichtung

.jx Mit sonstiger Beschichtung
Inkl.: Hydroxylapatitbeschichtung, Silberbeschichtung

5-829.k Implantation einer modularen Endoprothese oder (Teil-)Wechsel in eine modulare Endoprothese bei knöcherner Defektsituation und ggf. Knochen(teil)ersatz
Inkl.: Implantation einer modularen Endoprothese oder (Teil-)Wechsel in eine modulare Endoprothese mit Arthrodesemodul oder Kopplungselement bei knöcherner Defektsituation und ggf. Knochen(teil)ersatz
Exkl.: Implantation oder Wechsel einer Tumorendoprothese bei primären oder sekundären malignen Knochentumoren, wobei das Implantat der Länge und Dicke des resezierten Knochens entspricht (5-829.c)
Hinw.: Diese Kodes sind Zusatzkodes. Die durchgeführten Eingriffe sind gesondert zu kodieren

Bei einer modularen Endoprothese muss eine gelenkbildende oder gelenkersetzende Implantatkomponente aus mindestens 3 der nachfolgend genannten metallischen Einzel(bau)teilen bestehen, die in ihrer Kombination die mechanische Bauteilsicherheit der gesamten Prothese gewährleisten: Schaft, Verlängerungshülse, Halsteil, Pfanne, (Stütz-)Schale, Rekonstruktionsring, Sicherungs- und Sicherheitselemente (Dehnschraube, (Ab-)Scherstift, Abreißschrauben, Schrauben mit Schraubenkopfantrieb, Schraubenverbindungen mit drehmomentgesteuertem (und drehwinkelgesteuertem) Anziehen), Kopplungselement, Einzel(bau)teile eines Arthrodesemoduls, Augment, Wedge, Sleeve, Liner und/oder Exzenterscheibe
Kopplungselemente und Arthrodesemodule werden nur einer gelenkbildenden oder gelenkersetzenden Komponente zugeordnet
Der Aufsteckkopf der Endoprothese und Schrauben, die ausschließlich der Verankerung der Endoprothese im Knochen dienen, werden nicht mitgezählt
Eine alleinige Osteoporose ohne pathologische Fraktur (ICD-10-GM-Kode M81.-) ist keine knöcherne Defektsituation. Ebenfalls keine knöcherne Defektsituation liegt bei einer operationsbedingten Resektion eines gelenktragenden Anteils vor
Der knöcherne Defekt muss an der knöchernen Struktur lokalisiert sein, an der der modulare Teil der Prothese implantiert wird
Ein Teilwechsel ist der Wechsel einer kompletten gelenkbildenden Komponente

.k0 Pfannenkomponente

.k1 Schaftkomponente ohne eine dem Knochendefekt entsprechende Länge und Dicke
Hinw.: Bei zweiseitiger Schaftverankerung ist der Kode nur einmal anzugeben

.k2 Schaftkomponente mit einer dem Knochendefekt entsprechenden Länge und Dicke
Inkl.: Mega-Endoprothese
Hinw.: Bei zweiseitiger Schaftverankerung ist der Kode nur einmal anzugeben

.k3 Pfannen- und Schaftkomponente, Schaft ohne eine dem Knochendefekt entsprechende Länge und Dicke
Hinw.: Dieser Kode ist nur zu verwenden, wenn beide gelenkbildende Implantatkomponenten der Endoprothese modular sind

.k4 Pfannen- und Schaftkomponente, Schaft mit einer dem Knochendefekt entsprechenden Länge und Dicke
Inkl.: Mega-Endoprothese
Hinw.: Dieser Kode ist nur zu verwenden, wenn beide gelenkbildende Implantatkomponenten der Endoprothese modular sind

5-829.m Implantation von oder (Teil-)Wechsel in ein patientenindividuell angefertigtes Implantat bei knöcherner Defektsituation oder angeborener oder erworbener Deformität
Inkl.: Implantation von oder (Teil-)Wechsel in eine CAD-CAM-Prothese bei knöcherner Defektsituation oder angeborener oder erworbener Deformität
Exkl.: Implantation oder Wechsel einer Tumorendoprothese bei primären oder sekundären malignen Knochentumoren, wobei das Implantat der Länge und Dicke des resezierten Knochens entspricht (5-829.c)
Hinw.: Dieser Kode ist ein Zusatzkode. Die durchgeführten Eingriffe sind gesondert zu kodieren
Dieser Kode ist nicht anzuwenden bei der Implantation von oder dem (Teil-)Wechsel in patientenindividuell angefertigte Implantate bei Arthrosedeformitäten
Eine alleinige Osteoporose ohne pathologische Fraktur (ICD-10-GM-Kode M81.-) ist keine knöcherne Defektsituation. Ebenfalls keine knöcherne Defektsituation liegt bei einer operationsbedingten Resektion eines gelenktragenden Anteils vor
Ein Teilwechsel ist der Wechsel einer kompletten gelenkbildenden Komponente

5-829.n Implantation einer Endoprothese nach vorheriger Explantation
Exkl.: Einzeitiger Wechsel einer Endoprothese (5-821 ff., 5-823 ff., 5-825 ff., 5-827 ff., 5-828 ff.)
Hinw.: Dieser Kode ist ein Zusatzkode. Die durchgeführten Eingriffe sind gesondert zu kodieren

5-829.p Implantation von oder (Teil-)Wechsel in ein patientenindividuell angefertigtes Implantat ohne knöcherne Defektsituation oder angeborene oder erworbene Deformität
Inkl.: Implantation von oder (Teil-)Wechsel in eine CAD-CAM-Prothese ohne knöcherne Defektsituation oder angeborene oder erworbene Deformität
Hinw.: Dieser Kode ist ein Zusatzkode. Die durchgeführten Eingriffe sind gesondert zu kodieren
Ein Teilwechsel ist der Wechsel einer kompletten gelenkbildenden Komponente

5-829.q Verwendung einer vollkeramischen Endoprothese
Hinw.: Dieser Kode ist ein Zusatzkode. Die durchgeführten Eingriffe sind gesondert zu kodieren

5-829.r ↔ Rekonstruktion eines knöchernen Glenoiddefektes
Hinw.: Dieser Kode ist anzugeben bei Augmentation eines knöchernen glenoidalen Defektes und dadurch erfolgter Rekonstruktion des Drehzentrums bzw. Wiederherstellung des ursprünglichen Gelenkniveaus unter Verwendung von Knochen(ersatz)gewebe
Dieser Kode ist nicht anzugeben bei Verschluss oder Verfüllung von iatrogen geschaffenen Knochendefekten mit ortsständigem Gewebe, ausschließlicher Verfüllung von Geröllzysten, Verwendung von zementierten Pfannenprothesen oder ausschließlicher Vertiefungsfräsung zur Schaffung eines Prothesenbettes
Eine durchgeführte Spongiosaplastik ist gesondert zu kodieren (5-784.0 ff., 5-784.7 ff.)
Ein durchgeführter alloplastischer Knochenersatz ist gesondert zu kodieren (5-785 ff.)

5-829.x ↔ Sonstige

5-829.y N.n.bez.

5-83 Operationen an der Wirbelsäule

Exkl.: Operationen an Rückenmark, Rückenmarkhäuten und Spinalkanal (5-03)
Hinw.: Der offen chirurgische Zugang ist gesondert zu kodieren (5-030 ff., 5-031 ff., 5-032 ff.)
Aufwendige Gipsverbände sind gesondert zu kodieren (8-310 ff.)
Die computergestützte Planung von Wirbelsäulenoperationen ist zusätzlich zu kodieren (5-83w.2 ff.)

5-830 Inzision von erkranktem Knochen- und Gelenkgewebe der Wirbelsäule

5-830.0 Debridement

5-830.1 Sequesterotomie

5-830.2 Facettendenervation

5-830.3 Entfernung eines Fremdkörpers

5-830.4 Drainage

5-830.5 Revision einer Fistel

5-830.6 Revision einer Fistel mit Sequesterotomie

5-830.7 Einbringen eines Medikamententrägers

5-830.x Sonstige

5-830.y N.n.bez.

5-831 Exzision von erkranktem Bandscheibengewebe
Hinw.: Ein zusätzlicher Verschluss eines Bandscheibendefektes mit Implantat ist gesondert zu kodieren (5-839.g ff.)

5-831.0 Exzision einer Bandscheibe
Inkl.: Gleichzeitige Entfernung eines freien Sequesters

5-831.2 Exzision einer Bandscheibe mit Radikulodekompression

5-831.3 Exzision von extraforaminal gelegenem Bandscheibengewebe
Inkl.: Gleichzeitige Entfernung eines freien Sequesters

5-831.4 Exzision einer Bandscheibe, perkutan ohne Endoskopie

5-831.5 Exzision einer Bandscheibe, perkutan mit Endoskopie
Inkl.: Gleichzeitige Entfernung eines freien Sequesters

5-831.6 Reoperation bei Rezidiv
Hinw.: Hierunter ist der Eingriff an einer voroperierten Bandscheibe zu verstehen, nicht jedoch die Operation eines erneuten Bandscheibenvorfalls nach konservativer Behandlung

5-831.7 Reoperation mit Radikulolyse bei Rezidiv
Hinw.: Hierunter ist der Eingriff an einer voroperierten Bandscheibe zu verstehen, nicht jedoch die Operation eines erneuten Bandscheibenvorfalls nach konservativer Behandlung

5-831.8 Perkutane Volumenreduktion der Bandscheibe
Inkl.: Perkutane Laser-Diskdekompression, Chemonukleolyse, Coblation
Hinw.: Der Zugang ist hier nicht gesondert zu kodieren

5-831.9 Entfernung eines freien Sequesters ohne Endoskopie

5-831.a Entfernung eines freien Sequesters mit Endoskopie

5-831.x Sonstige

5-831.y N.n.bez.

5-832 **Exzision von erkranktem Knochen- und Gelenkgewebe der Wirbelsäule**

5-832.0 Spondylophyt

5-832.1 Wirbelkörper, partiell
Inkl.: Ausbohrung eines Wirbelkörpers

5-832.2 Wirbelkörper, total

5-832.3 Densresektion

5-832.4 Arthrektomie, partiell
Hinw.: Eine zugangsbedingte partielle Arthrektomie ist nicht gesondert zu kodieren

5-832.5 Arthrektomie, total

5-832.6 Unkoforaminektomie

5-832.7 Mehrere Wirbelsegmente (und angrenzende Strukturen)

5-832.8 Wirbelbogen

5-832.9 Wirbelbogen (und angrenzende Strukturen)

5-832.x Sonstige

5-832.y N.n.bez.

5-835 **Knochenersatz an der Wirbelsäule**
Hinw.: Diese Kodes sind zur Angabe eines zusätzlich durchgeführten Knochenersatzes zu verwenden
Die Durchführung einer Knochenmarkpunktion ist gesondert zu kodieren (5-410.00)

5-835.9 Transplantation von Spongiosa(spänen) oder kortikospongiösen Spänen (autogen)
Hinw.: Die Entnahme des Knochentransplantates ist gesondert zu kodieren (5-783)

5-835.a Verwendung von Knochenersatzmaterial aus Kollagenfasern
.a0 Ohne Anreicherung von Knochenwachstumszellen
.a1 Mit Anreicherung von Knochenwachstumszellen

5-835.b Verwendung von keramischem Knochenersatzmaterial
Inkl.: Verwendung von bioaktiver Glaskeramik
.b0 Ohne Anreicherung von Knochenwachstumszellen
.b1 Mit Anreicherung von Knochenwachstumszellen

5-835.c Verwendung von humaner demineralisierter Knochenmatrix
.c0 Ohne Anreicherung von Knochenwachstumszellen
.c1 Mit Anreicherung von Knochenwachstumszellen

5-835.d Verwendung von allogenem Knochentransplantat
.d0 Ohne Anreicherung von Knochenwachstumszellen
.d1 Mit Anreicherung von Knochenwachstumszellen

5-835.e Verwendung von xenogenem Knochentransplantat
Inkl.: Verwendung eines peptidverstärkten Knochentransplantates
.e0 Ohne Anreicherung von Knochenwachstumszellen
.e1 Mit Anreicherung von Knochenwachstumszellen

5-835.x Sonstige

5-835.y N.n.bez.

5-836 **Spondylodese**
Exkl.: Komplexe Rekonstruktion der Wirbelsäule
(5-837.1, 5-837.2, 5-837.3, 5-837.4, 5-837.5, 5-837.6, 5-837.7, 5-837.8, 5-837.9, 5-838 ff.)
Hinw.: Die Entnahme eines Knochenspanes ist gesondert zu kodieren (5-783 ff.)
Eine zusätzlich durchgeführte Osteosynthese oder eine dynamische Stabilisierung sind gesondert zu kodieren (5-83b ff.)
Die Art der verwendeten Knochenersatzmaterialien oder Knochentransplantate ist gesondert zu kodieren (5-835 ff.)
Ein zusätzlich durchgeführter Wirbelkörperersatz durch Implantat oder durch sonstige Materialien ist gesondert zu kodieren (5-837.0 ff., 5-837.a ff.)
Eine Spondylodese liegt nur bei Verwendung von Knochenersatzmaterialien oder Knochentransplantaten vor, nicht bei alleiniger Instrumentierung oder Osteosynthese (5-83b ff.)

5-836.3 Dorsal
.30 1 Segment
.31 2 Segmente
.32 3 bis 5 Segmente
.33 6 oder mehr Segmente

5-836.4 Dorsal und ventral kombiniert, interkorporal
Hinw.: Diese Kodes sind nur zu verwenden, wenn alle innerhalb einer Operation betroffenen Segmente sowohl dorsal als auch ventral versorgt wurden
Diese Kodes sind nicht zu verwenden, wenn innerhalb einer Operation
- neben kombiniert versorgten Segmenten auch Segmente nur dorsal und/oder nur ventral versorgt wurden. Dann sind sämtliche Segmente getrennt nach dorsal und ventral zu addieren und entsprechend zu kodieren (5-836.3 ff., 5-836.5 ff.)
- Segmente an unterschiedlichen Lokalisationen jeweils nur dorsal und nur ventral versorgt wurden. Dann sind sämtliche Segmente getrennt nach dorsal und ventral zu addieren und entsprechend zu kodieren (5-836.3 ff., 5-836.5 ff.)

.40 1 Segment
.41 2 Segmente
.42 3 bis 5 Segmente
.43 6 oder mehr Segmente

5-836.5 Ventral
.50 1 Segment
.51 2 Segmente
.53 3 bis 5 Segmente
.54 6 oder mehr Segmente

5-836.x Sonstige

5-836.y N.n.bez.

5-837 **Wirbelkörperersatz und komplexe Rekonstruktion der Wirbelsäule**
Hinw.: Eine zusätzlich durchgeführte Osteosynthese oder eine dynamische Stabilisierung sind gesondert zu kodieren (5-83b ff.)
Die zusätzliche Verwendung von Knochenersatzmaterialien oder Knochentransplantaten ist gesondert zu kodieren (5-835 ff.)
Die Entnahme eines Knochenspanes ist gesondert zu kodieren (5-783 ff.)

5-837.0 Wirbelkörperersatz durch Implantat
Inkl.: (Stufenlos) (distrahierbarer) Wirbelkörperersatz mit osteosynthetischer Fixierung
Exkl.: Wirbelkörperersatz durch sonstige Materialien (5-837.a ff.)
Hinw.: Diese Kodes gelten für Implantate mit einer durchgehenden vertikalen Lastabstützung von der Endplatte zur Deckplatte über die Strecke von mindestens einem Wirbelkörper (entsprechend bei mehreren Wirbelkörpern, Anzahl siehe 6. Stelle) und den jeweils anschließenden oberen und unteren Bandscheiben
.00 1 Wirbelkörper
.01 2 Wirbelkörper
.02 3 Wirbelkörper
.04 4 Wirbelkörper
.05 5 oder mehr Wirbelkörper

5-837.1 Vorderer Abstützspan ohne Korrektur

5-837.2 Vorderer Abstützspan mit Korrektur

5-837.3 Kyphektomie (z.B. nach Lindseth-Selzer)

5-837.4 Dorsale Korrektur ohne ventrales Release

5-837.5 Dorsale Korrektur mit ventralem Release

5-837.6 Dorsoventrale Korrektur

5-837.7 Kolumnotomie und polysegmentale dorsale Lordosierungsspondylodese (DLS) nach Zielke

5-837.8 Kolumnotomie und transpedikuläre Subtraktionsosteotomie (z.B. nach Thomasen oder Hsu-Yau-Leong)

5-837.9 Kolumnotomie und monosegmentale zervikothorakale Lordosierungsspondylodese (z.B. nach Mason, Urist oder Simmons)

5-837.a Wirbelkörperersatz durch sonstige Materialien
Inkl.: Knochenzement
Exkl.: Wirbelkörperersatz durch Implantat (5-837.0 ff.)

.a0 1 Wirbelkörper

.a1 2 Wirbelkörper

.a2 3 Wirbelkörper

.a3 4 oder mehr Wirbelkörper

5-837.x Sonstige

5-837.y N.n.bez.

5-838 Andere komplexe Rekonstruktionen der Wirbelsäule
Hinw.: Die Entnahme eines Knochenspanes ist gesondert zu kodieren (5-783 ff.)

5-838.0 Epiphyseodese, dorso-ventral (beim Kind)

5-838.1 Epiphyseodese mit dorsaler Wirbelfusion, unilateral (beim Kind)

5-838.2 Epiphyseodese mit dorsaler Wirbelfusion, bilateral (beim Kind)

5-838.3 Subkutane Harrington-Instrumentation (beim Kind)

5-838.9 Dorsal instrumentierte Korrekturspondylodese
Hinw.: Eine instrumentierte Korrekturspondylodese beinhaltet die Verwendung von Osteosynthesematerialien und das zusätzliche Einbringen von Knochenersatzmaterialien oder Knochentransplantaten (5-835 ff.)

.92 Nicht primärstabil, 3 bis 6 Segmente
Inkl.: Operation nach Harrington

.93 Nicht primärstabil, 7 bis 10 Segmente
Inkl.: Operation nach Harrington

.94 Nicht primärstabil, 11 oder mehr Segmente
Inkl.: Operation nach Harrington

.95 Primärstabil, 3 bis 6 Segmente
Inkl.: Operation nach Cotrel-Dubousset, Moss-Miami-System, Münsteraner Posteriores Doppelstabsystem, Universal-Spine-System, Xia-Spine-System
Hinw.: Dieser Kode darf nur bei korsettfreier Nachbehandlung verwendet werden

.96 Primärstabil, 7 bis 10 Segmente
Inkl.: Operation nach Cotrel-Dubousset, Moss-Miami-System, Münsteraner Posteriores Doppelstabsystem, Universal-Spine-System, Xia-Spine-System
Hinw.: Dieser Kode darf nur bei korsettfreier Nachbehandlung verwendet werden

.97 Primärstabil, 11 oder mehr Segmente
Inkl.: Operation nach Cotrel-Dubousset, Moss-Miami-System, Münsteraner Posteriores Doppelstabsystem, Universal-Spine-System, Xia-Spine-System
Hinw.: Dieser Kode darf nur bei korsettfreier Nachbehandlung verwendet werden

5-838.a Ventral instrumentierte Korrekturspondylodese
Hinw.: Eine instrumentierte Korrekturspondylodese beinhaltet die Verwendung von Osteosynthesematerialien und das zusätzliche Einbringen von Knochenersatzmaterialien oder Knochentransplantaten (5-835 ff.)

.a2 Nicht primärstabil, 3 bis 6 Segmente
Inkl.: Operation nach Zielke

.a3 Nicht primärstabil, 7 bis 10 Segmente
Inkl.: Operation nach Zielke

.a4 Nicht primärstabil, 11 oder mehr Segmente
Inkl.: Operation nach Zielke

.a5 Primärstabil, 3 bis 6 Segmente
Inkl.: Operation nach Kaneda, Halm-Zielke oder Hopf
Hinw.: Dieser Kode darf nur bei korsettfreier Nachbehandlung verwendet werden

.a6 Primärstabil, 7 bis 10 Segmente
Inkl.: Operation nach Kaneda, Halm-Zielke oder Hopf
Hinw.: Dieser Kode darf nur bei korsettfreier Nachbehandlung verwendet werden

.a7 Primärstabil, 11 oder mehr Segmente
Inkl.: Operation nach Kaneda, Halm-Zielke oder Hopf
Hinw.: Dieser Kode darf nur bei korsettfreier Nachbehandlung verwendet werden

5-838.b Dorsal und ventral kombinierte instrumentierte Korrekturspondylodese
Hinw.: Eine instrumentierte Korrekturspondylodese beinhaltet die Verwendung von Osteosynthesematerialien und das zusätzliche Einbringen von Knochenersatzmaterialien oder Knochentransplantaten (5-835 ff.)

.b0 Nicht primärstabil, 3 bis 6 Segmente

.b1 Nicht primärstabil, 7 bis 10 Segmente

.b2 Nicht primärstabil, 11 oder mehr Segmente

.b3 Primärstabil, 3 bis 6 Segmente
Hinw.: Dieser Kode darf nur bei korsettfreier Nachbehandlung verwendet werden

.b4 Primärstabil, 7 bis 10 Segmente
Hinw.: Dieser Kode darf nur bei korsettfreier Nachbehandlung verwendet werden

.b5 Primärstabil, 11 oder mehr Segmente
Hinw.: Dieser Kode darf nur bei korsettfreier Nachbehandlung verwendet werden

5-838.c Wachstumslenkende Epiphyseodese durch Klammern aus einer Form-Gedächtnis-Legierung [Shape Memory Alloy (SMA)-Staples]

.c0 1 Klammer

.c1 2 Klammern

.c2 3 Klammern

.c3 4 Klammern

.c4 5 Klammern

.c5 6 Klammern

.c6 7 Klammern

.c7 8 Klammern

.c8 9 Klammern

.c9 10 Klammern

.ca 11 Klammern

.cb 12 Klammern

.cc 13 oder mehr Klammern

5-838.d Korrektur einer Wirbelsäulendeformität durch Implantation von vertikalen expandierbaren prothetischen Titanrippen [VEPTR]
Hinw.: Die operative Verlängerung von vertikalen expandierbaren prothetischen Titanrippen ist gesondert zu kodieren (5-838.g)

.d0 1 Implantat

.d1 2 Implantate

.d2 3 Implantate

.d3 4 oder mehr Implantate

5-838.e Korrektur einer Wirbelsäulendeformität durch Implantation von extrakorporal expandierbaren Stangen

.e0 1 Implantat

.e1 2 Implantate

.e2 3 Implantate

.e3 4 oder mehr Implantate

5-838.f Korrektur einer Wirbelsäulendeformität durch Implantation eines mitwachsenden oder wachstumslenkenden Systems

.f0 Instrumentierung von bis zu 7 Wirbelkörpern mit Schrauben-Stab-System

.f1 Instrumentierung von mehr als 7 Wirbelkörpern mit Schrauben-Stab-System

.f2 Instrumentierung von bis zu 9 Wirbelkörpern mit Schrauben-Band-System

.f3 Instrumentierung von mehr als 9 Wirbelkörpern mit Schrauben-Band-System

5-838.g Operative Verlängerung von vertikalen expandierbaren prothetischen Titanrippen [VEPTR]

5-838.x Sonstige

5-838.y N.n.bez.

5-839 Andere Operationen an der Wirbelsäule
Hinw.: Die Verwendung eines Systems zur dynamischen Stabilisierung ist gesondert zu kodieren (5-83w.1)

5-839.0 Entfernung von Osteosynthesematerial

5-839.1 Implantation einer Bandscheibenendoprothese
- .10 1 Segment
- .11 2 Segmente
- .12 3 Segmente
- .13 4 oder mehr Segmente

5-839.2 Revision einer Bandscheibenendoprothese (ohne Wechsel)

5-839.3 Wechsel einer Bandscheibenendoprothese

5-839.4 Entfernung einer Bandscheibenendoprothese

5-839.5 Revision einer Wirbelsäulenoperation

5-839.6 Knöcherne Dekompression des Spinalkanals
Inkl.: Unterschneidende Dekompression
- .60 1 Segment
- .61 2 Segmente
- .62 3 Segmente
- .63 4 oder mehr Segmente

5-839.7 Release bei einer Korrektur von Deformitäten als erste Sitzung
Inkl.: Bei Skoliose

5-839.8 Komplexe Rekonstruktion mit Fusion (360 Grad), ventral und dorsal kombiniert
Inkl.: Bei Tumor, Spondylitis, Spondylolisthese mit Grad 3 oder 4 nach Meyerding, Spondyloptosen

5-839.9 Implantation von Material in einen Wirbelkörper ohne Verwendung eines Systems zur intravertebralen, instrumentellen Wirbelkörperaufrichtung
Inkl.: Vertebroplastie, Spongioplastie
Exkl.: Kyphoplastie (5-839.a ff.)
Hinw.: Der Zugang ist hier nicht gesondert zu kodieren
- .90 1 Wirbelkörper
- .91 2 Wirbelkörper
- .92 3 Wirbelkörper
- .93 4 oder mehr Wirbelkörper

5-839.a Implantation von Material in einen Wirbelkörper mit Verwendung eines Systems zur intravertebralen, instrumentellen Wirbelkörperaufrichtung
Inkl.: Kyphoplastie
Exkl.: Vertebroplastie, Spongioplastie (5-839.9 ff.)
Hinw.: Der Zugang ist hier nicht gesondert zu kodieren
- .a0 1 Wirbelkörper
- .a1 2 Wirbelkörper
- .a2 3 Wirbelkörper
- .a3 4 oder mehr Wirbelkörper

5-839.b Implantation eines interspinösen Spreizers
- .b0 1 Segment
- .b2 2 Segmente
- .b3 3 oder mehr Segmente

5-839.c Wechsel eines interspinösen Spreizers
- .c0 1 Segment
- .c2 2 Segmente
- .c3 3 oder mehr Segmente

5-839.d Entfernung eines interspinösen Spreizers
- .d0 1 Segment
- .d2 2 Segmente
- .d3 3 oder mehr Segmente

5-839.e Entnahme von Bandscheibenzellen zur Anzüchtung als selbständiger Eingriff
Hinw.: Dieser Kode ist nur anzugeben, wenn die Operation speziell zur Entnahme von Bandscheibenzellen erfolgte. Der Kode ist nicht zu verwenden, wenn die Entnahme von Bandscheibenzellen im Rahmen einer anderen Operation erfolgte

5-839.f Implantation von in vitro hergestellten Gewebekulturen in die Bandscheibe
Exkl.: Autogene matrixinduzierte Chondrozytentransplantation in die Bandscheibe (5-839.m ff.)
- .f0 1 Segment
- .f1 2 Segmente
- .f2 3 oder mehr Segmente

5-839.g Verschluss eines Bandscheibendefektes (Anulus) mit Implantat
Exkl.: Verschluss eines Bandscheibendefektes durch Naht (5-839.n ff.)
Hinw.: Die Exzision von erkranktem Bandscheibengewebe ist gesondert zu kodieren (5-831 ff.)
- .g0 1 Segment
- .g1 2 Segmente
- .g2 3 oder mehr Segmente

5-839.h Destruktion von knöchernem Gewebe durch Radiofrequenzablation, perkutan
Hinw.: Die Knochenbohrung und das bildgebende Verfahren sind im Kode enthalten
- .h0 1 Wirbelkörper
- .h1 2 Wirbelkörper
- .h2 3 Wirbelkörper
- .h3 4 oder mehr Wirbelkörper

5-839.j Augmentation der Bandscheibe (Nukleus) mit Implantat
- .j0 1 Segment
- .j1 2 Segmente
- .j2 3 oder mehr Segmente

5-839.k Spinöse Fixierung mit Implantat
Inkl.: Paraspinöse Fixierung mit Implantat
Paraspinöse Flexions- oder Extensionslimitierung mit Implantat
Exkl.: Implantation eines interspinösen Spreizers (5-839.b ff.)
- .k0 1 Segment
- .k1 2 Segmente
- .k2 3 oder mehr Segmente

5-839.m Autogene matrixinduzierte Chondrozytentransplantation in die Bandscheibe
- .m0 1 Segment
- .m1 2 Segmente
- .m2 3 oder mehr Segmente

5-839.n Verschluss eines Bandscheibendefektes durch Naht
Inkl.: Fixationsmaterial, Knochenanker
- .n0 1 Segment
- .n1 2 Segmente
- .n2 3 oder mehr Segmente

5-839.x Sonstige

5-839.y N.n.bez.

5-83a Minimalinvasive Behandlungsverfahren an der Wirbelsäule (zur Schmerztherapie)
Hinw.: Der Zugang ist hier nicht gesondert zu kodieren

5-83a.0 Facetten-Thermokoagulation oder Facetten-Kryodenervation
- .00 1 Segment
- .01 2 Segmente
- .02 3 oder mehr Segmente

5-83a.1 Thermomodulation der Bandscheibe
- .10 1 Segment
- .11 2 Segmente
- .12 3 oder mehr Segmente

5-83a.2 Thermokoagulation oder Kryodenervation des Iliosakralgelenkes

5-83a.x Sonstige

5-83a.y N.n.bez.

5-83b Osteosynthese (dynamische Stabilisierung) an der Wirbelsäule

Exkl.: Implantation einer Bandscheibenprothese (5-839.1 ff.)
Implantation von Material in einen Wirbelkörper ohne Verwendung eines Systems zur intravertebralen, instrumentellen Wirbelkörperaufrichtung (5-839.9 ff.)
Implantation von Material in einen Wirbelkörper mit Verwendung eines Systems zur intravertebralen, instrumentellen Wirbelkörperaufrichtung (5-839.a ff.)
Implantation eines interspinösen Spreizers (5-839.b ff.)

Hinw.: Bei Kombinationen von unter 5-83b genannten verschiedenen Verfahren (Implantate) während eines Eingriffs sind alle verschiedenen Verfahren (Implantate) einzeln zu kodieren.
Bei Verwendung gleicher Implantate an verschiedenen Abschnitten der Wirbelsäule während eines Eingriffs ist nur ein Kode für das jeweilige Verfahren (Implantat) mit Summierung der Anzahl aller versorgten Wirbelsäulensegmente anzugeben
Die durch eine Osteosynthese bedingte Fixation von Wirbelsegmenten ist im Kode enthalten, nur eine zusätzlich mit Knochen oder Knochenersatzmaterialien durchgeführte Spondylodese ist gesondert zu kodieren (5-836 ff.)
Eine zusätzlich durchgeführte Wirbelkörperresektion ist gesondert zu kodieren (5-832.1, 5-832.2)
Ein zusätzlich durchgeführter Wirbelkörperersatz durch Implantat oder durch sonstige Materialien ist gesondert zu kodieren (5-837.0 ff., 5-837.a ff.)
Eine zusätzlich durchgeführte Augmentation des Schraubenlagers ist gesondert zu kodieren (5-83w.0)
Die Transplantation von Spongiosa(spänen) oder kortikospongiösen Spänen (autogen) ist gesondert zu kodieren (5-835.9)
Die zusätzliche Verwendung von Knochenersatzmaterialien oder Knochentransplantaten ist gesondert zu kodieren (5-835.a ff., 5-835.b ff., 5-835.c ff., 5-835.d ff., 5-835.e ff.)
Die Verwendung von Systemen zur dynamischen Stabilisierung ist gesondert zu kodieren (5-83w.1)
Die Anzahl der Segmente ist in der 6. Stelle nach folgender Liste zu kodieren:
0 1 Segment
1 2 Segmente
2 3 Segmente
3 4 oder mehr Segmente

** 5-83b.0 Durch Drahtcerclage

** 5-83b.1 Durch Klammersystem

** 5-83b.2 Durch Schrauben

** 5-83b.3 Durch ventrales Schrauben-Platten-System

** 5-83b.4 Durch dorsales Schrauben-Platten-System

** 5-83b.5 Durch Schrauben-Stab-System
Hinw.: Die Anzahl der Segmente entspricht der Anzahl der mit einem oder mehreren Stäben überbrückten Segmente. Hierbei muss nicht jeder auf dieser Strecke liegende Wirbelkörper mit Pedikelschraube(n) besetzt sein

** 5-83b.6 Durch Hakenplatten

** 5-83b.7 Durch intervertebrale Cages
Inkl.: (Stufenlos) distrahierbare intervertebrale Cages, intervertebrale Cages mit osteosynthetischer Fixierung

** 5-83b.8 Durch Fixateur externe
Hinw.: Der Zugang ist hier nicht gesondert zu kodieren
Die Extension der Wirbelsäule ist gesondert zu kodieren (8-41)

** 5-83b.x Sonstige

5-83b.y N.n.bez.

5-83w Zusatzinformationen zu Operationen an der Wirbelsäule

5-83w.0 Augmentation des Schraubenlagers
Inkl.: Augmentation durch Composite-Material

5-83w.1 Dynamische Stabilisierung

5-83w.2 Computergestützte Planung von Wirbelsäulenoperationen

.20 Ohne Verwendung von patientenindividuell angepassten Implantaten oder Zielinstrumentarium

.21 Mit Verwendung von patientenindividuell angepassten Implantaten

.22 Mit Verwendung von patientenindividuell angepasstem Zielinstrumentarium

.23 Mit Verwendung von patientenindividuell angepassten Implantaten und Zielinstrumentarium

5-84 Operationen an der Hand

Exkl.: Operationen an Knochen der Hand (5-78, 5-79)
Operationen an Schleimbeuteln der Hand (5-859 ff.)
Operationen am Nagelorgan (5-898 ff.)
Amputation (5-863 ff.)
Replantation (5-860 ff.)
Revision eines Amputationsstumpfes (5-866 ff.)

Hinw.: Bei bereichsüberschreitenden Strukturen ist für die Kodierung der Operationsort ausschlaggebend. Wenn es zwei Operationsorte gibt, einen im Bereich der Hand und einen im Bereich des Unterarms, so ist sowohl der jeweilige Kode aus dem Bereich 5-84 als auch der jeweilige Kode aus dem Bereich 5-85 anzugeben. Die Grenze zu den Kodes aus dem Bereich 5-85 Operationen an Muskeln, Sehnen, Faszien und Schleimbeuteln ist die proximale Grenze des Handgelenks
Die durchgeführten Einzelmaßnahmen zur primären Versorgung komplexer Handverletzungen sind gesondert zu kodieren:
- Versorgung des Hautmantels (5-89)
- Versorgung der Muskulatur (5-843 ff.)
- Versorgung von Knochen und Gelenken (5-79)
- Versorgung von Sehnen (5-840 ff.)
- Versorgung von Nerven (5-04, 5-05)
- Versorgung der Gefäße (5-388 ff.)
- Versorgung von Faszien (5-842 ff.)

Einzeitige Mehrfacheingriffe an Mittelhand- und/oder Fingerstrahlen sind gesondert zu kodieren (5-86a.0 ff.)

5-840 Operationen an Sehnen der Hand

Exkl.: Synovialektomie an Sehnen und Sehnenscheiden der Hand (5-845.0 ff., 5-845.1 ff.)

Hinw.: Die temporäre Fixation eines Gelenkes ist gesondert zu kodieren (5-849.1)
Die Entnahme von Sehnengewebe zur Transplantation ist gesondert zu kodieren (5-852.f ff.)
Die Lokalisation ist in der 6. Stelle nach folgender Liste zu kodieren:
0 ↔ Beugesehnen Handgelenk
1 ↔ Beugesehnen Langfinger
2 ↔ Beugesehnen Daumen
3 ↔ Strecksehnen Handgelenk
4 ↔ Strecksehnen Langfinger
5 ↔ Strecksehnen Daumen
6 ↔ Sehnenscheiden Handgelenk
7 ↔ Sehnenscheiden Langfinger
8 ↔ Sehnenscheiden Daumen
9 ↔ Sehnenscheiden Hohlhand
x ↔ Sonstige

** 5-840.0 Inzision
Inkl.: Drainage, Fremdkörperentfernung

** 5-840.3 Sehnenfachspaltung

** 5-840.4 Debridement

** 5-840.5 Exzision
Inkl.: Entfernung von Sehnenknoten

** 5-840.6 Naht, primär

** 5-840.7 Naht, sekundär

** 5-840.8 Tenolyse

** 5-840.9 Tenodese
[6. Stelle: 0-5,x]

** 5-840.a Verlängerung
[6. Stelle: 0-5,x]

** 5-840.b Verkürzung
[6. Stelle: 0-5,x]

** 5-840.c (Partielle) Transposition
[6. Stelle: 0-5,x]

** 5-840.d Schaffung eines Transplantatlagers
[6. Stelle: 0-5,x]
Inkl.: Implantation eines Silikonstabes
Implantation eines Silastikkabels

** 5-840.e Transplantation
[6. Stelle: 0-5,x]

** 5-840.f Revision eines Implantates (ohne Wechsel)
[6. Stelle: 0-5,x]

** 5-840.g Wechsel eines Implantates
[6. Stelle: 0-5,x]

** 5-840.h Entfernung eines Implantates
[6. Stelle: 0-5,x]

** 5-840.k Sehnenplastik

** 5-840.m Sehnenkopplung
[6. Stelle: 0-5,x]

** 5-840.n Knöcherne Refixation
[6. Stelle: 0-5,x]
Inkl.: Refixation mit Metallanker

** 5-840.p Tenotomie, perkutan
[6. Stelle: 0-5,x]

** 5-840.q Tenotomie, offen chirurgisch
[6. Stelle: 0-5,x]

** 5-840.r Tenotomie, n.n.bez. Zugang
[6. Stelle: 0-5,x]

** 5-840.s Exploration

** 5-840.x Sonstige

5-840.y N.n.bez.

5-841 Operationen an Bändern der Hand
Hinw.: Die temporäre Fixation eines Gelenkes ist gesondert zu kodieren (5-849.1)
Die Entnahme von Sehnengewebe zur Transplantation ist gesondert zu kodieren (5-852.f ff.)
Die Lokalisation ist in der 6. Stelle nach folgender Liste zu kodieren:
0 ↔ Radiokarpalband
1 ↔ Retinaculum flexorum
2 ↔ Andere Bänder der Handwurzelgelenke
3 ↔ Bänder der Mittelhand
4 ↔ Bänder der Metakarpophalangealgelenke der Langfinger
5 ↔ Bänder des Metakarpophalangealgelenkes am Daumen
6 ↔ Bänder der Interphalangealgelenke der Langfinger
7 ↔ Bänder des Interphalangealgelenkes am Daumen
x ↔ Sonstige

** 5-841.0 Inzision
Inkl.: Drainage

** 5-841.1 Durchtrennung

** 5-841.2 Exzision, partiell

** 5-841.3 Exzision, total

** 5-841.4 Naht, primär

** 5-841.5 Naht, sekundär

** 5-841.6 Plastische Rekonstruktion mit autogenem Material

** 5-841.7 Plastische Rekonstruktion mit autogenem Material und interligamentärer Fixation

** 5-841.8 Plastische Rekonstruktion mit autogenem Material und transossärer Fixation

** 5-841.9 Entfernung eines Transplantates

** 5-841.a Knöcherne Refixation

** 5-841.x Sonstige

5-841.y N.n.bez.

5-842 Operationen an Faszien der Hohlhand und der Finger

Hinw.: Die temporäre Fixation eines Gelenkes ist gesondert zu kodieren (5-849.1)
Plastisch-chirurgische Maßnahmen wie die lokale Lappenplastik (z.B. Z-Plastik) oder die Hauttransplantation sind gesondert zu kodieren (5-902 ff., 5-903 ff.)
Die Lokalisation ist für die mit ** gekennzeichneten Kodes in der 6. Stelle nach folgender Liste zu kodieren:
0 ↔ Ein Finger
1 ↔ Mehrere Finger

5-842.0 ↔ Fasziotomie, offen chirurgisch

5-842.1 ↔ Fasziotomie, perkutan

5-842.2 ↔ Fasziektomie partiell, Hohlhand isoliert

5-842.3 ↔ Fasziektomie total, Hohlhand isoliert

** 5-842.4 Fasziektomie mit 1 Neurolyse

** 5-842.5 Fasziektomie mit mehreren Neurolysen

** 5-842.6 Fasziektomie mit 1 Neurolyse und 1 Arteriolyse

** 5-842.7 Fasziektomie mit mehreren Neurolysen und mehreren Arteriolysen

** 5-842.8 Fasziektomie mit Arthrolyse
Inkl.: Neurolyse und Arteriolyse

** 5-842.9 Exploration

** 5-842.a Einlegen eines Medikamententrägers

** 5-842.b Entfernen eines Medikamententrägers

5-842.x ↔ Sonstige
Inkl.: Resektion von Fingerknöchelpolstern [Knuckle pads]

5-842.y N.n.bez.

5-843 Operationen an Muskeln der Hand

5-843.0 ↔ Inzision
Inkl.: Drainage

5-843.1 ↔ Durchtrennung, partiell

5-843.2 ↔ Durchtrennung, total

5-843.3 ↔ Desinsertion

5-843.4 ↔ Exzision, partiell

5-843.5 ↔ Exzision, total

5-843.6 ↔ Naht

5-843.7 ↔ Reinsertion

5-843.8 ↔ Transposition

5-843.9 ↔ Transplantation

5-843.a ↔ Verlängerung

5-843.b ↔ Verkürzung

5-843.c ↔ Exploration

5-843.d ↔ Einlegen eines Medikamententrägers

5-843.e ↔ Entfernen eines Medikamententrägers

5-843.x ↔ Sonstige

5-843.y N.n.bez.

5-844 Operation an Gelenken der Hand
Exkl.: Operation am Handgelenk (5-800 ff.)
Arthroskopische Gelenkoperationen (5-81)
Hinw.: Die Lokalisation ist in der 6. Stelle nach folgender Liste zu kodieren:
0 ↔ Handwurzelgelenk, einzeln
1 ↔ Handwurzelgelenk, mehrere
2 ↔ Daumensattelgelenk
3 ↔ Metakarpophalangealgelenk, einzeln
4 ↔ Metakarpophalangealgelenk, mehrere
5 ↔ Interphalangealgelenk, einzeln
6 ↔ Interphalangealgelenk, mehrere, an einem Finger
7 ↔ Interphalangealgelenk, mehrere, an mehreren Fingern
x ↔ Sonstige

** 5-844.0 Arthrotomie

** 5-844.1 Exzision von erkranktem Gewebe
Inkl.: Kapsulektomie

** 5-844.2 Gelenkspülung mit Drainage
Inkl.: Einlage eines Medikamententrägers

** 5-844.3 Debridement

** 5-844.4 Gelenkflächenglättung
Inkl.: Knochenabtragung

** 5-844.5 Gelenkmobilisation [Arthrolyse]

** 5-844.6 Entfernung freier Gelenkkörper

** 5-844.7 Entfernung eines Fremdkörpers

** 5-844.8 Implantation von autogenem Material in ein Gelenk
Hinw.: Die Entnahme des autogenen Materials ist gesondert zu kodieren

** 5-844.x Sonstige

5-844.y N.n.bez.

5-845 Synovialektomie an der Hand
Exkl.: Synovialektomie am Handgelenk (5-800.4, 5-800.5)

5-845.0 Sehnen und Sehnenscheiden, partiell
.00 ↔ Beugesehnen Handgelenk
.01 ↔ Beugesehnen Langfinger
.02 ↔ Beugesehnen Daumen
.03 ↔ Strecksehnen Handgelenk
.04 ↔ Strecksehnen Langfinger
.05 ↔ Strecksehnen Daumen
.0x ↔ Sonstige

5-845.1 Sehnen und Sehnenscheiden, total
.10 ↔ Beugesehnen Handgelenk
.11 ↔ Beugesehnen Langfinger
.12 ↔ Beugesehnen Daumen
.13 ↔ Strecksehnen Handgelenk
.14 ↔ Strecksehnen Langfinger
.15 ↔ Strecksehnen Daumen
.1x ↔ Sonstige

5-845.2 ↔ Handwurzelgelenk, einzeln
Inkl.: Karpometakarpalgelenk

5-845.3 ↔ Handwurzelgelenk, mehrere

5-845.4 ↔ Daumensattelgelenk

5-845.5 ↔ Metakarpophalangealgelenk, einzeln

5-845.6 ↔ Metakarpophalangealgelenk, mehrere

5-845.7 ↔ Interphalangealgelenk, einzeln

5-845.8 ↔ Interphalangealgelenk, mehrere, an einem Finger

5-845.9 ↔ Interphalangealgelenk, mehrere, an mehreren Fingern

5-845.x ↔ Sonstige

5-845.y N.n.bez.

5-846 Arthrodese an Gelenken der Hand
Exkl.: Arthrodese am Handgelenk (5-808.6)
Temporäre Fixation von Gelenken der Hand (5-849.1)
Hinw.: Eine durchgeführte Osteosynthese ist gesondert zu kodieren (5-786)

5-846.0 ↔ Handwurzelgelenk, einzeln
Inkl.: Karpometakarpalgelenk

5-846.1 ↔ Handwurzelgelenk, einzeln, mit Spongiosaplastik
Inkl.: Karpometakarpalgelenk

5-846.2 ↔ Handwurzelgelenk, mehrere

5-846.3 ↔ Handwurzelgelenk, mehrere, mit Spongiosaplastik

5-846.4 ↔ Interphalangealgelenk, einzeln

5-846.5 ↔ Interphalangealgelenk, einzeln, mit Spongiosaplastik

5-846.6 ↔ Interphalangealgelenk, mehrere

5-846.7 ↔ Interphalangealgelenk, mehrere, mit Spongiosaplastik

5-846.x ↔ Sonstige

5-846.y N.n.bez.

5-847 Resektionsarthroplastik an Gelenken der Hand
Exkl.: Resektionsarthroplastik am Handgelenk (5-829.5)
Hinw.: Die Entnahme eines Knochentransplantates ist gesondert zu kodieren (5-783 ff.)
Die temporäre Fixation eines Gelenkes ist gesondert zu kodieren (5-849.1)
Die Lokalisation ist in der 6. Stelle nach folgender Liste zu kodieren:
0 ↔ Handwurzelgelenk, einzeln
1 ↔ Handwurzelgelenk, mehrere
2 ↔ Daumensattelgelenk
3 ↔ Metakarpophalangealgelenk, einzeln
4 ↔ Metakarpophalangealgelenk, mehrere
5 ↔ Interphalangealgelenk, einzeln
6 ↔ Interphalangealgelenk, mehrere, an einem Finger
7 ↔ Interphalangealgelenk, mehrere, an mehreren Fingern
x ↔ Sonstige

** 5-847.0 Rekonstruktion mit autogenem Material

** 5-847.1 Rekonstruktion mit autogenem Material und Sehneninterposition

** 5-847.2 Rekonstruktion mit autogenem Material und Sehnenaufhängung

** 5-847.3 Rekonstruktion mit autogenem Material, mit Sehneninterposition und Sehnenaufhängung

** 5-847.4 Rekonstruktion mit autogenem Material und Rekonstruktion der Gelenkfläche

** 5-847.5 Rekonstruktion mit alloplastischem Material

** 5-847.6 Rekonstruktion mit alloplastischem Material und Rekonstruktion des Kapselbandapparates

** 5-847.7 Rekonstruktion mit xenogenem Material

** 5-847.x Sonstige

5-847.y N.n.bez.

5-848 Operationen bei kongenitalen Anomalien der Hand
Exkl.: Amputationen (5-863 ff.)
Syndaktyliekorrektur (5-917 ff.)
Hinw.: Diese Kodes sind nur zu verwenden, wenn aufgrund der Komplexität der Versorgung eine Zuordnung zu einzelnen Verfahren nicht möglich ist

5-848.0 ↔ Weichteildistraktion, gelenkübergreifend

5-848.1 ↔ Radialisation

5-848.2 ↔ Resektion von Schnürringen mit plastischer Rekonstruktion
Hinw.: Eine durchgeführte Knochentransplantation ist gesondert zu kodieren (5-784 ff.)

5-848.x ↔ Sonstige

5-848.y N.n.bez.

5-849 **Andere Operationen an der Hand**

5-849.0 ↔ Exzision eines Ganglions
Inkl.: Exzision eines Schleimbeutels

5-849.1 ↔ Temporäre Fixation eines Gelenkes
Exkl.: Temporäre Fixation des Handgelenkes (5-809.2 ff., 5-809.4 ff.)
Hinw.: Das zur temporären Fixation angewandte Osteosyntheseverfahren ist gesondert zu kodieren (5-786 ff.)

5-849.3 ↔ Radikale Exzision von erkranktem Gewebe
Exkl.: Eingriffe bei Morbus Dupuytren (5-842 ff.)

5-849.4 ↔ Radikale Exzision von erkranktem Gewebe mit spezieller Gefäß- und Nervenpräparation
Exkl.: Eingriffe bei Morbus Dupuytren (5-842 ff.)

5-849.5 ↔ Radikale Exzision von erkranktem Gewebe mit erweiterter Präparation
Exkl.: Eingriffe bei Morbus Dupuytren (5-842 ff.)

5-849.6 ↔ Arthrorise
Exkl.: Arthrorise am Handgelenk (5-809.1 ff.)

5-849.7 ↔ Transposition eines Fingers zum Finger

5-849.8 Transposition eines Fingers zum Daumen (Pollizisation)
.80 ↔ Ohne Rekonstruktion des Metakarpale I
.81 ↔ Mit Rekonstruktion des Metakarpale I

5-849.9 ↔ Freie Transplantation eines Fingers

5-849.a ↔ Freie Transplantation einer Zehe als Fingerersatz

5-849.x ↔ Sonstige

5-849.y N.n.bez.

5-85 Operationen an Muskeln, Sehnen, Faszien und Schleimbeuteln

Exkl.: Operationen an Muskel, Sehne, Faszie der Hand und des Handgelenks (5-84)
Hinw.: Aufwendige Gipsverbände sind gesondert zu kodieren (8-310 ff.)
Bei bereichsüberschreitenden Strukturen ist für die Kodierung der Operationsort ausschlaggebend. Wenn es zwei Operationsorte gibt, einen im Bereich der Hand und einen im Bereich des Unterarms, so ist sowohl der jeweilige Kode aus dem Bereich 5-84 als auch der jeweilige Kode aus dem Bereich 5-85 anzugeben. Die Grenze zu den Kodes aus dem Bereich 5-84 Operationen an der Hand ist die proximale Grenze des Handgelenks
Die Lokalisation ist für die Kodes 5-850 ff. bis 5-853 ff., 5-855 ff. und 5-856 ff. nach folgender Liste zu kodieren:
0 ↔ Kopf und Hals
1 ↔ Schulter und Axilla
2 ↔ Oberarm und Ellenbogen
3 ↔ Unterarm
5 ↔ Brustwand und Rücken
6 ↔ Bauchregion
7 ↔ Leisten- und Genitalregion und Gesäß
8 ↔ Oberschenkel und Knie
9 ↔ Unterschenkel
a ↔ Fuß
x ↔ Sonstige

5-850 **Inzision an Muskel, Sehne und Faszie**
Inkl.: Inzision an Sehnenscheiden
Debridement, auf Muskel, Sehne oder Faszie beschränkt
Hämatomausräumung, Abszessspaltung
Exkl.: Fesselung der Peronealsehnen (5-806.7)
Faszienspaltung (5-851 ff.)
Schichtenübergreifendes Weichteildebridement (5-869.1)
Hinw.: Die Lokalisation ist in der 6. Stelle nach vorstehender Liste zu kodieren

** 5-850.0 Inzision eines Muskels, längs
Inkl.: Drainage

** 5-850.1 Inzision eines Muskels, quer
Inkl.: Drainage

** 5-850.2	Inzision einer Sehne, längs *Inkl.:* Drainage
** 5-850.3	Inzision einer Sehne, quer *Inkl.:* Drainage
** 5-850.4	Inzision einer Sehnenscheide isoliert, längs [6. Stelle: 0-3,5,7-a,x] *Inkl.:* Drainage
** 5-850.5	Inzision einer Sehnenscheide isoliert, quer [6. Stelle: 0-3,5,7-a,x] *Inkl.:* Drainage
** 5-850.6	Inzision einer Faszie, offen chirurgisch
** 5-850.7	Inzision einer Faszie, perkutan
** 5-850.8	Fremdkörperentfernung aus einem Muskel
** 5-850.9	Fremdkörperentfernung aus einer Sehne
** 5-850.a	Fremdkörperentfernung aus einer Faszie
** 5-850.b	Debridement eines Muskels
** 5-850.c	Debridement einer Sehne *Exkl.:* Arthroskopisches Debridement einer Sehne (5-819.1 ff.)
** 5-850.d	Debridement einer Faszie
** 5-850.e	Exploration eines Muskels
** 5-850.f	Exploration einer Sehne
** 5-850.g	Exploration einer Faszie
** 5-850.h	Einlegen eines Medikamententrägers, subfaszial
** 5-850.j	Entfernen eines Medikamententrägers, subfaszial
** 5-850.x	Sonstige
5-850.y	N.n.bez.
5-851	**Durchtrennung von Muskel, Sehne und Faszie** *Inkl.:* Kompartmentspaltung, auf die Faszie beschränkt *Exkl.:* Kompartmentresektion (5-852 ff.) *Hinw.:* Die Lokalisation ist in der 6. Stelle nach der Liste vor Kode 5-850 zu kodieren
** 5-851.0	Durchtrennung eines Muskels
** 5-851.1	Tenotomie, offen chirurgisch
** 5-851.2	Tenotomie, perkutan
** 5-851.3	Durchtrennung einer Sehnenscheide, längs [6. Stelle: 0-3,5,7-a,x]
** 5-851.4	Durchtrennung einer Sehnenscheide, quer [6. Stelle: 0-3,5,7-a,x]
** 5-851.5	Fasziotomie quer, offen chirurgisch, partiell
** 5-851.6	Fasziotomie quer, offen chirurgisch, total
** 5-851.7	Fasziotomie quer, perkutan
** 5-851.8	Fasziotomie längs, offen chirurgisch, partiell, ein Segment oder n.n.bez.
** 5-851.9	Fasziotomie längs, offen chirurgisch, total, ein Segment oder n.n.bez.
** 5-851.a	Fasziotomie längs, perkutan
** 5-851.b	Fasziotomie längs, offen chirurgisch, partiell, mehrere Segmente
** 5-851.c	Fasziotomie längs, offen chirurgisch, total, mehrere Segmente
** 5-851.d	Desinsertion
** 5-851.x	Sonstige
5-851.y	N.n.bez.

5-852 **Exzision an Muskel, Sehne und Faszie**
Inkl.: Kompartmentresektion
Exkl.: Kompartmentspaltung (5-851)
Exzision von Weichteilen der Brustwand (5-343.0)
Hinw.: Die Lokalisation ist in der 6. Stelle nach der Liste vor Kode 5-850 zu kodieren

** 5-852.0 Exzision einer Sehne, partiell

** 5-852.1 Exzision einer Sehne, total

** 5-852.2 Exzision einer Sehnenscheide, partiell
[6. Stelle: 0-3,5,7-a,x]

** 5-852.3 Exzision einer Sehnenscheide, total
[6. Stelle: 0-3,5,7-a,x]

** 5-852.4 Exzision eines Muskels, epifaszial, partiell

** 5-852.5 Exzision eines Muskels, epifaszial, total

** 5-852.6 Exzision eines Muskels, subfaszial, partiell

** 5-852.7 Exzision eines Muskels, subfaszial, total

** 5-852.8 Exzision an Sehnen und Muskeln, epifaszial
Inkl.: Exstirpation von Weichteiltumoren

** 5-852.9 Exzision an Sehnen und Muskeln, subfaszial
Inkl.: Exstirpation von Weichteiltumoren

** 5-852.a Exzision einer Faszie

** 5-852.b Kompartmentresektion ohne spezielle Gefäß- und Nervenpräparation

** 5-852.c Kompartmentresektion mit spezieller Gefäß- und Nervenpräparation

** 5-852.d Kompartmentresektion mit erweiterter Präparation

** 5-852.e Entnahme von Muskelgewebe zur Transplantation

** 5-852.f Entnahme von Sehnengewebe zur Transplantation

** 5-852.g Entnahme von Faszie zur Transplantation

** 5-852.h Kompartmentübergreifende Resektion ohne spezielle Gefäß- und Nervenpräparation

** 5-852.j Kompartmentübergreifende Resektion mit spezieller Gefäß- und Nervenpräparation

** 5-852.x Sonstige

5-852.y N.n.bez.

5-853 **Rekonstruktion von Muskeln**
Hinw.: Die Lokalisation ist in der 6. Stelle nach der Liste vor Kode 5-850 zu kodieren

** 5-853.0 Refixation

** 5-853.1 Naht

** 5-853.2 Verlängerung und Naht

** 5-853.3 Verkürzung und Naht

** 5-853.4 Plastik

** 5-853.5 Transposition

** 5-853.6 Transplantation

** 5-853.7 Transplantatrevision (ohne Wechsel)

** 5-853.8 Transplantatwechsel

** 5-853.9 Transplantatentfernung

** 5-853.x Sonstige
Inkl.: Spülung von Hohlräumen im Muskel

5-853.y N.n.bez.

5-854 **Rekonstruktion von Sehnen**
Exkl.: Rekonstruktion der Rotatorenmanschette (5-805.7 bis 5-805.a, 5-814.4, 5-814.6)
Hinw.: Die Entnahme von Sehnengewebe zur Transplantation ist gesondert zu kodieren (5-852.f ff.)
Die Lokalisation ist in der 6. Stelle nach folgender Liste zu kodieren:
0 ↔ Kopf und Hals
1 ↔ Schulter und Axilla
2 ↔ Oberarm und Ellenbogen
3 ↔ Unterarm
5 ↔ Brustwand und Rücken
6 ↔ Bauchregion
7 ↔ Leisten- und Genitalregion und Gesäß
8 ↔ Oberschenkel und Knie
9 ↔ Unterschenkel
b ↔ Rückfuß und Fußwurzel
c ↔ Mittelfuß und Zehen
x ↔ Sonstige

** 5-854.0 Verlängerung

** 5-854.1 Verkürzung

** 5-854.2 (Partielle) Transposition
[6. Stelle: 0-3,5,7-9,b,c,x]

** 5-854.3 Augmentation

** 5-854.4 Ersatzplastik

** 5-854.5 Ersatzplastik mit Interponat

** 5-854.6 Schaffung eines Transplantatlagers

** 5-854.7 Transplantation

** 5-854.8 Transplantatwechsel

** 5-854.9 Transplantatentfernung

** 5-854.a Rekonstruktion mit alloplastischem Material
Hinw.: Die Art des verwendeten Materials für Gewebeersatz oder Gewebeverstärkung ist gesondert zu kodieren (5-932 ff.)

** 5-854.x Sonstige

5-854.y N.n.bez.

5-855 **Naht und andere Operationen an Sehnen und Sehnenscheide**
Exkl.: Verlagerung des Patellarsehnenansatzes (5-804.2, 5-804.3)
Arthroskopische Tenotomie der langen Bizepssehne (5-814.7)
Arthroskopische Naht der langen Bizepssehne (5-814.8)
Arthroskopische Tenodese der langen Bizepssehne (5-814.9)
Rekonstruktion der Rotatorenmanschette (5-805.7 bis 5-805.a, 5-814.4, 5-814.6)
Hinw.: Die Lokalisation ist in der 6. Stelle nach der Liste vor Kode 5-850 zu kodieren

** 5-855.0 Reinsertion einer Sehne

** 5-855.1 Naht einer Sehne, primär

** 5-855.2 Naht einer Sehne, sekundär

** 5-855.3 Naht der Sehnenscheide, primär

** 5-855.4 Naht der Sehnenscheide, sekundär

** 5-855.5 Tenolyse, eine Sehne

** 5-855.6 Tenolyse, mehrere Sehnen

** 5-855.7 Tenodese eine Sehne, primär
[6. Stelle: 0-3,5,7-a,x]

** 5-855.8 Tenodese eine Sehne, sekundär
[6. Stelle: 0-3,5,7-a,x]

** 5-855.9 Tenodese mehrere Sehnen, primär
[6. Stelle: 0-3,5,7-a,x]

** 5-855.a Tenodese mehrere Sehnen, sekundär
[6. Stelle: 0-3,5,7-a,x]

** 5-855.b Spülung einer Sehnenscheide

** 5-855.x Sonstige

5-855.y N.n.bez.

5-856 Rekonstruktion von Faszien

Hinw.: Die Entnahme von Faszie zur Transplantation ist gesondert zu kodieren (5-852.g)
Die Lokalisation ist in der 6. Stelle nach der Liste vor Kode 5-850 zu kodieren

** 5-856.0 Naht

** 5-856.1 Verlängerung

** 5-856.2 Verkürzung (Raffung)

** 5-856.3 Doppelung einer Faszie

** 5-856.4 Transplantation, autogen

** 5-856.5 Transplantation, allogen

** 5-856.6 Transplantatrevision

** 5-856.7 Transplantatwechsel

** 5-856.8 Transplantatentfernung

** 5-856.9 Deckung eines Defektes mit autogenem Material

** 5-856.a Deckung eines Defektes mit allogenem Material

** 5-856.x Sonstige

5-856.y N.n.bez.

5-857 Plastische Rekonstruktion mit lokalen Lappen an Muskeln und Faszien

Exkl.: Plastische Rekonstruktion der Brustwand (5-346)

Hinw.: Die Lokalisation ist in der 6. Stelle nach folgender Liste zu kodieren:

0 ↔ Kopf und Hals
1 ↔ Schulter und Axilla
2 ↔ Oberarm und Ellenbogen
3 ↔ Unterarm
4 ↔ Hand
5 ↔ Brustwand und Rücken
6 ↔ Bauchregion
7 ↔ Leisten- und Genitalregion und Gesäß
8 ↔ Oberschenkel und Knie
9 ↔ Unterschenkel
a ↔ Fuß
x ↔ Sonstige

** 5-857.0 Fasziokutaner Lappen

** 5-857.1 Fasziokutaner Lappen, gefäßgestielt

** 5-857.2 Adipofaszialer Lappen

** 5-857.3 Adipofaszialer Lappen, gefäßgestielt

** 5-857.4 Faszienlappen

** 5-857.5 Faszienlappen, gefäßgestielt

** 5-857.6 Myokutaner Lappen

** 5-857.7 Myokutaner Lappen, gefäßgestielt

** 5-857.8 Muskellappen

** 5-857.9 Muskellappen, gefäßgestielt

** 5-857.a Lappenstieldurchtrennung
Inkl.: Einarbeitung des Lappens in die Umgebung

** 5-857.x Sonstige

5-857.y N.n.bez.

5-858 **Entnahme und Transplantation von Muskel, Sehne und Faszie mit mikrovaskulärer Anastomosierung**
Inkl.: Vorbereitung der Empfängerregion
Exkl.: Entnahme eines Knochentransplantates, mikrovaskulär anastomosiert (5-783.5 ff.)
Hinw.: Eine durchgeführte Osteosynthese ist gesondert zu kodieren (5-786 ff.)
Das Einbringen von Fixationsmaterial am Knochen bei Operationen am Weichteilgewebe ist gesondert zu kodieren (5-869.2)
Die Deckung des Entnahmedefektes ist gesondert zu kodieren (5-90)
Die Lokalisation ist in der 6. Stelle nach folgender Liste zu kodieren:
0 ↔ Kopf und Hals
1 ↔ Schulter und Axilla
2 ↔ Oberarm und Ellenbogen
3 ↔ Unterarm
4 ↔ Hand
5 ↔ Brustwand und Rücken
6 ↔ Bauchregion
7 ↔ Leisten- und Genitalregion und Gesäß
8 ↔ Oberschenkel und Knie
9 ↔ Unterschenkel
a ↔ Fuß
x ↔ Sonstige

** 5-858.0 Entnahme eines fasziokutanen Lappens

** 5-858.1 Entnahme eines septokutanen Lappens

** 5-858.2 Entnahme eines myokutanen Lappens

** 5-858.3 Entnahme eines osteomyokutanen oder osteofasziokutanen Lappens

** 5-858.4 Entnahme eines sonstigen Transplantates

** 5-858.5 Transplantation eines fasziokutanen Lappens

** 5-858.6 Transplantation eines septokutanen Lappens

** 5-858.7 Transplantation eines myokutanen Lappens

** 5-858.8 Transplantation eines osteomyokutanen oder osteofasziokutanen Lappens

** 5-858.9 Transplantation eines sonstigen Transplantates

** 5-858.x Sonstige

5-858.y N.n.bez.

5-859 **Andere Operationen an Muskeln, Sehnen, Faszien und Schleimbeuteln**
Exkl.: Erweiterung des subakromialen Raumes (5-814.3)
Hinw.: Die Lokalisation ist in der 6. Stelle nach folgender Liste zu kodieren:
0 ↔ Kopf und Hals
1 ↔ Schulter und Axilla
2 ↔ Oberarm und Ellenbogen
3 ↔ Unterarm
4 ↔ Hand
5 ↔ Brustwand und Rücken
6 ↔ Bauchregion
7 ↔ Leisten- und Genitalregion und Gesäß
8 ↔ Oberschenkel und Knie
9 ↔ Unterschenkel
a ↔ Fuß
x ↔ Sonstige

** 5-859.0 Inzision eines Schleimbeutels

** 5-859.1 Totale Resektion eines Schleimbeutels

** 5-859.2 Resektion eines Ganglions
Inkl.: Exstirpation einer Bakerzyste
Exkl.: Exzision eines Ganglions an der Hand (5-849.0)
Arthroskopische Resektion eines Ganglions (5-819.2 ff.)

** 5-859.3 Perkutane Destruktion von Weichteilen durch Thermoablation

** 5-859.4 Sondenimplantation zur externen Prästimulation (Präkonditionierung) für die Kardiomyoplastie
[6. Stelle: 5]

** 5-859.x Sonstige

5-859.y N.n.bez.

5-86 Replantation, Exartikulation und Amputation von Extremitäten und andere Operationen an den Bewegungsorganen

Inkl.: Operationen bei kongenitalen Anomalien des Fußes
Operationen bei anderen kongenitalen Anomalien des Bewegungsapparates
Andere Operationen an den Bewegungsorganen

Hinw.: Aufwendige Gipsverbände sind gesondert zu kodieren (8-310 ff.)

5-860 Replantation obere Extremität

Hinw.: Die Durchführung der Replantation erfolgt mit dem Ziel, die Funktion und Vitalität einer ganz oder unter Vitalitätsverlust teilweise abgetrennten Extremität wiederherzustellen
Der Kode ist nur anzugeben, wenn mindestens die folgenden Verfahren durchgeführt wurden:
- Eine Osteosynthese/Arthrodese
- Zwei Gefäßnähte, davon mindestens eine Arteriennaht
- Eine Nervennaht oder Rekonstruktion eines Nerven mittels Nervenröhrchen
- Eine Sehnennaht

Alle durchgeführten Osteosynthesen/Arthrodesen, Gefäßnähte, Nervennähte und Sehnennähte sind im Kode enthalten
Die Deckung eines Weichteildefektes ist gesondert zu kodieren (5-90)
Eine Transplantation von Gefäßen, Nerven oder Knochen (5-38, 5-39, 5-04, 5-05, 5-784) ist gesondert zu kodieren

5-860.0 ↔ Replantation am Oberarm

5-860.1 ↔ Replantation am Ellenbogenbereich

5-860.2 ↔ Replantation am Unterarm

5-860.3 ↔ Replantation am Handgelenk

5-860.4 ↔ Replantation an der Mittelhand

5-860.5 ↔ Replantation des Daumens

5-860.6 ↔ Replantation eines Fingers
Hinw.: Die Replantation jedes Fingers ist gesondert zu kodieren

5-860.x ↔ Sonstige

5-860.y N.n.bez.

5-861 Replantation untere Extremität

Hinw.: Die Durchführung der Replantation erfolgt mit dem Ziel, die Funktion und Vitalität einer ganz oder unter Vitalitätsverlust teilweise abgetrennten Extremität wiederherzustellen
Der Kode ist nur anzugeben, wenn mindestens die folgenden Verfahren durchgeführt wurden:
- Eine Osteosynthese/Arthrodese
- Zwei Gefäßnähte, davon mindestens eine Arteriennaht
- Eine Nervennaht oder Rekonstruktion eines Nerven mittels Nervenröhrchen
- Eine Sehnennaht

Alle durchgeführten Osteosynthesen/Arthrodesen, Gefäßnähte, Nervennähte und Sehnennähte sind im Kode enthalten
Die Deckung eines Weichteildefektes ist gesondert zu kodieren (5-90)
Eine Transplantation von Gefäßen, Nerven oder Knochen (5-38, 5-39, 5-04, 5-05, 5-784) ist gesondert zu kodieren

5-861.0 ↔ Replantation am Oberschenkel

5-861.1 ↔ Replantation im Kniebereich

5-861.2 ↔ Replantation am Unterschenkel

5-861.3 ↔ Replantation an der Fußwurzel

5-861.4 ↔ Replantation im Mittelfußbereich

5-861.5 ↔ Replantation einer Zehe
Hinw.: Die Replantation jeder Zehe ist gesondert zu kodieren

5-861.x ↔ Sonstige

5-861.y N.n.bez.

5-862 Amputation und Exartikulation obere Extremität

5-862.0 ↔ Amputation interthorakoskapulär

5-862.1 ↔ Exartikulation Schulter

5-862.2 ↔ Amputation Oberarm

5-862.3 ↔ Exartikulation Ellenbogen

5-862.4 ↔ Amputation Unterarm

5-862.x ↔ Sonstige

5-862.y N.n.bez.

5-863 Amputation und Exartikulation Hand

5-863.0 ↔ Exartikulation Handgelenk

5-863.1 ↔ Amputation Handwurzel

5-863.2 ↔ Amputation Mittelhand

5-863.3 ↔ Fingeramputation
Hinw.: Die Amputation jedes Fingers ist gesondert zu kodieren

5-863.4 ↔ Fingeramputation mit Haut- oder Muskelplastik
Hinw.: Die Amputation jedes Fingers ist gesondert zu kodieren

5-863.5 ↔ Fingerexartikulation

5-863.6 ↔ Fingerexartikulation mit Haut- oder Muskelplastik

5-863.7 ↔ Handverschmälerung durch Strahlresektion 5

5-863.8 ↔ Handverschmälerung durch Strahlresektion 2

5-863.9 ↔ Handverschmälerung durch Strahlresektion 3 oder 4

5-863.a ↔ Amputation transmetakarpal

5-863.x ↔ Sonstige

5-863.y N.n.bez.

5-864 Amputation und Exartikulation untere Extremität

5-864.0 ↔ Hemipelvektomie

5-864.1 ↔ Inkomplette Hemipelvektomie

5-864.2 ↔ Exartikulation im Hüftgelenk

5-864.3 ↔ Oberschenkelamputation, n.n.bez.

5-864.4 ↔ Amputation proximaler Oberschenkel

5-864.5 ↔ Amputation mittlerer oder distaler Oberschenkel

5-864.6 ↔ Amputation im Kniebereich

5-864.7 ↔ Exartikulation im Knie

5-864.8 ↔ Unterschenkelamputation, n.n.bez.

5-864.9 ↔ Amputation proximaler Unterschenkel

5-864.a ↔ Amputation mittlerer Unterschenkel

5-864.x ↔ Sonstige

5-864.y N.n.bez.

5-865 Amputation und Exartikulation Fuß

5-865.0 ↔ Amputation tiefer Unterschenkel nach Syme

5-865.1 ↔ Fußamputation, n.n.bez.

5-865.2 ↔ Fußamputation nach Spitzy

5-865.3 ↔ Fußamputation nach Pirogoff

5-865.4 ↔ Vorfußamputation nach Chopart

5-865.5 ↔ Mittelfußamputation nach Lisfranc

5-865.6 ↔ Amputation transmetatarsal

5-865.7 ↔ Zehenamputation
Hinw.: Die Amputation jeder Zehe ist gesondert zu kodieren

5-865.8 ↔ Zehenstrahlresektion
Hinw.: Die Amputation jedes Zehenstrahles ist gesondert zu kodieren

5-865.9 Innere Amputation im Bereich der Mittelfuß- und Fußwurzelknochen
Exkl.: Resektionsarthroplastik an Gelenken des Fußes (5-829.8)
Arthroplastik an Metatarsale und Phalangen des Fußes (5-788.6 ff.)
Exzision und Resektion von erkranktem Knochengewebe (5-782 ff.)

.90 ↔ Metatarsale (und Phalangen), bis zu zwei Strahlen

.91 ↔ Metatarsale (und Phalangen), mehr als zwei Strahlen

.92 ↔ Fußwurzel [Tarsus]

5-865.x ↔ Sonstige

5-865.y N.n.bez.

5-866 Revision eines Amputationsgebietes

5-866.0 ↔ Schulter- und Oberarmregion

5-866.1 ↔ Unterarmregion

5-866.2 ↔ Handregion

5-866.3 ↔ Oberschenkelregion
Inkl.: Hüftregion

5-866.4 ↔ Unterschenkelregion

5-866.5 ↔ Fußregion

5-866.x ↔ Sonstige

5-866.y N.n.bez.

5-867 Operationen bei kongenitalen Anomalien des Fußes
Hinw.: Diese Kodes sind nur zu verwenden, wenn aufgrund der Komplexität der Versorgung eine Zuordnung zu einzelnen Verfahren nicht möglich ist

5-867.0 ↔ Resektion von Schnürringen mit plastischer Rekonstruktion
Hinw.: Eine durchgeführte Knochentransplantation ist gesondert zu kodieren (5-784 ff.)

5-867.x ↔ Sonstige

5-867.y N.n.bez.

5-868 Operationen bei anderen kongenitalen Anomalien des Bewegungsapparates
Exkl.: Operationen bei kongenitalen Anomalien der Hand (5-848 ff.) und des Fußes (5-867 ff.)
Hinw.: Diese Kodes sind nur zu verwenden, wenn aufgrund der Komplexität der Versorgung eine Zuordnung zu einzelnen Verfahren nicht möglich ist

5-868.0 Trennung von siamesischen Zwillingen

5-868.1 Resektion von Schnürringen mit plastischer Rekonstruktion
Hinw.: Eine durchgeführte Knochentransplantation ist gesondert zu kodieren (5-784 ff.)

.10 ↔ Obere Extremität

.11 ↔ Untere Extremität

.1x ↔ Sonstige

5-868.x Sonstige

5-868.y N.n.bez.

5-869 Andere Operationen an den Bewegungsorganen

5-869.0 Borggreveplastik

5-869.1 Weichteildebridement, schichtenübergreifend
Exkl.: Schichtenübergreifendes Weichteildebridement bei Verbrennungen (5-922.3)
Hinw.: Dieser Kode ist nur zu verwenden, wenn eine präzise Gewebezuordnung nicht möglich ist, z.B. bei Narbengewebe oder septischen Prozessen

5-869.2 Einbringen von Fixationsmaterial am Knochen bei Operationen am Weichteilgewebe
Inkl.: Stabilisierung durch Fixationsverfahren bei Syndesmosenverletzung am Sprunggelenk (z.B. Stellschraube)
Fadenanker
Exkl.: Osteosynthese von Knochen (5-786 ff.)
Hinw.: Durchgeführte Weichteileingriffe sind gesondert zu kodieren
Die ausschließliche Verwendung von Fäden bei einer Naht ist hier nicht zu kodieren

5-869.3 Einbringen eines Konnektors für eine Endo-Exo-Prothese
Hinw.: Mit diesem Kode ist der zweite Operationsschritt im Rahmen der Implantation einer Endo-Exo-Prothese zu kodieren. Der erste Operationsschritt ist unter 5-828.0 zu kodieren

5-869.x Sonstige

5-869.y N.n.bez.

5-86a Zusatzinformationen zu Operationen an den Bewegungsorganen
Hinw.: Diese Kodes sind Zusatzkodes. Die durchgeführten Eingriffe sind gesondert zu kodieren

5-86a.0 Einzeitige Mehrfacheingriffe an Mittelhand- und/oder Fingerstrahlen
Hinw.: Eingriffe an Gefäßen und Nerven sind jeweils einem Strahl zuzuordnen. Bei einzeitigen Eingriffen an beiden Händen sind die einzelnen Mittelhand- und Fingerstrahlen zu addieren und mit dem der Summe entsprechenden Kode anzugeben
Es sind Operationen aus folgenden Bereichen zu berücksichtigen:
- Operationen an den Nerven und Nervenganglien (5-04)
- Andere Operationen an den Nerven und Nervenganglien (5-05)
- Operationen an den Blutgefäßen (5-38...5-39)
- Operationen an anderen Knochen (5-78)
- Reposition von Fraktur und Luxation (5-79)
- Offen chirurgische Gelenkoperationen (5-80)
- Arthroskopische Gelenkoperationen (5-81)
- Endoprothetischer Gelenk- und Knochenersatz (5-82)
- Operationen an der Hand (5-84)
- Replantation, Exartikulation und Amputation von Extremitäten und andere Operationen an den Bewegungsorganen (5-86)

.00 Zwei Mittelhand- und/oder Fingerstrahlen
.01 Drei Mittelhand- und/oder Fingerstrahlen
.02 Vier Mittelhand- und/oder Fingerstrahlen
.03 Fünf Mittelhand- und/oder Fingerstrahlen
.04 Sechs oder mehr Mittelhand- und/oder Fingerstrahlen

5-86a.1 Einzeitige Mehrfacheingriffe an Mittelfuß- und/oder Zehenstrahlen
Hinw.: Eingriffe an Gefäßen und Nerven sind jeweils einem Strahl zuzuordnen. Bei einzeitigen Eingriffen an beiden Füßen sind die einzelnen Mittelfuß- und Zehenstrahlen zu addieren und mit dem der Summe entsprechenden Kode anzugeben
Es sind Operationen aus folgenden Bereichen zu berücksichtigen:
- Operationen an den Nerven und Nervenganglien (5-04)
- Andere Operationen an den Nerven und Nervenganglien (5-05)
- Operationen an den Blutgefäßen (5-38...5-39)
- Operationen an anderen Knochen (5-78)
- Reposition von Fraktur und Luxation (5-79)
- Offen chirurgische Gelenkoperationen (5-80)
- Arthroskopische Gelenkoperationen (5-81)
- Endoprothetischer Gelenk- und Knochenersatz (5-82)
- Operationen an Muskeln, Sehnen, Faszien und Schleimbeuteln (5-85)
- Replantation, Exartikulation und Amputation von Extremitäten und andere Operationen an den Bewegungsorganen (5-86)

.10 Zwei Mittelfuß- und/oder Zehenstrahlen
.11 Drei Mittelfuß- und/oder Zehenstrahlen
.12 Vier Mittelfuß- und/oder Zehenstrahlen
.13 Fünf Mittelfuß- und/oder Zehenstrahlen
.14 Sechs oder mehr Mittelfuß- und/oder Zehenstrahlen

5-86a.2 Computergestützte Planung von Operationen an den Extremitätenknochen

.20 Ohne Verwendung von patientenindividuell angepassten Implantaten

.21 Mit Verwendung von patientenindividuell angepassten Implantaten

Exkl.: Gelenkplastische Eingriffe mit patientenindividuell angefertigten Implantaten bei knöcherner Defektsituation oder angeborener oder erworbener Deformität (5-829.m)

Gelenkplastische Eingriffe mit patientenindividuell angefertigten Implantaten ohne knöcherne Defektsituation oder angeborene oder erworbene Deformität (5-829.p)

5-86a.3 Augmentation von Osteosynthesematerial

Exkl.: Augmentation des Schraubenlagers bei Operationen an der Wirbelsäule (5-83w.0)

Operationen an der Mamma (5-87...5-88)

Hinw.: Die Anwendung mikrochirurgischer Technik ist, sofern nicht als eigener Kode angegeben, zusätzlich zu kodieren (5-984)

Die Anwendung von Lasertechnik ist, sofern nicht als eigener Kode angegeben, zusätzlich zu kodieren (5-985 ff.)

Die Durchführung der Operation im Rahmen der Versorgung einer Mehrfachverletzung ist zusätzlich zu kodieren (5-981)

Die Durchführung der Operation im Rahmen der Versorgung eines Polytraumas ist zusätzlich zu kodieren (5-982 ff.)

Die Durchführung einer Reoperation ist, sofern nicht als eigener Kode angegeben, zusätzlich zu kodieren (5-983)

Der vorzeitige Abbruch einer Operation ist zusätzlich zu kodieren (5-995)

5-87 Exzision und Resektion der Mamma

Exkl.: Delay-Operation vor autogener Brustrekonstruktion (5-399.f)

5-870 Partielle (brusterhaltende) Exzision der Mamma und Destruktion von Mammagewebe

Inkl.: Nach Markierung und Farbgalaktographie

Hinw.: Eine Lymphadenektomie ist gesondert zu kodieren (5-40)

Eine Mastopexie ist ein formverändernder Eingriff an der Brust im Sinne einer Straffung mit Resektion von Haut und mit (Re-)Zentrierung des Mamillen-Areola-Komplexes

Eine tumoradaptierte Reduktionsplastik ist ein formverändernder Eingriff an der Brust im Sinne einer Mastopexie mit Verkleinerung der Brust sowie zusätzlicher Resektion von gesundem Brustgewebe

Die Art der Defektkorrektur ist für die mit ** gekennzeichneten Kodes in der 6. Stelle nach folgender Liste zu kodieren. Bei Kombination verschiedener Verfahren ist nur das jeweils aufwendigste Verfahren anzugeben:

0 ↔ Direkte Adaptation der benachbarten Wundflächen oder Verzicht auf Adaptation
1 ↔ Defektdeckung durch Mobilisation und Adaptation von bis zu 25% des Brustgewebes (bis zu 1 Quadranten)
2 ↔ Defektdeckung durch Mobilisation und Adaptation von mehr als 25% des Brustgewebes (mehr als 1 Quadrant)
3 ↔ Defektdeckung durch tumoradaptierte Mastopexie
4 ↔ Defektdeckung durch lokale fasziokutane oder myokutane Lappenplastik aus dem brustumgebenden Haut- und Weichteilgewebe
5 ↔ Defektdeckung durch tumoradaptierte Mammareduktionsplastik
6 ↔ Defektdeckung durch gestielte Fernlappenplastik
7 ↔ Defektdeckung durch freie Fernlappenplastik mit mikrochirurgischem Gefäßanschluss
x ↔ Sonstige

** 5-870.2 Duktektomie

[6. Stelle: 0,1]

** 5-870.6 Lokale Destruktion

[6. Stelle: 0,1]

5-870.7 Exzision durch Vakuumbiopsie (Rotationsmesser)

Inkl.: Steuerung durch bildgebende Verfahren

Hinw.: Das bildgebende Verfahren ist gesondert zu kodieren (Kap. 3)

.70 ↔ Ohne Clip-Markierung der Biopsieregion

.71 ↔ Mit Clip-Markierung der Biopsieregion

** 5-870.9 Lokale Exzision
[6. Stelle: 0,1]
Inkl.: Exzisionsbiopsie, Konusexzision, Tumorektomie

** 5-870.a Partielle Resektion
Inkl.: Segmentresektion, Lumpektomie, Quadrantenresektion

5-870.x ↔ Sonstige

5-870.y N.n.bez.

5-872 (Modifizierte radikale) Mastektomie
Hinw.: Eine Lymphadenektomie ist gesondert zu kodieren (5-40)
Eine Rekonstruktion ist gesondert zu kodieren (5-885 ff., 5-886 ff.)

5-872.0 ↔ Ohne Resektion der M. pectoralis-Faszie

5-872.1 ↔ Mit Resektion der M. pectoralis-Faszie

5-872.x ↔ Sonstige

5-872.y N.n.bez.

5-874 Erweiterte (radikale) Mastektomie mit Resektion an den Mm. pectorales majores et minores und Thoraxwandteilresektion
Hinw.: Eine Lymphadenektomie ist gesondert zu kodieren (5-40)
Eine Rekonstruktion ist gesondert zu kodieren (5-885 ff., 5-886 ff.)

5-874.0 ↔ Mit Teilresektion des M. pectoralis major

5-874.1 ↔ Mit Teilresektion der Mm. pectorales majores et minores

5-874.2 ↔ Mit kompletter Resektion der Mm. pectorales majores et minores

5-874.4 ↔ Mit Teilresektion des M. pectoralis minor

5-874.5 ↔ Mit kompletter Resektion des M. pectoralis major

5-874.6 ↔ Mit kompletter Resektion des M. pectoralis minor

5-874.7 ↔ Mit oberflächlicher Thoraxwandteilresektion (Thoraxwandmuskulatur)

5-874.8 ↔ Mit tiefer Thoraxwandteilresektion

5-874.x ↔ Sonstige

5-874.y N.n.bez.

5-877 Subkutane Mastektomie und hautsparende Mastektomieverfahren
Hinw.: Eine Lymphadenektomie ist gesondert zu kodieren (5-40)
Eine Rekonstruktion ist gesondert zu kodieren (5-885 ff., 5-886 ff.)
Eine Mastopexie ist ein formverändernder Eingriff an der Brust im Sinne einer Straffung mit Resektion von Haut und mit (Re-)Zentrierung des Mamillen-Areola-Komplexes

5-877.0 ↔ Subkutane Mastektomie

5-877.1 Hautsparende Mastektomie [SSM] mit kompletter Resektion des Drüsengewebes
.10 ↔ Ohne weitere Maßnahmen
.11 ↔ Mit Straffung des Hautmantels
.12 ↔ Mit Straffung des Hautmantels und Bildung eines gestielten Corium-Cutis-Lappens
.1x ↔ Sonstige

5-877.2 Mamillenerhaltende Mastektomie [NSM] mit kompletter Resektion des Drüsengewebes
.20 ↔ Ohne weitere Maßnahmen
.21 ↔ Mit Straffung des Hautmantels durch Mastopexie
.22 ↔ Mit Straffung des Hautmantels durch Mastopexie und Bildung eines gestielten Corium-Cutis-Lappens
.2x ↔ Sonstige

5-877.x ↔ Sonstige

5-877.y N.n.bez.

5-879 Andere Exzision und Resektion der Mamma

5-879.0 ↔ Exzision von ektopischem Mammagewebe

5-879.1 ↔ Operation bei Gynäkomastie

5-879.x ↔ Sonstige

5-879.y N.n.bez.

5-88 Andere Operationen an der Mamma

Exkl.: Delay-Operation vor autogener Brustrekonstruktion (5-399.f)

5-881 Inzision der Mamma

5-881.0 ↔ Ohne weitere Maßnahmen

5-881.1 ↔ Drainage

5-881.2 ↔ Durchtrennung der Kapsel bei Mammaprothese

5-881.x ↔ Sonstige

5-881.y N.n.bez.

5-882 Operationen an der Brustwarze

5-882.0 ↔ Naht (nach Verletzung)
Inkl.: Wunddebridement

5-882.1 ↔ Exzision
Inkl.: Exzision einer akzessorischen Brustwarze

5-882.2 ↔ Exzision mit Einpflanzung in die Haut an anderer Stelle

5-882.3 ↔ Transposition

5-882.4 ↔ Replantation

5-882.5 ↔ Plastische Rekonstruktion durch Hauttransplantation

5-882.6 ↔ Plastische Rekonstruktion durch Tätowierung

5-882.7 ↔ Chirurgische Eversion einer invertierten Brustwarze

5-882.8 ↔ Plastische Rekonstruktion des Warzenhofes

5-882.x ↔ Sonstige

5-882.y N.n.bez.

5-883 Plastische Operationen zur Vergrößerung der Mamma
Inkl.: Entfernung eines Hautexpanders
Exkl.: Implantation eines Hautexpanders (5-889.5)

5-883.0 Implantation einer Alloprothese, sonstige
.00 ↔ Ohne gewebeverstärkendes Material
.01 ↔ Mit gewebeverstärkendem Material

5-883.1 Implantation einer Alloprothese, submammär
.10 ↔ Ohne gewebeverstärkendes Material
.11 ↔ Mit gewebeverstärkendem Material

5-883.2 Implantation einer Alloprothese, subpektoral
.20 ↔ Ohne gewebeverstärkendes Material
.21 ↔ Mit gewebeverstärkendem Material

5-883.x ↔ Sonstige

5-883.y N.n.bez.

5-884 Mammareduktionsplastik
Exkl.: Absaugen von Fettgewebe aus der Mamma (5-911.1)

5-884.0 ↔ Ohne Brustwarzentransplantation

5-884.1 ↔ Mit freiem Brustwarzentransplantat

5-884.2 ↔ Mit gestieltem Brustwarzentransplantat

5-884.x ↔ Sonstige

5-884.y N.n.bez.

5-885 Plastische Rekonstruktion der Mamma mit Haut- und Muskeltransplantation

5-885.0 ↔ Hauttransplantation, n.n.bez.

5-885.1 ↔ Spalthauttransplantation

5-885.2 ↔ Vollhauttransplantation

5-885.3 ↔ Freies Haut-Muskel-Transplantat
Inkl.: Freier TRAM-Flap

5-885.4 ↔ Gestieltes Hauttransplantat

5-885.5 ↔ Gestieltes Muskeltransplantat

5-885.6 ↔ Gestieltes Haut-Muskel-Transplantat [myokutaner Lappen], ohne Prothesenimplantation
Inkl.: Gestielter TRAM-Flap, Latissimus-dorsi-Lappen

5-885.7 ↔ Gestieltes Haut-Muskel-Transplantat [myokutaner Lappen], mit Prothesenimplantation
Inkl.: Gestielter TRAM-Flap, Latissimus-dorsi-Lappen

5-885.8 ↔ Omentumlappen

5-885.9 ↔ Freies lipokutanes Transplantat mit mikrovaskulärer Anastomosierung
Inkl.: Deep inferior epigastric perforator flap [DIEP-Flap], superficial inferior epigastric perforator flap [SIEP-Flap]

5-885.x ↔ Sonstige

5-885.y N.n.bez.

5-886 Andere plastische Rekonstruktion der Mamma
Hinw.: Die Art des verwendeten Materials für Gewebeersatz oder Gewebeverstärkung ist gesondert zu kodieren (5-932 ff.)
Die primäre Rekonstruktion ist bei einzeitiger Durchführung im Rahmen eines resezierenden Eingriffs zu kodieren und die sekundäre Rekonstruktion ist bei zweizeitiger Durchführung nach einem resezierenden Eingriff zu kodieren

5-886.0 ↔ Naht (nach Verletzung)
Inkl.: Wunddebridement

5-886.2 Mastopexie als selbständiger Eingriff
Inkl.: Lifting der Mamma
Hinw.: Eine Mastopexie ist ein formverändernder Eingriff an der Brust im Sinne einer Straffung mit Resektion von Haut und mit (Re-)Zentrierung des Mamillen-Areola-Komplexes

.20 ↔ Mit freiem Brustwarzentransplantat

.21 ↔ Mit gestieltem Brustwarzentransplantat

.2x ↔ Sonstige

5-886.3 Primäre Rekonstruktion mit Alloprothese, subkutan

.30 ↔ Ohne gewebeverstärkendes Material

.31 ↔ Mit gewebeverstärkendem Material

5-886.4 Primäre Rekonstruktion mit Alloprothese, subpektoral

.40 ↔ Ohne gewebeverstärkendes Material

.41 ↔ Mit gewebeverstärkendem Material

5-886.5 Primäre Rekonstruktion mit Alloprothese, sonstige

.50 ↔ Ohne gewebeverstärkendes Material

.51 ↔ Mit gewebeverstärkendem Material

5-886.6 Sekundäre Rekonstruktion mit Alloprothese, subkutan

.60 ↔ Ohne gewebeverstärkendes Material

.61 ↔ Mit gewebeverstärkendem Material

5-886.7 Sekundäre Rekonstruktion mit Alloprothese, subpektoral

.70 ↔ Ohne gewebeverstärkendes Material

.71 ↔ Mit gewebeverstärkendem Material

5-886.8 Sekundäre Rekonstruktion mit Alloprothese, sonstige

.80 ↔ Ohne gewebeverstärkendes Material

.81 ↔ Mit gewebeverstärkendem Material

5-886.x ↔ Sonstige

5-886.y N.n.bez.

5-889 Andere Operationen an der Mamma
Hinw.: Die Art des verwendeten Materials für Gewebeersatz oder Gewebeverstärkung ist gesondert zu kodieren (5-932 ff.)

5-889.0 ↔ Entfernung einer Mammaprothese

5-889.1 ↔ Entfernung einer Mammaprothese mit Exzision einer Kapselfibrose

5-889.2 Entfernung einer Mammaprothese mit Exzision einer Kapselfibrose und Prothesenwechsel
- .20 ↔ Ohne gewebeverstärkendes Material
- .21 ↔ Mit gewebeverstärkendem Material

5-889.3 Entfernung einer Mammaprothese mit Exzision einer Kapselfibrose, Prothesenwechsel und Formung einer neuen Tasche
- .30 ↔ Ohne gewebeverstärkendes Material
- .31 ↔ Mit gewebeverstärkendem Material

5-889.4 Wechsel einer Mammaprothese
- .40 ↔ Ohne gewebeverstärkendes Material
- .41 ↔ Mit gewebeverstärkendem Material

5-889.5 Implantation eines Hautexpanders
- .50 ↔ Ohne gewebeverstärkendes Material
- .51 ↔ Mit gewebeverstärkendem Material

5-889.6 ↔ Entfernung eines Hautexpanders

5-889.7 ↔ Entfernung eines Prothesenventils

5-889.x ↔ Sonstige

5-889.y N.n.bez.

Operationen an Haut und Unterhaut (5-89...5-92)

Hinw.: Die Anwendung mikrochirurgischer Technik ist, sofern nicht als eigener Kode angegeben, zusätzlich zu kodieren (5-984)
Die Anwendung von Lasertechnik ist, sofern nicht als eigener Kode angegeben, zusätzlich zu kodieren (5-985 ff.)
Die Durchführung der Operation im Rahmen der Versorgung einer Mehrfachverletzung ist zusätzlich zu kodieren (5-981)
Die Durchführung der Operation im Rahmen der Versorgung eines Polytraumas ist zusätzlich zu kodieren (5-982 ff.)
Die Durchführung einer Reoperation ist, sofern nicht als eigener Kode angegeben, zusätzlich zu kodieren (5-983)
Der vorzeitige Abbruch einer Operation ist zusätzlich zu kodieren (5-995)

5-89 Operationen an Haut und Unterhaut

Exkl.: Entnahme von Haut zur Transplantation (5-901 ff., 5-904 ff.)
Operationen an Haut und Unterhaut bei Verbrennungen (5-92)
Operationen an den Augenlidern (5-09)
Operationen an den Ohren (5-18)
Operationen an der Nase (5-21)

Hinw.: Die Lokalisation ist für die Kodes 5-890 ff., 5-892 ff. bis 5-896 ff. nach folgender Liste zu kodieren:
- 0 Lippe
- 4 Sonstige Teile Kopf
- 5 Hals
- 6 ↔ Schulter und Axilla
- 7 ↔ Oberarm und Ellenbogen
- 8 ↔ Unterarm
- 9 ↔ Hand
- a Brustwand und Rücken
- b Bauchregion
- c Leisten- und Genitalregion
- d Gesäß
- e ↔ Oberschenkel und Knie
- f ↔ Unterschenkel
- g ↔ Fuß
- x ↔ Sonstige

5-890 Tätowieren und Einbringen von Fremdmaterial in Haut und Unterhaut
Hinw.: Die Lokalisation ist in der 6. Stelle nach vorstehender Liste zu kodieren

** 5-890.0 Tätowieren

** 5-890.1 Einbringen von autogenem Material

** 5-890.2 Einbringen von xenogenem Material

** 5-890.x Sonstige

5-890.y N.n.bez.

5-891 Inzision eines Sinus pilonidalis

5-892 Andere Inzision an Haut und Unterhaut
Inkl.: Hämatomausräumung, Abszessspaltung, Abszessausräumung
Inzision an der Haut des Skrotums
Exkl.: Inzision an der Haut der Vulva (5-710)
Inzision an der Haut der Perianalregion (5-490.0)
Hinw.: Die Lokalisation ist in der 6. Stelle nach der Liste vor Kode 5-890 zu kodieren

** 5-892.0 Ohne weitere Maßnahmen
Inkl.: Exploration

** 5-892.1 Drainage

** 5-892.2 Entfernung eines Fremdkörpers

** 5-892.3 Implantation eines Medikamententrägers
Exkl.: Fettgaze- oder Salbenverbände

** 5-892.4 Entfernung eines Medikamententrägers

** 5-892.x Sonstige

5-892.y N.n.bez.

5-894 Lokale Exzision von erkranktem Gewebe an Haut und Unterhaut
Inkl.: Narbenkorrektur
Exzision von erkrankter Haut des Skrotums
Exzision von erkrankter Haut des Penis
Exkl.: Exzision von erkrankter Haut der Vulva (5-712.0)
Destruktion von erkranktem Gewebe an Haut und Unterhaut (5-915 ff.)
Exzision von erkrankter Haut der Perianalregion (5-490.1)
Hinw.: Multiple Exzisionen von Hautläsionen sind nur einmal zu kodieren, wenn sie während einer Sitzung durchgeführt werden und die Lokalisation mit einem Kode angegeben werden kann
Eine lokale Exzision entspricht einer Fläche von bis zu 4 cm^2 oder einem Raum bis zu 1 cm^3
Die Art einer ggf. durchgeführten Transplantation ist gesondert zu kodieren (5-902 ff.)
Die Lokalisation ist in der 6. Stelle nach der Liste vor Kode 5-890 zu kodieren

** 5-894.0 Exzision, lokal, ohne primären Wundverschluss

** 5-894.1 Exzision, lokal, mit primärem Wundverschluss

** 5-894.2 Exzision von Schweißdrüsen, lokal
Inkl.: Lokale Kürettage von Schweißdrüsen

** 5-894.x Sonstige

5-894.y N.n.bez.

5-895 Radikale und ausgedehnte Exzision von erkranktem Gewebe an Haut und Unterhaut
Inkl.: Exzision von erkrankter Haut des Skrotums
Exzision von erkrankter Haut des Penis
Exkl.: Exzision von erkrankter Haut der Vulva (5-712.0)
Regionale Lymphknotendissektion nach radikaler Exzision von erkranktem Gewebe an Haut und Unterhaut (5-40)
Exzision von erkrankter Haut der Perianalregion (5-490.1)
Hinw.: Multiple Exzisionen von Hautläsionen sind nur einmal zu kodieren, wenn sie während einer Sitzung durchgeführt werden und die Lokalisation mit einem Kode angegeben werden kann
Unter mikrographischer Chirurgie (histographisch kontrolliert) werden Eingriffe verstanden, bei denen die Exzision des Tumors mit topographischer Markierung und anschließender Aufarbeitung der gesamten Exzidataußenfläche/-grenze erfolgt
Die Lokalisation ist in der 6. Stelle nach der Liste vor Kode 5-890 zu kodieren

** 5-895.0 Ohne primären Wundverschluss

** 5-895.1 Ohne primären Wundverschluss, histographisch kontrolliert (mikrographische Chirurgie)

** 5-895.2 Mit primärem Wundverschluss

** 5-895.3 Mit primärem Wundverschluss, histographisch kontrolliert (mikrographische Chirurgie)

** 5-895.4 Mit Transplantation oder lokaler Lappenplastik
Hinw.: Die Art der durchgeführten Transplantation oder lokalen Lappenplastik ist gesondert zu kodieren (5-902 ff., 5-903 ff.)

** 5-895.5 Mit Transplantation oder lokaler Lappenplastik, histographisch kontrolliert (mikrographische Chirurgie)
Hinw.: Die Art der durchgeführten Transplantation oder lokalen Lappenplastik ist gesondert zu kodieren (5-902 ff., 5-903 ff.)

** 5-895.6 Exzision von Schweißdrüsen, radikal
Inkl.: Radikale Kürettage von Schweißdrüsen
Exkl.: Axilläre Saugkürettage von Schweißdrüsen (5-911.3)

** 5-895.x Sonstige

5-895.y N.n.bez.

5-896 Chirurgische Wundtoilette [Wunddebridement] mit Entfernung von erkranktem Gewebe an Haut und Unterhaut
Inkl.: Entfernung eines Systems zur Vakuumtherapie mit gleichzeitigem Wunddebridement
Exkl.: Wunddebridement, auf Muskel, Sehne oder Faszie beschränkt (5-850 ff.)
Schichtenübergreifendes Wunddebridement (5-869.1)
Lokale Exzision oder lokale Kürettage von Schweißdrüsen (5-894.2 ff.)
Radikale Exzision oder radikale Kürettage von Schweißdrüsen (5-895.6 ff.)
Entfernung von erkranktem Gewebe an Haut und Unterhaut ohne Anästhesie (im Rahmen eines Verbandwechsels) bei Vorliegen einer Wunde (8-192 ff.)
Hinw.: Die Lokalisation ist in der 6. Stelle nach der Liste vor Kode 5-890 zu kodieren
Ein Wunddebridement ist ein chirurgisches oder ultraschallbasiertes Vorgehen zur Entfernung von geschädigtem, infiziertem, minderdurchblutetem oder nekrotischem Gewebe der Haut und Unterhaut bis zum Bereich des vitalen Gewebes. Die Anwendung der Kodes setzt eine Allgemein- oder Regionalanästhesie oder eine lokale Infiltrationsanästhesie voraus (Ausnahme: Es liegt eine neurologisch bedingte Analgesie vor.). Bei alleiniger Oberflächenanästhesie ist ein Kode aus dem Bereich 8-192 ff. zu verwenden
Voraussetzung ist das Vorliegen einer Wunde [traumatisch oder nicht traumatisch bedingte Unterbrechung des Zusammenhangs von Körpergewebe mit oder ohne Substanzverlust]. Ohne Wunde ist ein Kode aus dem Bereich 5-894 Lokale Exzision von erkranktem Gewebe an Haut und Unterhaut bzw. aus dem Bereich 5-895 Radikale und ausgedehnte Exzision von erkranktem Gewebe an Haut und Unterhaut anzuwenden
Ein Kode aus diesem Bereich ist nicht zu verwenden im Zusammenhang mit einer Hämatomausräumung bzw. Abszessspaltung (5-892 ff.) oder einer Primärnaht (5-900.0 ff.). Ein Wunddebridement ist bei diesen Kodes bereits eingeschlossen
Die alleinige Entfernung eines Systems zur Vakuumtherapie ohne Anästhesie und Debridement ist als Entfernung von erkranktem Gewebe an Haut und Unterhaut ohne Anästhesie (im Rahmen eines Verbandwechsels) bei Vorliegen einer Wunde (8-192 ff.) zu kodieren

** 5-896.0 Kleinflächig
Hinw.: Länge bis 3 cm oder Fläche bis 4 cm^2
Bei der Behandlung mehrerer kleinflächiger Läsionen an derselben anatomischen Region (z.B. an der Hand) sind die Flächen zu addieren. Bei Überschreiten einer Fläche von 4 cm^2 ist ein Kode für die großflächige Behandlung zu verwenden

** 5-896.1 Großflächig

** 5-896.2 Großflächig, mit Einlegen eines Medikamententrägers
Exkl.: Fettgaze- oder Salbenverbände

** 5-896.x Sonstige

5-896.y N.n.bez.

5-897 Exzision und Rekonstruktion eines Sinus pilonidalis

5-897.0 Exzision

5-897.1 Plastische Rekonstruktion
Hinw.: Eine in derselben Sitzung durchgeführte Exzision ist im Kode enthalten

.10 Mittelliniennaht
Inkl.: Dehnungsplastik

.11 Transpositionsplastik
Inkl.: VY-Plastik

.12 Verschiebe-Rotations-Plastik
Inkl.: Operation nach Limberg, Dufourmentel oder Karydakis, Cleft-lift-Operation

.1x Sonstige

5-897.x Sonstige

5-897.y N.n.bez.

5-898 Operationen am Nagelorgan
Inkl.: Operationen am Nagelorgan bei Verbrennungen

5-898.0 ↔ Inzision

5-898.1 ↔ Inzision und Drainage

5-898.2 ↔ Trepanation des Nagels

5-898.3 ↔ Naht am Nagelbett

5-898.4 ↔ Exzision des Nagels, partiell

5-898.5 ↔ Exzision des Nagels, total

5-898.6 ↔ Exzision von erkranktem Gewebe des Nagelbettes
Inkl.: Komplette Abtragung des Nagelbettes

5-898.7 ↔ Transplantation des Nagelbettes

5-898.8 ↔ Implantation eines Kunstnagels

5-898.9 ↔ Nagelplastik

5-898.a ↔ Ausrottung der Nagelmatrix
Hinw.: Eine durchgeführte Exzision von Nagel und Nagelbett ist im Kode enthalten

5-898.x ↔ Sonstige

5-898.y N.n.bez.

5-899 Andere Exzision an Haut und Unterhaut
Exkl.: Operationen an der Haut bei Verbrennungen (5-92)

5-90 Operative Wiederherstellung und Rekonstruktion von Haut und Unterhaut

Exkl.: Plastische Rekonstruktion mit lokalen Lappen an Muskeln und Faszien (5-857)
Entnahme und Transplantation von Transplantaten mit mikrovaskulärer Anastomosierung (5-858)
Operationen an der Haut bei Verbrennungen (5-92)

Hinw.: Die Lokalisation ist für die Kodes 5-900 bis 5-907 und 5-909 nach folgender Liste zu kodieren:
0 Lippe
4 Sonstige Teile Kopf
5 Hals
6 ↔ Schulter und Axilla
7 ↔ Oberarm und Ellenbogen
8 ↔ Unterarm
9 ↔ Hand
a Brustwand und Rücken
b Bauchregion
c Leisten- und Genitalregion
d Gesäß
e ↔ Oberschenkel und Knie
f ↔ Unterschenkel
g ↔ Fuß
x ↔ Sonstige

5-900 Einfache Wiederherstellung der Oberflächenkontinuität an Haut und Unterhaut
Inkl.: Wundrandexzision nach Friedrich, Wundreinigung (Spülung, Kürettage)
Exkl.: Rekonstruktion der Weichteile im Gesicht (5-778 ff.)
Wunddebridement (5-850 ff., 5-869.1, 5-896 ff.)
Hinw.: Die Lokalisation ist in der 6. Stelle nach vorstehender Liste zu kodieren

** 5-900.0 Primärnaht
Inkl.: Wiederherstellung der Oberflächenkontinuität durch Gewebekleber oder Metallklammern

** 5-900.1 Sekundärnaht
Inkl.: Wiederherstellung der Oberflächenkontinuität durch Gewebekleber oder Metallklammern

** 5-900.x Sonstige

5-900.y N.n.bez.

5-901 Freie Hauttransplantation, Entnahmestelle
Hinw.: Die Entnahme des Transplantates ist nur anzugeben, wenn dieser Eingriff in einer gesonderten Sitzung erfolgt
Die Lokalisation ist in der 6. Stelle nach der Liste vor Kode 5-900 zu kodieren

** 5-901.0 Spalthaut
Inkl.: Meshgraft

** 5-901.1 Vollhaut

** 5-901.2 Composite graft

** 5-901.x Sonstige

5-901.y N.n.bez.

5-902 Freie Hauttransplantation, Empfängerstelle
Hinw.: Die Entnahme des Transplantates ist nur anzugeben, wenn dieser Eingriff in einer gesonderten Sitzung erfolgt
Kleinflächig entspricht einer Fläche bis 4 cm². Werden mehrere Transplantationen an derselben anatomischen Region (z.B. an der Hand) durchgeführt, so sind die Flächen aller verwendeten Transplantate zu addieren. Dies gilt nicht für mehrere kleine Transplantate, die an unterschiedlichen Regionen (z.B. Hand und Unterarm) transplantiert werden
Die Lokalisation ist in der 6. Stelle nach der Liste vor Kode 5-900 zu kodieren

** 5-902.0 Spalthaut, kleinflächig
Inkl.: Meshgraft

** 5-902.1 Spalthaut auf granulierendes Hautareal, kleinflächig
Inkl.: Meshgraft

** 5-902.2 Vollhaut, kleinflächig

** 5-902.3 Composite graft, kleinflächig

** 5-902.4 Spalthaut, großflächig
Inkl.: Meshgraft

** 5-902.5 Spalthaut auf granulierendes Hautareal, großflächig
Inkl.: Meshgraft

** 5-902.6 Vollhaut, großflächig

** 5-902.7 Composite graft, großflächig

** 5-902.9 Epithelzellsuspension nach Aufbereitung mit Bedside-Kit

** 5-902.a Epithelzellsuspension nach labortechnischer Aufbereitung im Schnellverfahren

** 5-902.b Hautersatz durch kultivierte Keratinozyten, kleinflächig

** 5-902.c Hautersatz durch kultivierte Keratinozyten, großflächig

** 5-902.d Permanenter Hautersatz durch Dermisersatzmaterial, kleinflächig

** 5-902.e Permanenter Hautersatz durch Dermisersatzmaterial, großflächig

** 5-902.x Sonstige

5-902.y N.n.bez.

5-903 **Lokale Lappenplastik an Haut und Unterhaut**
Hinw.: Kleinflächig entspricht einer Fläche bis 4 cm². Werden mehrere Transplantationen an derselben anatomischen Region (z.B. an der Hand) durchgeführt, so sind die Flächen aller verwendeten Transplantate zu addieren. Dies gilt nicht für mehrere kleine Transplantate, die an unterschiedlichen Regionen (z.B. Hand und Unterarm) transplantiert werden
Die Lokalisation ist in der 6. Stelle nach der Liste vor Kode 5-900 zu kodieren

** 5-903.0 Dehnungsplastik, kleinflächig

** 5-903.1 Verschiebe-Rotations-Plastik, kleinflächig

** 5-903.2 Transpositionsplastik, kleinflächig
Inkl.: VY-Plastik

** 5-903.3 Insellappenplastik, kleinflächig

** 5-903.4 Z-Plastik, kleinflächig

** 5-903.5 Dehnungsplastik, großflächig

** 5-903.6 Verschiebe-Rotations-Plastik, großflächig

** 5-903.7 Transpositionsplastik, großflächig
Inkl.: VY-Plastik

** 5-903.8 Insellappenplastik, großflächig

** 5-903.9 Z-Plastik, großflächig

** 5-903.a W-Plastik, kleinflächig

** 5-903.b W-Plastik, großflächig

** 5-903.x Sonstige

5-903.y N.n.bez.

5-904 **Lappenplastik an Haut und Unterhaut, Entnahmestelle**
Hinw.: Die Entnahme des Transplantates ist nur anzugeben, wenn dieser Eingriff in einer gesonderten Sitzung erfolgt
Die Lokalisation ist in der 6. Stelle nach der Liste vor Kode 5-900 zu kodieren

** 5-904.0 Freier Lappen mit mikrovaskulärer Anastomosierung

** 5-904.1 Gestielter regionaler Lappen

** 5-904.2 Gestielter Fernlappen

** 5-904.x Sonstige

5-904.y N.n.bez.

5-905 **Lappenplastik an Haut und Unterhaut, Empfängerstelle**
Hinw.: Die Entnahme des Transplantates ist nur anzugeben, wenn dieser Eingriff in einer gesonderten Sitzung erfolgt
Die Lokalisation ist in der 6. Stelle nach der Liste vor Kode 5-900 zu kodieren

** 5-905.0 Freier Lappen mit mikrovaskulärer Anastomosierung

** 5-905.1 Gestielter regionaler Lappen

** 5-905.2 Gestielter Fernlappen

** 5-905.x Sonstige

5-905.y N.n.bez.

5-906 **Kombinierte plastische Eingriffe an Haut und Unterhaut**
Inkl.: Durchtrennung von Synechien
Exkl.: Einzelne lokale Lappenplastiken (5-903)
Hinw.: Die Entnahme des Transplantates ist nur anzugeben, wenn dieser Eingriff in einer gesonderten Sitzung erfolgt
Die Lokalisation ist in der 6. Stelle nach der Liste vor Kode 5-900 zu kodieren

** 5-906.0 Kombinierte Lappenplastiken
Inkl.: Butterfly-Plastik
Jumping-man-Plastik

** 5-906.1 Kombination von Lappenplastiken und freiem Hauttransplantat

** 5-906.2 Gestielter regionaler Lappen mit Fernlappen

** 5-906.3 Gestielter regionaler Lappen, Fernlappen und freies Hauttransplantat

** 5-906.x Sonstige

5-906.y N.n.bez.

5-907 Revision einer Hautplastik
Inkl.: Ausdünnung eines Lappens
Hinw.: Die Lokalisation ist in der 6. Stelle nach der Liste vor Kode 5-900 zu kodieren

** 5-907.0 Narbenkorrektur (nach Hautplastik)

** 5-907.1 Revision eines freien Hauttransplantates

** 5-907.2 Revision einer lokalen Lappenplastik

** 5-907.3 Revision eines gestielten regionalen Lappens

** 5-907.4 Revision eines gestielten Fernlappens

** 5-907.5 Revision eines freien Lappens mit mikrovaskulärer Anastomosierung

** 5-907.x Sonstige

5-907.y N.n.bez.

5-908 Plastische Operation an Lippe und Mundwinkel
Exkl.: Korrektur einer Lippenspalte (5-276)

5-908.0 Naht (nach Verletzung)

5-908.1 Plastische Rekonstruktion der Oberlippe

5-908.2 Plastische Rekonstruktion der Unterlippe
Inkl.: Vermilionektomie

5-908.3 ↔ Plastische Rekonstruktion des Mundwinkels

5-908.x ↔ Sonstige

5-908.y N.n.bez.

5-909 Andere Wiederherstellung und Rekonstruktion von Haut und Unterhaut
Hinw.: Die Lokalisation ist für die mit ** gekennzeichneten Kodes in der 6. Stelle nach der Liste vor Kode 5-900 zu kodieren

** 5-909.0 Implantation eines Hautexpanders
Exkl.: Implantation eines Hautexpanders an der Mamma (5-889.5)

** 5-909.1 Explantation eines Hautexpanders
Exkl.: Entfernung eines Hautexpanders an der Mamma (5-889.6)

** 5-909.2 Lappenstieldurchtrennung
Inkl.: Einarbeitung des Lappens in die Umgebung

5-909.3 Implantation einer Dopplersonde zum Monitoring eines freien Gewebetransfers

** 5-909.x Sonstige

5-909.y N.n.bez.

5-91 Andere Operationen an Haut und Unterhaut

Hinw.: Die Lokalisation ist für die Kodes 5-911 ff., 5-913 ff. bis 5-916 ff. und 5-91a ff. nach folgender Liste zu kodieren:
- 0 Lippe
- 4 Sonstige Teile Kopf
- 5 Hals
- 6 ↔ Schulter und Axilla
- 7 ↔ Oberarm und Ellenbogen
- 8 ↔ Unterarm
- 9 ↔ Hand
- a Brustwand und Rücken
- b Bauchregion
- c Leisten- und Genitalregion
- d Gesäß
- e ↔ Oberschenkel und Knie
- f ↔ Unterschenkel
- g ↔ Fuß
- x ↔ Sonstige

5-910 ↔ Straffungsoperation am Gesicht

5-911 Gewebereduktion an Haut und Unterhaut
Exkl.: Straffungsoperation am Gesicht (5-910)
Ausdünnung eines transplantierten Lappens (5-907)
Hinw.: Die Lokalisation ist für die mit ** gekennzeichneten Kodes in der 6. Stelle nach der Liste vor Kode 5-910 zu kodieren

** 5-911.0 Gewebsreduktionsplastik (Straffungsoperation)

** 5-911.1 Absaugen von Fettgewebe [Liposuktion]

** 5-911.2 Abtragen von Fettgewebe
Inkl.: Fettgewebsentnahme zur therapeutischen Transplantation

5-911.3 ↔ Axilläre Saugkürettage von Schweißdrüsen
Exkl.: Lokale Exzision von Schweißdrüsen (5-894.2)
Radikale Exzision von Schweißdrüsen (5-895.6)

** 5-911.x Sonstige

5-911.y N.n.bez.

5-912 Haartransplantation und Haartransposition
Inkl.: Augenbrauenrekonstruktion

5-912.0 Freie Transplantation von Stanzbiopsien

5-912.1 Gestielte Lappenplastik

5-912.x Sonstige

5-912.y N.n.bez.

5-913 Entfernung oberflächlicher Hautschichten
Hinw.: Kleinflächig entspricht einer Fläche bis 4 cm²
Bei der Behandlung mehrerer kleinflächiger Läsionen an derselben anatomischen Region (z.B. an der Hand) sind die Flächen zu addieren. Bei Überschreiten einer Fläche von 4 cm² ist ein Kode für die großflächige Behandlung zu verwenden
Die Lokalisation ist in der 6. Stelle nach der Liste vor Kode 5-910 zu kodieren

** 5-913.0 Hochtourige Dermabrasion, kleinflächig

** 5-913.1 Ausbürsten, kleinflächig

** 5-913.2 Exkochleation (Entfernung mit scharfem Löffel), kleinflächig

** 5-913.3 Chemochirurgie, kleinflächig
Inkl.: Chemical peeling

** 5-913.4 Laserbehandlung, kleinflächig

** 5-913.5 Shaving, kleinflächig

** 5-913.6 Hochtourige Dermabrasion, großflächig

** 5-913.7 Ausbürsten, großflächig

** 5-913.8 Exkochleation (Entfernung mit scharfem Löffel), großflächig

** 5-913.9 Chemochirurgie, großflächig
Inkl.: Chemical peeling

** 5-913.a Laserbehandlung, großflächig

** 5-913.b Shaving, großflächig

** 5-913.x Sonstige

5-913.y N.n.bez.

5-914 Chemochirurgie der Haut
Exkl.: Entfernung oberflächlicher Hautschichten durch Chemochirurgie (5-913.3, 5-913.9)
Hinw.: Die Lokalisation ist in der 6. Stelle nach der Liste vor Kode 5-910 zu kodieren

** 5-914.0 Lokale Applikation von Ätzmitteln

** 5-914.1 Lokale Applikation von Zytostatika

** 5-914.x Sonstige

5-914.y N.n.bez.

5-915 Destruktion von erkranktem Gewebe an Haut und Unterhaut
Exkl.: Lichttherapie (8-560 ff.)
Hinw.: Kleinflächig entspricht einer Fläche bis 4 cm^2
Bei der Behandlung mehrerer kleinflächiger Läsionen an derselben anatomischen Region (z.B. an der Hand) sind die Flächen zu addieren. Bei Überschreiten einer Fläche von 4 cm^2 ist ein Kode für die großflächige Behandlung zu verwenden
Die Lokalisation ist in der 6. Stelle nach der Liste vor Kode 5-910 zu kodieren

** 5-915.0 Elektrokaustik, kleinflächig

** 5-915.1 Laserbehandlung, kleinflächig
Exkl.: Entfernung oberflächlicher Hautschichten durch Laserbehandlung (5-913.4 ff., 5-913.a ff.)

** 5-915.2 Kryochirurgie, kleinflächig

** 5-915.3 Infrarotkoagulation, kleinflächig

** 5-915.4 Elektrokaustik, großflächig

** 5-915.5 Laserbehandlung, großflächig
Exkl.: Entfernung oberflächlicher Hautschichten durch Laserbehandlung (5-913.4 ff., 5-913.a ff.)

** 5-915.6 Kryochirurgie, großflächig

** 5-915.7 Infrarotkoagulation, großflächig

** 5-915.8 Elektrochemotherapie, kleinflächig

** 5-915.9 Elektrochemotherapie, großflächig

** 5-915.x Sonstige

5-915.y N.n.bez.

5-916 Temporäre Weichteildeckung
Hinw.: Kleinflächig entspricht einer Fläche bis 4 cm^2
Bei der Behandlung mehrerer kleinflächiger Läsionen an derselben anatomischen Region (z.B. an der Hand) sind die Flächen zu addieren. Bei Überschreiten einer Fläche von 4 cm^2 ist ein Kode für die großflächige Behandlung zu verwenden
Die Lokalisation ist für die mit ** gekennzeichneten Kodes in der 6. Stelle nach der Liste vor Kode 5-910 zu kodieren

** 5-916.0 Durch allogene Hauttransplantation, kleinflächig

** 5-916.1 Durch xenogenes Hautersatzmaterial, kleinflächig

** 5-916.2 Durch alloplastisches Material, kleinflächig

** 5-916.3 Durch kultivierte Keratinozyten, kleinflächig

** 5-916.4 Durch Kombination mehrerer Verfahren, kleinflächig

** 5-916.5 Durch allogene Hauttransplantation, großflächig

** 5-916.6 Durch xenogenes Hautersatzmaterial, großflächig

** 5-916.7 Durch alloplastisches Material, großflächig

** 5-916.8 Durch kultivierte Keratinozyten, großflächig

** 5-916.9 Durch Kombination mehrerer Verfahren, großflächig

5-916.a Anlage oder Wechsel eines Systems zur Vakuumtherapie
Inkl.: Bei Verbrennungen
Hinw.: Die Angabe dieses Kodes ist an die Durchführung unter Operationsbedingungen mit Anästhesie gebunden (Ausnahmen: Es liegt eine neurologisch bedingte Analgesie vor oder es erfolgt eine endoösophageale oder endorektale Anwendung einer Vakuumtherapie)
Die alleinige Entfernung eines Systems zur Vakuumtherapie im Bereich von Haut und Unterhaut ohne Anästhesie ist mit einem Kode aus dem Bereich 8-192 ff. zu verschlüsseln. Bei einer Entfernung mit Debridement ist ein Kode aus den Bereichen 5-850 ff., 5-869.1 oder 5-896 ff. zu verwenden
Die Dauer der Anwendung der Vakuumtherapie ist gesondert zu kodieren (8-190.2 ff., 8-190.3 ff.)

.a0 An Haut und Unterhaut
Exkl.: Anlage oder Wechsel eines Systems zur kontinuierlichen Sogbehandlung mit Pumpensystem bei einer Vakuumtherapie nach chirurgischem Wundverschluss (8-190.4 ff.)

.a1 ↔ Tiefreichend, subfaszial oder an Knochen und/oder Gelenken der Extremitäten

.a2 Tiefreichend, an Thorax, Mediastinum und/oder Sternum
Inkl.: Vakuumtherapie nach Herzoperation

.a3 Am offenen Abdomen
Exkl.: Anlage eines Laparostomas (5-541.4)

.a4 Endorektal
Inkl.: Endorektale Vakuumtherapie zur Behandlung von Anastomoseninsuffizienzen nach tiefer anteriorer Rektumresektion bei lokaler Peritonitis mit einspiegelbarer Wundhöhle

.a5 Tiefreichend subfaszial an der Bauchwand oder im Bereich von Nähten der Faszien bzw. des Peritoneums

.a6 Endoösophageal

.ax Sonstige
Inkl.: Retroperitoneum

** 5-916.b Durch hydrolytisch resorbierbare Membran, kleinflächig

** 5-916.c Durch hydrolytisch resorbierbare Membran, großflächig

** 5-916.x Sonstige

5-916.y N.n.bez.

5-917 Syndaktylie- und Polydaktyliekorrektur der Finger

5-917.0 Vertiefung einer Zwischenfingerspalte

.00 ↔ Mit Verschiebeplastik

.0x ↔ Sonstige

5-917.1 Trennung einer partiellen Syndaktylie

.10 ↔ Mit Verschiebeplastik

.1x ↔ Sonstige

5-917.2 Trennung einer kompletten Syndaktylie

.20 ↔ Mit Kuppenplastik

.21 ↔ Mit Seitenbandrekonstruktion

.2x ↔ Sonstige

5-917.3 ↔ Teilresektion gedoppelter Anteile

5-917.4 Resektion gedoppelter Anteile

.40 ↔ Ohne Gelenkrekonstruktion

.41 ↔ Mit Gelenkrekonstruktion

5-917.5 ↔ Korrektur einer Polysyndaktylie durch Fusion gedoppelter Anteile (OP nach Bilhaut - Cloquet)

5-917.x ↔ Sonstige

5-917.y N.n.bez.

5-918 Syndaktylie- und Polydaktyliekorrektur der Zehen

5-918.0 ↔ Trennung einer partiellen Syndaktylie

5-918.1 ↔ Trennung einer kompletten Syndaktylie

5-918.2 ↔ Teilresektion gedoppelter Anteile

5-918.3 ↔ Resektion gedoppelter Anteile

5-918.x ↔ Sonstige

5-918.y N.n.bez.

5-919 Operative Versorgung von Mehrfachtumoren an einer Lokalisation der Haut in einer Sitzung
Hinw.: Diese Kodes sind Zusatzkodes. Die durchgeführten Eingriffe sind gesondert zu kodieren

5-919.0 3-5 Tumoren

5-919.1 Mehr als 5 Tumoren

5-91a Andere Operationen an Haut und Unterhaut
Hinw.: Die Lokalisation ist in der 6. Stelle nach der Liste vor Kode 5-910 zu kodieren

** 5-91a.0 Desilikonisierung von Dermisersatzmaterial

** 5-91a.x Sonstige

5-91a.y N.n.bez.

5-92 Operationen an Haut und Unterhaut bei Verbrennungen und Verätzungen

Exkl.: Operationen am Nagelorgan bei Verbrennungen (5-898 ff.)
Hinw.: Die Lokalisation ist für die Kodes 5-920 ff., 5-921 ff. und 5-923 ff. bis 5-929 ff. nach folgender Liste zu kodieren:

0 Lippe
1 Nase
2 ↔ Ohr
3 ↔ Augenlid
4 Sonstige Teile Kopf (ohne behaarte Kopfhaut)
5 Hals
6 ↔ Schulter und Axilla
7 ↔ Oberarm und Ellenbogen
8 ↔ Unterarm
9 ↔ Hand
a Brustwand
b Bauchregion
c Leisten- und Genitalregion (ohne Skrotum)
d Gesäß
e ↔ Oberschenkel und Knie
f ↔ Unterschenkel
g ↔ Fuß
h Behaarte Kopfhaut
j Rücken
k Skrotum
m Dammregion
x ↔ Sonstige

5-920 Inzision an Haut und Unterhaut bei Verbrennungen und Verätzungen
Exkl.: Entnahme von Haut zur Transplantation (5-924 ff.)
Hinw.: Das Anlegen eines Verbandes ist gesondert zu kodieren (8-191 ff.)
Die Lokalisation ist in der 6. Stelle nach vorstehender Liste zu kodieren

** 5-920.0 Inzision eines Verbrennungsschorfes [Escharotomie]
[6. Stelle: 5-b,e-g,j,x]

** 5-920.1 Fasziotomie
[6. Stelle: 5-b,e-g,j,x]

** 5-920.2 Inzision eines Verbrennungsschorfes [Escharotomie] mit Fasziotomie
[6. Stelle: 5-c,e-g,j-m,x]

** 5-920.3 Inzision eines Verbrennungsschorfes [Escharotomie] mit Dekompression peripherer Nerven
[6. Stelle: 6-9,c,e-g,k,m,x]

** 5-920.x Sonstige

5-920.y N.n.bez.

5-921 Chirurgische Wundtoilette [Wunddebridement] und Entfernung von erkranktem Gewebe an Haut und Unterhaut bei Verbrennungen und Verätzungen
Inkl.: Entfernung von infiziertem Gewebe
Narbenkorrektur
Exkl.: Wunddebridement bei Verbrennungen, auf Muskel, Sehne oder Faszie beschränkt (5-922.0, 5-922.1, 5-922.2)
Operationen am Nagelorgan (5-898 ff.)
Schichtenübergreifendes Wunddebridement bei Verbrennungen (5-922.3)
Hinw.: Das Anlegen eines Verbandes ist gesondert zu kodieren (8-191 ff.)
Die Lokalisation ist in der 6. Stelle nach der Liste vor Kode 5-920 zu kodieren

** 5-921.0 Abtragen einer Hautblase
Inkl.: Bürsten- und Hydro-Jet-Technik

** 5-921.1 Dermabrasion

** 5-921.2 Epifasziale Nekrosektomie

** 5-921.3 Tangentiale Exzision

** 5-921.4 Laserdestruktion

** 5-921.5 Destruktion durch Ultraschall

** 5-921.6 Radiochirurgie

** 5-921.7 Hochfrequenzchirurgie

** 5-921.x Sonstige

5-921.y N.n.bez.

5-922 Wunddebridement an Muskel, Sehne und Faszie bei Verbrennungen und Verätzungen
Hinw.: Das Anlegen eines Verbandes ist gesondert zu kodieren (8-191 ff.)

5-922.0 Debridement eines Muskels
Exkl.: Debridement eines Muskels bei anderen Ursachen (5-850.b ff.)

5-922.1 Debridement einer Sehne
Exkl.: Debridement einer Sehne bei anderen Ursachen (5-850.c ff.)

5-922.2 Debridement einer Faszie
Exkl.: Debridement einer Faszie bei anderen Ursachen (5-850.d ff.)

5-922.3 Weichteildebridement, schichtenübergreifend
Exkl.: Debridement bei anderen Ursachen (5-869.1)
Hinw.: Dieser Kode ist nur zu verwenden, wenn eine präzise Gewebezuordnung nicht möglich ist

5-922.x Sonstige

5-922.y N.n.bez.

5-923 Temporäre Weichteildeckung bei Verbrennungen und Verätzungen
Exkl.: Temporäre Weichteildeckung bei anderen Ursachen (5-916.0-9, 5-916.b-c)
Hinw.: Kleinflächig entspricht einer Fläche bis 3 % der Körperoberfläche
Das Anlegen eines Verbandes ist gesondert zu kodieren (8-191 ff.)
Die Lokalisation ist in der 6. Stelle nach der Liste vor 5-920 zu kodieren

** 5-923.0 Durch allogene Hauttransplantation, kleinflächig

** 5-923.1 Durch xenogenes Hautersatzmaterial, kleinflächig

** 5-923.2 Durch alloplastisches Material, kleinflächig

** 5-923.3 Durch kultivierte Keratinozyten, kleinflächig

** 5-923.4 Durch Kombination mehrerer Verfahren, kleinflächig

** 5-923.5 Durch allogene Hauttransplantation, großflächig

** 5-923.6 Durch xenogenes Hautersatzmaterial, großflächig

** 5-923.7 Durch alloplastisches Material, großflächig

** 5-923.8 Durch kultivierte Keratinozyten, großflächig

** 5-923.9 Durch Kombination mehrerer Verfahren, großflächig

** 5-923.a Durch hydrolytisch resorbierbare Membran, kleinflächig

** 5-923.b Durch hydrolytisch resorbierbare Membran, großflächig

** 5-923.x Sonstige

5-923.y N.n.bez.

5-924 **Freie Hauttransplantation und Lappenplastik an Haut und Unterhaut bei Verbrennungen und Verätzungen, Entnahmestelle**
Hinw.: Die Entnahme des Transplantates ist nur anzugeben, wenn dieser Eingriff in einer gesonderten Sitzung erfolgt
Das Anlegen eines Verbandes ist gesondert zu kodieren (8-191 ff.)
Die Lokalisation ist in der 6. Stelle nach der Liste vor Kode 5-920 zu kodieren

** 5-924.0 Spalthaut
[6. Stelle: 6-8,a-f,h-m,x]
Inkl.: Meshgraft

** 5-924.1 Vollhaut
[6. Stelle: 5-8,a-f,h-m,x]

** 5-924.2 Composite graft
[6. Stelle: 1,2,h,x]

** 5-924.3 Freier Lappen mit mikrovaskulärer Anastomosierung
[6. Stelle: 4-j,x]

** 5-924.4 Gestielter regionaler Lappen
[6. Stelle: 4-m,x]

** 5-924.5 Gestielter Fernlappen
[6. Stelle: 4-m,x]

** 5-924.x Sonstige

5-924.y N.n.bez.

5-925 **Freie Hauttransplantation und Lappenplastik an Haut und Unterhaut bei Verbrennungen und Verätzungen, Empfängerstelle**
Inkl.: Narbenkorrektur
Exkl.: Rekonstruktion des Skrotums (5-613 ff.)
Plastische Rekonstruktion des Mundwinkels (5-908.3)
Plastische Rekonstruktion der Lippen (5-908.1, 5-908.2)
Haartransplantation (5-912 ff.)
Hinw.: Die Entnahme des Transplantates ist nur anzugeben, wenn dieser Eingriff in einer gesonderten Sitzung erfolgt
Das Anlegen eines Verbandes ist gesondert zu kodieren (8-191 ff.)
Die Lokalisation ist in der 6. Stelle nach der Liste vor Kode 5-920 zu kodieren

** 5-925.0 Spalthaut
Inkl.: Meshgraft

** 5-925.2 Vollhaut

** 5-925.3 Composite graft

** 5-925.4 Freier Lappen mit mikrovaskulärer Anastomosierung

** 5-925.5 Gestielter regionaler Lappen

** 5-925.6 Gestielter Fernlappen

** 5-925.7 Mikrograft-Spalthautdeckung (nach Meek)
Hinw.: Eine ergänzend durchgeführte Spalthautdeckung ist gesondert zu kodieren (5-925.0 ff.)

** 5-925.9 Permanenter Hautersatz durch kultivierte Keratinozyten, kleinflächig

** 5-925.a Permanenter Hautersatz durch kultivierte Keratinozyten, großflächig

** 5-925.b Epithelzellsuspension nach Aufbereitung mit Bedside-Kit

** 5-925.c Epithelzellsuspension nach labortechnischer Aufbereitung im Schnellverfahren

** 5-925.d Permanenter Hautersatz durch Dermisersatzmaterial, kleinflächig

** 5-925.e Permanenter Hautersatz durch Dermisersatzmaterial, großflächig

** 5-925.x Sonstige

5-925.y N.n.bez.

5-926 **Lokale Lappenplastik an Haut und Unterhaut bei Verbrennungen und Verätzungen**
Inkl.: Narbenkorrektur
Exkl.: Rekonstruktion des Skrotums (5-613 ff.)
Plastische Rekonstruktion des Mundwinkels (5-908.3)
Plastische Rekonstruktion der Lippen (5-908.1, 5-908.2)
Haartransplantation (5-912 ff.)
Hinw.: Das Anlegen eines Verbandes ist gesondert zu kodieren (8-191 ff.)
Die Lokalisation ist in der 6. Stelle nach der Liste vor Kode 5-920 zu kodieren

** 5-926.0 Dehnungsplastik

** 5-926.1 Verschiebe-Rotations-Plastik

** 5-926.2 Transpositionsplastik
Inkl.: VY-Plastik

** 5-926.3 Insellappenplastik

** 5-926.4 Z-Plastik

** 5-926.5 W-Plastik

** 5-926.x Sonstige

5-926.y N.n.bez.

5-927 **Kombinierte plastische Eingriffe an Haut und Unterhaut bei Verbrennungen und Verätzungen**
Inkl.: Durchtrennung von Synechien
Exkl.: Rekonstruktion des Skrotums (5-613 ff.)
Plastische Rekonstruktion des Mundwinkels (5-908.3)
Plastische Rekonstruktion der Lippen (5-908.1, 5-908.2)
Haartransplantation (5-912 ff.)
Hinw.: Die Entnahme des Transplantates ist nur anzugeben, wenn dieser Eingriff in einer gesonderten Sitzung erfolgt
Das Anlegen eines Verbandes ist gesondert zu kodieren (8-191 ff.)
Die Lokalisation ist in der 6. Stelle nach der Liste vor Kode 5-920 zu kodieren

** 5-927.0 Kombinierte Lappenplastiken
Inkl.: Butterfly-Plastik
Jumping-man-Plastik

** 5-927.1 Kombination von Lappenplastiken und freiem Hauttransplantat

** 5-927.2 Gestielter regionaler Lappen mit Fernlappen

** 5-927.3 Gestielter regionaler Lappen, Fernlappen und freies Hauttransplantat

** 5-927.x Sonstige

5-927.y N.n.bez.

5-928 **Primärer Wundverschluss der Haut und Revision einer Hautplastik bei Verbrennungen und Verätzungen**
Inkl.: Ausdünnung eines Lappens
Hinw.: Das Anlegen eines Verbandes ist gesondert zu kodieren (8-191 ff.)
Die Lokalisation ist in der 6. Stelle nach der Liste vor Kode 5-920 zu kodieren

** 5-928.0 Primärer Wundverschluss durch Fadennaht

** 5-928.1 Primärer Wundverschluss durch Klammernaht

** 5-928.2 Primärer Wundverschluss durch Klebung

** 5-928.4 Revision eines freien Hauttransplantates

** 5-928.5 Revision einer lokalen Lappenplastik

** 5-928.6 Revision eines gestielten regionalen Lappens

** 5-928.7 Revision eines gestielten Fernlappens

** 5-928.8 Revision eines freien Lappens mit mikrovaskulärer Anastomosierung

** 5-928.x Sonstige

5-928.y N.n.bez.

5-929 **Andere Operationen bei Verbrennungen und Verätzungen**
Hinw.: Das Anlegen eines Verbandes ist gesondert zu kodieren (8-191 ff.)
Die Lokalisation ist in der 6. Stelle nach der Liste vor Kode 5-920 zu kodieren

** 5-929.0 Lappenstieldurchtrennung
Inkl.: Einarbeitung eines Lappens in die Umgebung

** 5-929.1 Desilikonisierung von Dermisersatzmaterial

** 5-929.x Sonstige

5-929.y N.n.bez.

Zusatzinformationen zu Operationen (5-93...5-99)

Hinw.: Die folgenden Positionen sind ausschließlich zur Kodierung von Zusatzinformationen zu Operationen zu benutzen, sofern sie nicht schon im Kode selbst enthalten sind
Sie dürfen nicht als selbständige Kodes benutzt werden und sind nur im Sinne einer Zusatzkodierung zulässig

5-93 Angaben zum Transplantat und zu verwendeten Materialien

5-930 **Art des Transplantates oder Implantates**

5-930.0 Autogen
- .00 Ohne externe In-vitro-Aufbereitung
- .01 Mit externer In-vitro-Aufbereitung

5-930.1 Syngen

5-930.2 Allogen
- .20 AB0-kompatibel
- .21 AB0-nichtkompatibel

5-930.3 Xenogen

5-930.4 Alloplastisch

5-931 **Art des verwendeten Knorpelersatz-, Knochenersatz- und Osteosynthesematerials**

5-931.0 Hypoallergenes Material
Inkl.: Titan

5-931.1 (Teil-)resorbierbares Material
Inkl.: Magnesium, Composite-Material

5-931.2 Faserverbundwerkstoff
Inkl.: Carbonfaserverstärktes Material

5-932 **Art des verwendeten Materials für Gewebeersatz und Gewebeverstärkung**
Hinw.: Die durchgeführten organspezifischen Eingriffe sind gesondert zu kodieren
Die Fläche des verwendeten Materials ist auf der 6. Stelle nach folgender Liste zu kodieren:
- 0 Weniger als 10 cm²
- 1 10 cm² bis unter 50 cm²
- 2 50 cm² bis unter 100 cm²
- 3 100 cm² bis unter 200 cm²
- 4 200 cm² bis unter 300 cm²
- 5 300 cm² bis unter 400 cm²
- 6 400 cm² bis unter 500 cm²
- 7 500 cm² bis unter 750 cm²
- 8 750 cm² bis unter 1.000 cm²
- 9 1.000 cm² oder mehr

** 5-932.1 (Teil-)resorbierbares synthetisches Material
Inkl.: Polyglycolide, Copolymere, Polytrimethylencarbonat

** 5-932.2 Composite-Material

** 5-932.3 Biologisches Material
Inkl.: Xenogenes Material, Kollagen

** 5-932.4 Nicht resorbierbares Material, ohne Beschichtung
Inkl.: Polypropylen, Polyester, ePTFE, PVDF

** 5-932.5 Nicht resorbierbares Material, mit antimikrobieller Beschichtung
Inkl.: Polypropylen, Polyester, ePTFE, PVDF
Chlorhexidindiacetat, Silbercarbonat

** 5-932.6 Nicht resorbierbares Material, mit Titanbeschichtung
Inkl.: Polypropylen, Polyester, ePTFE, PVDF

** 5-932.7 Nicht resorbierbares Material, mit sonstiger Beschichtung
Inkl.: Polypropylen, Polyester, ePTFE, PVDF

5-933 Verwendung von Membranen oder sonstigen Materialien zur Prophylaxe von Adhäsionen

5-933.0 Nicht resorbierbar

5-933.1 (Teil-)resorbierbar

5-934 Verwendung von MRT-fähigem Material

5-934.0 Herzschrittmacher

5-934.1 Defibrillator

5-934.2 Ereignis-Rekorder

5-934.3 Neurostimulator, Ganzkörper-MRT-fähig

5-934.4 Eine oder mehrere permanente Elektroden zur Neurostimulation, Ganzkörper-MRT-fähig

5-934.x Sonstige

5-935 Verwendung von beschichtetem Osteosynthesematerial

5-935.0 Mit Medikamentenbeschichtung
Inkl.: Antibiotikabeschichtung

5-935.x Mit sonstiger Beschichtung
Inkl.: Hydroxylapatitbeschichtung, Silberbeschichtung

5-936 Verwendung von Arzneimitteln für neuartige Therapien
Inkl.: Chondrozyten-Präparate, CAR-T-Zellen

5-936.0 Nationale Genehmigung
Hinw.: Dieser Zusatzkode ist für die Verwendung von Gentherapeutika, somatischen Zelltherapeutika und biotechnologisch bearbeiteten Gewebeprodukten (Tissue-Engineering-Produkte) mit einer Genehmigung nach § 4b Arzneimittelgesetz anzugeben

5-936.1 Internationale Zulassung
Hinw.: Dieser Zusatzkode ist für die Verwendung von Gentherapeutika, somatischen Zelltherapeutika und biotechnologisch bearbeiteten Gewebeprodukten (Tissue-Engineering-Produkte) mit einer Zulassung entsprechend der Verordnung Nr. 1394/2007 des Europäischen Parlaments und des Rates anzugeben

5-936.2 Herstellungserlaubnis nach § 13 Abs. 4 Arzneimittelgesetz
Hinw.: Dieser Zusatzkode ist für die Verwendung von Gentherapeutika, somatischen Zelltherapeutika und biotechnologisch bearbeiteten Gewebeprodukten (Tissue-Engineering-Produkte) anzugeben, die im Krankenhaus hergestellt, aber nicht nach § 4b Abs. 3 Arzneimittelgesetz an andere abgegeben werden

5-937 Verwendung von thermomechanischem Osteosynthesematerial
Inkl.: Nitinol, Formgedächtnis-Legierung

5-938 Art der Beschichtung von Gefäßprothesen

5-938.0 Bioaktive Oberfläche

5-938.x Sonstige

5-939 Art der Konservierung von Organtransplantaten
Hinw.: Die jeweilige Organtransplantation ist gesondert zu kodieren
Eine Organkonservierung kann normotherm oder hypotherm erfolgen. Eine Ex-vivo-Perfusion kann pulsatil oder nicht pulsatil angewendet werden

5-939.0 Organkonservierung, ohne Anwendung einer Ex-vivo-Perfusion

5-939.1 Organkonservierung, mit Anwendung einer kontinuierlichen Ex-vivo-Perfusion und ohne Organfunktionsüberwachung

5-939.2 Organkonservierung, mit Anwendung einer kontinuierlichen Ex-vivo-Perfusion und mit Organfunktionsüberwachung

5-939.x Sonstige

5-93a Art der Konditionierung von entnommenen Gefäßen zur Transplantation
Hinw.: Die durchgeführten Eingriffe sind gesondert zu kodieren

5-93a.0 Ohne Verwendung von Chelatoren

5-93a.1 Mit Verwendung von Chelatoren

5-98 Spezielle Operationstechniken und Operationen bei speziellen Versorgungssituationen

5-981 Versorgung bei Mehrfachverletzung
Hinw.: Dieser Zusatzkode ist nur für die Versorgung von Patienten anzuwenden, bei denen als Unfallfolge eine Mehrfachverletzung vorliegt, aber keine Lebensgefahr besteht

5-982 Versorgung bei Polytrauma
Hinw.: Dieser Zusatzkode ist nur für die Versorgung von Patienten anzuwenden, bei denen als Unfallfolge eine Verletzung mehrerer Organsysteme mit akuter Lebensgefahr besteht

5-982.0 Operationen an Bewegungsorganen

5-982.1 Operationen an Bewegungsorganen, an Organen des Bauchraumes und Thoraxraumes und am Gesichtsschädel

5-982.2 Operationen an Bewegungsorganen, an Organen des Bauchraumes und Thoraxraumes und am ZNS

5-982.x Sonstige

5-982.y N.n.bez.

5-983 Reoperation
Hinw.: Dieser Zusatzkode ist anzuwenden bei der Wiedereröffnung des Operationsgebietes zur Behandlung einer Komplikation, zur Durchführung einer Rezidivoperation oder zur Durchführung einer anderen Operation in diesem Operationsgebiet. Sofern im organspezifischen Kapitel ein entsprechender spezifischer Kode vorhanden ist, ist dieser zu verwenden

5-984 Mikrochirurgische Technik
Hinw.: Unter einem mikrochirurgischen Eingriff werden Operationen verstanden, die mit Hilfe eines Mikroinstrumentariums und einer optischen Vergrößerung in entsprechender Operationstechnik unter maximaler Gewebeschonung durchgeführt werden

5-985 Lasertechnik

5-985.0 Argon- oder frequenzgedoppelter YAG-Laser

5-985.1 CO_2-Laser

5-985.2 Dioden-Laser

5-985.3 Erbium-YAG-Laser

5-985.4 Excimer-Laser

5-985.5 Femtosekunden-Laser

5-985.6 Neodym-YAG-Laser

5-985.7 Laser im Grünspektrum (490 - 560 nm)
Inkl.: KTP-Laser [Kalium-Titanyl-Phosphat-Laser], LBO-Laser [Lithium-Triborat-Laser]

5-985.8 Thulium-Laser

5-985.9 Holmium-Laser

5-985.x Sonstige

5-985.y N.n.bez.

5-986 Minimalinvasive Technik

5-986.0 Endoskopische Operationen durch natürliche Körperöffnungen [NOTES]
- .00 Transoraler Zugangsweg
- .01 Transgastraler Zugangsweg
- .02 Transvaginaler Zugangsweg
- .03 Transkolischer Zugangsweg
- .04 Transvesikaler Zugangsweg
- .0x Sonstige

5-986.1 Durchführung einer Laparoskopie ohne Aufbau eines Pneumoperitoneums
Inkl.: Laparoskopie mittels eines Ballonsystems

5-986.2 Einsatz eines Single-Port-Systems bei laparoskopischen Operationen

5-986.x Sonstige

5-986.y N.n.bez.

5-987 Anwendung eines OP-Roboters

5-987.0 Komplexer OP-Roboter
Hinw.: Ein komplexer Roboter ermöglicht eine Hand- und ggf. Fußbedienung über eine Computerkonsole zur
- Steuerung winkelbarer Instrumente mit insgesamt mindestens 7 Freiheitsgraden
- Übersetzung chirurgischer Handbewegungen in skalierte Bewegungen an gleichzeitig 3 oder mehr endoskopischen Instrumenten
- Kameraführung mit 3D-Bildübertragung

5-987.1 Roboterarm
Hinw.: Ein Roboterarm-gestütztes chirurgisches Assistenzsystem ist gekennzeichnet durch die aktive Limitierung durch den Roboterarm bei Überschreitung der geplanten Interventionsgrenzen unter Navigation
Der Roboterarm verfügt über mindestens 6 Freiheitsgrade

5-987.x Sonstige

5-988 Anwendung eines Navigationssystems

5-988.0 Radiologisch

5-988.1 Elektromagnetisch

5-988.2 Sonographisch

5-988.3 Optisch

5-988.x Sonstige

5-989 Fluoreszenzgestützte Therapieverfahren

5-98a Hybridtherapie

5-98a.0 Anwendung der Hybridchirurgie
Hinw.: Dieser Kode ist anzuwenden, wenn im Rahmen gefäßchirurgischer oder herzchirurgischer Maßnahmen ein (perkutan-)transluminales Verfahren aus den Bereichen 8-836 ff., 8-837 ff., 8-838 ff., 8-83c ff., 8-83d ff. oder 8-84 mit einem offen chirurgischen Zugang (z.B. zur Aorta oder zum Herzen) in gleicher Sitzung kombiniert wird

5-98b Anwendung eines flexiblen Ureterorenoskops

5-98b.0 Einmal-Ureterorenoskop

5-98b.x Sonstige

5-98c Anwendung eines Klammernahtgerätes und sonstiger Nahtsysteme
Exkl.: Wundverschluss an Haut und Unterhaut
Clippen von Blutgefäßen

5-98c.0 Lineares Klammernahtgerät, offen chirurgisch, für die intrathorakale oder intraabdominale Anwendung

5-98c.1 Lineares Klammernahtgerät, laparoskopisch oder thorakoskopisch, für die intrathorakale oder intraabdominale Anwendung

5-98c.2 Zirkuläres Klammernahtgerät für die Anwendung am Gastrointestinaltrakt und/oder am Respirationstrakt

5-98c.3 Zirkuläres Klammernahtgerät für die Anwendung bei Gefäßanastomosen

5-98c.4 Gerät zur Fixierung von Stent-Prothesen durch Verschraubung

5-98c.5 Endoskopisches Nahtsystem

5-98c.6 Knotenersatzverfahren mit Clip-Fixierung

5-98c.x Sonstige

5-98c.y N.n.bez.

5-98d Verwendung von patientenindividuell hergestelltem Instrumentarium

5-98d.0 CAD-CAM-Schnittblöcke

5-98d.x Sonstige

5-98e Intraoperative Blutflussmessung in Gefäßen
Inkl.: Messung mittels Ultraschallsonde oder elektromagnetischer Sonde
Exkl.: Dopplersonographie

5-98f Einsatz von Shavertechnik zur Weichteil- und Knochenabtragung bei Operationen an Nase, Nasennebenhöhlen und Gesichtsschädelknochen
Inkl.: pESS-Technik

5-98h Anzahl der Nadeln zur Destruktion

5-98h.0 Anzahl der Kryoablationsnadeln

.00 1 Nadel
.01 2 Nadeln
.02 3 Nadeln
.03 4 Nadeln
.04 5 Nadeln
.05 6 Nadeln
.06 7 Nadeln
.07 8 Nadeln
.08 9 Nadeln
.09 10 Nadeln
.0a 11 Nadeln
.0b 12 Nadeln
.0c 13 Nadeln
.0d 14 Nadeln
.0e 15 Nadeln
.0f 16 Nadeln
.0g 17 Nadeln
.0h 18 Nadeln
.0j 19 Nadeln
.0k 20 oder mehr Nadeln

5-98h.1 Anzahl der Nadeln zur irreversiblen Elektroporation

.10 1 Nadel
.11 2 Nadeln
.12 3 Nadeln
.13 4 Nadeln
.14 5 Nadeln
.15 6 Nadeln
.16 7 Nadeln
.17 8 Nadeln
.18 9 Nadeln
.19 10 Nadeln
.1a 11 Nadeln
.1b 12 Nadeln
.1c 13 Nadeln
.1d 14 Nadeln
.1e 15 Nadeln
.1f 16 Nadeln

.1g 17 Nadeln
.1h 18 Nadeln
.1j 19 Nadeln
.1k 20 oder mehr Nadeln

5-99 Vorzeitiger Abbruch einer Operation

5-995 Vorzeitiger Abbruch einer Operation (Eingriff nicht komplett durchgeführt)

Kapitel 6:

Medikamente

Applikation von Medikamenten (6-00...6-00)

6-00 Applikation von Medikamenten

Exkl.: Applikation von Medikamenten zur Schmerztherapie (8-91)
Applikation von Medikamenten und Elektrolytlösungen über das Gefäßsystem bei Neugeborenen (8-010 ff.)

Hinw.: Ein Kode aus diesem Bereich ist jeweils nur einmal pro stationären Aufenthalt anzugeben
Die Applikation von zytostatischen Chemotherapeutika, Immuntherapie oder eine antiretrovirale Therapie sind mit einem Kode aus 8-54 zu kodieren und zusätzlich ggf. für jedes kodierbare Medikament (z.B. Zytostatika, Antikörper und Supportivmedikamente) mit einem Kode aus Kapitel 6 Medikamente

6-001 Applikation von Medikamenten, Liste 1

6-001.0 Alemtuzumab, parenteral

.00 30 mg bis unter 60 mg
.01 60 mg bis unter 90 mg
.02 90 mg bis unter 120 mg
.03 120 mg bis unter 150 mg
.04 150 mg bis unter 180 mg
.05 180 mg bis unter 210 mg
.06 210 mg bis unter 240 mg
.07 240 mg bis unter 270 mg
.08 270 mg bis unter 300 mg
.09 300 mg bis unter 330 mg
.0a 330 mg bis unter 390 mg
.0b 390 mg bis unter 450 mg
.0c 450 mg bis unter 510 mg
.0d 510 mg bis unter 570 mg
.0e 570 mg oder mehr

6-001.1 Gemcitabin, parenteral

.19 19,0 g bis unter 22,0 g
.1a 22,0 g bis unter 25,0 g
.1b 25,0 g bis unter 28,0 g
.1c 28,0 g bis unter 31,0 g
.1d 31,0 g bis unter 34,0 g
.1e 34,0 g oder mehr

6-001.3 Irinotecan, parenteral

.3d 2.000 mg bis unter 2.200 mg
.3e 2.200 mg bis unter 2.400 mg
.3f 2.400 mg bis unter 2.600 mg
.3g 2.600 mg bis unter 2.800 mg
.3h 2.800 mg bis unter 3.000 mg
.3j 3.000 mg oder mehr

6-001.4 Sargramostim, parenteral

.40 2 mg bis unter 3 mg
.41 3 mg bis unter 4 mg
.42 4 mg bis unter 5 mg

	.43	5 mg bis unter 6 mg
	.44	6 mg bis unter 7 mg
	.45	7 mg bis unter 8 mg
	.46	8 mg bis unter 9 mg
	.47	9 mg bis unter 10 mg
	.48	10 mg bis unter 11 mg
	.49	11 mg bis unter 12 mg
	.4a	12 mg bis unter 13 mg
	.4b	13 mg bis unter 14 mg
	.4c	14 mg bis unter 15 mg
	.4d	15 mg bis unter 16 mg
	.4e	16 mg bis unter 17 mg
	.4f	17 mg bis unter 18 mg
	.4g	18 mg bis unter 19 mg
	.4h	19 mg bis unter 20 mg
	.4j	20 mg bis unter 22 mg
	.4k	22 mg bis unter 24 mg
	.4m	24 mg bis unter 26 mg
	.4n	26 mg bis unter 28 mg
	.4p	28 mg bis unter 30 mg
	.4q	30 mg oder mehr
6-001.8	Aldesleukin, parenteral	
	.80	45 Mio. IE bis unter 65 Mio. IE
	.81	65 Mio. IE bis unter 85 Mio. IE
	.82	85 Mio. IE bis unter 105 Mio. IE
	.83	105 Mio. IE bis unter 125 Mio. IE
	.84	125 Mio. IE bis unter 145 Mio. IE
	.85	145 Mio. IE bis unter 165 Mio. IE
	.86	165 Mio. IE bis unter 185 Mio. IE
	.87	185 Mio. IE bis unter 205 Mio. IE
	.88	205 Mio. IE bis unter 245 Mio. IE
	.89	245 Mio. IE bis unter 285 Mio. IE
	.8a	285 Mio. IE bis unter 325 Mio. IE
	.8b	325 Mio. IE bis unter 365 Mio. IE
	.8c	365 Mio. IE bis unter 405 Mio. IE
	.8d	405 Mio. IE bis unter 445 Mio. IE
	.8e	445 Mio. IE bis unter 485 Mio. IE
	.8f	485 Mio. IE bis unter 525 Mio. IE
	.8g	525 Mio. IE bis unter 565 Mio. IE
	.8h	565 Mio. IE bis unter 625 Mio. IE
	.8j	625 Mio. IE bis unter 685 Mio. IE
	.8k	685 Mio. IE bis unter 745 Mio. IE
	.8m	745 Mio. IE bis unter 805 Mio. IE
	.8n	805 Mio. IE oder mehr
6-001.9	Bortezomib, parenteral	
	.90	1,5 mg bis unter 2,5 mg
	.91	2,5 mg bis unter 3,5 mg
	.92	3,5 mg bis unter 4,5 mg
	.93	4,5 mg bis unter 5,5 mg
	.94	5,5 mg bis unter 6,5 mg
	.95	6,5 mg bis unter 7,5 mg
	.96	7,5 mg bis unter 8,5 mg
	.97	8,5 mg bis unter 9,5 mg
	.98	9,5 mg bis unter 10,5 mg
	.99	10,5 mg bis unter 11,5 mg
	.9a	11,5 mg bis unter 13,5 mg
	.9b	13,5 mg bis unter 15,5 mg

.9c	15,5 mg bis unter 17,5 mg
.9d	17,5 mg bis unter 19,5 mg
.9e	19,5 mg bis unter 21,5 mg
.9f	21,5 mg bis unter 23,5 mg
.9g	23,5 mg bis unter 25,5 mg
.9h	25,5 mg bis unter 27,5 mg
.9j	27,5 mg bis unter 29,5 mg
.9k	29,5 mg oder mehr

6-001.a Cetuximab, parenteral

.a0	250 mg bis unter 350 mg
.a1	350 mg bis unter 450 mg
.a2	450 mg bis unter 550 mg
.a3	550 mg bis unter 650 mg
.a4	650 mg bis unter 750 mg
.a5	750 mg bis unter 850 mg
.a6	850 mg bis unter 1.050 mg
.a7	1.050 mg bis unter 1.250 mg
.a8	1.250 mg bis unter 1.450 mg
.a9	1.450 mg bis unter 1.650 mg
.aa	1.650 mg bis unter 1.850 mg
.ab	1.850 mg bis unter 2.150 mg
.ac	2.150 mg bis unter 2.450 mg
.ad	2.450 mg bis unter 2.750 mg
.ae	2.750 mg bis unter 3.050 mg
.af	3.050 mg bis unter 3.350 mg
.ah	3.350 mg bis unter 3.950 mg
.aj	3.950 mg bis unter 4.550 mg
.ak	4.550 mg oder mehr

6-001.b Liposomales Doxorubicin, parenteral

.b0	10 mg bis unter 20 mg *Hinw.:* Dieser Kode ist für Patienten mit einem Alter bei Aufnahme von unter 15 Jahren anzugeben
.b1	20 mg bis unter 30 mg *Hinw.:* Dieser Kode ist für Patienten mit einem Alter bei Aufnahme von unter 15 Jahren anzugeben
.b2	30 mg bis unter 40 mg
.b3	40 mg bis unter 50 mg
.b4	50 mg bis unter 60 mg
.b5	60 mg bis unter 70 mg
.b6	70 mg bis unter 80 mg
.b7	80 mg bis unter 90 mg
.b8	90 mg bis unter 100 mg
.b9	100 mg bis unter 110 mg
.ba	110 mg bis unter 120 mg
.bb	120 mg bis unter 140 mg
.bc	140 mg bis unter 160 mg
.bd	160 mg bis unter 180 mg
.be	180 mg bis unter 200 mg
.bf	200 mg bis unter 220 mg
.bg	220 mg bis unter 240 mg
.bh	240 mg bis unter 260 mg
.bj	260 mg bis unter 280 mg
.bk	280 mg bis unter 300 mg
.bm	300 mg bis unter 320 mg
.bn	320 mg oder mehr

6-001.c Pemetrexed, parenteral

.c0	600 mg bis unter 700 mg
.c1	700 mg bis unter 800 mg
.c2	800 mg bis unter 900 mg

	.c3	900 mg bis unter 1.000 mg
	.c4	1.000 mg bis unter 1.100 mg
	.c5	1.100 mg bis unter 1.200 mg
	.c6	1.200 mg bis unter 1.400 mg
	.c7	1.400 mg bis unter 1.600 mg
	.c8	1.600 mg bis unter 1.800 mg
	.c9	1.800 mg bis unter 2.000 mg
	.ca	2.000 mg bis unter 2.200 mg
	.cb	2.200 mg bis unter 2.400 mg
	.cc	2.400 mg bis unter 2.600 mg
	.cd	2.600 mg bis unter 2.800 mg
	.ce	2.800 mg bis unter 3.000 mg
	.cf	3.000 mg bis unter 3.300 mg
	.cg	3.300 mg bis unter 3.600 mg
	.ch	3.600 mg bis unter 3.900 mg
	.cj	3.900 mg oder mehr

6-001.d Adalimumab, parenteral

	.d0	10 mg bis unter 25 mg *Hinw.:* Dieser Kode ist für Patienten mit einem Alter bei Aufnahme von unter 15 Jahren anzugeben
	.d1	25 mg bis unter 40 mg *Hinw.:* Dieser Kode ist für Patienten mit einem Alter bei Aufnahme von unter 15 Jahren anzugeben
	.d2	40 mg bis unter 80 mg
	.d3	80 mg bis unter 120 mg
	.d4	120 mg bis unter 160 mg
	.d5	160 mg bis unter 200 mg
	.d6	200 mg bis unter 240 mg
	.d7	240 mg bis unter 280 mg
	.d8	280 mg bis unter 320 mg
	.d9	320 mg bis unter 360 mg
	.da	360 mg bis unter 400 mg
	.db	400 mg bis unter 440 mg
	.dc	440 mg oder mehr

6-001.e Infliximab, parenteral

	.e0	50 mg bis unter 100 mg *Hinw.:* Dieser Kode ist für Patienten mit einem Alter bei Aufnahme von unter 15 Jahren anzugeben
	.e1	100 mg bis unter 150 mg *Hinw.:* Dieser Kode ist für Patienten mit einem Alter bei Aufnahme von unter 15 Jahren anzugeben
	.e2	150 mg bis unter 200 mg
	.e3	200 mg bis unter 300 mg
	.e4	300 mg bis unter 400 mg
	.e5	400 mg bis unter 500 mg
	.e6	500 mg bis unter 600 mg
	.e7	600 mg bis unter 700 mg
	.e8	700 mg bis unter 800 mg
	.e9	800 mg bis unter 900 mg
	.ea	900 mg bis unter 1.000 mg
	.eb	1.000 mg bis unter 1.200 mg
	.ec	1.200 mg bis unter 1.400 mg
	.ed	1.400 mg bis unter 1.600 mg
	.ee	1.600 mg bis unter 1.800 mg
	.ef	1.800 mg bis unter 2.000 mg
	.eg	2.000 mg oder mehr

6-001.f Paclitaxel, parenteral

	.f7	1.320 mg bis unter 1.500 mg
	.f8	1.500 mg bis unter 1.680 mg
	.f9	1.680 mg bis unter 1.860 mg
	.fa	1.860 mg bis unter 2.040 mg

.fb 2.040 mg bis unter 2.220 mg
.fc 2.220 mg bis unter 2.400 mg
.fd 2.400 mg oder mehr

6-001.g Imatinib, oral

.g0 800 mg bis unter 1.200 mg
Hinw.: Dieser Kode ist für Patienten mit einem Alter bei Aufnahme von unter 15 Jahren anzugeben
.g1 1.200 mg bis unter 2.000 mg
Hinw.: Dieser Kode ist für Patienten mit einem Alter bei Aufnahme von unter 15 Jahren anzugeben
.g2 2.000 mg bis unter 2.800 mg
Hinw.: Dieser Kode ist für Patienten mit einem Alter bei Aufnahme von unter 15 Jahren anzugeben
.g3 2.800 mg bis unter 4.000 mg
.g4 4.000 mg bis unter 5.200 mg
.g5 5.200 mg bis unter 6.400 mg
.g6 6.400 mg bis unter 7.600 mg
.g7 7.600 mg bis unter 8.800 mg
.g8 8.800 mg bis unter 11.200 mg
.g9 11.200 mg bis unter 13.600 mg
.ga 13.600 mg bis unter 16.000 mg
.gb 16.000 mg bis unter 18.400 mg
.gd 18.400 mg bis unter 20.800 mg
.ge 20.800 mg bis unter 23.200 mg
.gf 23.200 mg bis unter 25.600 mg
.gg 25.600 mg bis unter 30.400 mg
.gh 30.400 mg bis unter 35.200 mg
.gj 35.200 mg oder mehr

6-001.h Rituximab, intravenös

.h0 150 mg bis unter 250 mg
.h1 250 mg bis unter 350 mg
.h2 350 mg bis unter 450 mg
.h3 450 mg bis unter 550 mg
.h4 550 mg bis unter 650 mg
.h5 650 mg bis unter 750 mg
.h6 750 mg bis unter 850 mg
.h7 850 mg bis unter 950 mg
.h8 950 mg bis unter 1.050 mg
.h9 1.050 mg bis unter 1.250 mg
.ha 1.250 mg bis unter 1.450 mg
.hb 1.450 mg bis unter 1.650 mg
.hc 1.650 mg bis unter 1.850 mg
.hd 1.850 mg bis unter 2.050 mg
.he 2.050 mg bis unter 2.450 mg
.hf 2.450 mg bis unter 2.850 mg
.hg 2.850 mg bis unter 3.250 mg
.hh 3.250 mg bis unter 3.650 mg
.hj 3.650 mg oder mehr

6-001.j Rituximab, subkutan

.j0 1.400 mg bis unter 2.800 mg
.j1 2.800 mg bis unter 4.200 mg
.j2 4.200 mg bis unter 5.600 mg
.j3 5.600 mg bis unter 7.000 mg
.j4 7.000 mg bis unter 8.400 mg
.j5 8.400 mg oder mehr

6-001.k Trastuzumab, intravenös

.k0 100 mg bis unter 150 mg
.k1 150 mg bis unter 200 mg
.k2 200 mg bis unter 250 mg
.k3 250 mg bis unter 300 mg

.k4 300 mg bis unter 350 mg
.k5 350 mg bis unter 400 mg
.k6 400 mg bis unter 450 mg
.k7 450 mg bis unter 500 mg
.k8 500 mg bis unter 600 mg
.k9 600 mg bis unter 700 mg
.ka 700 mg bis unter 800 mg
.kb 800 mg bis unter 900 mg
.kc 900 mg bis unter 1.000 mg
.kd 1.000 mg bis unter 1.200 mg
.ke 1.200 mg bis unter 1.400 mg
.kf 1.400 mg bis unter 1.600 mg
.kg 1.600 mg bis unter 1.800 mg
.kh 1.800 mg bis unter 2.000 mg
.kj 2.000 mg bis unter 2.200 mg
.kk 2.200 mg bis unter 2.400 mg
.km 2.400 mg oder mehr

6-001.m Trastuzumab, subkutan

.m0 600 mg bis unter 1.200 mg
.m1 1.200 mg bis unter 1.800 mg
.m2 1.800 mg bis unter 2.400 mg
.m3 2.400 mg bis unter 3.000 mg
.m4 3.000 mg bis unter 3.600 mg
.m5 3.600 mg oder mehr

6-002 Applikation von Medikamenten, Liste 2

6-002.1 Filgrastim, parenteral

.10 70 Mio. IE bis unter 130 Mio. IE
Hinw.: Dieser Kode ist für Patienten mit einem Alter bei Aufnahme von unter 15 Jahren anzugeben
.11 130 Mio. IE bis unter 190 Mio. IE
Hinw.: Dieser Kode ist für Patienten mit einem Alter bei Aufnahme von unter 15 Jahren anzugeben
.12 190 Mio. IE bis unter 250 Mio. IE
Hinw.: Dieser Kode ist für Patienten mit einem Alter bei Aufnahme von unter 15 Jahren anzugeben
.13 250 Mio. IE bis unter 350 Mio. IE
.14 350 Mio. IE bis unter 450 Mio. IE
.15 450 Mio. IE bis unter 550 Mio. IE
.16 550 Mio. IE bis unter 650 Mio. IE
.17 650 Mio. IE bis unter 750 Mio. IE
.18 750 Mio. IE bis unter 850 Mio. IE
.19 850 Mio. IE bis unter 950 Mio. IE
.1a 950 Mio. IE bis unter 1.050 Mio. IE
.1b 1.050 Mio. IE bis unter 1.250 Mio. IE
.1c 1.250 Mio. IE bis unter 1.450 Mio. IE
.1d 1.450 Mio. IE bis unter 1.650 Mio. IE
.1e 1.650 Mio. IE bis unter 1.850 Mio. IE
.1f 1.850 Mio. IE bis unter 2.050 Mio. IE
.1g 2.050 Mio. IE bis unter 2.250 Mio. IE
.1h 2.250 Mio. IE bis unter 2.450 Mio. IE
.1j 2.450 Mio. IE oder mehr

6-002.2 Lenograstim, parenteral

.20 75 Mio. IE bis unter 150 Mio. IE
Hinw.: Dieser Kode ist für Patienten mit einem Alter bei Aufnahme von unter 15 Jahren anzugeben
.21 150 Mio. IE bis unter 225 Mio. IE
Hinw.: Dieser Kode ist für Patienten mit einem Alter bei Aufnahme von unter 15 Jahren anzugeben
.22 225 Mio. IE bis unter 300 Mio. IE
Hinw.: Dieser Kode ist für Patienten mit einem Alter bei Aufnahme von unter 15 Jahren anzugeben
.23 300 Mio. IE bis unter 400 Mio. IE
.24 400 Mio. IE bis unter 500 Mio. IE

.25 500 Mio. IE bis unter 600 Mio. IE
.26 600 Mio. IE bis unter 800 Mio. IE
.27 800 Mio. IE bis unter 1.000 Mio. IE
.28 1.000 Mio. IE bis unter 1.200 Mio. IE
.29 1.200 Mio. IE bis unter 1.400 Mio. IE
.2a 1.400 Mio. IE bis unter 1.600 Mio. IE
.2b 1.600 Mio. IE bis unter 1.800 Mio. IE
.2c 1.800 Mio. IE bis unter 2.000 Mio. IE
.2d 2.000 Mio. IE bis unter 2.200 Mio. IE
.2e 2.200 Mio. IE bis unter 2.400 Mio. IE
.2f 2.400 Mio. IE bis unter 2.600 Mio. IE
.2g 2.600 Mio. IE bis unter 2.800 Mio. IE
.2h 2.800 Mio. IE bis unter 3.000 Mio. IE
.2j 3.000 Mio. IE oder mehr

6-002.4 Topotecan, parenteral

.4c 30,0 mg bis unter 40,0 mg
.4d 40,0 mg bis unter 50,0 mg
.4e 50,0 mg bis unter 60,0 mg
.4f 60,0 mg bis unter 70,0 mg
.4g 70,0 mg oder mehr

6-002.5 Voriconazol, oral

.50 1,00 g bis unter 1,75 g
Hinw.: Dieser Kode ist für Patienten mit einem Alter bei Aufnahme von unter 15 Jahren anzugeben
.51 1,75 g bis unter 2,50 g
Hinw.: Dieser Kode ist für Patienten mit einem Alter bei Aufnahme von unter 15 Jahren anzugeben
.52 2,50 g bis unter 3,50 g
.53 3,50 g bis unter 4,50 g
.54 4,50 g bis unter 6,50 g
.55 6,50 g bis unter 8,50 g
.56 8,50 g bis unter 10,50 g
.57 10,50 g bis unter 15,50 g
.58 15,50 g bis unter 20,50 g
.59 20,50 g bis unter 25,50 g
.5a 25,50 g bis unter 30,50 g
.5c 30,50 g bis unter 35,50 g
.5d 35,50 g bis unter 40,50 g
.5e 40,50 g bis unter 45,50 g
.5f 45,50 g oder mehr

6-002.7 Pegfilgrastim, parenteral

.70 1 mg bis unter 3 mg
Hinw.: Dieser Kode ist für Patienten mit einem Alter bei Aufnahme von unter 15 Jahren anzugeben
.71 3 mg bis unter 6 mg
Hinw.: Dieser Kode ist für Patienten mit einem Alter bei Aufnahme von unter 15 Jahren anzugeben
.72 6 mg bis unter 12 mg
.73 12 mg bis unter 18 mg
.74 18 mg bis unter 24 mg
.75 24 mg bis unter 30 mg
.76 30 mg oder mehr

6-002.8 Pegyliertes liposomales Doxorubicin, parenteral

.80 10 mg bis unter 20 mg
Hinw.: Dieser Kode ist für Patienten mit einem Alter bei Aufnahme von unter 15 Jahren anzugeben
.81 20 mg bis unter 30 mg
Hinw.: Dieser Kode ist für Patienten mit einem Alter bei Aufnahme von unter 15 Jahren anzugeben
.82 30 mg bis unter 40 mg
.83 40 mg bis unter 50 mg
.84 50 mg bis unter 60 mg
.85 60 mg bis unter 70 mg

	.86	70 mg bis unter 80 mg
	.87	80 mg bis unter 90 mg
	.88	90 mg bis unter 100 mg
	.89	100 mg bis unter 110 mg
	.8a	110 mg bis unter 120 mg
	.8b	120 mg bis unter 140 mg
	.8c	140 mg bis unter 160 mg
	.8d	160 mg bis unter 180 mg
	.8e	180 mg bis unter 200 mg
	.8f	200 mg bis unter 220 mg
	.8g	220 mg bis unter 240 mg
	.8h	240 mg oder mehr
6-002.9	Bevacizumab, parenteral	
	.90	150 mg bis unter 250 mg
	.91	250 mg bis unter 350 mg
	.92	350 mg bis unter 450 mg
	.93	450 mg bis unter 550 mg
	.94	550 mg bis unter 650 mg
	.95	650 mg bis unter 750 mg
	.96	750 mg bis unter 850 mg
	.97	850 mg bis unter 950 mg
	.98	950 mg bis unter 1.150 mg
	.99	1.150 mg bis unter 1.350 mg
	.9a	1.350 mg bis unter 1.550 mg
	.9b	1.550 mg bis unter 1.750 mg
	.9c	1.750 mg bis unter 1.950 mg
	.9d	1.950 mg bis unter 2.350 mg
	.9e	2.350 mg bis unter 2.750 mg
	.9g	2.750 mg bis unter 3.350 mg
	.9h	3.350 mg bis unter 3.950 mg
	.9j	3.950 mg bis unter 4.550 mg
	.9k	4.550 mg oder mehr
6-002.a	Liposomales Cytarabin, intrathekal	
	.a0	25 mg bis unter 50 mg *Hinw.:* Dieser Kode ist für Patienten mit einem Alter bei Aufnahme von unter 15 Jahren anzugeben
	.a1	50 mg bis unter 100 mg
	.a2	100 mg bis unter 150 mg
	.a3	150 mg bis unter 200 mg
	.a4	200 mg oder mehr
6-002.b	Etanercept, parenteral	
	.b0	25 mg bis unter 50 mg *Hinw.:* Dieser Kode ist für Patienten mit einem Alter bei Aufnahme von unter 15 Jahren anzugeben
	.b1	50 mg bis unter 75 mg *Hinw.:* Dieser Kode ist für Patienten mit einem Alter bei Aufnahme von unter 15 Jahren anzugeben
	.b2	75 mg bis unter 100 mg
	.b3	100 mg bis unter 125 mg
	.b4	125 mg bis unter 150 mg
	.b5	150 mg bis unter 200 mg
	.b6	200 mg bis unter 250 mg
	.b7	250 mg bis unter 300 mg
	.b8	300 mg oder mehr
6-002.c	Itraconazol, parenteral	
	.c0	400 mg bis unter 800 mg *Hinw.:* Dieser Kode ist für Patienten mit einem Alter bei Aufnahme von unter 10 Jahren anzugeben
	.c1	800 mg bis unter 1.200 mg *Hinw.:* Dieser Kode ist für Patienten mit einem Alter bei Aufnahme von unter 10 Jahren anzugeben
	.c2	1.200 mg bis unter 1.600 mg

.c3	1.600 mg bis unter 2.000 mg
.c4	2.000 mg bis unter 2.400 mg
.c5	2.400 mg bis unter 2.800 mg
.c6	2.800 mg bis unter 3.200 mg
.c7	3.200 mg bis unter 3.600 mg
.c8	3.600 mg bis unter 4.000 mg
.c9	4.000 mg bis unter 4.800 mg
.ca	4.800 mg bis unter 5.600 mg
.cb	5.600 mg bis unter 6.400 mg
.cc	6.400 mg bis unter 7.200 mg
.cd	7.200 mg bis unter 8.000 mg
.ce	8.000 mg bis unter 8.800 mg
.cg	8.800 mg bis unter 10.400 mg
.ch	10.400 mg bis unter 12.000 mg
.cj	12.000 mg bis unter 13.600 mg
.ck	13.600 mg bis unter 16.800 mg
.cm	16.800 mg bis unter 20.000 mg
.cn	20.000 mg bis unter 23.200 mg
.cp	23.200 mg oder mehr

6-002.d Busulfan, parenteral

.d0 25 mg bis unter 50 mg
Hinw.: Dieser Kode ist für Patienten mit einem Alter bei Aufnahme von unter 15 Jahren anzugeben

.d1 50 mg bis unter 75 mg
Hinw.: Dieser Kode ist für Patienten mit einem Alter bei Aufnahme von unter 15 Jahren anzugeben

.d2 75 mg bis unter 100 mg
Hinw.: Dieser Kode ist für Patienten mit einem Alter bei Aufnahme von unter 15 Jahren anzugeben

.d3 100 mg bis unter 150 mg
Hinw.: Dieser Kode ist für Patienten mit einem Alter bei Aufnahme von unter 15 Jahren anzugeben

.d4 150 mg bis unter 200 mg
Hinw.: Dieser Kode ist für Patienten mit einem Alter bei Aufnahme von unter 15 Jahren anzugeben

.d5 200 mg bis unter 250 mg
Hinw.: Dieser Kode ist für Patienten mit einem Alter bei Aufnahme von unter 15 Jahren anzugeben

.d6 250 mg bis unter 300 mg
Hinw.: Dieser Kode ist für Patienten mit einem Alter bei Aufnahme von unter 15 Jahren anzugeben

.d7 300 mg bis unter 350 mg
Hinw.: Dieser Kode ist für Patienten mit einem Alter bei Aufnahme von unter 15 Jahren anzugeben

.d8 350 mg bis unter 400 mg
Hinw.: Dieser Kode ist für Patienten mit einem Alter bei Aufnahme von unter 15 Jahren anzugeben

.d9 400 mg bis unter 450 mg
Hinw.: Dieser Kode ist für Patienten mit einem Alter bei Aufnahme von unter 15 Jahren anzugeben

.da 450 mg bis unter 500 mg
Hinw.: Dieser Kode ist für Patienten mit einem Alter bei Aufnahme von unter 15 Jahren anzugeben

.db 500 mg bis unter 600 mg
Hinw.: Dieser Kode ist für Patienten mit einem Alter bei Aufnahme von unter 15 Jahren anzugeben

.dc 600 mg bis unter 700 mg
Hinw.: Dieser Kode ist für Patienten mit einem Alter bei Aufnahme von unter 15 Jahren anzugeben

.dd 700 mg bis unter 800 mg
Hinw.: Dieser Kode ist für Patienten mit einem Alter bei Aufnahme von unter 15 Jahren anzugeben

.de 800 mg bis unter 900 mg
Hinw.: Dieser Kode ist für Patienten mit einem Alter bei Aufnahme von unter 15 Jahren anzugeben

.df 900 mg bis unter 1.000 mg
Hinw.: Dieser Kode ist für Patienten mit einem Alter bei Aufnahme von unter 15 Jahren anzugeben

.dg 1.000 mg oder mehr
Hinw.: Dieser Kode ist für Patienten mit einem Alter bei Aufnahme von unter 15 Jahren anzugeben

6-002.e Temozolomid, oral

.e0 200 mg bis unter 350 mg
Hinw.: Dieser Kode ist für Patienten mit einem Alter bei Aufnahme von unter 5 Jahren anzugeben

.e1 350 mg bis unter 500 mg
Hinw.: Dieser Kode ist für Patienten mit einem Alter bei Aufnahme von unter 5 Jahren anzugeben

.e2 500 mg bis unter 750 mg
Hinw.: Dieser Kode ist für Patienten mit einem Alter bei Aufnahme von unter 5 Jahren anzugeben

.e3 750 mg bis unter 1.000 mg
Hinw.: Dieser Kode ist für Patienten mit einem Alter bei Aufnahme von unter 5 Jahren anzugeben

.e4 1.000 mg bis unter 1.250 mg

.e5 1.250 mg bis unter 1.500 mg

.e6 1.500 mg bis unter 1.750 mg

.e7 1.750 mg bis unter 2.000 mg

.e8 2.000 mg bis unter 2.250 mg

.e9 2.250 mg bis unter 2.500 mg

.ea 2.500 mg bis unter 2.750 mg

.eb 2.750 mg bis unter 3.000 mg

.ec 3.000 mg bis unter 3.500 mg

.ed 3.500 mg bis unter 4.000 mg

.ee 4.000 mg bis unter 4.500 mg

.ef 4.500 mg bis unter 5.000 mg

.eg 5.000 mg bis unter 5.500 mg

.eh 5.500 mg bis unter 6.000 mg

.ej 6.000 mg bis unter 7.000 mg

.ek 7.000 mg oder mehr

6-002.f Bosentan, oral

.f0 250 mg bis unter 500 mg
Hinw.: Dieser Kode ist für Patienten mit einem Alter bei Aufnahme von unter 15 Jahren anzugeben

.f1 500 mg bis unter 750 mg
Hinw.: Dieser Kode ist für Patienten mit einem Alter bei Aufnahme von unter 15 Jahren anzugeben

.f2 750 mg bis unter 1.000 mg

.f3 1.000 mg bis unter 1.250 mg

.f4 1.250 mg bis unter 1.500 mg

.f5 1.500 mg bis unter 1.750 mg

.f6 1.750 mg bis unter 2.000 mg

.f7 2.000 mg bis unter 2.250 mg

.f8 2.250 mg bis unter 2.500 mg

.f9 2.500 mg bis unter 2.750 mg

.fa 2.750 mg bis unter 3.000 mg

.fb 3.000 mg bis unter 3.500 mg

.fc 3.500 mg bis unter 4.000 mg

.fd 4.000 mg bis unter 4.500 mg

.fe 4.500 mg bis unter 5.000 mg

.ff 5.000 mg bis unter 5.500 mg

.fg 5.500 mg bis unter 6.000 mg

.fh 6.000 mg bis unter 7.000 mg

.fj 7.000 mg bis unter 8.000 mg

.fk 8.000 mg bis unter 9.000 mg

.fm 9.000 mg bis unter 10.000 mg

.fn 10.000 mg bis unter 11.000 mg

.fp 11.000 mg oder mehr

6-002.g Jod-131-Metajodobenzylguanidin (MIBG), parenteral

.g0 3 GBq bis unter 4 GBq

.g1 4 GBq bis unter 5 GBq

.g2 5 GBq bis unter 6 GBq

.g3 6 GBq bis unter 7 GBq

.g4 7 GBq bis unter 8 GBq

.g5 8 GBq bis unter 9 GBq

.g6 9 GBq bis unter 10 GBq

.g7 10 GBq bis unter 11 GBq

.g8 11 GBq oder mehr

6-002.h	Docetaxel, parenteral	
	.hc	720 mg bis unter 840 mg
	.hd	840 mg bis unter 960 mg
	.he	960 mg bis unter 1.080 mg
	.hf	1.080 mg oder mehr
6-002.j	Tirofiban, parenteral	
	.j0	1,50 mg bis unter 3,00 mg
	.j1	3,00 mg bis unter 6,25 mg
	.j2	6,25 mg bis unter 12,50 mg
	.j3	12,50 mg bis unter 18,75 mg
	.j4	18,75 mg bis unter 25,00 mg
	.j5	25,00 mg bis unter 31,25 mg
	.j6	31,25 mg bis unter 37,50 mg
	.j7	37,50 mg bis unter 50,00 mg
	.j8	50,00 mg bis unter 62,50 mg
	.j9	62,50 mg bis unter 75,00 mg
	.ja	75,00 mg oder mehr
6-002.k	Eptifibatid, parenteral	
	.k0	30 mg bis unter 75 mg
	.k1	75 mg bis unter 150 mg
	.k2	150 mg bis unter 225 mg
	.k3	225 mg bis unter 300 mg
	.k4	300 mg bis unter 375 mg
	.k5	375 mg bis unter 450 mg
	.k6	450 mg bis unter 525 mg
	.k7	525 mg bis unter 600 mg
	.k8	600 mg bis unter 675 mg
	.k9	675 mg bis unter 750 mg
	.ka	750 mg bis unter 825 mg
	.kb	825 mg bis unter 900 mg
	.kc	900 mg bis unter 975 mg
	.kd	975 mg bis unter 1.050 mg
	.ke	1.050 mg bis unter 1.125 mg
	.kf	1.125 mg bis unter 1.200 mg
	.kg	1.200 mg oder mehr
6-002.m	Abciximab, parenteral	
	.m0	5 mg bis unter 10 mg
	.m1	10 mg bis unter 15 mg
	.m2	15 mg bis unter 20 mg
	.m3	20 mg bis unter 25 mg
	.m4	25 mg bis unter 30 mg
	.m5	30 mg bis unter 35 mg
	.m6	35 mg bis unter 40 mg
	.m7	40 mg bis unter 45 mg
	.m8	45 mg bis unter 50 mg
	.m9	50 mg oder mehr
6-002.n	Bivalirudin, parenteral	
	.n0	125 mg bis unter 250 mg
	.n1	250 mg bis unter 350 mg
	.n2	350 mg bis unter 450 mg
	.n3	450 mg bis unter 550 mg
	.n4	550 mg bis unter 650 mg
	.n5	650 mg bis unter 750 mg
	.n6	750 mg bis unter 850 mg
	.n7	850 mg oder mehr

6-002.p Caspofungin, parenteral

.p0 35 mg bis unter 65 mg
Hinw.: Dieser Kode ist für Patienten mit einem Alter bei Aufnahme von unter 5 Jahren anzugeben
.p1 65 mg bis unter 100 mg
.p2 100 mg bis unter 150 mg
.p3 150 mg bis unter 200 mg
.p4 200 mg bis unter 250 mg
.p5 250 mg bis unter 300 mg
.p6 300 mg bis unter 350 mg
.p7 350 mg bis unter 400 mg
.p8 400 mg bis unter 450 mg
.p9 450 mg bis unter 500 mg
.pa 500 mg bis unter 600 mg
.pb 600 mg bis unter 700 mg
.pc 700 mg bis unter 800 mg
.pd 800 mg bis unter 900 mg
.pe 900 mg bis unter 1.000 mg
.pf 1.000 mg bis unter 1.200 mg
.pg 1.200 mg bis unter 1.400 mg
.ph 1.400 mg bis unter 1.600 mg
.pj 1.600 mg bis unter 2.000 mg
.pk 2.000 mg bis unter 2.400 mg
.pm 2.400 mg bis unter 2.800 mg
.pn 2.800 mg bis unter 3.600 mg
.pp 3.600 mg bis unter 4.400 mg
.pq 4.400 mg bis unter 5.200 mg
.pr 5.200 mg bis unter 6.000 mg
.ps 6.000 mg bis unter 6.800 mg
.pt 6.800 mg bis unter 7.600 mg
.pu 7.600 mg bis unter 8.400 mg
.pv 8.400 mg oder mehr

6-002.q Liposomales Amphotericin B, parenteral

.q0 100 mg bis unter 175 mg
Hinw.: Dieser Kode ist für Patienten mit einem Alter bei Aufnahme von unter 15 Jahren anzugeben
.q1 175 mg bis unter 250 mg
Hinw.: Dieser Kode ist für Patienten mit einem Alter bei Aufnahme von unter 15 Jahren anzugeben
.q2 250 mg bis unter 350 mg
.q3 350 mg bis unter 450 mg
.q4 450 mg bis unter 550 mg
.q5 550 mg bis unter 650 mg
.q6 650 mg bis unter 750 mg
.q7 750 mg bis unter 850 mg
.q8 850 mg bis unter 950 mg
.q9 950 mg bis unter 1.150 mg
.qa 1.150 mg bis unter 1.350 mg
.qb 1.350 mg bis unter 1.550 mg
.qc 1.550 mg bis unter 1.750 mg
.qd 1.750 mg bis unter 1.950 mg
.qe 1.950 mg bis unter 2.150 mg
.qf 2.150 mg bis unter 3.150 mg
.qg 3.150 mg bis unter 4.150 mg
.qh 4.150 mg bis unter 5.150 mg
.qj 5.150 mg bis unter 6.150 mg
.qk 6.150 mg bis unter 8.650 mg
.qm 8.650 mg bis unter 11.150 mg
.qn 11.150 mg bis unter 13.650 mg
.qp 13.650 mg bis unter 18.650 mg
.qq 18.650 mg bis unter 23.650 mg

	.qr	23.650 mg bis unter 28.650 mg
	.qs	28.650 mg bis unter 33.650 mg
	.qt	33.650 mg bis unter 38.650 mg
	.qu	38.650 mg bis unter 43.650 mg
	.qv	43.650 mg oder mehr

6-002.r Voriconazol, parenteral

	.r0	0,4 g bis unter 0,6 g *Hinw.:* Dieser Kode ist für Patienten mit einem Alter bei Aufnahme von unter 10 Jahren anzugeben
	.r1	0,6 g bis unter 0,8 g *Hinw.:* Dieser Kode ist für Patienten mit einem Alter bei Aufnahme von unter 10 Jahren anzugeben
	.r2	0,8 g bis unter 1,2 g
	.r3	1,2 g bis unter 1,6 g
	.r4	1,6 g bis unter 2,0 g
	.r5	2,0 g bis unter 2,4 g
	.r6	2,4 g bis unter 3,2 g
	.r7	3,2 g bis unter 4,0 g
	.r8	4,0 g bis unter 4,8 g
	.r9	4,8 g bis unter 5,6 g
	.ra	5,6 g bis unter 6,4 g
	.rb	6,4 g bis unter 7,2 g
	.rc	7,2 g bis unter 8,8 g
	.rd	8,8 g bis unter 10,4 g
	.re	10,4 g bis unter 12,0 g
	.rf	12,0 g bis unter 13,6 g
	.rg	13,6 g bis unter 16,8 g
	.rh	16,8 g bis unter 20,0 g
	.rj	20,0 g bis unter 23,2 g
	.rk	23,2 g bis unter 26,4 g
	.rm	26,4 g bis unter 32,8 g
	.rn	32,8 g bis unter 39,2 g
	.rp	39,2 g bis unter 45,6 g
	.rq	45,6 g bis unter 52,0 g
	.rr	52,0 g bis unter 64,8 g
	.rs	64,8 g bis unter 77,6 g
	.rt	77,6 g bis unter 90,4 g
	.ru	90,4 g oder mehr

6-003 Applikation von Medikamenten, Liste 3

6-003.1 Amphotericin-B-Lipidkomplex, parenteral

	.10	200 mg bis unter 400 mg *Hinw.:* Dieser Kode ist für Patienten mit einem Alter bei Aufnahme von unter 15 Jahren anzugeben
	.11	400 mg bis unter 600 mg *Hinw.:* Dieser Kode ist für Patienten mit einem Alter bei Aufnahme von unter 15 Jahren anzugeben
	.12	600 mg bis unter 800 mg
	.13	800 mg bis unter 1.000 mg
	.14	1.000 mg bis unter 1.400 mg
	.15	1.400 mg bis unter 1.800 mg
	.16	1.800 mg bis unter 2.200 mg
	.17	2.200 mg bis unter 2.600 mg
	.18	2.600 mg bis unter 3.400 mg
	.19	3.400 mg bis unter 4.200 mg
	.1a	4.200 mg bis unter 5.000 mg
	.1b	5.000 mg bis unter 5.800 mg
	.1c	5.800 mg bis unter 7.400 mg
	.1d	7.400 mg bis unter 9.000 mg
	.1e	9.000 mg bis unter 10.600 mg
	.1f	10.600 mg bis unter 12.200 mg
	.1g	12.200 mg bis unter 15.400 mg

.1h 15.400 mg bis unter 18.600 mg
.1j 18.600 mg bis unter 21.800 mg
.1k 21.800 mg bis unter 25.000 mg
.1m 25.000 mg bis unter 31.400 mg
.1n 31.400 mg bis unter 37.800 mg
.1p 37.800 mg bis unter 44.200 mg
.1q 44.200 mg bis unter 50.600 mg
.1r 50.600 mg bis unter 57.000 mg
.1s 57.000 mg bis unter 63.400 mg
.1t 63.400 mg oder mehr

6-003.2 Palifermin, parenteral
.20 1,25 mg bis unter 2,5 mg
Hinw.: Dieser Kode ist für Patienten mit einem Alter bei Aufnahme von unter 15 Jahren anzugeben
.21 2,5 mg bis unter 3,75 mg
Hinw.: Dieser Kode ist für Patienten mit einem Alter bei Aufnahme von unter 15 Jahren anzugeben
.22 3,75 mg bis unter 5,0 mg
Hinw.: Dieser Kode ist für Patienten mit einem Alter bei Aufnahme von unter 15 Jahren anzugeben
.23 5,0 mg bis unter 10,0 mg
.24 10,0 mg bis unter 15,0 mg
.25 15,0 mg bis unter 20,0 mg
.26 20,0 mg bis unter 25,0 mg
.27 25,0 mg bis unter 30,0 mg
.28 30,0 mg bis unter 35,0 mg
.29 35,0 mg bis unter 40,0 mg
.2a 40,0 mg bis unter 50,0 mg
.2b 50,0 mg oder mehr

6-003.3 Carmustin-Implantat, intrathekal
.30 4 Implantate bis unter 7 Implantate
.31 7 Implantate bis unter 10 Implantate
.32 10 oder mehr Implantate

6-003.4 Dibotermin alfa, Implantation am Knochen
.40 12 mg bis unter 24 mg
.41 24 mg bis unter 36 mg
.42 36 mg oder mehr

6-003.5 Eptotermin alfa, Implantation am Knochen
.53 3,3 mg bis unter 6,6 mg
.54 6,6 mg bis unter 9,9 mg
.55 9,9 mg oder mehr

6-003.6 Radioimmuntherapie mit 90Y-Ibritumomab-Tiuxetan, parenteral

6-003.7 Enzymersatztherapie bei lysosomalen Speicherkrankheiten
Inkl.: Therapie mit z.B. Imiglucerase, Laronidase, Alglucosidase alfa

6-003.8 Botulinumtoxin
Exkl.: Kosmetische Behandlung
Hinw.: Ein durchgeführtes EMG ist gesondert zu kodieren (1-205)

6-003.9 Surfactantgabe bei Neugeborenen
Inkl.: Surfactantgabe bei schweren neonatologischen Atemstörungen

6-003.a Sunitinib, oral
.a0 150 mg bis unter 200 mg
.a1 200 mg bis unter 250 mg
.a2 250 mg bis unter 300 mg
.a3 300 mg bis unter 350 mg
.a4 350 mg bis unter 400 mg
.a5 400 mg bis unter 450 mg
.a6 450 mg bis unter 500 mg
.a7 500 mg bis unter 600 mg
.a8 600 mg bis unter 700 mg

	.a9	700 mg bis unter 800 mg
	.aa	800 mg bis unter 900 mg
	.ab	900 mg bis unter 1.100 mg
	.ac	1.100 mg bis unter 1.300 mg
	.ad	1.300 mg bis unter 1.500 mg
	.ae	1.500 mg oder mehr
6-003.b	Sorafenib, oral	
	.b0	2.400 mg bis unter 3.200 mg
	.b1	3.200 mg bis unter 4.000 mg
	.b2	4.000 mg bis unter 4.800 mg
	.b3	4.800 mg bis unter 5.600 mg
	.b4	5.600 mg bis unter 6.400 mg
	.b5	6.400 mg bis unter 7.200 mg
	.b6	7.200 mg bis unter 8.000 mg
	.b7	8.000 mg bis unter 9.600 mg
	.b8	9.600 mg bis unter 11.200 mg
	.b9	11.200 mg bis unter 12.800 mg
	.ba	12.800 mg bis unter 14.400 mg
	.bb	14.400 mg bis unter 16.000 mg
	.bc	16.000 mg bis unter 19.200 mg
	.bd	19.200 mg bis unter 22.400 mg
	.be	22.400 mg bis unter 25.600 mg
	.bf	25.600 mg bis unter 28.800 mg
	.bg	28.800 mg bis unter 32.000 mg
	.bh	32.000 mg oder mehr
6-003.c	Ranibizumab, intravitreal	
6-003.d	Pegaptanib, intravitreal	
6-003.e	Nelarabin, parenteral	
	.e0	150 mg bis unter 600 mg *Hinw.:* Dieser Kode ist für Patienten mit einem Alter bei Aufnahme von unter 15 Jahren anzugeben
	.e1	600 mg bis unter 1.050 mg *Hinw.:* Dieser Kode ist für Patienten mit einem Alter bei Aufnahme von unter 15 Jahren anzugeben
	.e2	1.050 mg bis unter 1.500 mg *Hinw.:* Dieser Kode ist für Patienten mit einem Alter bei Aufnahme von unter 15 Jahren anzugeben
	.e3	1.500 mg bis unter 2.000 mg
	.e4	2.000 mg bis unter 2.500 mg
	.e5	2.500 mg bis unter 3.000 mg
	.e6	3.000 mg bis unter 3.500 mg
	.e7	3.500 mg bis unter 4.000 mg
	.e8	4.000 mg bis unter 4.500 mg
	.e9	4.500 mg bis unter 5.000 mg
	.ea	5.000 mg bis unter 6.000 mg
	.eb	6.000 mg bis unter 7.000 mg
	.ec	7.000 mg bis unter 8.000 mg
	.ed	8.000 mg bis unter 9.000 mg
	.ee	9.000 mg bis unter 10.000 mg
	.ef	10.000 mg bis unter 12.000 mg
	.eg	12.000 mg bis unter 14.000 mg
	.eh	14.000 mg bis unter 16.000 mg
	.ej	16.000 mg bis unter 20.000 mg
	.ek	20.000 mg bis unter 24.000 mg
	.em	24.000 mg bis unter 28.000 mg
	.en	28.000 mg bis unter 32.000 mg
	.ep	32.000 mg bis unter 36.000 mg
	.eq	36.000 mg oder mehr

6-003.f Natalizumab, parenteral

.f0 300 mg bis unter 600 mg
.f1 600 mg bis unter 900 mg
.f2 900 mg oder mehr

6-003.g Lenalidomid, oral

.g0 25 mg bis unter 50 mg
.g1 50 mg bis unter 75 mg
.g2 75 mg bis unter 100 mg
.g3 100 mg bis unter 125 mg
.g4 125 mg bis unter 150 mg
.g5 150 mg bis unter 175 mg
.g6 175 mg bis unter 200 mg
.g7 200 mg bis unter 225 mg
.g8 225 mg bis unter 250 mg
.g9 250 mg bis unter 275 mg
.ga 275 mg bis unter 300 mg
.gb 300 mg bis unter 325 mg
.gc 325 mg bis unter 350 mg
.gd 350 mg bis unter 400 mg
.ge 400 mg bis unter 450 mg
.gf 450 mg bis unter 500 mg
.gg 500 mg bis unter 600 mg
.gh 600 mg bis unter 700 mg
.gj 700 mg bis unter 800 mg
.gk 800 mg oder mehr

6-003.h Eculizumab, parenteral

.h0 300 mg bis unter 600 mg
.h1 600 mg bis unter 900 mg
.h2 900 mg bis unter 1.200 mg
.h3 1.200 mg bis unter 1.500 mg
.h4 1.500 mg bis unter 1.800 mg
.h5 1.800 mg bis unter 2.100 mg
.h6 2.100 mg bis unter 2.400 mg
.h7 2.400 mg bis unter 2.700 mg
.h8 2.700 mg bis unter 3.000 mg
.h9 3.000 mg bis unter 3.300 mg
.ha 3.300 mg bis unter 3.600 mg
.hb 3.600 mg bis unter 3.900 mg
.hc 3.900 mg bis unter 4.200 mg
.hd 4.200 mg bis unter 4.500 mg
.he 4.500 mg bis unter 4.800 mg
.hf 4.800 mg bis unter 5.100 mg
.hg 5.100 mg bis unter 5.400 mg
.hh 5.400 mg bis unter 5.700 mg
.hj 5.700 mg bis unter 6.000 mg
.hm 6.000 mg bis unter 6.600 mg
.hn 6.600 mg bis unter 7.200 mg
.hp 7.200 mg bis unter 7.800 mg
.hq 7.800 mg bis unter 8.400 mg
.hr 8.400 mg bis unter 9.600 mg
.hs 9.600 mg bis unter 10.800 mg
.ht 10.800 mg bis unter 13.200 mg
.hu 13.200 mg bis unter 15.600 mg
.hv 15.600 mg bis unter 20.400 mg
.hw 20.400 mg bis unter 25.200 mg
.hz 25.200 mg oder mehr

6-003.j	Clofarabin, parenteral	
	.j0	10 mg bis unter 20 mg *Hinw.:* Dieser Kode ist für Patienten mit einem Alter bei Aufnahme von unter 5 Jahren anzugeben
	.j1	20 mg bis unter 30 mg
	.j2	30 mg bis unter 40 mg
	.j3	40 mg bis unter 50 mg
	.j4	50 mg bis unter 60 mg
	.j5	60 mg bis unter 70 mg
	.j6	70 mg bis unter 80 mg
	.j7	80 mg bis unter 100 mg
	.j8	100 mg bis unter 120 mg
	.j9	120 mg bis unter 140 mg
	.ja	140 mg bis unter 160 mg
	.jb	160 mg bis unter 180 mg
	.jc	180 mg bis unter 200 mg
	.jd	200 mg bis unter 220 mg
	.je	220 mg bis unter 240 mg
	.jf	240 mg bis unter 260 mg
	.jg	260 mg bis unter 280 mg
	.jh	280 mg bis unter 320 mg
	.jj	320 mg bis unter 360 mg
	.jk	360 mg bis unter 440 mg
	.jm	440 mg bis unter 520 mg
	.jn	520 mg bis unter 600 mg
	.jp	600 mg bis unter 760 mg
	.jq	760 mg bis unter 920 mg
	.jr	920 mg bis unter 1.080 mg
	.js	1.080 mg bis unter 1.320 mg
	.jt	1.320 mg bis unter 1.560 mg
	.ju	1.560 mg bis unter 1.800 mg
	.jv	1.800 mg oder mehr
6-003.k	Anidulafungin, parenteral	
	.k0	75 mg bis unter 125 mg *Hinw.:* Dieser Kode ist für Patienten mit einem Alter bei Aufnahme von unter 15 Jahren anzugeben
	.k1	125 mg bis unter 200 mg *Hinw.:* Dieser Kode ist für Patienten mit einem Alter bei Aufnahme von unter 15 Jahren anzugeben
	.k2	200 mg bis unter 300 mg
	.k3	300 mg bis unter 400 mg
	.k4	400 mg bis unter 500 mg
	.k5	500 mg bis unter 600 mg
	.k6	600 mg bis unter 700 mg
	.k7	700 mg bis unter 800 mg
	.k8	800 mg bis unter 900 mg
	.k9	900 mg bis unter 1.000 mg
	.ka	1.000 mg bis unter 1.200 mg
	.kb	1.200 mg bis unter 1.400 mg
	.kc	1.400 mg bis unter 1.600 mg
	.kd	1.600 mg bis unter 1.800 mg
	.ke	1.800 mg bis unter 2.000 mg
	.kf	2.000 mg bis unter 2.400 mg
	.kg	2.400 mg bis unter 2.800 mg
	.kh	2.800 mg bis unter 3.200 mg
	.kj	3.200 mg bis unter 4.000 mg
	.kk	4.000 mg bis unter 4.800 mg
	.km	4.800 mg bis unter 5.600 mg
	.kn	5.600 mg bis unter 6.400 mg
	.kp	6.400 mg bis unter 8.000 mg
	.kq	8.000 mg bis unter 9.600 mg

.kr 9.600 mg bis unter 11.200 mg
.ks 11.200 mg bis unter 12.800 mg
.kt 12.800 mg oder mehr

6-003.n Nicht pegylierte Asparaginase, parenteral
Exkl.: Parenterale Gabe von pegylierter Asparaginase (6-003.p ff.)
Parenterale Gabe von L-Asparaginase aus Erwinia chrysanthemi (6-003.r ff.)

.n0 25.000 Einheiten bis unter 50.000 Einheiten
Hinw.: Dieser Kode ist für Patienten mit einem Alter bei Aufnahme von unter 15 Jahren anzugeben
.n1 50.000 Einheiten bis unter 75.000 Einheiten
.n2 75.000 Einheiten bis unter 100.000 Einheiten
.n3 100.000 Einheiten bis unter 125.000 Einheiten
.n4 125.000 Einheiten bis unter 150.000 Einheiten
.n5 150.000 Einheiten bis unter 175.000 Einheiten
.n6 175.000 Einheiten bis unter 200.000 Einheiten
.n7 200.000 Einheiten bis unter 250.000 Einheiten
.n8 250.000 Einheiten bis unter 300.000 Einheiten
.n9 300.000 Einheiten bis unter 350.000 Einheiten
.na 350.000 Einheiten bis unter 400.000 Einheiten
.nb 400.000 oder mehr Einheiten

6-003.p Pegylierte Asparaginase, parenteral
Exkl.: Parenterale Gabe von nicht pegylierter Asparaginase (6-003.n ff.)
Parenterale Gabe von L-Asparaginase aus Erwinia chrysanthemi (6-003.r ff.)

.p0 625 IE bis unter 1.250 IE
Hinw.: Dieser Kode ist für Patienten mit einem Alter bei Aufnahme von unter 15 Jahren anzugeben
.p1 1.250 IE bis unter 2.500 IE
.p2 2.500 IE bis unter 3.750 IE
.p3 3.750 IE bis unter 5.000 IE
.p4 5.000 IE bis unter 6.250 IE
.p5 6.250 IE bis unter 7.500 IE
.p6 7.500 IE bis unter 8.750 IE
.p7 8.750 IE bis unter 10.000 IE
.p8 10.000 IE bis unter 11.250 IE
.p9 11.250 IE bis unter 12.500 IE
.pa 12.500 IE bis unter 13.750 IE
.pb 13.750 IE bis unter 15.000 IE
.pc 15.000 IE bis unter 17.500 IE
.pd 17.500 IE bis unter 20.000 IE
.pe 20.000 IE bis unter 22.500 IE
.pf 22.500 IE bis unter 25.000 IE
.pg 25.000 IE bis unter 27.500 IE
.ph 27.500 IE bis unter 30.000 IE
.pj 30.000 IE bis unter 35.000 IE
.pk 35.000 IE bis unter 40.000 IE
.pm 40.000 IE bis unter 45.000 IE
.pn 45.000 IE bis unter 50.000 IE
.pp 50.000 IE bis unter 60.000 IE
.pq 60.000 IE bis unter 70.000 IE
.pr 70.000 IE bis unter 80.000 IE
.ps 80.000 IE bis unter 90.000 IE
.pt 90.000 IE bis unter 100.000 IE
.pu 100.000 IE oder mehr

6-003.q Dexrazoxan, parenteral

6-003.r L-Asparaginase aus Erwinia chrysanthemi [Erwinase], parenteral
Exkl.: Parenterale Gabe von pegylierter Asparaginase (6-003.p ff.)
Parenterale Gabe von nicht pegylierter Asparaginase (6-003.n ff.)

.r0 2.500 IE bis unter 5.000 IE
Hinw.: Dieser Kode ist für Patienten mit einem Alter bei Aufnahme von unter 15 Jahren anzugeben
.r1 5.000 IE bis unter 10.000 IE

.r2 10.000 IE bis unter 15.000 IE
.r3 15.000 IE bis unter 20.000 IE
.r4 20.000 IE bis unter 25.000 IE
.r5 25.000 IE bis unter 30.000 IE
.r6 30.000 IE bis unter 35.000 IE
.r7 35.000 IE bis unter 40.000 IE
.r8 40.000 IE bis unter 45.000 IE
.r9 45.000 IE bis unter 50.000 IE
.ra 50.000 IE bis unter 60.000 IE
.rb 60.000 IE bis unter 70.000 IE
.rc 70.000 IE bis unter 80.000 IE
.rd 80.000 IE bis unter 90.000 IE
.re 90.000 IE bis unter 100.000 IE
.rf 100.000 IE bis unter 120.000 IE
.rg 120.000 IE bis unter 140.000 IE
.rh 140.000 IE bis unter 160.000 IE
.rj 160.000 IE bis unter 180.000 IE
.rk 180.000 IE bis unter 200.000 IE
.rm 200.000 IE bis unter 240.000 IE
.rn 240.000 IE bis unter 280.000 IE
.rp 280.000 IE bis unter 320.000 IE
.rq 320.000 IE bis unter 360.000 IE
.rr 360.000 IE bis unter 400.000 IE
.rs 400.000 IE oder mehr

6-003.s Abatacept, intravenös

.s0 125 mg bis unter 250 mg
Hinw.: Dieser Kode ist für Patienten mit einem Alter bei Aufnahme von unter 15 Jahren anzugeben
.s1 250 mg bis unter 500 mg
Hinw.: Dieser Kode ist für Patienten mit einem Alter bei Aufnahme von unter 15 Jahren anzugeben
.s2 500 mg bis unter 750 mg
.s3 750 mg bis unter 1.000 mg
.s4 1.000 mg bis unter 1.250 mg
.s5 1.250 mg bis unter 1.500 mg
.s6 1.500 mg bis unter 1.750 mg
.s7 1.750 mg bis unter 2.000 mg
.s8 2.000 mg bis unter 2.250 mg
.s9 2.250 mg bis unter 2.500 mg
.sa 2.500 mg bis unter 2.750 mg
.sb 2.750 mg bis unter 3.000 mg
.sc 3.000 mg oder mehr

6-003.t Abatacept, subkutan

.tb 50,0 mg bis unter 87,5 mg
Hinw.: Dieser Kode ist für Patienten mit einem Alter bei Aufnahme von unter 15 Jahren anzugeben
.tc 87,5 mg bis unter 125,0 mg
Hinw.: Dieser Kode ist für Patienten mit einem Alter bei Aufnahme von unter 15 Jahren anzugeben
.td 125,0 mg bis unter 250,0 mg
Hinw.: Dieser Kode ist für Patienten mit einem Alter bei Aufnahme von unter 15 Jahren anzugeben
.te 250,0 mg bis unter 375,0 mg
.tf 375,0 mg bis unter 500,0 mg
.tg 500,0 mg bis unter 625,0 mg
.th 625,0 mg bis unter 750,0 mg
.tj 750,0 mg bis unter 875,0 mg
.tk 875,0 mg bis unter 1.000,0 mg
.tm 1.000,0 mg bis unter 1.125,0 mg
.tn 1.125,0 mg bis unter 1.250,0 mg
.tp 1.250,0 mg bis unter 1.375,0 mg
.tq 1.375,0 mg bis unter 1.500,0 mg
.tr 1.500,0 mg oder mehr

6-004 Applikation von Medikamenten, Liste 4

6-004.0 Palivizumab, parenteral

.00 15 mg bis unter 30 mg
Hinw.: Dieser Kode ist für Patienten mit einem Alter bei Aufnahme von unter 3 Jahren anzugeben

.01 30 mg bis unter 45 mg
Hinw.: Dieser Kode ist für Patienten mit einem Alter bei Aufnahme von unter 3 Jahren anzugeben

.02 45 mg bis unter 60 mg
Hinw.: Dieser Kode ist für Patienten mit einem Alter bei Aufnahme von unter 3 Jahren anzugeben

.03 60 mg bis unter 75 mg
Hinw.: Dieser Kode ist für Patienten mit einem Alter bei Aufnahme von unter 3 Jahren anzugeben

.04 75 mg bis unter 90 mg
Hinw.: Dieser Kode ist für Patienten mit einem Alter bei Aufnahme von unter 3 Jahren anzugeben

.05 90 mg bis unter 120 mg
Hinw.: Dieser Kode ist für Patienten mit einem Alter bei Aufnahme von unter 3 Jahren anzugeben

.06 120 mg bis unter 150 mg
Hinw.: Dieser Kode ist für Patienten mit einem Alter bei Aufnahme von unter 3 Jahren anzugeben

.07 150 mg bis unter 180 mg
Hinw.: Dieser Kode ist für Patienten mit einem Alter bei Aufnahme von unter 3 Jahren anzugeben

.08 180 mg bis unter 240 mg
Hinw.: Dieser Kode ist für Patienten mit einem Alter bei Aufnahme von unter 3 Jahren anzugeben

.09 240 mg bis unter 300 mg
Hinw.: Dieser Kode ist für Patienten mit einem Alter bei Aufnahme von unter 3 Jahren anzugeben

.0a 300 mg bis unter 360 mg
Hinw.: Dieser Kode ist für Patienten mit einem Alter bei Aufnahme von unter 3 Jahren anzugeben

.0b 360 mg bis unter 420 mg
Hinw.: Dieser Kode ist für Patienten mit einem Alter bei Aufnahme von unter 3 Jahren anzugeben

.0c 420 mg bis unter 480 mg
Hinw.: Dieser Kode ist für Patienten mit einem Alter bei Aufnahme von unter 3 Jahren anzugeben

.0d 480 mg bis unter 540 mg
Hinw.: Dieser Kode ist für Patienten mit einem Alter bei Aufnahme von unter 3 Jahren anzugeben

.0e 540 mg bis unter 600 mg
Hinw.: Dieser Kode ist für Patienten mit einem Alter bei Aufnahme von unter 3 Jahren anzugeben

.0f 600 mg oder mehr
Hinw.: Dieser Kode ist für Patienten mit einem Alter bei Aufnahme von unter 3 Jahren anzugeben

6-004.1 Hämin, parenteral

.10 100 mg bis unter 200 mg
Hinw.: Dieser Kode ist für Patienten mit einem Alter bei Aufnahme von unter 15 Jahren anzugeben

.11 200 mg bis unter 400 mg

.12 400 mg bis unter 600 mg

.13 600 mg bis unter 800 mg

.14 800 mg bis unter 1.000 mg

.15 1.000 mg bis unter 1.400 mg

.16 1.400 mg bis unter 1.800 mg

.17 1.800 mg bis unter 2.200 mg

.18 2.200 mg bis unter 2.600 mg

.19 2.600 mg oder mehr

6-004.2 Ambrisentan, oral

.20 10,0 mg bis unter 17,5 mg
Hinw.: Dieser Kode ist für Patienten mit einem Alter bei Aufnahme von unter 15 Jahren anzugeben

.21 17,5 mg bis unter 25,0 mg
Hinw.: Dieser Kode ist für Patienten mit einem Alter bei Aufnahme von unter 15 Jahren anzugeben

.22 25,0 mg bis unter 35,0 mg

.23 35,0 mg bis unter 45,0 mg

.24 45,0 mg bis unter 55,0 mg

.25 55,0 mg bis unter 65,0 mg

.26 65,0 mg bis unter 75,0 mg

.27 75,0 mg bis unter 100,0 mg

.28 100,0 mg bis unter 125,0 mg

.29 125,0 mg bis unter 150,0 mg

.2a 150,0 mg bis unter 200,0 mg
.2b 200,0 mg bis unter 250,0 mg
.2c 250,0 mg bis unter 300,0 mg
.2d 300,0 mg bis unter 350,0 mg
.2e 350,0 mg bis unter 400,0 mg
.2f 400,0 mg bis unter 450,0 mg
.2g 450,0 mg oder mehr

6-004.3 Dasatinib, oral

.30 200 mg bis unter 300 mg
Hinw.: Dieser Kode ist für Patienten mit einem Alter bei Aufnahme von unter 15 Jahren anzugeben
.31 300 mg bis unter 500 mg
Hinw.: Dieser Kode ist für Patienten mit einem Alter bei Aufnahme von unter 15 Jahren anzugeben
.32 500 mg bis unter 700 mg
Hinw.: Dieser Kode ist für Patienten mit einem Alter bei Aufnahme von unter 15 Jahren anzugeben
.33 700 mg bis unter 1.000 mg
.34 1.000 mg bis unter 1.300 mg
.35 1.300 mg bis unter 1.600 mg
.36 1.600 mg bis unter 1.900 mg
.37 1.900 mg bis unter 2.200 mg
.38 2.200 mg bis unter 2.800 mg
.39 2.800 mg bis unter 3.400 mg
.3a 3.400 mg bis unter 4.000 mg
.3b 4.000 mg bis unter 4.600 mg
.3c 4.600 mg bis unter 5.200 mg
.3d 5.200 mg bis unter 5.800 mg
.3e 5.800 mg bis unter 6.400 mg
.3f 6.400 mg bis unter 7.600 mg
.3g 7.600 mg bis unter 8.800 mg
.3h 8.800 mg oder mehr

6-004.4 Decitabine, parenteral

.40 30 mg bis unter 60 mg
.41 60 mg bis unter 90 mg
.42 90 mg bis unter 120 mg
.43 120 mg bis unter 150 mg
.44 150 mg bis unter 180 mg
.45 180 mg bis unter 210 mg
.46 210 mg bis unter 240 mg
.47 240 mg bis unter 270 mg
.48 270 mg bis unter 300 mg
.49 300 mg bis unter 330 mg
.4a 330 mg bis unter 360 mg
.4b 360 mg bis unter 390 mg
.4c 390 mg bis unter 420 mg
.4d 420 mg bis unter 450 mg
.4e 450 mg bis unter 480 mg
.4f 480 mg bis unter 510 mg
.4g 510 mg oder mehr

6-004.5 Micafungin, parenteral

.50 75 mg bis unter 150 mg
Hinw.: Dieser Kode ist für Patienten mit einem Alter bei Aufnahme von unter 15 Jahren anzugeben
.51 150 mg bis unter 250 mg
.52 250 mg bis unter 350 mg
.53 350 mg bis unter 450 mg
.54 450 mg bis unter 550 mg
.55 550 mg bis unter 650 mg
.56 650 mg bis unter 750 mg
.57 750 mg bis unter 850 mg

.58 850 mg bis unter 950 mg
.59 950 mg bis unter 1.150 mg
.5a 1.150 mg bis unter 1.350 mg
.5b 1.350 mg bis unter 1.550 mg
.5c 1.550 mg bis unter 1.950 mg
.5d 1.950 mg bis unter 2.350 mg
.5e 2.350 mg bis unter 2.750 mg
.5f 2.750 mg bis unter 3.150 mg
.5g 3.150 mg bis unter 3.950 mg
.5h 3.950 mg bis unter 4.750 mg
.5j 4.750 mg bis unter 5.550 mg
.5k 5.550 mg bis unter 6.350 mg
.5m 6.350 mg bis unter 7.950 mg
.5n 7.950 mg bis unter 9.550 mg
.5p 9.550 mg bis unter 11.150 mg
.5q 11.150 mg bis unter 12.750 mg
.5r 12.750 mg bis unter 14.350 mg
.5s 14.350 mg bis unter 15.950 mg
.5t 15.950 mg bis unter 17.550 mg
.5u 17.550 mg oder mehr

6-004.6 Nilotinib, oral

6-004.7 Panitumumab, parenteral

.70 180 mg bis unter 300 mg
.71 300 mg bis unter 420 mg
.72 420 mg bis unter 540 mg
.73 540 mg bis unter 660 mg
.74 660 mg bis unter 780 mg
.75 780 mg bis unter 900 mg
.76 900 mg bis unter 1.020 mg
.77 1.020 mg bis unter 1.260 mg
.78 1.260 mg bis unter 1.500 mg
.79 1.500 mg bis unter 1.740 mg
.7a 1.740 mg bis unter 1.980 mg
.7b 1.980 mg bis unter 2.220 mg
.7c 2.220 mg bis unter 2.460 mg
.7d 2.460 mg oder mehr

6-004.a Trabectedin, parenteral

.a0 0,25 mg bis unter 0,50 mg
Hinw.: Dieser Kode ist für Patienten mit einem Alter bei Aufnahme von unter 15 Jahren anzugeben
.a1 0,50 mg bis unter 0,75 mg
Hinw.: Dieser Kode ist für Patienten mit einem Alter bei Aufnahme von unter 15 Jahren anzugeben
.a2 0,75 mg bis unter 1,00 mg
Hinw.: Dieser Kode ist für Patienten mit einem Alter bei Aufnahme von unter 15 Jahren anzugeben
.a3 1,00 mg bis unter 1,25 mg
Hinw.: Dieser Kode ist für Patienten mit einem Alter bei Aufnahme von unter 15 Jahren anzugeben
.a4 1,25 mg bis unter 1,50 mg
.a5 1,50 mg bis unter 1,75 mg
.a6 1,75 mg bis unter 2,00 mg
.a7 2,00 mg bis unter 2,25 mg
.a8 2,25 mg bis unter 2,50 mg
.a9 2,50 mg bis unter 2,75 mg
.aa 2,75 mg bis unter 3,00 mg
.ab 3,00 mg bis unter 3,25 mg
.ac 3,25 mg bis unter 3,50 mg
.ad 3,50 mg bis unter 4,00 mg
.ae 4,00 mg bis unter 4,50 mg
.af 4,50 mg bis unter 5,00 mg

.ag 5,00 mg bis unter 5,50 mg
.ah 5,50 mg bis unter 6,00 mg
.ak 6,00 mg bis unter 7,00 mg
.am 7,00 mg bis unter 8,00 mg
.an 8,00 mg bis unter 9,00 mg
.ap 9,00 mg bis unter 10,00 mg
.aq 10,00 mg bis unter 12,00 mg
.ar 12,00 mg bis unter 14,00 mg
.as 14,00 mg bis unter 16,00 mg
.at 16,00 mg bis unter 20,00 mg
.au 20,00 mg bis unter 24,00 mg
.av 24,00 mg oder mehr

6-004.b Treprostinil, parenteral

6-004.c Rasburicase, parenteral

6-004.d Levosimendan, parenteral

6-004.e Temsirolimus, parenteral

.e0 10,0 mg bis unter 17,5 mg
Hinw.: Dieser Kode ist für Patienten mit einem Alter bei Aufnahme von unter 15 Jahren anzugeben
.e1 17,5 mg bis unter 25,0 mg
Hinw.: Dieser Kode ist für Patienten mit einem Alter bei Aufnahme von unter 15 Jahren anzugeben
.e2 25,0 mg bis unter 50,0 mg
.e3 50,0 mg bis unter 75,0 mg
.e4 75,0 mg bis unter 100,0 mg
.e5 100,0 mg bis unter 150,0 mg
.e6 150,0 mg bis unter 200,0 mg
.e7 200,0 mg bis unter 250,0 mg
.e8 250,0 mg bis unter 325,0 mg
.e9 325,0 mg bis unter 400,0 mg
.ea 400,0 mg bis unter 475,0 mg
.eb 475,0 mg bis unter 550,0 mg
.ec 550,0 mg oder mehr

6-005 Applikation von Medikamenten, Liste 5

6-005.0 Azacytidin, parenteral

.00 150 mg bis unter 225 mg
.01 225 mg bis unter 300 mg
.02 300 mg bis unter 375 mg
.03 375 mg bis unter 450 mg
.04 450 mg bis unter 600 mg
.05 600 mg bis unter 750 mg
.06 750 mg bis unter 900 mg
.07 900 mg bis unter 1.200 mg
.08 1.200 mg bis unter 1.500 mg
.09 1.500 mg bis unter 1.800 mg
.0a 1.800 mg bis unter 2.100 mg
.0b 2.100 mg bis unter 2.400 mg
.0c 2.400 mg bis unter 2.700 mg
.0d 2.700 mg bis unter 3.000 mg
.0e 3.000 mg oder mehr

6-005.2 Golimumab, parenteral

6-005.4 Icatibant, parenteral

6-005.5 Arsentrioxid, parenteral

6-005.6 Denileukin Diftitox, parenteral

6-005.7 Certolizumab, parenteral

6-005.8 Everolimus, oral

6-005.9 Romiplostim, parenteral

.90 100 µg bis unter 200 µg
Hinw.: Dieser Kode ist für Patienten mit einem Alter bei Aufnahme von unter 15 Jahren anzugeben
.91 200 µg bis unter 300 µg
.92 300 µg bis unter 400 µg
.93 400 µg bis unter 500 µg
.94 500 µg bis unter 600 µg
.95 600 µg bis unter 700 µg
.96 700 µg bis unter 800 µg
.97 800 µg bis unter 900 µg
.98 900 µg bis unter 1.000 µg
.99 1.000 µg bis unter 1.200 µg
.9a 1.200 µg bis unter 1.400 µg
.9b 1.400 µg bis unter 1.600 µg
.9c 1.600 µg bis unter 1.800 µg
.9d 1.800 µg bis unter 2.000 µg
.9e 2.000 µg bis unter 2.400 µg
.9f 2.400 µg bis unter 2.800 µg
.9g 2.800 µg bis unter 3.200 µg
.9h 3.200 µg bis unter 3.600 µg
.9j 3.600 µg bis unter 4.000 µg
.9k 4.000 µg bis unter 4.400 µg
.9m 4.400 µg bis unter 4.800 µg
.9n 4.800 µg bis unter 5.200 µg
.9p 5.200 µg bis unter 5.600 µg
.9q 5.600 µg oder mehr

6-005.a Pazopanib, oral

6-005.b Vinflunin, parenteral

.b0 100 mg bis unter 200 mg
.b1 200 mg bis unter 300 mg
.b2 300 mg bis unter 400 mg
.b3 400 mg bis unter 500 mg
.b4 500 mg bis unter 600 mg
.b5 600 mg bis unter 700 mg
.b6 700 mg bis unter 800 mg
.b7 800 mg bis unter 900 mg
.b8 900 mg bis unter 1.000 mg
.b9 1.000 mg bis unter 1.200 mg
.ba 1.200 mg bis unter 1.400 mg
.bb 1.400 mg bis unter 1.600 mg
.bc 1.600 mg bis unter 1.800 mg
.bd 1.800 mg bis unter 2.000 mg
.be 2.000 mg bis unter 2.200 mg
.bf 2.200 mg bis unter 2.400 mg
.bg 2.400 mg bis unter 2.600 mg
.bh 2.600 mg bis unter 2.800 mg
.bj 2.800 mg oder mehr

6-005.c Temozolomid, parenteral

6-005.d Nab-Paclitaxel, parenteral

.d0 150 mg bis unter 300 mg
.d1 300 mg bis unter 450 mg
.d2 450 mg bis unter 600 mg
.d3 600 mg bis unter 750 mg
.d4 750 mg bis unter 900 mg
.d5 900 mg bis unter 1.050 mg
.d6 1.050 mg bis unter 1.200 mg
.d7 1.200 mg bis unter 1.350 mg

.d8 1.350 mg bis unter 1.500 mg
.d9 1.500 mg bis unter 1.650 mg
.da 1.650 mg bis unter 1.800 mg
.db 1.800 mg bis unter 1.950 mg
.dc 1.950 mg bis unter 2.100 mg
.dd 2.100 mg bis unter 2.250 mg
.de 2.250 mg bis unter 2.400 mg
.df 2.400 mg bis unter 2.550 mg
.dg 2.550 mg bis unter 2.700 mg
.dh 2.700 mg bis unter 2.850 mg
.dj 2.850 mg bis unter 3.000 mg
.dk 3.000 mg oder mehr

6-005.e Plerixafor, parenteral

.e0 2,5 mg bis unter 5,0 mg
.e1 5,0 mg bis unter 10,0 mg
.e2 10,0 mg bis unter 15,0 mg
.e3 15,0 mg bis unter 20,0 mg
.e4 20,0 mg bis unter 25,0 mg
.e5 25,0 mg bis unter 30,0 mg
.e6 30,0 mg bis unter 35,0 mg
.e7 35,0 mg bis unter 40,0 mg
.e8 40,0 mg bis unter 45,0 mg
.e9 45,0 mg bis unter 50,0 mg
.ea 50,0 mg bis unter 60,0 mg
.eb 60,0 mg bis unter 70,0 mg
.ec 70,0 mg bis unter 80,0 mg
.ed 80,0 mg bis unter 100,0 mg
.ee 100,0 mg bis unter 120,0 mg
.ef 120,0 mg bis unter 140,0 mg
.eg 140,0 mg bis unter 160,0 mg
.eh 160,0 mg bis unter 180,0 mg
.ej 180,0 mg bis unter 200,0 mg
.ek 200,0 mg bis unter 220,0 mg
.em 220,0 mg bis unter 240,0 mg
.en 240,0 mg oder mehr

6-005.f Ixabepilon, parenteral

6-005.g Mifamurtid, parenteral

.g0 1,0 mg bis unter 1,5 mg
Hinw.: Dieser Kode ist für Patienten mit einem Alter bei Aufnahme von unter 15 Jahren anzugeben
.g1 1,5 mg bis unter 2,0 mg
Hinw.: Dieser Kode ist für Patienten mit einem Alter bei Aufnahme von unter 15 Jahren anzugeben
.g2 2,0 mg bis unter 2,5 mg
Hinw.: Dieser Kode ist für Patienten mit einem Alter bei Aufnahme von unter 15 Jahren anzugeben
.g3 2,5 mg bis unter 3,0 mg
Hinw.: Dieser Kode ist für Patienten mit einem Alter bei Aufnahme von unter 15 Jahren anzugeben
.g4 3,0 mg bis unter 4,0 mg
.g5 4,0 mg bis unter 5,0 mg
.g6 5,0 mg bis unter 6,0 mg
.g7 6,0 mg bis unter 8,0 mg
.g8 8,0 mg bis unter 12,0 mg
.g9 12,0 mg bis unter 16,0 mg
.ga 16,0 mg bis unter 20,0 mg
.gb 20,0 mg bis unter 24,0 mg
.gc 24,0 mg bis unter 28,0 mg
.gd 28,0 mg bis unter 32,0 mg
.ge 32,0 mg bis unter 36,0 mg
.gf 36,0 mg bis unter 40,0 mg

.gg 40,0 mg bis unter 44,0 mg
.gh 44,0 mg bis unter 48,0 mg
.gj 48,0 mg oder mehr

6-005.h Vorinostat, oral

6-005.j Ustekinumab, parenteral

6-005.k Defibrotid, parenteral

.k0 250 mg bis unter 500 mg
Hinw.: Dieser Kode ist für Patienten mit einem Alter bei Aufnahme von unter 15 Jahren anzugeben
.k1 500 mg bis unter 1.000 mg
.k2 1.000 mg bis unter 1.500 mg
.k3 1.500 mg bis unter 2.000 mg
.k4 2.000 mg bis unter 3.000 mg
.k5 3.000 mg bis unter 4.000 mg
.k6 4.000 mg bis unter 5.000 mg
.k7 5.000 mg bis unter 6.000 mg
.k8 6.000 mg bis unter 8.000 mg
.k9 8.000 mg bis unter 10.000 mg
.ka 10.000 mg bis unter 12.000 mg
.kb 12.000 mg bis unter 14.000 mg
.kc 14.000 mg bis unter 18.000 mg
.kd 18.000 mg bis unter 22.000 mg
.ke 22.000 mg bis unter 26.000 mg
.kf 26.000 mg bis unter 30.000 mg
.kg 30.000 mg bis unter 38.000 mg
.kh 38.000 mg bis unter 46.000 mg
.kj 46.000 mg bis unter 54.000 mg
.kk 54.000 mg bis unter 70.000 mg
.km 70.000 mg bis unter 86.000 mg
.kn 86.000 mg bis unter 102.000 mg
.kp 102.000 mg bis unter 118.000 mg
.kq 118.000 mg bis unter 150.000 mg
.kr 150.000 mg bis unter 182.000 mg
.ks 182.000 mg bis unter 214.000 mg
.kt 214.000 mg oder mehr

6-005.m Tocilizumab, intravenös

.m0 80 mg bis unter 200 mg
Hinw.: Dieser Kode ist für Patienten mit einem Alter bei Aufnahme von unter 15 Jahren anzugeben
.m1 200 mg bis unter 320 mg
Hinw.: Dieser Kode ist für Patienten mit einem Alter bei Aufnahme von unter 15 Jahren anzugeben
.m2 320 mg bis unter 480 mg
.m3 480 mg bis unter 640 mg
.m4 640 mg bis unter 800 mg
.m5 800 mg bis unter 960 mg
.m6 960 mg bis unter 1.120 mg
.m7 1.120 mg bis unter 1.280 mg
.m8 1.280 mg bis unter 1.440 mg
.m9 1.440 mg bis unter 1.600 mg
.ma 1.600 mg bis unter 1.760 mg
.mb 1.760 mg bis unter 1.920 mg
.mc 1.920 mg bis unter 2.080 mg
.me 2.080 mg bis unter 2.400 mg
.mf 2.400 mg bis unter 2.720 mg
.mg 2.720 mg bis unter 3.040 mg
.mh 3.040 mg bis unter 3.360 mg
.mj 3.360 mg bis unter 3.680 mg
.mk 3.680 mg bis unter 4.000 mg
.mm 4.000 mg oder mehr

6-005.n Tocilizumab, subkutan

.n0 162 mg bis unter 324 mg
Hinw.: Dieser Kode ist für Patienten mit einem Alter bei Aufnahme von unter 15 Jahren anzugeben
.n1 324 mg bis unter 486 mg
.n2 486 mg bis unter 648 mg
.n3 648 mg bis unter 810 mg
.n4 810 mg bis unter 972 mg
.n5 972 mg bis unter 1.134 mg
.n6 1.134 mg bis unter 1.296 mg
.n7 1.296 mg bis unter 1.458 mg
.n8 1.458 mg bis unter 1.620 mg
.n9 1.620 mg bis unter 1.782 mg
.na 1.782 mg bis unter 1.944 mg
.nb 1.944 mg bis unter 2.106 mg
.nc 2.106 mg bis unter 2.268 mg
.nd 2.268 mg oder mehr

6-006 Applikation von Medikamenten, Liste 6

6-006.0 Eltrombopag, oral

.00 150 mg bis unter 300 mg
Hinw.: Dieser Kode ist für Patienten mit einem Alter bei Aufnahme von unter 15 Jahren anzugeben
.01 300 mg bis unter 450 mg
.02 450 mg bis unter 600 mg
.03 600 mg bis unter 750 mg
.04 750 mg bis unter 900 mg
.05 900 mg bis unter 1.050 mg
.06 1.050 mg bis unter 1.200 mg
.07 1.200 mg bis unter 1.350 mg
.08 1.350 mg bis unter 1.500 mg
.09 1.500 mg bis unter 1.800 mg
.0a 1.800 mg bis unter 2.100 mg
.0b 2.100 mg bis unter 2.400 mg
.0c 2.400 mg bis unter 2.700 mg
.0d 2.700 mg bis unter 3.000 mg
.0e 3.000 mg bis unter 3.600 mg
.0f 3.600 mg bis unter 4.200 mg
.0g 4.200 mg bis unter 4.800 mg
.0h 4.800 mg bis unter 5.400 mg
.0j 5.400 mg bis unter 6.000 mg
.0k 6.000 mg bis unter 6.600 mg
.0m 6.600 mg bis unter 7.200 mg
.0n 7.200 mg bis unter 7.800 mg
.0p 7.800 mg bis unter 8.400 mg
.0q 8.400 mg oder mehr

6-006.1 Cabazitaxel, parenteral

.10 30 mg bis unter 35 mg
.11 35 mg bis unter 40 mg
.12 40 mg bis unter 45 mg
.13 45 mg bis unter 50 mg
.14 50 mg bis unter 55 mg
.15 55 mg bis unter 60 mg
.16 60 mg bis unter 70 mg
.17 70 mg bis unter 80 mg
.18 80 mg bis unter 90 mg
.19 90 mg bis unter 100 mg
.1a 100 mg bis unter 110 mg
.1b 110 mg bis unter 120 mg
.1c 120 mg bis unter 130 mg

.1d 130 mg bis unter 140 mg
.1e 140 mg bis unter 160 mg
.1f 160 mg bis unter 180 mg
.1g 180 mg bis unter 200 mg
.1h 200 mg bis unter 220 mg
.1j 220 mg bis unter 240 mg
.1k 240 mg oder mehr

6-006.2 Abirateronacetat, oral

.20 3.000 mg bis unter 6.000 mg
.21 6.000 mg bis unter 9.000 mg
.22 9.000 mg bis unter 12.000 mg
.23 12.000 mg bis unter 15.000 mg
.24 15.000 mg bis unter 18.000 mg
.25 18.000 mg bis unter 21.000 mg
.26 21.000 mg bis unter 24.000 mg
.27 24.000 mg bis unter 27.000 mg
.28 27.000 mg bis unter 30.000 mg
.29 30.000 mg bis unter 33.000 mg
.2a 33.000 mg bis unter 36.000 mg
.2b 36.000 mg bis unter 39.000 mg
.2c 39.000 mg bis unter 42.000 mg
.2d 42.000 mg bis unter 45.000 mg
.2e 45.000 mg bis unter 48.000 mg
.2f 48.000 mg bis unter 51.000 mg
.2g 51.000 mg oder mehr

6-006.4 Ofatumumab, parenteral

.40 300 mg bis unter 600 mg
.41 600 mg bis unter 900 mg
.42 900 mg bis unter 1.200 mg
.43 1.200 mg bis unter 1.500 mg
.44 1.500 mg bis unter 2.000 mg
.45 2.000 mg bis unter 4.000 mg
.46 4.000 mg bis unter 6.000 mg
.47 6.000 mg bis unter 8.000 mg
.48 8.000 mg bis unter 10.000 mg
.49 10.000 mg bis unter 12.000 mg
.4a 12.000 mg bis unter 14.000 mg
.4b 14.000 mg bis unter 16.000 mg
.4c 16.000 mg bis unter 18.000 mg
.4d 18.000 mg bis unter 20.000 mg
.4e 20.000 mg bis unter 22.000 mg
.4f 22.000 mg bis unter 24.000 mg
.4g 24.000 mg oder mehr

6-006.5 Eribulin, parenteral

6-006.6 Belimumab, parenteral

.60 200 mg bis unter 400 mg
Hinw.: Dieser Kode ist für Patienten mit einem Alter bei Aufnahme von unter 15 Jahren anzugeben
.61 400 mg bis unter 600 mg
.62 600 mg bis unter 800 mg
.63 800 mg bis unter 1.000 mg
.64 1.000 mg bis unter 1.200 mg
.65 1.200 mg bis unter 1.400 mg
.66 1.400 mg bis unter 1.600 mg
.67 1.600 mg bis unter 2.000 mg
.68 2.000 mg bis unter 2.400 mg
.69 2.400 mg bis unter 2.800 mg
.6a 2.800 mg bis unter 3.200 mg

.6b 3.200 mg bis unter 3.600 mg
.6c 3.600 mg bis unter 4.000 mg
.6d 4.000 mg bis unter 4.400 mg
.6e 4.400 mg bis unter 4.800 mg
.6f 4.800 mg bis unter 5.200 mg
.6g 5.200 mg oder mehr

6-006.7 Canakinumab, parenteral

6-006.8 Miglustat, oral

6-006.9 Tafamidis, oral

6-006.a Paliperidon, intramuskulär

.a0 75 mg bis unter 125 mg
.a1 125 mg bis unter 175 mg
.a2 175 mg bis unter 250 mg
.a3 250 mg bis unter 325 mg
.a4 325 mg bis unter 400 mg
.a5 400 mg bis unter 475 mg
.a6 475 mg bis unter 550 mg
.a7 550 mg bis unter 625 mg
.a8 625 mg bis unter 700 mg
.a9 700 mg bis unter 775 mg
.aa 775 mg bis unter 850 mg
.ab 850 mg bis unter 925 mg
.ac 925 mg bis unter 1.000 mg
.ad 1.000 mg bis unter 1.075 mg
.ae 1.075 mg bis unter 1.150 mg
.af 1.150 mg bis unter 1.225 mg
.ag 1.225 mg oder mehr

6-006.b Brentuximabvedotin, parenteral

.b0 25 mg bis unter 50 mg
Hinw.: Dieser Kode ist für Patienten mit einem Alter bei Aufnahme von unter 15 Jahren anzugeben
.b1 50 mg bis unter 75 mg
.b2 75 mg bis unter 100 mg
.b3 100 mg bis unter 125 mg
.b4 125 mg bis unter 150 mg
.b5 150 mg bis unter 175 mg
.b6 175 mg bis unter 200 mg
.b7 200 mg bis unter 225 mg
.b8 225 mg bis unter 250 mg
.b9 250 mg bis unter 300 mg
.ba 300 mg bis unter 350 mg
.bb 350 mg bis unter 400 mg
.bc 400 mg bis unter 450 mg
.bd 450 mg bis unter 500 mg
.be 500 mg bis unter 550 mg
.bf 550 mg bis unter 600 mg
.bg 600 mg bis unter 650 mg
.bh 650 mg bis unter 700 mg
.bj 700 mg oder mehr

6-006.c Crizotinib, oral

6-006.d Ivacaftor, oral

6-006.e Pixantron, parenteral

.e0 50 mg bis unter 75 mg
.e1 75 mg bis unter 100 mg
.e2 100 mg bis unter 125 mg
.e3 125 mg bis unter 150 mg
.e4 150 mg bis unter 175 mg

.e5 175 mg bis unter 200 mg
.e6 200 mg bis unter 225 mg
.e7 225 mg bis unter 250 mg
.e8 250 mg bis unter 275 mg
.e9 275 mg bis unter 300 mg
.ea 300 mg bis unter 350 mg
.eb 350 mg bis unter 400 mg
.ec 400 mg bis unter 450 mg
.ed 450 mg bis unter 500 mg
.ee 500 mg bis unter 550 mg
.ef 550 mg bis unter 600 mg
.eg 600 mg bis unter 700 mg
.eh 700 mg bis unter 800 mg
.ej 800 mg bis unter 900 mg
.ek 900 mg bis unter 1.000 mg
.em 1.000 mg oder mehr

6-006.f Vemurafenib, oral

6-006.g Axitinib, oral

6-006.j Ipilimumab, parenteral

.j0 20 mg bis unter 30 mg
Hinw.: Dieser Kode ist für Patienten mit einem Alter bei Aufnahme von unter 15 Jahren anzugeben
.j1 30 mg bis unter 40 mg
.j2 40 mg bis unter 50 mg
.j3 50 mg bis unter 60 mg
.j4 60 mg bis unter 70 mg
.j5 70 mg bis unter 80 mg
.j6 80 mg bis unter 90 mg
.j7 90 mg bis unter 100 mg
.j8 100 mg bis unter 120 mg
.j9 120 mg bis unter 140 mg
.ja 140 mg bis unter 160 mg
.jb 160 mg bis unter 180 mg
.jc 180 mg bis unter 200 mg
.jd 200 mg bis unter 220 mg
.je 220 mg bis unter 240 mg
.jf 240 mg bis unter 260 mg
.jg 260 mg bis unter 300 mg
.jh 300 mg bis unter 340 mg
.jj 340 mg bis unter 380 mg
.jk 380 mg bis unter 420 mg
.jm 420 mg bis unter 460 mg
.jn 460 mg bis unter 540 mg
.jp 540 mg bis unter 620 mg
.jq 620 mg bis unter 700 mg
.jr 700 mg bis unter 860 mg
.js 860 mg bis unter 1.020 mg
.jt 1.020 mg bis unter 1.180 mg
.ju 1.180 mg bis unter 1.340 mg
.jv 1.340 mg bis unter 1.500 mg
.jw 1.500 mg oder mehr

6-007 Applikation von Medikamenten, Liste 7

6-007.0 Posaconazol, oral, Suspension

.00 1.000 mg bis unter 2.000 mg
Hinw.: Dieser Kode ist für Patienten mit einem Alter bei Aufnahme von unter 10 Jahren anzugeben
.01 2.000 mg bis unter 3.000 mg
Hinw.: Dieser Kode ist für Patienten mit einem Alter bei Aufnahme von unter 10 Jahren anzugeben
.02 3.000 mg bis unter 4.200 mg

	.03	4.200 mg bis unter 5.400 mg
	.04	5.400 mg bis unter 6.600 mg
	.05	6.600 mg bis unter 7.800 mg
	.06	7.800 mg bis unter 9.000 mg
	.07	9.000 mg bis unter 11.400 mg
	.08	11.400 mg bis unter 13.800 mg
	.09	13.800 mg bis unter 16.200 mg
	.0a	16.200 mg bis unter 18.600 mg
	.0b	18.600 mg bis unter 21.000 mg
	.0c	21.000 mg bis unter 25.800 mg
	.0d	25.800 mg bis unter 30.600 mg
	.0e	30.600 mg bis unter 35.400 mg
	.0f	35.400 mg bis unter 40.200 mg
	.0g	40.200 mg bis unter 45.000 mg
	.0h	45.000 mg bis unter 54.600 mg
	.0j	54.600 mg bis unter 64.200 mg
	.0k	64.200 mg bis unter 73.800 mg
	.0m	73.800 mg bis unter 83.400 mg
	.0n	83.400 mg bis unter 93.000 mg
	.0p	93.000 mg oder mehr
6-007.2	Aflibercept, intravitreal	
6-007.3	Aflibercept, intravenös	
	.30	150 mg bis unter 250 mg
	.31	250 mg bis unter 350 mg
	.32	350 mg bis unter 450 mg
	.33	450 mg bis unter 550 mg
	.34	550 mg bis unter 650 mg
	.35	650 mg bis unter 750 mg
	.36	750 mg bis unter 850 mg
	.37	850 mg bis unter 950 mg
	.38	950 mg bis unter 1.150 mg
	.39	1.150 mg bis unter 1.350 mg
	.3a	1.350 mg bis unter 1.550 mg
	.3b	1.550 mg bis unter 1.750 mg
	.3c	1.750 mg bis unter 1.950 mg
	.3d	1.950 mg bis unter 2.150 mg
	.3e	2.150 mg bis unter 2.550 mg
	.3f	2.550 mg bis unter 2.950 mg
	.3g	2.950 mg bis unter 3.350 mg
	.3h	3.350 mg bis unter 3.750 mg
	.3j	3.750 mg bis unter 4.150 mg
	.3k	4.150 mg bis unter 4.550 mg
	.3m	4.550 mg oder mehr
6-007.4	Bosutinib, oral	
6-007.5	Dabrafenib, oral	
6-007.6	Enzalutamid, oral	
	.60	480 mg bis unter 960 mg
	.61	960 mg bis unter 1.440 mg
	.62	1.440 mg bis unter 1.920 mg
	.63	1.920 mg bis unter 2.400 mg
	.64	2.400 mg bis unter 2.880 mg
	.65	2.880 mg bis unter 3.360 mg
	.66	3.360 mg bis unter 3.840 mg
	.67	3.840 mg bis unter 4.320 mg
	.68	4.320 mg bis unter 4.800 mg
	.69	4.800 mg bis unter 5.280 mg
	.6a	5.280 mg bis unter 5.760 mg

.6b 5.760 mg bis unter 6.240 mg
.6c 6.240 mg bis unter 6.720 mg
.6d 6.720 mg bis unter 7.200 mg
.6e 7.200 mg bis unter 7.680 mg
.6f 7.680 mg bis unter 8.160 mg
.6g 8.160 mg oder mehr

6-007.7 Lipegfilgrastim, parenteral
.70 1 mg bis unter 3 mg
Hinw.: Dieser Kode ist für Patienten mit einem Alter bei Aufnahme von unter 15 Jahren anzugeben
.71 3 mg bis unter 6 mg
Hinw.: Dieser Kode ist für Patienten mit einem Alter bei Aufnahme von unter 15 Jahren anzugeben
.72 6 mg bis unter 12 mg
.73 12 mg bis unter 18 mg
.74 18 mg bis unter 24 mg
.75 24 mg bis unter 30 mg
.76 30 mg oder mehr

6-007.8 Ocriplasmin, intravitreal

6-007.9 Pertuzumab, parenteral
.90 420 mg bis unter 840 mg
.91 840 mg bis unter 1.260 mg
.92 1.260 mg bis unter 1.680 mg
.93 1.680 mg bis unter 2.100 mg
.94 2.100 mg bis unter 2.520 mg
.95 2.520 mg bis unter 2.940 mg
.96 2.940 mg bis unter 3.360 mg
.97 3.360 mg bis unter 3.780 mg
.98 3.780 mg bis unter 4.200 mg
.99 4.200 mg bis unter 4.620 mg
.9a 4.620 mg bis unter 5.040 mg
.9b 5.040 mg bis unter 5.460 mg
.9c 5.460 mg bis unter 5.880 mg
.9d 5.880 mg bis unter 6.300 mg
.9e 6.300 mg oder mehr

6-007.a Pomalidomid, oral

6-007.b Ponatinib, oral

6-007.c Regorafenib, oral

6-007.d Trastuzumab-Emtansin, parenteral

6-007.e Ibrutinib, oral
.e0 1.400 mg bis unter 2.100 mg
.e1 2.100 mg bis unter 2.800 mg
.e2 2.800 mg bis unter 3.500 mg
.e3 3.500 mg bis unter 4.200 mg
.e4 4.200 mg bis unter 4.900 mg
.e5 4.900 mg bis unter 5.600 mg
.e6 5.600 mg bis unter 6.300 mg
.e7 6.300 mg bis unter 7.000 mg
.e8 7.000 mg bis unter 8.400 mg
.e9 8.400 mg bis unter 9.800 mg
.ea 9.800 mg bis unter 11.200 mg
.eb 11.200 mg bis unter 12.600 mg
.ec 12.600 mg bis unter 14.000 mg
.ed 14.000 mg bis unter 16.800 mg
.ee 16.800 mg bis unter 19.600 mg
.ef 19.600 mg bis unter 22.400 mg
.eg 22.400 mg bis unter 25.200 mg
.eh 25.200 mg oder mehr

6-007.f Idelalisib, oral

6-007.g Ledipasvir-Sofosbuvir, oral

6-007.h Macitentan, oral

.h0 20 mg bis unter 40 mg
Hinw.: Dieser Kode ist für Patienten mit einem Alter bei Aufnahme von unter 15 Jahren anzugeben

.h1 40 mg bis unter 60 mg
Hinw.: Dieser Kode ist für Patienten mit einem Alter bei Aufnahme von unter 15 Jahren anzugeben

.h2 60 mg bis unter 80 mg

.h3 80 mg bis unter 100 mg

.h4 100 mg bis unter 120 mg

.h5 120 mg bis unter 140 mg

.h6 140 mg bis unter 160 mg

.h7 160 mg bis unter 200 mg

.h8 200 mg bis unter 240 mg

.h9 240 mg bis unter 280 mg

.ha 280 mg bis unter 320 mg

.hb 320 mg bis unter 360 mg

.hc 360 mg bis unter 400 mg

.hd 400 mg bis unter 480 mg

.he 480 mg bis unter 560 mg

.hf 560 mg bis unter 640 mg

.hg 640 mg bis unter 720 mg

.hh 720 mg bis unter 800 mg

.hj 800 mg bis unter 880 mg

.hk 880 mg oder mehr

6-007.j Obinutuzumab, parenteral

.j0 1.000 mg bis unter 2.000 mg

.j1 2.000 mg bis unter 3.000 mg

.j2 3.000 mg bis unter 4.000 mg

.j3 4.000 mg bis unter 5.000 mg

.j4 5.000 mg bis unter 6.000 mg

.j5 6.000 mg bis unter 7.000 mg

.j6 7.000 mg bis unter 8.000 mg

.j7 8.000 mg bis unter 9.000 mg

.j8 9.000 mg bis unter 10.000 mg

.j9 10.000 mg oder mehr

6-007.k Posaconazol, parenteral

.k0 300 mg bis unter 600 mg
Hinw.: Dieser Kode ist für Patienten mit einem Alter bei Aufnahme von unter 15 Jahren anzugeben

.k1 600 mg bis unter 900 mg

.k2 900 mg bis unter 1.200 mg

.k3 1.200 mg bis unter 1.500 mg

.k4 1.500 mg bis unter 1.800 mg

.k5 1.800 mg bis unter 2.100 mg

.k6 2.100 mg bis unter 2.400 mg

.k7 2.400 mg bis unter 2.700 mg

.k8 2.700 mg bis unter 3.000 mg

.k9 3.000 mg bis unter 3.300 mg

.ka 3.300 mg bis unter 3.600 mg

.kb 3.600 mg bis unter 3.900 mg

.kc 3.900 mg bis unter 4.200 mg

.kd 4.200 mg bis unter 4.800 mg

.ke 4.800 mg bis unter 5.400 mg

.kf 5.400 mg bis unter 6.000 mg

.kg 6.000 mg bis unter 7.200 mg

.kh 7.200 mg bis unter 8.400 mg

.kj 8.400 mg bis unter 9.600 mg

.kk	9.600 mg bis unter 12.000 mg
.km	12.000 mg bis unter 14.400 mg
.kn	14.400 mg bis unter 16.800 mg
.kp	16.800 mg bis unter 21.600 mg
.kq	21.600 mg bis unter 26.400 mg
.kr	26.400 mg bis unter 31.200 mg
.ks	31.200 mg bis unter 40.800 mg
.kt	40.800 mg bis unter 50.400 mg
.ku	50.400 mg bis unter 60.000 mg
.kv	60.000 mg oder mehr

6-007.m Ramucirumab, parenteral

.m0	300 mg bis unter 450 mg
.m1	450 mg bis unter 600 mg
.m2	600 mg bis unter 750 mg
.m3	750 mg bis unter 900 mg
.m4	900 mg bis unter 1.050 mg
.m5	1.050 mg bis unter 1.200 mg
.m6	1.200 mg bis unter 1.500 mg
.m7	1.500 mg bis unter 1.800 mg
.m8	1.800 mg bis unter 2.100 mg
.m9	2.100 mg bis unter 2.400 mg
.ma	2.400 mg bis unter 2.700 mg
.mb	2.700 mg bis unter 3.000 mg
.mc	3.000 mg bis unter 3.600 mg
.md	3.600 mg bis unter 4.200 mg
.me	4.200 mg bis unter 4.800 mg
.mf	4.800 mg bis unter 5.400 mg
.mg	5.400 mg bis unter 6.000 mg
.mh	6.000 mg bis unter 6.600 mg
.mj	6.600 mg bis unter 7.200 mg
.mk	7.200 mg bis unter 7.800 mg
.mm	7.800 mg bis unter 8.400 mg
.mn	8.400 mg oder mehr

6-007.n Thiotepa, parenteral

.n0	50 mg bis unter 100 mg *Hinw.:* Dieser Kode ist für Patienten mit einem Alter bei Aufnahme von unter 15 Jahren anzugeben
.n1	100 mg bis unter 150 mg *Hinw.:* Dieser Kode ist für Patienten mit einem Alter bei Aufnahme von unter 15 Jahren anzugeben
.n2	150 mg bis unter 200 mg
.n3	200 mg bis unter 250 mg
.n4	250 mg bis unter 300 mg
.n5	300 mg bis unter 350 mg
.n6	350 mg bis unter 400 mg
.n7	400 mg bis unter 500 mg
.n8	500 mg bis unter 600 mg
.n9	600 mg bis unter 700 mg
.na	700 mg bis unter 800 mg
.nb	800 mg bis unter 900 mg
.nc	900 mg bis unter 1.000 mg
.nd	1.000 mg bis unter 1.200 mg
.ne	1.200 mg bis unter 1.400 mg
.nf	1.400 mg bis unter 1.600 mg
.ng	1.600 mg bis unter 1.800 mg
.nh	1.800 mg bis unter 2.000 mg
.nj	2.000 mg bis unter 2.200 mg
.nk	2.200 mg bis unter 2.400 mg
.nm	2.400 mg bis unter 2.600 mg

.nn 2.600 mg bis unter 2.800 mg
.np 2.800 mg oder mehr

6-007.p Posaconazol, oral, Tabletten

.p0 600 mg bis unter 900 mg
Hinw.: Dieser Kode ist für Patienten mit einem Alter bei Aufnahme von unter 10 Jahren anzugeben
.p1 900 mg bis unter 1.200 mg
Hinw.: Dieser Kode ist für Patienten mit einem Alter bei Aufnahme von unter 10 Jahren anzugeben
.p2 1.200 mg bis unter 1.500 mg
Hinw.: Dieser Kode ist für Patienten mit einem Alter bei Aufnahme von unter 10 Jahren anzugeben
.p3 1.500 mg bis unter 2.100 mg
.p4 2.100 mg bis unter 2.700 mg
.p5 2.700 mg bis unter 3.300 mg
.p6 3.300 mg bis unter 3.900 mg
.p7 3.900 mg bis unter 4.500 mg
.p8 4.500 mg bis unter 5.700 mg
.p9 5.700 mg bis unter 6.900 mg
.pa 6.900 mg bis unter 8.100 mg
.pb 8.100 mg bis unter 9.300 mg
.pc 9.300 mg bis unter 10.500 mg
.pd 10.500 mg bis unter 12.900 mg
.pe 12.900 mg bis unter 15.300 mg
.pf 15.300 mg bis unter 17.700 mg
.pg 17.700 mg bis unter 20.100 mg
.ph 20.100 mg bis unter 22.500 mg
.pj 22.500 mg bis unter 27.300 mg
.pk 27.300 mg bis unter 32.100 mg
.pm 32.100 mg bis unter 36.900 mg
.pn 36.900 mg bis unter 41.700 mg
.pp 41.700 mg bis unter 46.500 mg
.pq 46.500 mg oder mehr

6-008 Applikation von Medikamenten, Liste 8

6-008.0 Riociguat, oral

.00 6 mg bis unter 12 mg
Hinw.: Dieser Kode ist für Patienten mit einem Alter bei Aufnahme von unter 15 Jahren anzugeben
.01 12 mg bis unter 18 mg
Hinw.: Dieser Kode ist für Patienten mit einem Alter bei Aufnahme von unter 15 Jahren anzugeben
.02 18 mg bis unter 24 mg
.03 24 mg bis unter 30 mg
.04 30 mg bis unter 36 mg
.05 36 mg bis unter 42 mg
.06 42 mg bis unter 48 mg
.07 48 mg bis unter 60 mg
.08 60 mg bis unter 72 mg
.09 72 mg bis unter 84 mg
.0a 84 mg bis unter 96 mg
.0b 96 mg bis unter 108 mg
.0c 108 mg bis unter 120 mg
.0d 120 mg bis unter 144 mg
.0e 144 mg bis unter 168 mg
.0f 168 mg bis unter 192 mg
.0g 192 mg bis unter 216 mg
.0h 216 mg bis unter 240 mg
.0j 240 mg bis unter 264 mg
.0k 264 mg oder mehr

6-008.1 Siltuximab, parenteral

6-008.2 Simeprevir, oral

6-008.3 Sofosbuvir, oral

6-008.4 Teduglutid, parenteral

6-008.5 Vedolizumab, parenteral

6-008.6 Asfotase alfa, parenteral

6-008.7 Blinatumomab, parenteral

.70 9 µg bis unter 18 µg
Hinw.: Dieser Kode ist für Patienten mit einem Alter bei Aufnahme von unter 15 Jahren anzugeben
.71 18 µg bis unter 27 µg
.72 27 µg bis unter 36 µg
.73 36 µg bis unter 45 µg
.74 45 µg bis unter 54 µg
.75 54 µg bis unter 63 µg
.76 63 µg bis unter 72 µg
.77 72 µg bis unter 100 µg
.78 100 µg bis unter 130 µg
.79 130 µg bis unter 160 µg
.7a 160 µg bis unter 220 µg
.7b 220 µg bis unter 280 µg
.7c 280 µg bis unter 400 µg
.7d 400 µg bis unter 520 µg
.7e 520 µg bis unter 640 µg
.7f 640 µg bis unter 760 µg
.7g 760 µg bis unter 1.000 µg
.7h 1.000 µg bis unter 1.480 µg
.7j 1.480 µg bis unter 1.960 µg
.7k 1.960 µg bis unter 2.920 µg
.7m 2.920 µg bis unter 3.880 µg
.7n 3.880 µg bis unter 4.840 µg
.7p 4.840 µg bis unter 5.800 µg
.7q 5.800 µg oder mehr

6-008.8 Cabozantinib, oral

6-008.9 Carfilzomib, parenteral

.90 30 mg bis unter 60 mg
.91 60 mg bis unter 90 mg
.92 90 mg bis unter 120 mg
.93 120 mg bis unter 150 mg
.94 150 mg bis unter 180 mg
.95 180 mg bis unter 240 mg
.96 240 mg bis unter 300 mg
.97 300 mg bis unter 360 mg
.98 360 mg bis unter 420 mg
.99 420 mg bis unter 480 mg
.9a 480 mg bis unter 600 mg
.9b 600 mg bis unter 720 mg
.9c 720 mg bis unter 840 mg
.9d 840 mg bis unter 960 mg
.9e 960 mg bis unter 1.080 mg
.9f 1.080 mg bis unter 1.320 mg
.9g 1.320 mg bis unter 1.560 mg
.9h 1.560 mg bis unter 1.800 mg
.9j 1.800 mg bis unter 2.040 mg
.9k 2.040 mg bis unter 2.280 mg
.9m 2.280 mg bis unter 2.760 mg
.9n 2.760 mg bis unter 3.240 mg
.9p 3.240 mg bis unter 3.720 mg
.9q 3.720 mg bis unter 4.200 mg
.9r 4.200 mg oder mehr

6-008.a Ceritinib, oral

6-008.b Cholsäure, oral

6-008.c Cobimetinib, oral

6-008.d Daclatasvir, oral

6-008.e Dasabuvir-Ombitasvir-Paritaprevir-Ritonavir, oral

6-008.f Idarucizumab, parenteral

6-008.g Isavuconazol, parenteral

.g0 100 mg bis unter 200 mg
Hinw.: Dieser Kode ist für Patienten mit einem Alter bei Aufnahme von unter 15 Jahren anzugeben

.g1 200 mg bis unter 400 mg

.g2 400 mg bis unter 600 mg

.g3 600 mg bis unter 800 mg

.g4 800 mg bis unter 1.000 mg

.g5 1.000 mg bis unter 1.200 mg

.g6 1.200 mg bis unter 1.400 mg

.g7 1.400 mg bis unter 1.600 mg

.g8 1.600 mg bis unter 1.800 mg

.g9 1.800 mg bis unter 2.000 mg

.ga 2.000 mg bis unter 2.200 mg

.gb 2.200 mg bis unter 2.400 mg

.gc 2.400 mg bis unter 2.600 mg

.gd 2.600 mg bis unter 3.000 mg

.ge 3.000 mg bis unter 3.400 mg

.gf 3.400 mg bis unter 3.800 mg

.gg 3.800 mg bis unter 4.600 mg

.gh 4.600 mg bis unter 5.400 mg

.gj 5.400 mg bis unter 6.200 mg

.gk 6.200 mg bis unter 7.800 mg

.gm 7.800 mg bis unter 9.400 mg

.gn 9.400 mg bis unter 11.000 mg

.gp 11.000 mg bis unter 14.200 mg

.gq 14.200 mg bis unter 17.400 mg

.gr 17.400 mg bis unter 20.600 mg

.gs 20.600 mg bis unter 27.000 mg

.gt 27.000 mg bis unter 33.400 mg

.gu 33.400 mg bis unter 39.800 mg

.gv 39.800 mg oder mehr

6-008.h Isavuconazol, oral

.h0 200 mg bis unter 400 mg
Hinw.: Dieser Kode ist für Patienten mit einem Alter bei Aufnahme von unter 10 Jahren anzugeben

.h1 400 mg bis unter 600 mg
Hinw.: Dieser Kode ist für Patienten mit einem Alter bei Aufnahme von unter 10 Jahren anzugeben

.h2 600 mg bis unter 800 mg
Hinw.: Dieser Kode ist für Patienten mit einem Alter bei Aufnahme von unter 10 Jahren anzugeben

.h3 800 mg bis unter 1.000 mg
Hinw.: Dieser Kode ist für Patienten mit einem Alter bei Aufnahme von unter 10 Jahren anzugeben

.h4 1.000 mg bis unter 1.400 mg

.h5 1.400 mg bis unter 1.800 mg

.h6 1.800 mg bis unter 2.200 mg

.h7 2.200 mg bis unter 2.600 mg

.h8 2.600 mg bis unter 3.000 mg

.h9 3.000 mg bis unter 3.800 mg

.ha 3.800 mg bis unter 4.600 mg

.hb 4.600 mg bis unter 5.400 mg

.hc 5.400 mg bis unter 6.200 mg

.hd 6.200 mg bis unter 7.000 mg

.he 7.000 mg bis unter 8.600 mg

.hf 8.600 mg bis unter 10.200 mg
.hg 10.200 mg bis unter 11.800 mg
.hh 11.800 mg bis unter 13.400 mg
.hj 13.400 mg bis unter 15.000 mg
.hk 15.000 mg bis unter 18.200 mg
.hm 18.200 mg bis unter 21.400 mg
.hn 21.400 mg bis unter 24.600 mg
.hp 24.600 mg bis unter 27.800 mg
.hq 27.800 mg bis unter 31.000 mg
.hr 31.000 mg oder mehr

6-008.j Lenvatinib, oral

6-008.k Lumacaftor-Ivacaftor, oral

6-008.m Nivolumab, parenteral

.m0 20 mg bis unter 40 mg
Hinw.: Dieser Kode ist für Patienten mit einem Alter bei Aufnahme von unter 15 Jahren anzugeben
.m1 40 mg bis unter 80 mg
.m2 80 mg bis unter 120 mg
.m3 120 mg bis unter 160 mg
.m4 160 mg bis unter 200 mg
.m5 200 mg bis unter 240 mg
.m6 240 mg bis unter 280 mg
.m7 280 mg bis unter 320 mg
.m8 320 mg bis unter 400 mg
.m9 400 mg bis unter 480 mg
.ma 480 mg bis unter 560 mg
.mb 560 mg bis unter 640 mg
.mc 640 mg bis unter 720 mg
.md 720 mg bis unter 800 mg
.me 800 mg bis unter 960 mg
.mf 960 mg bis unter 1.120 mg
.mg 1.120 mg bis unter 1.280 mg
.mh 1.280 mg bis unter 1.440 mg
.mj 1.440 mg bis unter 1.760 mg
.mk 1.760 mg bis unter 2.080 mg
.mm 2.080 mg bis unter 2.400 mg
.mn 2.400 mg bis unter 2.720 mg
.mp 2.720 mg bis unter 3.360 mg
.mq 3.360 mg bis unter 4.000 mg
.mr 4.000 mg oder mehr

6-009 Applikation von Medikamenten, Liste 9

6-009.0 Olaparib, oral

6-009.1 Ombitasvir-Paritaprevir-Ritonavir, oral

6-009.2 Panobinostat, oral

6-009.3 Pembrolizumab, parenteral

.30 20 mg bis unter 40 mg
Hinw.: Dieser Kode ist für Patienten mit einem Alter bei Aufnahme von unter 15 Jahren anzugeben
.31 40 mg bis unter 60 mg
Hinw.: Dieser Kode ist für Patienten mit einem Alter bei Aufnahme von unter 15 Jahren anzugeben
.32 60 mg bis unter 80 mg
Hinw.: Dieser Kode ist für Patienten mit einem Alter bei Aufnahme von unter 15 Jahren anzugeben
.33 80 mg bis unter 100 mg
.34 100 mg bis unter 120 mg
.35 120 mg bis unter 140 mg
.36 140 mg bis unter 160 mg
.37 160 mg bis unter 200 mg
.38 200 mg bis unter 240 mg

.39 240 mg bis unter 280 mg
.3a 280 mg bis unter 320 mg
.3b 320 mg bis unter 360 mg
.3c 360 mg bis unter 400 mg
.3d 400 mg bis unter 440 mg
.3e 440 mg bis unter 520 mg
.3f 520 mg bis unter 600 mg
.3g 600 mg bis unter 680 mg
.3h 680 mg bis unter 760 mg
.3j 760 mg bis unter 840 mg
.3k 840 mg bis unter 920 mg
.3m 920 mg bis unter 1.000 mg
.3n 1.000 mg bis unter 1.080 mg
.3p 1.080 mg bis unter 1.240 mg
.3q 1.240 mg bis unter 1.400 mg
.3r 1.400 mg bis unter 1.560 mg
.3s 1.560 mg bis unter 1.880 mg
.3t 1.880 mg bis unter 2.200 mg
.3u 2.200 mg oder mehr

6-009.4 Ruxolitinib, oral

6-009.5 Secukinumab, parenteral

6-009.6 Telaprevir, oral

6-009.7 Trametinib, oral

6-009.8 Vandetanib, oral

6-009.9 Daclizumab, parenteral

6-009.a Daratumumab, parenteral

.a0 100 mg bis unter 200 mg
Hinw.: Dieser Kode ist für Patienten mit einem Alter bei Aufnahme von unter 15 Jahren anzugeben
.a1 200 mg bis unter 300 mg
Hinw.: Dieser Kode ist für Patienten mit einem Alter bei Aufnahme von unter 15 Jahren anzugeben
.a2 300 mg bis unter 400 mg
.a3 400 mg bis unter 500 mg
.a4 500 mg bis unter 600 mg
.a5 600 mg bis unter 800 mg
.a6 800 mg bis unter 1.000 mg
.a7 1.000 mg bis unter 1.200 mg
.a8 1.200 mg bis unter 1.400 mg
.a9 1.400 mg bis unter 1.800 mg
.aa 1.800 mg bis unter 2.200 mg
.ab 2.200 mg bis unter 2.600 mg
.ac 2.600 mg bis unter 3.000 mg
.ad 3.000 mg bis unter 3.400 mg
.ae 3.400 mg bis unter 4.200 mg
.af 4.200 mg bis unter 5.000 mg
.ag 5.000 mg bis unter 5.800 mg
.ah 5.800 mg bis unter 6.600 mg
.aj 6.600 mg bis unter 7.400 mg
.ak 7.400 mg bis unter 9.000 mg
.am 9.000 mg bis unter 10.600 mg
.an 10.600 mg bis unter 12.200 mg
.ap 12.200 mg bis unter 13.800 mg
.aq 13.800 mg bis unter 17.000 mg
.ar 17.000 mg bis unter 20.200 mg
.as 20.200 mg bis unter 23.400 mg
.at 23.400 mg bis unter 26.600 mg
.au 26.600 mg bis unter 29.800 mg
.av 29.800 mg oder mehr

6-009.b Dinutuximab beta, parenteral

6-009.c Elbasvir-Grazoprevir, oral

6-009.d Elotuzumab, parenteral

6-009.e Liposomales Irinotecan, parenteral

- .e0 50 mg bis unter 75 mg
- .e1 75 mg bis unter 100 mg
- .e2 100 mg bis unter 125 mg
- .e3 125 mg bis unter 150 mg
- .e4 150 mg bis unter 175 mg
- .e5 175 mg bis unter 200 mg
- .e6 200 mg bis unter 250 mg
- .e7 250 mg bis unter 300 mg
- .e8 300 mg bis unter 350 mg
- .e9 350 mg bis unter 400 mg
- .ea 400 mg bis unter 450 mg
- .eb 450 mg bis unter 500 mg
- .ec 500 mg bis unter 600 mg
- .ed 600 mg bis unter 700 mg
- .ee 700 mg bis unter 800 mg
- .ef 800 mg bis unter 900 mg
- .eg 900 mg bis unter 1.000 mg
- .eh 1.000 mg bis unter 1.200 mg
- .ej 1.200 mg bis unter 1.400 mg
- .ek 1.400 mg bis unter 1.600 mg
- .em 1.600 mg bis unter 1.800 mg
- .en 1.800 mg bis unter 2.000 mg
- .ep 2.000 mg oder mehr

6-009.f Migalastat, oral

6-009.g Necitumumab, parenteral

6-009.h Olaratumab, parenteral

6-009.j Palbociclib, oral

6-009.k Selexipag, oral

6-009.m Sofosbuvir-Velpatasvir, oral

6-009.n Trifluridin-Tipiracil, oral

6-00a Applikation von Medikamenten, Liste 10

6-00a.0 Alectinib, oral

6-00a.1 Atezolizumab, parenteral

6-00a.2 Avelumab, parenteral

6-00a.3 Brodalumab, parenteral

6-00a.4 Cladribin, oral

6-00a.5 Dupilumab, parenteral

6-00a.6 Glecaprevir-Pibrentasvir, oral

6-00a.7 Guselkumab, parenteral

6-00a.8 Inotuzumab-Ozogamicin, parenteral

6-00a.9 Ixazomib, oral

6-00a.a Ixekizumab, parenteral

6-00a.b Midostaurin, oral

6-00a.c Niraparib, oral

6-00a.d Nusinersen, intrathekal

6-00a.e Ocrelizumab, parenteral

6-00a.f Ribociclib, oral

6-00a.g Sarilumab, parenteral

6-00a.h Sofosbuvir-Velpatasvir-Voxilaprevir, oral

6-00a.j Tivozanib, oral

6-00a.k Venetoclax, oral

6-00b Applikation von Medikamenten, Liste 11

6-00b.0 Abemaciclib, oral

6-00b.1 Bezlotoxumab, parenteral

6-00b.2 Binimetinib, oral

6-00b.3 Brigatinib, oral

6-00b.4 Burosumab, parenteral

6-00b.5 Caplacizumab, parenteral

6-00b.6 Liposomales Cytarabin-Daunorubicin, parenteral

6-00b.7 Durvalumab, parenteral

6-00b.8 Emicizumab, parenteral

6-00b.9 Encorafenib, oral

6-00b.a Gemtuzumab Ozogamicin, parenteral

6-00b.b Inotersen, parenteral

6-00b.c Letermovir, oral

6-00b.d Letermovir, parenteral

6-00b.e Metreleptin, parenteral

6-00b.f Osimertinib, oral

6-00b.g Patisiran, parenteral

6-00b.h Streptozocin, parenteral

6-00b.j Talimogen Laherparepvec

6-00b.k Tezacaftor-Ivacaftor, oral

6-00b.m Tildrakizumab, parenteral

6-00b.n Trientin, oral

6-00b.p Voretigen Neparvovec, subretinal

Kapitel 8:

Nichtoperative therapeutische Maßnahmen

Applikation von Medikamenten und Nahrung und therapeutische Injektion (8-01...8-02)

8-01 **Applikation von Medikamenten und Nahrung**
Exkl.: Applikation von Medikamenten zur Schmerztherapie (8-91)
Applikation von Medikamenten (Kap. 6)
Hinw.: Ein Kode aus diesem Bereich ist jeweils nur einmal pro stationären Aufenthalt anzugeben

8-010 **Applikation von Medikamenten und Elektrolytlösungen über das Gefäßsystem bei Neugeborenen**
Exkl.: Parenterale Ernährung als medizinische Hauptbehandlung (8-016)
Komplette parenterale Ernährung als medizinische Nebenbehandlung (8-018 ff.)
Infusion von Volumenersatzmitteln bei Neugeborenen (8-811 ff.)
Hinw.: Ein Kode aus diesem Bereich ist nur anzugeben, wenn Medikamente und Elektrolytlösungen kontinuierlich mehr als 24 Stunden über das Gefäßsystem verabreicht werden
Ein Kode aus diesem Bereich ist nicht anzugeben, wenn diese Verfahren Bestandteil der Wiederbelebung bei der Geburt sind oder als Komponente in einem bereits dokumentierten Kode enthalten sind

8-010.1 Intraarteriell, kontinuierlich

8-010.3 Intravenös, kontinuierlich

8-010.x Sonstige

8-010.y N.n.bez.

8-011 **Intrathekale und intraventrikuläre Applikation von Medikamenten durch Medikamentenpumpen**
Exkl.: Intrathekale Instillation von zytotoxischen Materialien und Immunmodulatoren (8-541.0)

8-011.1 Wiederbefüllung einer implantierten Medikamentenpumpe mit konstanter Flussrate
Inkl.: Zur Schmerztherapie

8-011.2 Wiederbefüllung und Programmierung einer implantierten, programmierbaren Medikamentenpumpe mit kontinuierlicher Abgabe bei variablem Tagesprofil
Inkl.: Zur Schmerztherapie

8-011.3 Postoperative intrathekale und intraventrikuläre Medikamentendosis-Anpassung nach Anlage der Medikamentenpumpe
Inkl.: Schmerz- oder Spastiktherapie

.30 Bei einer externen Medikamentenpumpe

.31 Bei einer implantierten Medikamentenpumpe mit konstanter Flussrate

.32 Bei einer implantierten programmierbaren Medikamentenpumpe mit kontinuierlicher Abgabe bei variablem Tagesprofil

8-011.x Sonstige

8-011.y N.n.bez.

8-015 **Enterale Ernährungstherapie als medizinische Hauptbehandlung**
Hinw.: Die Erstellung des Behandlungsplanes ist im Kode enthalten

8-015.0 Über eine Sonde

8-015.1 Über ein Stoma

8-015.2 Therapeutische Hyperalimentation

8-015.x Sonstige

8-015.y N.n.bez.

8-016 **Parenterale Ernährungstherapie als medizinische Hauptbehandlung**
Hinw.: Die Erstellung des Behandlungsplanes ist im Kode enthalten

8-017 **Enterale Ernährung als medizinische Nebenbehandlung**
Hinw.: Bei intensivmedizinisch behandelten Patienten ist ein Kode aus diesem Bereich nicht anzugeben
Die Erstellung des Behandlungsplanes ist im Kode enthalten
Die enterale Ernährung erfolgt über eine Sonde bzw. ein Stoma

8-017.0 Mindestens 7 bis höchstens 13 Behandlungstage

8-017.1 Mindestens 14 bis höchstens 20 Behandlungstage

8-017.2 Mindestens 21 Behandlungstage

8-018 **Komplette parenterale Ernährung als medizinische Nebenbehandlung**
Hinw.: Bei intensivmedizinisch behandelten Patienten ist ein Kode aus diesem Bereich nicht anzugeben
Eine komplette parenterale Ernährung enthält die Makronährstoffe Glukose, Fette und Aminosäuren und die Mikronährstoffe fett- und wasserlösliche Vitamine und Spurenelemente
Die Erstellung des Behandlungsplanes ist im Kode enthalten
Die parenterale Ernährung erfolgt zentralvenös

8-018.0 Mindestens 7 bis höchstens 13 Behandlungstage

8-018.1 Mindestens 14 bis höchstens 20 Behandlungstage

8-018.2 Mindestens 21 Behandlungstage

8-02 Therapeutische Injektion
Hinw.: Ein Kode aus diesem Bereich ist jeweils nur einmal pro stationären Aufenthalt anzugeben

8-020 **Therapeutische Injektion**

8-020.0 ↔ Auge
Inkl.: Subkonjunktivale Injektion
Exkl.: Vorderkammerspülung mit Einbringen von Medikamenten (5-139.12)
Injektion von Medikamenten in den hinteren Augenabschnitt (5-156.9)

8-020.1 Harnorgane
Exkl.: Injektionsbehandlung der Harnblase (5-579.6 ff.)

8-020.2 Männliche Geschlechtsorgane

8-020.3 Weibliche Geschlechtsorgane

8-020.4 ↔ Bänder, Sehnen oder Bindegewebe

8-020.5 ↔ Gelenk oder Schleimbeutel
Inkl.: Therapeutische Aspiration und Entleerung durch Punktion
Exkl.: Chemische Synoviorthese (8-020.b)
Radiosynoviorthese (8-530.3)

8-020.6 Leber

8-020.7 Bandscheibe
Hinw.: Dieser Kode erfordert zwingend die Anwendung eines bildgebenden Verfahrens
Die Anwendung des bildgebenden Verfahrens ist im Kode enthalten

8-020.8 Systemische Thrombolyse

8-020.b ↔ Chemische Synoviorthese
Inkl.: Kryotherapie und Entlastung nach erfolgter Injektion
Exkl.: Radiosynoviorthese (8-530.3)

8-020.c Thrombininjektion nach Anwendung eines Katheters in einer Arterie
Hinw.: Mit diesem Kode ist die Thrombininjektion bei Nachblutung oder Aneurysma spurium nach einer diagnostischen oder interventionellen Anwendung eines Katheters in einer Arterie zu kodieren
Eine durchgeführte Sonographie ist im Kode enthalten

8-020.d Intraventrikuläre oder intrazerebrale Thrombolyse über Drainagekatheter

8-020.x ↔ Sonstige

8-020.y N.n.bez.

Immuntherapie (8-03...8-03)

8-03 Immuntherapie

Hinw.: Ein Kode aus diesem Bereich ist jeweils nur einmal pro stationären Aufenthalt anzugeben

8-030 **Spezifische allergologische Immuntherapie**
Inkl.: Hyposensibilisierung
Hinw.: Die Anwendung eines Kodes aus diesem Bereich setzt die kontinuierliche ärztliche Überwachung in Notfallbereitschaft voraus

8-030.0 Mit Bienengift oder Wespengift

Entfernung von Fremdmaterial und Konkrementen (8-10...8-11)

8-10 Fremdkörperentfernung

8-100 **Fremdkörperentfernung durch Endoskopie**
Inkl.: Entfernung eines Konkrementes

8-100.0 ↔ Durch Otoskopie

8-100.1 Durch Rhinoskopie

8-100.2 Durch Laryngoskopie

8-100.3 Durch Tracheoskopie

.30 Mit Zange

.31 Mit Kryosonde

.3x Sonstige

8-100.4 Durch Bronchoskopie mit flexiblem Instrument

.40 Mit Zange

.41 Mit Kryosonde

.4x Sonstige

8-100.5 Durch Bronchoskopie mit starrem Instrument

.50 Mit Zange

.51 Mit Kryosonde

.5x Sonstige

8-100.6 Durch Ösophagoskopie mit flexiblem Instrument

8-100.7 Durch Ösophagoskopie mit starrem Instrument

8-100.8 Durch Ösophagogastroduodenoskopie

8-100.9 Durch Kolo-/Rektoskopie mit flexiblem Instrument

8-100.a Durch Kolo-/Rektoskopie mit starrem Instrument

8-100.b Durch Urethrozystoskopie

8-100.c ↔ Durch Ureterorenoskopie

8-100.d Durch Hysteroskopie

8-100.x ↔ Sonstige

8-100.y N.n.bez.

8-101 **Fremdkörperentfernung ohne Inzision**
Exkl.: Fremdkörperentfernung durch Endoskopie (8-100 ff.)
Fremdkörperentfernung aus der Haut ohne Inzision (8-102 ff.)

8-101.0 ↔ Oberflächlich, aus der Sklera
Exkl.: Entfernung eines Fremdkörpers aus der Sklera mit Magnet oder durch Inzision (5-138.00, 5-138.01)

8-101.1 ↔ Oberflächlich, aus der Kornea
Exkl.: Entfernung eines Fremdkörpers aus der Kornea mit Magnet oder durch Inzision (5-120.0, 5-120.1)

8-101.2 ↔ Oberflächlich, aus der Konjunktiva
Exkl.: Entfernung eines Fremdkörpers aus der Konjunktiva durch Inzision (5-110.1)

8-101.3 ↔ Aus dem äußeren Gehörgang

8-101.4 Aus der Nase

8-101.5 Aus dem Pharynx

8-101.6 Aus der Cervix uteri

8-101.7 Aus der Vagina

8-101.8 Aus der Vulva

8-101.9 Aus der Urethra

8-101.a Perianal

8-101.b Anal

8-101.x ↔ Sonstige

8-101.y N.n.bez.

8-102 Fremdkörperentfernung aus der Haut ohne Inzision
Exkl.: Entfernung eines Fremdkörpers aus der Haut durch Inzision (5-892.2 ff.)

8-102.0 Lippe

8-102.1 Gesicht

8-102.2 Kopf und Hals

8-102.3 Schulter, Rumpf und Gesäß

8-102.4 Leisten- und Genitalregion

8-102.5 ↔ Oberarm und Ellenbogen

8-102.6 ↔ Unterarm

8-102.7 ↔ Hand

8-102.8 ↔ Oberschenkel und Knie

8-102.9 ↔ Unterschenkel

8-102.a ↔ Fuß

8-102.x ↔ Sonstige

8-102.y N.n.bez.

8-11 Extrakorporale Stoßwellentherapie

8-110 Extrakorporale Stoßwellenlithotripsie [ESWL] von Steinen in den Harnorganen

8-110.0 Harnblase

8-110.1 ↔ Ureter

8-110.2 ↔ Niere

8-110.x ↔ Sonstige

8-110.y N.n.bez.

8-111 Extrakorporale Stoßwellenlithotripsie [ESWL] von Steinen in Gallenblase und Gallengängen

8-111.0 Gallenblase

8-111.1 Gallengänge

8-111.x Sonstige

8-111.y N.n.bez.

8-112 Extrakorporale Stoßwellenlithotripsie [ESWL] von Steinen in sonstigen Organen

8-112.0 Pankreas

8-112.1 ↔ Speicheldrüsen

8-112.x ↔ Sonstige

8-112.y N.n.bez.

8-115 **Extrakorporale Stoßwellentherapie am Stütz- und Bewegungsapparat**
Inkl.: Pseudarthrose

8-115.0 ↔ Schulterbereich

8-115.1 ↔ Ellenbogen

8-115.2 ↔ Fuß

8-115.3 ↔ Langer Röhrenknochen, obere Extremität

8-115.4 ↔ Hand

8-115.5 ↔ Langer Röhrenknochen, untere Extremität

8-115.x ↔ Sonstige

8-115.y N.n.bez.

8-119 **Andere extrakorporale Stoßwellentherapie**

8-119.0 Penis

8-119.x Sonstige

8-119.y N.n.bez.

Manipulationen an Verdauungstrakt und Harntrakt (8-12...8-13)

8-12 Manipulationen am Verdauungstrakt

8-120 **Magenspülung**

8-121 **Darmspülung**
Exkl.: Darmspülung zur Vorbereitung auf einen Eingriff

8-122 **Desinvagination**

8-122.0 Durch Flüssigkeiten
Inkl.: Hydrostatische Desinvagination

8-122.1 Durch Gas

8-122.x Sonstige

8-122.y N.n.bez.

8-123 **Wechsel und Entfernung eines Gastrostomiekatheters**
Inkl.: Wechsel und Entfernung einer PEG
Exkl.: Anlegen einer Gastrostomie oder PEG (5-431 ff.)
Freilegung und Entfernung einer eingewachsenen PEG-Halteplatte (5-431.3 ff.)

8-123.0 Wechsel

8-123.1 Entfernung

8-123.x Sonstige

8-123.y N.n.bez.

8-124 **Wechsel und Entfernung eines Jejunostomiekatheters**
Inkl.: Wechsel und Entfernung einer PEJ
Exkl.: Anlegen einer PEJ (5-450.3)

8-124.0 Wechsel

8-124.1 Entfernung

8-124.x Sonstige

8-124.y N.n.bez.

8-125 **Anlegen und Wechsel einer duodenalen oder jejunalen Ernährungssonde**
Hinw.: Die Überprüfung der Sondenlage durch ein bildgebendes Verfahren ist im Kode enthalten

8-125.0 Transnasal, n.n.bez.

8-125.1 Transnasal, endoskopisch
Inkl.: Diagnostische Ösophagogastroduodenoskopie

8-125.2 Über eine liegende PEG-Sonde, endoskopisch
Inkl.: Diagnostische Ösophagogastroduodenoskopie

8-126 Transanale Irrigation
Inkl.: Anleitung und Schulung des Patienten
Exkl.: Darmspülung (8-121)
Hinw.: Dieser Kode ist nur einmal pro stationären Aufenthalt anzugeben

8-127 Endoskopisches Einlegen und Entfernung eines Magenballons
Hinw.: Eine gleichzeitig durchgeführte diagnostische Ösophagogastroduodenoskopie ist im Kode enthalten

8-127.0 Einlegen

8-127.1 Entfernung

8-128 Anwendung eines Stuhldrainagesystems
Inkl.: Spülung und endoluminale Medikamentenapplikation
Hinw.: Dieser Kode ist nur einmal pro stationären Aufenthalt anzugeben

8-129 Applikation einer Spenderstuhlsuspension
Inkl.: Allogene Faecotherapie, Stuhltransplantation bei schwerer Enterokolitis

8-129.0 Koloskopisch

8-129.x Sonstige

8-13 Manipulationen am Harntrakt

8-132 Manipulationen an der Harnblase

8-132.0 Instillation
Exkl.: Instillation von zytotoxischen Medikamenten in die Harnblase (8-541.4)

8-132.1 Spülung, einmalig

8-132.2 Spülung, intermittierend

8-132.3 Spülung, kontinuierlich

8-132.x Sonstige

8-132.y N.n.bez.

8-133 Wechsel und Entfernung eines suprapubischen Katheters
Exkl.: Anlegen eines suprapubischen Harnblasenkatheters (5-572.1)

8-133.0 Wechsel

8-133.1 Entfernung

8-133.x Sonstige

8-133.y N.n.bez.

8-137 Einlegen, Wechsel und Entfernung einer Ureterschiene [Ureterkatheter]
Hinw.: Die Zystoskopie ist im Kode enthalten

8-137.0 Einlegen
- .00 ↔ Transurethral
- .01 ↔ Perkutan-transrenal
  Hinw.: Eine gleichzeitig durchgeführte Nephrostomie ist gesondert zu kodieren (5-550.1)
- .02 ↔ Über ein Stoma
- .03 ↔ Intraoperativ

8-137.1 Wechsel
- .10 ↔ Transurethral
- .11 ↔ Perkutan-transrenal
- .12 ↔ Über ein Stoma
- .13 ↔ Intraoperativ

8-137.2 ↔ Entfernung

8-137.x ↔ Sonstige

8-137.y N.n.bez.

8-138 Wechsel und Entfernung eines Nephrostomiekatheters
Exkl.: Anlegen eines Nephrostomas (5-550.1, 5-551.1)
Dilatation eines rekonstruktiven Nephrostomas (5-557.a)
Operative Dilatation eines Nephrostomiekanals mit Einlegen eines dicklumigen Nephrostomiekatheters (5-550.6)

8-138.0 ↔ Wechsel ohne operative Dilatation

8-138.1 ↔ Entfernung

8-138.x ↔ Sonstige

8-138.y N.n.bez.

8-139 Andere Manipulationen am Harntrakt

8-139.0 Bougierung der Urethra
.00 Ohne Durchleuchtung
.01 Unter Durchleuchtung

8-139.x Sonstige

8-139.y N.n.bez.

Therapeutische Katheterisierung, Aspiration, Punktion und Spülung (8-14...8-17)

8-14 Andere Formen von therapeutischer Katheterisierung und Kanüleneinlage
Exkl.: Therapeutische Katheterisierung und Kanüleneinlage in Gefäße (8-83)

8-144 Therapeutische Drainage der Pleurahöhle
Exkl.: Therapeutische perkutane Punktion der Pleurahöhle (8-152.1)
Drainage der Brustwand oder Pleurahöhle, offen chirurgisch (5-340.0)
Hinw.: Therapeutische Spülungen der Pleurahöhle sind gesondert zu kodieren (8-173.1 ff.)

8-144.0 ↔ Großlumig
Inkl.: Thoraxdrainage durch Mini-Thorakotomie
Exkl.: Einführung einer Drainage über Hohlnadel (8-144.2)

8-144.1 ↔ Kleinlumig, dauerhaftes Verweilsystem

8-144.2 ↔ Kleinlumig, sonstiger Katheter
Inkl.: Pleurakatheter

8-146 Therapeutische Drainage von Organen des Bauchraumes
Exkl.: Einlegen einer Drainage an den Gallengängen (5-513.5, 5-514.5 ff.)

8-146.0 Leber

8-146.1 Gallenblase

8-146.2 Pankreas

8-146.x Sonstige

8-146.y N.n.bez.

8-147 Therapeutische Drainage von Harnorganen

8-147.0 ↔ Niere

8-147.x ↔ Sonstige

8-147.y N.n.bez.

8-148 Therapeutische Drainage von anderen Organen und Geweben

8-148.0 Peritonealraum

8-148.1 Retroperitonealraum

8-148.2 Perirenal

8-148.3 Pelvin

8-148.x Sonstige

8-148.y N.n.bez.

8-149 **Andere therapeutische Katheterisierung und Kanüleneinlage**

8-149.0 ↔ Therapeutische Sondierung der Tränenwege

8-149.1 ↔ Katheterisierung der Nasennebenhöhlen

8-149.2 ↔ Katheterisierung der Tuba uterina durch Hysteroskopie

8-149.3 ↔ Therapeutische Sondierung der Tränenwege mit Intubation

8-149.x ↔ Sonstige

8-149.y N.n.bez.

8-15 Therapeutische Aspiration und Entleerung durch Punktion

8-151 **Therapeutische perkutane Punktion des Zentralnervensystems und des Auges**

8-151.0 Zisterne

8-151.1 Ventrikel

8-151.2 Ventrikelshunt

8-151.3 Rückenmarkzyste

8-151.4 Lumbalpunktion

8-151.5 ↔ Vordere Augenkammer

8-151.6 ↔ Hintere Augenkammer

8-151.x ↔ Sonstige

8-151.y N.n.bez.

8-152 **Therapeutische perkutane Punktion von Organen des Thorax**

8-152.0 Perikard
Inkl.: Perikarddrainage

8-152.1 ↔ Pleurahöhle
Hinw.: Dieser Kode ist nur einmal pro stationären Aufenthalt anzugeben

8-152.2 ↔ Lunge

8-152.x ↔ Sonstige

8-152.y N.n.bez.

8-153 **Therapeutische perkutane Punktion der Bauchhöhle**
Exkl.: Spülung des Bauchraumes (8-176 ff.)
Diagnostische Aszitespunktion (1-853.2)
Therapeutische Drainage des Peritonealraumes (8-148.0)
Therapeutische pelvine Drainage (8-148.3)
Hinw.: Dieser Kode ist nur einmal pro stationären Aufenthalt anzugeben

8-154 **Therapeutische perkutane Punktion von Organen des Bauchraumes**

8-154.0 Milz

8-154.1 Leber

8-154.2 Gallenblase

8-154.3 Pankreas

8-154.x Sonstige

8-154.y N.n.bez.

8-155 **Therapeutische perkutane Punktion von Harnorganen**

8-155.0 ↔ Niere

8-155.1 ↔ Nierenbecken

8-155.2 Harnblase

8-155.x ↔ Sonstige

8-155.y N.n.bez.

8-156 Therapeutische perkutane Punktion von männlichen Geschlechtsorganen

8-156.0 ↔ Hydrozele
8-156.1 ↔ Spermatozele
8-156.2 Prostata
8-156.3 ↔ Vesicula seminalis
8-156.x ↔ Sonstige
8-156.y N.n.bez.

8-157 Therapeutische perkutane Punktion von weiblichen Geschlechtsorganen

8-157.0 ↔ Ovar
8-157.1 Uterus
8-157.x ↔ Sonstige
8-157.y N.n.bez.

8-158 Therapeutische perkutane Punktion eines Gelenkes

8-158.0 ↔ Humeroglenoidalgelenk
8-158.1 ↔ Akromioklavikulargelenk
8-158.2 ↔ Thorakoskapulargelenk
8-158.3 ↔ Sternoklavikulargelenk
8-158.4 ↔ Humeroulnargelenk
8-158.5 ↔ Proximales Radioulnargelenk
8-158.6 ↔ Distales Radioulnargelenk
8-158.7 ↔ Handgelenk
8-158.8 ↔ Radiokarpalgelenk
8-158.9 ↔ Ulnokarpalgelenk
8-158.a ↔ Handwurzelgelenk
8-158.b ↔ Karpometakarpalgelenk
8-158.c ↔ Metakarpophalangealgelenk
8-158.d ↔ Interphalangealgelenk
8-158.e ↔ Iliosakralgelenk
8-158.f Symphyse
8-158.g ↔ Hüftgelenk
8-158.h ↔ Kniegelenk
8-158.j ↔ Proximales Tibiofibulargelenk
8-158.k ↔ Oberes Sprunggelenk
8-158.m ↔ Unteres Sprunggelenk
8-158.n ↔ Tarsalgelenk
8-158.p ↔ Tarsometatarsalgelenk
8-158.q ↔ Metatarsophalangealgelenk
8-158.r ↔ Zehengelenk
8-158.s ↔ Kiefergelenk
8-158.t ↔ Gelenke Wirbelsäule und Rippen
8-158.x ↔ Sonstige
8-158.y N.n.bez.

8-159 Andere therapeutische perkutane Punktion

8-159.0 ↔ Therapeutische perkutane Punktion an Schleimbeuteln
8-159.1 Therapeutische perkutane Punktion des Knochenmarkes
8-159.2 Therapeutische perkutane Punktion einer Lymphozele

8-159.3 ↔ Therapeutische perkutane Punktion eines Urinoms

8-159.4 Therapeutische perkutane Punktion eines Kephalhämatoms

8-159.x ↔ Sonstige

8-159.y N.n.bez.

8-17 Spülung (Lavage)

Exkl.: Spülung des Magens (8-120)
Spülung des Darmes (8-121)
Spülung der Harnblase (8-132.1, 8-132.2, 8-132.3)

Hinw.: Ein Kode aus diesem Bereich ist jeweils nur einmal pro stationären Aufenthalt anzugeben

8-170 Therapeutische Spülung (Lavage) des Auges

Exkl.: Spülung der vorderen Augenkammer (5-139.1 ff.)

8-170.1 ↔ Tränenwege

8-170.x ↔ Sonstige

8-170.y N.n.bez.

8-171 Therapeutische Spülung (Lavage) des Ohres

8-171.0 ↔ Äußerer Gehörgang

8-171.1 ↔ Mittelohr

8-171.x ↔ Sonstige

8-171.y N.n.bez.

8-172 ↔ Therapeutische Spülung (Lavage) der Nasennebenhöhlen

Exkl.: Spülung durch Kieferhöhlenpunktion (5-220.0, 5-220.1)

8-173 Therapeutische Spülung (Lavage) der Lunge und der Pleurahöhle

Exkl.: Bronchiallavage

8-173.0 Lunge

Hinw.: Mit diesem Kode ist nur die sehr aufwendige Spülung der Lunge z.B. bei Alveolarproteinose zu kodieren

8-173.1 Pleurahöhle

Hinw.: Bei kontinuierlichen Spülungen der Pleurahöhle ist für jeden Tag eine Spülung zu zählen. Diskontinuierliche Spülungen sind immer dann einzeln zu zählen, wenn zwischen 2 Spülungen ein zeitlicher Abstand von mindestens 4 Stunden liegt

.10 1 bis 7 Spülungen

.11 8 bis 14 Spülungen

.12 15 bis 21 Spülungen

.13 22 oder mehr Spülungen

8-176 Therapeutische Spülung des Bauchraumes bei liegender Drainage und temporärem Bauchdeckenverschluss

8-176.0 Bei liegender Drainage (geschlossene Lavage)

8-176.1 Bei temporärem Bauchdeckenverschluss (programmierte Lavage)

8-176.2 Am offenen Abdomen (dorsoventrale Lavage)

8-176.x Sonstige

8-176.y N.n.bez.

8-177 Therapeutische Spülung des Retroperitonealraumes bei liegender Drainage und temporärem Bauchdeckenverschluss

8-177.0 Bei liegender Drainage (geschlossene Lavage)

8-177.1 Bei temporärem Wundverschluss (programmierte Lavage)

8-177.2 Am offenen Retroperitoneum

8-177.x Sonstige

8-177.y N.n.bez.

8-178 Therapeutische Spülung eines Gelenkes

8-178.0 ↔ Humeroglenoidalgelenk

8-178.1 ↔ Akromioklavikulargelenk

8-178.2 ↔ Thorakoskapulargelenk(raum)

8-178.3 ↔ Sternoklavikulargelenk

8-178.4 ↔ Humeroulnargelenk

8-178.5 ↔ Proximales Radioulnargelenk

8-178.6 ↔ Distales Radioulnargelenk

8-178.7 ↔ Handgelenk

8-178.8 ↔ Radiokarpalgelenk

8-178.9 ↔ Ulnokarpalgelenk

8-178.a ↔ Handwurzelgelenk

8-178.b ↔ Karpometakarpalgelenk

8-178.c ↔ Metakarpophalangealgelenk

8-178.d ↔ Interphalangealgelenk

8-178.e ↔ Iliosakralgelenk

8-178.f Symphyse

8-178.g ↔ Hüftgelenk

8-178.h ↔ Kniegelenk

8-178.j ↔ Proximales Tibiofibulargelenk

8-178.k ↔ Oberes Sprunggelenk

8-178.m ↔ Unteres Sprunggelenk

8-178.n ↔ Tarsalgelenk

8-178.p ↔ Tarsometatarsalgelenk

8-178.q ↔ Metatarsophalangealgelenk

8-178.r ↔ Zehengelenk

8-178.s ↔ Kiefergelenk

8-178.t ↔ Gelenke Wirbelsäule und Rippen

8-178.x ↔ Sonstige

8-178.y N.n.bez.

8-179 Andere therapeutische Spülungen
Exkl.: Peritonealdialyse (8-857)

8-179.0 Therapeutische Spülung über liegenden intraperitonealen Katheter
Inkl.: Peritonealdialysekatheter

8-179.1 Therapeutische Spülung über intrakranielle Spül-Saug-Drainage

8-179.2 Therapeutische Spülung über spinale Spül-Saug-Drainage

8-179.3 Instillationsbehandlung bei Vakuumtherapie
Inkl.: Intermittierende Instillationsbehandlung
Exkl.: Therapeutische Spülung von Pleurahöhle, Bauchraum, Retroperitoneum und Gelenken (8-173.1 ff., 8-176 ff., 8-177 ff., 8-178 ff.)
Hinw.: Dieser Kode ist ein Zusatzkode. Er ist nur in Verbindung mit einer pumpengesteuerten Sogbehandlung bei einer Vakuumtherapie zu verwenden (8-190.2 ff.)

8-179.x Sonstige

8-179.y N.n.bez.

Verbände
(8-19...8-19)

8-19 Verbände und Entfernung von erkranktem Gewebe an Haut und Unterhaut

8-190 Spezielle Verbandstechniken

Hinw.: Ein Kode aus diesem Bereich ist jeweils nur einmal pro stationären Aufenthalt anzugeben
Bei wiederholter Anwendung von Vakuumtherapien gleicher Technik an denselben oder ggf. auch an unterschiedlichen Lokalisationen sind die Zeiten zu addieren und nach der Dauer zu kodieren. Kommen Vakuumtherapien unterschiedlicher Technik zur Anwendung, ist jede Technik gesondert nach der Dauer zu kodieren (z.B. ein Kode aus 8-190.2 ff. und ein Kode aus 8-190.3 ff.)

8-190.2 Kontinuierliche Sogbehandlung mit Pumpensystem bei einer Vakuumtherapie

Inkl.: Anlage oder Wechsel eines Systems zur Vakuumtherapie ohne Operationsbedingungen und Anästhesie
Wechsel des Sogsystems
Kontinuierliche Sogbehandlung mit Pumpensystem bei einer Vakuumtherapie bei offener Wunde

Hinw.: Die Angabe dieses Kodes ist an die Verwendung eines mechanischen Pumpensystems mit kontinuierlicher Druckkontrolle gebunden
Die operative Anlage oder der Wechsel des Vakuumtherapie-Systems ist gesondert zu kodieren (5-916.a ff.)
Für die kontinuierliche Sogbehandlung sind nur die Zeiten zu berechnen, in denen der Patient stationär behandelt wurde

.20 Bis 7 Tage
.21 8 bis 14 Tage
.22 15 bis 21 Tage
.23 Mehr als 21 Tage

8-190.3 Kontinuierliche Sogbehandlung mit sonstigen Systemen bei einer Vakuumtherapie

Inkl.: Anlage oder Wechsel eines Systems zur Vakuumtherapie ohne Operationsbedingungen und Anästhesie
Wechsel des Sogsystems
Sogerzeugung durch Unterdruckflasche
Kontinuierliche Sogbehandlung mit sonstigen Systemen bei einer Vakuumtherapie bei offener Wunde

Hinw.: Die operative Anlage oder der Wechsel des Vakuumtherapie-Systems ist gesondert zu kodieren (5-916.a ff.)
Für die kontinuierliche Sogbehandlung sind nur die Zeiten zu berechnen, in denen der Patient stationär behandelt wurde

.30 Bis 7 Tage
.31 8 bis 14 Tage
.32 15 bis 21 Tage
.33 Mehr als 21 Tage

8-190.4 Kontinuierliche Sogbehandlung mit Pumpensystem bei einer Vakuumtherapie nach chirurgischem Wundverschluss (zur Prophylaxe von Komplikationen)

Inkl.: Anlage oder Wechsel des Systems

Hinw.: Für die kontinuierliche Sogbehandlung sind nur die Zeiten zu berechnen, in denen der Patient stationär behandelt wurde

.40 Bis 7 Tage
.41 8 bis 14 Tage
.42 15 bis 21 Tage
.43 Mehr als 21 Tage

8-191 Verband bei großflächigen und schwerwiegenden Hauterkrankungen

Inkl.: Verband bei großflächigen blasenbildenden Hauterkrankungen, toxischer epidermaler Nekrolyse, Verbrennungen und großflächigen Hautverletzungen

Hinw.: Ein Kode aus diesem Bereich ist nur einmal pro stationären Aufenthalt anzugeben

8-191.0 Feuchtverband mit antiseptischer Lösung

.00 Ohne Debridement-Bad
.01 Mit Debridement-Bad

8-191.1 Fettgazeverband
- .10 Ohne Debridement-Bad
- .11 Mit Debridement-Bad

8-191.2 Fettgazeverband mit antiseptischen Salben
Inkl.: Silberhaltige Verbände
- .20 Ohne Debridement-Bad
- .21 Mit Debridement-Bad

8-191.3 Überknüpfpolsterverband, kleinflächig
- .30 Ohne Immobilisation durch Gipsverband
- .31 Mit Immobilisation durch Gipsverband

8-191.4 Überknüpfpolsterverband, großflächig
- .40 Ohne Immobilisation durch Gipsverband
- .41 Mit Immobilisation durch Gipsverband

8-191.5 Hydrokolloidverband

8-191.6 Okklusivverband mit Sauerstofftherapie

8-191.7 Okklusivverband mit enzymatischem Wunddebridement bei Verbrennungen
Hinw.: Wird ein enzymatisches Wunddebridement an mehreren Lokalisationen durchgeführt, sind die Flächen zu addieren und entsprechend zu kodieren
- .70 Bis unter 500 cm² der Körperoberfläche
- .71 500 cm² bis unter 1.000 cm² der Körperoberfläche
- .72 1.000 cm² bis unter 1.500 cm² der Körperoberfläche
- .73 1.500 cm² bis unter 2.000 cm² der Körperoberfläche
- .74 2.000 cm² bis unter 2.500 cm² der Körperoberfläche
- .75 2.500 cm² bis unter 3.000 cm² der Körperoberfläche
- .76 3.000 cm² bis unter 3.500 cm² der Körperoberfläche
- .77 3.500 cm² bis unter 4.000 cm² der Körperoberfläche
- .78 4.000 cm² bis unter 4.500 cm² der Körperoberfläche
- .79 4.500 cm² oder mehr der Körperoberfläche

8-191.x Sonstige

8-191.y N.n.bez.

8-192 Entfernung von erkranktem Gewebe an Haut und Unterhaut ohne Anästhesie (im Rahmen eines Verbandwechsels) bei Vorliegen einer Wunde
Inkl.: Entfernung von Fibrinbelägen
Entfernung eines Systems zur Vakuumtherapie ohne Anästhesie und Debridement
Exkl.: Chirurgisches Wunddebridement ohne Anästhesie bei neurologisch bedingter Analgesie (5-896 ff.)
Hinw.: Ein Kode aus diesem Bereich ist jeweils nur einmal pro stationären Aufenthalt anzugeben
Die Lokalisation ist in der 6. Stelle nach folgender Liste zu kodieren:
- 0 Lippe
- 4 Sonstige Teile Kopf
- 5 Hals
- 6 ↔ Schulter und Axilla
- 7 ↔ Oberarm und Ellenbogen
- 8 ↔ Unterarm
- 9 ↔ Hand
- a Brustwand und Rücken
- b Bauchregion
- c Leisten- und Genitalregion
- d Gesäß
- e ↔ Oberschenkel und Knie
- f ↔ Unterschenkel
- g ↔ Fuß
- x ↔ Sonstige

** 8-192.0 Kleinflächig
Hinw.: Länge bis 3 cm oder Fläche bis 4 cm^2
Bei der Behandlung mehrerer kleinflächiger Läsionen an derselben anatomischen Region (z.B. an der Hand) sind die Flächen zu addieren. Bei Überschreiten einer Fläche von 4 cm^2 ist ein Kode für die großflächige Behandlung zu verwenden

** 8-192.1 Großflächig

** 8-192.2 Großflächig, mit Einlegen eines Medikamententrägers
Exkl.: Fettgaze- oder Salbenverbände

** 8-192.3 Großflächig, mit Anwendung biochirurgischer Verfahren
Inkl.: Anwendung von Fliegenmaden

** 8-192.x Sonstige

8-192.y N.n.bez.

Geschlossene Reposition und Korrektur von Deformitäten (8-20...8-22)

8-20 Geschlossene Reposition einer Fraktur und Gelenkluxation ohne Osteosynthese

Exkl.: Geschlossene Reposition einer Fraktur oder Luxation mit Osteosynthese (5-79)
Hinw.: Bei Durchführung in Allgemeinanästhesie ist diese gesondert zu kodieren (8-90)

8-200 Geschlossene Reposition einer Fraktur ohne Osteosynthese
Exkl.: Geschlossene Reposition an der Wirbelsäule ohne Osteosynthese (8-202)
Geschlossene Reposition an Gesichtsschädelknochen ohne Osteosynthese (5-76)
Geschlossene Reposition einer Nasenbeinfraktur (5-216.0)
Hinw.: Die durchgeführte Immobilisation (Gipsverband oder andere Stützverbände) ist im Kode enthalten
Aufwendige Gipsverbände sind gesondert zu kodieren (8-310)

8-200.0 ↔ Skapula und Klavikula

8-200.1 ↔ Humerus proximal

8-200.2 ↔ Humerusschaft

8-200.3 ↔ Humerus distal

8-200.4 ↔ Radius proximal

8-200.5 ↔ Radiusschaft

8-200.6 ↔ Radius distal

8-200.7 ↔ Ulna proximal

8-200.8 ↔ Ulnaschaft

8-200.9 ↔ Ulna distal

8-200.a ↔ Karpale

8-200.b ↔ Metakarpale

8-200.c ↔ Phalangen Hand

8-200.d Becken

8-200.e ↔ Schenkelhals

8-200.f ↔ Femur proximal

8-200.g ↔ Femurschaft

8-200.h ↔ Femur distal

8-200.j ↔ Patella

8-200.k ↔ Tibia proximal

8-200.m ↔ Tibiaschaft

8-200.n ↔ Tibia distal

8-200.p ↔ Fibula proximal

8-200.q ↔ Fibulaschaft

8-200.r ↔ Fibula distal

8-200.s ↔ Talus

8-200.t ↔ Kalkaneus

8-200.u ↔ Tarsale

8-200.v ↔ Metatarsale

8-200.w ↔ Phalangen Fuß

8-200.x ↔ Sonstige

8-200.y N.n.bez.

8-201 Geschlossene Reposition einer Gelenkluxation ohne Osteosynthese

Exkl.: Geschlossene Reposition an der Wirbelsäule ohne Osteosynthese (8-202 ff.)
Reposition einer temporomandibulären Luxation, geschlossen (operativ) (5-779.0)

Hinw.: Die durchgeführte Immobilisation (Gipsverband oder andere Stützverbände) ist im Kode enthalten
Aufwendige Gipsverbände sind gesondert zu kodieren (8-310 ff.)

8-201.0 ↔ Humeroglenoidalgelenk

8-201.1 ↔ Akromioklavikulargelenk

8-201.2 ↔ Thorakoskapulargelenk(raum)

8-201.3 ↔ Sternoklavikulargelenk

8-201.4 ↔ Humeroulnargelenk

8-201.5 ↔ Proximales Radioulnargelenk

8-201.6 ↔ Distales Radioulnargelenk

8-201.7 ↔ Handgelenk n.n.bez.

8-201.8 ↔ Radiokarpalgelenk

8-201.9 ↔ Ulnokarpalgelenk

8-201.a ↔ Handwurzelgelenk

8-201.b ↔ Karpometakarpalgelenk

8-201.c ↔ Metakarpophalangealgelenk

8-201.d ↔ Interphalangealgelenk

8-201.e ↔ Iliosakralgelenk

8-201.f Symphyse

8-201.g ↔ Hüftgelenk

8-201.h ↔ Kniegelenk
Inkl.: Isolierte Reposition des Patellofemoralgelenkes

8-201.j ↔ Proximales Tibiofibulargelenk

8-201.k ↔ Oberes Sprunggelenk

8-201.m ↔ Unteres Sprunggelenk

8-201.n ↔ Tarsalgelenk

8-201.p ↔ Tarsometatarsalgelenk

8-201.q ↔ Metatarsophalangealgelenk

8-201.r ↔ Zehengelenk

8-201.s ↔ Kiefergelenk

8-201.t ↔ Humeroradialgelenk

8-201.u ↔ Ellenbogengelenk n.n.bez.

8-201.x ↔ Sonstige

8-201.y N.n.bez.

8-202 **Geschlossene Reposition einer Fraktur oder Gelenkluxation an der Wirbelsäule ohne Osteosynthese**

8-202.0 Geschlossene Reposition

8-202.1 Geschlossene Reposition mit Immobilisation

8-202.2 Geschlossene Reposition mit Immobilisation bei Beteiligung des Rückenmarks

8-202.x Sonstige

8-202.y N.n.bez.

8-21 Forcierte Korrektur von Adhäsionen und Deformitäten

Hinw.: Bei Durchführung in Allgemeinanästhesie ist diese gesondert zu kodieren (8-90)
Ein Kode aus diesem Bereich ist jeweils nur einmal pro stationären Aufenthalt anzugeben

8-210 ↔ **Brisement force**

8-211 ↔ **Redressierende Verfahren**

Inkl.: Redression mit Orthesenhilfe, Redression durch rasche Wechsel von Gipsverbänden

Hinw.: Die durchgeführte Immobilisation (Gipsverband, andere Stützverbände oder Schienen) sowie das Anlegen der Orthesen ist im Kode enthalten. Aufwendige Gipsverbände sind gesondert zu kodieren (8-310 ff.)

8-212 ↔ **Quengelbehandlung**

Hinw.: Die durchgeführte Immobilisation (Gipsverband, andere Stützverbände oder Schienen) ist im Kode enthalten. Aufwendige Gipsverbände sind gesondert zu kodieren (8-310 ff.)

8-213 ↔ **Osteoklasie**

Hinw.: Die durchgeführte Immobilisation (Gipsverband oder andere Stützverbände) ist im Kode enthalten. Aufwendige Gipsverbände sind gesondert zu kodieren (8-310 ff.)

8-22 Herstellung und Anpassung von Gesichtsepithesen

8-220 **Herstellung und Anpassung von Gesichtsepithesen mit Klebe- oder Brillen-Fixation**

8-220.0 ↔ Ohr

8-220.1 ↔ Orbita

8-220.2 Nase

8-220.3 ↔ Mehrere Teilbereiche des Gesichts

8-220.x ↔ Sonstige

Inkl.: Stirn, Wange, Lippe

8-220.y N.n.bez.

8-221 **Herstellung und Anpassung von Gesichtsepithesen mit Implantat-Fixation**

8-221.0 ↔ Ohr

8-221.1 ↔ Orbita

8-221.2 Nase

8-221.3 ↔ Mehrere Teilbereiche des Gesichts

8-221.x ↔ Sonstige

Inkl.: Stirn, Wange, Lippe

8-221.y N.n.bez.

Immobilisation und spezielle Lagerung (8-31...8-39)

8-31 Immobilisation mit Gipsverband

Inkl.: Verwendung von Kunststoff und anderen Gipsersatzstoffen

Exkl.: Geschlossene Reposition einer Fraktur und Gelenkluxation ohne Osteosynthese (8-20)

Hinw.: Mit einem Kode aus diesem Bereich sind nur Gipsverbände mit einem deutlich erhöhten personellen, zeitlichen und materiellen Aufwand zu kodieren
Bei Durchführung in Allgemeinanästhesie ist diese gesondert zu kodieren (8-90)

8-310 Aufwendige Gipsverbände

8-310.0 ↔ Diademgips

8-310.1 ↔ Thorax-Arm-Abduktionsgips

8-310.2 Korrigierender Rumpfgips

8-310.3 ↔ Becken-Bein-Gips

8-310.4 Minervagips

8-310.5 ↔ Gips mit eingebautem Scharnier [Burrigips]

8-310.x ↔ Sonstige

8-310.y N.n.bez.

8-39 Lagerungsbehandlung

8-390 Lagerungsbehandlung

Exkl.: Lagerung auf einer Antidekubitusmatratze

Hinw.: Mit einem Kode aus diesem Bereich sind nur Lagerungsbehandlungen mit einem deutlich erhöhten personellen, zeitlichen oder materiellen Aufwand zu kodieren. Diese Kodes sind für die Angabe spezieller Lagerungen (z.B. bei Schienen und Extensionen, Wirbelsäuleninstabilität, Hemi- und Tetraplegie oder nach großen Schädel-Hirn-Operationen) oder Lagerungen mit speziellen Hilfsmitteln (z.B. Rotations- oder Sandwichbett) zu verwenden. Ein Kode aus diesem Bereich ist jeweils nur einmal pro stationären Aufenthalt anzugeben

8-390.0 Lagerung im Spezialbett

Inkl.: Lagerung im Rotations- oder Sandwichbett, Lagerung im programmierbaren elektrischen Schwergewichtigenbett

8-390.1 Therapeutisch-funktionelle Lagerung auf neurophysiologischer Grundlage

Hinw.: Die Lagerung muss mehrmals täglich erfolgen

8-390.2 Lagerung im Schlingentisch

8-390.3 Lagerung bei Schienen

8-390.4 Lagerung bei Extensionen

8-390.5 Lagerung im Weichlagerungsbett mit programmierbarer automatischer Lagerungshilfe

8-390.6 Lagerung im Spezialweichlagerungsbett für Schwerstbrandverletzte

8-390.x Sonstige

8-390.y N.n.bez.

Knochenextension und andere Extensionsverfahren (8-40...8-41)

8-40 Extension am Skelett

8-400 Extension durch Knochennagelung (Steinmann-Nagel)

8-400.0 ↔ Humerus

8-400.1 ↔ Olekranon

8-400.2 ↔ Femur

8-400.3 ↔ Tibia

8-400.4 ↔ Kalkaneus

8-400.x ↔ Sonstige

8-400.y N.n.bez.

8-401 Extension durch Knochendrahtung (Kirschner-Draht)

8-401.0 ↔ Humerus

8-401.1 ↔ Olekranon

8-401.2 ↔ Femur

8-401.3 ↔ Tibia

8-401.4 ↔ Kalkaneus

8-401.5 ↔ Gipsschiene mit Fingertraktion

8-401.6 ↔ Phalangen der Hand

8-401.x ↔ Sonstige

8-401.y N.n.bez.

8-41 Extension der Wirbelsäule

8-410 Extension an der Schädelkalotte

8-410.0 Halotraktion

8-410.1 Crutchfield-Klemme

8-410.x Sonstige

8-410.y N.n.bez.

8-411 Andere Extension der Halswirbelsäule

8-412 Extension der Lendenwirbelsäule

8-419 Andere Extension der Wirbelsäule

8-419.0 Halopelvikdistraktion

8-419.x Sonstige

8-419.y N.n.bez.

Tamponade von Blutungen und Manipulation an Fetus oder Uterus (8-50...8-51)

8-50 Kontrolle von Blutungen durch Tamponaden

8-500 Tamponade einer Nasenblutung
Exkl.: Operative Behandlung einer Nasenblutung (5-210)

8-501 Tamponade einer Ösophagusblutung
Exkl.: Operative Behandlung einer Ösophagusblutung (5-422)

8-502 Tamponade einer Rektumblutung
Exkl.: Operative Behandlung einer Rektumblutung (5-482)

8-503 Tamponade einer nicht geburtshilflichen Uterusblutung

8-504 Tamponade einer vaginalen Blutung
Exkl.: Tamponade einer geburtshilflichen Blutung (5-759.0)

8-506 Wechsel und Entfernung einer Tamponade bei Blutungen

8-51 Manipulation an Fetus oder Uterus während der Gravidität oder direkt postpartal

8-510 Manipulation am Fetus vor der Geburt

8-510.0 Äußere Wendung
Exkl.: Innere Wendung (5-732.0)
Kombinierte Wendung (5-732.1)

8-510.1 Misslungene äußere Wendung

8-510.x Sonstige

8-510.y N.n.bez.

8-515 Partus mit Manualhilfe
Exkl.: Routinemaßnahmen bei einer Geburt (9-260, 9-261)

8-516 Manuelle postpartale Korrektur einer Inversio uteri

Strahlentherapie, nuklearmedizinische Therapie und Chemotherapie (8-52...8-54)

8-52 Strahlentherapie

Hinw.: Die Strahlentherapie beinhaltet die regelmäßige Dokumentation mit geeigneten Systemen (Film, Portal-Imaging-System)
Jede Fraktion ist einzeln zu kodieren. Eine Fraktion umfasst alle Einstellungen und Bestrahlungsfelder für die Bestrahlung eines Zielvolumens. Ein Zielvolumen ist das Körpervolumen, welches ohne Patientenumlagerung oder Tischverschiebung über zweckmäßige Feldanordnungen erfasst und mit einer festgelegten Dosis nach einem bestimmten Dosiszeitmuster bestrahlt werden kann
Die Bestrahlungssimulation (8-528 ff.) und die Bestrahlungsplanung (8-529 ff.) sind gesondert zu kodieren

8-520 Oberflächenstrahlentherapie

8-520.0 Bis zu 2 Bestrahlungsfelder

8-520.1 Mehr als 2 Bestrahlungsfelder

8-520.y N.n.bez.

8-521 Orthovoltstrahlentherapie

8-521.0 Bis zu 2 Bestrahlungsfelder

8-521.1 Mehr als 2 Bestrahlungsfelder

8-521.y N.n.bez.

8-522 Hochvoltstrahlentherapie

8-522.0 Telekobaltgerät bis zu 2 Bestrahlungsfelder

8-522.1 Telekobaltgerät 3 bis 4 Bestrahlungsfelder

8-522.2 Telekobaltgerät mehr als 4 Bestrahlungsfelder oder 3D-geplante Bestrahlung

8-522.3 Linearbeschleuniger bis zu 6 MeV Photonen oder schnelle Elektronen, bis zu 2 Bestrahlungsfelder

.30 Ohne bildgestützte Einstellung

.31 Mit bildgestützter Einstellung

Inkl.: Einstellung des Isozentrums unter Kontrolle des Zielvolumens durch CT/MRT/Cone-beam-CT oder Ultraschallverfahren (Online-IGRT)

8-522.6 Linearbeschleuniger mehr als 6 MeV Photonen oder schnelle Elektronen, bis zu 2 Bestrahlungsfelder

.60 Ohne bildgestützte Einstellung

.61 Mit bildgestützter Einstellung

Inkl.: Einstellung des Isozentrums unter Kontrolle des Zielvolumens durch CT/MRT/Cone-beam-CT oder Ultraschallverfahren (Online-IGRT)

8-522.9 Linearbeschleuniger, intensitätsmodulierte Radiotherapie

.90 Ohne bildgestützte Einstellung

.91 Mit bildgestützter Einstellung

Inkl.: Einstellung des Isozentrums unter Kontrolle des Zielvolumens durch CT/MRT/Cone-beam-CT oder Ultraschallverfahren (Online-IGRT)

8-522.a Linearbeschleuniger bis zu 6 MeV Photonen oder schnelle Elektronen, mehr als 2 Bestrahlungsfelder

.a0 Ohne bildgestützte Einstellung

.a1 Mit bildgestützter Einstellung

Inkl.: Einstellung des Isozentrums unter Kontrolle des Zielvolumens durch CT/MRT/Cone-beam-CT oder Ultraschallverfahren (Online-IGRT)

8-522.b Linearbeschleuniger bis zu 6 MeV Photonen oder schnelle Elektronen, 3D-geplante Bestrahlung

.b0 Ohne bildgestützte Einstellung

.b1 Mit bildgestützter Einstellung

Inkl.: Einstellung des Isozentrums unter Kontrolle des Zielvolumens durch CT/MRT/Cone-beam-CT oder Ultraschallverfahren (Online-IGRT)

8-522.c Linearbeschleuniger mehr als 6 MeV Photonen oder schnelle Elektronen, mehr als 2 Bestrahlungsfelder

.c0 Ohne bildgestützte Einstellung

.c1 Mit bildgestützter Einstellung

Inkl.: Einstellung des Isozentrums unter Kontrolle des Zielvolumens durch CT/MRT/Cone-beam-CT oder Ultraschallverfahren (Online-IGRT)

8-522.d Linearbeschleuniger mehr als 6 MeV Photonen oder schnelle Elektronen, 3D-geplante Bestrahlung

.d0 Ohne bildgestützte Einstellung

.d1 Mit bildgestützter Einstellung

Inkl.: Einstellung des Isozentrums unter Kontrolle des Zielvolumens durch CT/MRT/Cone-beam-CT oder Ultraschallverfahren (Online-IGRT)

8-522.x Sonstige

8-522.y N.n.bez.

8-523 Andere Hochvoltstrahlentherapie

8-523.0 Stereotaktische Bestrahlung, einzeitig

.00 Zerebral

.01 Extrazerebral

8-523.1 Stereotaktische Bestrahlung, fraktioniert

Hinw.: Jede Fraktion ist einzeln zu kodieren

.10 Zerebral

.11 Extrazerebral

8-523.2 Gamma-knife-Bestrahlung

8-523.3 Halbkörperbestrahlung

8-523.4 Ganzkörperbestrahlung

Hinw.: Bei Abschirmung von Lunge und/oder Leber ist für die Kodierung die Gesamtdosis außerhalb der abgeschirmten Bereiche entscheidend

.40 Gesamtdosis unter 4 Gy

.41 Gesamtdosis 4 Gy bis unter 10 Gy

.42 Gesamtdosis 10 Gy oder mehr

8-523.5 Ganzhautbestrahlung

Hinw.: Jede Fraktion ist einzeln zu kodieren

8-523.6 Intraoperative Strahlentherapie

8-523.7 Großfeldbestrahlung

Hinw.: Jede Fraktion ist einzeln zu kodieren

8-523.x Sonstige

8-523.y N.n.bez.

8-524 Brachytherapie mit umschlossenen Radionukliden

Exkl.: Interstitielle Brachytherapie (8-525)
Brachytherapie mit oberflächlichen Applikatoren (8-525)

Hinw.: Fachspezifische Maßnahmen sind gesondert zu kodieren (Kap. 5)
Im HDR-Verfahren ist jede Fraktion einzeln zu kodieren

8-524.0 Intrauterin

8-524.1 Intravaginal

8-524.2 Intrauterin und intravaginal, kombiniert

8-524.3 Körperoberfläche

8-524.4 Intrakavitär

Exkl.: Intrauterine und intravaginale Brachytherapie (8-524.0-2)

8-524.5 Intraluminal

Inkl.: Atemwege, Verdauungssystem, Urethra, Gehörgang

8-524.6 Intravaskulär

.60 Koronargefäß

.61 Sonstiges peripheres Gefäß

8-524.x Sonstige

8-524.y N.n.bez.

8-525 Sonstige Brachytherapie mit umschlossenen Radionukliden
Hinw.: Fachspezifische Maßnahmen sind gesondert zu kodieren (Kap. 5)
Im HDR-Verfahren ist jede Fraktion einzeln zu kodieren

8-525.0 Interstitielle Brachytherapie mit Implantation von entfernbaren Strahlern in einer Ebene
- .00 Niedrige Dosisleistung
- .01 Gepulste Dosisleistung (Pulsed dose rate)
- .02 Hohe Dosisleistung
- .0x Sonstige

8-525.1 Interstitielle Brachytherapie mit Volumenimplantation von entfernbaren Strahlern in mehreren Ebenen
- .10 Niedrige Dosisleistung
- .11 Gepulste Dosisleistung (Pulsed dose rate)
- .12 Hohe Dosisleistung
- .1x Sonstige

8-525.2 Interstitielle Brachytherapie mit Implantation von permanenten Strahlern
- .20 Bis zu 10 Quellen
- .21 Mehr als 10 Quellen

8-525.3 Entfernung von umschlossenen Radionukliden oder inaktiven Applikatoren unter Anästhesie

8-525.4 Brachytherapie mit Oberflächenapplikatoren

8-525.x Sonstige

8-525.y N.n.bez.

8-526 Radioaktive Moulagen
Hinw.: Fachspezifische Maßnahmen sind gesondert zu kodieren (Kap. 5)

8-526.0 Konstruktion und Applikation von oberflächlichen radioaktiven Moulagen

8-526.1 Konstruktion und Applikation von nicht auf der Körperoberfläche verwendeten Applikatoren

8-526.2 Konstruktion und Applikation von Augenapplikatoren

8-526.x Sonstige

8-526.y N.n.bez.

8-527 Konstruktion und Anpassung von Fixations- und Behandlungshilfen bei Strahlentherapie

8-527.0 Fixationsvorrichtung, einfach

8-527.1 Fixationsvorrichtung, mittlerer Schwierigkeitsgrad
Inkl.: Thermoplastische Masken

8-527.2 Fixationsvorrichtung, komplex
Inkl.: Vakuumkissen

8-527.6 Behandlungshilfen
Inkl.: Zahnschienen
Abschirmungen
Bolusmaterial

8-527.7 Anbringen eines Stereotaxieringes

8-527.8 Individuelle Blöcke oder Viellamellenkollimator (MLC)

8-527.x Sonstige

8-527.y N.n.bez.

8-528 Bestrahlungssimulation für externe Bestrahlung und Brachytherapie

8-528.6 CT-gesteuerte Simulation für die externe Bestrahlung

8-528.7 CT-gesteuerte Simulation für die Brachytherapie

8-528.8 Feldfestlegung mit Simulator, ohne 3D-Plan

8-528.9 Feldfestlegung mit Simulator, mit 3D-Plan

8-528.x Sonstige

8-528.y N.n.bez.

8-529 **Bestrahlungsplanung für perkutane Bestrahlung und Brachytherapie**
Hinw.: Die Bestrahlungsplanung beinhaltet das Aufklärungsgespräch

8-529.3 Bestrahlungsplanung für die intensitätsmodulierte Radiotherapie

8-529.4 Bestrahlungsplanung mit Fusion von CT- und MRT-Bildern

8-529.5 Bestrahlungsplanung für die Brachytherapie, mittel
Hinw.: Bestrahlungsplanung mit orthogonalen Röntgenbildern der Patientenanatomie und Applikator- bzw. Seedgeometrie

8-529.6 Bestrahlungsplanung für die Brachytherapie, komplex
Hinw.: Bestrahlungsplanung mit Ultraschall- und/oder CT- und/oder MRT-Darstellung der Patientenanatomie und Applikator- bzw. Seedgeometrie

8-529.7 Bestrahlungsplanung ohne individuelle Dosisplanung
Inkl.: Einfache Bestrahlungsplanung für die Brachytherapie

8-529.8 Bestrahlungsplanung für perkutane Bestrahlung, mit individueller Dosisplanung
Exkl.: Bestrahlungsplanung für die intensitätsmodulierte Radiotherapie (8-529.3)
Bestrahlungsplanung mit Fusion von CT- und MRT-Bildern (8-529.4)

8-529.x Sonstige

8-529.y N.n.bez.

8-52a **Protonentherapie**

8-52a.0 Bis zu 2 Bestrahlungsfelder

.00 Ohne bildgestützte Einstellung

.01 Mit bildgestützter Einstellung
Inkl.: Einstellung des Isozentrums unter Kontrolle des Zielvolumens durch CT/MRT/Cone-beam-CT oder Ultraschallverfahren (Online-IGRT)

8-52a.1 Mehr als 2 Bestrahlungsfelder

.10 Ohne bildgestützte Einstellung

.11 Mit bildgestützter Einstellung
Inkl.: Einstellung des Isozentrums unter Kontrolle des Zielvolumens durch CT/MRT/Cone-beam-CT oder Ultraschallverfahren (Online-IGRT)

8-52b **Kohlenstoffionentherapie**

8-52c **Andere Schwerionentherapie**
Exkl.: Kohlenstoffionentherapie (8-52b)

8-52d **Intraoperative Strahlentherapie mit Röntgenstrahlung**
Hinw.: Mit diesem Kode ist eine intraoperative Strahlentherapie mit weniger als 100 kV zu verschlüsseln

8-53 Nuklearmedizinische Therapie

8-530 **Therapie mit offenen Radionukliden**
Hinw.: Eine Therapie gilt dann als abgeschlossen, wenn eine Verteilungsszintigraphie (falls physikalisch möglich) zur Dokumentation der Therapieaktivitätsverteilung und regelmäßige Dosisleistungsmessungen (falls physikalisch möglich) bis zum Erreichen des gesetzlichen Grenzwertes durchgeführt wurden (Ausnahme 8-530.c ff.). Die Verteilungsszintigraphie ist gesondert zu kodieren (3-70c.1). Eine zusätzliche Dosimetrie von Tumorherden und Referenzorganen ist gesondert zu kodieren (8-539.0 ff.). Bei mehrfacher Durchführung einer Therapie mit offenen Radionukliden während eines stationären Aufenthaltes ist für jede Durchführung der Therapie ein Kode anzugeben

8-530.1 Therapie mit offenen Radionukliden bei Knochenmetastasen
Inkl.: Schmerztherapie

8-530.2 Therapie der blutbildenden Organe mit offenen Radionukliden

8-530.3 Instillation von offenen Radionukliden in Gelenke
Inkl.: Radiosynoviorthese

8-530.5 Sonstige systemische Therapie mit offenen Radionukliden

8-530.6 Intravenöse Therapie mit radioaktiven rezeptorgerichteten Substanzen

.61 Radiorezeptortherapie mit Chelator-konjugierten Somatostatinanaloga aus patientenindividueller Eigenherstellung
Inkl.: Rezepturarzneimittel

.62 Radiorezeptortherapie mit Chelator-konjugierten Somatostatinanaloga aus nichtpatientenindividueller Herstellung
Inkl.: Fertigarzneimittel

.6x Sonstige

8-530.7 Intravenöse Therapie mit radioaktiven Antikörpern

8-530.8 Epidermale Therapie mit offenen Radionukliden
Inkl.: Epidermale Therapie mit Rhenium-188

8-530.9 Intravenöse Therapie mit radioaktiv markierten metabolischen Substanzen

.90 Therapie mit Jod-131-Metomidat

.91 Therapie mit Jod-131-markierten Aminosäuren
Inkl.: Jod-131-Phenylalanin

.9x Sonstige

8-530.a Intraarterielle Therapie mit offenen Radionukliden

.a0 Intraarterielle Radiorezeptortherapie mit DOTA-konjugierten Somatostatinanaloga

.a1 Intraarterielle Therapie mit sonstigen radioaktiven rezeptorgerichteten Substanzen

.a2 Intraarterielle Radionuklidtherapie mit radioaktiven Antikörpern

.a3 Intraarterielle Therapie mit radioaktiv markierten metabolischen Substanzen

.a4 Intraarterielle Radionuklidtherapie mit sonstigen Substanzen

.a5 Selektive intravaskuläre Radionuklidtherapie (SIRT) mit Yttrium-90-markierten Mikrosphären

.a6 Selektive intravaskuläre Radionuklidtherapie (SIRT) mit Rhenium-188-markierten Mikrosphären

.a7 Intraarterielle Radioembolisation mit sonstigen Substanzen

.a8 Selektive intravaskuläre Radionuklidtherapie (SIRT) mit Holmium-166-markierten Mikrosphären

.ax Sonstige

8-530.b Intrakavitäre Therapie mit offenen Radionukliden

.b0 Intrakavitäre Therapie mit radioaktiven rezeptorgerichteten Substanzen

.b1 Intrakavitäre Radionuklidtherapie mit radioaktiven Antikörpern

.b2 Intrakavitäre Therapie mit radioaktiv markierten metabolischen Substanzen

.b3 Intrakavitäre Radionuklidtherapie mit sonstigen Substanzen

.bx Sonstige

8-530.c Endovaskuläre Brachytherapie mit offenen Radionukliden

.c0 Endovaskuläre Brachytherapie mit flüssigem Rhenium-188 über ein geschlossenes Ballonsystem, Koronargefäß

.c1 Endovaskuläre Brachytherapie mit flüssigem Rhenium-188 über ein geschlossenes Ballonsystem, sonstiges peripheres Gefäß

.c2 Intrazerebrale Brachytherapie mit Katheter-Ballon-System

.cx Sonstige

8-530.d Intravenöse Radioliganden-Therapie

.d0 Therapie mit Lutetium-177-PSMA-Liganden

.dx Sonstige

8-530.x Sonstige

8-530.y N.n.bez.

8-531 Radiojodtherapie
Hinw.: Bei mehrfacher Applikation während eines stationären Aufenthaltes ist die erzielte Gesamtaktivität zu kodieren

8-531.0 Radiojodtherapie bis 1,2 GBq I-131
Inkl.: Ganzkörper-Szintigraphie
Radiojodtherapie bei benignen Schilddrüsenerkrankungen

.00 Ohne Gabe von rekombinantem Thyreotropin (rh-TSH)

.01 Mit Gabe von rekombinantem Thyreotropin (rh-TSH)

8-531.1 Radiojodtherapie über 1,2 bis unter 5 GBq I-131
Inkl.: Ganzkörper-Szintigraphie
Radiojodtherapie zur Restgewebeablation beim Schilddrüsenkarzinom
Radiojodtherapie bei Metastasen, Rezidiven und Tumoraktivität des Schilddrüsenkarzinoms
Radiojodtherapie bei benignen Schilddrüsenerkrankungen

.10 Ohne Gabe von rekombinantem Thyreotropin (rh-TSH)

.11 Mit Gabe von rekombinantem Thyreotropin (rh-TSH)

8-531.2 Radiojodtherapie mit 5 oder mehr GBq I-131
Inkl.: Ganzkörper-Szintigraphie
Radiojodtherapie bei Metastasen, Rezidiven und Tumoraktivität des Schilddrüsenkarzinoms
.20 Ohne Gabe von rekombinantem Thyreotropin (rh-TSH)
.21 Mit Gabe von rekombinantem Thyreotropin (rh-TSH)

8-531.x Sonstige

8-531.y N.n.bez.

8-539 Andere nuklearmedizinische Therapie

8-539.0 Intratherapeutische Dosimetrie
Hinw.: Diese Kodes sind Zusatzkodes. Sie sind nur in Verbindung mit einer Therapie mit offenen Radionukliden zu verwenden (8-530 ff.)
.00 Bei Lu-177-basierter Therapie
.01 Bei Y-90-basierter Therapie
.02 Bei I-131-basierter Therapie
.03 Bei Ho-166-basierter Therapie
.0x Sonstige

8-539.x Sonstige

8-54 Zytostatische Chemotherapie, Immuntherapie und antiretrovirale Therapie

Inkl.: Therapie mit Immunmodulatoren oder modifizierten monoklonalen Antikörpern
Hinw.: Die Chemotherapie wird entsprechend der protokollgemäßen Dauer und Komplexität der während des stationären Aufenthaltes applizierten parenteralen Chemotherapie kodiert. Maßgeblich sind die im offiziellen, aktuellen Chemotherapieprotokoll gemachten Tagesvorgaben. Individuell notwendig werdende Verzögerungen bleiben unberücksichtigt. Verkürzungen werden dann berücksichtigt, wenn sie zu einer niedrigeren Klassifizierung führen würden
Jeder stationäre Aufenthalt und jeder Block sind einzeln zu kodieren
Fest an Zytostatika gekoppelte Supportivmedikamente werden nicht als zusätzliche Medikamente bzw. Zytostatika im Sinne der Hinweise unter 8-542, 8-543 und 8-544 gezählt (Beispiel: Mesna nach Cyclophosphamid/Ifosfamid; Folinsäure nach Methotrexat)
Zytostatika, Antikörper und Supportivmedikamente mit einem eigenen OPS-Kode in Kapitel 6 Medikamente werden zusätzlich zu einem Kode aus 8-54 mit einem Kode aus 6-00 kodiert (Beispiele: Filgrastim (6-002.1 ff.), Lenograstim (6-002.2 ff.) oder Pegfilgrastim (6-002.7 ff.) bei Chemotherapie mit CHOP14; Rituximabgabe alleine oder bei R-DHAP)

8-541 Instillation von und lokoregionale Therapie mit zytotoxischen Materialien und Immunmodulatoren
Hinw.: Ein Kode aus diesem Bereich ist jeweils nur einmal pro stationären Aufenthalt anzugeben

8-541.0 Intrathekal

8-541.1 Intrazerebral

8-541.2 ↔ In die Pleurahöhle

8-541.3 Intraperitoneal

8-541.4 In die Harnblase

8-541.5 ↔ In das Nierenbecken

8-541.6 Arteriell

8-541.x Sonstige

8-541.y N.n.bez.

8-542 Nicht komplexe Chemotherapie
Inkl.: Ein- oder mehrtägige nicht komplexe Chemotherapie
Beispiele für Kinder und Jugendliche:
- Induktions- oder Reinduktionstherapie, Cyclophosphamidinfusionen Tag 36 (Protokoll I, II und III) oder Tag 64 (Protokoll I) bei ALL oder NHL
- Einzelne Cytarabin- oder VCR-Injektionen oder einzelne ASP- oder DNR-/DOX-Infusionen bei ALL und AML
- Erhaltungstherapie (PCV), Carboplatin-Serie (atypische teratoide rhabdoide Tumore), Doxorubicin liposomal bei Hirntumoren

- DNR/VCR/PRED (ab 2. Gabe), ZNS-Phase oder Reinduktionsphase mit VCR/ADR/DEXA und CYC/Ara-C/6-TG bei ALL im COALL-Protokoll
- Einzelgaben von Carboplatin, VCR oder Etoposid während LGG-Induktion oder Konsolidierung bei niedrig-malignen Hirntumoren
- Einzelgaben von VCR in der Erhaltungstherapie
- Einzelne VBL-Injektionen, Etoposid- oder Cladribin-Infusionen bei Histiozytose oder ALCL (NHL)
- Blöcke COPP, OPPA, ABVD bei Morbus Hodgkin
- Einzelne VCR- oder AMD-Injektionen oder DOX-Infusionen während Block AV-1 oder AV-2 bei Nephroblastom
- Einzelne VCR- oder VBL-Injektionen während Block VA oder VAI oder CYC/VBL bei Weichteilsarkomen
- Gemcitabin-Monotherapie bei verschiedenen Tumoren
- N7 bei Neuroblastom (nur bei parenteraler Applikation)
- CVA bei ALCL (NHL)

Konditionierung vor Stammzelltransplantation (SZT) bei Kindern und Jugendlichen:

- Etoposid (ETO MONO; 1 Tag)
- Fludarabin (FLU MONO; 3 Tage)
- Busulfan po., Cyclophosphamid (BU-CY; 5-8 Tage)
- Busulfan po., Melphalan (BU-MEL; 5-6 Tage)
- Cyclophosphamid (CY MONO; 2-4 Tage)
- Melphalan (MEL MONO; 1 Tag)
- Topotecan (TOPO; 5 Tage)
- Mitoxantron-Thiotepa (MXN-TEPA; 2 Tage)

Beispiele für Erwachsene:

- BEACOPP (Tag 1-3 oder Tag 8), CHOP, MCP, VACOP-B, FCM, COP-BLAM, Fludarabin, Fludarabin/Cyclophosphamid, Cladribin, Bendamustin, 2-CDA, Alkeran i.v., Bortezomib, VAD, VID, VAP bei Lymphom oder Plasmozytom
- TAD bei Plasmozytom
- ALL-Vorphase, Konsolidierungstherapie V bei ALL
- Cloretazine bei AML, AT als Erhaltungstherapie bei AML
- Cyclophosphamid/Pentostatin bei CLL
- Azacitidine bei MDS
- Blöcke B, C bei ZNS-Lymphom bei Patienten ab dem vollendeten 60. Lebensjahr ("Bonner Protokoll")
- CE, Epi-CE, Epi-CO, CEV bei Bronchialkarzinom (SCLC)
- Taxol/Carboplatin, Topotecan, Gemcitabin, Docetaxel, Vinorelbine, Doxorubicin/Docetaxel, Pemetrexed, Gemcitabin/Pemetrexed, Gemcitabin/Irinotecan, ACO (ADM, VCR, CTX) bei NSCLC
- 5-FU/Carboplatin, Mitomycin/5-FU bei HNO-Tumoren
- 5-FU-mono, 5-FU/Folinsäure, Irinotecan-mono, Gemcitabin, Vinorelbin, Octreotid, Tomudex/Oxaliplatin, Gemcitabin/5-FU/Folinsäure (GFF), Oxaliplatin/Capecitabin bei gastrointestinalen Tumoren
- ELF, FLP bei Magenkarzinom
- Gemcitabin/Oxaliplatin, OFF bei Pankreaskarzinom
- CMF, FAC, AC, EP, MCP, Docetaxel, Vinorelbin, Gemcitabin, Doxorubicin/Docetaxel, Taxol-mono, Bendamustin, Docetaxel/Capecitabin, Docetaxel/Gemcitabin, Navelbine/Mitomycin, Ifosfamid/Carboplatin, FEC, EC, ET Paclitaxel/Gemcitabin, Paclitaxel bei Mammakarzinom
- Carboplatin-mono, Cyclophosphamid/Carboplatin, Treosulfan-mono i.v., pegyliertes liposomales Doxorubicin, Gemcitabin, Epirubicin, Vepesid Tag 1-3, Topotecan bei Ovarialkarzinom
- Cyclophosphamid, Doxorubicin, Cyclophosphamid/Doxorubicin, Mitoxantron/Prednisolon, Taxane/Mitoxantron/Prednisolon, Docetaxel/Estramustin/Prednisolon/Dexamethason bei Prostatakarzinom
- Gemcitabin, Paclitaxel, POMB-ACE bei Hodentumor
- Paclitaxel/Gemcitabin, Gemcitabin, Paclitaxel bei Urothelkarzinom
- Nitrosoharnstoffe (ACNU, BCNU)/Teniposid (VM26), Procarbacin, CCNU, Vincristin bei Gliomen
- IVA, Gemcitabin/Docetaxel bei Sarkom
- Doxorubicin bei Osteosarkom
- DTIC bei Melanom
- VAC bei Ewing-Sarkom
- MTX als GvHD-Prophylaxe nach allogener Transplantation

Konditionierung vor Stammzelltransplantation (SZT) bei Erwachsenen:
- TBI/Fludarabin
- HD-Treosulfan (OMF)
- Hochdosis-Melphalan
- VP16-TBI (ALL)
- Fludarabin/Melphalan als allo-Konditionierung
- CTX-Mobilisierung

Exkl.: Intrathekale Zytostatikainjektion (8-541.0)
Einnahme oraler Zytostatika
Gabe von Steroiden
Gabe von Antikörpern (8-547 ff.)

Hinw.: Diese Kodes sind zu verwenden bei subkutaner oder intravenöser Chemotherapie mit 1-2 Medikamenten als Eintages-Chemotherapie
Jeder Therapieblock (ein- oder mehrtägig hintereinander) ist einmal zu kodieren
Es zählen nur die Tage, an denen eine Chemotherapie appliziert wird. Bei Gaben über Nacht zählt nur der Tag, an dem die Gabe begonnen wurde
Pausen von maximal einem Tag Dauer werden mitgezählt, wenn sie regelhaft zum jeweiligen Chemotherapie-Protokoll gehören. Pausen ab zwei Tagen führen dazu, dass ein neuer Kode angegeben werden muss
Es zählen alle zytostatischen Medikamente, unabhängig davon, ob sie über alle zu berechnenden Tage verabreicht wurden oder über weniger Tage. Gezählt werden die verwendeten Zytostatika und nicht die Einzelapplikationen

8-542.1 1 Tag
.11 1 Medikament
.12 2 Medikamente
.13 3 Medikamente
.14 4 oder mehr Medikamente

8-542.2 2 Tage
.21 1 Medikament
.22 2 Medikamente
.23 3 Medikamente
.24 4 oder mehr Medikamente

8-542.3 3 Tage
.31 1 Medikament
.32 2 Medikamente
.33 3 Medikamente
.34 4 oder mehr Medikamente

8-542.4 4 Tage
.41 1 Medikament
.42 2 Medikamente
.43 3 Medikamente
.44 4 oder mehr Medikamente

8-542.5 5 Tage
.51 1 Medikament
.52 2 Medikamente
.53 3 Medikamente
.54 4 oder mehr Medikamente

8-542.6 6 Tage
.61 1 Medikament
.62 2 Medikamente
.63 3 Medikamente
.64 4 oder mehr Medikamente

8-542.7 7 Tage
.71 1 Medikament
.72 2 Medikamente
.73 3 Medikamente
.74 4 oder mehr Medikamente

8-542.8 8 Tage
- .81 1 Medikament
- .82 2 Medikamente
- .83 3 Medikamente
- .84 4 oder mehr Medikamente

8-542.9 9 oder mehr Tage
- .91 1 Medikament
- .92 2 Medikamente
- .93 3 Medikamente
- .94 4 oder mehr Medikamente

8-543 Mittelgradig komplexe und intensive Blockchemotherapie

Inkl.: z.B. 2- bis 4-tägige Blockchemotherapie
Beispiele für Chemotherapieblöcke:
Beispiele für Kinder und Jugendliche:
- Blöcke EIIS, EIVS, CARBO-ETO 96h, Cisplatin/VCR/CCNU oder CYC/VCR bei malignen Hirntumoren
- Blöcke DDP/VCR oder CARBO/VCR/ETO bei niedrig-malignen Hirntumoren
- Blöcke VAI, VAC bei Ewing-Knochentumoren
- Blöcke A oder AP bei Osteosarkom
- Block CARBO-ETO 96h bei Lebertumoren
- Block haM (Konsolidierung) bei AML
- Blöcke OEPA, COPDAC oder DHAP bei Morbus Hodgkin
- Blöcke D1, D2, M1 bei malignen endokrinen Tumoren
- Block N5, Blöcke A, B, C (COJEC) bei Neuroblastom
- Blöcke AVD, HR-Block bei Nephroblastom
- Blöcke I2VA, I2VAd, TOPO/ETO/CARBO, I3VAd, I3VE, TE, TC bei Weichteilsarkomen
- Vorphase bis 1. DNR/VCR/PRED, Konsolidierungsphase, VCR/ADR/ASP/DEXA in der Reinduktionsphase beim COALL-Protokoll
- Doxo/Acto-D/Cisplatin (DAC) bei atypischen teratoiden rhabdoiden Tumoren

Konditionierung vor Stammzelltransplantation (SZT) bei Kindern und Jugendlichen:
- ATG, Cyclophosphamid (ATG-CY; 4 Tage)
- Busulfan po., Cyclophosphamid, Melphalan (BU-CY-MEL; 6-7 Tage)
- Busulfan po., Cyclophosphamid, Melphalan, ATG (BU-CY-MEL-ATG; 7 Tage)
- Busulfan po., Etoposid, Cyclophosphamid, ATG (BU-ETO-CY-ATG; 8 Tage)
- Carboplatin, Etoposid (CARBO-ETO; 3-4 Tage)
- Carboplatin, Etoposid, Melphalan (CARBO-ETO-MEL; 4 Tage)
- Carboplatin, Etoposid, Thiotepa (CARBO-ETO-TEPA; 4 Tage)
- Cyclophosphamid, Carboplatin, Thiotepa (CY-CARBO-TEPA; 4 Tage)
- Cyclophosphamid, Thiotepa (CY-TEPA; 3-4 Tage)
- Etoposid, ATG (ETO-ATG; 3 Tage)
- Etoposid, Cyclophosphamid (ETO-CY; 4 Tage)
- Fludarabin, ATG (FLU-ATG; 4 Tage)
- Fludarabin, ATG, Melphalan (FLU-ATG-MEL; 4 Tage)
- Fludarabin, Busulfan iv., ATG (FLU-BUi-ATG; 3 Tage)
- Fludarabin, Cyclophosphamid, Thiotepa (FLU-CY-TEPA; 3 Tage)
- Thiotepa, Cyclophosphamid, ATG (TEPA-CY-ATG; 4 Tage)
- Thiotepa, Etoposid (TEPA-ETO; 2 oder 3 Tage)
- Thiotepa, Etoposid, Cyclophosphamid (TEPA-ETO-CY; 4 Tage)

Beispiele für Erwachsene:
- Vorphase B-ALL-Protokoll
- Konsolidation II bis VI (Hochdosis-Ara-C + i.th. Chx) bei ALL
- Konsolidationstherapie (Hochdosis-Ara-C (CALGB))
- COP, CHOEP, DHAP, IMVP16, ICE, MINE, Mega-CHOEP bei NHL
- AC, AD als Erhaltungstherapie bei AML
- ABVD bei Morbus Hodgkin
- Block A bei ZNS-Lymphom bei Patienten ab dem vollendeten 60. Lebensjahr ("Bonner Protokoll")
- Ifosfamid/Etoposid/Epirubicin (IEV) bei Lymphom oder Plasmozytom
- Cisplatin/5-FU bei HNO-Tumoren
- Cisplatin/Etoposid, Cisplatin/Vinorelbin bei NSCLC
- PLF, PELF, DCF bei Magenkarzinom

- Cisplatin/Doxorubicin, Doxorubicin/Hochdosis-Ifosfamid (nur Tag 1), Pemetrexed/Cisplatin bei Pleuramesotheliom
- M-VAC für Urothelkarzinom (für Tage 1 und 2), dann Tage 15 und 22 gesondert als nicht komplexe Chemotherapie kodieren
- E/AC-Doc, E/AC-Pac, TA/EC, dosisdicht E/ATC, dosisdicht E-T, EC-TX, E/AT-CMF, Ifosfamid/Epirubicin bei Mammakarzinom
- Epirubicin/Taxol/Carboplatin, Cisplatin/Taxol bei Ovarialkarzinom
- Rx/5-FU/Cisplatin bei Ösophaguskarzinom
- Rx/5-FU/Mitomycin/Cisplatin bei Analkarzinom
- Rx/5-FU/Cisplatin bei Pankreaskarzinom
- Gemcitabin/Cisplatin bei NSCLC, Pleuramesotheliom, Pankreaskarzinom, gastrointestinalen Tumoren, Urothelkarzinom u.a. Karzinomen
- CVD, Cisplatin/DTIC/BCNU bei Melanom
- Adriamycin/Ifosfamid bei Weichteilsarkom
- VAI, VIDE bei Ewing-Sarkom
- IP, CE, Ifo/Doxorubicin, Cisplatin/Doxorubicin bei Osteosarkom
- EIA, Mini-ICE, Ifosfamid sequentiell bei Sarkom
- FOLFIRI, FOLFOX, Raltritexed/Oxaliplatin bei gastrointestinalen Tumoren
- ADOC bei Thymom
- CAD, CED bei Multiplem Myelom

Konditionierung vor Stammzelltransplantation (SZT) bei Erwachsenen:

- TBI-Cyclophosphamid, Busulfan/Cyclophosphamid, FC (Fludarabin 125 Tag 7 bis 3, Cyclophosphamid 2000 Tag 5 bis 3)
- Busulfan-Melphalan (Euro-EWING)
- Fludarabin/Melphalan (AML)
- Carboplatin/Etoposid (Keimzelltumor)
- Carboplatin/Etoposid/Cyclophosphamid
- VCI-E, HD-PEI
- Fludarabin/Busulfan/ATG (ATG 8-547.0)
- CVB (BCNU, Cyclophosphamid, Etoposid)

Beispiele für Chemotherapie mit messungsabhängiger Steuerung:

Beispiele für Kinder und Jugendliche:

- Hochdosis-Methotrexat (MTX) bei Hirntumoren, Histiozytose, Knochentumoren oder Leukämien

Beispiele für Erwachsene:

- Hochdosis-Methotrexat (MTX)/Asparaginase bei ALL
- Hochdosis-Methotrexat (MTX) bei allen Protokollen

Exkl.: Intrathekale Zytostatikainjektion (8-541.0)
Einnahme oraler Zytostatika
Gabe von Steroiden
Gabe von Antikörpern (8-547 ff.)

Hinw.: Es werden mindestens 2 Zytostatika innerhalb des Chemotherapieblocks intravenös verabfolgt oder es erfolgt eine komplexe und intensive Chemotherapie mit aufwendiger, messungsabhängiger Therapiesteuerung (z.B. HD-Methotrexat mit spiegelabhängiger Folinsäure-Rescue)

Es zählen nur die Tage, an denen eine Chemotherapie appliziert wird. Bei Gaben über Nacht zählt nur der Tag, an dem die Gabe begonnen wurde

Pausen von maximal einem Tag Dauer werden mitgezählt, wenn sie regelhaft zum jeweiligen Chemotherapie-Protokoll gehören. Pausen ab zwei Tagen führen dazu, dass ein neuer Kode angegeben werden muss

Es zählen alle zytostatischen Medikamente, unabhängig davon, ob sie über alle zu berechnenden Tage verabreicht wurden oder über weniger Tage. Gezählt werden die verwendeten Zytostatika und nicht die Einzelapplikationen

Bei Gabe von Hochdosis-Methotrexat zählen die Tage mit Spiegelmessung zur Chemotherapie

8-543.1 1 Tag

.11 1 Medikament

.12 2 Medikamente

.13 3 Medikamente

.14 4 Medikamente

.15 5 Medikamente

.16 6 Medikamente

.17 7 oder mehr Medikamente

8-543.2 2 Tage

.21 1 Medikament
.22 2 Medikamente
.23 3 Medikamente
.24 4 Medikamente
.25 5 Medikamente
.26 6 Medikamente
.27 7 oder mehr Medikamente

8-543.3 3 Tage

.31 1 Medikament
.32 2 Medikamente
.33 3 Medikamente
.34 4 Medikamente
.35 5 Medikamente
.36 6 Medikamente
.37 7 oder mehr Medikamente

8-543.4 4 Tage

.41 1 Medikament
.42 2 Medikamente
.43 3 Medikamente
.44 4 Medikamente
.45 5 Medikamente
.46 6 Medikamente
.47 7 oder mehr Medikamente

8-543.5 5 Tage

.51 1 Medikament
.52 2 Medikamente
.53 3 Medikamente
.54 4 Medikamente
.55 5 Medikamente
.56 6 Medikamente
.57 7 oder mehr Medikamente

8-543.6 6 Tage

.61 1 Medikament
.62 2 Medikamente
.63 3 Medikamente
.64 4 Medikamente
.65 5 Medikamente
.66 6 Medikamente
.67 7 oder mehr Medikamente

8-543.7 7 Tage

.71 1 Medikament
.72 2 Medikamente
.73 3 Medikamente
.74 4 Medikamente
.75 5 Medikamente
.76 6 Medikamente
.77 7 oder mehr Medikamente

8-543.8 8 Tage

.81 1 Medikament
.82 2 Medikamente
.83 3 Medikamente
.84 4 Medikamente
.85 5 Medikamente
.86 6 Medikamente
.87 7 oder mehr Medikamente

8-543.9 9 oder mehr Tage

.91 1 Medikament

.92 2 Medikamente

.93 3 Medikamente

.94 4 Medikamente

.95 5 Medikamente

.96 6 Medikamente

.97 7 oder mehr Medikamente

8-544 Hochgradig komplexe und intensive Blockchemotherapie

Inkl.: z.B. 5- bis 8-tägige Blockchemotherapie

Exkl.: Intrathekale Zytostatikainjektion (8-541.0)
Einnahme oraler Zytostatika
Gabe von Steroiden
Gabe von Antikörpern (8-547 ff.)

Hinw.: Es werden mindestens 2 Zytostatika innerhalb des Chemotherapieblocks intravenös verabfolgt

8-544.0 Ein Chemotherapieblock während eines stationären Aufenthaltes

Inkl.: Beispiele für Kinder und Jugendliche:

- Blöcke PEV, PEI, CycEV, CarboEV, MET-HIT-BIS4 Induktion bei Hirntumoren
- Blöcke VBP, BEP, PEI, Hochdosis-PEI, PE bei Keimzelltumoren
- Block VIDE bei Ewing-Knochentumoren
- Blöcke Ai oder IE bei Osteosarkom
- Blöcke IPA, TOPO-DOXO bei Lebertumoren
- Blöcke HR-1, HR-2, HR-3, F1, F2, R1, R2; Protokolle I, II oder III: Phase 1 oder 2 bei ALL
- Blöcke SIA (F1 oder F2) oder SIB (Phase 1); SCA1 oder SCB1 (Phase 2), SCA2 oder SCB2 (Phase 3); SCA3-SCA7; SCB3 Part 1 oder 2, SCB4 Part 1 oder 2; Blöcke F1, F2, R1, R2; Protokoll II-Ida, Phase 1 oder 2; Clo/Cyc/Eto bei ALL-Rezidiven
- Blöcke HAM, AIE, ADxE (Induktion), AI, AI/2-CDA (Konsolidierungstherapie), HD-Ara-C/ETO (HAE), FLAG, FLAG-L-DNR, Ida-FLAG, ARAC/L-DNR bei AML
- Blöcke IEP, Dexa-BEAM bei Morbus Hodgkin
- Kurs a, A4, A24, AA, AA24, AAZ1, AAZ2, AM, b, B4, B24, BB, BB24, BBZ1, BBZ2, BM, CC, Protokolle I, II oder III: Phase 1 oder 2 (a oder b) bei NHL
- AraC/2-CDA bei Langerhans-Zell-Histiozytose
- A1, A2, A3, B1, B2, B3, AV2, AV3, BV1, BV2, BV3, AM1, AM2, AM3, BM1, BM2, BM3, AMV2, AMV3, BMV1, BMV2, BMV3, CC, ICM und ICI bei NHL
- Blöcke M2, NN-1, NN-2 bei malignen endokrinen Tumoren
- Blöcke A, B bei Nasopharynxkarzinom
- Blöcke N4, N6, TCE (N8) bei Neuroblastom
- TECC (Topotecan, ETO, Carboplatin, CPM; 5 Tage); TACC (Topo, Acto-D, CPM, Carboplatin; 5 Tage) bei Weichteilsarkomen

Konditionierung vor Stammzelltransplantation (SZT) bei Kindern und Jugendlichen:

- ATG, Busulfan, Cyclophosphamid (ATG-BU-CY; 12 Tage)
- ATG, Busulfan, Fludarabin, Cyclophosphamid (ATG-BU-FLU-CY; 15 Tage)
- BCNU, Etoposid, Cytarabin, Melphalan (BEAM; 6 Tage)
- Busulfan iv., Cyclophosphamid (BUi-CY; 5-8 Tage)
- Busulfan iv., Cyclophosphamid, Melphalan (BUi-CY-MEL; 7 Tage)
- Busulfan iv., Cyclophosphamid, Melphalan, ATG (BUi-CY-MEL-ATG; 7-11 Tage)
- Busulfan iv., Cyclophosphamid, Thiotepa (BUi-CY-TEPA; 7 Tage)
- Busulfan, Etoposid, Cyclophosphamid (BU-ETO-CY; 5-7 Tage)
- Busulfan, Fludarabin, Cyclophosphamid, ATG (BU-FLU-CY-ATG; 7-11 Tage)
- Busulfan iv., Melphalan (BUi-MEL; 5 Tage)
- Busulfan, Thiotepa, Fludarabin, Cyclophosphamid (BU-TEPA-FLU-CY; 8 Tage)
- Busulfan po., Etoposid, Thiotepa (BU-ETO-TEPA; 6-7 Tage)
- Busulfan po., Fludarabin, ATG (BU-FLU-ATG; 5-6 Tage)
- Busulfan po., Fludarabin, Cyclophosphamid (BU-FLU-CY; 5 Tage)
- Busulfan po., Thiotepa, Etoposid, ATG (BU-TEPA-ETO-ATG; 8 Tage)
- Campath, Fludarabin, Melphalan (CAM-FLU-MEL; 7 Tage)
- Carboplatin, Etoposid, Melphalan (CARBO-ETO-MEL; 6-7 Tage)
- Fludarabin, Cyclophosphamid (FLU-CY; 5 Tage)
- Fludarabin, Cyclophosphamid, ATG; (FLU-CY-ATG; 7-9 Tage)
- Fludarabin, Etoposid (FLU-ETO; 5 Tage)

- Fludarabin, Etoposid, ATG (FLU-ETO-ATG; 7-8 Tage)
- Fludarabin, Melphalan (FLU-MEL; 6 Tage)
- Fludarabin, Melphalan, ATG (FLU-MEL-ATG; 5-7 Tage)
- Thiotepa, ATG, Fludarabin (TEPA-ATG-FLU, 7 Tage)
- Thiotepa, Etoposid, ATG (TEPA-ETO-ATG; 5 Tage)

Beispiele für Erwachsene:
- Induktionstherapie I oder II, Konsolidationstherapie I, Konsolidationstherapie II in high-risk oder very-high-risk ALL, Reinduktionstherapie I oder II bei ALL
- Block A, B oder C bei B-ALL, aggressiven Lymphomen und ZNS-Lymphomen bei Patienten unter dem vollendeten 60. Lebensjahr ("Bonner Protokoll"), BEAM, Dexa-BEAM bei NHL
- CLAEG, Ida-FLAG oder Mito-FLAG bei AML oder ALL
- AML-Induktion (A-EC, AIE, DA, DA+Dasatinib, DAV, DNR, EC, HAM, IA, IAA, ICE, IC mit/ohne Clofarabin, IDAC, I-MAC, IVA, IVA+ATRA, IVA+Valproinsäure, IVA+Valproinsäure+ATRA, MAV, MAMAC, Mini-ICE, MTC)
- AML-Konsolidation (HAM, H-MAC, I-MAC, MAMAC, MHD-Ara-C/AMSA, MHD-Ara-C/Daunorubicin, MICE, NOVE)
- Busulfan/Cyclophosphosphamid, ICE (Sarkome), HD-BEAM vor Stammzelltransplantation (SZT)
- PEB, PE, PEI, PIV, PVbl, TIP bei Hodentumoren

8-544.1 Zwei Chemotherapieblöcke während eines stationären Aufenthaltes

Inkl.: Beispiele für Kinder und Jugendliche:
- Induktionstherapie Phase 1 und 2, Blöcke F1 und F2, Block MARAM, Block OCTADD, Protokoll II-IDA, Protokolle I, II oder III: Phase 1 und 2; R1 und R2 bei ALL
- Blöcke AIE und HAM (Doppelinduktion) bei AML
- Blöcke AA und BB; Blöcke A und B, AAZ1 und AAZ2, Protokolle I, II oder III: Phase a und b bei NHL

Beispiele für Erwachsene:
- Induktionstherapie I und II bei ALL
- Induktionstherapie mit 2 Zyklen in einem stationären Aufenthalt (Doppelinduktion); Spätkonsolidierung mit Hochdosis-Ara-C/Daunorubicin, HAM (Doppelinduktion), I-MAC (Doppelinduktion), S-HAM bei AML

8-546 Hypertherme Chemotherapie

8-546.0 Hypertherme intraperitoneale Chemotherapie [HIPEC]

8-546.1 Hypertherme intrathorakale Chemotherapie [HITOC]

8-546.x Sonstige

8-546.y N.n.bez.

8-547 Andere Immuntherapie

8-547.0 Mit nicht modifizierten Antikörpern

Inkl.: Therapie z.B. mit Rituximab bei Patienten mit Lymphomen, Alemtuzumab bei Patienten mit CLL, Herceptin bei Patienten mit Mammakarzinom, Bevacizumab bei Patienten mit kolorektalen Karzinomen

8-547.1 Mit modifizierten Antikörpern

Inkl.: Therapie mit Zytotoxinen

Exkl.: Therapie mit radioaktiven Antikörpern (8-530.7)

8-547.2 Mit Immunmodulatoren

Inkl.: Therapie mit Interleukin 2, Interferon oder Tumornekrosefaktor Alpha

8-547.3 Immunsuppression

.30 Intravenös

.31 Sonstige Applikationsform

8-547.x Sonstige

8-547.y N.n.bez.

8-548 **Hochaktive antiretrovirale Therapie [HAART]**
Hinw.: Antiretrovirale Substanzen sind hier Medikamente zur Behandlung von HIV-Infektionen, z.B. Proteasehemmer, Fusionsinhibitoren, Nukleosidanaloga und nicht nukleosidale RT-Inhibitoren

8-548.0 Mit 2 bis 4 Einzelsubstanzen

8-548.1 Mit 5 oder mehr Einzelsubstanzen

8-549 **Perkutane geschlossene Organperfusion mit Chemotherapeutika**

8-549.0 Leber

.00 Ohne externen Blutfilter

.01 Mit externem Blutfilter
Inkl.: Perkutane Chemosaturation

8-549.x Sonstige

Frührehabilitative und physikalische Therapie (8-55...8-60)

8-55 Frührehabilitative Komplexbehandlung

Hinw.: Ein Kode aus diesem Bereich ist jeweils nur einmal pro stationären Aufenthalt anzugeben und darf nur solange verwendet werden, wie akutstationärer Behandlungsbedarf besteht

8-550 **Geriatrische frührehabilitative Komplexbehandlung**
Exkl.: Neurologisch-neurochirurgische Frührehabilitation (8-552 ff.)
Fachübergreifende und andere Frührehabilitation (8-559 ff.)
Physikalisch-medizinische Komplexbehandlung (8-563 ff.)
Hinw.: Mindestmerkmale:
- Behandlung durch ein multiprofessionelles Team unter fachärztlicher Behandlungsleitung (Zusatzbezeichnung, Schwerpunktbezeichnung oder Facharztbezeichnung im Bereich Geriatrie erforderlich). Die fachärztliche Behandlungsleitung muss überwiegend in der zugehörigen geriatrischen Einheit tätig sein
- Standardisiertes geriatrisches Assessment zu Beginn der Behandlung in mindestens 4 Bereichen (Mobilität, Selbsthilfefähigkeit, Kognition, Emotion) und am Ende der geriatrischen frührehabilitativen Behandlung in mindestens 2 Bereichen (Selbständigkeit, Mobilität). Lässt der Zustand des Patienten die Erhebung einzelner Assessmentbestandteile nicht zu, ist dies zu dokumentieren. Wenn der Zustand des Patienten es erlaubt, ist die Erhebung nachzuholen
- Soziales Assessment zum bisherigen Status in mindestens 5 Bereichen (soziales Umfeld, Wohnumfeld, häusliche/außerhäusliche Aktivitäten, Pflege-/Hilfsmittelbedarf, rechtliche Verfügungen). Lässt der Zustand des Patienten die Erhebung einzelner Assessmentbestandteile nicht zu, ist dies zu dokumentieren. Sofern möglich sind die fehlenden Bestandteile fremdanamnestisch zu erheben bzw. ist die Erhebung nachzuholen, wenn der Zustand des Patienten es erlaubt
- Die wöchentliche Teambesprechung erfolgt unter Beteiligung der fachärztlichen Behandlungsleitung und jeweils mindestens eines Vertreters der Pflege sowie der Therapiebereiche Physiotherapie/Physikalische Therapie, Ergotherapie, Logopädie/fazioorale Therapie und Psychologie/Neuropsychologie pro vollständiger Woche. Die für diesen Kode erforderliche wochenbezogene Dokumentation ist erfüllt, wenn sie die Ergebnisse der bisherigen Behandlung und die weiteren Behandlungsziele umfasst. Hierfür sind die Beiträge der patientenbezogen beteiligten Berufsgruppen ausreichend. Weitere Nachweise zur Durchführung der Teambesprechung sind nicht erforderlich
- Aktivierend-therapeutische Pflege durch besonders geschultes Pflegepersonal. Mindestens eine Pflegefachkraft des geriatrischen Teams muss eine strukturierte curriculare geriatriespezifische Zusatzqualifikation im Umfang von mindestens 180 Stunden sowie eine mindestens 6-monatige Erfahrung in einer geriatrischen Einrichtung nachweisen
- Teamintegrierter Einsatz von mindestens 2 der folgenden 4 Therapiebereiche: Physiotherapie/Physikalische Therapie, Ergotherapie, Logopädie/fazioorale Therapie, Psychologie/Neuropsychologie

Eine gleichzeitige (dauernde oder intermittierende) akutmedizinische Diagnostik bzw. Behandlung ist gesondert zu kodieren

8-550.0 Mindestens 7 Behandlungstage und 10 Therapieeinheiten
Hinw.: Der therapeutische Anteil umfasst insgesamt mindestens 10 Therapieeinheiten von durchschnittlich 30 Minuten, davon mindestens 9 Therapieeinheiten als Einzeltherapie

8-550.1 Mindestens 14 Behandlungstage und 20 Therapieeinheiten
Hinw.: Der therapeutische Anteil umfasst insgesamt mindestens 20 Therapieeinheiten von durchschnittlich 30 Minuten, davon mindestens 18 Therapieeinheiten als Einzeltherapie

8-550.2 Mindestens 21 Behandlungstage und 30 Therapieeinheiten
Hinw.: Der therapeutische Anteil umfasst insgesamt mindestens 30 Therapieeinheiten von durchschnittlich 30 Minuten, davon mindestens 27 Therapieeinheiten als Einzeltherapie

8-552 Neurologisch-neurochirurgische Frührehabilitation
Exkl.: Geriatrische frührehabilitative Komplexbehandlung (8-550 ff.)
Fachübergreifende und andere Frührehabilitation (8-559 ff.)
Physikalisch-medizinische Komplexbehandlung (8-563 ff.)
Hinw.: Mindestmerkmale:
- Frührehateam unter Leitung eines Facharztes für Neurologie, Neurochirurgie, Physikalische und rehabilitative Medizin oder Kinder- und Jugendmedizin mit der Zusatzbezeichnung Neuropädiatrie, der über eine mindestens 3-jährige Erfahrung in der neurologisch-neurochirurgischen Frührehabilitation verfügt. Im Frührehateam muss der neurologische oder neurochirurgische Sachverstand kontinuierlich eingebunden sein
- Standardisiertes Frührehabilitations-Assessment in mindestens 5 Bereichen (Bewusstseinslage, Kommunikation, Kognition, Mobilität, Selbsthilfefähigkeit, Verhalten, Emotion) zu Beginn der Behandlung. Der Patient hat einen Frührehabilitations-Barthel-Index nach Schönle bis maximal 30 Punkte zu Beginn der Behandlung. (Die Berechnung des Frührehabilitations-Barthel-Index nach Schönle ist im Anhang zur ICD-10-GM zu finden)
- Wöchentliche Teambesprechung mit wochenbezogener Dokumentation bisheriger Behandlungsergebnisse und weiterer Behandlungsziele
- Aktivierend-therapeutische Pflege durch besonders geschultes Pflegepersonal auf dem Gebiet der neurologisch-neurochirurgischen Frührehabilitation
- Vorhandensein von folgenden Therapiebereichen: Physiotherapie/Krankengymnastik, Physikalische Therapie, Ergotherapie, Neuropsychologie, Logopädie/fazioorale Therapie und therapeutische Pflege (Waschtraining, Anziehtraining, Esstraining, Kontinenztraining, Orientierungstraining, Schlucktraining, Tracheostomamanagement, isolierungspflichtige Maßnahmen u.a.). Der vom Patienten benötigte Einsatz der Therapiebereiche erfolgt in unterschiedlichen Kombinationen von mindestens 300 Minuten täglich (bei simultanem Einsatz von zwei oder mehr Mitarbeitern dürfen die Mitarbeiterminuten aufsummiert werden) im Durchschnitt der Behandlungsdauer der neurologisch-neurochirurgischen Frührehabilitation. Leistungen der durch Musiktherapeuten durchgeführten Musiktherapie können auf die tägliche Therapiezeit angerechnet werden, wenn das therapeutische Konzept der Frührehabilitationseinrichtung Musiktherapie vorsieht

Eine gleichzeitige (dauernde oder intermittierende) akutmedizinische Diagnostik bzw. Behandlung ist gesondert zu kodieren

8-552.0 Mindestens 7 bis höchstens 13 Behandlungstage

8-552.5 Mindestens 14 bis höchstens 20 Behandlungstage

8-552.6 Mindestens 21 bis höchstens 27 Behandlungstage

8-552.7 Mindestens 28 bis höchstens 41 Behandlungstage

8-552.8 Mindestens 42 bis höchstens 55 Behandlungstage

8-552.9 Mindestens 56 Behandlungstage

8-553 Frührehabilitative Komplexbehandlung von Patienten mit Kopf-Hals-Tumoren

Inkl.: Wiederholte Erhebung einzelner Assessmentbestandteile je nach Zustand des Patienten

Exkl.: Geriatrische frührehabilitative Komplexbehandlung (8-550 ff.)
Neurologisch-neurochirurgische Frührehabilitation (8-552 ff.)
Fachübergreifende und andere Frührehabilitation (8-559 ff.)
Physikalisch-medizinische Komplexbehandlung (8-563 ff.)
Alleinige Durchführung eines Frührehabilitationsassessments von Patienten mit Kopf-Hals-Tumoren (1-775 ff.)

Hinw.: Die Durchführung eines Frührehabilitationsassessments im Rahmen der frührehabilitativen Komplexbehandlung ist nicht gesondert zu kodieren
Mindestmerkmale:

- Behandlung durch ein interdisziplinäres Frührehabilitationsteam, qualifiziert für die Rehabilitation von Patienten mit Sprech-, Stimm-, Kau- und Schluckstörungen bei Kopf-Hals-Tumoren (z.B. bei Tumoren der Mundhöhle, des Epipharynx, des Oropharynx, des Hypopharynx, des Larynx und zervikalem CUP-Syndrom) unter Behandlungsleitung eines Facharztes für Phoniatrie und Pädaudiologie oder eines Facharztes für Hals-Nasen-Ohren-Heilkunde oder eines Facharztes für Mund-, Kiefer- und Gesichtschirurgie mit Erfahrung im Bereich des frührehabilitativen Managements. Zum Frührehabilitationsteam gehören ein Facharzt der Fachrichtung, die den betreffenden Patienten onkologisch betreut, sowie mindestens ein Logopäde oder Sprachtherapeut oder Klinischer Linguist
- Durchführung eines standardisierten Frührehabilitationsassessments entsprechend den Mindestmerkmalen des Kodes 1-775 zu Beginn der Behandlung
- Regelmäßige Teambesprechung unter Beteiligung aller Berufsgruppen mit Dokumentation bisheriger Behandlungsergebnisse und weiterer Behandlungsziele (z.B. im Rahmen einer Tumorkonferenz)
- Einsatz von mindestens einem der folgenden 3 Therapiebereiche: Logopädie/Sprachtherapie/Klinische Linguistik, Physiotherapie/Physikalische Therapie, Ernährungstherapie
- Eine Therapieeinheit entspricht 30 Minuten. Die standardisierten Assessments werden als Therapieeinheiten gezählt, wenn sie mindestens 30 Minuten betragen

8-553.0 5 Therapieeinheiten

8-553.1 Mehr als 5 bis höchstens 10 Therapieeinheiten

8-553.2 Mehr als 10 bis höchstens 20 Therapieeinheiten

8-553.3 Mehr als 20 bis höchstens 30 Therapieeinheiten

8-553.4 Mehr als 30 bis höchstens 40 Therapieeinheiten

8-553.5 Mehr als 40 bis höchstens 50 Therapieeinheiten

8-553.6 Mehr als 50 Therapieeinheiten

8-559 Fachübergreifende und andere Frührehabilitation

Exkl.: Geriatrische frührehabilitative Komplexbehandlung (8-550 ff.)
Neurologisch-neurochirurgische Frührehabilitation (8-552 ff.)
Physikalisch-medizinische Komplexbehandlung (8-563 ff.)

Hinw.: Mindestmerkmale:

- Frührehateam unter fachärztlicher Behandlungsleitung (mindestens 5 Jahre in der Rehabilitationsmedizin tätig oder 5 Jahre Tätigkeit in der physikalischen und rehabilitativen Medizin oder Facharzt für physikalische und rehabilitative Medizin)
- Standardisiertes Frührehabilitations-Assessment oder Einsatz von krankheitsspezifischen Scoring-Systemen in mindestens 5 Bereichen (Bewusstseinslage, Kommunikation, Kognition, Mobilität, Selbsthilfefähigkeit, Verhalten, Emotion) zu Beginn der Behandlung
- Wöchentliche Teambesprechung mit wochenbezogener Dokumentation bisheriger Behandlungsergebnisse und weiterer Behandlungsziele
- Aktivierend-therapeutische Pflege durch besonders geschultes Pflegepersonal (Therapeutische Lagerung, Mobilisierung, Körperpflege, Kleiden, Essen und Trinken; Ausscheidungstraining, Wahrnehmungsförderung, Aktivierungstherapie, Trachealkanülenmanagement u.a.)
- Vorhandensein von mindestens vier der folgenden Therapiebereiche: Physiotherapie/Krankengymnastik, Physikalische Therapie, Ergotherapie, Neuropsychologie/Psychologie, Psychotherapie, Logopädie/fazioorale Therapie/Sprachtherapie, künstlerische Therapie (Kunst- und Musiktherapie), Dysphagietherapie und Einsatz von mindestens drei dieser Therapiebereiche patientenbezogen in unterschiedlichen Kombinationen und unterschiedlichem Zeitaufwand
- Entlassungsassessment zur gezielten Entlassung oder Verlegung des Patienten

Eine gleichzeitige (dauernde oder intermittierende) akutmedizinische Diagnostik bzw. Behandlung ist gesondert zu kodieren

8-559.3 Mindestens 7 bis höchstens 13 Behandlungstage

.30 Durchschnittlicher Einsatz von 15 Therapieeinheiten (jeweils von mindestens 30 Minuten) pro Woche
.31 Durchschnittlicher Einsatz von 20 Therapieeinheiten (jeweils von mindestens 30 Minuten) pro Woche
.32 Durchschnittlicher Einsatz von 30 Therapieeinheiten (jeweils von mindestens 30 Minuten) pro Woche
.33 Durchschnittlicher Einsatz von 40 Therapieeinheiten (jeweils von mindestens 30 Minuten) pro Woche

8-559.4 Mindestens 14 bis höchstens 20 Behandlungstage

.40 Durchschnittlicher Einsatz von 15 Therapieeinheiten (jeweils von mindestens 30 Minuten) pro Woche
.41 Durchschnittlicher Einsatz von 20 Therapieeinheiten (jeweils von mindestens 30 Minuten) pro Woche
.42 Durchschnittlicher Einsatz von 30 Therapieeinheiten (jeweils von mindestens 30 Minuten) pro Woche
.43 Durchschnittlicher Einsatz von 40 Therapieeinheiten (jeweils von mindestens 30 Minuten) pro Woche

8-559.5 Mindestens 21 bis höchstens 27 Behandlungstage

.50 Durchschnittlicher Einsatz von 15 Therapieeinheiten (jeweils von mindestens 30 Minuten) pro Woche
.51 Durchschnittlicher Einsatz von 20 Therapieeinheiten (jeweils von mindestens 30 Minuten) pro Woche
.52 Durchschnittlicher Einsatz von 30 Therapieeinheiten (jeweils von mindestens 30 Minuten) pro Woche
.53 Durchschnittlicher Einsatz von 40 Therapieeinheiten (jeweils von mindestens 30 Minuten) pro Woche

8-559.6 Mindestens 28 bis höchstens 34 Behandlungstage

.60 Durchschnittlicher Einsatz von 15 Therapieeinheiten (jeweils von mindestens 30 Minuten) pro Woche
.61 Durchschnittlicher Einsatz von 20 Therapieeinheiten (jeweils von mindestens 30 Minuten) pro Woche
.62 Durchschnittlicher Einsatz von 30 Therapieeinheiten (jeweils von mindestens 30 Minuten) pro Woche
.63 Durchschnittlicher Einsatz von 40 Therapieeinheiten (jeweils von mindestens 30 Minuten) pro Woche

8-559.7 Mindestens 35 bis höchstens 41 Behandlungstage

.70 Durchschnittlicher Einsatz von 15 Therapieeinheiten (jeweils von mindestens 30 Minuten) pro Woche
.71 Durchschnittlicher Einsatz von 20 Therapieeinheiten (jeweils von mindestens 30 Minuten) pro Woche
.72 Durchschnittlicher Einsatz von 30 Therapieeinheiten (jeweils von mindestens 30 Minuten) pro Woche
.73 Durchschnittlicher Einsatz von 40 Therapieeinheiten (jeweils von mindestens 30 Minuten) pro Woche

8-559.8 Mindestens 42 Behandlungstage

.80 Durchschnittlicher Einsatz von 15 Therapieeinheiten (jeweils von mindestens 30 Minuten) pro Woche
.81 Durchschnittlicher Einsatz von 20 Therapieeinheiten (jeweils von mindestens 30 Minuten) pro Woche
.82 Durchschnittlicher Einsatz von 30 Therapieeinheiten (jeweils von mindestens 30 Minuten) pro Woche
.83 Durchschnittlicher Einsatz von 40 Therapieeinheiten (jeweils von mindestens 30 Minuten) pro Woche

8-56 Physikalisch-therapeutische Einzelmaßnahmen
Hinw.: Ein Kode aus diesem Bereich ist jeweils nur einmal pro stationären Aufenthalt anzugeben

8-560 Lichttherapie

8-560.0 Selektive Ultraviolettphototherapie (SUP)

8-560.1 Photochemotherapie (PUVA)

8-560.2 Lichttherapie des Neugeborenen (bei Hyperbilirubinämie)
Hinw.: Dauer mindestens 12 Stunden

8-560.3 Lichttherapie UVA 1

8-560.4 Photodynamische Therapie (PDT)

8-560.5 Solephototherapie

8-560.x Sonstige

8-560.y N.n.bez.

8-561 Funktionsorientierte physikalische Therapie
Hinw.: Mindestmerkmale:
- Standardisierte Befunderhebung bei vorübergehender oder vorbestehender Beeinträchtigung der Körperfunktionen und -strukturen unter therapeutischer bzw. sekundärpräventiver Zielstellung

8-561.1 Funktionsorientierte physikalische Monotherapie
Inkl.: Sensomotorische Entwicklungs- und Übungsbehandlung und weitere Therapieformen
Hinw.: Einsatz von einem der folgenden Therapiebereiche: Physiotherapie/Krankengymnastik, Physikalische Therapie, Ergotherapie mit mindestens 5 Therapieeinheiten (jeweils von mindestens 30 Minuten) pro Woche

8-561.2 Kombinierte funktionsorientierte physikalische Therapie
Hinw.: Behandlung unter fachärztlicher Leitung
Einsatz von zwei Therapiebereichen: Physiotherapie/Krankengymnastik, Physikalische Therapie und Ergotherapie mit mindestens 10 Therapieeinheiten (jeweils von mindestens 30 Minuten) pro Woche über mindestens 10 Behandlungstage

8-563 Physikalisch-medizinische Komplexbehandlung
Exkl.: Geriatrische frührehabilitative Komplexbehandlung (8-550 ff.)
Neurologisch-neurochirurgische Frührehabilitation (8-552 ff.)
Fachübergreifende und andere Frührehabilitation (8-559 ff.)
Hinw.: Mindestmerkmale:
- Behandlung unter fachärztlicher Leitung (Facharzt für physikalische und rehabilitative Medizin oder mindestens 5 Jahre Tätigkeit in der physikalischen und rehabilitativen Medizin)
- Standardisierte Befunderhebung zur Beurteilung der Körperfunktionen und -strukturen und Aktivität unter therapeutischer bzw. sekundärpräventiver Zielstellung
- Wöchentliche Teambesprechung mit wochenbezogener Dokumentation bisheriger Behandlungsergebnisse und weiterer Behandlungsziele
- Einsatz von durchschnittlich 15 Therapieeinheiten (jeweils von mindestens 30 Minuten) pro Woche aus folgenden Therapiebereichen: Physiotherapie/Krankengymnastik, Physikalische Therapie, Ergotherapie, Dysphagietherapie, Logopädie, künstlerische Therapie (Kunst- und Musiktherapie), psychologische Verfahren und Psychotherapie, Schmerztherapie patientenbezogen in unterschiedlichen Kombinationen und unterschiedlichem Zeitaufwand

8-563.0 Bis zu 6 Behandlungstage

8-563.1 Mindestens 7 bis höchstens 13 Behandlungstage

8-563.2 Mindestens 14 Behandlungstage

8-60 Hyperthermie und Hypothermie

8-600 **Lokoregionale Hyperthermie im Rahmen einer onkologischen Therapie**
Hinw.: Eine simultan durchgeführte zytostatische Chemotherapie ist gesondert zu kodieren (8-54)
Eine computergestützte Planung ist gesondert zu kodieren (8-604)

8-600.0 Lokale (oberflächliche) Hyperthermie

8-600.1 Tiefenhyperthermie

8-601 **Teilkörperhyperthermie im Rahmen einer onkologischen Therapie**
Hinw.: Erwärmung einer Körperregion (z.B. Bauchraum, Becken) mit adäquat großem Ringapplikator unter MR-Monitoring
Das MR-Monitoring ist im Kode enthalten
Eine simultan durchgeführte zytostatische Chemotherapie ist gesondert zu kodieren (8-54)
Eine computergestützte Planung ist gesondert zu kodieren (8-604)

8-602 **Ganzkörperhyperthermie im Rahmen einer onkologischen Therapie**
Hinw.: Die Anwendung der Herz-Lungen-Maschine ist gesondert zu kodieren (8-851)
Eine simultan durchgeführte zytostatische Chemotherapie ist gesondert zu kodieren (8-54)
Eine computergestützte Planung ist gesondert zu kodieren (8-604)

8-603 **Interstitielle und intrakavitäre Hyperthermie im Rahmen einer onkologischen Therapie**
Hinw.: Eine Thermoablation ist im Kapitel 5 Operationen unter dem jeweiligen Verfahren, z.B. Destruktion von erkranktem Gewebe, zu kodieren
Eine simultan durchgeführte zytostatische Chemotherapie ist gesondert zu kodieren (8-54)
Eine computergestützte Planung ist gesondert zu kodieren (8-604)

8-604 **Computergestützte Planung einer Hyperthermie**
Inkl.: Erstellung eines patientenspezifischen Modells aus CT- oder MR-Daten

8-607 **Hypothermiebehandlung**
Inkl.: Hypothermiebehandlung z.B. bei zerebraler Ischämie, bei Zustand nach Herzstillstand oder Schädel-Hirn-Trauma
Hinw.: Wenn die Anwendung der Herz-Lungen-Maschine mit den Kodes 8-851.1 bis 8-851.5 verschlüsselt wird, ist die Hypothermiebehandlung nicht gesondert zu kodieren

8-607.0 Invasive Kühlung durch Anwendung eines speziellen Kühlkatheters
Hinw.: Die Kühlung und Wiedererwärmung müssen kontrolliert und steuerbar erfolgen

8-607.1 Nicht invasive Kühlung durch Anwendung eines Speziallagerungssystems
Hinw.: Die Kühlung und Wiedererwärmung müssen kontrolliert und steuerbar erfolgen

8-607.2 Nasopharyngeale Kühlung

8-607.3 Nicht invasive Kühlung durch Anwendung eines über Biofeedback kontrollier- und steuerbaren Kühlpad- oder Kühlelementesystems
Hinw.: Es muss eine Messung der Körperkerntemperatur über eine Sonde erfolgen
Die Kühlpads müssen adhäsiv sein
Ein Kühlelementesystem besteht aus Matten, Decken, Westen und/oder Hauben

8-607.4 Nicht invasive Kühlung durch Anwendung eines sonstigen Kühlpad- oder Kühlelementesystems
Hinw.: Es muss eine Messung der Körperkerntemperatur über eine Sonde erfolgen
Die Kühlpads müssen adhäsiv sein
Ein Kühlelementesystem besteht aus Matten, Decken, Westen und/oder Hauben

8-607.x Sonstige

Elektrostimulation, Elektrotherapie und Dauer der Behandlung durch fokussierten Ultraschall (8-63...8-66)

8-63 Elektrostimulation des Nervensystems

8-630 Elektrokonvulsionstherapie [EKT]

8-630.2 Grundleistung
Hinw.: Zur Grundleistung gehören die fachärztliche Indikationsstellung, die Aufklärung und die Durchführung der ersten Elektrokonvulsionstherapie-Sitzung. Diese ist nicht gesondert zu kodieren
Die Durchführung erfolgt unter Muskelrelaxation in Narkose
Dieser Kode ist nur einmal pro stationären Aufenthalt anzugeben

8-630.3 Therapiesitzung
Inkl.: Erhaltungs-EKT
Hinw.: Dieser Kode ist unabhängig von der Gesamtzahl der Stimulationen einmal pro Therapiesitzung anzugeben
Die Durchführung erfolgt unter Muskelrelaxation in Narkose

8-630.y N.n.bez.

8-631 Neurostimulation
Hinw.: Die Ersteinstellung nach Implantation ist, sofern nicht als eigener Kode angegeben, im Kode für die Implantation enthalten
Ein Kode aus diesem Bereich ist jeweils nur einmal pro stationären Aufenthalt anzugeben

8-631.0 Nachprogrammierung eines implantierten Neurostimulators zur Hirnstimulation
Inkl.: Mehrtägige stationäre Stimulator- und Medikamentenanpassung
Exkl.: Bildgebung (Kap. 3)
Hinw.: Dieser Kode darf nur verwendet werden, wenn die folgenden Qualitätsstandards erfüllt werden:
- Quantitative Testung durch pharmakologische Stimulation mit klinischer Skalierung (ggf. mehrfach), neurologischer und neurophysiologischer Testung und Medikamentenanpassung
- Spezialisierte Physiotherapie, ggf. neuropsychologischer und logopädischer Behandlung

8-631.1 Nachprogrammierung eines implantierten Neurostimulators zur Rückenmarkstimulation
.10 Ohne pharmakologische Anpassung
.11 Mit pharmakologischer Anpassung

8-631.2 Nachprogrammierung eines implantierten Neurostimulators zur peripheren Nervenstimulation
.20 Ohne pharmakologische Anpassung
.21 Mit pharmakologischer Anpassung

8-631.3 Einstellung eines Systems zur Hypoglossusnerv-Stimulation
.30 Ersteinstellung
.31 Nachprogrammierung

8-631.4 Ersteinstellung eines Systems zur Phrenikusnerv-Stimulation

8-631.5 Anlegen oder Wechsel eines extrakorporalen Neurostimulators
Inkl.: Ersteinstellung
Anlegen oder Wechsel eines teilimplantierbaren Neurostimulators
Hinw.: Bei extrakorporalen (teilimplantierbaren) Systemen wird nur die Neurostimulationselektrode implantiert. Impulsgenerator und Energieversorgung sind extrakorporal
Die Implantation oder der Wechsel der Neurostimulationselektrode zur epiduralen Stimulation mit einem extrakorporalen Neurostimulator sind gesondert zu kodieren (5-039.39)
Die Implantation oder der Wechsel der Neurostimulationselektrode zur Stimulation des peripheren Nervensystems mit einem extrakorporalen Neurostimulator sind gesondert zu kodieren (5-059.88)

8-631.x Sonstige

8-631.y N.n.bez.

8-632 Repetitive transkranielle Magnetstimulation [rTMS]

8-632.0 Grundleistung
Hinw.: Zur Grundleistung gehören die fachärztliche Indikationsstellung, die Aufklärung, die Planung und die Durchführung der ersten Therapiesitzung mit repetitiver transkranieller Magnetstimulation. Diese ist nicht gesondert zu kodieren
Dieser Kode ist nur einmal pro stationären Aufenthalt anzugeben

8-632.1 Therapiesitzung
Inkl.: Erhaltungs-rTMS
Hinw.: Dieser Kode ist unabhängig von der Gesamtzahl der Stimulationen einmal pro Therapiesitzung anzugeben

8-632.y N.n.bez.

8-633 Pharyngeale elektrische Stimulation [PES]
Hinw.: Die Anlage der Stimulationssonde ist im Kode enthalten
Dieser Kode ist nur einmal pro stationären Aufenthalt anzugeben

8-64 Elektrische Konversion des Herzrhythmus
Hinw.: Ein Kode aus diesem Bereich ist jeweils nur einmal pro stationären Aufenthalt anzugeben

8-640 Externe elektrische Defibrillation (Kardioversion) des Herzrhythmus

8-640.0 Synchronisiert (Kardioversion)

8-640.1 Desynchronisiert (Defibrillation)

8-640.x Sonstige

8-640.y N.n.bez.

8-641 Temporäre externe elektrische Stimulation des Herzrhythmus
Inkl.: Implantation, Justieren, Repositionierung, Manipulation und Entfernung von temporären Schrittmacherelektroden

8-642 Temporäre interne elektrische Stimulation des Herzrhythmus
Inkl.: Implantation, Justieren, Repositionierung, Manipulation und Entfernung von temporären Schrittmacherelektroden, Überstimulation

8-643 Elektrische Stimulation des Herzrhythmus, intraoperativ
Hinw.: Dieser Kode ist nur bei Operationen zu verwenden, bei denen die elektrische Stimulation des Herzens üblicherweise nicht durchgeführt wird

8-65 Elektrotherapie

8-650 Elektrotherapie
Inkl.: Galvanisation, Impulsströme, Ultraschalltherapie, Hochfrequenztherapie, muskuläre Gegenpulsation
Hinw.: Dieser Kode ist nur einmal pro stationären Aufenthalt anzugeben

8-651 Thermotherapie mit magnetischen Nanopartikeln
Hinw.: Dieser Kode ist für jede Anwendung einzeln anzugeben
Die Instillation der magnetischen Nanopartikel ist gesondert zu kodieren (Kap. 5)
Eine durchgeführte Radio- oder Chemotherapie ist gesondert zu kodieren (8-52, 8-54)

8-66 Dauer der Behandlung durch fokussierten Ultraschall
Hinw.: Ein Kode aus diesem Bereich ist jeweils nur einmal pro stationären Aufenthalt anzugeben

8-660 Dauer der Behandlung durch Magnetresonanz-gesteuerten fokussierten Ultraschall [MRgFUS]
Hinw.: Diese Kodes sind Zusatzkodes. Die Destruktion an der jeweiligen Lokalisation ist gesondert zu kodieren (Kap. 5)

8-660.0 Bis unter 1 Stunde

8-660.1 1 bis unter 2 Stunden

8-660.2 2 bis unter 3 Stunden

8-660.3 3 bis unter 4 Stunden

8-660.4 4 bis unter 5 Stunden

8-660.5 5 oder mehr Stunden

Maßnahmen für das Atmungssystem (8-70...8-72)

8-70 Zugang bei maschineller Beatmung und Maßnahmen zum Offenhalten der Atemwege

Exkl.: Temporäre Tracheostomie (5-311)
Hinw.: Die Intubation im Rahmen einer Operation ist nicht zu kodieren

8-700 Offenhalten der oberen Atemwege
Hinw.: Ein Kode aus diesem Bereich ist jeweils nur einmal pro stationären Aufenthalt anzugeben

8-700.0 Durch oropharyngealen Tubus

8-700.1 Durch nasopharyngealen Tubus

8-700.x Sonstige

8-700.y N.n.bez.

8-701 Einfache endotracheale Intubation
Inkl.: Notfallintubation
Intubationswechsel

8-704 Intubation mit Doppellumentubus

8-706 Anlegen einer Maske zur maschinellen Beatmung
Inkl.: Anpassen einer Gesichtsmaske oder Nasenmaske

8-71 Maschinelle Beatmung und Atemunterstützung über Maske oder Tubus und Beatmungsentwöhnung

Hinw.: Ein Kode aus diesem Bereich ist jeweils nur einmal pro stationären Aufenthalt anzugeben

8-711 Maschinelle Beatmung und Atemunterstützung bei Neugeborenen und Säuglingen

8-711.0 Atemunterstützung mit kontinuierlichem positiven Atemwegsdruck [CPAP]

.00 Bei Neugeborenen (1. bis 28. Lebenstag)
Hinw.: Bei einer Atemunterstützung unmittelbar nach der Geburt ist dieser Kode nur dann anzugeben, wenn die Atemunterstützung mindestens 30 Minuten lang durchgeführt wurde

.01 Bei Säuglingen (29. bis 365. Lebenstag)

8-711.1 Kontrollierte Beatmung
Inkl.: Intermittierende Überdruckbeatmung (IPPV)
Kontinuierliche Überdruckbeatmung (CPPV)
Hochfrequenzbeatmung (HFV)
Hochfrequenz-Oszillationsbeatmung (HFOV)
Hochfrequenz-Jetbeatmung (HFJV)

.10 Bei Neugeborenen (1. bis 28. Lebenstag)

.11 Bei Säuglingen (29. bis 365. Lebenstag)

8-711.2 Assistierte Beatmung
Inkl.: Synchronisierte intermittierende Überdruckbeatmung (S-IPPV)
Synchronisierte kontinuierliche Überdruckbeatmung (S-CPPV)
Intermittierende maschinelle Beatmung (IMV)

.20 Bei Neugeborenen (1. bis 28. Lebenstag)

.21 Bei Säuglingen (29. bis 365. Lebenstag)

8-711.3 Beatmung mit Negativdrucksystem (CNP) ("Eiserne Lunge")

.30 Bei Neugeborenen (1. bis 28. Lebenstag)

.31 Bei Säuglingen (29. bis 365. Lebenstag)

8-711.4 Atemunterstützung durch Anwendung von High-Flow-Nasenkanülen [HFNC-System]

.40 Bei Neugeborenen (1. bis 28. Lebenstag)

.41 Bei Säuglingen (29. bis 365. Lebenstag)

8-711.x Sonstige

8-711.y N.n.bez.

8-712 Maschinelle Beatmung und Atemunterstützung bei Kindern und Jugendlichen
Hinw.: Ein Kode aus diesem Bereich ist nur für Patienten ab dem Beginn des 2. Lebensjahres bis zur Vollendung des 18. Lebensjahres anzugeben

8-712.0 Atemunterstützung mit kontinuierlichem positiven Atemwegsdruck [CPAP]
Hinw.: Dieser Kode ist nur bei intensivmedizinisch versorgten Patienten anzugeben

8-712.1 Atemunterstützung durch Anwendung von High-Flow-Nasenkanülen [HFNC-System]

8-713 Maschinelle Beatmung und Atemunterstützung bei Erwachsenen

8-713.0 Atemunterstützung durch Anwendung von High-Flow-Nasenkanülen [HFNC-System]

8-714 Spezialverfahren zur maschinellen Beatmung bei schwerem Atemversagen

8-714.0 Inhalative Stickstoffmonoxid-Therapie
- .00 Dauer der Behandlung bis unter 48 Stunden
- .01 Dauer der Behandlung 48 bis unter 96 Stunden
- .02 Dauer der Behandlung 96 oder mehr Stunden

8-714.1 Oszillationsbeatmung

8-714.x Sonstige

8-714.y N.n.bez.

8-716 Einstellung einer häuslichen maschinellen Beatmung
Inkl.: Beatmung über Maske oder Tracheostoma
Einleitung einer nasalen Ventilationstherapie bei Cheyne-Stokes-Atmung im Rahmen einer Herzinsuffizienz

8-716.0 Ersteinstellung
- .00 Nicht invasive häusliche Beatmung
- .01 Invasive häusliche Beatmung nach erfolgloser Beatmungsentwöhnung
- .02 Invasive häusliche Beatmung als elektive Maßnahme oder ohne Beatmungsentwöhnungsversuch

8-716.1 Kontrolle oder Optimierung einer früher eingeleiteten häuslichen Beatmung
- .10 Nicht invasive häusliche Beatmung
- .11 Invasive häusliche Beatmung

8-716.2 Beendigung einer früher eingeleiteten häuslichen Beatmung
- .20 Nicht invasive häusliche Beatmung
- .21 Invasive häusliche Beatmung

8-717 Einstellung einer nasalen oder oronasalen Überdrucktherapie bei schlafbezogenen Atemstörungen
Inkl.: CPAP-Therapie, Bi-Level-Therapie, Auto-CPAP-Therapie
Hinw.: Eine diagnostische Polysomnographie ist gesondert zu kodieren (1-790)

8-717.0 Ersteinstellung

8-717.1 Kontrolle oder Optimierung einer früher eingeleiteten nasalen oder oronasalen Überdrucktherapie

8-718 Beatmungsentwöhnung [Weaning] bei maschineller Beatmung

Hinw.: Diese Kodes sind nur für Patienten, die bei stationärer Aufnahme das 14. Lebensjahr vollendet haben, anzugeben

Unter Beatmungsentwöhnung (Weaning) ist der Prozess der strukturierten Modifikation von Beatmungsparametern mit dem Ziel der Beendigung einer Beatmung zur Wiedererlangung der selbstständigen Atmung ohne maschinelle Beatmung zu verstehen. Ein Kode aus diesem Bereich ist auch anzugeben, wenn die Entwöhnung fehlgeschlagen ist und z.B. die (Wieder-)Einstellung auf eine häusliche maschinelle Beatmung erfolgt

Ein Kode aus diesem Bereich ist bei allen Formen einer invasiven oder nicht invasiven maschinellen Beatmung anzuwenden, wenn die Dauer der Beatmung einschließlich beatmungsfreier Intervalle mehr als 95 Stunden an aufeinanderfolgenden Tagen beträgt und wenn ein strukturierter Entwöhnungsprozess mit täglicher dokumentierter leitliniengerechter Evaluation der Entwöhnungsbereitschaft des Patienten erfolgt

Mindestmerkmale:

- Mindestens ein täglicher dokumentierter Spontanatmungsversuch (dieser kann mit oder ohne Atemunterstützungsverfahren (z.B. CPAP oder HFNC) und mit oder ohne Sauerstoffinsufflation erfolgen) oder schriftliche Begründung bei Nichtdurchführung oder Versagen des täglichen Spontanatmungsversuches

Mindestanforderungen pro Behandlungstag:

- Erhebung der Kriterien zur Entwöhnungsbereichtschaft
- Erhebung eines Sedierungscores (z.B. Richmond Agitation-Sedation Scale) und Festlegung eines Sedierungsziels
- Verfügbarkeit von Physiotherapie und Anwendung nach den individuellen Möglichkeiten des Patienten

Dokumentation mindestens alle 8 Stunden:

- Gasaustauschparameter (z.B. pO_2, pCO_2, sO_2) mit invasiven oder nicht invasiven Messverfahren (z.B. Blutgasanalyse, Pulsoxymetrie, transkutane Oxymetrie und CO_2 Messung)
- Geräteeinstellungen (mindestens Beatmungsmodus, Beatmungsdrücke, FiO_2 oder O_2-Fluss), zusätzlich bei Änderungen der Geräteeinstellungen
- Gerätemesswerte (mindestens Atemfrequenz, Atemzugvolumen, Atemminutenvolumen, Beatmungsdrücke), zusätzlich bei Änderungen der Geräteeinstellungen

Als Behandlungstage gelten alle Tage ab Beginn der Beatmung, an denen mindestens ein Spontanatmungsversuch durchgeführt wurde oder für die eine schriftliche Begründung der Nichtdurchführung oder des Versagens des täglichen Spontanatmungsversuches vorliegt

Tage, an denen kein Spontanatmungsversuch unternommen wurde und keine schriftliche Begründung der Nichtdurchführung oder des Versagens des täglichen Spontanatmungsversuches vorliegt, sind nicht zu zählen

Tage ohne eine (intermittierende) maschinelle Beatmung sind nicht zu zählen

Die Einleitung einer häuslichen maschinellen Beatmung während desselben stationären Aufenthaltes ist gesondert zu kodieren (8-716 ff.)

8-718.0 Mindestens 1 bis höchstens 2 Behandlungstage

8-718.1 Mindestens 3 bis höchstens 5 Behandlungstage

8-718.2 Mindestens 6 bis höchstens 10 Behandlungstage

8-718.3 Mindestens 11 bis höchstens 20 Behandlungstage

8-718.4 Mindestens 21 bis höchstens 40 Behandlungstage

8-718.5 Mindestens 41 bis höchstens 75 Behandlungstage

8-718.6 Mindestens 76 Behandlungstage

8-719 Zusatzinformationen zur maschinellen Beatmung

8-719.0 Anwendung der neural regulierten Beatmungsunterstützung [NAVA – Neurally Adjusted Ventilatory Assist]

Inkl.: Einlage einer gastralen Spezialsonde

8-72 Sauerstoffzufuhr

8-720 **Sauerstoffzufuhr bei Neugeborenen**
Hinw.: Dieser Kode ist nur einmal pro stationären Aufenthalt anzugeben
Er ist nur anzugeben, wenn die Sauerstofftherapie mehr als vier Stunden lang durchgeführt wurde

8-721 **Hyperbare Oxygenation [HBO]**
Hinw.: Der Kode ist für jede einzelne Behandlung anzugeben

8-721.0 Behandlungsdauer bis unter 145 Minuten ohne Intensivüberwachung

8-721.1 Behandlungsdauer bis unter 145 Minuten mit Intensivüberwachung

8-721.2 Behandlungsdauer von 145-280 Minuten mit Intensivüberwachung

8-721.3 Behandlungsdauer über 280 Minuten mit Intensivüberwachung

8-721.4 Behandlungsdauer von 145-280 Minuten ohne Intensivüberwachung

8-721.x Sonstige

8-721.y N.n.bez.

Maßnahmen im Rahmen der Reanimation (8-77...8-77)

8-77 Maßnahmen im Rahmen der Reanimation

8-771 **Kardiale oder kardiopulmonale Reanimation**
Inkl.: Maßnahmen für die Atmung

8-772 **Operative Reanimation**

8-779 **Andere Reanimationsmaßnahmen**

Maßnahmen für den Blutkreislauf (8-80...8-85)

8-80 Transfusion von Blutzellen

Exkl.: Intrauterine Transfusion (5-754.0)

8-800 **Transfusion von Vollblut, Erythrozytenkonzentrat und Thrombozytenkonzentrat**
Inkl.: Bedside-Test
Hinw.: Für Einzeltransfusionen gleichen Typs ist nur ein Kode pro stationären Aufenthalt anzugeben
Die Eigenblutspende ist gesondert zu kodieren (8-803.0)

8-800.0 Vollblut, 1-5 TE

8-800.1 Vollblut, mehr als 5 TE
Inkl.: Massentransfusion

8-800.6 Patientenbezogene Thrombozytenkonzentrate
Hinw.: Mit einem Kode aus diesem Bereich sind spezifisch hergestellte Thrombozytenkonzentrate für Patienten mit Verdacht auf bzw. Nachweis von thrombozytenspezifischen oder HLA-Antikörpern zu kodieren

.60 1 patientenbezogenes Thrombozytenkonzentrat

.61 2 patientenbezogene Thrombozytenkonzentrate

.62 3 bis unter 5 patientenbezogene Thrombozytenkonzentrate

.63 5 bis unter 7 patientenbezogene Thrombozytenkonzentrate

.64 7 bis unter 9 patientenbezogene Thrombozytenkonzentrate

.65 9 bis unter 11 patientenbezogene Thrombozytenkonzentrate

.66 11 bis unter 13 patientenbezogene Thrombozytenkonzentrate

.67 13 bis unter 15 patientenbezogene Thrombozytenkonzentrate

.68 15 bis unter 17 patientenbezogene Thrombozytenkonzentrate

.69	17 bis unter 19 patientenbezogene Thrombozytenkonzentrate
.6a	19 bis unter 23 patientenbezogene Thrombozytenkonzentrate
.6b	23 bis unter 27 patientenbezogene Thrombozytenkonzentrate
.6c	27 bis unter 31 patientenbezogene Thrombozytenkonzentrate
.6d	31 bis unter 35 patientenbezogene Thrombozytenkonzentrate
.6e	35 bis unter 39 patientenbezogene Thrombozytenkonzentrate
.6g	39 bis unter 43 patientenbezogene Thrombozytenkonzentrate
.6h	43 bis unter 47 patientenbezogene Thrombozytenkonzentrate
.6j	47 bis unter 51 patientenbezogene Thrombozytenkonzentrate
.6k	51 bis unter 55 patientenbezogene Thrombozytenkonzentrate
.6m	55 bis unter 59 patientenbezogene Thrombozytenkonzentrate
.6n	59 bis unter 63 patientenbezogene Thrombozytenkonzentrate
.6p	63 bis unter 67 patientenbezogene Thrombozytenkonzentrate
.6q	67 bis unter 71 patientenbezogene Thrombozytenkonzentrate
.6s	71 bis unter 79 patientenbezogene Thrombozytenkonzentrate
.6t	79 bis unter 87 patientenbezogene Thrombozytenkonzentrate
.6u	87 bis unter 95 patientenbezogene Thrombozytenkonzentrate
.6v	95 bis unter 103 patientenbezogene Thrombozytenkonzentrate
.6w	103 bis unter 111 patientenbezogene Thrombozytenkonzentrate
.6z	111 oder mehr patientenbezogene Thrombozytenkonzentrate

8-800.c Erythrozytenkonzentrat

.c0	1 TE bis unter 6 TE
.c1	6 TE bis unter 11 TE
.c2	11 TE bis unter 16 TE
.c3	16 TE bis unter 24 TE
.c4	24 TE bis unter 32 TE
.c5	32 TE bis unter 40 TE
.c6	40 TE bis unter 48 TE
.c7	48 TE bis unter 56 TE
.c8	56 TE bis unter 64 TE
.c9	64 TE bis unter 72 TE
.ca	72 TE bis unter 80 TE
.cb	80 TE bis unter 88 TE
.cc	88 TE bis unter 104 TE
.cd	104 TE bis unter 120 TE
.ce	120 TE bis unter 136 TE
.cf	136 TE bis unter 152 TE
.cg	152 TE bis unter 168 TE
.ch	168 TE bis unter 184 TE
.cj	184 TE bis unter 200 TE
.ck	200 TE bis unter 216 TE
.cm	216 TE bis unter 232 TE
.cn	232 TE bis unter 248 TE
.cp	248 TE bis unter 264 TE
.cq	264 TE bis unter 280 TE
.cr	280 TE oder mehr

8-800.d Pathogeninaktiviertes Apherese-Thrombozytenkonzentrat

.d0	1 pathogeninaktiviertes Apherese-Thrombozytenkonzentrat
.d1	2 pathogeninaktivierte Apherese-Thrombozytenkonzentrate
.d2	3 pathogeninaktivierte Apherese-Thrombozytenkonzentrate
.d3	4 pathogeninaktivierte Apherese-Thrombozytenkonzentrate
.d4	5 pathogeninaktivierte Apherese-Thrombozytenkonzentrate
.d5	6 bis unter 8 pathogeninaktivierte Apherese-Thrombozytenkonzentrate
.d6	8 bis unter 10 pathogeninaktivierte Apherese-Thrombozytenkonzentrate
.d7	10 bis unter 12 pathogeninaktivierte Apherese-Thrombozytenkonzentrate
.d8	12 bis unter 14 pathogeninaktivierte Apherese-Thrombozytenkonzentrate
.d9	14 bis unter 16 pathogeninaktivierte Apherese-Thrombozytenkonzentrate

.da 16 bis unter 18 pathogeninaktivierte Apherese-Thrombozytenkonzentrate
.db 18 bis unter 20 pathogeninaktivierte Apherese-Thrombozytenkonzentrate
.dc 20 bis unter 24 pathogeninaktivierte Apherese-Thrombozytenkonzentrate
.dd 24 bis unter 28 pathogeninaktivierte Apherese-Thrombozytenkonzentrate
.de 28 bis unter 32 pathogeninaktivierte Apherese-Thrombozytenkonzentrate
.df 32 bis unter 36 pathogeninaktivierte Apherese-Thrombozytenkonzentrate
.dg 36 bis unter 40 pathogeninaktivierte Apherese-Thrombozytenkonzentrate
.dh 40 bis unter 46 pathogeninaktivierte Apherese-Thrombozytenkonzentrate
.dj 46 bis unter 52 pathogeninaktivierte Apherese-Thrombozytenkonzentrate
.dk 52 bis unter 58 pathogeninaktivierte Apherese-Thrombozytenkonzentrate
.dm 58 bis unter 64 pathogeninaktivierte Apherese-Thrombozytenkonzentrate
.dn 64 bis unter 70 pathogeninaktivierte Apherese-Thrombozytenkonzentrate
.dp 70 bis unter 78 pathogeninaktivierte Apherese-Thrombozytenkonzentrate
.dq 78 bis unter 86 pathogeninaktivierte Apherese-Thrombozytenkonzentrate
.dr 86 bis unter 94 pathogeninaktivierte Apherese-Thrombozytenkonzentrate
.ds 94 bis unter 102 pathogeninaktivierte Apherese-Thrombozytenkonzentrate
.dt 102 bis unter 110 pathogeninaktivierte Apherese-Thrombozytenkonzentrate
.du 110 bis unter 118 pathogeninaktivierte Apherese-Thrombozytenkonzentrate
.dv 118 bis unter 126 pathogeninaktivierte Apherese-Thrombozytenkonzentrate
.dz 126 bis unter 134 pathogeninaktivierte Apherese-Thrombozytenkonzentrate

Hinw.: Bei Transfusion von 134 oder mehr pathogeninaktivierten Apherese-Thrombozytenkonzentraten ist ein Kode aus dem Bereich 8-800.j ff. zu verwenden

8-800.f Apherese-Thrombozytenkonzentrat

.f0 1 Apherese-Thrombozytenkonzentrat
.f1 2 Apherese-Thrombozytenkonzentrate
.f2 3 Apherese-Thrombozytenkonzentrate
.f3 4 Apherese-Thrombozytenkonzentrate
.f4 5 Apherese-Thrombozytenkonzentrate
.f5 6 bis unter 8 Apherese-Thrombozytenkonzentrate
.f6 8 bis unter 10 Apherese-Thrombozytenkonzentrate
.f7 10 bis unter 12 Apherese-Thrombozytenkonzentrate
.f8 12 bis unter 14 Apherese-Thrombozytenkonzentrate
.f9 14 bis unter 16 Apherese-Thrombozytenkonzentrate
.fa 16 bis unter 18 Apherese-Thrombozytenkonzentrate
.fb 18 bis unter 20 Apherese-Thrombozytenkonzentrate
.fc 20 bis unter 24 Apherese-Thrombozytenkonzentrate
.fd 24 bis unter 28 Apherese-Thrombozytenkonzentrate
.fe 28 bis unter 32 Apherese-Thrombozytenkonzentrate
.ff 32 bis unter 36 Apherese-Thrombozytenkonzentrate
.fg 36 bis unter 40 Apherese-Thrombozytenkonzentrate
.fh 40 bis unter 46 Apherese-Thrombozytenkonzentrate
.fj 46 bis unter 52 Apherese-Thrombozytenkonzentrate
.fk 52 bis unter 58 Apherese-Thrombozytenkonzentrate
.fm 58 bis unter 64 Apherese-Thrombozytenkonzentrate
.fn 64 bis unter 70 Apherese-Thrombozytenkonzentrate
.fp 70 bis unter 78 Apherese-Thrombozytenkonzentrate
.fq 78 bis unter 86 Apherese-Thrombozytenkonzentrate
.fr 86 bis unter 94 Apherese-Thrombozytenkonzentrate
.fs 94 bis unter 102 Apherese-Thrombozytenkonzentrate
.ft 102 bis unter 110 Apherese-Thrombozytenkonzentrate
.fu 110 bis unter 118 Apherese-Thrombozytenkonzentrate
.fv 118 bis unter 126 Apherese-Thrombozytenkonzentrate
.fz 126 bis unter 134 Apherese-Thrombozytenkonzentrate

Hinw.: Bei Transfusion von 134 oder mehr Apherese-Thrombozytenkonzentraten ist ein Kode aus dem Bereich 8-800.k ff. zu verwenden

8-800.g Thrombozytenkonzentrat

Hinw.: Der in den "Richtlinien zur Gewinnung von Blut und Blutbestandteilen und zur Anwendung von Blutprodukten (Hämotherapie) gemäß §§ 12 und 18 des Transfusionsgesetzes (TFG) (Novelle 2005)" festgelegte Mindestgehalt von $2x10^{11}$ Thrombozyten/Einheit ist zu beachten

.g0 1 Thrombozytenkonzentrat
.g1 2 Thrombozytenkonzentrate
.g2 3 Thrombozytenkonzentrate
.g3 4 Thrombozytenkonzentrate
.g4 5 Thrombozytenkonzentrate
.g5 6 bis unter 8 Thrombozytenkonzentrate
.g6 8 bis unter 10 Thrombozytenkonzentrate
.g7 10 bis unter 12 Thrombozytenkonzentrate
.g8 12 bis unter 14 Thrombozytenkonzentrate
.g9 14 bis unter 16 Thrombozytenkonzentrate
.ga 16 bis unter 18 Thrombozytenkonzentrate
.gb 18 bis unter 20 Thrombozytenkonzentrate
.gc 20 bis unter 24 Thrombozytenkonzentrate
.gd 24 bis unter 28 Thrombozytenkonzentrate
.ge 28 bis unter 32 Thrombozytenkonzentrate
.gf 32 bis unter 36 Thrombozytenkonzentrate
.gg 36 bis unter 40 Thrombozytenkonzentrate
.gh 40 bis unter 46 Thrombozytenkonzentrate
.gj 46 bis unter 52 Thrombozytenkonzentrate
.gk 52 bis unter 58 Thrombozytenkonzentrate
.gm 58 bis unter 64 Thrombozytenkonzentrate
.gn 64 bis unter 70 Thrombozytenkonzentrate
.gp 70 bis unter 78 Thrombozytenkonzentrate
.gq 78 bis unter 86 Thrombozytenkonzentrate
.gr 86 bis unter 94 Thrombozytenkonzentrate
.gs 94 bis unter 102 Thrombozytenkonzentrate
.gt 102 bis unter 110 Thrombozytenkonzentrate
.gu 110 bis unter 118 Thrombozytenkonzentrate
.gv 118 bis unter 126 Thrombozytenkonzentrate
.gz 126 bis unter 134 Thrombozytenkonzentrate

Hinw.: Bei Transfusion von 134 oder mehr Thrombozytenkonzentraten ist ein Kode aus dem Bereich 8-800.m ff. zu verwenden

8-800.h Pathogeninaktiviertes Thrombozytenkonzentrat

Hinw.: Der in den "Richtlinien zur Gewinnung von Blut und Blutbestandteilen und zur Anwendung von Blutprodukten (Hämotherapie) gemäß §§ 12 und 18 des Transfusionsgesetzes (TFG) (Novelle 2005)" festgelegte Mindestgehalt von $2x10^{11}$ Thrombozyten/Einheit ist zu beachten

.h0 1 pathogeninaktiviertes Thrombozytenkonzentrat
.h1 2 pathogeninaktivierte Thrombozytenkonzentrate
.h2 3 pathogeninaktivierte Thrombozytenkonzentrate
.h3 4 pathogeninaktivierte Thrombozytenkonzentrate
.h4 5 pathogeninaktivierte Thrombozytenkonzentrate
.h5 6 bis unter 8 pathogeninaktivierte Thrombozytenkonzentrate
.h6 8 bis unter 10 pathogeninaktivierte Thrombozytenkonzentrate
.h7 10 bis unter 12 pathogeninaktivierte Thrombozytenkonzentrate
.h8 12 bis unter 14 pathogeninaktivierte Thrombozytenkonzentrate
.h9 14 bis unter 16 pathogeninaktivierte Thrombozytenkonzentrate
.ha 16 bis unter 18 pathogeninaktivierte Thrombozytenkonzentrate
.hb 18 bis unter 20 pathogeninaktivierte Thrombozytenkonzentrate
.hc 20 bis unter 24 pathogeninaktivierte Thrombozytenkonzentrate
.hd 24 bis unter 28 pathogeninaktivierte Thrombozytenkonzentrate
.he 28 bis unter 32 pathogeninaktivierte Thrombozytenkonzentrate
.hf 32 bis unter 36 pathogeninaktivierte Thrombozytenkonzentrate
.hg 36 bis unter 40 pathogeninaktivierte Thrombozytenkonzentrate
.hh 40 bis unter 46 pathogeninaktivierte Thrombozytenkonzentrate
.hj 46 bis unter 52 pathogeninaktivierte Thrombozytenkonzentrate

.hk 52 bis unter 58 pathogeninaktivierte Thrombozytenkonzentrate
.hm 58 bis unter 64 pathogeninaktivierte Thrombozytenkonzentrate
.hn 64 bis unter 70 pathogeninaktivierte Thrombozytenkonzentrate
.hp 70 bis unter 78 pathogeninaktivierte Thrombozytenkonzentrate
.hq 78 bis unter 86 pathogeninaktivierte Thrombozytenkonzentrate
.hr 86 bis unter 94 pathogeninaktivierte Thrombozytenkonzentrate
.hs 94 bis unter 102 pathogeninaktivierte Thrombozytenkonzentrate
.ht 102 bis unter 110 pathogeninaktivierte Thrombozytenkonzentrate
.hu 110 bis unter 118 pathogeninaktivierte Thrombozytenkonzentrate
.hv 118 bis unter 126 pathogeninaktivierte Thrombozytenkonzentrate
.hz 126 bis unter 134 pathogeninaktivierte Thrombozytenkonzentrate
Hinw.: Bei Transfusion von 134 oder mehr pathogeninaktivierten Thrombozytenkonzentraten ist ein Kode aus dem Bereich 8-800.n ff. zu verwenden

8-800.j Weitere pathogeninaktivierte Apherese-Thrombozytenkonzentrate
.j0 134 bis unter 146 pathogeninaktivierte Apherese-Thrombozytenkonzentrate
.j1 146 bis unter 158 pathogeninaktivierte Apherese-Thrombozytenkonzentrate
.j2 158 bis unter 170 pathogeninaktivierte Apherese-Thrombozytenkonzentrate
.j3 170 bis unter 182 pathogeninaktivierte Apherese-Thrombozytenkonzentrate
.j4 182 bis unter 194 pathogeninaktivierte Apherese-Thrombozytenkonzentrate
.j5 194 bis unter 210 pathogeninaktivierte Apherese-Thrombozytenkonzentrate
.j6 210 bis unter 226 pathogeninaktivierte Apherese-Thrombozytenkonzentrate
.j7 226 bis unter 242 pathogeninaktivierte Apherese-Thrombozytenkonzentrate
.j8 242 bis unter 258 pathogeninaktivierte Apherese-Thrombozytenkonzentrate
.j9 258 bis unter 274 pathogeninaktivierte Apherese-Thrombozytenkonzentrate
.ja 274 bis unter 294 pathogeninaktivierte Apherese-Thrombozytenkonzentrate
.jb 294 bis unter 314 pathogeninaktivierte Apherese-Thrombozytenkonzentrate
.jc 314 bis unter 334 pathogeninaktivierte Apherese-Thrombozytenkonzentrate
.jd 334 bis unter 354 pathogeninaktivierte Apherese-Thrombozytenkonzentrate
.je 354 bis unter 374 pathogeninaktivierte Apherese-Thrombozytenkonzentrate
.jf 374 oder mehr pathogeninaktivierte Apherese-Thrombozytenkonzentrate

8-800.k Weitere Apherese-Thrombozytenkonzentrate
.k0 134 bis unter 146 Apherese-Thrombozytenkonzentrate
.k1 146 bis unter 158 Apherese-Thrombozytenkonzentrate
.k2 158 bis unter 170 Apherese-Thrombozytenkonzentrate
.k3 170 bis unter 182 Apherese-Thrombozytenkonzentrate
.k4 182 bis unter 194 Apherese-Thrombozytenkonzentrate
.k5 194 bis unter 210 Apherese-Thrombozytenkonzentrate
.k6 210 bis unter 226 Apherese-Thrombozytenkonzentrate
.k7 226 bis unter 242 Apherese-Thrombozytenkonzentrate
.k8 242 bis unter 258 Apherese-Thrombozytenkonzentrate
.k9 258 bis unter 274 Apherese-Thrombozytenkonzentrate
.ka 274 bis unter 294 Apherese-Thrombozytenkonzentrate
.kb 294 bis unter 314 Apherese-Thrombozytenkonzentrate
.kc 314 bis unter 334 Apherese-Thrombozytenkonzentrate
.kd 334 bis unter 354 Apherese-Thrombozytenkonzentrate
.ke 354 bis unter 374 Apherese-Thrombozytenkonzentrate
.kf 374 oder mehr Apherese-Thrombozytenkonzentrate

8-800.m Weitere Thrombozytenkonzentrate
Hinw.: Der in den "Richtlinien zur Gewinnung von Blut und Blutbestandteilen und zur Anwendung von Blutprodukten (Hämotherapie) gemäß §§ 12 und 18 des Transfusionsgesetzes (TFG) (Novelle 2005)" festgelegte Mindestgehalt von $2x10^{11}$ Thrombozyten/Einheit ist zu beachten
.m0 134 bis unter 146 Thrombozytenkonzentrate
.m1 146 bis unter 158 Thrombozytenkonzentrate
.m2 158 bis unter 170 Thrombozytenkonzentrate
.m3 170 bis unter 182 Thrombozytenkonzentrate
.m4 182 bis unter 194 Thrombozytenkonzentrate
.m5 194 bis unter 210 Thrombozytenkonzentrate
.m6 210 bis unter 226 Thrombozytenkonzentrate

.m7 226 bis unter 242 Thrombozytenkonzentrate
.m8 242 bis unter 258 Thrombozytenkonzentrate
.m9 258 bis unter 274 Thrombozytenkonzentrate
.ma 274 bis unter 294 Thrombozytenkonzentrate
.mb 294 bis unter 314 Thrombozytenkonzentrate
.mc 314 bis unter 334 Thrombozytenkonzentrate
.md 334 bis unter 354 Thrombozytenkonzentrate
.me 354 bis unter 374 Thrombozytenkonzentrate
.mf 374 oder mehr Thrombozytenkonzentrate

8-800.n Weitere pathogeninaktivierte Thrombozytenkonzentrate
Hinw.: Der in den "Richtlinien zur Gewinnung von Blut und Blutbestandteilen und zur Anwendung von Blutprodukten (Hämotherapie) gemäß §§ 12 und 18 des Transfusionsgesetzes (TFG) (Novelle 2005)" festgelegte Mindestgehalt von $2x10^{11}$ Thrombozyten/Einheit ist zu beachten

.n0 134 bis unter 146 pathogeninaktivierte Thrombozytenkonzentrate
.n1 146 bis unter 158 pathogeninaktivierte Thrombozytenkonzentrate
.n2 158 bis unter 170 pathogeninaktivierte Thrombozytenkonzentrate
.n3 170 bis unter 182 pathogeninaktivierte Thrombozytenkonzentrate
.n4 182 bis unter 194 pathogeninaktivierte Thrombozytenkonzentrate
.n5 194 bis unter 210 pathogeninaktivierte Thrombozytenkonzentrate
.n6 210 bis unter 226 pathogeninaktivierte Thrombozytenkonzentrate
.n7 226 bis unter 242 pathogeninaktivierte Thrombozytenkonzentrate
.n8 242 bis unter 258 pathogeninaktivierte Thrombozytenkonzentrate
.n9 258 bis unter 274 pathogeninaktivierte Thrombozytenkonzentrate
.na 274 bis unter 294 pathogeninaktivierte Thrombozytenkonzentrate
.nb 294 bis unter 314 pathogeninaktivierte Thrombozytenkonzentrate
.nc 314 bis unter 334 pathogeninaktivierte Thrombozytenkonzentrate
.nd 334 bis unter 354 pathogeninaktivierte Thrombozytenkonzentrate
.ne 354 bis unter 374 pathogeninaktivierte Thrombozytenkonzentrate
.nf 374 oder mehr pathogeninaktivierte Thrombozytenkonzentrate

8-800.x Sonstige

8-800.y N.n.bez.

8-801 Austauschtransfusion

8-802 Transfusion von Leukozyten
Hinw.: Für Einzeltransfusionen gleichen Typs ist nur ein Kode pro stationären Aufenthalt anzugeben
Die Verwendung von Arzneimitteln für neuartige Therapien ist gesondert zu kodieren (5-936 ff.)

8-802.2 Lymphozyten, 1-5 TE

.20 Ohne In-vitro-Aufbereitung
.21 Mit virusspezifischer In-vitro-Aufbereitung
.22 Mit pilzspezifischer In-vitro-Aufbereitung
.23 Mit tumorspezifischer In-vitro-Aufbereitung, ohne gentechnische In-vitro-Aufbereitung
.24 Mit tumorspezifischer In-vitro-Aufbereitung, mit gentechnischer In-vitro-Aufbereitung
Inkl.: CAR-T-Zellen
.2x Mit sonstiger In-vitro-Aufbereitung

8-802.3 Lymphozyten, mehr als 5 TE

.30 Ohne In-vitro-Aufbereitung
.31 Mit virusspezifischer In-vitro-Aufbereitung
.32 Mit pilzspezifischer In-vitro-Aufbereitung
.33 Mit tumorspezifischer In-vitro-Aufbereitung, ohne gentechnische In-vitro-Aufbereitung
.34 Mit tumorspezifischer In-vitro-Aufbereitung, mit gentechnischer In-vitro-Aufbereitung
Inkl.: CAR-T-Zellen
.3x Mit sonstiger In-vitro-Aufbereitung

8-802.4 Lymphozyten ohne erneute Gewinnung vom gleichen Spender, nach Transplantation von hämatopoetischen Stammzellen

.40 Ohne In-vitro-Aufbereitung
.42 Mit virusspezifischer In-vitro-Aufbereitung
.43 Mit pilzspezifischer In-vitro-Aufbereitung

.44 Mit tumorspezifischer In-vitro-Aufbereitung

.45 Mit gentechnischer In-vitro-Aufbereitung
Inkl.: Allogene, genetisch modifizierte T-Zellen mit HSV-TK Mut2

.4x Mit sonstiger In-vitro-Aufbereitung

8-802.5 Leukozyten nach Ex-vivo-Kultur

.50 T-Zellen

.51 Natural-Killer-Zellen (NK-Zellen)

.52 Dendritische Zellen
Exkl.: Lokale Applikation von dendritischen Zellen (8-861.1)

.5x Sonstige

8-802.6 Granulozyten

.60 1 Granulozytenkonzentrat

.61 2 Granulozytenkonzentrate

.62 3 bis unter 5 Granulozytenkonzentrate

.63 5 bis unter 7 Granulozytenkonzentrate

.64 7 bis unter 9 Granulozytenkonzentrate

.65 9 bis unter 11 Granulozytenkonzentrate

.66 11 bis unter 13 Granulozytenkonzentrate

.67 13 bis unter 15 Granulozytenkonzentrate

.68 15 bis unter 17 Granulozytenkonzentrate

.69 17 bis unter 19 Granulozytenkonzentrate

.6a 19 bis unter 21 Granulozytenkonzentrate

.6b 21 oder mehr Granulozytenkonzentrate

8-802.7 Lymphozyten nach erneuter Gewinnung vom gleichen Spender, nach Transplantation von hämatopoetischen Stammzellen

.70 Ohne In-vitro-Aufbereitung

.71 Mit virusspezifischer In-vitro-Aufbereitung

.72 Mit pilzspezifischer In-vitro-Aufbereitung

.73 Mit tumorspezifischer In-vitro-Aufbereitung

.74 Mit gentechnischer In-vitro-Aufbereitung
Inkl.: Allogene, genetisch modifizierte T-Zellen mit HSV-TK Mut2

.7x Mit sonstiger In-vitro-Aufbereitung

8-802.8 Lymphozyten nach erneuter Gewinnung von einem anderen Spender, nach Transplantation von hämatopoetischen Stammzellen

.80 Ohne In-vitro-Aufbereitung

.81 Mit virusspezifischer In-vitro-Aufbereitung

.82 Mit pilzspezifischer In-vitro-Aufbereitung

.83 Mit tumorspezifischer In-vitro-Aufbereitung

.8x Mit sonstiger In-vitro-Aufbereitung

8-802.x Sonstige

8-802.y N.n.bez.

8-803 Gewinnung und Transfusion von Eigenblut
Hinw.: Ein Kode aus diesem Bereich ist jeweils nur einmal pro stationären Aufenthalt anzugeben

8-803.0 Eigenblutspende
Inkl.: Retransfusion

8-803.1 Normovolämische Hämodilution im Rahmen einer Operation

8-803.2 Maschinelle Autotransfusion (Cell-Saver) ohne Bestrahlung

8-803.3 Maschinelle Autotransfusion (Cell-Saver) mit Bestrahlung

8-803.x Sonstige

8-803.y N.n.bez.

8-805 Transfusion von peripher gewonnenen hämatopoetischen Stammzellen

Exkl.: Transplantation von hämatopoetischen Stammzellen aus dem Knochenmark (5-411 ff.)
Autogene Stammzelltherapie (8-860 ff.)

Hinw.: Die In-vitro-Aufbereitung bei Entnahme der Stammzellen ist von dem Krankenhaus gesondert zu kodieren, bei dem der Aufwand für die In-vitro-Aufbereitung entstanden ist (5-410.2 ff.)
Die Art der In-vitro-Aufbereitung der transplantierten oder transfundierten hämatopoetischen Stammzellen ist gesondert zu kodieren (5-411.7 ff.)

8-805.0 Autogen

- .00 Ohne In-vitro-Aufbereitung
- .03 Nach In-vitro-Aufbereitung

8-805.2 Allogen, nicht HLA-identisch, verwandter Spender

- .24 Nach In-vitro-Aufbereitung bei Differenz in 1 Antigen
- .25 Nach In-vitro-Aufbereitung bei Differenz in 2-3 Antigenen (haploident)
- .26 Ohne In-vitro-Aufbereitung bei Differenz in 1 Antigen
- .27 Ohne In-vitro-Aufbereitung bei Differenz in 2-3 Antigenen (haploident)

8-805.3 Allogen, nicht HLA-identisch, nicht verwandter Spender

- .30 Ohne In-vitro-Aufbereitung
- .32 Nach In-vitro-Aufbereitung

8-805.4 Allogen, HLA-identisch, verwandter Spender

- .40 Ohne In-vitro-Aufbereitung
- .42 Nach In-vitro-Aufbereitung

8-805.5 Allogen, HLA-identisch, nicht verwandter Spender

- .50 Ohne In-vitro-Aufbereitung
- .52 Nach In-vitro-Aufbereitung

8-805.6 Stammzellboost nach erfolgter Transplantation von hämatopoetischen Stammzellen

- .60 Ohne In-vitro-Aufbereitung
- .62 Nach In-vitro-Aufbereitung

8-805.7 Retransfusion während desselben stationären Aufenthaltes

Hinw.: Dieser Kode ist ein Zusatzkode
Eine Retransfusion meint nicht die fraktionierte Gabe eines Transplantats über mehrere Tage verteilt. Mit diesem Kode ist nur eine komplett neue Transfusion hämatopoetischer Stammzellen nach Versagen der vorherigen Transplantation während desselben stationären Aufenthaltes (ungeplante Retransplantation) zu kodieren. Dabei wird nach Ausschöpfung aller Mittel zur Erhaltung des ersten Transplantats eine neue Transfusion mit erneuter Konditionierung und/oder einem Wechsel des Stammzellspenders durchgeführt

8-805.x Sonstige

8-805.y N.n.bez.

8-81 Transfusion von Plasma, Plasmabestandteilen und Infusion von Volumenersatzmitteln

Hinw.: Ein Kode aus diesem Bereich ist jeweils nur einmal pro stationären Aufenthalt anzugeben.
Einzeltransfusionen gleichen Typs sind zu addieren

8-810 Transfusion von Plasmabestandteilen und gentechnisch hergestellten Plasmaproteinen

Exkl.: Plasmabestandteile und genetisch hergestellte Plasmaproteine, die unter 8-812 ff. aufgeführt sind

8-810.6 Rekombinanter aktivierter Faktor VII

- .63 Bis unter 25 kIE
- .64 25 kIE bis unter 50 kIE
- .65 50 kIE bis unter 100 kIE
- .66 100 kIE bis unter 200 kIE
- .67 200 kIE bis unter 300 kIE
- .68 300 kIE bis unter 400 kIE
- .69 400 kIE bis unter 500 kIE
- .6a 500 kIE bis unter 1.000 kIE
- .6b 1.000 kIE bis unter 1.500 kIE

	.6c	1.500 kIE bis unter 2.000 kIE
	.6d	2.000 kIE bis unter 2.500 kIE
	.6e	2.500 kIE bis unter 3.000 kIE
	.6f	3.000 kIE bis unter 4.000 kIE
	.6g	4.000 kIE bis unter 5.000 kIE
	.6h	5.000 kIE bis unter 6.000 kIE
	.6j	6.000 kIE bis unter 7.000 kIE
	.6k	7.000 kIE bis unter 8.000 kIE
	.6m	8.000 kIE bis unter 9.000 kIE
	.6n	9.000 kIE bis unter 10.000 kIE
	.6p	10.000 kIE bis unter 15.000 kIE
	.6q	15.000 kIE bis unter 20.000 kIE
	.6r	20.000 kIE bis unter 25.000 kIE
	.6s	25.000 kIE bis unter 30.000 kIE
	.6u	30.000 kIE bis unter 40.000 kIE
	.6v	40.000 kIE bis unter 50.000 kIE
	.6w	50.000 kIE bis unter 70.000 kIE
	.6z	70.000 kIE oder mehr
8-810.7	Plasmatischer Faktor VII	
	.73	Bis unter 500 Einheiten
	.74	500 Einheiten bis unter 1.000 Einheiten
	.75	1.000 Einheiten bis unter 1.500 Einheiten
	.76	1.500 Einheiten bis unter 2.000 Einheiten
	.77	2.000 Einheiten bis unter 2.500 Einheiten
	.78	2.500 Einheiten bis unter 3.000 Einheiten
	.79	3.000 Einheiten bis unter 4.000 Einheiten
	.7a	4.000 Einheiten bis unter 5.000 Einheiten
	.7b	5.000 Einheiten bis unter 6.000 Einheiten
	.7c	6.000 Einheiten bis unter 7.000 Einheiten
	.7d	7.000 Einheiten bis unter 8.000 Einheiten
	.7e	8.000 Einheiten bis unter 9.000 Einheiten
	.7f	9.000 Einheiten bis unter 10.000 Einheiten
	.7g	10.000 Einheiten bis unter 15.000 Einheiten
	.7h	15.000 Einheiten bis unter 20.000 Einheiten
	.7j	20.000 Einheiten bis unter 25.000 Einheiten
	.7k	25.000 Einheiten bis unter 30.000 Einheiten
	.7n	30.000 Einheiten bis unter 40.000 Einheiten
	.7p	40.000 Einheiten bis unter 50.000 Einheiten
	.7q	50.000 Einheiten bis unter 70.000 Einheiten
	.7r	70.000 oder mehr Einheiten
8-810.8	Rekombinanter Faktor VIII	
	.83	Bis unter 500 Einheiten
	.84	500 Einheiten bis unter 1.000 Einheiten
	.85	1.000 Einheiten bis unter 2.000 Einheiten
	.86	2.000 Einheiten bis unter 3.000 Einheiten
	.87	3.000 Einheiten bis unter 4.000 Einheiten
	.88	4.000 Einheiten bis unter 5.000 Einheiten
	.89	5.000 Einheiten bis unter 10.000 Einheiten
	.8a	10.000 Einheiten bis unter 15.000 Einheiten
	.8b	15.000 Einheiten bis unter 20.000 Einheiten
	.8c	20.000 Einheiten bis unter 25.000 Einheiten
	.8d	25.000 Einheiten bis unter 30.000 Einheiten
	.8e	30.000 Einheiten bis unter 35.000 Einheiten
	.8f	35.000 Einheiten bis unter 40.000 Einheiten
	.8g	40.000 Einheiten bis unter 45.000 Einheiten
	.8h	45.000 Einheiten bis unter 50.000 Einheiten
	.8j	50.000 Einheiten bis unter 60.000 Einheiten
	.8k	60.000 Einheiten bis unter 70.000 Einheiten

.8m 70.000 Einheiten bis unter 80.000 Einheiten
.8n 80.000 Einheiten bis unter 90.000 Einheiten
.8p 90.000 Einheiten bis unter 100.000 Einheiten
.8r 100.000 Einheiten bis unter 120.000 Einheiten
.8s 120.000 Einheiten bis unter 140.000 Einheiten
.8t 140.000 Einheiten bis unter 160.000 Einheiten
.8u 160.000 Einheiten bis unter 200.000 Einheiten
.8v 200.000 Einheiten bis unter 240.000 Einheiten
.8w 240.000 Einheiten bis unter 280.000 Einheiten
.8z 280.000 oder mehr Einheiten

8-810.9 Plasmatischer Faktor VIII

.93 Bis unter 500 Einheiten
.94 500 Einheiten bis unter 1.000 Einheiten
.95 1.000 Einheiten bis unter 2.000 Einheiten
.96 2.000 Einheiten bis unter 3.000 Einheiten
.97 3.000 Einheiten bis unter 4.000 Einheiten
.98 4.000 Einheiten bis unter 5.000 Einheiten
.99 5.000 Einheiten bis unter 10.000 Einheiten
.9a 10.000 Einheiten bis unter 15.000 Einheiten
.9b 15.000 Einheiten bis unter 20.000 Einheiten
.9c 20.000 Einheiten bis unter 25.000 Einheiten
.9d 25.000 Einheiten bis unter 30.000 Einheiten
.9e 30.000 Einheiten bis unter 35.000 Einheiten
.9f 35.000 Einheiten bis unter 40.000 Einheiten
.9g 40.000 Einheiten bis unter 45.000 Einheiten
.9h 45.000 Einheiten bis unter 50.000 Einheiten
.9j 50.000 Einheiten bis unter 60.000 Einheiten
.9k 60.000 Einheiten bis unter 70.000 Einheiten
.9m 70.000 Einheiten bis unter 80.000 Einheiten
.9n 80.000 Einheiten bis unter 90.000 Einheiten
.9p 90.000 Einheiten bis unter 100.000 Einheiten
.9r 100.000 Einheiten bis unter 120.000 Einheiten
.9s 120.000 Einheiten bis unter 140.000 Einheiten
.9t 140.000 Einheiten bis unter 160.000 Einheiten
.9u 160.000 Einheiten bis unter 200.000 Einheiten
.9v 200.000 Einheiten bis unter 240.000 Einheiten
.9w 240.000 Einheiten bis unter 280.000 Einheiten
.9z 280.000 oder mehr Einheiten

8-810.a Rekombinanter Faktor IX

.a3 Bis unter 500 Einheiten
.a4 500 Einheiten bis unter 1.000 Einheiten
.a5 1.000 Einheiten bis unter 2.000 Einheiten
.a6 2.000 Einheiten bis unter 3.000 Einheiten
.a7 3.000 Einheiten bis unter 4.000 Einheiten
.a8 4.000 Einheiten bis unter 5.000 Einheiten
.a9 5.000 Einheiten bis unter 10.000 Einheiten
.aa 10.000 Einheiten bis unter 15.000 Einheiten
.ab 15.000 Einheiten bis unter 20.000 Einheiten
.ac 20.000 Einheiten bis unter 25.000 Einheiten
.ad 25.000 Einheiten bis unter 30.000 Einheiten
.ae 30.000 Einheiten bis unter 35.000 Einheiten
.af 35.000 Einheiten bis unter 40.000 Einheiten
.ag 40.000 Einheiten bis unter 45.000 Einheiten
.ah 45.000 Einheiten bis unter 50.000 Einheiten
.aj 50.000 Einheiten bis unter 60.000 Einheiten
.ak 60.000 Einheiten bis unter 70.000 Einheiten
.am 70.000 Einheiten bis unter 80.000 Einheiten
.an 80.000 Einheiten bis unter 90.000 Einheiten

.ap 90.000 Einheiten bis unter 100.000 Einheiten
.ar 100.000 Einheiten bis unter 120.000 Einheiten
.as 120.000 Einheiten bis unter 140.000 Einheiten
.at 140.000 Einheiten bis unter 160.000 Einheiten
.au 160.000 Einheiten bis unter 200.000 Einheiten
.av 200.000 Einheiten bis unter 240.000 Einheiten
.aw 240.000 Einheiten bis unter 280.000 Einheiten
.az 280.000 oder mehr Einheiten

8-810.b Plasmatischer Faktor IX

.b3 Bis unter 500 Einheiten
.b4 500 Einheiten bis unter 1.000 Einheiten
.b5 1.000 Einheiten bis unter 2.000 Einheiten
.b6 2.000 Einheiten bis unter 3.000 Einheiten
.b7 3.000 Einheiten bis unter 4.000 Einheiten
.b8 4.000 Einheiten bis unter 5.000 Einheiten
.b9 5.000 Einheiten bis unter 10.000 Einheiten
.ba 10.000 Einheiten bis unter 15.000 Einheiten
.bb 15.000 Einheiten bis unter 20.000 Einheiten
.bc 20.000 Einheiten bis unter 25.000 Einheiten
.bd 25.000 Einheiten bis unter 30.000 Einheiten
.be 30.000 Einheiten bis unter 35.000 Einheiten
.bf 35.000 Einheiten bis unter 40.000 Einheiten
.bg 40.000 Einheiten bis unter 45.000 Einheiten
.bh 45.000 Einheiten bis unter 50.000 Einheiten
.bj 50.000 Einheiten bis unter 60.000 Einheiten
.bk 60.000 Einheiten bis unter 70.000 Einheiten
.bm 70.000 Einheiten bis unter 80.000 Einheiten
.bn 80.000 Einheiten bis unter 90.000 Einheiten
.bp 90.000 Einheiten bis unter 100.000 Einheiten
.br 100.000 Einheiten bis unter 120.000 Einheiten
.bs 120.000 Einheiten bis unter 140.000 Einheiten
.bt 140.000 Einheiten bis unter 160.000 Einheiten
.bu 160.000 Einheiten bis unter 200.000 Einheiten
.bv 200.000 Einheiten bis unter 240.000 Einheiten
.bw 240.000 Einheiten bis unter 280.000 Einheiten
.bz 280.000 oder mehr Einheiten

8-810.c FEIBA - Prothrombinkomplex mit Faktor-VIII-Inhibitor-Bypass-Aktivität

.c3 Bis unter 500 Einheiten
.c4 500 Einheiten bis unter 1.000 Einheiten
.c5 1.000 Einheiten bis unter 2.000 Einheiten
.c6 2.000 Einheiten bis unter 3.000 Einheiten
.c7 3.000 Einheiten bis unter 4.000 Einheiten
.c8 4.000 Einheiten bis unter 5.000 Einheiten
.c9 5.000 Einheiten bis unter 10.000 Einheiten
.ca 10.000 Einheiten bis unter 15.000 Einheiten
.cb 15.000 Einheiten bis unter 20.000 Einheiten
.cc 20.000 Einheiten bis unter 25.000 Einheiten
.cd 25.000 Einheiten bis unter 30.000 Einheiten
.ce 30.000 Einheiten bis unter 35.000 Einheiten
.cf 35.000 Einheiten bis unter 40.000 Einheiten
.cg 40.000 Einheiten bis unter 45.000 Einheiten
.ch 45.000 Einheiten bis unter 50.000 Einheiten
.cj 50.000 Einheiten bis unter 60.000 Einheiten
.ck 60.000 Einheiten bis unter 70.000 Einheiten
.cm 70.000 Einheiten bis unter 80.000 Einheiten
.cn 80.000 Einheiten bis unter 90.000 Einheiten
.cp 90.000 Einheiten bis unter 100.000 Einheiten
.cr 100.000 Einheiten bis unter 120.000 Einheiten

.cs	120.000 Einheiten bis unter 140.000 Einheiten
.ct	140.000 Einheiten bis unter 160.000 Einheiten
.cu	160.000 Einheiten bis unter 200.000 Einheiten
.cv	200.000 Einheiten bis unter 240.000 Einheiten
.cw	240.000 Einheiten bis unter 280.000 Einheiten
.cz	280.000 oder mehr Einheiten

8-810.d Von-Willebrand-Faktor

.d3	Bis unter 500 Einheiten
.d4	500 Einheiten bis unter 1.000 Einheiten
.d5	1.000 Einheiten bis unter 2.000 Einheiten
.d6	2.000 Einheiten bis unter 3.000 Einheiten
.d7	3.000 Einheiten bis unter 4.000 Einheiten
.d8	4.000 Einheiten bis unter 5.000 Einheiten
.d9	5.000 Einheiten bis unter 10.000 Einheiten
.da	10.000 Einheiten bis unter 15.000 Einheiten
.db	15.000 Einheiten bis unter 20.000 Einheiten
.dc	20.000 Einheiten bis unter 25.000 Einheiten
.dd	25.000 Einheiten bis unter 30.000 Einheiten
.de	30.000 Einheiten bis unter 35.000 Einheiten
.df	35.000 Einheiten bis unter 40.000 Einheiten
.dg	40.000 Einheiten bis unter 45.000 Einheiten
.dh	45.000 Einheiten bis unter 50.000 Einheiten
.dj	50.000 Einheiten bis unter 60.000 Einheiten
.dk	60.000 Einheiten bis unter 70.000 Einheiten
.dm	70.000 Einheiten bis unter 80.000 Einheiten
.dn	80.000 Einheiten bis unter 90.000 Einheiten
.dp	90.000 Einheiten bis unter 100.000 Einheiten
.dr	100.000 Einheiten bis unter 120.000 Einheiten
.ds	120.000 Einheiten bis unter 140.000 Einheiten
.dt	140.000 Einheiten bis unter 160.000 Einheiten
.du	160.000 Einheiten bis unter 200.000 Einheiten
.dv	200.000 Einheiten bis unter 240.000 Einheiten
.dw	240.000 Einheiten bis unter 280.000 Einheiten
.dz	280.000 oder mehr Einheiten

8-810.e Faktor XIII

.e5	Bis unter 250 Einheiten
.e6	250 Einheiten bis unter 500 Einheiten
.e7	500 Einheiten bis unter 1.000 Einheiten
.e8	1.000 Einheiten bis unter 2.000 Einheiten
.e9	2.000 Einheiten bis unter 3.000 Einheiten
.ea	3.000 Einheiten bis unter 4.000 Einheiten
.eb	4.000 Einheiten bis unter 5.000 Einheiten
.ec	5.000 Einheiten bis unter 10.000 Einheiten
.ed	10.000 Einheiten bis unter 15.000 Einheiten
.ee	15.000 Einheiten bis unter 20.000 Einheiten
.ef	20.000 Einheiten bis unter 25.000 Einheiten
.eg	25.000 Einheiten bis unter 30.000 Einheiten
.eh	30.000 Einheiten bis unter 35.000 Einheiten
.ej	35.000 Einheiten bis unter 40.000 Einheiten
.ek	40.000 Einheiten bis unter 45.000 Einheiten
.em	45.000 Einheiten bis unter 50.000 Einheiten
.en	50.000 Einheiten bis unter 60.000 Einheiten
.ep	60.000 Einheiten bis unter 70.000 Einheiten
.eq	70.000 Einheiten bis unter 80.000 Einheiten
.er	80.000 Einheiten bis unter 90.000 Einheiten
.es	90.000 Einheiten bis unter 100.000 Einheiten
.eu	100.000 Einheiten bis unter 120.000 Einheiten
.ev	120.000 Einheiten bis unter 140.000 Einheiten

.ew 140.000 Einheiten bis unter 180.000 Einheiten
.ez 180.000 oder mehr Einheiten

8-810.g Antithrombin III

.g1 2.000 IE bis unter 3.500 IE
Hinw.: Dieser Kode ist für Patienten mit einem Alter bei Aufnahme von unter 15 Jahren anzugeben
.g2 3.500 IE bis unter 5.000 IE
Hinw.: Dieser Kode ist für Patienten mit einem Alter bei Aufnahme von unter 15 Jahren anzugeben
.g3 5.000 IE bis unter 7.000 IE
Hinw.: Dieser Kode ist für Patienten mit einem Alter bei Aufnahme von unter 15 Jahren anzugeben
.g4 7.000 IE bis unter 10.000 IE
.g5 10.000 IE bis unter 15.000 IE
.g6 15.000 IE bis unter 20.000 IE
.g7 20.000 IE bis unter 25.000 IE
.g8 25.000 IE bis unter 30.000 IE
.ga 30.000 IE bis unter 40.000 IE
.gb 40.000 IE bis unter 50.000 IE
.gc 50.000 IE bis unter 60.000 IE
.gd 60.000 IE bis unter 70.000 IE
.ge 70.000 IE bis unter 90.000 IE
.gf 90.000 IE bis unter 110.000 IE
.gg 110.000 IE bis unter 130.000 IE
.gh 130.000 IE bis unter 150.000 IE
.gj 150.000 IE oder mehr

8-810.h C1-Esteraseinhibitor

.h3 500 Einheiten bis unter 1.000 Einheiten
.h4 1.000 Einheiten bis unter 1.500 Einheiten
.h5 1.500 Einheiten bis unter 2.000 Einheiten
.h6 2.000 Einheiten bis unter 2.500 Einheiten
.h7 2.500 Einheiten bis unter 3.000 Einheiten
.h8 3.000 Einheiten bis unter 4.000 Einheiten
.h9 4.000 Einheiten bis unter 5.000 Einheiten
.ha 5.000 Einheiten bis unter 6.000 Einheiten
.hb 6.000 Einheiten bis unter 7.000 Einheiten
.hc 7.000 Einheiten bis unter 9.000 Einheiten
.hd 9.000 Einheiten bis unter 11.000 Einheiten
.he 11.000 oder mehr Einheiten

8-810.j Fibrinogenkonzentrat

.j3 Bis unter 1,0 g
.j4 1,0 g bis unter 2,0 g
.j5 2,0 g bis unter 3,0 g
.j6 3,0 g bis unter 4,0 g
.j7 4,0 g bis unter 5,0 g
.j8 5,0 g bis unter 6,0 g
.j9 6,0 g bis unter 7,0 g
.ja 7,0 g bis unter 8,0 g
.jb 8,0 g bis unter 9,0 g
.jc 9,0 g bis unter 10,0 g
.jd 10,0 g bis unter 12,5 g
.je 12,5 g bis unter 15,0 g
.jf 15,0 g bis unter 17,5 g
.jg 17,5 g bis unter 20,0 g
.jh 20,0 g bis unter 25,0 g
.jj 25,0 g bis unter 30,0 g
.jk 30,0 g bis unter 35,0 g
.jm 35,0 g bis unter 40,0 g
.jn 40,0 g bis unter 50,0 g
.jp 50,0 g bis unter 60,0 g
.jq 60,0 g bis unter 70,0 g

.jr 70,0 g bis unter 80,0 g
.js 80,0 g bis unter 90,0 g
.jt 90,0 g bis unter 100,0 g
.jv 100,0 g bis unter 120,0 g
.jw 120,0 g bis unter 160,0 g
.jz 160,0 g oder mehr

8-810.q Human-Immunglobulin, spezifisch gegen Hepatitis-B-surface-Antigen (HBsAg)

.q0 2.000 IE bis unter 4.000 IE
.q1 4.000 IE bis unter 6.000 IE
.q2 6.000 IE bis unter 8.000 IE
.q3 8.000 IE bis unter 10.000 IE
.q4 10.000 IE bis unter 12.000 IE
.q5 12.000 IE bis unter 14.000 IE
.q6 14.000 IE bis unter 16.000 IE
.q7 16.000 IE bis unter 18.000 IE
.q8 18.000 IE bis unter 20.000 IE
.q9 20.000 IE bis unter 22.000 IE
.qa 22.000 IE bis unter 24.000 IE
.qb 24.000 IE bis unter 28.000 IE
.qc 28.000 IE bis unter 32.000 IE
.qd 32.000 IE bis unter 36.000 IE
.qe 36.000 IE bis unter 40.000 IE
.qf 40.000 IE bis unter 46.000 IE
.qg 46.000 IE bis unter 52.000 IE
.qh 52.000 IE bis unter 58.000 IE
.qj 58.000 IE bis unter 64.000 IE
.qm 64.000 IE bis unter 76.000 IE
.qn 76.000 IE bis unter 88.000 IE
.qp 88.000 IE bis unter 100.000 IE
.qq 100.000 IE bis unter 112.000 IE
.qr 112.000 IE oder mehr

8-810.s Human-Immunglobulin, spezifisch gegen Zytomegalie-Virus (CMV)

.s0 1,0 g bis unter 2,0 g
Hinw.: Dieser Kode ist für Patienten mit einem Alter bei Aufnahme von unter 5 Jahren anzugeben
.s1 2,0 g bis unter 3,0 g
Hinw.: Dieser Kode ist für Patienten mit einem Alter bei Aufnahme von unter 5 Jahren anzugeben
.s2 3,0 g bis unter 5,0 g
Hinw.: Dieser Kode ist für Patienten mit einem Alter bei Aufnahme von unter 5 Jahren anzugeben
.s3 5,0 g bis unter 7,5 g
.s4 7,5 g bis unter 10,0 g
.s5 10,0 g bis unter 12,5 g
.s6 12,5 g bis unter 15,0 g
.s7 15,0 g bis unter 20,0 g
.s8 20,0 g bis unter 25,0 g
.s9 25,0 g bis unter 30,0 g
.sa 30,0 g bis unter 35,0 g
.sb 35,0 g bis unter 40,0 g
.sc 40,0 g bis unter 45,0 g
.sd 45,0 g bis unter 50,0 g
.sf 50,0 g bis unter 60,0 g
.sg 60,0 g bis unter 70,0 g
.sh 70,0 g bis unter 80,0 g
.sj 80,0 g bis unter 90,0 g
.sk 90,0 g bis unter 100,0 g
.sm 100,0 g bis unter 120,0 g
.sn 120,0 g bis unter 140,0 g
.sp 140,0 g bis unter 160,0 g
.sq 160,0 g oder mehr

8-810.t Human-Immunglobulin, spezifisch gegen Varicella-Zoster-Virus (VZV)

.t0 250 IE bis unter 500 IE
Hinw.: Dieser Kode ist für Patienten mit einem Alter bei Aufnahme von unter 15 Jahren anzugeben

.t1 500 IE bis unter 750 IE
Hinw.: Dieser Kode ist für Patienten mit einem Alter bei Aufnahme von unter 15 Jahren anzugeben

.t2 750 IE bis unter 1.000 IE
Hinw.: Dieser Kode ist für Patienten mit einem Alter bei Aufnahme von unter 15 Jahren anzugeben

.t3 1.000 IE bis unter 1.500 IE

.t4 1.500 IE bis unter 2.000 IE

.t5 2.000 IE bis unter 2.500 IE

.t6 2.500 IE bis unter 3.000 IE

.t7 3.000 IE bis unter 3.500 IE

.t8 3.500 IE bis unter 4.000 IE

.t9 4.000 IE bis unter 5.000 IE

.ta 5.000 IE bis unter 6.000 IE

.tb 6.000 IE bis unter 7.000 IE

.tc 7.000 IE bis unter 8.000 IE

.td 8.000 IE oder mehr

8-810.w Human-Immunglobulin, polyvalent

.w0 2,5 g bis unter 5 g
Hinw.: Dieser Kode ist für Patienten mit einem Alter bei Aufnahme von unter 15 Jahren anzugeben

.w1 5 g bis unter 10 g
Hinw.: Dieser Kode ist für Patienten mit einem Alter bei Aufnahme von unter 15 Jahren anzugeben

.w2 10 g bis unter 15 g

.w3 15 g bis unter 25 g

.w4 25 g bis unter 35 g

.w5 35 g bis unter 45 g

.w6 45 g bis unter 55 g

.w7 55 g bis unter 65 g

.w8 65 g bis unter 75 g

.w9 75 g bis unter 85 g

.wa 85 g bis unter 105 g

.wb 105 g bis unter 125 g

.wc 125 g bis unter 145 g

.wd 145 g bis unter 165 g

.we 165 g bis unter 185 g

.wf 185 g bis unter 205 g

.wg 205 g bis unter 225 g

.wh 225 g bis unter 245 g

.wj 245 g bis unter 285 g

.wk 285 g bis unter 325 g

.wm 325 g bis unter 365 g

.wn 365 g bis unter 445 g

.wp 445 g bis unter 525 g

.wq 525 g bis unter 605 g

.wr 605 g bis unter 685 g

.ws 685 g bis unter 765 g

.wt 765 g bis unter 845 g

.wu 845 g oder mehr

8-810.x Sonstige

8-810.y N.n.bez.

8-811 Infusion von Volumenersatzmitteln bei Neugeborenen

8-811.0 Einzelinfusion (1-5 Einheiten)

8-811.1 Masseninfusion (> 5 Einheiten)

8-811.x Sonstige

8-811.y N.n.bez.

8-812 Transfusion von Plasma und anderen Plasmabestandteilen und gentechnisch hergestellten Plasmaproteinen

Exkl.: Plasmabestandteile und genetisch hergestellte Plasmaproteine, die unter 8-810 ff. aufgeführt sind

8-812.0 Alpha-1-Proteinaseninhibitor human, parenteral

.00 600 mg bis unter 1.200 mg
Hinw.: Dieser Kode ist für Patienten mit einem Alter bei Aufnahme von unter 15 Jahren anzugeben

.01 1.200 mg bis unter 1.800 mg
Hinw.: Dieser Kode ist für Patienten mit einem Alter bei Aufnahme von unter 15 Jahren anzugeben

.02 1.800 mg bis unter 2.400 mg
Hinw.: Dieser Kode ist für Patienten mit einem Alter bei Aufnahme von unter 15 Jahren anzugeben

.03 2.400 mg bis unter 3.000 mg
.04 3.000 mg bis unter 3.600 mg
.05 3.600 mg bis unter 4.200 mg
.06 4.200 mg bis unter 4.800 mg
.07 4.800 mg bis unter 5.400 mg
.08 5.400 mg bis unter 6.000 mg
.09 6.000 mg bis unter 7.200 mg
.0a 7.200 mg bis unter 8.400 mg
.0b 8.400 mg bis unter 9.600 mg
.0c 9.600 mg bis unter 10.800 mg
.0d 10.800 mg bis unter 13.200 mg
.0e 13.200 mg bis unter 15.600 mg
.0f 15.600 mg bis unter 18.000 mg
.0g 18.000 mg bis unter 20.400 mg
.0h 20.400 mg bis unter 22.800 mg
.0j 22.800 mg bis unter 25.200 mg
.0k 25.200 mg bis unter 27.600 mg
.0m 27.600 mg bis unter 30.000 mg
.0n 30.000 mg bis unter 34.800 mg
.0p 34.800 mg bis unter 39.600 mg
.0q 39.600 mg oder mehr

8-812.1 Interferon alfa-2a, parenteral

.10 100 Mio. IE bis unter 125 Mio. IE
.11 125 Mio. IE bis unter 150 Mio. IE
.12 150 Mio. IE bis unter 175 Mio. IE
.13 175 Mio. IE bis unter 200 Mio. IE
.14 200 Mio. IE bis unter 225 Mio. IE
.15 225 Mio. IE bis unter 250 Mio. IE
.16 250 Mio. IE bis unter 275 Mio. IE
.17 275 Mio. IE bis unter 300 Mio. IE
.18 300 Mio. IE bis unter 350 Mio. IE
.19 350 Mio. IE bis unter 400 Mio. IE
.1a 400 Mio. IE bis unter 450 Mio. IE
.1b 450 Mio. IE bis unter 500 Mio. IE
.1c 500 Mio. IE bis unter 600 Mio. IE
.1d 600 Mio. IE bis unter 700 Mio. IE
.1e 700 Mio. IE bis unter 800 Mio. IE
.1f 800 Mio. IE bis unter 900 Mio. IE
.1g 900 Mio. IE bis unter 1.000 Mio. IE
.1h 1.000 Mio. IE bis unter 1.100 Mio. IE
.1j 1.100 Mio. IE bis unter 1.200 Mio. IE
.1k 1.200 Mio. IE bis unter 1.300 Mio. IE
.1m 1.300 Mio. IE bis unter 1.400 Mio. IE
.1n 1.400 Mio. IE oder mehr

8-812.2 Interferon alfa-2b, parenteral
- .20 75 Mio. IE bis unter 100 Mio. IE
- .21 100 Mio. IE bis unter 125 Mio. IE
- .22 125 Mio. IE bis unter 150 Mio. IE
- .23 150 Mio. IE bis unter 175 Mio. IE
- .24 175 Mio. IE bis unter 200 Mio. IE
- .25 200 Mio. IE bis unter 225 Mio. IE
- .26 225 Mio. IE bis unter 250 Mio. IE
- .27 250 Mio. IE bis unter 275 Mio. IE
- .28 275 Mio. IE bis unter 300 Mio. IE
- .29 300 Mio. IE bis unter 350 Mio. IE
- .2a 350 Mio. IE bis unter 400 Mio. IE
- .2b 400 Mio. IE bis unter 450 Mio. IE
- .2c 450 Mio. IE bis unter 500 Mio. IE
- .2d 500 Mio. IE bis unter 600 Mio. IE
- .2e 600 Mio. IE bis unter 700 Mio. IE
- .2f 700 Mio. IE bis unter 800 Mio. IE
- .2g 800 Mio. IE bis unter 900 Mio. IE
- .2h 900 Mio. IE bis unter 1.000 Mio. IE
- .2j 1.000 Mio. IE bis unter 1.100 Mio. IE
- .2k 1.100 Mio. IE bis unter 1.200 Mio. IE
- .2m 1.200 Mio. IE bis unter 1.300 Mio. IE
- .2n 1.300 Mio. IE bis unter 1.400 Mio. IE
- .2p 1.400 Mio. IE oder mehr

8-812.3 Anti-Human-T-Lymphozyten-Immunglobulin vom Kaninchen, parenteral

8-812.4 Anti-Human-T-Lymphozyten-Immunglobulin vom Pferd, parenteral

8-812.5 Prothrombinkomplex
- .50 500 IE bis unter 1.500 IE
- .51 1.500 IE bis unter 2.500 IE
- .52 2.500 IE bis unter 3.500 IE
- .53 3.500 IE bis unter 4.500 IE
- .54 4.500 IE bis unter 5.500 IE
- .55 5.500 IE bis unter 6.500 IE
- .56 6.500 IE bis unter 7.500 IE
- .57 7.500 IE bis unter 8.500 IE
- .58 8.500 IE bis unter 9.500 IE
- .59 9.500 IE bis unter 10.500 IE
- .5a 10.500 IE bis unter 15.500 IE
- .5b 15.500 IE bis unter 20.500 IE
- .5c 20.500 IE bis unter 25.500 IE
- .5d 25.500 IE bis unter 30.500 IE
- .5f 30.500 IE bis unter 40.500 IE
- .5g 40.500 IE bis unter 50.500 IE
- .5h 50.500 IE bis unter 60.500 IE
- .5j 60.500 IE bis unter 80.500 IE
- .5k 80.500 IE bis unter 100.500 IE
- .5m 100.500 IE bis unter 120.500 IE
- .5n 120.500 IE bis unter 140.500 IE
- .5p 140.500 IE bis unter 160.500 IE
- .5q 160.500 IE bis unter 200.500 IE
- .5r 200.500 IE oder mehr

8-812.6 Normales Plasma
- .60 1 TE bis unter 6 TE
- .61 6 TE bis unter 11 TE
- .62 11 TE bis unter 21 TE
- .63 21 TE bis unter 31 TE
- .64 31 TE oder mehr

8-812.7 Kryodepletiertes Plasma
- .70 1 TE bis unter 6 TE
- .71 6 TE bis unter 11 TE
- .72 11 TE bis unter 21 TE
- .73 21 TE bis unter 31 TE
- .74 31 TE oder mehr

8-812.8 Pathogeninaktiviertes Plasma
- .80 1 TE bis unter 6 TE
- .81 6 TE bis unter 11 TE
- .82 11 TE bis unter 21 TE
- .83 21 TE bis unter 31 TE
- .84 31 TE oder mehr

8-812.9 Humanes Protein C, parenteral
- .90 Bis unter 1.000 IE
- .91 1.000 IE bis unter 2.000 IE
- .92 2.000 IE bis unter 3.000 IE
- .93 3.000 IE bis unter 4.000 IE
- .94 4.000 IE bis unter 5.000 IE
- .95 5.000 IE bis unter 10.000 IE
- .96 10.000 IE bis unter 15.000 IE
- .97 15.000 IE bis unter 20.000 IE
- .98 20.000 IE bis unter 25.000 IE
- .9a 25.000 IE bis unter 30.000 IE
- .9b 30.000 IE bis unter 40.000 IE
- .9c 40.000 IE bis unter 50.000 IE
- .9d 50.000 IE bis unter 70.000 IE
- .9e 70.000 IE oder mehr

8-812.a Plasmatischer Faktor X
- .a0 Bis unter 500 Einheiten
- .a1 500 Einheiten bis unter 1.000 Einheiten
- .a2 1.000 Einheiten bis unter 2.000 Einheiten
- .a3 2.000 Einheiten bis unter 3.000 Einheiten
- .a4 3.000 Einheiten bis unter 4.000 Einheiten
- .a5 4.000 Einheiten bis unter 5.000 Einheiten
- .a6 5.000 Einheiten bis unter 10.000 Einheiten
- .a7 10.000 Einheiten bis unter 15.000 Einheiten
- .a8 15.000 Einheiten bis unter 20.000 Einheiten
- .a9 20.000 Einheiten bis unter 25.000 Einheiten
- .aa 25.000 Einheiten bis unter 30.000 Einheiten
- .ab 30.000 Einheiten bis unter 35.000 Einheiten
- .ac 35.000 Einheiten bis unter 40.000 Einheiten
- .ad 40.000 Einheiten bis unter 45.000 Einheiten
- .ae 45.000 Einheiten bis unter 50.000 Einheiten
- .af 50.000 Einheiten bis unter 60.000 Einheiten
- .ag 60.000 Einheiten bis unter 70.000 Einheiten
- .ah 70.000 Einheiten bis unter 80.000 Einheiten
- .aj 80.000 Einheiten bis unter 90.000 Einheiten
- .ak 90.000 Einheiten bis unter 100.000 Einheiten
- .am 100.000 oder mehr Einheiten

8-812.b Faktor XI

8-82 Plasmapherese, Immunadsorption und verwandte Verfahren

8-820 Therapeutische Plasmapherese

Inkl.: Therapeutische Plasmapherese mit gleichzeitiger Zellapherese
Hinw.: Die Gabe von Plasma oder Albumin ist im Kode enthalten

8-820.0 Mit normalem Plasma

Inkl.: Therapeutische Plasmapherese mit Albumin

.00 1 Plasmapherese
.01 2 Plasmapheresen
.02 3 Plasmapheresen
.03 4 Plasmapheresen
.04 5 Plasmapheresen
.08 6 Plasmapheresen
.09 7 Plasmapheresen
.0a 8 Plasmapheresen
.0b 9 Plasmapheresen
.0c 10 Plasmapheresen
.0d 11 Plasmapheresen
.0e 12 Plasmapheresen
.0f 13 Plasmapheresen
.0g 14 Plasmapheresen
.0h 15 Plasmapheresen
.0j 16 bis 17 Plasmapheresen
.0k 18 bis 19 Plasmapheresen
.0m 20 bis 21 Plasmapheresen
.0n 22 bis 23 Plasmapheresen
.0p 24 bis 25 Plasmapheresen
.0q 26 bis 28 Plasmapheresen
.0r 29 bis 31 Plasmapheresen
.0s 32 bis 34 Plasmapheresen
.0t 35 bis 39 Plasmapheresen
.0u 40 bis 44 Plasmapheresen
.0v 45 bis 49 Plasmapheresen
.0w 50 oder mehr Plasmapheresen

8-820.1 Mit kryodepletiertem Plasma

.10 1 Plasmapherese
.11 2 Plasmapheresen
.12 3 Plasmapheresen
.13 4 Plasmapheresen
.14 5 Plasmapheresen
.18 6 Plasmapheresen
.19 7 Plasmapheresen
.1a 8 Plasmapheresen
.1b 9 Plasmapheresen
.1c 10 Plasmapheresen
.1d 11 Plasmapheresen
.1e 12 Plasmapheresen
.1f 13 Plasmapheresen
.1g 14 Plasmapheresen
.1h 15 Plasmapheresen
.1j 16 bis 17 Plasmapheresen
.1k 18 bis 19 Plasmapheresen
.1m 20 bis 21 Plasmapheresen
.1n 22 bis 23 Plasmapheresen
.1p 24 bis 25 Plasmapheresen
.1q 26 bis 28 Plasmapheresen
.1r 29 bis 31 Plasmapheresen
.1s 32 bis 34 Plasmapheresen

.1t 35 bis 39 Plasmapheresen
.1u 40 bis 44 Plasmapheresen
.1v 45 bis 49 Plasmapheresen
.1w 50 oder mehr Plasmapheresen

8-820.2 Mit gefrorenem, pathogeninaktiviertem Plasma
Inkl.: Therapeutische Plasmapherese mit pathogenreduziertem und zellfreiem Apheresefrischplasma vom Einzelspender
Therapeutische Plasmapherese mit pathogenreduziertem und zellfreiem Poolplasma

.20 1 Plasmapherese
.21 2 Plasmapheresen
.22 3 Plasmapheresen
.23 4 Plasmapheresen
.24 5 Plasmapheresen
.25 6 Plasmapheresen
.26 7 Plasmapheresen
.27 8 Plasmapheresen
.28 9 Plasmapheresen
.29 10 Plasmapheresen
.2a 11 Plasmapheresen
.2b 12 Plasmapheresen
.2c 13 Plasmapheresen
.2d 14 Plasmapheresen
.2e 15 Plasmapheresen
.2f 16 bis 17 Plasmapheresen
.2g 18 bis 19 Plasmapheresen
.2h 20 bis 21 Plasmapheresen
.2j 22 bis 23 Plasmapheresen
.2k 24 bis 25 Plasmapheresen
.2m 26 bis 28 Plasmapheresen
.2n 29 bis 31 Plasmapheresen
.2p 32 bis 34 Plasmapheresen
.2q 35 bis 39 Plasmapheresen
.2r 40 bis 44 Plasmapheresen
.2s 45 bis 49 Plasmapheresen
.2t 50 oder mehr Plasmapheresen

8-821 Immunadsorption und verwandte Verfahren
Hinw.: Es ist jede durchgeführte (Immun-)Adsorption zu kodieren

8-821.0 Immunadsorption mit nicht regenerierbarer Säule zur Entfernung von Immunglobulinen und/oder Immunkomplexen

8-821.1 Immunadsorption mit regenerierbarer Säule zur Entfernung von Immunglobulinen und/oder Immunkomplexen

.10 Ersteinsatz
Hinw.: Dieser Kode ist nur einmal pro therapeutisches Protokoll anzugeben. Jede weitere Anwendung der regenerierbaren Säule ist gesondert zu kodieren (8-821.11)

.11 Weitere Anwendung

8-821.2 Adsorption zur Entfernung hydrophober Substanzen (niedrig- und/oder mittelmolekular)
Inkl.: Zytokin-Adsorption

8-821.x Sonstige

8-822 LDL-Apherese

8-823 Zellapherese
Exkl.: Zellapherese zur Gewinnung von Granulozytenkonzentraten oder Stammzellen
Zellapherese mit gleichzeitiger Plasmapherese (8-820)
Spezielle Zellaphereseverfahren (8-825)
Hinw.: Mit diesem Kode ist nur die Zellapherese zu therapeutischen Zwecken zu kodieren
Es ist jede durchgeführte Zellapherese zu kodieren

8-824 Photopherese
Hinw.: Es ist jede durchgeführte Photopherese zu kodieren

8-825 Spezielle Zellaphereseverfahren
Hinw.: Es ist jede durchgeführte Zellapherese zu kodieren

8-825.0 Zellapherese mit Adsorption von Granulozyten und Monozyten an Zellulose-Perlen

8-825.1 Zellapherese mit Adsorption von Granulozyten, Monozyten und Lymphozyten in einem Polypropylen-Adsorptionsfilter

8-825.x Sonstige

8-826 Doppelfiltrationsplasmapherese (DFPP)

8-826.0 Ohne Kryofiltration

.00 1 Doppelfiltrationsplasmapherese
.01 2 Doppelfiltrationsplasmapheresen
.02 3 Doppelfiltrationsplasmapheresen
.03 4 Doppelfiltrationsplasmapheresen
.04 5 Doppelfiltrationsplasmapheresen
.05 6 Doppelfiltrationsplasmapheresen
.06 7 Doppelfiltrationsplasmapheresen
.07 8 Doppelfiltrationsplasmapheresen
.08 9 Doppelfiltrationsplasmapheresen
.09 10 Doppelfiltrationsplasmapheresen
.0a 11 Doppelfiltrationsplasmapheresen
.0b 12 Doppelfiltrationsplasmapheresen
.0c 13 Doppelfiltrationsplasmapheresen
.0d 14 Doppelfiltrationsplasmapheresen
.0e 15 Doppelfiltrationsplasmapheresen
.0f 16 bis 17 Doppelfiltrationsplasmapheresen
.0g 18 bis 19 Doppelfiltrationsplasmapheresen
.0h 20 bis 21 Doppelfiltrationsplasmapheresen
.0j 22 bis 23 Doppelfiltrationsplasmapheresen
.0k 24 bis 25 Doppelfiltrationsplasmapheresen
.0m 26 bis 28 Doppelfiltrationsplasmapheresen
.0n 29 bis 31 Doppelfiltrationsplasmapheresen
.0p 32 bis 34 Doppelfiltrationsplasmapheresen
.0q 35 bis 39 Doppelfiltrationsplasmapheresen
.0r 40 bis 44 Doppelfiltrationsplasmapheresen
.0s 45 bis 49 Doppelfiltrationsplasmapheresen
.0t 50 oder mehr Doppelfiltrationsplasmapheresen

8-826.1 Mit Kryofiltration

.10 1 Doppelfiltrationsplasmapherese
.11 2 Doppelfiltrationsplasmapheresen
.12 3 Doppelfiltrationsplasmapheresen
.13 4 Doppelfiltrationsplasmapheresen
.14 5 Doppelfiltrationsplasmapheresen
.15 6 Doppelfiltrationsplasmapheresen
.16 7 Doppelfiltrationsplasmapheresen
.17 8 Doppelfiltrationsplasmapheresen
.18 9 Doppelfiltrationsplasmapheresen
.19 10 Doppelfiltrationsplasmapheresen
.1a 11 Doppelfiltrationsplasmapheresen
.1b 12 Doppelfiltrationsplasmapheresen
.1c 13 Doppelfiltrationsplasmapheresen
.1d 14 Doppelfiltrationsplasmapheresen
.1e 15 Doppelfiltrationsplasmapheresen
.1f 16 bis 17 Doppelfiltrationsplasmapheresen
.1g 18 bis 19 Doppelfiltrationsplasmapheresen
.1h 20 bis 21 Doppelfiltrationsplasmapheresen

.1j 22 bis 23 Doppelfiltrationsplasmapheresen
.1k 24 bis 25 Doppelfiltrationsplasmapheresen
.1m 26 bis 28 Doppelfiltrationsplasmapheresen
.1n 29 bis 31 Doppelfiltrationsplasmapheresen
.1p 32 bis 34 Doppelfiltrationsplasmapheresen
.1q 35 bis 39 Doppelfiltrationsplasmapheresen
.1r 40 bis 44 Doppelfiltrationsplasmapheresen
.1s 45 bis 49 Doppelfiltrationsplasmapheresen
.1t 50 oder mehr Doppelfiltrationsplasmapheresen

8-827 Apherese der löslichen, FMS-ähnlichen Tyrosinkinase 1 [sFlt-1-Apherese]

8-83 Therapeutische Katheterisierung und Kanüleneinlage in Gefäße

8-831 Legen und Wechsel eines Katheters in zentralvenöse Gefäße
Inkl.: Legen oder Wechsel eines PIC-Katheters
Exkl.: Implantation von venösen Katheterverweilsystemen (5-399.5)

8-831.0 Legen

8-831.2 Wechsel

8-831.5 Legen eines großlumigen Katheters zur extrakorporalen Blutzirkulation

8-831.x Sonstige

8-831.y N.n.bez.

8-832 Legen und Wechsel eines Katheters in die A. pulmonalis

8-832.0 Legen

8-832.2 Wechsel

8-832.x Sonstige

8-832.y N.n.bez.

8-835 Ablative Maßnahmen bei Herzrhythmusstörungen
Hinw.: Eine durchgeführte kathetergestützte elektrophysiologische Untersuchung des Herzens ist gesondert zu kodieren (1-265 ff.)
Eine durchgeführte transseptale Punktion des Herzens ist gesondert zu kodieren (1-274 ff.)
Die Anwendung eines Navigationssystems ist gesondert zu kodieren (8-990)
Der endovaskuläre Zugang ist im Kode enthalten. Ein perkutaner epikardialer Zugang ist gesondert zu kodieren (8-835.f)

8-835.2 Konventionelle Radiofrequenzablation
Hinw.: Die Verwendung eines Drahtgeflechtkatheters (Mesh-Radiofrequenzablation) ist gesondert zu kodieren (8-835.9)

.20 Rechter Vorhof
Inkl.: Venae cavae und Koronarsinus
Exkl.: AV-Knoten (8-835.21)

.21 AV-Knoten

.22 Rechter Ventrikel

.23 Linker Vorhof
Exkl.: Isolierte Ablation an den Pulmonalvenen (8-835.25)
Hinw.: Dieser Kode ist auch für die Ablation an den Pulmonalvenen mit weiteren punktförmigen oder linearen Ablationen im Bereich des Septums und/oder des übrigen linken Vorhofes zu verwenden

.24 Linker Ventrikel

.25 Pulmonalvenen
Hinw.: Mit diesem Kode ist die isolierte Ablation an den Pulmonalvenen zu verschlüsseln

8-835.3 Gekühlte Radiofrequenzablation

.30 Rechter Vorhof
Inkl.: Venae cavae und Koronarsinus
Exkl.: AV-Knoten (8-835.31)

.31 AV-Knoten

.32 Rechter Ventrikel

.33 Linker Vorhof

Exkl.: Isolierte Ablation an den Pulmonalvenen (8-835.35)

Hinw.: Dieser Kode ist auch für die Ablation an den Pulmonalvenen mit weiteren punktförmigen oder linearen Ablationen im Bereich des Septums und/oder des übrigen linken Vorhofes zu verwenden

.34 Linker Ventrikel

.35 Pulmonalvenen

Hinw.: Mit diesem Kode ist die isolierte Ablation an den Pulmonalvenen zu verschlüsseln

8-835.4 Ablation mit anderen Energiequellen

Inkl.: Ultraschall, Mikrowelle, Laser

Hinw.: Die Anwendung einer endovaskulären endoskopischen Steuerung bei einer Laserablation ist gesondert zu kodieren (8-835.e)

.40 Rechter Vorhof

Inkl.: Venae cavae und Koronarsinus

Exkl.: AV-Knoten (8-835.41)

.41 AV-Knoten

.42 Rechter Ventrikel

.43 Linker Vorhof

Exkl.: Isolierte Ablation an den Pulmonalvenen (8-835.45)

Hinw.: Dieser Kode ist auch für die Ablation an den Pulmonalvenen mit weiteren punktförmigen oder linearen Ablationen im Bereich des Septums und/oder des übrigen linken Vorhofes zu verwenden

.44 Linker Ventrikel

.45 Pulmonalvenen

Hinw.: Mit diesem Kode ist die isolierte Ablation an den Pulmonalvenen zu verschlüsseln

8-835.8 Anwendung dreidimensionaler, elektroanatomischer Mappingverfahren

Inkl.: CARTO-System, EnSite Array, EnSite NavX, EPLogix, Rhythmia

Hinw.: Dieser Kode ist ein Zusatzkode. Er ist nur anzugeben, wenn bei einem der unter 8-835.2 ff. bis 8-835.4 ff., 8-835.a ff. oder 8-835.b ff. aufgeführten Verfahren die Ablation mit Hilfe dreidimensionaler, elektroanatomischer Mappingverfahren durchgeführt wurde

8-835.9 Verwendung eines Drahtgeflechtkatheters

Hinw.: Dieser Kode ist ein Zusatzkode. Er ist nur anzugeben, wenn die konventionelle Radiofrequenzablation (8-835.2 ff.) mit Hilfe eines Drahtgeflechtkatheters (Mesh-Radiofrequenzablation) durchgeführt wurde

8-835.a Kryoablation

.a0 Rechter Vorhof

Inkl.: Venae cavae und Koronarsinus

Exkl.: AV-Knoten (8-835.a1)

.a1 AV-Knoten

.a2 Rechter Ventrikel

.a3 Linker Vorhof

Exkl.: Isolierte Ablation an den Pulmonalvenen (8-835.a5)

Hinw.: Dieser Kode ist auch für die Ablation an den Pulmonalvenen mit weiteren punktförmigen oder linearen Ablationen im Bereich des Septums und/oder des übrigen linken Vorhofes zu verwenden

.a4 Linker Ventrikel

.a5 Pulmonalvenen

Hinw.: Mit diesem Kode ist die isolierte Ablation an den Pulmonalvenen zu verschlüsseln

8-835.b Bipolare phasenverschobene Radiofrequenzablation

.b0 Rechter Vorhof

Inkl.: Venae cavae und Koronarsinus

Exkl.: AV-Knoten (8-835.b1)

.b1 AV-Knoten

.b2 Rechter Ventrikel

.b3 Linker Vorhof

Exkl.: Isolierte Ablation an den Pulmonalvenen (8-835.b5)

Hinw.: Dieser Kode ist auch für die Ablation an den Pulmonalvenen mit weiteren punktförmigen oder linearen Ablationen im Bereich des Septums und/oder des übrigen linken Vorhofes zu verwenden

.b4 Linker Ventrikel

.b5 Pulmonalvenen

Hinw.: Mit diesem Kode ist die isolierte Ablation an den Pulmonalvenen zu verschlüsseln

8-835.e Anwendung einer endovaskulären endoskopischen Steuerung
Hinw.: Dieser Kode ist ein Zusatzkode. Er ist nur anzugeben, wenn die Laserablation (8-835.4 ff.) mit Hilfe einer endovaskulären endoskopischen Steuerung durchgeführt wurde

8-835.f Perkutaner epikardialer Zugang für eine Ablation
Hinw.: Dieser Kode ist ein Zusatzkode. Er ist nur anzugeben, wenn bei einem der unter 8-835.2 ff. bis 8-835.4 ff., 8-835.a ff. oder 8-835.b ff. aufgeführten Verfahren die Ablation über einen perkutanen epikardialen Zugang durchgeführt wurde

8-835.g Anwendung rotordetektierender, elektroanatomischer Mappingverfahren
Inkl.: Focal Impulse and Rotor Modulation [FIRM]
Hinw.: Dieser Kode ist ein Zusatzkode. Er ist nur anzugeben, wenn bei einem der unter 8-835.2 ff. bis 8-835.4 ff., 8-835.a ff. oder 8-835.b ff. aufgeführten Verfahren die Ablation mit Hilfe rotordetektierender, elektroanatomischer Mappingverfahren durchgeführt wurde
Die Anwendung dreidimensionaler, elektroanatomischer Mappingverfahren ist gesondert zu kodieren (8-835.8, 8-835.j)

8-835.h Messung des Anpressdruckes
Hinw.: Dieser Kode ist ein Zusatzkode. Er ist nur anzugeben, wenn bei einem der unter 8-835.2 ff. bis 8-835.4 ff., 8-835.a ff. oder 8-835.b ff. aufgeführten Verfahren die Ablation mit Messung des Anpressdruckes durchgeführt wurde

8-835.j Anwendung hochauflösender, multipolarer, dreidimensionaler, elektroanatomischer Mappingverfahren
Inkl.: IntellaMap Orion, PentaRay, Ensite HD Grid, AcQMap
Hinw.: Dieser Kode ist ein Zusatzkode. Er ist nur anzugeben, wenn bei einem der unter 8-835.2 ff. bis 8-835.4 ff., 8-835.a ff. oder 8-835.b ff. aufgeführten Verfahren die Ablation mit Hilfe hochauflösender, multipolarer, dreidimensionaler, elektroanatomischer Mappingverfahren durchgeführt wurde
Hochauflösende, multipolare, dreidimensionale, elektroanatomische Mappingverfahren ermöglichen die Erfassung von mindestens 1.000 Mapping-Punkten pro untersuchter Herzhöhle

8-835.x Sonstige

8-835.y N.n.bez.

8-836 (Perkutan-)transluminale Gefäßintervention
Exkl.: (Perkutan-)transluminale Gefäßintervention an Gefäßen des Lungenkreislaufes (8-838 ff.)
Perkutan-transluminale Gefäßintervention an Herz und Koronargefäßen (8-837 ff.)
Endovaskuläre Implantation von Stent-Prothesen (5-38a ff.)
(Perkutan-)transluminale Stentimplantation (8-84)
Hinw.: Die Anwendung eines Embolieprotektionssystems ist gesondert zu kodieren (8-83b.9)
Die Verwendung von mehr als einem Mikrokathetersystem ist gesondert zu kodieren (8-83b.7 ff.)
Die Verwendung von Rekanalisationssystemen zur perkutanen Passage organisierter Verschlüsse ist gesondert zu kodieren (8-83b.a ff.)
Weitere (perkutan-)transluminale Gefäßinterventionen sind unter 8-83c ff. zu finden
Ein Kode aus diesem Bereich ist auch zu verwenden, wenn eine der aufgeführten Prozeduren im Rahmen einer Hybridchirurgie eingesetzt wird. Es ist dann zusätzlich zu dem jeweiligen Operationskode aus dem Bereich 5-38 bis 5-39 der Zusatzkode 5-98a.0 anzugeben
Für die Zuordnung einzelner Gefäße zu den Gruppen siehe auch Liste der Gefäße vor 5-38
Die A. uterina sowie die arteriellen Gefäße der Prostata sind mit dem Kode h Andere Arterien abdominal und pelvin zu verschlüsseln
Die Lokalisation ist für die mit ** gekennzeichneten Kodes in der 6. Stelle nach folgender Liste zu kodieren:

0 Gefäße intrakraniell
1 ↔ Gefäße Kopf extrakraniell und Hals
2 ↔ Gefäße Schulter und Oberarm
3 ↔ Gefäße Unterarm
4 Aorta
5 Aortenisthmus
6 Ductus arteriosus apertus
7 V. cava
8 ↔ Andere Gefäße thorakal
a Gefäße viszeral
c ↔ Gefäße Unterschenkel

d Gefäßmalformationen
e Künstliche Gefäße
f Gefäße spinal
g V. portae
h ↔ Andere Arterien abdominal und pelvin
j ↔ Andere Venen abdominal und pelvin
k ↔ Arterien Oberschenkel
m ↔ Venen Oberschenkel
x ↔ Sonstige

8-836.0 Ballon-Angioplastie
Hinw.: Die Verwendung eines Modellier- oder Doppellumenballons ist gesondert zu kodieren (8-83b.5 ff.)
Die Art und die Anzahl der verwendeten medikamentefreisetzenden Ballons sind gesondert zu kodieren (8-83b.ba bis 8-83b.bd)
Die Art der verwendeten antikörperbeschichteten Ballons ist gesondert zu kodieren (8-83b.b1)
Die Art und die Anzahl der verwendeten Ballons zur adventitiellen Mikroinjektion sind gesondert zu kodieren (8-83b.be bis 8-83b.bh)

.00 Gefäße intrakraniell
.02 ↔ Gefäße Schulter und Oberarm
.03 ↔ Gefäße Unterarm
.04 Aorta
.05 Aortenisthmus
.06 Ductus arteriosus apertus
.07 V. cava
.08 ↔ Andere Gefäße thorakal
.0a Gefäße viszeral
.0c ↔ Gefäße Unterschenkel
.0d Gefäßmalformationen
.0e Künstliche Gefäße
.0f Gefäße spinal
.0g V. portae
.0h ↔ A. carotis n.n.bez.
.0j ↔ A. carotis communis
.0k ↔ A. carotis interna extrakraniell
.0m ↔ A. carotis interna extrakraniell mit A. carotis communis
.0n ↔ A. carotis externa
.0p ↔ A. vertebralis extrakraniell
.0q ↔ Andere Arterien abdominal und pelvin
.0r ↔ Andere Venen abdominal und pelvin
.0s ↔ Arterien Oberschenkel
.0t ↔ Venen Oberschenkel
.0x ↔ Sonstige

** 8-836.1 Blade-Angioplastie (Scoring- oder Cutting-balloon)
Hinw.: Die Art und die Anzahl der verwendeten medikamentefreisetzenden Ballons sind gesondert zu kodieren (8-83b.ba bis 8-83b.bd)

** 8-836.2 Laser-Angioplastie

** 8-836.3 Atherektomie
Inkl.: Fräsatherektomie
Hinw.: Die Verwendung der optischen Kohärenztomographie ist gesondert zu kodieren (3-300 ff.)

** 8-836.6 Fremdkörperentfernung
Hinw.: Die Verwendung eines Mikrodrahtretriever- oder Stentretriever-Systems ist gesondert zu kodieren (8-83b.8 ff.)

** 8-836.7 Selektive Thrombolyse
Hinw.: Die Verwendung eines ultraschallgestützten Thrombolysesystems ist gesondert zu kodieren (8-83b.j)

** 8-836.8 Thrombektomie
Exkl.: Rotationsthrombektomie (8-836.p ff.)
Hinw.: Die Verwendung eines hydrodynamischen Thrombektomiesystems ist gesondert zu kodieren (8-83b.4)
Die Verwendung eines Mikrodrahtretriever- oder Stentretriever-Systems ist gesondert zu kodieren (8-83b.8 ff.)
Die Verwendung eines flexiblen intrakraniellen Aspirationsmikrokathetersystems ist gesondert zu kodieren (8-83b.d)

** 8-836.9 Selektive Embolisation mit embolisierenden Flüssigkeiten
Hinw.: Die Art der verwendeten embolisierenden Flüssigkeiten ist gesondert zu kodieren (8-83b.2 ff.)
Die Menge der verwendeten embolisierenden Flüssigkeiten ist gesondert zu kodieren (8-83b.n ff.)

** 8-836.b Selektive Embolisation mit ablösbaren Ballons
Hinw.: Die Anzahl der ablösbaren Ballons ist gesondert zu kodieren (8-83b.6 ff.)

** 8-836.c Selektive Embolisation mit Schirmen

** 8-836.k Selektive Embolisation mit Partikeln
Hinw.: Die Art der verwendeten Partikel ist gesondert zu kodieren (8-83b.1 ff.)
Die Verwendung eines katheterbasierten Infusionssystems mit dynamischer expandierbarer Spitze ist gesondert zu kodieren (8-83b.k)

** 8-836.m Selektive Embolisation mit Metallspiralen
Hinw.: Die Anzahl der verwendeten Metallspiralen ist unter 8-836.n ff. zu kodieren
Die Art der verwendeten Metall- oder Mikrospiralen ist gesondert zu kodieren (8-83b.3 ff.)
Die Verwendung eines Modellier- oder Doppellumenballons ist gesondert zu kodieren (8-83b.5 ff.)
Die Verwendung eines temporären remodellierenden Drahtgeflechts bei neurovaskulären Eingriffen ist gesondert zu kodieren (8-83b.q)

8-836.n Anzahl der Metallspiralen
Hinw.: Diese Kodes sind Zusatzkodes. Sie dürfen nur zusätzlich zu einem Kode aus 8-836.m ff. oder 8-838.9 ff. verwendet werden

.n1 1 Metallspirale
.n2 2 Metallspiralen
.n3 3 Metallspiralen
.n4 4 Metallspiralen
.n5 5 Metallspiralen
.n6 6 Metallspiralen
.n7 7 Metallspiralen
.n8 8 Metallspiralen
.n9 9 Metallspiralen
.na 10 Metallspiralen
.nb 11 Metallspiralen
.nc 12 Metallspiralen
.nd 13 Metallspiralen
.ne 14 Metallspiralen
.nf 15 Metallspiralen
.ng 16 Metallspiralen
.nh 17 Metallspiralen
.nj 18 Metallspiralen
.nk 19 Metallspiralen
.nm 20 Metallspiralen
.np 21 Metallspiralen
.nq 22 Metallspiralen
.nr 23 Metallspiralen
.ns 24 Metallspiralen
.nt 25 Metallspiralen
.nu 26 Metallspiralen
.nv 27 Metallspiralen
.nw 28 oder mehr Metallspiralen

** 8-836.p Rotationsthrombektomie
Exkl.: Rotationsatherektomie (8-83c.f ff.)
Hinw.: Ein Rotationsthrombektomie-Katheter verfügt über einen Absaugmechanismus

** 8-836.r Kryoplastie

** 8-836.x Sonstige

8-836.y N.n.bez.

8-837 Perkutan-transluminale Gefäßintervention an Herz und Koronargefäßen
Hinw.: Die Anwendung eines Embolieprotektionssystems ist gesondert zu kodieren (8-83b.9)
Ein Kode aus diesem Bereich ist auch zu verwenden, wenn eine der aufgeführten Prozeduren im Rahmen einer Hybridchirurgie eingesetzt wird
Die Anwendung der Hybridchirurgie ist gesondert zu kodieren (5-98a.0)
Die Verwendung von mehr als einem Mikrokathetersystem ist gesondert zu kodieren (8-83b.7 ff.)
Die Verwendung von Rekanalisationssystemen zur perkutanen Passage organisierter Verschlüsse ist gesondert zu kodieren (8-83b.a ff.)

8-837.0 Ballon-Angioplastie
Inkl.: Bypassgefäß
Hinw.: Die Art und die Anzahl der verwendeten medikamentefreisetzenden Ballons sind gesondert zu kodieren (8-83b.b6 bis 8-83b.b9)
Die Art der verwendeten antikörperbeschichteten Ballons ist gesondert zu kodieren (8-83b.b1)

.00 Eine Koronararterie

.01 Mehrere Koronararterien

8-837.1 Laser-Angioplastie
Inkl.: Bypassgefäß

.10 Eine Koronararterie

.11 Mehrere Koronararterien

8-837.2 Atherektomie
Inkl.: Bypassgefäß

.20 Eine Koronararterie

.21 Mehrere Koronararterien

8-837.4 Fremdkörperentfernung
Hinw.: Die Verwendung eines Mikrodrahtretriever- oder Stentretriever-Systems ist gesondert zu kodieren (8-83b.8 ff.)

8-837.5 Rotablation
Inkl.: Bypassgefäß

.50 Eine Koronararterie

.51 Mehrere Koronararterien

8-837.6 Selektive Thrombolyse
Inkl.: Bypassgefäß

.60 Eine Koronararterie

.61 Mehrere Koronararterien

8-837.7 Selektive Embolisation und/oder Infarzierung

.70 Mit Flüssigkeiten

.71 Mit Partikeln oder Metallspiralen

.72 Mit ablösbaren Ballons

.73 Mit Schirmen

.7x Sonstige

8-837.8 Einlegen einer Prothese

8-837.9 Verschluss einer Koronarfistel

8-837.a Ballonvalvuloplastie (Ballonvalvulotomie)

.a0 Aortenklappe

.a1 Mitralklappe

.a2 Pulmonalklappe

.a3 Trikuspidalklappe

.a4 Künstliche Herzklappe

.ax Sonstige

8-837.b Herstellung eines Septumdefektes
- .b1 Ventrikelseptum
- .b2 Vorhofseptum, ohne Einlage eines Implantates
- .b3 Vorhofseptum, mit Einlage eines Implantates

8-837.c Vergrößerung eines Septumdefektes
- .c0 Vorhofseptum
- .c1 Ventrikelseptum

8-837.d Verschluss eines Septumdefektes
- .d0 Vorhofseptum
- .d1 Ventrikelseptum

8-837.e Perkutane transmyokardiale Laservaskularisation (PMR)

8-837.f Dilatation des rechtsventrikulären Ausflusstraktes

8-837.g Dilatation des linksventrikulären Ausflusstraktes

8-837.h Einlegen eines Stents in den rechtsventrikulären Ausflusstrakt

8-837.j Eröffnung und Erweiterung einer geschlossenen Herzklappe

8-837.k Einlegen eines nicht medikamentefreisetzenden Stents
Inkl.: Bypassgefäß
- .k0 Ein Stent in eine Koronararterie
- .k3 2 Stents in eine Koronararterie
- .k4 2 Stents in mehrere Koronararterien
- .k5 3 Stents in eine Koronararterie
- .k6 3 Stents in mehrere Koronararterien
- .k7 4 Stents in eine Koronararterie
- .k8 4 Stents in mehrere Koronararterien
- .k9 5 Stents in eine Koronararterie
- .ka 5 Stents in mehrere Koronararterien
- .kb Mindestens 6 Stents in eine Koronararterie
- .kc Mindestens 6 Stents in mehrere Koronararterien
- .kx Sonstige

8-837.m Einlegen eines medikamentefreisetzenden Stents
Inkl.: Bypassgefäß
Hinw.: Die Art der medikamentefreisetzenden Stents ist gesondert zu kodieren (8-83b.0 ff.)
- .m0 Ein Stent in eine Koronararterie
- .m1 2 Stents in eine Koronararterie
- .m2 2 Stents in mehrere Koronararterien
- .m3 3 Stents in eine Koronararterie
- .m4 3 Stents in mehrere Koronararterien
- .m5 4 Stents in eine Koronararterie
- .m6 4 Stents in mehrere Koronararterien
- .m7 5 Stents in eine Koronararterie
- .m8 5 Stents in mehrere Koronararterien
- .m9 Mindestens 6 Stents in eine Koronararterie
- .ma Mindestens 6 Stents in mehrere Koronararterien
- .mx Sonstige

8-837.p Einlegen eines nicht medikamentefreisetzenden gecoverten Stents (Stent-Graft)

8-837.q Blade-Angioplastie (Scoring- oder Cutting-balloon)
Hinw.: Die Art und die Anzahl der verwendeten medikamentefreisetzenden Ballons sind gesondert zu kodieren (8-83b.b6 bis 8-83b.b9)

8-837.s Maßnahmen zur Embolieprotektion am linken Herzohr
Hinw.: Das bildgebende Verfahren ist im Kode enthalten
- .s0 Implantation eines permanenten Embolieprotektionssystems
- .s1 Verschluss durch perkutan epikardial eingebrachte Schlinge
- .sx Sonstige

8-837.t Thrombektomie aus Koronargefäßen
Hinw.: Die Verwendung eines hydrodynamischen Thrombektomiesystems ist gesondert zu kodieren (8-83b.4)
Die Verwendung eines Mikrodrahtretriever- oder Stentretriever-Systems ist gesondert zu kodieren (8-83b.8 ff.)

8-837.u Einlegen eines nicht medikamentefreisetzenden Bifurkationsstents
Inkl.: OPD-System [Ostium-Protection-Device-System]
Hinw.: Mit diesem Kode ist nicht der Gebrauch zweier "normaler" Stents in der Kissing-Ballon-Technik zu kodieren

8-837.v Einlegen eines medikamentefreisetzenden Bifurkationsstents
Inkl.: OPD-System [Ostium-Protection-Device-System]
Hinw.: Die Art der medikamentefreisetzenden Stents oder OPD-Systeme ist gesondert zu kodieren (8-83b.0 ff.)
Mit diesem Kode ist nicht der Gebrauch zweier "normaler" Stents in der Kissing-Ballon-Technik zu kodieren

8-837.w Einlegen eines beschichteten Stents
Inkl.: Bypassgefäß
Hinw.: Die Art der Beschichtung ist gesondert zu kodieren (8-83b.e ff.)

.w0 Ein Stent in eine Koronararterie
.w1 2 Stents in eine Koronararterie
.w2 2 Stents in mehrere Koronararterien
.w3 3 Stents in eine Koronararterie
.w4 3 Stents in mehrere Koronararterien
.w5 4 Stents in eine Koronararterie
.w6 4 Stents in mehrere Koronararterien
.w7 5 Stents in eine Koronararterie
.w8 5 Stents in mehrere Koronararterien
.w9 Mindestens 6 Stents in eine Koronararterie
.wa Mindestens 6 Stents in mehrere Koronararterien
.wx Sonstige

8-837.x Sonstige

8-837.y N.n.bez.

8-838 (Perkutan-)transluminale Gefäßintervention an Gefäßen des Lungenkreislaufes
Hinw.: Die Anwendung eines Embolieprotektionssystems ist gesondert zu kodieren (8-83b.9)
Die Verwendung von mehr als einem Mikrokatheter ist gesondert zu kodieren (8-83b.7 ff.)
Ein Kode aus diesem Bereich ist auch zu verwenden, wenn eine der aufgeführten Prozeduren im Rahmen einer Hybridchirurgie eingesetzt wird
Die Anwendung der Hybridchirurgie ist gesondert zu kodieren (5-98a.0)
Die Lokalisation ist für die mit ** gekennzeichneten Kodes in der 6. Stelle nach folgender Liste zu kodieren:
0 Pulmonalarterie
1 ↔ Pulmonalvene
2 Aortopulmonale Kollateralgefäße (MAPCA)
3 Gefäßmalformationen
4 Künstliche aortopulmonale Shunts
5 Künstliche Gefäße
x ↔ Sonstige

** 8-838.0 Ballon-Angioplastie

** 8-838.1 Blade-Angioplastie (Cutting-balloon)

** 8-838.2 Laser-Angioplastie

** 8-838.3 Einlegen eines Stents
Exkl.: Einlegen eines großlumigen Stent (8-838.e ff., 8-838.g ff.)

** 8-838.4 Einlegen mehrerer Stents
Exkl.: Einlegen von 2 oder mehr großlumigen Stents (8-838.f ff., 8-838.h ff.)

** 8-838.5 Fremdkörperentfernung

** 8-838.6 Selektive Thrombolyse
Hinw.: Die Verwendung eines ultraschallgestützten Thrombolysesystems ist gesondert zu kodieren (8-83b.j)

** 8-838.7 Thrombusfragmentation
Hinw.: Die Verwendung eines hydrodynamischen Thrombektomiesystems ist gesondert zu kodieren (8-83b.4)
Die Verwendung eines Mikrodrahtretriever- oder Stentretriever-Systems ist gesondert zu kodieren (8-83b.8 ff.)

** 8-838.8 Selektive Embolisation mit embolisierenden Flüssigkeiten
Hinw.: Die Art der verwendeten embolisierenden Flüssigkeiten ist gesondert zu kodieren (8-83b.2 ff.)

** 8-838.9 Selektive Embolisation mit Partikeln oder Metallspiralen
Hinw.: Die Anzahl der verwendeten Metallspiralen ist unter 8-836.n ff. zu kodieren

** 8-838.a Selektive Embolisation mit ablösbaren Ballons
Hinw.: Die Anzahl der ablösbaren Ballons ist gesondert zu kodieren (8-83b.6 ff.)

** 8-838.b Selektive Embolisation mit Schirmen

** 8-838.c Implantation eines intraluminalen druckreduzierenden Systems

** 8-838.d Rotationsthrombektomie
[6. Stelle: 0,5,x]

** 8-838.e Einlegen eines ungecoverten großlumigen Stents
Hinw.: Großlumige Stents beginnen für Erwachsene bei einem Durchmesser von mehr als 16 mm und für Kinder bei einem Durchmesser von mehr als 8 mm

** 8-838.f Einlegen von 2 oder mehr ungecoverten großlumigen Stents
Hinw.: Großlumige Stents beginnen für Erwachsene bei einem Durchmesser von mehr als 16 mm und für Kinder bei einem Durchmesser von mehr als 8 mm

** 8-838.g Einlegen eines gecoverten großlumigen Stents
Hinw.: Großlumige Stents beginnen für Erwachsene bei einem Durchmesser von mehr als 16 mm und für Kinder bei einem Durchmesser von mehr als 8 mm

** 8-838.h Einlegen von 2 oder mehr gecoverten großlumigen Stents
Hinw.: Großlumige Stents beginnen für Erwachsene bei einem Durchmesser von mehr als 16 mm und für Kinder bei einem Durchmesser von mehr als 8 mm

8-838.j Implantation eines Drucksensors in die Pulmonalarterie
Exkl.: Legen eines Katheters in die A. pulmonalis (8-832.0)

** 8-838.k Einlegen eines ungecoverten Wachstumsstents
Inkl.: Cheatham-Platinum-Stent

** 8-838.m Einlegen eines gecoverten Wachstumsstents
Inkl.: Cheatham-Platinum-Stent

** 8-838.x Sonstige

8-838.y N.n.bez.

8-839 Andere therapeutische Katheterisierung und Kanüleneinlage in Herz und Blutgefäße
Hinw.: Die Anwendung eines Embolieprotektionssystems ist gesondert zu kodieren (8-83b.9)

8-839.0 Perkutane Einführung einer intraaortalen Ballonpumpe
Hinw.: Die Dauer der Behandlung mit einer intraaortalen Ballonpumpe ist gesondert zu kodieren (8-83a.0 ff.)

8-839.1 Perkutane Einführung eines Antiembolie-Schirmes

.10 Antiembolie-Schirm, nicht integriert in zentralen Venenkatheter
Inkl.: Perkutane Einführung eines Vena-cava-Filters

.11 Antiembolie-Schirm, integriert in zentralen Venenkatheter
Inkl.: Perkutane Einführung eines rückholbaren Vena-cava-inferior-Filters

8-839.3 Entfernung einer intraaortalen Ballonpumpe

8-839.4 Implantation oder Entfernung einer transvasal platzierten axialen Pumpe zur Kreislaufunterstützung

.46 Implantation einer linksventrikulären axialen Pumpe

Hinw.: Die Dauer der Behandlung mit einer transvasal platzierten axialen Pumpe zur Kreislaufunterstützung ist gesondert zu kodieren (8-83a.3 ff.)
Bei gleichzeitiger links- und rechtsventrikulärer Unterstützung ist die Implantation der rechtsventrikulären axialen Pumpe zusätzlich zu kodieren (8-839.47)
Die Dauer der gleichzeitig durchgeführten rechtsventrikulären Unterstützung ist nicht zusätzlich zu kodieren

.47 Implantation einer rechtsventrikulären axialen Pumpe

Hinw.: Die Dauer der Behandlung mit einer transvasal platzierten axialen Pumpe zur Kreislaufunterstützung ist gesondert zu kodieren (8-83a.3 ff.)
Bei gleichzeitiger rechts- und linksventrikulärer Unterstützung ist die Implantation der linksventrikulären axialen Pumpe zusätzlich zu kodieren (8-839.46)
Die Dauer der gleichzeitig durchgeführten linksventrikulären Unterstützung ist nicht zusätzlich zu kodieren

.48 Entfernung einer linksventrikulären axialen Pumpe

.49 Entfernung einer rechtsventrikulären axialen Pumpe

8-839.5 Perkutane Implantation oder perkutaner Wechsel eines Katheterverweilsystems in Leberarterie oder Pfortader

8-839.6 Entfernung eines Katheterverweilsystems aus Leberarterie oder Pfortader

8-839.7 Perkutane Entfernung eines Antiembolie-Schirmes
Inkl.: Perkutane Entfernung eines Vena-cava-Filters

8-839.8 Portosystemischer Shunt (TIPS)

.81 Perkutane (Ballon-)Angioplastie

.82 Perkutane Thrombolyse

.83 Perkutane Thrombektomie

.84 Perkutane Verkleinerung eines bestehenden portosystemischen Shunts

.85 Perkutaner Verschluss

.86 Revision mit Stenteinlage

.87 Perkutanes Anlegen eines ungecoverten Stents

.88 Perkutanes Anlegen eines gecoverten Stents

.89 Perkutanes Anlegen von 2 oder mehr ungecoverten Stents

.8a Perkutanes Anlegen von 2 oder mehr gecoverten Stents

.8x Sonstige

8-839.9 Rekanalisation eines Koronargefäßes unter Verwendung spezieller Techniken
Inkl.: Rekanalisation eines chronischen Koronarverschlusses
Hinw.: Ein Kode aus diesem Bereich kann zusätzlich zu einem Kode aus dem Bereich 8-837 angegeben werden
Die Anwendung eines Schraubenkatheters zur Rekanalisation eines Koronargefäßes ist gesondert zu kodieren (8-83b.g)

.90 Mit kontralateraler Koronardarstellung

Hinw.: Es sind zwei arterielle Zugänge erforderlich

.91 Mit kontralateraler Koronardarstellung und Doppeldrahttechnik

Hinw.: Es sind zwei arterielle Zugänge erforderlich
Es werden mindestens zwei Koronardrähte simultan eingesetzt

.92 Mit retrograder Sondierung über die Kollateralgefäße, ohne Externalisation

.93 Mit retrograder Sondierung über die Kollateralgefäße, mit Externalisation

Hinw.: Mit diesem Kode ist die Externalisation (Herausführen auf der kontralateralen Seite) eines retrograden Drahtes bei Zugang über die Kollateralgefäße zu kodieren

8-839.a Endovaskuläre Implantation oder Entfernung einer extrakorporalen Zentrifugalpumpe zur Kreislaufunterstützung

.a0 Implantation einer univentrikulären Zentrifugalpumpe, linker Ventrikel

Hinw.: Die Dauer der Behandlung mit einer extrakorporalen univentrikulären Pumpe ist gesondert zu kodieren (8-83a.1 ff.)
Die endovaskuläre Implantation der Kanülen ist im Kode enthalten

.a1 Implantation einer univentrikulären Zentrifugalpumpe, rechter Ventrikel

Hinw.: Die Dauer der Behandlung mit einer extrakorporalen univentrikulären Pumpe ist gesondert zu kodieren (8-83a.1 ff.)
Die endovaskuläre Implantation der Kanülen ist im Kode enthalten

.a2 Implantation einer biventrikulären Zentrifugalpumpe
Hinw.: Die Anwendung dieses Kodes setzt die gleichzeitige Verwendung von zwei Zentrifugalpumpen voraus
Die Dauer der Behandlung mit einer extrakorporalen biventrikulären Pumpe ist gesondert zu kodieren (8-83a.2 ff.)
Die endovaskuläre Implantation der Kanülen ist im Kode enthalten

.a3 Entfernung einer univentrikulären Zentrifugalpumpe

.a4 Entfernung einer biventrikulären Zentrifugalpumpe
Hinw.: Die Anwendung dieses Kodes setzt die gleichzeitige Entfernung von beiden Zentrifugalpumpen voraus

.a5 Anwendung eines doppellumigen Katheters als Kanüle
Hinw.: Dieser Kode ist ein Zusatzkode

.a6 Anwendung eines transseptal fixierten, doppellumigen Katheters als Kanüle
Hinw.: Dieser Kode ist ein Zusatzkode

8-839.b Endovaskuläre Implantation, Wechsel oder Entfernung einer parakorporalen pulsatilen Membranpumpe mit integrierter Gegenpulsation zur Kreislaufunterstützung

.b0 Implantation, linker Ventrikel
Hinw.: Die Dauer der Behandlung mit einer parakorporalen Pumpe zur Kreislaufunterstützung ist gesondert zu kodieren (8-83a.4 ff.)
Die endovaskuläre Implantation der Kanülen ist im Kode enthalten

.b1 Implantation, rechter Ventrikel
Hinw.: Die Dauer der Behandlung mit einer parakorporalen Pumpe zur Kreislaufunterstützung ist gesondert zu kodieren (8-83a.4 ff.)
Die endovaskuläre Implantation der Kanülen ist im Kode enthalten

.b2 Wechsel, linker Ventrikel
Hinw.: Die Dauer der Behandlung mit einer parakorporalen Pumpe zur Kreislaufunterstützung ist gesondert zu kodieren (8-83a.4 ff.)
Die endovaskuläre Implantation der Kanülen ist im Kode enthalten

.b3 Wechsel, rechter Ventrikel
Hinw.: Die Dauer der Behandlung mit einer parakorporalen Pumpe zur Kreislaufunterstützung ist gesondert zu kodieren (8-83a.4 ff.)
Die endovaskuläre Implantation der Kanülen ist im Kode enthalten

.b4 Entfernung

8-839.x Sonstige

8-839.y N.n.bez.

8-83a Dauer der Behandlung mit einem herzunterstützenden System

8-83a.0 Intraaortale Ballonpumpe
Exkl.: Offen chirurgische Implantation und Entfernung einer intraaortalen Ballonpumpe (5-376.0 ff.)
Perkutane Einführung und Entfernung einer intraaortalen Ballonpumpe (8-839.0, 8-839.3)

.00 Bis unter 48 Stunden

.01 48 bis unter 96 Stunden

.02 96 oder mehr Stunden

8-83a.1 Extrakorporale Pumpe (z.B. Kreiselpumpe oder Zentrifugalpumpe), univentrikulär
Exkl.: Implantation und Entfernung einer extrakorporalen univentrikulären Pumpe (5-376.2 ff.)
Endovaskuläre Implantation oder Entfernung einer univentrikulären Zentrifugalpumpe zur Kreislaufunterstützung (8-839.a0, 8-839.a1, 8-839.a3)

.10 Bis unter 48 Stunden

.11 48 bis unter 96 Stunden

.13 96 bis unter 144 Stunden

.14 144 bis unter 192 Stunden

.15 192 bis unter 240 Stunden

.16 240 bis unter 288 Stunden

.17 288 bis unter 384 Stunden

.18 384 bis unter 480 Stunden

.19 480 bis unter 576 Stunden

.1a 576 oder mehr Stunden

8-83a.2 Extrakorporale Pumpe (z.B. Kreiselpumpe oder Zentrifugalpumpe), biventrikulär
Exkl.: Implantation und Entfernung einer extrakorporalen biventrikulären Pumpe (5-376.3 ff.)
Endovaskuläre Implantation oder Entfernung einer biventrikulären Zentrifugalpumpe zur Kreislaufunterstützung (8-839.a2, 8-839.a4)

.20 Bis unter 48 Stunden
.21 48 bis unter 96 Stunden
.23 96 bis unter 144 Stunden
.24 144 bis unter 192 Stunden
.25 192 bis unter 240 Stunden
.26 240 bis unter 288 Stunden
.27 288 bis unter 384 Stunden
.28 384 bis unter 480 Stunden
.29 480 bis unter 576 Stunden
.2a 576 oder mehr Stunden

8-83a.3 Transvasal platzierte axiale Pumpe zur Kreislaufunterstützung
Exkl.: Implantation und Entfernung einer transvasal platzierten axialen Pumpe zur Kreislaufunterstützung (8-839.4 ff.)

.30 Bis unter 48 Stunden
.31 48 bis unter 96 Stunden
.34 96 bis unter 144 Stunden
.35 144 bis unter 192 Stunden
.36 192 bis unter 240 Stunden
.37 240 bis unter 288 Stunden
.38 288 bis unter 384 Stunden
.39 384 bis unter 480 Stunden
.3a 480 bis unter 576 Stunden
.3b 576 oder mehr Stunden

8-83a.4 Parakorporale Pumpe zur Kreislaufunterstützung (z.B. Membranpumpe)
Exkl.: Endovaskuläre Implantation, Wechsel oder Entfernung einer parakorporalen pulsatilen Membranpumpe mit integrierter Gegenpulsation zur Kreislaufunterstützung (8-839.b0, 8-839.b1, 8-839.b2, 8-839.b3, 8-839.b4)

.40 Bis unter 48 Stunden
.41 48 bis unter 96 Stunden
.42 96 bis unter 144 Stunden
.43 144 bis unter 192 Stunden
.44 192 bis unter 240 Stunden
.45 240 bis unter 288 Stunden
.46 288 bis unter 384 Stunden
.47 384 bis unter 480 Stunden
.48 480 oder mehr Stunden

8-83b Zusatzinformationen zu Materialien

8-83b.0 Art der medikamentefreisetzenden Stents oder OPD-Systeme
Hinw.: Diese Zusatzinformation ist für jeden implantierten Stent oder für jedes implantierte OPD-System anzugeben

.00 ABT-578-(Zotarolimus-)freisetzende Stents oder OPD-Systeme mit Polymer
.01 Biolimus-A9-freisetzende Stents oder OPD-Systeme mit Polymer
.03 Paclitaxel-freisetzende Stents oder OPD-Systeme ohne Polymer
.05 Paclitaxel-freisetzende Stents oder OPD-Systeme mit biologisch abbaubarer Polymerbeschichtung
.06 Paclitaxel-freisetzende Stents oder OPD-Systeme mit sonstigem Polymer
.07 Sirolimus-freisetzende Stents oder OPD-Systeme ohne Polymer
.08 Sirolimus-freisetzende Stents oder OPD-Systeme mit Polymer
.09 Tacrolimus-freisetzende Stents oder OPD-Systeme
.0a Pimecrolimus-freisetzende Stents oder OPD-Systeme mit biologisch abbaubarer Polymerbeschichtung
.0b Everolimus-freisetzende Stents oder OPD-Systeme mit biologisch abbaubarer Polymerbeschichtung
.0c Everolimus-freisetzende Stents oder OPD-Systeme mit sonstigem Polymer
.0d Novolimus-freisetzende Stents oder OPD-Systeme mit biologisch abbaubarer Polymerbeschichtung
.0e Novolimus-freisetzende Stents oder OPD-Systeme mit sonstigem Polymer
.0f Biolimus-A9-freisetzende Stents oder OPD-Systeme ohne Polymer
.0x Sonstige

8-83b.1 Art der Partikel zur selektiven Embolisation

.10 Medikamentenbeladene Partikel

.11 Radioaktive Partikel

.12 Nicht sphärische Partikel

.13 Sonstige sphärische Partikel
Exkl.: Medikamentenbeladene Partikel (8-83b.10)
Radioaktive Partikel (8-83b.11)
Röntgendichte medikamentenbeladene Partikel (8-83b.14)

.14 Röntgendichte medikamentenbeladene Partikel

.1x Sonstige Partikel

8-83b.2 Art der Flüssigkeiten zur selektiven Embolisation

.20 Ethylenvinylalkohol

.21 Flüssige Alkoholkopolymere
Exkl.: Ethylenvinylalkohol-Copolymer (8-83b.22)

.22 Ethylenvinylalkohol-Copolymer

.23 Geliertes Alkoholgel

.24 Triiodophenol-(Lactid-Co-Glykolid-)Acrylat

.25 Ethiodol

.2x Sonstige Flüssigkeiten

8-83b.3 Art der Metall- oder Mikrospiralen zur selektiven Embolisation
Hinw.: Metallspiralen werden ab einer Länge von über 30 cm als überlang eingestuft

.30 Hydrogel-beschichtete Metallspiralen, normallang

.31 Sonstige bioaktive Metallspiralen, normallang

.32 Bioaktive Metallspiralen, überlang

.33 Nicht bioaktive Metallspiralen, überlang
Exkl.: Volumencoils (8-83b.35)

.34 Nicht gecoverter großlumiger Gefäßverschlusskörper [Vascular Plug]

.35 Großvolumige Metallspiralen [Volumencoils]
Hinw.: Volumencoils haben einen Durchmesser von mindestens 0,51 mm im Einführungszustand und werden über einen Mikrokatheter eingebracht

.36 Ablösbare Metall- oder Mikrospiralen
Hinw.: Die Art der verwendeten Metall- oder Mikrospiralen ist gesondert zu kodieren (8-83b.30 bis 8-83b.35, 8-83b.38 bis 8-83b.3a)
Der Ablösmechanismus kann z.B. elektrolytisch, mechanisch oder hydraulisch sein

.37 Intraaneurysmaler Verschlusskörper für intrakranielle Aneurysmen

.38 Gecoverter großlumiger Gefäßverschlusskörper [Vascular Plug]

.39 Mikrospiralen aus Hydrogel

.3a Hybrid-Mikrospiralen
Hinw.: Eine Hybrid-Mikrospirale besteht aus mindestens drei unterschiedlich weichen Segmenten

.3b Besonders kleine Metallspiralen
Hinw.: Die Art der verwendeten Metallspiralen ist gesondert zu kodieren (8-83b.30 bis 8-83b.33, 8-83b.3a)
Besonders kleine Metallspiralen können in Mikrokathetern eingesetzt werden, die weniger als 0,42 mm Innendurchmesser aufweisen

.3x Sonstige Metall- oder Mikrospiralen

8-83b.4 Verwendung eines hydrodynamischen Thrombektomiesystems
Inkl.: Hochdruck-Wasserjet-Katheter zur Thrombektomie

8-83b.5 Verwendung eines Modellier- oder Doppellumenballons

.50 1 Modellierballon

.51 2 oder mehr Modellierballons

.52 1 Doppellumenballon

.53 2 oder mehr Doppellumenballons

8-83b.6 Verwendung eines ablösbaren Ballons

.60 1 ablösbarer Ballon

.61 2 ablösbare Ballons

.62 3 oder mehr ablösbare Ballons

8-83b.7 Verwendung von mehr als einem Mikrokathetersystem
Hinw.: Mikrokathetersysteme bestehen aus Kathetern mit einem Durchmesser von 0,5 bis 1 mm

.70 2 Mikrokathetersysteme

.71 3 Mikrokathetersysteme
.72 4 Mikrokathetersysteme
.73 5 Mikrokathetersysteme
.74 6 Mikrokathetersysteme
.75 7 oder mehr Mikrokathetersysteme

8-83b.8 Verwendung eines Mikrodrahtretriever- oder Stentretriever-Systems zur Thrombektomie oder Fremdkörperentfernung

.80 1 Mikrodrahtretriever-System
Inkl.: Mikrodrahtgestütztes Thrombektomiesystem mit kontinuierlicher Aspiration
.82 2 Mikrodrahtretriever-Systeme
Inkl.: Mikrodrahtgestütztes Thrombektomiesystem mit kontinuierlicher Aspiration
.83 3 oder mehr Mikrodrahtretriever-Systeme
Inkl.: Mikrodrahtgestütztes Thrombektomiesystem mit kontinuierlicher Aspiration
.84 1 Stentretriever-System
.85 2 Stentretriever-Systeme
.86 3 oder mehr Stentretriever-Systeme

8-83b.9 Einsatz eines Embolieprotektionssystems
Exkl.: Perkutane Einführung eines Vena-cava-Filters (8-839.1 ff.)
Maßnahmen zur Embolieprotektion am linken Herzohr (8-837.s ff.)

8-83b.a Verwendung von Rekanalisationssystemen zur perkutanen Passage organisierter Verschlüsse

.a0 System zur Mikro-Dissektion
.a1 Spezielles Nadelsystem zur subintimalen Rekanalisation
.a2 Mechanisches Radiofrequenz-System
.ax Sonstige

8-83b.b Art der verwendeten Ballons

.b1 Antikörperbeschichtete Ballons
.b6 Ein medikamentefreisetzender Ballon an Koronargefäßen
.b7 Zwei medikamentefreisetzende Ballons an Koronargefäßen
.b8 Drei medikamentefreisetzende Ballons an Koronargefäßen
.b9 Vier oder mehr medikamentefreisetzende Ballons an Koronargefäßen
.ba Ein medikamentefreisetzender Ballon an anderen Gefäßen
.bb Zwei medikamentefreisetzende Ballons an anderen Gefäßen
.bc Drei medikamentefreisetzende Ballons an anderen Gefäßen
.bd Vier oder mehr medikamentefreisetzende Ballons an anderen Gefäßen
.be Ein Ballon zur adventitiellen Mikroinjektion
.bf Zwei Ballons zur adventitiellen Mikroinjektion
.bg Drei Ballons zur adventitiellen Mikroinjektion
.bh Vier oder mehr Ballons zur adventitiellen Mikroinjektion
.bx Sonstige Ballons

8-83b.c Verwendung eines Gefäßverschlusssystems
Hinw.: Die Verwendung eines Verschlusssystems ist bei diagnostischem oder interventionellem Einsatz eines Katheters gesondert zu kodieren

.c2 Nahtsystem
.c3 Clipsystem
.c4 Polymerdichtung mit äußerer Sperrscheibe
.c5 Resorbierbare Plugs ohne Anker
Inkl.: Kollagenplugs ohne Anker, extravaskulärer Polyglykolsäure-Pfropf
.c6 Resorbierbare Plugs mit Anker
Inkl.: Kollagenplugs mit Anker

8-83b.d Verwendung von flexiblen intrakraniellen Aspirationsmikrokathetersystemen

8-83b.e Art der Beschichtung von Stents

.e0 Antikörperbeschichtete Stents ohne antiproliferative Funktion
.e1 Bioaktive Oberfläche bei gecoverten Stents
.e2 Antikörperbeschichtete Stents mit Freisetzung von antiproliferativen Medikamenten
Hinw.: Die Art der medikamentefreisetzenden Stents ist nicht gesondert zu kodieren
.ex Sonstige Beschichtung

8-83b.f Länge peripherer Stents
- .f1 100 mm bis unter 150 mm
- .f2 150 mm bis unter 200 mm
- .f3 200 mm bis unter 250 mm
- .f4 250 mm oder mehr

8-83b.g Verwendung eines Schraubkatheters zur Rekanalisation eines Koronargefäßes

8-83b.h Verwendung eines verstellbaren Doppelballonsystems

8-83b.j Verwendung eines ultraschallgestützten Thrombolysesystems

8-83b.k Verwendung eines katheterbasierten Infusionssystems mit dynamischer, expandierbarer Spitze zur selektiven Embolisation

8-83b.m Art der verwendeten bioresorbierbaren Stents
- .m0 Polymer-basiert
- .m1 Metallisch
- .mx Sonstige

8-83b.n Menge der Flüssigkeiten zur selektiven Embolisation
- .n0 Bis unter 3 ml
- .n1 3 ml bis unter 6 ml
- .n2 6 ml bis unter 9 ml
- .n3 9 ml bis unter 12 ml
- .n4 12 ml bis unter 15 ml
- .n5 15 ml bis unter 20 ml
- .n6 20 ml bis unter 25 ml
- .n7 25 ml bis unter 30 ml
- .n8 30 ml oder mehr

8-83b.p Verwendung einer Katheter-Einführhilfe bei neurovaskulären Eingriffen
Inkl.: Verwendung eines Delivery-Assist-Katheters

8-83b.q Verwendung eines temporären remodellierenden Drahtgeflechts bei neurovaskulären Eingriffen

8-83b.r Verwendung eines Okkluders
Inkl.: Plug
- .r0 1 Okkluder
- .r1 2 Okkluder
- .r2 3 oder mehr Okkluder

8-83b.x Sonstige

8-83c Andere (perkutan-)transluminale Gefäßintervention

Exkl.: (Perkutan-)transluminale Gefäßintervention an Gefäßen des Lungenkreislaufes (8-838 ff.)
Perkutan-transluminale Gefäßintervention an Herz und Koronargefäßen (8-837 ff.)
Endovaskuläre Implantation von Stent-Prothesen (5-38a ff.)
(Perkutan-)transluminale Stentimplantation (8-84)

Hinw.: Die Anwendung eines Embolieprotektionssystems ist gesondert zu kodieren (8-83b.9)
Weitere (perkutan-)transluminale Gefäßinterventionen sind unter 8-836 ff. zu finden
Ein Kode aus diesem Bereich ist auch zu verwenden, wenn eine der aufgeführten Prozeduren im Rahmen einer Hybridchirurgie eingesetzt wird. Es ist dann zusätzlich zu dem jeweiligen Operationskode aus dem Bereich 5-38 bis 5-39 der Zusatzkode 5-98a.0 anzugeben
Die Lokalisation ist für die mit ** gekennzeichneten Kodes in der 6. Stelle nach folgender Liste zu kodieren:
- 0 Gefäße intrakraniell
- 1 ↔ Gefäße Kopf extrakraniell und Hals
- 2 ↔ Gefäße Schulter und Oberarm
- 3 ↔ Gefäße Unterarm
- 4 Aorta
- 5 Aortenisthmus
- 6 Ductus arteriosus apertus
- 7 V. cava
- 8 ↔ Andere Gefäße thorakal
- 9 ↔ Andere Gefäße abdominal und pelvin
- a Gefäße viszeral

b ↔ Gefäße Oberschenkel
c ↔ Gefäße Unterschenkel
d Gefäßmalformationen
e Künstliche Gefäße
f Gefäße spinal
g V. portae
x ↔ Sonstige

8-83c.5 Ablation über die A. renalis
.51 ↔ Ultraschallablation
.52 ↔ Nicht gekühlte Radiofrequenzablation
.53 ↔ Gekühlte Radiofrequenzablation
.5x ↔ Sonstige

8-83c.6 Intraarterielle Spasmolyse bei zerebrovaskulären Vasospasmen
Hinw.: Die Verwendung eines Modellier- oder Doppellumenballons ist gesondert zu kodieren (8-83b.5 ff.)
.60 1 Gefäß
.61 2 Gefäße
.62 3 oder mehr Gefäße

8-83c.7 Intraarterielle Spasmolyse an sonstigen Gefäßen
Exkl.: Intraarterielle Spasmolyse bei zerebrovaskulären Vasospasmen (8-83c.6 ff.)
Einmalige Gabe eines Spasmolytikums zu diagnostischen Zwecken im Rahmen eines anderen Eingriffs
Hinw.: Diese Kodes sind auch zu verwenden, wenn eine intraarterielle Spasmolyse im Rahmen eines anderen Eingriffs erfolgt
.70 1 Gefäß
.71 2 Gefäße
.72 3 oder mehr Gefäße

8-83c.8 Selektive Embolisation durch intraaneurysmales Nitinolimplantat, intrakraniell

** 8-83c.9 (Perkutan-)transluminale Implantation selbstexpandierender endovaskulärer Klammern
Hinw.: Die Anzahl der verwendeten Klammern ist unter 8-83c.a ff. zu kodieren

8-83c.a Anzahl der selbstexpandierenden endovaskulären Klammern
Hinw.: Diese Kodes sind Zusatzkodes. Sie dürfen nur zusätzlich zu einem Kode aus 8-83c.9 ff. verwendet werden
.a1 1 Klammer
.a2 2 Klammern
.a3 3 Klammern
.a4 4 Klammern
.a5 5 oder mehr Klammern

** 8-83c.b Lithoplastie
[6. Stelle: 1-4,8-c,e,x]
Hinw.: Lithoplastie ist eine Kombination aus Stoßwellentherapie und Ballondilatation

** 8-83c.c Endovaskuläre Anlage einer AV-Fistel durch magnetgeführte Hochfrequenzenergie
[6. Stelle: 2,3,b,c,x]

** 8-83c.d Endovaskuläre Anlage einer AV-Fistel durch Gleichstrom
[6. Stelle: 2,3,b,c,x]

** 8-83c.e Endovaskuläre Anlage einer AV-Fistel mit nahtlosem Nitinolkoppler
[6. Stelle: b,x]

** 8-83c.f Rotationsatherektomie
Hinw.: Die Atherektomie erfolgt durch einen rotierenden Fräskopf an der Katheterspitze

8-83d Andere perkutan-transluminale Gefäßintervention an Herz und Koronargefäßen
Hinw.: Die Anwendung eines Embolieprotektionssystems ist gesondert zu kodieren (8-83b.9)
Ein Kode aus diesem Bereich ist auch zu verwenden, wenn eine der aufgeführten Prozeduren im Rahmen einer Hybridchirurgie eingesetzt wird
Die Anwendung der Hybridchirurgie ist gesondert zu kodieren (5-98a.0)

8-83d.0 Einlegen eines medikamentefreisetzenden bioresorbierbaren Stents
Inkl.: Bypassgefäß
Hinw.: Die Art der medikamentefreisetzenden Stents ist gesondert zu kodieren (8-83b.0 ff.)
Die Art der bioresorbierbaren Stents ist gesondert zu kodieren (8-83b.m ff.)
Wenn nur die Polymerbeschichtung, nicht aber der Stent selbst biologisch abbaubar ist, kann ein Kode aus diesem Bereich nicht verwendet werden

.00 Ein bioresorbierbarer Stent in eine Koronararterie
.01 2 bioresorbierbare Stents in eine Koronararterie
.02 2 bioresorbierbare Stents in mehrere Koronararterien
.03 3 bioresorbierbare Stents in eine Koronararterie
.04 3 bioresorbierbare Stents in mehrere Koronararterien
.05 4 bioresorbierbare Stents in eine Koronararterie
.06 4 bioresorbierbare Stents in mehrere Koronararterien
.07 5 bioresorbierbare Stents in eine Koronararterie
.08 5 bioresorbierbare Stents in mehrere Koronararterien
.09 Mindestens 6 bioresorbierbare Stents in eine Koronararterie
.0a Mindestens 6 bioresorbierbare Stents in mehrere Koronararterien
.0x Sonstige

8-83d.1 Einlegen eines nicht medikamentefreisetzenden selbstexpandierenden Stents
Inkl.: Bypassgefäß
Exkl.: Einlegen eines nicht medikamentefreisetzenden Bifurkationsstents (8-837.u)

.10 Ein selbstexpandierender Stent in eine Koronararterie
.11 2 selbstexpandierende Stents in eine Koronararterie
.12 2 selbstexpandierende Stents in mehrere Koronararterien
.13 3 selbstexpandierende Stents in eine Koronararterie
.14 3 selbstexpandierende Stents in mehrere Koronararterien
.15 4 selbstexpandierende Stents in eine Koronararterie
.16 4 selbstexpandierende Stents in mehrere Koronararterien
.17 5 selbstexpandierende Stents in eine Koronararterie
.18 5 selbstexpandierende Stents in mehrere Koronararterien
.19 Mindestens 6 selbstexpandierende Stents in eine Koronararterie
.1a Mindestens 6 selbstexpandierende Stents in mehrere Koronararterien

8-83d.2 Einlegen eines medikamentefreisetzenden selbstexpandierenden Stents
Inkl.: Bypassgefäß
Exkl.: Einlegen eines medikamentefreisetzenden Bifurkationsstents (8-837.v)
Hinw.: Die Art der medikamentefreisetzenden Stents ist gesondert zu kodieren (8-83b.0 ff.)

.20 Ein selbstexpandierender Stent in eine Koronararterie
.21 2 selbstexpandierende Stents in eine Koronararterie
.22 2 selbstexpandierende Stents in mehrere Koronararterien
.23 3 selbstexpandierende Stents in eine Koronararterie
.24 3 selbstexpandierende Stents in mehrere Koronararterien
.25 4 selbstexpandierende Stents in eine Koronararterie
.26 4 selbstexpandierende Stents in mehrere Koronararterien
.27 5 selbstexpandierende Stents in eine Koronararterie
.28 5 selbstexpandierende Stents in mehrere Koronararterien
.29 Mindestens 6 selbstexpandierende Stents in eine Koronararterie
.2a Mindestens 6 selbstexpandierende Stents in mehrere Koronararterien

8-83d.5 Implantation eines strömungsreduzierenden Drahtgeflechts in den Koronarsinus

8-83d.6 Koronare Lithoplastie
Hinw.: Lithoplastie ist eine Kombination aus Stoßwellentherapie und Ballondilatation

8-83d.7 Verschluss einer paravalvulären Leckage
Hinw.: Die Verwendung von Okkludern ist gesondert zu kodieren (8-83b.r ff.)

8-84 (Perkutan-)transluminale Stentimplantation

Exkl.: (Perkutan-)transluminale Stentimplantation an Gefäßen des Lungenkreislaufes (8-838 ff.)
Perkutan-transluminale Stentimplantation an Herz und Koronargefäßen (8-837 ff.)
Endovaskuläre Implantation von Stent-Prothesen (5-38a ff.)
(Perkutan-)transluminale Gefäßinterventionen (8-836 ff.)
Andere (perkutan-)transluminale Gefäßinterventionen (8-83c ff.)

Hinw.: Die Anwendung eines Embolieprotektionssystems ist gesondert zu kodieren (8-83b.9)
Ein Kode aus diesem Bereich ist auch zu verwenden, wenn eine der aufgeführten Prozeduren im Rahmen einer Hybridchirurgie eingesetzt wird. Es ist dann zusätzlich zu dem jeweiligen Operationskode aus dem Bereich 5-38 bis 5-39 der Zusatzkode 5-98a.0 anzugeben
Für die Zuordnung einzelner Gefäße zu den Gruppen siehe auch Liste der Gefäße vor 5-38
Die Lokalisation ist für die Kodes 8-840 ff. bis 8-846 ff., 8-848 ff. bis 8-84b ff. und 8-84d ff. nach folgender Liste zu kodieren:

0 Gefäße intrakraniell
2 ↔ Gefäße Schulter und Oberarm
3 ↔ Gefäße Unterarm
4 Aorta
5 Aortenisthmus
6 Ductus arteriosus apertus
7 V. cava
8 ↔ Andere Gefäße thorakal
a Gefäße viszeral
c ↔ Gefäße Unterschenkel
d Gefäßmalformationen
e Künstliche Gefäße
f Gefäße spinal
g V. portae
h ↔ A. carotis n.n.bez.
j ↔ A. carotis communis
k ↔ A. carotis interna extrakraniell
m ↔ A. carotis interna extrakraniell mit A. carotis communis
n ↔ A. carotis externa
p ↔ A. vertebralis extrakraniell
q ↔ Andere Arterien abdominal und pelvin
r ↔ Andere Venen abdominal und pelvin
s ↔ Arterien Oberschenkel
t ↔ Venen Oberschenkel
x ↔ Sonstige

8-840 (Perkutan-)transluminale Implantation von nicht medikamentefreisetzenden Stents

Hinw.: Die Verwendung von Stents mit einer Länge von 100 mm oder mehr ist gesondert zu kodieren (8-83b.f ff.)
Die Lokalisation ist in der 6. Stelle nach vorstehender Liste zu kodieren

** 8-840.0 Ein Stent

** 8-840.1 Zwei Stents

** 8-840.2 Drei Stents

** 8-840.3 Vier Stents

** 8-840.4 Fünf Stents

** 8-840.5 Sechs oder mehr Stents

8-841 (Perkutan-)transluminale Implantation von medikamentefreisetzenden Stents

Hinw.: Die Art der medikamentefreisetzenden Stents ist gesondert zu kodieren (8-83b.0 ff.)
Die Verwendung von Stents mit einer Länge von 100 mm oder mehr ist gesondert zu kodieren (8-83b.f ff.)
Die Lokalisation ist in der 6. Stelle nach der Liste vor Kode 8-840 zu kodieren

** 8-841.0 Ein Stent

** 8-841.1 Zwei Stents

** 8-841.2 Drei Stents

** 8-841.3 Vier Stents

** 8-841.4 Fünf Stents

** 8-841.5 Sechs oder mehr Stents

8-842 (Perkutan-)transluminale Implantation von nicht medikamentefreisetzenden gecoverten Stents (Stent-Graft)

Exkl.: Perkutan-transluminale Einbringung von Stent-Prothesen (Stent-Graft) in die Aorta über großlumige Schleusen (5-38a ff.)

Hinw.: Die Art der Beschichtung ist gesondert zu kodieren (8-83b.e ff.)
Die Verwendung von Stents mit einer Länge von 100 mm oder mehr ist gesondert zu kodieren (8-83b.f ff.)
Die Lokalisation ist in der 6. Stelle nach der Liste vor Kode 8-840 zu kodieren

** 8-842.0 Ein Stent
[6. Stelle: 0,2,3,6-8,a,c-t,x]

** 8-842.1 Zwei Stents
[6. Stelle: 0,2,3,6-8,a,c-t,x]

** 8-842.2 Drei Stents
[6. Stelle: 0,2,3,6-8,a,c-t,x]

** 8-842.3 Vier Stents
[6. Stelle: 0,2,3,6-8,a,c-t,x]

** 8-842.4 Fünf Stents
[6. Stelle: 0,2,3,6-8,a,c-t,x]

** 8-842.5 Sechs oder mehr Stents
[6. Stelle: 0,2,3,6-8,a,c-t,x]

8-843 (Perkutan-)transluminale Implantation von bioresorbierbaren Stents

Hinw.: Die Verwendung von Stents mit einer Länge von 100 mm oder mehr ist gesondert zu kodieren (8-83b.f ff.)
Die Art der bioresorbierbaren Stents ist gesondert zu kodieren (8-83b.m ff.)
Die Lokalisation ist in der 6. Stelle nach der Liste vor Kode 8-840 zu kodieren

** 8-843.0 Ein Stent

** 8-843.1 Zwei Stents

** 8-843.2 Drei Stents

** 8-843.3 Vier Stents

** 8-843.4 Fünf Stents

** 8-843.5 Sechs oder mehr Stents

8-844 (Perkutan-)transluminale Implantation von selbstexpandierenden Mikrostents

Hinw.: Die Lokalisation ist in der 6. Stelle nach der Liste vor Kode 8-840 zu kodieren

** 8-844.0 Ein Stent
[6. Stelle: 0,3,c,x]

** 8-844.1 Zwei Stents
[6. Stelle: 0,3,c,x]

** 8-844.2 Drei Stents
[6. Stelle: 0,3,c,x]

** 8-844.3 Vier Stents
[6. Stelle: 0,3,c,x]

** 8-844.4 Fünf Stents
[6. Stelle: 0,3,c,x]

** 8-844.5 Sechs oder mehr Stents
[6. Stelle: 0,3,c,x]

8-845 (Perkutan-)transluminale Implantation von ungecoverten Cheatham-Platinum-Stents [CP-Stent]

Hinw.: Die Lokalisation ist in der 6. Stelle nach der Liste vor Kode 8-840 zu kodieren

** 8-845.0 Ein Stent
[6. Stelle: 0,2-8,a,c-n,q-t,x]

** 8-845.1 Zwei oder mehr Stents
[6. Stelle: 0,2-8,a,c-n,q-t,x]

8-846 **(Perkutan-)transluminale Implantation von gecoverten Cheatham-Platinum-Stents [CP-Stent]**
Hinw.: Die Lokalisation ist in der 6. Stelle nach der Liste vor Kode 8-840 zu kodieren

** 8-846.0 Ein Stent
[6. Stelle: 0,2-8,a,c-n,q-t,x]

** 8-846.1 Zwei oder mehr Stents
[6. Stelle: 0,2-8,a,c-n,q-t,x]

8-847 **(Perkutan-)transluminale Implantation eines Wachstumsstents**

8-848 **(Perkutan-)transluminale Implantation von medikamentefreisetzenden gecoverten Stents (Stent-Graft)**
Exkl.: Perkutan-transluminale Einbringung von Stent-Prothesen (Stent-Graft) in die Aorta über großlumige Schleusen (5-38a ff.)
Hinw.: Die Art der medikamentefreisetzenden Stents ist gesondert zu kodieren (8-83b.0 ff.)
Die Lokalisation ist in der 6. Stelle nach der Liste vor Kode 8-840 zu kodieren

** 8-848.0 Ein Stent
[6. Stelle: 0,2,3,6-8,a,c-t,x]

** 8-848.1 Zwei Stents
[6. Stelle: 0,2,3,6-8,a,c-t,x]

** 8-848.2 Drei Stents
[6. Stelle: 0,2,3,6-8,a,c-t,x]

** 8-848.3 Vier Stents
[6. Stelle: 0,2,3,6-8,a,c-t,x]

** 8-848.4 Fünf Stents
[6. Stelle: 0,2,3,6-8,a,c-t,x]

** 8-848.5 Sechs oder mehr Stents
[6. Stelle: 0,2,3,6-8,a,c-t,x]

8-849 **(Perkutan-)transluminale Implantation von anderen ungecoverten großlumigen Stents**
Exkl.: Ungecoverte Cheatham-Platinum-Stents (8-845 ff.)
Hinw.: Großlumige Stents beginnen für Erwachsene bei einem Durchmesser von mehr als 16 mm und für Kinder bei einem Durchmesser von mehr als 8 mm
Die Lokalisation ist in der 6. Stelle nach der Liste vor Kode 8-840 zu kodieren

** 8-849.0 Ein Stent

** 8-849.1 Zwei oder mehr Stents

8-84a **(Perkutan-)transluminale Implantation von anderen gecoverten großlumigen Stents**
Exkl.: Gecoverte Cheatham-Platinum-Stents (8-846 ff.)
Hinw.: Großlumige Stents beginnen für Erwachsene bei einem Durchmesser von mehr als 16 mm und für Kinder bei einem Durchmesser von mehr als 8 mm
Die Lokalisation ist in der 6. Stelle nach der Liste vor Kode 8-840 zu kodieren

** 8-84a.0 Ein Stent

** 8-84a.1 Zwei oder mehr Stents

8-84b **(Perkutan-)transluminale Implantation von Stents zur Strömungslaminierung bei Aneurysmen**
Inkl.: Mehrschicht-Flechtstents wie Flow-Diverter oder Multilayer-Stents
Hinw.: Die Lokalisation ist in der 6. Stelle nach der Liste vor Kode 8-840 zu kodieren

** 8-84b.0 Ein Stent

** 8-84b.2 Zwei Stents

** 8-84b.3 Drei Stents

** 8-84b.4 Vier Stents

** 8-84b.5 Fünf Stents

** 8-84b.6 Sechs oder mehr Stents

8-84c **(Perkutan-)transluminale Implantation eines selbstexpandierenden Bifurkationsstents, intrakraniell**
Hinw.: Mit diesem Kode ist nicht der Gebrauch zweier "normaler" Stents in der Kissing-Ballon-Technik zu kodieren

8-84d **(Perkutan-)transluminale Implantation von aus Einzeldrähten verwobenen Nitinolstents**
Hinw.: Die Lokalisation ist in der 6. Stelle nach der Liste vor Kode 8-840 zu kodieren

** 8-84d.0 Ein Stent
[6. Stelle: 2,8,c,e,q,s,x]

** 8-84d.1 Zwei Stents
[6. Stelle: 2,8,c,e,q,s,x]

** 8-84d.2 Drei Stents
[6. Stelle: 2,8,c,e,q,s,x]

** 8-84d.3 Vier Stents
[6. Stelle: 2,8,c,e,q,s,x]

** 8-84d.4 Fünf Stents
[6. Stelle: 2,8,c,e,q,s,x]

** 8-84d.5 Sechs oder mehr Stents
[6. Stelle: 2,8,c,e,q,s,x]

8-85 Extrakorporale Zirkulation und Behandlung von Blut

8-851 **Operativer äußerer Kreislauf (bei Anwendung der Herz-Lungen-Maschine)**
Hinw.: Es gilt die niedrigste Körpertemperatur während des Eingriffs
Eine Volumenreduktion im Rahmen der Anwendung der Herz-Lungen-Maschine ist nicht gesondert zu kodieren

8-851.0 Mit Normothermie (mehr als 35 °C)
.00 Ohne intraaortale Ballonokklusion
.01 Mit intraaortaler Ballonokklusion

8-851.1 Mit milder Hypothermie (32 bis 35 °C)
.10 Ohne intraaortale Ballonokklusion
.11 Mit intraaortaler Ballonokklusion

8-851.3 Mit moderater Hypothermie (26 bis unter 32 °C)
.30 Ohne intraaortale Ballonokklusion
.31 Mit intraaortaler Ballonokklusion

8-851.4 Mit tiefer Hypothermie (20 bis unter 26 °C)
.40 Ohne intraaortale Ballonokklusion
.41 Mit intraaortaler Ballonokklusion

8-851.5 Mit profunder Hypothermie (unter 20 °C)
.50 Ohne intraaortale Ballonokklusion
.51 Mit intraaortaler Ballonokklusion

8-851.x Sonstige

8-851.y N.n.bez.

8-852 **Extrakorporaler Gasaustausch ohne und mit Herzunterstützung und Prä-ECMO-Therapie**

8-852.0 Veno-venöse extrakorporale Membranoxygenation (ECMO) ohne Herzunterstützung
Hinw.: Die perkutane Implantation der Kanülen ist im Kode enthalten
Die offen chirurgische Implantation der Kanülen ist gesondert zu kodieren (5-37b ff.)
.00 Dauer der Behandlung bis unter 48 Stunden
.01 Dauer der Behandlung 48 bis unter 96 Stunden
.03 Dauer der Behandlung 96 bis unter 144 Stunden
.04 Dauer der Behandlung 144 bis unter 192 Stunden
.05 Dauer der Behandlung 192 bis unter 240 Stunden
.06 Dauer der Behandlung 240 bis unter 288 Stunden
.07 Dauer der Behandlung 288 bis unter 384 Stunden
.08 Dauer der Behandlung 384 bis unter 480 Stunden
.09 Dauer der Behandlung 480 bis unter 576 Stunden

.0b Dauer der Behandlung 576 bis unter 768 Stunden

.0c Dauer der Behandlung 768 bis unter 960 Stunden

.0d Dauer der Behandlung 960 bis unter 1.152 Stunden

.0e Dauer der Behandlung 1.152 oder mehr Stunden

8-852.1 Prä-ECMO-Therapie

Hinw.: Vorhaltung einer einsatzfähigen ECMO oder minimalisierten Herz-Lungen-Maschine ohne anschließende Durchführung einer Therapie mit einer ECMO oder minimalisierten Herz-Lungen-Maschine

8-852.2 Extrakorporale Lungenunterstützung, pumpenlos (PECLA)

.20 Dauer der Behandlung bis unter 144 Stunden

.21 Dauer der Behandlung 144 bis unter 288 Stunden

.22 Dauer der Behandlung 288 bis unter 432 Stunden

.23 Dauer der Behandlung 432 bis unter 720 Stunden

.24 Dauer der Behandlung 720 bis unter 1.008 Stunden

.25 Dauer der Behandlung 1.008 oder mehr Stunden

8-852.3 Anwendung einer minimalisierten Herz-Lungen-Maschine

Inkl.: ECLS, veno-arterielle extrakorporale Membranoxygenation (ECMO) mit Herzunterstützung, veno-venös-arterielle extrakorporale Membranoxygenation (ECMO) mit Herzunterstützung

Hinw.: Die perkutane Implantation der Kanülen ist im Kode enthalten
Die offen chirurgische Implantation der Kanülen ist gesondert zu kodieren (5-37b ff.)
Diese Kodes sind anzugeben für die postoperative Kreislaufunterstützung oder die Kreislaufunterstützung kreislaufinstabiler Patienten mit der minimalisierten Herz-Lungen-Maschine. Bei Anwendung der minimalisierten Herz-Lungen-Maschine zur intraoperativen Herz-Lungen-Unterstützung und geforderter zusätzlicher Kodierung der Herz-Lungen-Maschine ist ein Kode aus 8-851 ff. anzugeben

.30 Dauer der Behandlung bis unter 48 Stunden

.31 Dauer der Behandlung 48 bis unter 96 Stunden

.33 Dauer der Behandlung 96 bis unter 144 Stunden

.34 Dauer der Behandlung 144 bis unter 192 Stunden

.35 Dauer der Behandlung 192 bis unter 240 Stunden

.36 Dauer der Behandlung 240 bis unter 288 Stunden

.37 Dauer der Behandlung 288 bis unter 384 Stunden

.38 Dauer der Behandlung 384 bis unter 480 Stunden

.39 Dauer der Behandlung 480 bis unter 576 Stunden

.3b Dauer der Behandlung 576 bis unter 768 Stunden

.3c Dauer der Behandlung 768 bis unter 960 Stunden

.3d Dauer der Behandlung 960 bis unter 1.152 Stunden

.3e Dauer der Behandlung 1.152 oder mehr Stunden

8-852.4 Anwendung eines doppellumigen Katheters als Kanüle

Hinw.: Dieser Kode ist ein Zusatzkode
Die offen chirurgische Implantation der Kanülen ist gesondert zu kodieren (5-37b ff.)
Bei offen chirurgischer Implantation ist der doppellumige Katheter als 1 Kanüle zu zählen

8-852.5 Veno-venöse extrakorporale CO_2-Elimination

Hinw.: Die perkutane Implantation der Kanülen ist im Kode enthalten
Die offen chirurgische Implantation der Kanülen ist gesondert zu kodieren (5-37b ff.)

8-852.6 Anwendung eines ECMO-Moduls mit Kanülen im rechten Vorhof und in der Pulmonalarterie (RA-PA-ECMO-Modul) bei Rechtsherz-Unterstützung

Exkl.: Anwendung eines Oxygenators (ECMO-Modul) im Rahmen einer (veno-)venös-arteriellen Kreislaufunterstützung bzw. einer minimalisierten Herz-Lungen-Maschine (8-852.3 ff.)

Hinw.: Die perkutane Implantation der Kanülen ist im Kode enthalten
Die offen chirurgische Implantation der Kanülen ist gesondert zu kodieren (5-37b ff.)
Die offen chirurgische Implantation eines herzunterstützenden Systems ist gesondert zu kodieren (5-376 ff.)
Die endovaskuläre oder transvasale Implantation der Kreislaufunterstützung ist gesondert zu kodieren (8-839 ff.)

.60 Dauer der Behandlung bis unter 48 Stunden

.61 Dauer der Behandlung 48 bis unter 96 Stunden

.63 Dauer der Behandlung 96 bis unter 144 Stunden

.64 Dauer der Behandlung 144 bis unter 192 Stunden

.65 Dauer der Behandlung 192 bis unter 240 Stunden
.66 Dauer der Behandlung 240 bis unter 288 Stunden
.67 Dauer der Behandlung 288 bis unter 384 Stunden
.68 Dauer der Behandlung 384 bis unter 480 Stunden
.69 Dauer der Behandlung 480 bis unter 576 Stunden
.6b Dauer der Behandlung 576 bis unter 768 Stunden
.6c Dauer der Behandlung 768 bis unter 960 Stunden
.6d Dauer der Behandlung 960 bis unter 1.152 Stunden
.6e Dauer der Behandlung 1.152 oder mehr Stunden

8-853 Hämofiltration

Hinw.: Es ist jede durchgeführte Hämofiltration zu kodieren
Die kontinuierliche Hämofiltration ist bei Beginn der Behandlung für einen Zeitraum von mehr als 24 Stunden geplant. Bei der kontinuierlichen Hämofiltration beginnt ein Behandlungszyklus mit Anschluss an die Dialysemaschine und endet mit Entlassung des Patienten oder der Unterbrechung des Verfahrens für mehr als 24 Stunden. Bei Filter-, Beutel-, System- oder Datumswechsel sowie bei einer Unterbrechung von bis zu 24 Stunden ist keine neue Verschlüsselung der Prozedur erforderlich
Bei Anwendung unterschiedlicher Substanzen zur Antikoagulation ist die Art der Antikoagulation zu verschlüsseln, welche bei der Behandlung überwiegend verwendet wurde

8-853.1 Kontinuierlich, arteriovenös (CAVH)

.13 Bis 24 Stunden
Hinw.: Mit diesem Kode ist eine kontinuierliche Hämofiltration zu kodieren, die für mehr als 24 Stunden geplant war, aber vorher abgebrochen wurde
.14 Mehr als 24 bis 72 Stunden
.15 Mehr als 72 bis 144 Stunden
.16 Mehr als 144 bis 264 Stunden
.17 Mehr als 264 bis 432 Stunden
.19 Mehr als 432 bis 600 Stunden
.1a Mehr als 600 bis 960 Stunden
.1b Mehr als 960 bis 1.320 Stunden
.1c Mehr als 1.320 bis 1.680 Stunden
.1d Mehr als 1.680 bis 2.040 Stunden
.1e Mehr als 2.040 bis 2.400 Stunden
.1f Mehr als 2.400 Stunden

8-853.3 Intermittierend, Antikoagulation mit Heparin oder ohne Antikoagulation

8-853.4 Intermittierend, Antikoagulation mit sonstigen Substanzen
Inkl.: Antikoagulation mit Citrat

8-853.5 Verlängert intermittierend, Antikoagulation mit Heparin oder ohne Antikoagulation
Hinw.: Eine verlängerte intermittierende Hämofiltration dauert mehr als 6 Stunden

8-853.6 Verlängert intermittierend, Antikoagulation mit sonstigen Substanzen
Inkl.: Antikoagulation mit Citrat
Hinw.: Eine verlängerte intermittierende Hämofiltration dauert mehr als 6 Stunden

8-853.7 Kontinuierlich, venovenös, pumpengetrieben (CVVH), Antikoagulation mit Heparin oder ohne Antikoagulation

.70 Bis 24 Stunden
Hinw.: Mit diesem Kode ist eine kontinuierliche Hämofiltration zu kodieren, die für mehr als 24 Stunden geplant war, aber vorher abgebrochen wurde
.71 Mehr als 24 bis 72 Stunden
.72 Mehr als 72 bis 144 Stunden
.73 Mehr als 144 bis 264 Stunden
.74 Mehr als 264 bis 432 Stunden
.76 Mehr als 432 bis 600 Stunden
.77 Mehr als 600 bis 960 Stunden
.78 Mehr als 960 bis 1.320 Stunden
.79 Mehr als 1.320 bis 1.680 Stunden
.7a Mehr als 1.680 bis 2.040 Stunden
.7b Mehr als 2.040 bis 2.400 Stunden
.7c Mehr als 2.400 Stunden

8-853.8 Kontinuierlich, venovenös, pumpengetrieben (CVVH), Antikoagulation mit sonstigen Substanzen
Inkl.: Antikoagulation mit Citrat

.80 Bis 24 Stunden
Hinw.: Mit diesem Kode ist eine kontinuierliche Hämofiltration zu kodieren, die für mehr als 24 Stunden geplant war, aber vorher abgebrochen wurde

.81 Mehr als 24 bis 72 Stunden

.82 Mehr als 72 bis 144 Stunden

.83 Mehr als 144 bis 264 Stunden

.84 Mehr als 264 bis 432 Stunden

.86 Mehr als 432 bis 600 Stunden

.87 Mehr als 600 bis 960 Stunden

.88 Mehr als 960 bis 1.320 Stunden

.89 Mehr als 1.320 bis 1.680 Stunden

.8a Mehr als 1.680 bis 2.040 Stunden

.8b Mehr als 2.040 bis 2.400 Stunden

.8c Mehr als 2.400 Stunden

8-853.x Sonstige

8-853.y N.n.bez.

8-854 Hämodialyse
Hinw.: Es ist jede durchgeführte Hämodialyse zu kodieren
Die kontinuierliche Hämodialyse ist bei Beginn der Behandlung für einen Zeitraum von mehr als 24 Stunden geplant. Bei der kontinuierlichen Hämodialyse beginnt ein Behandlungszyklus mit Anschluss an die Dialysemaschine und endet mit Entlassung des Patienten oder der Unterbrechung des Verfahrens für mehr als 24 Stunden. Bei Filter-, Beutel-, System- oder Datumswechsel sowie bei einer Unterbrechung von bis zu 24 Stunden ist keine neue Verschlüsselung der Prozedur erforderlich
Bei Anwendung unterschiedlicher Substanzen zur Antikoagulation ist die Art der Antikoagulation zu verschlüsseln, welche bei der Behandlung überwiegend verwendet wurde

8-854.2 Intermittierend, Antikoagulation mit Heparin oder ohne Antikoagulation

8-854.3 Intermittierend, Antikoagulation mit sonstigen Substanzen
Inkl.: Antikoagulation mit Citrat

8-854.4 Verlängert intermittierend, Antikoagulation mit Heparin oder ohne Antikoagulation
Hinw.: Eine verlängerte intermittierende Hämodialyse dauert mehr als 6 Stunden

8-854.5 Verlängert intermittierend, Antikoagulation mit sonstigen Substanzen
Inkl.: Antikoagulation mit Citrat
Hinw.: Eine verlängerte intermittierende Hämodialyse dauert mehr als 6 Stunden

8-854.6 Kontinuierlich, venovenös, pumpengetrieben (CVVHD), Antikoagulation mit Heparin oder ohne Antikoagulation

.60 Bis 24 Stunden
Hinw.: Mit diesem Kode ist eine kontinuierliche Hämodialyse zu kodieren, die für mehr als 24 Stunden geplant war, aber vorher abgebrochen wurde

.61 Mehr als 24 bis 72 Stunden

.62 Mehr als 72 bis 144 Stunden

.63 Mehr als 144 bis 264 Stunden

.64 Mehr als 264 bis 432 Stunden

.66 Mehr als 432 bis 600 Stunden

.67 Mehr als 600 bis 960 Stunden

.68 Mehr als 960 bis 1.320 Stunden

.69 Mehr als 1.320 bis 1.680 Stunden

.6a Mehr als 1.680 bis 2.040 Stunden

.6b Mehr als 2.040 bis 2.400 Stunden

.6c Mehr als 2.400 Stunden

8-854.7 Kontinuierlich, venovenös, pumpengetrieben (CVVHD), Antikoagulation mit sonstigen Substanzen
Inkl.: Antikoagulation mit Citrat

.70 Bis 24 Stunden
Hinw.: Mit diesem Kode ist eine kontinuierliche Hämodialyse zu kodieren, die für mehr als 24 Stunden geplant war, aber vorher abgebrochen wurde

.71 Mehr als 24 bis 72 Stunden

.72 Mehr als 72 bis 144 Stunden

.73 Mehr als 144 bis 264 Stunden

.74 Mehr als 264 bis 432 Stunden

.76 Mehr als 432 bis 600 Stunden

.77 Mehr als 600 bis 960 Stunden

.78 Mehr als 960 bis 1.320 Stunden

.79 Mehr als 1.320 bis 1.680 Stunden

.7a Mehr als 1.680 bis 2.040 Stunden

.7b Mehr als 2.040 bis 2.400 Stunden

.7c Mehr als 2.400 Stunden

8-854.8 Verlängert intermittierend, zur Elimination von Proteinen mit einer Molekularmasse bis 60.000
Inkl.: Elimination von Leichtketten
Hinw.: Eine verlängerte intermittierende Hämodialyse dauert mehr als 6 Stunden

8-854.x Sonstige

8-854.y N.n.bez.

8-855 Hämodiafiltration
Hinw.: Es ist jede durchgeführte Hämodiafiltration zu kodieren
Die kontinuierliche Hämodiafiltration ist bei Beginn der Behandlung für einen Zeitraum von mehr als 24 Stunden geplant. Bei der kontinuierlichen Hämodiafiltration beginnt ein Behandlungszyklus mit Anschluss an die Dialysemaschine und endet mit Entlassung des Patienten oder der Unterbrechung des Verfahrens für mehr als 24 Stunden. Bei Filter-, Beutel-, System- oder Datumswechsel sowie bei einer Unterbrechung von bis zu 24 Stunden ist keine neue Verschlüsselung der Prozedur erforderlich
Bei Anwendung unterschiedlicher Substanzen zur Antikoagulation ist die Art der Antikoagulation zu verschlüsseln, welche bei der Behandlung überwiegend verwendet wurde

8-855.1 Kontinuierlich, arteriovenös (CAVHDF)

.13 Bis 24 Stunden
Hinw.: Mit diesem Kode ist eine kontinuierliche Hämodiafiltration zu kodieren, die für mehr als 24 Stunden geplant war, aber vorher abgebrochen wurde

.14 Mehr als 24 bis 72 Stunden

.15 Mehr als 72 bis 144 Stunden

.16 Mehr als 144 bis 264 Stunden

.17 Mehr als 264 bis 432 Stunden

.19 Mehr als 432 bis 600 Stunden

.1a Mehr als 600 bis 960 Stunden

.1b Mehr als 960 bis 1.320 Stunden

.1c Mehr als 1.320 bis 1.680 Stunden

.1d Mehr als 1.680 bis 2.040 Stunden

.1e Mehr als 2.040 bis 2.400 Stunden

.1f Mehr als 2.400 Stunden

8-855.3 Intermittierend, Antikoagulation mit Heparin oder ohne Antikoagulation

8-855.4 Intermittierend, Antikoagulation mit sonstigen Substanzen
Inkl.: Antikoagulation mit Citrat

8-855.5 Verlängert intermittierend, Antikoagulation mit Heparin oder ohne Antikoagulation
Hinw.: Eine verlängerte intermittierende Hämodiafiltration dauert mehr als 6 Stunden

8-855.6 Verlängert intermittierend, Antikoagulation mit sonstigen Substanzen
Inkl.: Antikoagulation mit Citrat
Hinw.: Eine verlängerte intermittierende Hämodiafiltration dauert mehr als 6 Stunden

8-855.7 Kontinuierlich, venovenös, pumpengetrieben (CVVHDF), Antikoagulation mit Heparin oder ohne Antikoagulation

.70 Bis 24 Stunden

Hinw.: Mit diesem Kode ist eine kontinuierliche Hämodiafiltration zu kodieren, die für mehr als 24 Stunden geplant war, aber vorher abgebrochen wurde

.71 Mehr als 24 bis 72 Stunden

.72 Mehr als 72 bis 144 Stunden

.73 Mehr als 144 bis 264 Stunden

.74 Mehr als 264 bis 432 Stunden

.76 Mehr als 432 bis 600 Stunden

.77 Mehr als 600 bis 960 Stunden

.78 Mehr als 960 bis 1.320 Stunden

.79 Mehr als 1.320 bis 1.680 Stunden

.7a Mehr als 1.680 bis 2.040 Stunden

.7b Mehr als 2.040 bis 2.400 Stunden

.7c Mehr als 2.400 Stunden

8-855.8 Kontinuierlich, venovenös, pumpengetrieben (CVVHDF), Antikoagulation mit sonstigen Substanzen

Inkl.: Antikoagulation mit Citrat

.80 Bis 24 Stunden

Hinw.: Mit diesem Kode ist eine kontinuierliche Hämodiafiltration zu kodieren, die für mehr als 24 Stunden geplant war, aber vorher abgebrochen wurde

.81 Mehr als 24 bis 72 Stunden

.82 Mehr als 72 bis 144 Stunden

.83 Mehr als 144 bis 264 Stunden

.84 Mehr als 264 bis 432 Stunden

.86 Mehr als 432 bis 600 Stunden

.87 Mehr als 600 bis 960 Stunden

.88 Mehr als 960 bis 1.320 Stunden

.89 Mehr als 1.320 bis 1.680 Stunden

.8a Mehr als 1.680 bis 2.040 Stunden

.8b Mehr als 2.040 bis 2.400 Stunden

.8c Mehr als 2.400 Stunden

8-855.x Sonstige

8-855.y N.n.bez.

8-856 Hämoperfusion

8-857 Peritonealdialyse

Exkl.: Therapeutische Spülung über liegenden intraperitonealen Katheter (8-179.0)

Hinw.: Es ist jede durchgeführte Peritonealdialyse zu kodieren

Bei der kontinuierlichen Peritonealdialyse beginnt ein Behandlungszyklus mit der stationären Aufnahme des Patienten und endet mit Entlassung des Patienten oder der Unterbrechung des Verfahrens für mehr als 24 Stunden. Bei Filter-, Beutel-, System- oder Datumswechsel ist keine neue Verschlüsselung der Prozedur erforderlich

8-857.0 Intermittierend, maschinell unterstützt (IPD)

8-857.1 Kontinuierlich, nicht maschinell unterstützt (CAPD)

.10 Bis 24 Stunden

.11 Mehr als 24 bis 72 Stunden

.12 Mehr als 72 bis 144 Stunden

.13 Mehr als 144 bis 264 Stunden

.14 Mehr als 264 bis 432 Stunden

.16 Mehr als 432 bis 600 Stunden

.17 Mehr als 600 bis 960 Stunden

.18 Mehr als 960 bis 1.320 Stunden

.19 Mehr als 1.320 bis 1.680 Stunden

.1a Mehr als 1.680 bis 2.040 Stunden

.1b Mehr als 2.040 bis 2.400 Stunden

.1c Mehr als 2.400 Stunden

8-857.2 Kontinuierlich, maschinell unterstützt (APD), mit Zusatzgeräten

.20 Bis 24 Stunden
.21 Mehr als 24 bis 72 Stunden
.22 Mehr als 72 bis 144 Stunden
.23 Mehr als 144 bis 264 Stunden
.24 Mehr als 264 bis 432 Stunden
.26 Mehr als 432 bis 600 Stunden
.27 Mehr als 600 bis 960 Stunden
.28 Mehr als 960 bis 1.320 Stunden
.29 Mehr als 1.320 bis 1.680 Stunden
.2a Mehr als 1.680 bis 2.040 Stunden
.2b Mehr als 2.040 bis 2.400 Stunden
.2c Mehr als 2.400 Stunden

8-857.x Sonstige

8-857.y N.n.bez.

8-858 Extrakorporale Leberersatztherapie [Leberdialyse]

8-859 ↔ Isolierte Extremitätenperfusion

8-85a Dialyseverfahren wegen mangelnder Funktionsaufnahme und Versagen eines Nierentransplantates

Hinw.: Diese Kodes sind Zusatzkodes zu den möglichen Dialyseverfahren. Sie sind nur zu verwenden, wenn ein Dialyseverfahren wegen mangelnder Funktionsaufnahme oder Versagen des Transplantates während desselben stationären Aufenthaltes durchgeführt wurde, bei dem auch die Nierentransplantation erfolgte

8-85a.0 Intermittierend

.00 1 bis 3 Behandlungen
.01 4 bis 5 Behandlungen
.02 6 bis 10 Behandlungen
.03 11 oder mehr Behandlungen

8-85a.1 Kontinuierlich

.13 Bis 24 Stunden
.14 Mehr als 24 bis 72 Stunden
.15 Mehr als 72 bis 144 Stunden
.16 Mehr als 144 bis 264 Stunden
.17 Mehr als 264 bis 432 Stunden
.19 Mehr als 432 bis 600 Stunden
.1a Mehr als 600 bis 960 Stunden
.1b Mehr als 960 bis 1.320 Stunden
.1c Mehr als 1.320 bis 1.680 Stunden
.1d Mehr als 1.680 bis 2.040 Stunden
.1e Mehr als 2.040 bis 2.400 Stunden
.1f Mehr als 2.400 Stunden

8-85b Anwendung von Blutegeln zur Sicherung des venösen Blutabstroms bei Lappenplastiken oder replantierten Gliedmaßenabschnitten

Therapie mit besonderen Zellen und Blutbestandteilen (8-86...8-86)

8-86 Autogene und allogene Stammzelltherapie und lokale Therapie mit Blutbestandteilen und Hepatozyten

Hinw.: Die Verwendung von Arzneimitteln für neuartige Therapien ist gesondert zu kodieren (5-936 ff.)

8-860 Autogene Stammzelltherapie

Exkl.: Transfusion von peripher gewonnenen hämatopoetischen Stammzellen (8-805)
Transplantation von hämatopoetischen Stammzellen aus dem Knochenmark (5-411)

Hinw.: Die Gewinnung der mesenchymalen oder hämatopoetischen Stammzellen ist im Kode enthalten

8-860.0 Intramyokardiale Stammzelltherapie

.00 Ohne Anreicherung von Stammzellfraktionen oder kulturelle Vermehrung

.01 Mit Anreicherung von Stammzellfraktionen und/oder kultureller Vermehrung

8-860.1 Intrakoronare Stammzelltherapie

.10 Ohne Anreicherung von Stammzellfraktionen oder kulturelle Vermehrung

.11 Mit Anreicherung von Stammzellfraktionen und/oder kultureller Vermehrung

8-860.2 Paraurethrale Stammzelltherapie

.20 Ohne Anreicherung von Stammzellfraktionen oder kulturelle Vermehrung

.21 Mit Anreicherung von Stammzellfraktionen und/oder kultureller Vermehrung

8-860.3 Ossäre Stammzelltherapie

.30 Ohne Anreicherung von Stammzellfraktionen oder kulturelle Vermehrung

.31 Mit Anreicherung von Stammzellfraktionen und/oder kultureller Vermehrung

8-860.4 Periphere (intraarterielle und/oder intramuskuläre) Stammzelltherapie

8-860.x Sonstige

8-860.y N.n.bez.

8-861 Entnahme, Aufbereitung und Applikation von Blutbestandteilen zur lokalen Anwendung

8-861.0 Lokale Applikation von autogenem Thrombozytenkonzentrat

Exkl.: Transfusion von Thrombozytenkonzentraten (8-800)

.00 Durch Zentrifugation gewonnenes Thrombozytenkonzentrat

.01 Durch Filtration gewonnenes Thrombozytenkonzentrat

.0x Sonstige

8-861.1 Lokale Applikation von dendritischen Zellen

Exkl.: Transfusion von dendritischen Zellen (8-802.52)

8-862 Hepatozytentransplantation

8-862.0 Allogen

8-862.1 Autogen, matrixinduziert

8-863 Allogene Stammzelltherapie

Hinw.: Die Gewinnung der mesenchymalen oder hämatopoetischen Stammzellen ist im Kode enthalten

8-863.0 Periphere mesenchymale Stammzelltherapie

.00 Mit Stammzellen aus Knochenmark oder Blut

.01 Mit Stammzellen aus Fettgewebe

.0x Sonstige

Anästhesie und Schmerztherapie (8-90...8-91)

8-90 Anästhesie

Exkl.: Schmerztherapie (8-91)
Hinw.: Diese Kodes sind Zusatzkodes. Sie sind nur zu verwenden, wenn das Anästhesieverfahren bei Behandlungen angewendet wurde, die normalerweise ohne Anästhesie durchgeführt werden (z.B. bei Kindern)
Eine Analgosedierung beim Erwachsenen ist nicht zu kodieren

8-900 Intravenöse Anästhesie
Exkl.: (Analgo-)Sedierung (8-903)

8-901 Inhalationsanästhesie

8-902 Balancierte Anästhesie

8-903 (Analgo-)Sedierung
Hinw.: Dieser Kode ist nur für Patienten bis zur Vollendung des 18. Lebensjahres anzugeben

8-91 Schmerztherapie

Hinw.: Ein Kode aus diesem Bereich ist jeweils nur einmal pro stationären Aufenthalt anzugeben

8-910 Epidurale Injektion und Infusion zur Schmerztherapie
Inkl.: Injektion oder Infusion von Lokalanästhetika oder Opioiden unter der Geburt

8-911 Subarachnoidale Injektion und Infusion zur Schmerztherapie

8-913 Injektion eines Medikamentes an extrakranielle Hirnnerven zur Schmerztherapie

8-914 Injektion eines Medikamentes an Nervenwurzeln und wirbelsäulennahe Nerven zur Schmerztherapie

8-914.0 Ohne bildgebende Verfahren
- .00 An der Halswirbelsäule
- .01 An der Brustwirbelsäule
- .02 An der Lendenwirbelsäule
- .0x Sonstige

8-914.1 Mit bildgebenden Verfahren
Inkl.: Computertomographie oder Fluoroskopie
- .10 An der Halswirbelsäule
- .11 An der Brustwirbelsäule
- .12 An der Lendenwirbelsäule
- .1x Sonstige

8-915 Injektion und Infusion eines Medikamentes an andere periphere Nerven zur Schmerztherapie

8-916 Injektion eines Medikamentes an das sympathische Nervensystem zur Schmerztherapie

8-916.0 Ohne bildgebende Verfahren
- .00 Am zervikalen Grenzstrang
- .01 Am thorakalen Grenzstrang
- .02 Am lumbalen Grenzstrang
- .03 An den prävertebralen Ganglien (Plexus coeliacus, Plexus hypogastricus)
- .0x Sonstige

8-916.1 Mit bildgebenden Verfahren
Inkl.: Computertomographie oder Fluoroskopie
- .10 Am zervikalen Grenzstrang
- .11 Am thorakalen Grenzstrang
- .12 Am lumbalen Grenzstrang
- .13 An den prävertebralen Ganglien (Plexus coeliacus, Plexus hypogastricus)
- .1x Sonstige

8-917 Injektion eines Medikamentes in Gelenke der Wirbelsäule zur Schmerztherapie

8-917.0 Ohne bildgebende Verfahren

.00 An den Kopfgelenken

.01 An den Gelenken der Halswirbelsäule

.02 An den Gelenken der Brustwirbelsäule

.03 An den Gelenken der Lendenwirbelsäule

.0x Sonstige

8-917.1 Mit bildgebenden Verfahren
Inkl.: Computertomographie oder Fluoroskopie

.10 An den Kopfgelenken

.11 An den Gelenken der Halswirbelsäule

.12 An den Gelenken der Brustwirbelsäule

.13 An den Gelenken der Lendenwirbelsäule

.1x Sonstige

8-918 Interdisziplinäre multimodale Schmerztherapie
Exkl.: Interdisziplinäre multimodale schmerztherapeutische Kurzzeitbehandlung (8-91b)
Hinw.: Mit einem Kode aus diesem Bereich ist eine mindestens siebentägige interdisziplinäre Behandlung von Patienten mit chronischen Schmerzzuständen (einschließlich Tumorschmerzen) unter Einbeziehung von mindestens zwei Fachdisziplinen, davon eine psychiatrische, psychosomatische oder psychologisch-psychotherapeutische Disziplin, nach festgelegtem Behandlungsplan mit ärztlicher Behandlungsleitung zu kodieren. Die Patienten müssen mindestens drei der nachfolgenden Merkmale aufweisen:

- manifeste oder drohende Beeinträchtigung der Lebensqualität und/oder der Arbeitsfähigkeit
- Fehlschlag einer vorherigen unimodalen Schmerztherapie, eines schmerzbedingten operativen Eingriffs oder einer Entzugsbehandlung
- bestehende(r) Medikamentenabhängigkeit oder -fehlgebrauch
- schmerzunterhaltende psychische Begleiterkrankung
- gravierende somatische Begleiterkrankung

Diese Kodes erfordern eine interdisziplinäre Diagnostik durch mindestens zwei Fachdisziplinen (obligatorisch eine psychiatrische, psychosomatische oder psychologisch-psychotherapeutische Disziplin) sowie die gleichzeitige Anwendung von mindestens drei der folgenden aktiven Therapieverfahren: Psychotherapie, Physiotherapie, Entspannungsverfahren, Ergotherapie, medizinische Trainingstherapie, sensomotorisches Training, Arbeitsplatztraining, künstlerische Therapie (Kunst- oder Musiktherapie) oder sonstige übende Therapien. Die Therapieeinheiten umfassen durchschnittlich 30 Minuten.
Diese Kodes umfassen weiter die Überprüfung des Behandlungsverlaufs durch ein standardisiertes therapeutisches Assessment, eine tägliche ärztliche Visite oder Teambesprechung und eine interdisziplinäre wöchentliche Teambesprechung
Bei Gruppentherapie ist die Gruppengröße auf maximal 8 Personen begrenzt
Die Anwendung dieser Kodes setzt die Zusatzbezeichnung Spezielle Schmerztherapie bei der/dem Verantwortlichen voraus

8-918.0 Mindestens 7 bis höchstens 13 Behandlungstage

.00 Bis zu 20 Therapieeinheiten

.01 Mindestens 21 Therapieeinheiten, davon weniger als 5 Therapieeinheiten psychotherapeutische Verfahren
Hinw.: Es erfolgt regelmäßig, zumindest wöchentlich, je ein ärztliches und ein psychotherapeutisches Einzelgespräch von mindestens 30 Minuten. Eine zweite medizinische Fachdisziplin ist zusätzlich, zumindest im Rahmen wöchentlicher Teambesprechungen, in die Therapieentscheidungen eingebunden

.02 Mindestens 21 Therapieeinheiten, davon mindestens 5 Therapieeinheiten psychotherapeutische Verfahren
Hinw.: Es erfolgt regelmäßig, zumindest wöchentlich, je ein ärztliches und ein psychotherapeutisches Einzelgespräch von mindestens 30 Minuten. Eine zweite medizinische Fachdisziplin ist zusätzlich, zumindest im Rahmen wöchentlicher Teambesprechungen, in die Therapieentscheidungen eingebunden

8-918.1 Mindestens 14 bis höchstens 20 Behandlungstage

.10 Bis zu 41 Therapieeinheiten

.11 Mindestens 42 bis höchstens 55 Therapieeinheiten, davon weniger als 10 Therapieeinheiten psychotherapeutische Verfahren
Hinw.: Es erfolgt regelmäßig, zumindest wöchentlich, je ein ärztliches und ein psychotherapeutisches Einzelgespräch von mindestens 30 Minuten. Eine zweite medizinische Fachdisziplin ist zusätzlich, zumindest im Rahmen wöchentlicher Teambesprechungen, in die Therapieentscheidungen eingebunden

.12 Mindestens 42 bis höchstens 55 Therapieeinheiten, davon mindestens 10 Therapieeinheiten psychotherapeutische Verfahren
Hinw.: Es erfolgt regelmäßig, zumindest wöchentlich, je ein ärztliches und ein psychotherapeutisches Einzelgespräch von mindestens 30 Minuten. Eine zweite medizinische Fachdisziplin ist zusätzlich, zumindest im Rahmen wöchentlicher Teambesprechungen, in die Therapieentscheidungen eingebunden

.13 Mindestens 56 Therapieeinheiten, davon weniger als 14 Therapieeinheiten psychotherapeutische Verfahren
Hinw.: Es erfolgt regelmäßig, zumindest wöchentlich, je ein ärztliches und ein psychotherapeutisches Einzelgespräch von mindestens 30 Minuten. Eine zweite medizinische Fachdisziplin ist zusätzlich, zumindest im Rahmen wöchentlicher Teambesprechungen, in die Therapieentscheidungen eingebunden

.14 Mindestens 56 Therapieeinheiten, davon mindestens 14 Therapieeinheiten psychotherapeutische Verfahren
Hinw.: Es erfolgt regelmäßig, zumindest wöchentlich, je ein ärztliches und ein psychotherapeutisches Einzelgespräch von mindestens 30 Minuten. Eine zweite medizinische Fachdisziplin ist zusätzlich, zumindest im Rahmen wöchentlicher Teambesprechungen, in die Therapieentscheidungen eingebunden

8-918.2 Mindestens 21 Behandlungstage

.20 Bis zu 83 Therapieeinheiten

.21 Mindestens 84 Therapieeinheiten, davon weniger als 21 Therapieeinheiten psychotherapeutische Verfahren
Hinw.: Es erfolgt regelmäßig, zumindest wöchentlich, je ein ärztliches und ein psychotherapeutisches Einzelgespräch von mindestens 30 Minuten. Eine zweite medizinische Fachdisziplin ist zusätzlich, zumindest im Rahmen wöchentlicher Teambesprechungen, in die Therapieentscheidungen eingebunden

.22 Mindestens 84 Therapieeinheiten, davon mindestens 21 Therapieeinheiten psychotherapeutische Verfahren
Hinw.: Es erfolgt regelmäßig, zumindest wöchentlich, je ein ärztliches und ein psychotherapeutisches Einzelgespräch von mindestens 30 Minuten. Eine zweite medizinische Fachdisziplin ist zusätzlich, zumindest im Rahmen wöchentlicher Teambesprechungen, in die Therapieentscheidungen eingebunden

8-919 Komplexe Akutschmerzbehandlung

Hinw.: Dieser Kode umfasst die Einleitung, Durchführung und Überwachung einer speziellen Schmerztherapie oder Symptomkontrolle bei Patienten mit schweren akuten Schmerzzuständen (z.B. nach Operationen, Unfällen oder schweren, exazerbierten Tumorschmerzen) mit einem der unter 8-910 bis 8-911 genannten Verfahren, mit kontinuierlichen Regionalanästhesieverfahren (z.B. Plexuskatheter) oder parenteraler oder sublingualer patientenkontrollierter Analgesie (PCA) durch spezielle Einrichtungen (z.B. Akutschmerzdienst) mit mindestens zweimaliger Visite pro Tag
Der Kode ist auch bei Tumorschmerzen anzuwenden, bei denen akute Schmerzexazerbationen oder Therapieresistenz von tumorbedingten oder tumorassoziierten Schmerzzuständen im Vordergrund des Krankheitsbildes stehen und den Einsatz spezieller schmerztherapeutischer Verfahren und Techniken erfordern
Die Anwendung dieses Kodes erfordert die Dokumentation von mindestens drei Aspekten der Effektivität der Therapie (Analgesie, Symptomintensität, Symptomkontrolle, Ermöglichung aktiver Therapie)
Der Kode ist nicht anwendbar bei Schmerztherapie nur am Operationstag

8-91b Interdisziplinäre multimodale schmerztherapeutische Kurzzeitbehandlung

Hinw.: Diese Prozedur wird als Therapieerprobung nach einer interdisziplinären algesiologischen Diagnostik (1-910) oder als Therapiestabilisierung nach einer interdisziplinären multimodalen Schmerztherapie (8-918 ff.) durchgeführt
Mindestmerkmale:

- Behandlung unter Leitung eines Arztes mit der Zusatzweiterbildung Spezielle Schmerztherapie
- Die Behandlungsdauer beträgt maximal 6 Tage
- Interdisziplinäre Teambesprechung zum Therapieverlauf
- Einbeziehung von mindestens 3 Fachdisziplinen, davon eine psychiatrische, psychosomatische oder psychologisch-psychotherapeutische Fachdisziplin sowie die gleichzeitige Anwendung von mindestens drei der folgenden aktiven Therapieverfahren: Psychotherapie (Verhaltenstherapie), Physiotherapie, Entspannungsverfahren, Ergotherapie, medizinische Trainingstherapie, sensomotorisches Training, Arbeitsplatztraining, künstlerische Therapie (Kunst- oder Musiktherapie) oder sonstige übende Therapien patientenbezogen in unterschiedlichen Kombinationen

8-91c **Teilstationäre interdisziplinäre multimodale Schmerztherapie**

Exkl.: Interdisziplinäre multimodale Schmerztherapie (8-918 ff.)
Interdisziplinäre multimodale schmerztherapeutische Kurzzeitbehandlung (8-91b)

Hinw.: Jeder teilstationäre schmerztherapeutische Behandlungstag, an dem die nachfolgenden Bedingungen erfüllt werden, ist einzeln zu kodieren
Die interdisziplinäre algesiologische Diagnostik kann mit dem Kode 1-910 verschlüsselt werden, wenn die dort angegebenen Bedingungen erfüllt sind
Mindestmerkmale:
- Vor Beginn der teilstationären interdisziplinären multimodalen Schmerztherapie wurde eine interdisziplinäre algesiologische Diagnostik unter Mitarbeit von mindestens 2 Fachdisziplinen (davon eine psychiatrische, psychosomatische oder psychologisch-psychotherapeutische Disziplin) mit psychometrischer und physischer Funktionstestung und abschließender Teambesprechung abgeschlossen
- Teamintegrierte Behandlung chronischer Schmerzpatienten unter fachärztlicher Behandlungsleitung nach festgelegtem Behandlungsplan. Zum Team gehört ein ärztlicher oder psychologischer Psychotherapeut
- Der verantwortliche Arzt besitzt die Zusatzweiterbildung Spezielle Schmerztherapie
- Ärztliche Visite oder Teambesprechung mit Behandlungsplanung
- Gesamtaufenthaltsdauer pro Tag in der teilstationären Einrichtung (inkl. Erholungszeiten) von mindestens 240 Minuten
- Die Größe der Behandlungsgruppen ist auf maximal 8 Patienten begrenzt

Vorhandensein folgender Verfahren:
- Physiotherapie oder Sporttherapie oder andere körperlich übende Verfahren
- Ärztliche oder psychologische Psychotherapie

Als teamintegriert angewandte Verfahrensarten gelten:
- Körperlich übende Verfahren wie z.B. aktivierende Physiotherapie, Trainingstherapie, Ausdauertraining, Dehnungsübungen, sensomotorisches Training, Ergotherapie, Arbeitsplatztraining
- Psychotherapeutisch übende, auch durch Kotherapeuten erbrachte Verfahren wie z.B. Muskelrelaxation, Autogenes Training
- Ärztlich oder psychologisch psychotherapeutische Verfahren wie z.B. psychologische Schmerztherapie, Gruppenpsychotherapie, Edukation, Alltagsplanung, störungsorientierte Einzeltherapie
- Sonstige Verfahren wie z.B. soziale Interventionen, Kreativtherapie, künstlerische Therapie (Kunst- oder Musiktherapie)

Eine gleichzeitige akutmedizinische Diagnostik bzw. Behandlung ist gesondert zu kodieren

8-91c.0 Basisbehandlung

Hinw.: Mindestmerkmale:
- Teamintegrierter Einsatz von mindestens zwei der genannten Verfahren
- Mindestens 120 Minuten Therapiezeit pro Tag in Einzel- und/oder Gruppentherapie

.00 Zwei übende oder sonstige Verfahren

.01 Zwei Verfahren, davon ein ärztlich oder psychologisch psychotherapeutisches Verfahren von mindestens 60 Minuten

.02 Zwei Verfahren, zusätzlich ein ärztliches oder psychotherapeutisches Einzelgespräch von mindestens 30 Minuten

8-91c.1 Umfassende Behandlung

Hinw.: Mindestmerkmale:
- Teamintegrierter Einsatz von mindestens drei der genannten Verfahren
- Mindestens 180 Minuten Therapiezeit pro Tag in Einzel- und/oder Gruppentherapie

.10 Drei übende oder sonstige Verfahren

.11 Drei Verfahren, davon ein ärztlich oder psychologisch psychotherapeutisches Verfahren von mindestens 60 Minuten

.12 Drei Verfahren, zusätzlich ein ärztliches oder psychotherapeutisches Einzelgespräch von mindestens 30 Minuten

8-91c.2 Intensivbehandlung

Hinw.: Mindestmerkmale:
- Teamintegrierter Einsatz von mindestens vier der genannten Verfahren
- Mindestens 240 Minuten Therapiezeit pro Tag in Einzel- und/oder Gruppentherapie

.20 Vier oder mehr übende oder sonstige Verfahren

.21 Vier oder mehr Verfahren, davon ein ärztlich oder psychologisch psychotherapeutisches Verfahren von mindestens 60 Minuten

.22 Vier oder mehr Verfahren, zusätzlich ein ärztliches oder psychotherapeutisches Einzelgespräch von mindestens 30 Minuten

.23 Vier oder mehr Verfahren, davon ein ärztlich oder psychologisch psychotherapeutisches Verfahren von mindestens 60 Minuten und zusätzlich ein ärztliches oder psychotherapeutisches Einzelgespräch von mindestens 30 Minuten

Patientenmonitoring (8-92...8-93)

8-92 Neurologisches Monitoring

Inkl.: Auswertung und klinische Beurteilung
Hinw.: Ein Kode aus diesem Bereich ist jeweils nur einmal pro stationären Aufenthalt anzugeben

8-920 **EEG-Monitoring (mindestens 2 Kanäle) für mehr als 24 h**
Inkl.: Bispektral-Index-Monitoring [BIS-Monitoring]
Hinw.: Dieser Kode ist nur für intensivmedizinische Patienten anzugeben

8-921 **Monitoring mittels evozierter Potentiale**
Hinw.: Dieser Kode ist nur für intensivmedizinische Patienten anzugeben

8-923 **Monitoring der hirnvenösen Sauerstoffsättigung**
Hinw.: Diese Kodes sind nur für intensivmedizinische Patienten anzugeben

8-923.0 Invasiv

8-923.1 Nicht invasiv
Inkl.: Nicht invasive Messung der regionalen hirnkapillären Sauerstoffsättigung, z.B. durch Nahinfrarot-Spektroskopie

8-924 **Invasives neurologisches Monitoring**
Inkl.: Monitoring des intrakraniellen Druckes
Monitoring der Sauerstoffsättigung im Hirngewebe
Hinw.: Dieser Kode ist nur für intensivmedizinische Patienten anzugeben

8-925 **Intraoperatives neurophysiologisches Monitoring**
Inkl.: Elektrophysiologisches Monitoring
Sprachmonitoring bei Wacheingriffen
Exkl.: Intraoperatives neurophysiologisches Monitoring des N. recurrens im Rahmen einer anderen Operation (5-069.4 ff.)
Intraoperatives neurophysiologisches Monitoring des N. facialis bei der Resektion einer Speicheldrüse (5-262 ff.)
Intraoperatives neurophysiologisches Monitoring bei Operationen am Glomus caroticum und anderen Paraganglien (5-398.2)

8-925.0 Bis 4 Stunden
Hinw.: Die Dauer berechnet sich vom Anlegen bis zur Abnahme der Elektroden

.00 Mit Stimulationselektroden

.01 Mit evozierten Potentialen (AEP, SEP, MEP, VEP)
Hinw.: Eine ggf. durchgeführte Anwendung von Stimulationselektroden ist im Kode enthalten

.02 Mit weniger als 8 kortikalen Elektroden (Elektrokortikographie, Phasenumkehr und/oder Kartierung)

.03 Mit weniger als 8 kortikalen Elektroden (Elektrokortikographie, Phasenumkehr und/oder Kartierung) und mit evozierten Potentialen (AEP, SEP, MEP, VEP)

.04 Mit 8 oder mehr kortikalen Elektroden (Elektrokortikographie, Phasenumkehr und/oder Kartierung)
Hinw.: Ein ggf. durchgeführtes Monitoring mit evozierten Potentialen ist im Kode enthalten

.0x Sonstige

8-925.2 Mehr als 4 Stunden bis 8 Stunden
Hinw.: Die Dauer berechnet sich vom Anlegen bis zur Abnahme der Elektroden

.20 Mit Stimulationselektroden

.21 Mit evozierten Potentialen (AEP, SEP, MEP, VEP)
Hinw.: Eine ggf. durchgeführte Anwendung von Stimulationselektroden ist im Kode enthalten

.22 Mit weniger als 8 kortikalen Elektroden (Elektrokortikographie, Phasenumkehr und/oder Kartierung)

.23 Mit weniger als 8 kortikalen Elektroden (Elektrokortikographie, Phasenumkehr und/oder Kartierung) und mit evozierten Potentialen (AEP, SEP, MEP, VEP)

.24 Mit 8 oder mehr kortikalen Elektroden (Elektrokortikographie, Phasenumkehr und/oder Kartierung)
Hinw.: Ein ggf. durchgeführtes Monitoring mit evozierten Potentialen ist im Kode enthalten

.2x Sonstige

8-925.3 Mehr als 8 Stunden bis 12 Stunden
Hinw.: Die Dauer berechnet sich vom Anlegen bis zur Abnahme der Elektroden

.30 Mit Stimulationselektroden

.31 Mit evozierten Potentialen (AEP, SEP, MEP, VEP)
Hinw.: Eine ggf. durchgeführte Anwendung von Stimulationselektroden ist im Kode enthalten

.32 Mit weniger als 8 kortikalen Elektroden (Elektrokortikographie, Phasenumkehr und/oder Kartierung)

.33 Mit weniger als 8 kortikalen Elektroden (Elektrokortikographie, Phasenumkehr und/oder Kartierung) und mit evozierten Potentialen (AEP, SEP, MEP, VEP)

.34 Mit 8 oder mehr kortikalen Elektroden (Elektrokortikographie, Phasenumkehr und/oder Kartierung)
Hinw.: Ein ggf. durchgeführtes Monitoring mit evozierten Potentialen ist im Kode enthalten

.3x Sonstige

8-925.4 Mehr als 12 Stunden
Hinw.: Die Dauer berechnet sich vom Anlegen bis zur Abnahme der Elektroden

.40 Mit Stimulationselektroden

.41 Mit evozierten Potentialen (AEP, SEP, MEP, VEP)
Hinw.: Eine ggf. durchgeführte Anwendung von Stimulationselektroden ist im Kode enthalten

.42 Mit weniger als 8 kortikalen Elektroden (Elektrokortikographie, Phasenumkehr und/oder Kartierung)

.43 Mit weniger als 8 kortikalen Elektroden (Elektrokortikographie, Phasenumkehr und/oder Kartierung) und mit evozierten Potentialen (AEP, SEP, MEP, VEP)

.44 Mit 8 oder mehr kortikalen Elektroden (Elektrokortikographie, Phasenumkehr und/oder Kartierung)
Hinw.: Ein ggf. durchgeführtes Monitoring mit evozierten Potentialen ist im Kode enthalten

.4x Sonstige

8-93 Monitoring von Atmung, Herz und Kreislauf

Inkl.: Auswertung und klinische Beurteilung
Hinw.: Ein Kode aus diesem Bereich ist jeweils nur einmal pro stationären Aufenthalt anzugeben

8-930 Monitoring von Atmung, Herz und Kreislauf ohne Messung des Pulmonalarteriendruckes und des zentralen Venendruckes
Hinw.: Dieser Kode ist nur für intensivmedizinisch versorgte Patienten anzugeben. Dieser Kode umfasst das kontinuierliche EKG-Monitoring, das Monitoring des Blutdruckes, die Messung von Atemfrequenz, Sauerstoffsättigung und sonstigen Vitalparametern sowie die Bilanzierung

8-931 Monitoring von Atmung, Herz und Kreislauf mit Messung des zentralen Venendruckes
Hinw.: Diese Kodes sind nur für intensivmedizinisch versorgte Patienten anzugeben. Diese Kodes umfassen das kontinuierliche EKG-Monitoring, das Monitoring des Blutdruckes, die Messung von Atemfrequenz, Sauerstoffsättigung und sonstigen Vitalparametern sowie die Bilanzierung

8-931.0 Ohne kontinuierliche reflektionsspektrometrische Messung der zentralvenösen Sauerstoffsättigung

8-931.1 Mit kontinuierlicher reflektionsspektrometrischer Messung der zentralvenösen Sauerstoffsättigung

8-932 Monitoring von Atmung, Herz und Kreislauf mit Messung des Pulmonalarteriendruckes
Inkl.: Messung des zentralen Venendruckes
Einsatz der Pulswellenkonturanalyse und der Pulsdruckanalyse zur Bestimmung des Herzzeitvolumens
Hinw.: Dieser Kode ist nur für intensivmedizinisch versorgte Patienten anzugeben. Dieser Kode umfasst das kontinuierliche EKG-Monitoring, das Monitoring des Blutdruckes, die Messung von Atemfrequenz, Sauerstoffsättigung und sonstigen Vitalparametern sowie die Bilanzierung

8-933 Funkgesteuerte kardiologische Telemetrie
Hinw.: Dieser Kode ist nur für stationär behandelte Patienten anzugeben

Komplexbehandlung (8-97...8-98)

8-97 Multimodale Komplexbehandlung

8-971 **Multimodale dermatologische Komplexbehandlung**
Hinw.: Merkmale: 7 Behandlungstage unter fachärztlicher Behandlungsleitung und durch Fachpflegepersonal

8-971.0 Ganzkörper-Dermatotherapie (mindestens 2 x tägl.)

8-971.1 Ganzkörper-Dermatotherapie (mindestens 2 x tägl.), Balneotherapie und/oder Lichttherapie

8-971.2 Ganzkörper-Dermatotherapie (mindestens 2 x tägl.), Balneotherapie und/oder Lichttherapie, allergologische, diätetische (Karenzdiäten) und/oder psychosomatische Maßnahmen

8-971.3 Ganzkörper-Dermatotherapie (mindestens 2 x tägl.), Balneotherapie und/oder Lichttherapie, allergologische, diätetische (Karenzdiäten) und/oder psychosomatische Maßnahmen, spezifische parenterale Infusionstherapie

8-971.4 Ganzkörper-Dermatotherapie (mindestens 2 x tägl.), Balneotherapie und/oder Lichttherapie, allergologische, diätetische (Karenzdiäten) und/oder psychosomatische Maßnahmen, spezifische parenterale Infusionstherapie, Patientenschulung (ggf. Eltern-Kind)

8-971.x Sonstige

8-971.y N.n.bez.

8-972 **Komplexbehandlung bei schwerbehandelbarer Epilepsie**
Inkl.: Medikamentöse Umstellung oder Absetzen von Medikamenten, Lebenstraining oder Compliancetraining, Patientenschulung, Therapiekontrolle, Psychotherapie, Anfallsselbstkontrolle und Biofeedbacktraining
Exkl.: EEG-Diagnostik (1-207 ff.)
Hinw.: Bei Kindern und Jugendlichen kann die Therapie auch unter Einbeziehung von Eltern und/oder anderen Bezugspersonen erfolgen
Mindestmerkmale:
- Wöchentliche Teambesprechung mit wochenbezogener Dokumentation bisheriger Behandlungsergebnisse und weiterer Behandlungsziele
- Vorhandensein und Einsatz von mindestens 3 Therapiebereichen: Ergotherapie, Physiotherapie, Neuropsychologie, Psychotherapie, Sozialarbeit, Logopädie, bei Kindern und Jugendlichen Heil- und Sozialpädagogik patientenbezogen in unterschiedlichen Kombinationen und unterschiedlichem Zeitaufwand

8-972.0 Mindestens 7 bis höchstens 13 Behandlungstage

8-972.1 Mindestens 14 bis höchstens 20 Behandlungstage

8-972.2 Mindestens 21 Behandlungstage

8-973 **Komplexbehandlung bei Spina bifida**
Inkl.: Komplexe Diagnostik
Exkl.: Bildgebende Diagnostik (Kap. 3), invasive funktionelle Diagnostik (Kap. 1)
EEG-Diagnostik (1-207 ff.)
Hinw.: Mit diesem Kode ist die multidisziplinäre somatische (Kinder- und Jugendmedizin, Neurochirurgie, Orthopädie, Ophthalmologie, Urologie), psychologische und psychosoziale Behandlung von Patienten mit Spina bifida zu kodieren
Durchgeführte Operationen sind gesondert zu kodieren

8-974 **Multimodale Komplexbehandlung bei sonstiger chronischer Erkrankung**
Inkl.: Komplexbehandlung z.B. bei Adipositas, Asthma bronchiale, Diabetes mellitus, Neurodermitis, Mukoviszidose, rheumatologischen, hämatologisch-onkologischen, kardiologischen und sozialpädiatrischen Krankheiten
Hinw.: Mindestmerkmale:
- Team unter fachärztlicher Behandlungsleitung
- Einsatz von mindestens 3 Therapiebereichen: Physiotherapie/Physikalische Therapie, Ergotherapie, Sporttherapie, Logopädie, künstlerische Therapie (Kunst- und Musiktherapie), Schmerztherapie, Psychotherapie patientenbezogen in unterschiedlichen Kombinationen und unterschiedlichem Zeitaufwand

8-974.0 Mindestens 7 bis höchstens 13 Behandlungstage

8-974.1 Mindestens 14 bis höchstens 20 Behandlungstage

8-974.2 Mindestens 21 Behandlungstage

8-975 Naturheilkundliche und anthroposophisch-medizinische Komplexbehandlung

8-975.2 Naturheilkundliche Komplexbehandlung

Hinw.: Mindestmerkmale:

- Behandlung von mindestens 120 Therapieminuten pro Tag durch ein klinisch-naturheilkundliches Team unter Leitung eines Facharztes mit der Zusatzbezeichnung Naturheilverfahren und mit mindestens dreijähriger Erfahrung im Bereich der klassischen Naturheilverfahren
- Dem Team müssen neben Ärzten und fachkundigem Pflegepersonal mit mindestens halbjähriger naturheilkundlicher Erfahrung mindestens drei der folgenden Berufsgruppen angehören: Physiotherapeuten/ Krankengymnasten/Masseure/Medizinische Bademeister/Sportlehrer, Ergotherapeuten, Psychologen, Ökotrophologen/Diätassistenten, Kunsttherapeuten/Musiktherapeuten
- Erstellung eines spezifisch-naturheilkundlichen diagnostischen und therapeutischen Konzeptes zu Beginn der Behandlung
- Mindestens zweimal wöchentlich Teambesprechung unter Einbeziehung somatischer, ordnungstherapeutischer und sozialer Aspekte mit patientenbezogener Dokumentation der bisherigen Behandlungsergebnisse und der weiteren Behandlungsziele
- Naturheilkundliche erweiterte Pflege durch fachkundiges Pflegepersonal
- Einsatz von mindestens 5 der folgenden 8 Therapiebereiche: Ernährungstherapie, Hydrotherapie/Thermotherapie, andere physikalische Verfahren, Phytotherapie, Ordnungstherapie, Bewegungstherapie, ausleitende Verfahren oder ein zusätzliches Verfahren (manuelle Therapie, Akupunktur/Chinesische Medizin, Homöopathie, Neuraltherapie, künstlerische Therapie (Kunst- und Musiktherapie))

Gleichzeitige weitergehende akutmedizinische Diagnostik und Therapie sind gesondert zu kodieren

.22 Mindestens 7 bis höchstens 13 Behandlungstage und weniger als 1.680 Behandlungsminuten

.23 Mindestens 14 bis höchstens 20 Behandlungstage und weniger als 2.520 Behandlungsminuten oder mindestens 10 bis höchstens 13 Behandlungstage und mindestens 1.680 Behandlungsminuten

.24 Mindestens 21 Behandlungstage oder mindestens 14 Behandlungstage und mindestens 2.520 Behandlungsminuten

8-975.3 Anthroposophisch-medizinische Komplexbehandlung

Hinw.: Die Behandlung erfolgt unter Anwendung mehrerer spezifischer Therapieverfahren mit insgesamt mindestens 30 Therapieeinheiten (jeweils von mindestens 30 Minuten) aus den Bereichen:

- Anwendungen und Bäder
- Massagen, Einreibungen und Wickel
- Bewegungstherapien (Heileurythmie und Krankengymnastik)
- Künstlerische Therapie (Kunst- und Musiktherapie)
- Supportive Therapie und Patientenschulung

8-976 Komplexbehandlung bei Querschnittlähmung

8-976.0 Umfassende Erstbehandlung

Hinw.: Interdisziplinäre und interprofessionelle stationäre Behandlung unmittelbar nach Eintritt einer kompletten oder inkompletten Querschnittlähmung mit dem Behandlungsergebnis der medizinischen und sozialen Reintegration im Sinne des selbstbestimmten Lebens

.00 Bis 99 Behandlungstage

.01 Mindestens 100 bis höchstens 199 Behandlungstage

.02 Mindestens 200 bis höchstens 299 Behandlungstage

.03 Mindestens 300 Behandlungstage

8-976.1 Behandlung aufgrund direkter oder assoziierter Folgen

Hinw.: Gleichzeitige und gleichrangige stationäre Behandlung aller direkten und assoziierten Folgen einer Querschnittlähmung neben der zur stationären Aufnahme führenden Ursache, um das selbstbestimmte Leben der Querschnittgelähmten kurzfristig wieder zu ermöglichen, aufrecht zu erhalten oder es durch Abwendung von Verschlimmerungen langfristig zu sichern

.10 Bis 17 Behandlungstage

.11 Mindestens 18 bis höchstens 49 Behandlungstage

.12 Mindestens 50 bis höchstens 99 Behandlungstage

.13 Mindestens 100 Behandlungstage

8-976.2 Behandlung aufgrund lebenslanger Nachsorge (Check)
Hinw.: Stationäre Behandlung, um die dynamische Entwicklung einer Querschnittlähmung durch klinische, apparative und bildgebende Verfahren zu erfassen und notwendige ambulante, teilstationäre oder stationäre Maßnahmen zu veranlassen, die geeignet sind, das selbstbestimmte Leben von Querschnittgelähmten aufrechtzuerhalten oder dies wieder zu ermöglichen oder Verschlimmerungen von Querschnittlähmungsfolgen langfristig abzuwenden

8-977 Multimodal-nichtoperative Komplexbehandlung des Bewegungssystems
Hinw.: Die Anwendung dieses Kodes beinhaltet eine interdisziplinäre Diagnostik und Behandlung von komplexen (multifaktoriellen) Erkrankungen des Bewegungssystems unter fachärztlicher Behandlungsleitung von mindestens 12 Tagen
Dabei wird die gleichzeitige Anwendung von 5 diagnostischen Verfahren vorausgesetzt:
- Neuroorthopädische Strukturdiagnostik
- Manualmedizinische Funktionsdiagnostik
- Schmerzdiagnostik
- Apparative Diagnostik unter funktionspathologischen Aspekten (z.B. Röntgen, MRT, CT, videogestützte Bewegungsanalyse, Posturographie, computergestützte Bewegungs- oder Kraftmessung, EMG, Optimetrie)
- Psychodiagnostik

Anzuwenden sind mindestens 3 der folgenden Verfahren:
- Manuelle Medizin
- Reflextherapie
- Infiltrationstherapie/interventionelle Schmerztherapie
- Psychotherapie

und mindestens 3 Verfahren aus der/den
- Manuellen Therapie und Krankengymnastik auf neurophysiologischer Basis
- Medizinischen Trainingstherapie
- Physikalischen Therapie
- Entspannungsverfahren

mit einer Therapiedichte von mindestens 30 aktiven und passiven Einzelleistungen aus den beiden Leistungsgruppen
Die Anwendung des Kodes umfasst weiter ein therapeutisches Assessment mit interdisziplinärer Teambesprechung

8-978 Aufrechterhaltung der Homöostase für die postmortale Organspende
Inkl.: Maschinelle Beatmung und Intensivpflege
Hinw.: Dieser Kode wird nicht im Rahmen des Datensatzes nach § 301 SGB V bzw. § 21 KHEntgG übermittelt und darf nur im Anschluss an die Feststellung des irreversiblen Hirnfunktionsausfalls bei einem potenziellen Organspender entsprechend 1-202.01 und nicht erfolgter Organentnahme kodiert werden
Nicht erbracht werden darf diese Leistung, wenn der potenzielle Organspender zu Lebzeiten einer möglichen Organspende widersprochen hat oder medizinische Kontraindikationen für eine Organspende vorliegen
Die im Rahmen dieser Leistung ab dem Zeitpunkt der Einleitung der zur Feststellung des irreversiblen Hirnfunktionsausfalls (1-202.01) führenden Diagnostik anfallende Dauer der maschinellen Beatmung darf bei der im Rahmen der Datenübermittlung nach § 301 SGB V / § 21 KHEntgG zu übermittelnden Beatmungsstundenzahl nicht berücksichtigt werden
Als Datum der Leistungserbringung ist dasselbe Datum wie bei der Leistung 1-202.01 anzugeben

8-979 Stationäre Behandlung vor Transplantation
Hinw.: Mit einem Kode aus diesem Bereich ist die präoperative Behandlungsdauer während des Transplantationsaufenthaltes zu kodieren

8-979.0 Mindestens 10 bis höchstens 29 Behandlungstage
.00 Vor einer Nierentransplantation
.01 Vor einer Herztransplantation
.02 Vor einer Lungentransplantation
.03 Vor einer Herz-Lungen-Transplantation
.04 Vor einer Lebertransplantation
.05 Vor einer Pankreastransplantation
.06 Vor einer Dünndarmtransplantation
.0x Sonstige

8-979.1 Mindestens 30 bis höchstens 49 Behandlungstage
- .10 Vor einer Nierentransplantation
- .11 Vor einer Herztransplantation
- .12 Vor einer Lungentransplantation
- .13 Vor einer Herz-Lungen-Transplantation
- .14 Vor einer Lebertransplantation
- .15 Vor einer Pankreastransplantation
- .16 Vor einer Dünndarmtransplantation
- .1x Sonstige

8-979.2 Mindestens 50 Behandlungstage
- .20 Vor einer Nierentransplantation
- .21 Vor einer Herztransplantation
- .22 Vor einer Lungentransplantation
- .23 Vor einer Herz-Lungen-Transplantation
- .24 Vor einer Lebertransplantation
- .25 Vor einer Pankreastransplantation
- .26 Vor einer Dünndarmtransplantation
- .2x Sonstige

8-97a Multimodale intensivmedizinische Überwachung und Behandlung bei zerebrovaskulären Vasospasmen

Hinw.: Diese Kodes sind nur anzugeben für nicht beatmete Patienten
Die intraarterielle Spasmolyse ist gesondert zu kodieren (8-83c.6 ff.)
Mindestmerkmale:
- Hypertensive hypervolämische Hämodilution (Triple-H-Therapie) mit systemischer Katecholamingabe
- Intensivmedizinisches Monitoring mit stündlicher Kontrolle aller neurologischen Funktionen
- Mindestens einmal täglich transkranielle Doppleruntersuchung aller intrazerebralen Gefäßabschnitte

8-97a.0 Bis zu 6 Behandlungstage

8-97a.1 Mindestens 7 bis höchstens 13 Behandlungstage

8-97a.2 Mindestens 14 Behandlungstage

8-97b Multimodale intensivmedizinische Überwachung und Behandlung bei neuromuskulären Erkrankungen

Hinw.: Mindestmerkmale:
- Intensivmedizinische Überwachung bei Patienten mit einer neuromuskulären Erkrankung (ICD-10-GM G12.-, G13.-*, G61.-, G70.-, G71.-, G72.-, G73.-*, M33.-, M36.0*, M60.- außer M60.2, M63.-*)
- Die Patienten haben eine Vitalkapazität von weniger als 1,6 Liter
- Die Patienten werden nicht maschinell beatmet
- Basismonitoring zur intensivmedizinischen Überwachung
- Messung der Vitalkapazität mindestens zweimal täglich
- Blutgasanalysen mindestens zweimal täglich

8-97b.0 Bis zu 6 Behandlungstage

8-97b.1 Mindestens 7 bis höchstens 13 Behandlungstage

8-97b.2 Mindestens 14 Behandlungstage

8-97c Stationäre Behandlung bei erfolgter Aufnahme auf die Warteliste zur Organtransplantation

Exkl.: Präoperative Behandlungsdauer während des Transplantationsaufenthaltes (8-979 ff.)

Hinw.: Mit einem Kode aus diesem Bereich ist die stationäre Behandlungsdauer bei Patienten zu kodieren, die bereits auf der Warteliste zur Organtransplantation stehen bzw. in demselben Aufenthalt auf die Warteliste aufgenommen werden und bei denen die Transplantation nicht während desselben Aufenthaltes durchgeführt wird
Diese Kodes sind anzugeben von Transplantationszentren bzw. von Krankenhäusern, die Kooperationspartner eines Transplantationszentrums sind
Die Kodes für 1 bis 15 Behandlungstage finden sich am Ende der Liste

8-97c.0 Mindestens 16 bis höchstens 22 Behandlungstage
- .00 Vor einer Nierentransplantation
- .01 Vor einer Herztransplantation

.02 Vor einer Lungentransplantation
.03 Vor einer Herz-Lungen-Transplantation
.04 Vor einer Lebertransplantation
.05 Vor einer Pankreastransplantation
.06 Vor einer Dünndarmtransplantation
.0x Sonstige

8-97c.1 Mindestens 23 bis höchstens 29 Behandlungstage
.10 Vor einer Nierentransplantation
.11 Vor einer Herztransplantation
.12 Vor einer Lungentransplantation
.13 Vor einer Herz-Lungen-Transplantation
.14 Vor einer Lebertransplantation
.15 Vor einer Pankreastransplantation
.16 Vor einer Dünndarmtransplantation
.1x Sonstige

8-97c.2 Mindestens 30 bis höchstens 43 Behandlungstage
.20 Vor einer Nierentransplantation
.21 Vor einer Herztransplantation
.22 Vor einer Lungentransplantation
.23 Vor einer Herz-Lungen-Transplantation
.24 Vor einer Lebertransplantation
.25 Vor einer Pankreastransplantation
.26 Vor einer Dünndarmtransplantation
.2x Sonstige

8-97c.3 Mindestens 44 bis höchstens 57 Behandlungstage
.30 Vor einer Nierentransplantation
.31 Vor einer Herztransplantation
.32 Vor einer Lungentransplantation
.33 Vor einer Herz-Lungen-Transplantation
.34 Vor einer Lebertransplantation
.35 Vor einer Pankreastransplantation
.36 Vor einer Dünndarmtransplantation
.3x Sonstige

8-97c.4 Mindestens 58 Behandlungstage
.40 Vor einer Nierentransplantation
.41 Vor einer Herztransplantation
.42 Vor einer Lungentransplantation
.43 Vor einer Herz-Lungen-Transplantation
.44 Vor einer Lebertransplantation
.45 Vor einer Pankreastransplantation
.46 Vor einer Dünndarmtransplantation
.4x Sonstige

8-97c.5 Bis 15 Behandlungstage
.50 Vor einer Nierentransplantation
.51 Vor einer Herztransplantation
.52 Vor einer Lungentransplantation
.53 Vor einer Herz-Lungen-Transplantation
.54 Vor einer Lebertransplantation
.55 Vor einer Pankreastransplantation
.56 Vor einer Dünndarmtransplantation
.5x Sonstige

8-97d Multimodale Komplexbehandlung bei Morbus Parkinson und atypischem Parkinson-Syndrom

Hinw.: Mindestmerkmale:
- Team unter fachärztlicher Behandlungsleitung (Facharzt für Neurologie)
- Wöchentliche Teambesprechung mit wochenbezogener Dokumentation bisheriger Behandlungsergebnisse und weiterer Behandlungsziele
- Vorhandensein mindestens folgender Therapiebereiche: Physiotherapie/Physikalische Therapie, Ergotherapie
- Einsatz von mindestens 3 Therapiebereichen (Physiotherapie/Physikalische Therapie, Ergotherapie, Sporttherapie, Logopädie, Künstlerische Therapie (Kunst- und Musiktherapie), Psychotherapie) patientenbezogen in unterschiedlichen Kombinationen von mindestens 7,5 Stunden pro Woche, davon müssen 5 Stunden in Einzeltherapie stattfinden. Einer der eingesetzten Therapiebereiche muss Physiotherapie/Physikalische Therapie oder Ergotherapie sein

8-97d.0 Mindestens 7 bis höchstens 13 Behandlungstage

8-97d.1 Mindestens 14 bis höchstens 20 Behandlungstage

8-97d.2 Mindestens 21 Behandlungstage

8-97e Behandlung des Morbus Parkinson in der Spätphase mit Arzneimittelpumpen

8-97e.0 Ersteinstellung mit Apomorphin

Hinw.: Mindestmerkmale:
- Durchführung eines Apomorphintests mit Findung der Schwellendosis
- Anlegen der Apomorphinpumpe
- Einstellung der kontinuierlichen, subkutanen Apomorphintherapie mit täglicher Anpassung der Startdosis bis zur optimalen Wirkung und Reduzierung der bisherigen Medikation
- Anwenderschulung

8-97e.1 Dosis- und Therapiekontrolle und Optimierung einer Behandlung mit Apomorphin

8-97e.2 Ersteinstellung mit L-Dopa-Gel

Hinw.: Mindestmerkmale:
- Neuropsychiatrische und kognitive Untersuchung mit standardisierten Skalen vor Beginn der Behandlung
- Dosisermittlung für das Levodopa/Carbidopa-Gel durch einschleichende Titrierung. Während der Titrationsphase erfolgt täglich mindestens eine Untersuchung der Beweglichkeit mit Hilfe standardisierter Skalen
- Absetzen oder Reduzieren der oralen/transdermalen Medikation
- Dokumentation der ON- und OFF-Zeiten mindestens 8-mal täglich während der Wachphasen für die Dauer der Titrationsphase und mindestens drei Tage unter stabiler Dosis
- Anwenderschulung

Die Anlage einer PEG/PEJ ist gesondert zu kodieren (5-431.2, 5-450.3)

8-97e.3 Dosis- und Therapiekontrolle und Optimierung einer Behandlung mit L-Dopa-Gel

8-98 Sonstige multimodale Komplexbehandlung

8-980 Intensivmedizinische Komplexbehandlung (Basisprozedur)

Exkl.: Intensivüberwachung ohne akute Behandlung lebenswichtiger Organsysteme oder kurzfristige (< 24 Stunden) Intensivbehandlung
Kurzfristige (< 24 Stunden) Stabilisierung von Patienten nach operativen Eingriffen

Hinw.: Mindestmerkmale:
- Kontinuierliche, 24-stündige Überwachung und akute Behandlungsbereitschaft durch ein Team von Pflegepersonal und Ärzten, die in der Intensivmedizin erfahren sind und die aktuellen Probleme ihrer Patienten kennen
- Behandlungsleitung durch einen Facharzt mit der Zusatzweiterbildung "Intensivmedizin"
- Eine ständige ärztliche Anwesenheit auf der Intensivstation muss gewährleistet sein. Der Arzt der Intensivstation kann zu einem kurzfristigen Notfalleinsatz innerhalb des Krankenhauses (z.B. Reanimation) hinzugezogen werden
- Die Anzahl der Aufwandspunkte errechnet sich aus der Summe des täglichen SAPS II (ohne Glasgow Coma Scale) über die Verweildauer auf der Intensivstation (total SAPS II) plus der Summe von 10 täglich ermittelten aufwendigen Leistungen aus dem TISS-Katalog über die Verweildauer auf der Intensivstation
- Die zu verwendenden Parameter des SAPS II und des TISS sind im Anhang zum OPS zu finden
- Spezielle intensivmedizinische Prozeduren, wie Transfusion von Plasma und Plasmabestandteilen, Plasmapherese und Immunadsorption, Anlage und Betrieb einer ECMO/ECLS, Maßnahmen im Rahmen der Reanimation u.a. sind gesondert zu kodieren
- Diese Kodes sind für Patienten, die bei stationärer Aufnahme das 14. Lebensjahr vollendet haben, anzugeben

8-980.0 1 bis 184 Aufwandspunkte

8-980.1 185 bis 552 Aufwandspunkte
- .10 185 bis 368 Aufwandspunkte
- .11 369 bis 552 Aufwandspunkte

8-980.2 553 bis 1104 Aufwandspunkte
- .20 553 bis 828 Aufwandspunkte
- .21 829 bis 1104 Aufwandspunkte

8-980.3 1105 bis 1656 Aufwandspunkte
- .30 1105 bis 1380 Aufwandspunkte
- .31 1381 bis 1656 Aufwandspunkte

8-980.4 1657 bis 2208 Aufwandspunkte
- .40 1657 bis 1932 Aufwandspunkte
- .41 1933 bis 2208 Aufwandspunkte

8-980.5 2209 bis 2760 Aufwandspunkte
- .50 2209 bis 2484 Aufwandspunkte
- .51 2485 bis 2760 Aufwandspunkte

8-980.6 2761 bis 3680 Aufwandspunkte
- .60 2761 bis 3220 Aufwandspunkte
- .61 3221 bis 3680 Aufwandspunkte

8-980.7 3681 bis 4600 Aufwandspunkte

8-980.8 4601 bis 5520 Aufwandspunkte

8-980.9 5521 bis 7360 Aufwandspunkte

8-980.a 7361 bis 9200 Aufwandspunkte

8-980.b 9201 bis 11040 Aufwandspunkte

8-980.c 11041 bis 13800 Aufwandspunkte

8-980.d 13801 bis 16560 Aufwandspunkte

8-980.e 16561 bis 19320 Aufwandspunkte

8-980.f 19321 oder mehr Aufwandspunkte

8-981 Neurologische Komplexbehandlung des akuten Schlaganfalls

Exkl.: Andere neurologische Komplexbehandlung des akuten Schlaganfalls (8-98b ff.)

Hinw.: Diese Kodes können auch beim Vorliegen einer TIA angegeben werden

Besteht über die Therapiemöglichkeiten der vorhandenen Schlaganfalleinheit hinaus die Indikation zu einer Behandlung auf der Intensivstation, kann, wenn die Mindestmerkmale dieses OPS-Kodes erfüllt sind, die dortige Behandlungszeit auch für die Kodierung der neurologischen Komplexbehandlung des akuten Schlaganfalls berücksichtigt werden, auch wenn auf der Intensivstation nicht ausschließlich Patienten mit einem akuten Schlaganfall behandelt werden

Mindestmerkmale: Behandlung auf einer spezialisierten Einheit durch ein multidisziplinäres, auf die Schlaganfallbehandlung spezialisiertes Team unter fachlicher Behandlungsleitung durch einen Facharzt für Neurologie mit:

- 24-stündiger ärztlicher Anwesenheit (Von Montag bis Freitag wird tagsüber eine mindestens 12-stündige ärztliche Anwesenheit (Der Arzt kann ein Facharzt für Neurologie oder ein Assistenzarzt in der Weiterbildung zum Facharzt für Neurologie sein.) gefordert, bei der sich der jeweilige Arzt auf der Spezialeinheit für Schlaganfallpatienten ausschließlich um diese Patienten kümmert und keine zusätzlichen Aufgaben zu erfüllen hat. Er kann sich in dieser Zeit nur von der Spezialeinheit entfernen, um Schlaganfallpatienten zum Beispiel zu untersuchen, zu übernehmen und zu versorgen. Während der 12-stündigen ärztlichen Anwesenheit in der Nacht sowie während der 24-stündigen ärztlichen Anwesenheit an Wochenenden und an Feiertagen ist es zulässig, dass der Arzt der Spezialeinheit noch weitere Patienten mit neurologischer Symptomatik versorgt, sofern sich diese in räumlicher Nähe befinden, so dass er jederzeit für die Schlaganfallpatienten der Spezialeinheit zur Verfügung steht)
- 24-Stunden-Monitoring von mindestens 6 der folgenden Parameter: Blutdruck, Herzfrequenz, EKG, Atmung, Sauerstoffsättigung, Temperatur, intrakranieller Druck, EEG, evozierte Potentiale. Blutdruck, Temperatur und evozierte Potentiale können auch nichtautomatisiert bestimmt werden. Das Monitoring darf nur zur Durchführung spezieller Untersuchungen oder Behandlungen unterbrochen werden. Alle Parameter müssen im Abstand von 4 Stunden oder häufiger erhoben und dokumentiert werden
- 6-stündlicher (maximaler Abstand nachts 8 Stunden) Überwachung und Dokumentation des neurologischen Befundes durch den Arzt zur Früherkennung von Schlaganfallprogression, -rezidiv und anderen Komplikationen
- Durchführung einer Computertomographie oder Kernspintomographie, bei Lyseindikation innerhalb von 60 Minuten, ansonsten innerhalb von 6 Stunden nach der Aufnahme, sofern diese Untersuchung nicht bereits extern zur Abklärung des akuten Schlaganfalls durchgeführt wurde
- Durchführung der neurosonologischen Untersuchung der extra- und intrakraniellen hirnversorgenden Gefäße zur Abklärung des akuten Schlaganfalls. Diese muss obligatorisch in der Zeit vor oder während des Aufenthaltes auf der spezialisierten Einheit durchgeführt werden, sofern nicht eine andere Methode der Darstellung dieser Gefäße (CT-, Kernspin- oder digitale Subtraktionsangiographie) seit Beginn der akuten Symptomatik angewandt wurde. Sie ist bei nachgewiesener primärer Blutung entbehrlich
- ätiologischer Diagnostik und Differenzialdiagnostik des Schlaganfalls (z.B. transösophageale Echokardiographie, Hämostaseologie, Angiitisdiagnostik, EEG und andere Verfahren) im eigenen Klinikum. Sie ist bei bekannter Ätiologie entbehrlich. Spezialisierte Labordiagnostik darf auch in Fremdlabors erfolgen
- 24-Stunden-Verfügbarkeit der zerebralen Angiographie, der digitalen Subtraktionsangiographie, der CT-Angiographie oder der MR-Angiographie
- kontinuierlicher Möglichkeit zur Fibrinolysetherapie des Schlaganfalls
- Beginn von Maßnahmen der Physiotherapie, Ergotherapie oder Logopädie spätestens am Tag nach der Aufnahme in die Schlaganfalleinheit mit mindestens einer Behandlungseinheit pro Tag pro genannten Bereich bei Vorliegen eines entsprechenden Defizits und bestehender Behandlungsfähigkeit

- unmittelbarem Zugang zu neurochirurgischen Notfalleingriffen sowie zu gefäßchirurgischen und interventionell-neuroradiologischen Behandlungsmaßnahmen (Es gibt jeweils eine eigene Abteilung im Hause oder einen Kooperationspartner, der innerhalb einer halben Stunde zwischen Rettungstransportbeginn und Rettungstransportende (das ist die Zeit, die der Patient im Transportmittel verbringt) erreichbar ist. Das Strukturmerkmal ist erfüllt, wenn der Transport unter Verwendung des schnellstmöglichen Transportmittels (z.B. Hubschrauber) grundsätzlich innerhalb einer halben Stunde möglich ist. Wenn der Transport eines Patienten erforderlich ist und das Zeitlimit nur mit dem schnellstmöglichen Transportmittel eingehalten werden kann, muss dieses auch tatsächlich verwendet werden. Wenn ein Patient transportiert wurde und die halbe Stunde nicht eingehalten werden konnte, darf der Kode nicht angegeben werden.)

8-981.0 Mindestens 24 bis höchstens 72 Stunden

8-981.1 Mehr als 72 Stunden

8-982 Palliativmedizinische Komplexbehandlung

Exkl.: Spezialisierte stationäre palliativmedizinische Komplexbehandlung (8-98e ff.)
Spezialisierte palliativmedizinische Komplexbehandlung durch einen Palliativdienst (8-98h ff.)

Hinw.: Mindestmerkmale:

- Durchführung eines standardisierten palliativmedizinischen Basisassessments (PBA) zu Beginn der Behandlung
- Ganzheitliche Behandlung unter Leitung eines Facharztes mit der Zusatzweiterbildung Palliativmedizin zur Symptomkontrolle und psychosozialen Stabilisierung von Patienten mit einer progredienten, fortgeschrittenen Erkrankung und begrenzter Lebenserwartung, ggf. unter Einbeziehung ihrer Angehörigen
- Erstellung und Dokumentation eines individuellen Behandlungsplans bei Aufnahme
- Patientenindividuelle Verlaufsdokumentation palliativmedizinischer Behandlungsziele und Behandlungsergebnisse
- Wöchentliche multiprofessionelle Teambesprechung mit Anwesenheit der ärztlichen Behandlungsleitung und mindestens eines Mitglieds der Pflege des Behandlungsteams sowie mindestens eines weiteren Vertreters der an der Patientenversorgung beteiligten Berufsgruppen pro vollständiger Woche
- Einsatz von mindestens zwei der folgenden Therapiebereiche: Sozialarbeit/Sozialpädagogik, Psychologie, Physiotherapie/Ergotherapie, künstlerische Therapie (Kunst- und Musiktherapie), Entspannungstherapie und Durchführung von Patienten-, Angehörigen- und/oder Familiengesprächen mit insgesamt mindestens 6 Stunden pro Patient und vollständige Woche patientenbezogen in unterschiedlichen Kombinationen (Die Patienten-, Angehörigen- und/oder Familiengespräche können von allen Berufsgruppen des Behandlungsteams durchgeführt werden.). Bei simultanem Einsatz von zwei oder mehr Vertretern unterschiedlicher Berufsgruppen des Behandlungsteams werden die jeweiligen Mitarbeiterminuten aufsummiert

8-982.0 Bis zu 6 Behandlungstage

8-982.1 Mindestens 7 bis höchstens 13 Behandlungstage

8-982.2 Mindestens 14 bis höchstens 20 Behandlungstage

8-982.3 Mindestens 21 Behandlungstage

8-983 Multimodale rheumatologische Komplexbehandlung

Hinw.: Mindestmerkmale:

- Team unter fachärztlicher Behandlungsleitung (Facharzt für Innere Medizin mit dem Schwerpunkt Rheumatologie, Facharzt für Orthopädie und Unfallchirurgie mit der Zusatzweiterbildung Orthopädische Rheumatologie oder Facharzt für Orthopädie mit dem Schwerpunkt Rheumatologie)
- Einsatz von mindestens 3 Therapiebereichen: Physiotherapie/Physikalische Therapie, Ergotherapie, Schmerztherapie, kognitive Verhaltenstherapie, Gesprächspsychotherapie patientenbezogen in unterschiedlichen Kombinationen mit einer Therapiedichte von mindestens 11 Stunden pro Woche
- Prozessorientiertes Behandlungsmanagement mit standardisierter Befunderhebung, Bestimmung der Krankheitsaktivität, der Funktionseinschränkung und des Schmerzausmaßes zu Beginn und am Ende des stationären Aufenthaltes
- Zur Beurteilung der Krankheitsintensität sind diagnosebezogen folgende Instrumente einzusetzen: Disease activity score 28 (DAS 28), Funktionsfragebogen Hannover, Bath Ankylosing Spondylitis Disease Activity Index (BASDAI) oder Bath Ankylosing Spondylitis Functional Index (BASFI). Ist der Einsatz bei einer Diagnose oder zu einem bestimmten Zeitpunkt medizinisch nicht sinnvoll (z.B. BASDAI bei chronischer Polyarthritis oder erneute Messung mit dem FFbH bei Entlassung), so braucht das Instrument nicht verwendet zu werden
- Zur Beurteilung der Schmerzintensität sind die Numerische Rating-Skala/Visuelle Analog-Skala (NRS/VAS) als Schmerzscore zu verwenden
- Der unmittelbare Beginn der Schmerztherapie, Physiotherapie oder physikalischen Therapie muss gewährleistet sein

8-983.0 Mindestens 7 bis höchstens 13 Behandlungstage

8-983.1 Mindestens 14 bis höchstens 20 Behandlungstage

8-983.2 Mindestens 21 Behandlungstage

8-984 Multimodale Komplexbehandlung bei Diabetes mellitus

Hinw.: Mindestmerkmale:

- Kontinuierliche Vorhaltung und Durchführung differenzierter Behandlungsprogramme, ausgerichtet auf Patienten mit Diabetes mellitus Typ 1 und Typ 2, Insulinpumpentherapie, Bluthochdruck, Adipositas, Dyslipidämie, Nephropathie und schweren Hypoglykämien. Bei der alleinigen Behandlung von Kindern und Jugendlichen (z.B. in Kinderkliniken) ist die kontinuierliche Vorhaltung und Durchführung differenzierter Behandlungsprogramme, ausgerichtet auf Patienten mit Diabetes mellitus Typ 1, ausreichend
- Multimodales Team unter fachärztlicher Behandlungsleitung (Facharzt für Innere Medizin oder Kinder- und Jugendmedizin mit dem Schwerpunkt Endokrinologie und Diabetologie oder der Zusatzbezeichnung Diabetologie oder Facharzt für Innere Medizin oder Kinder- und Jugendmedizin und "Diabetologe DDG")
- Einsatz von mindestens 3 Therapiebereichen: Physiotherapie, Psychologie, Diabetesberatung, Medizinische Fußpflege/Podologie, soziale Interventionen patientenbezogen in unterschiedlichen Kombinationen mit einer Therapiedichte von mindestens 11 Stunden pro Woche
- Wöchentliche Teambesprechung mit wochenbezogener Dokumentation bisheriger Behandlungsergebnisse und weiterer Behandlungsziele
- Bei Kindern und Jugendlichen erfolgt die Therapie auch unter Einbeziehung von Eltern und/oder anderen Bezugspersonen

8-984.0 Mindestens 7 bis höchstens 13 Behandlungstage

8-984.1 Mindestens 14 bis höchstens 20 Behandlungstage

8-984.2 Mindestens 21 Behandlungstage

8-985 Motivationsbehandlung Abhängigkeitskranker [Qualifizierter Entzug]

Hinw.: Ein Kode aus diesem Bereich ist nur für Leistungen anzugeben, die in Einrichtungen im Geltungsbereich des § 17b KHG erbracht wurden

Mindestmerkmale:

- Behandlung durch ein multidisziplinär zusammengesetztes, systematisch supervisiertes Behandlungsteam (Ärzte, Psychologische Psychotherapeuten oder Suchttherapeuten, Sozialpädagogen, Physiotherapeuten, Ergotherapeuten, Krankenpflege mit suchtmedizinischer Zusatzqualifikation wie z.B. Fortbildung in motivierender Gesprächsführung) unter Leitung eines Arztes für Psychiatrie und Psychotherapie, eines Arztes mit der Zusatzweiterbildung Spezielle Schmerztherapie oder eines Facharztes für Innere Medizin mit belegter Fachkunde bzw. Zusatzweiterbildung Suchtmedizinische Grundversorgung. Im letztgenannten Fall muss das für den qualifizierten Entzug zuständige Team über kontinuierlichen psychiatrisch-psychotherapeutischen Sachverstand verfügen (z.B. mehrmals wöchentliche Konsiliartätigkeit eines Arztes für Psychiatrie und Psychotherapie)
- Somatische Entgiftung, differenzierte somatische und psychiatrische Befunderhebung mit Behandlung der Folge- und Begleiterkrankungen, Aufklärung über Abhängigkeitserkrankungen, soziale Stabilisierung, Motivierung zur problemspezifischen Weiterbehandlung und Einleitung suchtspezifischer Anschlussbehandlungen
- Standardisiertes suchtmedizinisches und soziales Assessment
- Ressourcen- und lösungsorientiertes Therapiemanagement unter Einsatz differenzierter Therapieelemente patientenbezogen in Kombination von Gruppen- und Einzelarbeit mit mindestens drei Stunden pro Tag: Psychoedukative Informationsgruppen, medizinische Informationsgruppen, Ergotherapie, Krankengymnastik/Bewegungstherapie, Entspannungsverfahren, Angehörigeninformation und -beratung, externe Selbsthilfegruppen, Informationsveranstaltungen von Einrichtungen des Suchthilfesystems
- Eingliederung des Patienten in das bestehende regionale ambulante und stationäre Suchthilfesystem

8-985.0 Bis zu 6 Behandlungstage

8-985.1 Mindestens 7 bis höchstens 13 Behandlungstage

8-985.2 Mindestens 14 bis höchstens 20 Behandlungstage

8-985.3 Mindestens 21 Behandlungstage

8-986 Multimodale kinder- und jugendrheumatologische Komplexbehandlung

Hinw.: Mindestmerkmale:

- Team unter fachärztlicher Behandlungsleitung (Facharzt für Kinder- und Jugendmedizin mit der Zusatzbezeichnung Kinderrheumatologie)
- Einsatz von mindestens 3 Therapiebereichen: Physiotherapie/ Krankengymnastik, Physikalische Therapie, Ergotherapie, Schmerztherapie, altersbezogene kognitive Verhaltenstherapie, sozialpädiatrische Betreuung und Krankheitsbewältigungsmaßnahmen unter Anleitung eines spezialisierten Therapeuten patientenbezogen in unterschiedlichen Kombinationen mit einer Therapiedichte von mindestens 11 Stunden pro Woche
- Prozessorientiertes Behandlungsmanagement mit standardisierter Befunderhebung
- Bestimmung der Krankheitsaktivität und des Schmerzausmaßes zu Beginn und am Ende des stationären Aufenthaltes (Bestimmung der Krankheitsaktivität, Bestimmung der Beeinträchtigung der Aktivitäten des täglichen Lebens durch den Childhood Health Assessment Questionaire (CHAQ), Beurteilung der Schmerzintensität durch Numerische Rating-Skala/Visuelle Analog-Skala (NRS/VAS) als Schmerzscore)
- Wöchentliche Teambesprechungen in multidisziplinären Behandlungsteams unter kinderrheumatologischer Leitung mit wochenbezogener Dokumentation bisheriger Behandlungsergebnisse und weiterer Behandlungsziele
- Alters- und krankheitsspezifische Krankheitsbewältigungsmaßnahmen unter fachkundiger Anleitung patientenbezogen in unterschiedlichen Kombinationen unter Berücksichtigung der Sozialpädiatrie, Selbsthilfe und Elternanleitung sowie der Besonderheiten von Wachstum, Entwicklung und Adoleszenz

8-986.0 Mindestens 7 bis höchstens 13 Behandlungstage

8-986.1 Mindestens 14 bis höchstens 20 Behandlungstage

8-986.2 Mindestens 21 Behandlungstage

8-987 Komplexbehandlung bei Besiedelung oder Infektion mit multiresistenten Erregern [MRE]

Exkl.: Isolation bei Verdacht auf Besiedelung oder Infektion mit multiresistenten Erregern mit anschließendem negativen Befund

Hinw.: Mindestmerkmale:

- Behandlung durch speziell eingewiesenes medizinisches Personal, in Zusammenarbeit mit dem Krankenhaushygieniker und/oder der/dem Krankenschwester/-pfleger für Krankenhaushygiene (Hygienefachkraft) unter Aufsicht des Krankenhaushygienikers unter Berücksichtigung aktueller Behandlungs- und Pflegestandards
- Durchführung von speziellen Untersuchungen zur Feststellung der Trägerschaft von multiresistenten Erregern (ICD-10-GM-Kodes U80 - U82) bzw. der erfolgreichen Sanierung der Kolonisierung bzw. Infektion sowie zur Prävention einer Weiterverbreitung
- Durchführung von strikter Isolierung (Einzel- oder Kohortenisolierung) mit eigenem Sanitärbereich oder Bettstuhl bei entsprechender hygienischer Indikation (Vermeidung von Kreuzinfektionen). Die Isolierung wird aufrechterhalten, bis in drei negativen Abstrichen/Proben von Prädilektionsstellen der MRE nicht mehr nachweisbar ist. Die Abstriche/Proben dürfen nicht am gleichen Tag entnommen sein. Die jeweils aktuellen Richtlinien des Robert-Koch-Instituts sind zu berücksichtigen

Es muss ein dokumentierter durchschnittlicher Mehraufwand von mindestens 2 Stunden täglich während der Behandlungstage mit strikter Isolierung entstehen. Dazu gehören neben den oben beschriebenen Maßnahmen z.B.:

- Einsatz von erregerspezifischen Chemotherapeutika/Antibiotika
- Mindestens tägliche lokale antiseptische Behandlung der betroffenen Areale (z.B. Rachen- oder Wundsanierung; antiseptische Sanierung anderer betroffener Körperteile/Organe)
- Antiseptische Ganzkörperwäsche, bei intakter Haut mindestens täglich
- Täglicher Wechsel von Bettwäsche, Bekleidung und Utensilien der Körperpflege (Waschlappen u.Ä.)
- Schutzmaßnahmen bei Betreten und Verlassen des Zimmers (zimmerbezogener Schutzkittel, Handschuhe, ggf. Mund-Nasen-Schutz, Einschleusen, Ausschleusen etc.)
- Ggf. mehrmals tägliche Desinfektion patientennaher Flächen
- Mindestens tägliche Fußbodendesinfektion und einmalige Schlussdesinfektion
- Patienten- und Angehörigengespräche zum Umgang mit MRE
- Durchführung der diagnostischen und therapeutischen Maßnahmen unter besonderen räumlich-organisatorischen Bedingungen (z.B. im Patientenzimmer anstelle im Funktionsbereich; wenn in Funktionsbereichen, dann mit unmittelbar anschließender Schlussdesinfektion)

8-987.0 Komplexbehandlung auf spezieller Isoliereinheit

Hinw.: Eine spezielle Isoliereinheit (eigenständige Infekt-Isolierstation) ist räumlich und organisatorisch von den restlichen Pflegeeinheiten des Krankenhauses getrennt. Jedes Zimmer ist über eine eigene Schleuse zu betreten

.00 Bis zu 6 Behandlungstage

.01 Mindestens 7 bis höchstens 13 Behandlungstage

.02 Mindestens 14 bis höchstens 20 Behandlungstage

.03 Mindestens 21 Behandlungstage

8-987.1 Komplexbehandlung nicht auf spezieller Isoliereinheit

.10 Bis zu 6 Behandlungstage

.11 Mindestens 7 bis höchstens 13 Behandlungstage

.12 Mindestens 14 bis höchstens 20 Behandlungstage

.13 Mindestens 21 Behandlungstage

8-988 Spezielle Komplexbehandlung der Hand

Exkl.: Multimodal-nichtoperative Komplexbehandlung des Bewegungssystems (8-977)
Multimodale rheumatologische Komplexbehandlung (8-983)
Multimodale kinder- und jugendrheumatologische Komplexbehandlung (8-986)

Hinw.: Mindestmerkmale:
- Behandlungsleitung durch einen Arzt mit der Zusatzbezeichnung Handchirurgie oder durch einen Arzt für Physikalische und Rehabilitative Medizin mit mindestens 3-jähriger Erfahrung in der Behandlung handchirurgischer Problemstellungen in Kooperation mit einem Arzt mit der Zusatzbezeichnung Handchirurgie
- 24-stündige Verfügbarkeit (mindestens durch Rufbereitschaft) eines Arztes mit der Zusatzbezeichnung Handchirurgie
- Durchführung der Behandlung unter der Leitung von Physiotherapeuten und/oder Ergotherapeuten mit mindestens dreijähriger Erfahrung in der Behandlung handchirurgischer Patienten
- Mindestens an 5 Tagen pro Woche durchgeführte Teambesprechung unter Einbeziehung des ärztlichen sowie physiotherapeutischen und/oder ergotherapeutischen Personals
- Ergebniskontrolle und Anpassung des Therapieregimes durch regelmäßige, mehrfach wöchentlich durchzuführende Therapiekonferenzen
- Einsatz von einem der Therapiebereiche Krankengymnastik, Physikalische Therapie und/oder Ergotherapie, ggf. patientenbezogen in unterschiedlichen Kombinationen; insgesamt müssen mindestens 10 Behandlungen pro Woche erfolgen

Zu den Mindestmerkmalen gehört auch der Einsatz von mindestens zwei der folgenden Therapiebereiche patientenbezogen in unterschiedlichen Kombinationen:
- Individuelle Schienenanpassung für statische, dynamische oder kombinierte Schienen
- Gezieltes funktionelles Sensibilitätstraining
- Schmerztherapie oder antiphlogistische Therapie
- Regelmäßige, mindestens einmal täglich durchzuführende Kontrolle der Wundverhältnisse bei operierten Patienten bzw. der klinischen Befunde an der Hand bei rein konservativer Therapie
- Durchführung von einer der folgenden Behandlungsmethoden: maschinelle Entstauungstherapie (z.B. Hydrovenbehandlung) oder Motorschienenbehandlung (CPM) oder Worksimulator

8-988.0 Bis zu 6 Behandlungstage

8-988.1 Mindestens 7 bis höchstens 13 Behandlungstage

8-988.2 Mindestens 14 bis höchstens 20 Behandlungstage

8-988.3 Mindestens 21 Behandlungstage

8-989 Chirurgische Komplexbehandlung bei schweren Infektionen

Inkl.: Septische Komplikationen

Hinw.: Eine eventuell zusätzlich durchgeführte intensivmedizinische Komplexbehandlung ist gesondert zu kodieren (8-980)
Eine eventuell zusätzlich durchgeführte Komplexbehandlung bei Besiedlung oder Infektion durch multiresistente Erreger ist gesondert zu kodieren (8-987)
Durchgeführte Operationen sind gesondert zu kodieren (Kap. 5)
Die mit dem OPS kodierbaren Maßnahmen, wie z.B. die Gabe von Blutprodukten und Medikamenten, die Vakuumtherapie oder Lagerungsbehandlungen, sind gesondert zu kodieren
Mindestmerkmale:
- Leitung der chirurgischen Komplexbehandlung durch einen Facharzt einer operativen Disziplin
- Mehrzeitiges operatives Vorgehen in Narkose oder Regionalanästhesie zur Therapie der Infektion und/oder Sicherung der Behandlungsergebnisse (inkl. Revisions- und Folgeeingriffe)
- Einsatz aufwendiger Versorgungsformen an jedem Behandlungstag (durchschnittlich 30 Minuten/Tag) wie z.B. durchgeführte Operationen, aufwendige Verbandwechsel, offene Wundbehandlung oder Debridement-Bad, Spül-(Saug-)Drainage oder Vakuumtherapie
- Möglichkeit zum Hygiene- bzw. Infektionsmonitoring mit 24-stündigem Zugriff (auch extern) auf Leistungen und Befunde

8-989.0 Mindestens 7 bis höchstens 13 Behandlungstage

8-989.1 Mindestens 14 bis höchstens 20 Behandlungstage

8-989.2 Mindestens 21 bis höchstens 27 Behandlungstage

8-989.3 Mindestens 28 bis höchstens 34 Behandlungstage

8-989.4 Mindestens 35 bis höchstens 41 Behandlungstage

8-989.5 Mindestens 42 bis höchstens 48 Behandlungstage

8-989.6 Mindestens 49 Behandlungstage

8-98a Teilstationäre geriatrische Komplexbehandlung

Exkl.: Geriatrische frührehabilitative Komplexbehandlung (8-550 ff.)

Hinw.: Jeder Tag mit teilstationärer geriatrischer Behandlung, an dem die nachfolgenden Bedingungen erfüllt werden, ist einzeln zu kodieren

Mindestmerkmale:

- Teamintegrierte Behandlung unter fachärztlicher Behandlungsleitung (Zusatzbezeichnung oder Schwerpunktbezeichnung im Bereich Geriatrie erforderlich)
- Aktuelle Durchführung zu Beginn der Behandlung bzw. Vorhandensein (maximal 4 Wochen) eines standardisierten geriatrischen Assessments in mindestens 4 Bereichen (Mobilität, Selbsthilfefähigkeit, Kognition, Emotion)
- Aktuelle Durchführung zu Beginn der Behandlung bzw. Vorhandensein (maximal 4 Wochen) eines sozialen Assessments in mindestens 5 Bereichen (soziales Umfeld, Wohnumfeld, häusliche/außerhäusliche Aktivitäten, Pflege-/Hilfsmittelbedarf, rechtliche Verfügungen)
- Ärztliche Visite
- Aktivierend-therapeutische Pflege durch besonders geschultes Pflegepersonal. Mindestens eine Pflegefachkraft des geriatrischen Teams muss eine strukturierte curriculare geriatriespezifische Zusatzqualifikation im Umfang von mindestens 180 Stunden sowie eine mindestens 6-monatige Erfahrung in einer geriatrischen Einrichtung nachweisen
- Vorhandensein folgender Bereiche: Physiotherapie, Physikalische Therapie, Ergotherapie, Psychologie/Neuropsychologie, Logopädie/fazioorale Therapie, Sozialdienst
- Gesamtaufenthaltsdauer pro Tag in der teilstationären Einrichtung (inkl. Lagerungs- und Erholungszeiten) von mindestens 330 Minuten (ohne Transportzeiten)

Eine gleichzeitige akutmedizinische Diagnostik bzw. Behandlung ist gesondert zu kodieren

8-98a.0 Basisbehandlung

8-98a.1 Umfassende Behandlung

Hinw.: Mindestmerkmale:

- Teamintegrierter Einsatz von mindestens 2 der folgenden 5 Therapiebereiche: Physiotherapie, Physikalische Therapie, Ergotherapie, Logopädie/fazioorale Therapie, Psychologie/Neuropsychologie

.10 60 bis 90 Minuten Therapiezeit pro Tag in Einzel- und/oder Gruppentherapie

Hinw.: Die Einzeltherapie muss mindestens 30 Minuten betragen

.11 Mehr als 90 Minuten Therapiezeit pro Tag in Einzel- und/oder Gruppentherapie

Hinw.: Die Einzeltherapie muss mindestens 45 Minuten betragen

8-98b Andere neurologische Komplexbehandlung des akuten Schlaganfalls

Exkl.: Neurologische Komplexbehandlung des akuten Schlaganfalls (8-981 ff.)

Hinw.: Diese Kodes können auch beim Vorliegen einer TIA angegeben werden

Besteht über die Therapiemöglichkeiten der vorhandenen Schlaganfalleinheit hinaus die Indikation zu einer Behandlung auf der Intensivstation, kann, wenn die Mindestmerkmale dieses OPS-Kodes erfüllt sind, die dortige Behandlungszeit auch für die Kodierung der neurologischen Komplexbehandlung des akuten Schlaganfalls berücksichtigt werden, auch wenn auf der Intensivstation nicht ausschließlich Patienten mit einem akuten Schlaganfall behandelt werden

Mindestmerkmale: Behandlung auf einer spezialisierten Einheit durch ein multidisziplinäres, auf die Schlaganfallbehandlung spezialisiertes Team unter fachlicher Behandlungsleitung durch einen Facharzt für Neurologie oder einen Facharzt für Innere Medizin (in diesem Fall muss im Team der neurologische Sachverstand kontinuierlich eingebunden sein) mit:

- 24-stündiger ärztlicher Anwesenheit (auch als Bereitschaftsdienst)
- 24-Stunden-Monitoring von mindestens 6 der folgenden Parameter: Blutdruck, Herzfrequenz, EKG, Atmung, Sauerstoffsättigung, Temperatur, intrakranieller Druck, EEG, evozierte Potentiale. Blutdruck, Temperatur und evozierte Potentiale können auch nichtautomatisiert bestimmt werden. Das Monitoring darf nur zur Durchführung spezieller Untersuchungen oder Behandlungen unterbrochen werden. Alle Parameter müssen im Abstand von 4 Stunden oder häufiger erhoben und dokumentiert werden
- 6-stündlicher (maximaler Abstand nachts 8 Stunden) Überwachung und Dokumentation des neurologischen Befundes durch einen Arzt zur Früherkennung von Schlaganfallprogression, -rezidiv und anderen Komplikationen
- Durchführung einer Computertomographie oder Kernspintomographie, bei Lyseindikation innerhalb von 60 Minuten, ansonsten innerhalb von 6 Stunden nach der Aufnahme, sofern diese Untersuchung nicht bereits extern zur Abklärung des akuten Schlaganfalls durchgeführt wurde
- Durchführung der neurosonologischen Untersuchung der extra- und intrakraniellen hirnversorgenden Gefäße zur Abklärung des akuten Schlaganfalls. Diese muss obligatorisch vor oder während des Aufenthaltes auf der spezialisierten Einheit durchgeführt werden, sofern nicht eine andere Methode der Darstellung dieser Gefäße (CT-, Kernspin- oder digitale Subtraktionsangiographie) seit Beginn der akuten Symptomatik angewandt wurde. Sie ist bei nachgewiesener primärer Blutung entbehrlich
- ätiologischer Diagnostik und Differenzialdiagnostik des Schlaganfalls (z.B. transösophageale Echokardiographie, Hämostaseologie, Angiitisdiagnostik, EEG und andere Verfahren) im eigenen Klinikum. Sie ist bei bekannter Ätiologie entbehrlich. Spezialisierte Labordiagnostik darf auch in Fremdlabors erfolgen
- kontinuierlicher Möglichkeit zur Fibrinolysetherapie des Schlaganfalls
- Beginn von Maßnahmen der Physiotherapie, Ergotherapie oder Logopädie spätestens am Tag nach der Aufnahme in die Schlaganfalleinheit mit mindestens einer Behandlungseinheit pro Tag pro genannten Bereich bei Vorliegen eines entsprechenden Defizits und bestehender Behandlungsfähigkeit
- unmittelbarem Zugang zu neurochirurgischen Notfalleingriffen sowie zu gefäßchirurgischen und interventionell-neuroradiologischen Behandlungsmaßnahmen (Es gibt jeweils eine eigene Abteilung im Hause oder einen Kooperationspartner, der innerhalb einer halben Stunde zwischen Rettungstransportbeginn und Rettungstransportende (das ist die Zeit, die der Patient im Transportmittel verbringt) erreichbar ist. Das Strukturmerkmal ist erfüllt, wenn der Transport unter Verwendung des schnellstmöglichen Transportmittels (z.B. Hubschrauber) grundsätzlich innerhalb einer halben Stunde möglich ist. Wenn der Transport eines Patienten erforderlich ist und das Zeitlimit nur mit dem schnellstmöglichen Transportmittel eingehalten werden kann, muss dieses auch tatsächlich verwendet werden. Wenn ein Patient transportiert wurde und die halbe Stunde nicht eingehalten werden konnte, darf der Kode nicht angegeben werden.)

8-98b.0 Mindestens 24 bis höchstens 72 Stunden

.00 Ohne Anwendung eines Telekonsildienstes

Hinw.: Die kontinuierliche Einbindung des neurologischen Sachverstands erfolgt dadurch, dass in der spezialisierten Schlaganfalleinheit ein Facharzt für Neurologie im Team fest eingebunden ist und umgehend am Krankenbett zur Verfügung steht. Jeder akute Schlaganfallpatient wird umgehend von einem Facharzt für Neurologie untersucht. Ein Facharzt für Neurologie nimmt an den täglichen Visiten teil

.01 Mit Anwendung eines Telekonsildienstes

Hinw.: Die kontinuierliche Einbindung des neurologischen Sachverstands erfolgt dadurch, dass in der spezialisierten Schlaganfalleinheit ein Facharzt für Neurologie im Team fest eingebunden ist und an den täglichen Visiten teilnimmt. Jeder akute Schlaganfallpatient wird umgehend telemedizinisch von einem Facharzt für Neurologie oder einem Arzt mit Facharztstandard (mindestens 4-jährige neurologische Weiterbildung mit mindestens 1-jähriger Tätigkeit auf einer neurologischen Stroke Unit) untersucht.

Die primäre neurologische Untersuchung erfolgt im Rahmen eines regionalen Netzwerkes durch einen Telekonsildienst einer überregionalen Stroke unit. Der Telekonsildienst muss 24 Stunden zur Verfügung stehen. Die Telekonsilärzte müssen für die Zeit des gesamten Telekonsildienstes von anderen patientennahen Tätigkeiten freigestellt sein

Für die Schlaganfallbehandlung in den telekonsiliarisch betreuten Kliniken müssen folgende Kriterien erfüllt sein:

- Zwei Fortbildungsveranstaltungen pro Jahr zum Thema Schlaganfall für Ärzte, Pfleger und Therapeuten
- Zwei Qualitätsbesprechungen vor Ort pro Jahr unter der Leitung des Netzwerkkoordinators.
- Ein vom Netzwerk organisiertes Bedside-Training des Pflegepersonals vor Ort über mindestens fünf Tage pro Jahr
- Kontinuierliche strukturierte Dokumentation der Behandlungsqualität

8-98b.1 Mehr als 72 Stunden

.10 Ohne Anwendung eines Telekonsildienstes

Hinw.: Die kontinuierliche Einbindung des neurologischen Sachverstands erfolgt dadurch, dass in der spezialisierten Schlaganfalleinheit ein Facharzt für Neurologie im Team fest eingebunden ist und umgehend am Krankenbett zur Verfügung steht. Jeder akute Schlaganfallpatient wird umgehend von einem Facharzt für Neurologie untersucht. Ein Facharzt für Neurologie nimmt an den täglichen Visiten teil

.11 Mit Anwendung eines Telekonsildienstes

Hinw.: Die kontinuierliche Einbindung des neurologischen Sachverstands erfolgt dadurch, dass in der spezialisierten Schlaganfalleinheit ein Facharzt für Neurologie im Team fest eingebunden ist und an den täglichen Visiten teilnimmt. Jeder akute Schlaganfallpatient wird umgehend telemedizinisch von einem Facharzt für Neurologie oder einem Arzt mit Facharztstandard (mindestens 4-jährige neurologische Weiterbildung mit mindestens 1-jähriger Tätigkeit auf einer neurologischen Stroke Unit) untersucht.

Die primäre neurologische Untersuchung erfolgt im Rahmen eines regionalen Netzwerkes durch einen Telekonsildienst einer überregionalen Stroke Unit. Der Telekonsildienst muss 24 Stunden zur Verfügung stehen. Die Telekonsilärzte müssen für die Zeit des gesamten Telekonsildienstes von anderen patientennahen Tätigkeiten freigestellt sein

Für die Schlaganfallbehandlung in den telekonsiliarisch betreuten Kliniken müssen folgende Kriterien erfüllt sein:

- Zwei Fortbildungsveranstaltungen pro Jahr zum Thema Schlaganfall für Ärzte, Pfleger und Therapeuten
- Zwei Qualitätsbesprechungen vor Ort pro Jahr unter der Leitung des Netzwerkkoordinators
- Ein vom Netzwerk organisiertes Bedside-Training des Pflegepersonals vor Ort über mindestens fünf Tage pro Jahr
- Kontinuierliche strukturierte Dokumentation der Behandlungsqualität

8-98d Intensivmedizinische Komplexbehandlung im Kindesalter (Basisprozedur)

Hinw.: Diese Kodes gelten für Patienten, die bei stationärer Aufnahme älter als 27 Tage und mindestens 2.500 Gramm schwer sind und das 18. Lebensjahr noch nicht vollendet haben. Sie können in Ausnahmefällen auch für Erwachsene angegeben werden, wenn deren Behandlung in einer Abteilung oder einem Krankenhaus für Kinder- und Jugendmedizin erforderlich ist

Die Anzahl der Aufwandspunkte errechnet sich aus der Summe der Punktzahlen pro Tag für die einzelnen Kriterien im Anhang zum OPS (Berechnung der Aufwandspunkte für die intensivmedizinische Komplexbehandlung im Kindesalter)

Mindestmerkmale:

- Die patientennahe Pflege erfolgt durch Gesundheits- und Kinderkrankenpfleger/-innen mit einer Fachweiterbildungsquote im Bereich Pädiatrische Intensivpflege von 40 %. Sofern die Fachweiterbildung für die Pflege noch nicht vorliegt, ist zur Aufrechterhaltung bereits bestehender Versorgungsangebote übergangsweise bis zum Jahresende 2020 eine vergleichbare fünfjährige Erfahrung in der pädiatrischen Intensivpflege ausreichend
- Die Behandlung erfolgt auf einer für die Behandlung von intensivpflichtigen Kindern und Jugendlichen spezialisierten Einheit unter fachärztlicher Behandlungsleitung: Leitung und Stellvertretung werden entweder durch Fachärzte für Kinder- und Jugendmedizin/Kinderchirurgie mit der Zusatzweiterbildung Pädiatrische Intensivmedizin wahrgenommen oder durch einen Facharzt für Kinder- und Jugendmedizin/Kinderchirurgie mit der Zusatzweiterbildung Pädiatrische/Kinderchirurgische Intensivmedizin und einen Facharzt für Anästhesie mit der Zusatzweiterbildung Intensivmedizin und mindestens 2 Jahren Erfahrung in der intensivmedizinischen Versorgung von Kindern und Jugendlichen
- Kontinuierliche, 24-stündige Überwachung (Monitoring von mindestens folgenden Parametern: Herzfrequenz, EKG, Blutdruck, Sauerstoffsättigung, Temperatur, Urinausscheidung) und akute Behandlungsbereitschaft durch ein Team von Pflegepersonal und Ärzten, die in der pädiatrischen Intensivmedizin erfahren sind und die aktuellen Probleme ihrer Patienten kennen
- Eine ständige ärztliche Anwesenheit auf der Intensivstation muss gewährleistet sein
- Folgende Dienstleistungen/Konsiliardienste stehen zur Verfügung (eigene Abteilung oder fester Kooperationspartner mit kurzfristiger (max. 30-minütiger) Einsatzbereitschaft: Kinderchirurgie, Kinderkardiologie, Radiologie mit Computertomographie und/oder Magnetresonanztomographie und Erfahrung in der Beurteilung von kinderradiologischen Fragestellungen, Neuropädiatrie, Labor und Mikrobiologie
- 24-Stunden-Verfügbarkeit von röntgenologischer und sonographischer Diagnostik und bettseitiger Routinelabordiagnostik (z.B. Blutgasanalysen, Bestimmung von Elektrolyten, Laktat)
- Spezielle intensivmedizinische Prozeduren wie Transfusion von Plasma und Plasmabestandteilen, Plasmapherese und Immunadsorption, Anlage und Betrieb einer ECMO/ECLS, Maßnahmen im Rahmen der Reanimation u.a. sind gesondert zu kodieren

8-98d.0 1 bis 196 Aufwandspunkte

8-98d.1 197 bis 392 Aufwandspunkte

8-98d.2 393 bis 588 Aufwandspunkte

8-98d.3 589 bis 784 Aufwandspunkte

8-98d.4 785 bis 980 Aufwandspunkte

8-98d.5 981 bis 1176 Aufwandspunkte

8-98d.6 1177 bis 1470 Aufwandspunkte

8-98d.7 1471 bis 1764 Aufwandspunkte

8-98d.8 1765 bis 2058 Aufwandspunkte

8-98d.9 2059 bis 2352 Aufwandspunkte

8-98d.a 2353 bis 2646 Aufwandspunkte

8-98d.b 2647 bis 2940 Aufwandspunkte

8-98d.c 2941 bis 3430 Aufwandspunkte

8-98d.d 3431 bis 3920 Aufwandspunkte

8-98d.e 3921 bis 4410 Aufwandspunkte

8-98d.f 4411 bis 4900 Aufwandspunkte

8-98d.g 4901 bis 5880 Aufwandspunkte

8-98d.h 5881 bis 6860 Aufwandspunkte

8-98d.j 6861 bis 7840 Aufwandspunkte

8-98d.k 7841 bis 9800 Aufwandspunkte

8-98d.m 9801 bis 11760 Aufwandspunkte

8-98d.n 11761 bis 13720 Aufwandspunkte

8-98d.p 13721 bis 16660 Aufwandspunkte

8-98d.q 16661 bis 19600 Aufwandspunkte

8-98d.r 19601 oder mehr Aufwandspunkte

8-98e Spezialisierte stationäre palliativmedizinische Komplexbehandlung

Exkl.: Palliativmedizinische Komplexbehandlung (8-982 ff.)
Spezialisierte palliativmedizinische Komplexbehandlung durch einen Palliativdienst (8-98h ff.)

Hinw.: Mindestmerkmale:

- Kontinuierliche, 24-stündige Behandlung auf einer eigenständigen Palliativeinheit (mindestens 5 Betten) durch ein multiprofessionelles, auf die besonders aufwendige und komplexe Palliativbehandlung spezialisiertes Team. Fachliche Behandlungsleitung durch einen Facharzt mit Zusatzweiterbildung Palliativmedizin und mindestens 6-monatiger Erfahrung in der Behandlung von Palliativpatienten auf einer Palliativstation oder in einer anderen Einrichtung der spezialisierten Palliativversorgung. Die 24-stündige fachliche Behandlungsleitung kann durch Rufbereitschaft gewährleistet werden
- Werktags (von Montag bis Freitag) eine mindestens 7-stündige ärztliche Anwesenheit auf der Palliativeinheit
- Pflegerische Leitung mit Nachweis einer anerkannten curricularen palliativpflegerischen Zusatzqualifikation von mindestens 160 Stunden sowie mit mindestens 6-monatiger Erfahrung in einer Einrichtung der spezialisierten Palliativversorgung
- Durchführung eines standardisierten palliativmedizinischen Basisassessments (PBA) zu Beginn der Behandlung
- Tägliche multiprofessionelle Fallbesprechung mit Anwesenheitsdokumentation
- Erstellung und Dokumentation eines individuellen Behandlungsplans bei Aufnahme
- Patientenindividuelle Verlaufsdokumentation palliativmedizinischer Behandlungsziele und Behandlungsergebnisse
- Ganzheitliche Behandlung zur Symptomkontrolle und psychosozialen Stabilisierung von Patienten mit einer progredienten, fortgeschrittenen Erkrankung und begrenzter Lebenserwartung, ggf. unter Einbeziehung ihrer Angehörigen
- Verfügbarkeit von spezialisierten apparativen palliativmedizinischen Behandlungsverfahren mit der Möglichkeit der kontinuierlichen Überwachung, z.B. Schmerzpumpen und weitere kontinuierliche parenterale Therapien zur Symptomkontrolle
- Wöchentliche multiprofessionelle Teambesprechung mit Anwesenheit der ärztlichen Behandlungsleitung und mindestens eines Mitglieds der Pflege des Behandlungsteams sowie mindestens eines weiteren Vertreters der an der Patientenversorgung beteiligten Berufsgruppen pro vollständiger Woche
- Einsatz von mindestens zwei der folgenden Therapiebereiche: Sozialarbeit/Sozialpädagogik, Psychologie, Physiotherapie/Ergotherapie, künstlerische Therapie (Kunst- und Musiktherapie), Entspannungstherapie und Durchführung von Patienten-, Angehörigen- und/oder Familiengesprächen mit insgesamt mindestens 6 Stunden pro Patient und vollständige Woche patientenbezogen in unterschiedlichen Kombinationen (Die Patienten-, Angehörigen- und/oder Familiengespräche können von allen Berufsgruppen des Behandlungsteams durchgeführt werden.). Bei simultanem Einsatz von zwei oder mehr Vertretern unterschiedlicher Berufsgruppen des Behandlungsteams werden die jeweiligen Mitarbeiterminuten aufsummiert
- Ggf. Vermittlung zu qualifizierten und kontinuierlichen Unterstützungsangeboten für Angehörige (auch über den Tod des Patienten hinaus)
- Vermittlung und Überleitung zu nachfolgenden Betreuungsformen der allgemeinen und spezialisierten Palliativversorgung unter besonderer Berücksichtigung von Notfallvorausplanung, strukturierter Anleitung von Angehörigen, sozialrechtlicher Beratung und Zuweisung, sofern erforderlich

8-98e.0 Bis zu 6 Behandlungstage

8-98e.1 Mindestens 7 bis höchstens 13 Behandlungstage

8-98e.2 Mindestens 14 bis höchstens 20 Behandlungstage

8-98e.3 Mindestens 21 Behandlungstage

8-98f Aufwendige intensivmedizinische Komplexbehandlung (Basisprozedur)

Exkl.: Intensivüberwachung ohne akute Behandlung lebenswichtiger Organsysteme oder kurzfristige (< 24 Stunden) Intensivbehandlung
Kurzfristige (< 24 Stunden) Stabilisierung von Patienten nach operativen Eingriffen

Hinw.: Mindestmerkmale:

- Kontinuierliche, 24-stündige Überwachung und akute Behandlungsbereitschaft durch ein Team von Pflegepersonal und Ärzten, die in der Intensivmedizin erfahren sind und die aktuellen Probleme ihrer Patienten kennen
- Behandlungsleitung durch einen Facharzt mit der Zusatzweiterbildung "Intensivmedizin", der den überwiegenden Teil seiner ärztlichen Tätigkeit auf der Intensivstation ausübt
- Ein Facharzt mit der Zusatzweiterbildung "Intensivmedizin" (die Behandlungsleitung oder ein anderer Facharzt mit der Zusatzweiterbildung "Intensivmedizin") muss werktags (Montag bis Freitag) zwischen 8 und 18 Uhr mindestens 7 Stunden auf der Intensivstation anwesend sein. Außerhalb dieser Anwesenheitszeit muss ein Facharzt mit der Zusatzweiterbildung "Intensivmedizin" innerhalb von 30 Minuten am Patienten verfügbar sein
- Ein Facharzt mit der Zusatzweiterbildung "Intensivmedizin" (die Behandlungsleitung oder ein anderer Facharzt mit der Zusatzweiterbildung "Intensivmedizin") muss täglich mindestens eine Visite durchführen
- Eine ständige ärztliche Anwesenheit auf der Intensivstation muss gewährleistet sein. Der Arzt der Intensivstation kann zu einem kurzfristigen Notfalleinsatz innerhalb des Krankenhauses (z.B. Reanimation) hinzugezogen werden
- 24-stündige Verfügbarkeit folgender Verfahren im eigenen Klinikum:
  - Apparative Beatmung
  - Nicht invasives und invasives Monitoring
  - Kontinuierliche und intermittierende Nierenersatzverfahren
  - Endoskopie des Gastrointestinaltraktes und des Tracheobronchialsystems
  - Intrakranielle Druckmessung oder Hybrid-Operationssaal für kardiovaskuläre Eingriffe
  - Transösophageale Echokardiographie
- 24-stündige Verfügbarkeit von drei der folgenden vier Verfahren im eigenen Klinikum:
  - Radiologische Diagnostik mittels CT und MRT
  - Interventionelle Kardiologie mit Akut-PTCA
  - Interventionelle (Neuro)radiologie mit akuter endovaskulärer Therapie von Gefäß- und Organverletzungen und/oder zerebralen Gefäßverschlüssen
  - Laborleistungen
- Mindestens 6 von den 8 folgenden Fachgebieten sind innerhalb von maximal 30 Minuten im Krankenhaus als klinische Konsiliardienste (klinikzugehörig oder aus benachbarten Kliniken) verfügbar: Kardiologie, Gastroenterologie, Neurologie, Anästhesiologie, Viszeralchirurgie, Unfallchirurgie, Gefäßchirurgie, Neurochirurgie
- Tägliche Verfügbarkeit (auch am Wochenende) von Leistungen der Physiotherapie
- Die Anzahl der Aufwandspunkte errechnet sich aus der Summe des täglichen SAPS II (ohne Glasgow Coma Scale) über die Verweildauer auf der Intensivstation (total SAPS II) plus der Summe von 10 täglich ermittelten aufwendigen Leistungen aus dem TISS-Katalog über die Verweildauer auf der Intensivstation
- Die zu verwendenden Parameter des SAPS II und des TISS sind im Anhang zum OPS zu finden
- Spezielle intensivmedizinische Prozeduren, wie Transfusion von Plasma und Plasmabestandteilen, Plasmapherese und Immunadsorption, Anlage und Betrieb einer ECMO/ECLS, Maßnahmen im Rahmen der Reanimation u.a. sind gesondert zu kodieren
- Diese Kodes sind für Patienten, die bei stationärer Aufnahme das 14. Lebensjahr vollendet haben, anzugeben

8-98f.0 1 bis 184 Aufwandspunkte

8-98f.1 185 bis 552 Aufwandspunkte

.10 185 bis 368 Aufwandspunkte

.11 369 bis 552 Aufwandspunkte

8-98f.2 553 bis 1104 Aufwandspunkte

.20 553 bis 828 Aufwandspunkte

.21 829 bis 1104 Aufwandspunkte

8-98f.3 1105 bis 1656 Aufwandspunkte

.30 1105 bis 1380 Aufwandspunkte

.31 1381 bis 1656 Aufwandspunkte

8-98f.4 1657 bis 2208 Aufwandspunkte
.40 1657 bis 1932 Aufwandspunkte
.41 1933 bis 2208 Aufwandspunkte
8-98f.5 2209 bis 2760 Aufwandspunkte
.50 2209 bis 2484 Aufwandspunkte
.51 2485 bis 2760 Aufwandspunkte
8-98f.6 2761 bis 3680 Aufwandspunkte
.60 2761 bis 3220 Aufwandspunkte
.61 3221 bis 3680 Aufwandspunkte
8-98f.7 3681 bis 4600 Aufwandspunkte
8-98f.8 4601 bis 5520 Aufwandspunkte
8-98f.9 5521 bis 7360 Aufwandspunkte
8-98f.a 7361 bis 9200 Aufwandspunkte
8-98f.b 9201 bis 11040 Aufwandspunkte
8-98f.c 11041 bis 13800 Aufwandspunkte
8-98f.d 13801 bis 16560 Aufwandspunkte
8-98f.e 16561 bis 19320 Aufwandspunkte
8-98f.f 19321 oder mehr Aufwandspunkte

8-98g Komplexbehandlung bei Besiedelung oder Infektion mit nicht multiresistenten isolationspflichtigen Erregern

Inkl.: Isolation bei Infektionen durch Adeno-, Noro- und Rotaviren
Isolation bei Kolitis durch Clostridium difficile
Isolation bei respiratorischen Infektionen durch Influenzaviren, RSV (Respiratory Syncytial Virus) oder Parainfluenzaviren
Isolation bei Tuberkulose

Exkl.: Isolation bei Verdacht auf Besiedelung oder Infektion mit nicht multiresistenten isolationspflichtigen Erregern mit anschließendem negativen Befund

Hinw.: Mindestmerkmale:
- Behandlung durch speziell eingewiesenes medizinisches Personal, in Zusammenarbeit mit dem Krankenhaushygieniker und/oder der/dem Krankenschwester/-pfleger für Krankenhaushygiene (Hygienefachkraft) unter Aufsicht des Krankenhaushygienikers unter Berücksichtigung aktueller Behandlungs- und Pflegestandards
- Durchführung von speziellen Untersuchungen zur Feststellung der Besiedelung oder Infektion mit einem nicht multiresistenten isolationspflichtigen Erreger
- Durchführung von strikter Isolierung (Einzel- oder Kohortenisolierung) mit eigenem Sanitärbereich oder Bettstuhl (Vermeidung von Kreuzinfektionen). Die Isolation wird gemäß den jeweils aktuellen Richtlinien des Robert-Koch-Instituts (RKI) aufrechterhalten
- Wechsel von Bettwäsche, Bekleidung und Utensilien der Körperpflege (Waschlappen u.Ä.) gemäß den jeweils aktuellen Richtlinien des Robert-Koch-Instituts (RKI), ggf. täglich
- Schutzmaßnahmen bei Betreten und Verlassen des Zimmers (zimmerbezogener Schutzkittel, Handschuhe, ggf. Mund-Nasen-Schutz, Einschleusen, Ausschleusen etc.)
- Besondere Maßnahmen der Händedesinfektion vor und nach Patientenkontakt beim Umgang mit sporenbildenden Bakterien (alkoholische Desinfektion und Waschen der Hände)
- Tägliche Desinfektion patientennaher Flächen gemäß den jeweils aktuellen Richtlinien des Robert-Koch-Instituts (RKI), ggf. mehrmals und/oder unter Einsatz besonderer Flächendesinfektionsmittel
- Mindestens tägliche Fußbodendesinfektion und einmalige Schlussdesinfektion ggf. unter Einsatz besonderer Flächendesinfektionsmittel
- Patienten- und Angehörigengespräche (ggf. auch Gespräche mit betreuenden Personen) zum Umgang mit nicht multiresistenten isolationspflichtigen Erregern
- Spezifische Maßnahmen zur Behandlung oder Eradikation des Erregers nach den jeweils aktuellen Empfehlungen des RKI
- Durchführung der folgenden Maßnahmen, wenn erforderlich:
  - Einsatz von erregerspezifischen Chemotherapeutika/Antibiotika
  - Durchführung der diagnostischen und therapeutischen Maßnahmen unter besonderen räumlich-organisatorischen Bedingungen (z.B. im Patientenzimmer statt im Funktionsbereich; wenn in Funktionsbereichen, dann mit unmittelbar anschließender Schlussdesinfektion)

8-98g.0 Komplexbehandlung auf spezieller Isoliereinheit

Hinw.: Eine spezielle Isoliereinheit (eigenständige Infekt-Isolierstation) ist räumlich und organisatorisch von den restlichen Pflegeeinheiten des Krankenhauses getrennt. Jedes Zimmer ist über eine eigene Schleuse zu betreten

.00 Bis zu 4 Behandlungstage
.01 Mindestens 5 bis höchstens 9 Behandlungstage
.02 Mindestens 10 bis höchstens 14 Behandlungstage
.03 Mindestens 15 bis höchstens 19 Behandlungstage
.04 Mindestens 20 Behandlungstage

8-98g.1 Komplexbehandlung nicht auf spezieller Isoliereinheit

.10 Bis zu 4 Behandlungstage
.11 Mindestens 5 bis höchstens 9 Behandlungstage
.12 Mindestens 10 bis höchstens 14 Behandlungstage
.13 Mindestens 15 bis höchstens 19 Behandlungstage
.14 Mindestens 20 Behandlungstage

8-98h Spezialisierte palliativmedizinische Komplexbehandlung durch einen Palliativdienst

Exkl.: Palliativmedizinische Komplexbehandlung (8-982 ff.)
Spezialisierte stationäre palliativmedizinische Komplexbehandlung (8-98e ff.)

Hinw.: Ein Kode aus diesem Bereich ist jeweils nur einmal pro stationären Aufenthalt anzugeben
Mindestmerkmale:

- Der Palliativdienst ist ein abteilungsübergreifend tätiges, organisatorisch eigenständiges, multiprofessionelles und auf die komplexe Palliativbehandlung spezialisiertes Team, bestehend aus ärztlichem Dienst, pflegerischem Dienst und mindestens einem Vertreter eines weiteren Bereiches: Sozialarbeit/Sozialpädagogik, Psychologie/Psychotherapie, Physiotherapie, Ergotherapie. Er bietet seine Leistungen zur Mitbehandlung von Patienten in einer fallführenden Abteilung an und stimmt diese mit der fallführenden Abteilung ab
- Ärztliche Behandlungsleitung durch einen Facharzt mit Zusatzweiterbildung Palliativmedizin und pflegerische Leitung durch eine Pflegefachkraft mit Nachweis einer anerkannten curricularen palliativpflegerischen Zusatzqualifikation von mindestens 160 Stunden (jeweils mit mindestens 6-monatiger Erfahrung in der spezialisierten Palliativversorgung)
- 24-stündige Erreichbarkeit und bei fachlicher Notwendigkeit Anwesenheit eines Facharztes mit mindestens 6-monatiger Erfahrung in der spezialisierten Palliativversorgung, der die aktuellen Probleme der Patienten kennt. Außerhalb der werktäglichen (Montag bis Freitag) Regelarbeitszeit muss dieser Facharzt nicht dem organisatorisch eigenständigen Team des Palliativdienstes angehören, aber mit den aktuellen Problemen der Patienten vertraut sein
- Durchführung eines standardisierten palliativmedizinischen Basisassessments (PBA) zu Beginn der Behandlung durch den Palliativdienst
- Erstellung eines mit der fallführenden Abteilung abgestimmten, individuellen Behandlungsplans zu Beginn der Behandlung durch den Palliativdienst
- Patientenindividuelle Verlaufsdokumentation palliativmedizinischer Behandlungsziele und Behandlungsergebnisse durch den Palliativdienst
- Aktive, ganzheitliche Behandlung zur Symptomkontrolle und psychosozialen Stabilisierung von Patienten mit einer progredienten, fortgeschrittenen Erkrankung und begrenzter Lebenserwartung, ggf. unter Einbeziehung ihrer Angehörigen, ergänzend zu der Behandlung der fallführenden Abteilung
- Wöchentliche Teambesprechung des Palliativdienstes mit Anwesenheit der ärztlichen Behandlungsleitung und <u>mindestens</u> eines Mitglieds der Pflege des Palliativdienstes sowie mindestens eines weiteren Vertreters der an der Patientenversorgung beteiligten Berufsgruppen des Palliativdienstes <u>pro vollständiger Woche</u>
- Vorausschauende Versorgungsplanung und Koordination der Palliativversorgung z.B. durch Indikationsstellung zur Vermittlung und Überleitung zu nachfolgenden Betreuungsformen der allgemeinen und spezialisierten Palliativversorgung unter besonderer Berücksichtigung der Notfallvorausplanung, sofern erforderlich
- Ggf. Vermittlung zu qualifizierten und kontinuierlichen Unterstützungsangeboten für Angehörige
- Der Zeitaufwand, der von Ärzten des Palliativdienstes, von Pflegefachkräften des Palliativdienstes und von Vertretern der oben genannten Bereiche des Palliativdienstes am Patienten sowie patientenbezogen an seinen Angehörigen/Bezugspersonen erbracht wurde, wird über den gesamten stationären Aufenthalt addiert und entsprechend kodiert. <u>Bei simultanem Einsatz von zwei oder mehr Vertretern unterschiedlicher Berufsgruppen des Behandlungsteams werden die jeweiligen Mitarbeiterminuten aufsummiert</u>

8-98h.0 Durch einen internen Palliativdienst

Hinw.: Ein Kode aus diesem Bereich ist nur zu verwenden, wenn der Palliativdienst des Krankenhauses, in dem der Patient stationär behandelt wird, die palliativmedizinische Behandlung durchführt

.00 Bis unter 2 Stunden
.01 2 bis unter 4 Stunden
.02 4 bis unter 6 Stunden
.03 6 bis unter 9 Stunden
.04 9 bis unter 12 Stunden
.05 12 bis unter 15 Stunden
.06 15 bis unter 20 Stunden
.07 20 bis unter 25 Stunden
.08 25 bis unter 35 Stunden
.09 35 bis unter 45 Stunden

.0a 45 bis unter 55 Stunden

.0b 55 oder mehr Stunden

8-98h.1 Durch einen externen Palliativdienst

Hinw.: Ein Kode aus diesem Bereich ist nur zu verwenden, wenn der Palliativdienst eines externen Leistungserbringers die palliativmedizinische Behandlung durchführt

.10 Bis unter 2 Stunden

.11 2 bis unter 4 Stunden

.12 4 bis unter 6 Stunden

.13 6 bis unter 9 Stunden

.14 9 bis unter 12 Stunden

.15 12 bis unter 15 Stunden

.16 15 bis unter 20 Stunden

.17 20 bis unter 25 Stunden

.18 25 bis unter 35 Stunden

.19 35 bis unter 45 Stunden

.1a 45 bis unter 55 Stunden

.1b 55 oder mehr Stunden

8-98j Ernährungsmedizinische Komplexbehandlung

Hinw.: Dieser Kode ist auch bei intensivmedizinisch versorgten Patienten anzugeben

Die Art der Ernährungstherapie als medizinische Hauptbehandlung ist gesondert zu kodieren (8-015 ff., 8-016)

Die Art der Ernährungstherapie als medizinische Nebenbehandlung ist bei nicht intensivmedizinisch behandelten Patienten gesondert zu kodieren (8-017 ff., 8-018 ff.)

Mindestmerkmale:

- Ernährungsteam bestehend aus einer fachärztlichen Leitung mit der strukturierten curricularen Fortbildung oder Zusatzweiterbildung "Ernährungsmedizin" und einem Diätassistenten oder Ökotrophologen
- Werktags (von Montag bis Freitag) mindestens 7-stündige Verfügbarkeit des Ernährungsteams
- Standardisiertes Screening des Ernährungsstatus innerhalb der ersten 48 Stunden nach stationärer Aufnahme (z.B. NRS 2002, MNA oder NUTRIC Score)
- Standardisiertes ernährungsmedizinisches Basisassessment zu Beginn der Behandlung durch ein Mitglied des Ernährungsteams, bestehend aus:
  - Ernährungsanamnese inkl. aktueller Nahrungsaufnahme
  - Handkraftmessung
  - Bestimmung der Körperzusammensetzung mittels Bio-Impedanz-Analyse oder Bestimmung des Energieumsatzes mittels indirekter Kalorimetrie
  - Energie- und Nährstoff-Bedarfsermittlung unter Berücksichtigung von Verträglichkeit und Gesamtbilanz
- Erstellung eines individuellen Behandlungsplanes (oral, Trinknahrung, enteral und/oder parenteral nach einem Stufenschema der Ernährung) zu Beginn der Behandlung
- Mindestens zweimal pro vollständiger Woche Verlaufs- und Zielkontrolle der dokumentierten Nahrungsaufnahme (oral, Trinknahrung, enteral und/oder parenteral), davon einmal mit Durchführung folgender Verfahren:
  - Handkraftmessung oder Bio-Impedanz-Analyse oder indirekte Kalorimetrie
  - Erfassung von Gewicht/Body-Mass-Index
- Wöchentliche Teambesprechung
- Untersuchungen wie z.B. Body-Mass-Index oder Handkraftmessungen sind entbehrlich, wenn sie aus medizinischen Gründen (Amputationen, Lähmungen, Sedierung o.Ä.) nicht durchführbar sind
- Indikationsabhängige Empfehlungen für den weiterversorgenden Arzt und/oder Homecare-Dienstleister

Zusatzinformationen zu nicht operativen therapeutischen Maßnahmen (8-99...8-99)

Hinw.: Die folgenden Positionen sind ausschließlich zur Kodierung von Zusatzinformationen zu nicht operativen therapeutischen Maßnahmen zu benutzen, sofern diese nicht schon im Kode selbst enthalten sind. Sie dürfen nicht als selbständige Kodes benutzt werden und sind nur im Sinne einer Zusatzkodierung zulässig

8-99 Zusatzinformationen zu nicht operativen therapeutischen Maßnahmen

8-990 **Anwendung eines Navigationssystems**
Inkl.: Remote Navigation

Kapitel 9:

Ergänzende Maßnahmen

Pflege und Versorgung von Patienten (9-20...9-20)

9-20 Hochaufwendige Pflege von Patienten

9-200 **Hochaufwendige Pflege von Erwachsenen**

Exkl.: Hochaufwendige Pflege von Kindern und Jugendlichen (PKMS-J) (9-201 ff.)
Hochaufwendige Pflege von Kleinkindern (PKMS-K) (9-202 ff.)
Hochaufwendige Pflege von Frühgeborenen, Neugeborenen und Säuglingen (PKMS-F) (9-203 ff.)

Hinw.: Ein Kode aus diesem Bereich ist nur für Leistungen anzugeben, die in Einrichtungen im Geltungsbereich des § 17b KHG erbracht wurden
Ein Kode aus diesem Bereich ist für Patienten ab dem Beginn des 19. Lebensjahres anzugeben
Mindestmerkmale:

- Ein Kode aus diesem Bereich ist anzugeben, wenn in einem oder mehreren Leistungsbereichen die Bedingungen des Pflegekomplexmaßnahmen-Scores für Erwachsene [PKMS-E] erfüllt sind. Die sich daraus ergebenden Aufwandspunkte werden täglich addiert. Die Gesamtanzahl der Aufwandspunkte errechnet sich aus der Summe der täglich ermittelten Punkte aus dem PKMS-E über die Verweildauer des Patienten. Aufwandspunkte, die am Aufnahme- und/oder Entlassungstag entstehen, werden mit berücksichtigt
- Die pflegerischen Leistungen werden durch examinierte Pflegefachkräfte mit dreijähriger Ausbildung oder unter deren Verantwortung erbracht
- Die zu verwendenden Parameter des PKMS-E und weitere Nutzungshinweise sind im Anhang zum OPS zu finden

9-200.0 37 bis 71 Aufwandspunkte
- .00 37 bis 42 Aufwandspunkte
- .01 43 bis 56 Aufwandspunkte
- .02 57 bis 71 Aufwandspunkte

9-200.1 72 bis 100 Aufwandspunkte

9-200.5 101 bis 129 Aufwandspunkte

9-200.6 130 bis 158 Aufwandspunkte

9-200.7 159 bis 187 Aufwandspunkte

9-200.8 188 bis 216 Aufwandspunkte

9-200.9 217 bis 245 Aufwandspunkte

9-200.a 246 bis 274 Aufwandspunkte

9-200.b 275 bis 303 Aufwandspunkte

9-200.c 304 bis 332 Aufwandspunkte

9-200.d 333 bis 361 Aufwandspunkte

9-200.e 362 oder mehr Aufwandspunkte

9-201 Hochaufwendige Pflege von Kindern und Jugendlichen

Exkl.: Hochaufwendige Pflege von Erwachsenen (PKMS-E) (9-200 ff.)
Hochaufwendige Pflege von Kleinkindern (PKMS-K) (9-202 ff.)
Hochaufwendige Pflege von Frühgeborenen, Neugeborenen und Säuglingen (PKMS-F) (9-203 ff.)

Hinw.: Ein Kode aus diesem Bereich ist nur für Leistungen anzugeben, die in Einrichtungen im Geltungsbereich des § 17b KHG erbracht wurden
Ein Kode aus diesem Bereich ist für Patienten ab dem Beginn des 7. Lebensjahres bis zum Ende des 18. Lebensjahres anzugeben. Er kann in Ausnahmefällen auch für Erwachsene angegeben werden, wenn deren Behandlung in einer Abteilung oder einem Krankenhaus für Kinder- und Jugendmedizin erforderlich ist
Mindestmerkmale:
- Ein Kode aus diesem Bereich ist anzugeben, wenn in einem oder mehreren Leistungsbereichen die Bedingungen des Pflegekomplexmaßnahmen-Scores für Kinder und Jugendliche [PKMS-J] erfüllt sind. Die sich daraus ergebenden Aufwandspunkte werden täglich addiert. Die Gesamtanzahl der Aufwandspunkte errechnet sich aus der Summe der täglich ermittelten Punkte aus dem PKMS-J über die Verweildauer des Patienten. Aufwandspunkte, die am Aufnahme- und/oder Entlassungstag entstehen, werden mit berücksichtigt
- Die pflegerischen Leistungen werden durch examinierte Gesundheits- und Kinderkrankenpfleger/-innen mit dreijähriger Ausbildung oder unter deren Verantwortung erbracht
- Die zu verwendenden Parameter des PKMS-J und weitere Nutzungshinweise sind im Anhang zum OPS zu finden

9-201.0 37 bis 71 Aufwandspunkte
- .00 37 bis 42 Aufwandspunkte
- .01 43 bis 56 Aufwandspunkte
- .02 57 bis 71 Aufwandspunkte

9-201.1 72 bis 100 Aufwandspunkte

9-201.5 101 bis 129 Aufwandspunkte

9-201.6 130 bis 158 Aufwandspunkte

9-201.7 159 bis 187 Aufwandspunkte

9-201.8 188 bis 216 Aufwandspunkte

9-201.9 217 bis 245 Aufwandspunkte

9-201.a 246 bis 274 Aufwandspunkte

9-201.b 275 bis 303 Aufwandspunkte

9-201.c 304 bis 332 Aufwandspunkte

9-201.d 333 bis 361 Aufwandspunkte

9-201.e 362 oder mehr Aufwandspunkte

9-202 Hochaufwendige Pflege von Kleinkindern

Exkl.: Hochaufwendige Pflege von Erwachsenen (PKMS-E) (9-200 ff.)
Hochaufwendige Pflege von Kindern und Jugendlichen (PKMS-J) (9-201 ff.)
Hochaufwendige Pflege von Frühgeborenen, Neugeborenen und Säuglingen (PKMS-F) (9-203 ff.)

Hinw.: Ein Kode aus diesem Bereich ist nur für Leistungen anzugeben, die in Einrichtungen im Geltungsbereich des § 17b KHG erbracht wurden
Ein Kode aus diesem Bereich ist für Patienten ab dem Beginn des 2. Lebensjahres bis zum Ende des 6. Lebensjahres anzugeben
Mindestmerkmale:
- Ein Kode aus diesem Bereich ist anzugeben, wenn in einem oder mehreren Leistungsbereichen die Bedingungen des Pflegekomplexmaßnahmen-Scores für Kleinkinder [PKMS-K] erfüllt sind. Die sich daraus ergebenden Aufwandspunkte werden täglich addiert. Die Gesamtanzahl der Aufwandspunkte errechnet sich aus der Summe der täglich ermittelten Punkte aus dem PKMS-K über die Verweildauer des Patienten. Aufwandspunkte, die am Aufnahme- und/oder Entlassungstag entstehen, werden mit berücksichtigt

- Die pflegerischen Leistungen werden durch examinierte Gesundheits- und Kinderkrankenpfleger/-innen mit dreijähriger Ausbildung oder unter deren Verantwortung erbracht
- Die zu verwendenden Parameter des PKMS-K und weitere Nutzungshinweise sind im Anhang zum OPS zu finden

9-202.0 37 bis 71 Aufwandspunkte

.00 37 bis 42 Aufwandspunkte

.01 43 bis 56 Aufwandspunkte

.02 57 bis 71 Aufwandspunkte

9-202.1 72 bis 100 Aufwandspunkte

9-202.5 101 bis 129 Aufwandspunkte

9-202.6 130 bis 158 Aufwandspunkte

9-202.7 159 bis 187 Aufwandspunkte

9-202.8 188 bis 216 Aufwandspunkte

9-202.9 217 bis 245 Aufwandspunkte

9-202.a 246 bis 274 Aufwandspunkte

9-202.b 275 bis 303 Aufwandspunkte

9-202.c 304 bis 332 Aufwandspunkte

9-202.d 333 bis 361 Aufwandspunkte

9-202.e 362 oder mehr Aufwandspunkte

9-203 Hochaufwendige Pflege von Frühgeborenen, Neugeborenen und Säuglingen

Exkl.: Hochaufwendige Pflege von Erwachsenen (PKMS-E) (9-200 ff.)
Hochaufwendige Pflege von Kindern und Jugendlichen (PKMS-J) (9-201 ff.)
Hochaufwendige Pflege von Kleinkindern (PKMS-K) (9-202 ff.)

Hinw.: Ein Kode aus diesem Bereich ist nur für Leistungen anzugeben, die in Einrichtungen im Geltungsbereich des § 17b KHG erbracht wurden
Ein Kode aus diesem Bereich ist für Patienten bis zum Ende des 1. Lebensjahres anzugeben
Mindestmerkmale:

- Ein Kode aus diesem Bereich ist anzugeben, wenn in einem oder mehreren Leistungsbereichen die Bedingungen des Pflegekomplexmaßnahmen-Scores für Frühgeborene, Neugeborene und Säuglinge [PKMS-F] erfüllt sind. Die sich daraus ergebenden Aufwandspunkte werden täglich addiert. Die Gesamtanzahl der Aufwandspunkte errechnet sich aus der Summe der täglich ermittelten Punkte aus dem PKMS-F über die Verweildauer des Patienten. Aufwandspunkte, die am Aufnahme- und/oder Entlassungstag entstehen, werden mit berücksichtigt
- Die pflegerischen Leistungen werden durch examinierte Gesundheits- und Kinderkrankenpfleger/-innen mit dreijähriger Ausbildung oder unter deren Verantwortung erbracht
- Die zu verwendenden Parameter des PKMS-F und weitere Nutzungshinweise sind im Anhang zum OPS zu finden

9-203.1 37 bis 42 Aufwandspunkte

9-203.2 43 bis 56 Aufwandspunkte

9-203.3 57 bis 71 Aufwandspunkte

9-203.4 72 bis 100 Aufwandspunkte

9-203.5 101 bis 129 Aufwandspunkte

9-203.6 130 bis 158 Aufwandspunkte

9-203.7 159 bis 187 Aufwandspunkte

9-203.8 188 bis 216 Aufwandspunkte

9-203.9 217 bis 245 Aufwandspunkte

9-203.a 246 bis 274 Aufwandspunkte

9-203.b 275 bis 303 Aufwandspunkte

9-203.c 304 bis 332 Aufwandspunkte

9-203.d 333 bis 361 Aufwandspunkte

9-203.e 362 oder mehr Aufwandspunkte

Geburtsbegleitende Maßnahmen und Behandlung wegen Infertilität (9-26...9-28)

9-26 Geburtsbegleitende Maßnahmen

Hinw.: Eine operative Beendigung einer Geburt ist gesondert zu kodieren (5-72)

9-260 Überwachung und Leitung einer normalen Geburt

Hinw.: Mit diesem Kode ist die Überwachung und Leitung einer Geburt ohne operative Eingriffe zu kodieren
Dieser Kode ist auch anzugeben, wenn eines der folgenden Verfahren durchgeführt wurde (5-732.0, 5-732.1, 5-732.5, 5-732.y, 5-733 ff., 5-738.2, 5-738.x, 5-738.y, 5-754 ff., 5-755 ff., 5-756 ff., 5-757, 5-758 ff., 5-759 ff.) und eine Geburt während desselben Aufenthaltes stattgefunden hat

9-261 Überwachung und Leitung einer Risikogeburt

Hinw.: Mit diesem Kode ist die Überwachung und Leitung einer Risikogeburt ohne operative Eingriffe zu kodieren
Dieser Kode ist auch anzugeben, wenn eines der folgenden Verfahren durchgeführt wurde (5-732.0, 5-732.1, 5-732.5, 5-732.y, 5-733 ff., 5-738.2, 5-738.x, 5-738.y, 5-754 ff., 5-755 ff., 5-756 ff., 5-757, 5-758 ff., 5-759 ff.) und eine Geburt während desselben Aufenthaltes stattgefunden hat

9-262 Postnatale Versorgung des Neugeborenen

9-262.0 Routineversorgung

9-262.1 Spezielle Versorgung (Risiko-Neugeborenes)

9-262.x Sonstige

9-262.y N.n.bez.

9-263 Überwachung und Leitung der isolierten Geburt der Plazenta

Hinw.: Mit diesem Kode ist die Überwachung und Leitung der isolierten Geburt der Plazenta zu kodieren, wenn das Kind außerhalb des Krankenhauses spontan geboren wird und lediglich die Plazenta nach Aufnahme in das Krankenhaus geboren wird

9-268 Überwachung und Leitung einer Geburt, n.n.bez.

9-27 Behandlung wegen Infertilität

9-270 Künstliche Insemination

9-270.0 Intrauterine Insemination

9-270.1 Direkte intraperitoneale Insemination (DIPI)

9-270.x Sonstige

9-270.y N.n.bez.

9-271 Follikelpunktion und Ovumaspiration, intratubärer Gametentransfer (GIFT)

9-271.0 ↔ Perkutane Follikelpunktion unter sonographischer Kontrolle

9-271.1 ↔ Laparoskopische Ovumaspiration

9-271.2 ↔ Transvaginale Ovumaspiration

9-271.3 ↔ Laparoskopische Ovumaspiration mit intratubärem Gametentransfer (GIFT)

9-271.x ↔ Sonstige

9-271.y N.n.bez.

9-272 In-vitro-Fertilisation (IVF) und Embryotransfer

9-272.0 Embryotransfer (ET)

9-272.1 ↔ Intratubärer Zygotentransfer (ZIFT)

9-272.x ↔ Sonstige

9-272.y N.n.bez.

9-278 Andere Behandlung der weiblichen Infertilität

9-278.0 Planung und Management einer Fertilitätsbehandlung

9-278.1 Monitoring des Ovulationszyklus

9-278.2 Begleitende Untersuchungen einer Fertilitätsbehandlung
Inkl.: Quantitative Hormonbestimmungen
Konsultationen
Ultraschalluntersuchungen

9-278.x Sonstige

9-278.y N.n.bez.

9-28 Behandlung während der Schwangerschaft

9-280 Stationäre Behandlung vor Entbindung während desselben Aufenthaltes
Hinw.: Präpartale Behandlungsdauer vor Entbindung während desselben stationären Aufenthaltes

9-280.0 Mindestens 3 bis höchstens 6 Tage

9-280.1 Mindestens 7 bis höchstens 13 Tage

9-280.2 Mindestens 14 bis höchstens 27 Tage

9-280.3 Mindestens 28 Tage bis höchstens 55 Tage

9-280.4 Mindestens 56 Tage

Phoniatrische und pädaudiologische Therapie (9-31...9-32)

9-31 Phoniatrische und pädaudiologische Komplexbehandlung

Hinw.: Ein Kode aus diesem Bereich ist jeweils nur einmal pro stationären Aufenthalt anzugeben
Operationalisierte, stationäre Therapie durch ein multidisziplinäres Team unter Behandlungsleitung eines Facharztes mit phoniatrisch-pädaudiologischer Qualifikation
Einsatz von mindestens drei Therapeutengruppen patientenbezogen in unterschiedlichen Kombinationen mit unterschiedlichem Zeitaufwand

9-310 Phoniatrische Komplexbehandlung organischer und funktioneller Störungen der Sprache, des Sprechens, der Stimme und des Schluckens

9-311 Integrierte phoniatrisch-psychosomatische Komplexbehandlung von Störungen der Sprache, des Sprechens, der Stimme, des Schluckens und des Hörens
Hinw.: Somatische und psychosomatische Behandlung bei akuten und chronischen somatischen Störungen der Sprache, des Sprechens, der Stimme, des Schluckens und des Hörens mit psychischer Komorbidität

9-312 Integrierte pädaudiologische Komplexbehandlung
Inkl.: Behandlung hörgestörter Kinder, ggf. mit konventionellen Hörhilfen
Behandlung von Kindern und Erwachsenen mit Cochlea-Implantaten
Behandlung von Kindern mit auditiven Verarbeitungs- und Wahrnehmungsstörungen
Hinw.: Mit diesem Kode sind die Hör- und Sprachtherapie sowie die Anpassung von Hörhilfen und Cochlea-Implantaten mit Gebrauchsschulung, Erfolgskontrolle und funktionstechnischer Überprüfung unter Berücksichtigung entwicklungspsychologischer Bedingungen und der Koordination medizinisch-rehabilitativer bzw. pädagogisch-fördernder Maßnahmen zu kodieren

9-32 Therapie von Stimm-, Sprach-, Sprech-, Schluckstörungen und Hörstörungen

Hinw.: Ein Kode aus diesem Bereich ist jeweils nur einmal pro stationären Aufenthalt anzugeben

9-320 Therapie organischer und funktioneller Störungen der Sprache, des Sprechens, der Stimme und des Schluckens
Inkl.: Logopädische Therapie

Psychosoziale, psychosomatische, neuropsychologische und psychotherapeutische Therapie (9-40...9-41)

9-40 Psychosoziale, psychosomatische und neuropsychologische Therapie

Hinw.: Ein Kode aus diesem Bereich ist jeweils nur einmal pro stationären Aufenthalt anzugeben, es sei denn, beim jeweiligen Kode ist dies anders geregelt
Ein Kode aus diesem Bereich ist nur für Leistungen anzugeben, die in Einrichtungen im Geltungsbereich des § 17b KHG erbracht wurden

9-401 Psychosoziale Interventionen

Hinw.: Bei Durchführung mehrerer Beratungen, organisatorischer oder therapeutischer Maßnahmen sind die Zeiten jeweils zu addieren

9-401.0 Sozialrechtliche Beratung

Hinw.: Information und Beratung zu Möglichkeiten sozialrechtlicher Unterstützungen, einschließlich organisatorischer Maßnahmen

.00 Mindestens 50 Minuten bis 2 Stunden

.01 Mehr als 2 Stunden bis 4 Stunden

.02 Mehr als 4 Stunden

9-401.1 Familien-, Paar- und Erziehungsberatung

Exkl.: Schwerpunktmäßig gezielte therapeutische Maßnahmen zur Veränderung von Erleben und Verhalten (9-402 ff.)

Hinw.: Zielorientierte Beratung zu definierten Problemstellungen seitens der Familie oder einzelner Familienmitglieder

.10 Mindestens 50 Minuten bis 2 Stunden

.11 Mehr als 2 Stunden bis 4 Stunden

.12 Mehr als 4 Stunden

9-401.2 Nachsorgeorganisation

Hinw.: Beratung und organisatorische Maßnahmen hinsichtlich ambulanter und stationärer Nachsorge

.22 Mindestens 50 Minuten bis 2 Stunden

.23 Mehr als 2 Stunden bis 4 Stunden

.25 Mehr als 4 Stunden bis 6 Stunden

.26 Mehr als 6 Stunden

9-401.3 Supportive Therapie

Hinw.: Interventionen zur psychischen Verarbeitung somatischer Erkrankungen, ihrer Begleit- bzw. Folgeerscheinungen sowie resultierender interaktioneller Probleme

.30 Mindestens 50 Minuten bis 2 Stunden

.31 Mehr als 2 Stunden bis 4 Stunden

.32 Mehr als 4 Stunden

9-401.4 Künstlerische Therapie

Inkl.: Kunst- und Musiktherapie u.a.

Hinw.: Therapeutische Maßnahmen, die Wahrnehmungs- und Gestaltungsprozesse umfassen sowie therapeutische Anwendung künstlerischer Medien

.40 Mindestens 50 Minuten bis 2 Stunden

.41 Mehr als 2 Stunden bis 4 Stunden

.42 Mehr als 4 Stunden

9-401.5 Integrierte psychosoziale Komplexbehandlung

Hinw.: Mindestmerkmale:

- Behandlung unter Leitung eines Facharztes, eines psychologischen Psychotherapeuten oder eines Kinder- und Jugendlichen-Psychotherapeuten auf einer somatischen Station
- Einsatz von mindestens 2 psychosozialen Berufsgruppen (Ärzte, psychologische Psychotherapeuten, Kinder- und Jugendlichen-Psychotherapeuten oder Psychologen, Pädagogen, Sozialarbeiter oder Künstlerische Therapeuten), davon mindestens die Hälfte der Behandlungszeit durch einen Arzt, psychologischen Psychotherapeuten, Kinder- und Jugendlichen-Psychotherapeuten oder Psychologen
- Die psychosozialen Maßnahmen können je nach Bedarf im Einzelfall umfassen:
- Psychotherapeutische, psychologische oder neuropsychologische Diagnostik, Psychotherapie, supportive Therapie, Krisenintervention, künstlerische Therapie (Kunst- und Musiktherapie u.a.)
- Beratende Interventionen (Einzel-, Familien-, Paar-, Erziehungs- und sozialrechtliche Beratung)
- Nachsorgeorganisation und präventive Maßnahmen

.50 Mindestens 3 Stunden

.51 Mehr als 3 bis 5 Stunden

.52 Mehr als 5 bis 8 Stunden

.53 Mehr als 8 Stunden

9-402 Psychosomatische Therapie

Hinw.: Operationalisierte, therapieziel-orientierte stationäre Therapie durch multidisziplinäre Teams. Hier sind diejenigen pädiatrisch-psychosomatischen Therapien zu verschlüsseln, die die unter 9-403 ff. genannten Mindestanforderungen nicht erfüllen

9-402.0 Psychosomatische und psychotherapeutische Komplexbehandlung

Hinw.: Psychodynamisches oder kognitiv-behaviorales Grundverfahren als reflektierter Mehrpersonen-Interaktionsprozess mit schriftlicher Behandlungsplanung (einmal pro Woche), ärztlicher/psychologischer Einzeltherapie (100 Minuten/Woche; ggf. davon 50 Minuten/Woche ressourcenäquivalent als Gruppentherapie), Gruppenpsychotherapie (max. 10 Patienten 120 Minuten/Woche) und Einsatz spezifischer psychotherapeutischer Techniken (360 Minuten/Woche) im standardisierten Setting nach den Regeln der psychosomatischen und psychotherapeutischen Medizin

9-402.1 Integrierte klinisch-psychosomatische Komplexbehandlung

Hinw.: Stationäre somatische und psychosomatische Behandlung bei akuten und chronischen somatischen Erkrankungen mit psychischer Komorbidität und Copingstörungen, neben der somatischen Therapie durch ärztliche/psychologische Einzeltherapie (100 Minuten/Woche) und Einsatz spezifischer psychotherapeutischer Techniken (360 Minuten/Woche) im standardisierten Setting nach den Regeln der psychosomatischen und psychotherapeutischen Medizin oder der Pädiatrie

9-402.2 Psychosomatische und psychotherapeutische Krisenintervention als Komplexbehandlung

Hinw.: Stationäre Kurztherapie mit umgrenztem Therapieziel zur Stabilisierung bei akuter Dekompensation (Verschiebung der Therapie-Dosis zu höherem Anteil an Einzelpsychotherapie im Vergleich zu 9-402.0) nach den Regeln der psychosomatischen und psychotherapeutischen Medizin

9-403 Sozialpädiatrische, neuropädiatrische und pädiatrisch-psychosomatische Therapie

Hinw.: Operationalisierte individuelle Diagnostik und Therapie und Anleitung von Bezugspersonen durch ein multidisziplinäres Team unter Leitung eines Kinder- und Jugendarztes bei drohender oder manifester Behinderung, Entwicklungs- und Verhaltensstörung sowie seelischen Störungen
Die Therapie erfolgt nach Diagnoseerstellung entsprechend der Mehrdimensionalen Bereichsdiagnostik der Sozialpädiatrie (MBS)/pädiatrischen Psychosomatik
Die Therapiedurchführung ist an den jeweiligen Standards der neuropädiatrischen oder sozialpädiatrischen Gesellschaft oder der pädiatrischen Psychosomatik orientiert. Folgende Therapeutengruppen sind dabei u.a. je nach Behandlungsplan einzubeziehen: Ärzte, Psychologen (Diplom/Master), Ergotherapeuten, (Heil)erzieher, (Heil)pädagogen, Kunsttherapeuten, Logopäden, Musiktherapeuten, Ökotrophologen/Ernährungsberater, Physiotherapeuten (inkl. physikalischer Therapie), Kinder- und Jugendlichen-Psychotherapeuten, Schmerztherapeuten, Sozialpädagogen
Bei den Therapieformen 9-403.2, 9-403.4, 9-403.5, 9-403.6 und 9-403.7 sind die Mindestleistungen innerhalb des angegebenen Zeitraumes zu erbringen
Die jeweilige Therapieform ist so oft zu kodieren, wie sie erbracht wurde. Die Therapieformen dürfen nur nacheinander erbracht werden
Wochenendbeurlaubungen zur Unterstützung des Therapieerfolges sind möglich, wenn die Mindestleistungen im Restzeitraum erbracht werden

9-403.0 Begleitende Therapie

Hinw.: An 3 Tagen werden täglich mindestens zwei Therapieeinheiten von 45 Minuten durchgeführt. Davon müssen mindestens 3 Einheiten durch einen Arzt, Psychologen und/oder Kinder- und Jugendlichen-Psychotherapeuten geleistet werden

9-403.1 Therapie als Blockbehandlung

Hinw.: Über 5 Tage werden täglich mindestens zwei Therapieeinheiten von 45 Minuten durchgeführt. Davon müssen mindestens 5 Einheiten durch einen Arzt, Psychologen und/oder Kinder- und Jugendlichen-Psychotherapeuten geleistet werden. Es erfolgt eine zielorientierte Beratung zu definierten Problemstellungen seitens der Familie oder einzelner Familienmitglieder

9-403.2 Therapie als erweiterte Blockbehandlung

Hinw.: Über 12 Tage werden mindestens 20 Therapieeinheiten von 45 Minuten durchgeführt. Davon müssen mindestens 5 Therapieeinheiten durch einen Arzt, Psychologen und/oder Kinder- und Jugendlichen-Psychotherapeuten geleistet werden. Es müssen mindestens 3 Therapeutengruppen zum Einsatz kommen

9-403.3 Intensivtherapie

Hinw.: Über 5 Tage werden mindestens 15 Therapieeinheiten von 45 Minuten durchgeführt. Davon müssen mindestens 5 Therapieeinheiten durch einen Arzt, Psychologen und/oder Kinder- und Jugendlichen-Psychotherapeuten geleistet werden. Es müssen mindestens 3 Therapeutengruppen zum Einsatz kommen

9-403.4 Erweiterte Intensivtherapie

Hinw.: Über 12 Tage werden mindestens 30 Therapieeinheiten von 45 Minuten durchgeführt. Davon müssen mindestens 6 Therapieeinheiten durch einen Arzt, Psychologen und/oder Kinder- und Jugendlichen-Psychotherapeuten geleistet werden. Es müssen mindestens 3 Therapeutengruppen zum Einsatz kommen

9-403.5 Langzeit-Intensivtherapie

Hinw.: Über 7 Tage werden 15 Therapieeinheiten von 45 Minuten durchgeführt. Davon müssen mindestens 5 Therapieeinheiten durch einen Arzt, Psychologen und/oder Kinder- und Jugendlichen-Psychotherapeuten geleistet werden. Es müssen mindestens 3 Therapeutengruppen zum Einsatz kommen
Dieser Kode kann jeweils für eine Therapie über 7 Tage für die maximale Dauer von 8 Wochen pro Jahr angegeben werden

9-403.6 Langzeit-Intensivtherapie zum verhaltenstherapeutischen Training

Hinw.: Über 7 Tage werden 20 Therapieeinheiten von 45 Minuten durchgeführt. Davon müssen mindestens 5 Therapieeinheiten durch einen Arzt, 5 Therapieeinheiten durch einen Psychologen und 10 Therapieeinheiten durch unterstützende Physiotherapie und begleitende andere Therapieverfahren durch die oben angeführten Therapeutengruppen geleistet werden.
Über den normalen Pflegebedarf hinaus werden mindestens 2 Stunden pro Tag für Trainingsmaßnahmen durch Pflegepersonal oder heilpädagogisches Personal eingesetzt
Dieser Kode kann jeweils für eine Therapie über 7 Tage für die maximale Dauer von 12 Wochen pro Jahr angegeben werden

9-403.7 Therapie im Gruppen-Setting

Hinw.: Mehrpersonen-Interaktionsprozess, reflektiert und für jeweils 7 Tage geplant im heilpädagogisch orientierten Gruppen-Setting (max. 6 Kinder pro Gruppe), unter ärztlich-psychologischer Anleitung (mindestens 35 Stunden pro Woche), Einzel- oder Gruppentherapie (max. 5 Personen pro Gruppe), Psychotherapie einzeln oder in Gruppen unter Einsatz spezifischer psychotherapeutischer Technik, Beratung und Anleitung von Bezugspersonen (mindestens 180 Minuten pro Woche). Mindestens 1/3 der Therapieeinheiten sind im Gruppensetting zu erbringen. Ziel ist es, möglichst alltagsbezogen und wirklichkeitsnah Verhaltensbeobachtung, Verhaltensmodifikation, Selbständigkeitstraining, soziales Kompetenztraining und Training der Handlungsplanung durchzuführen. Die Maßnahmen erfolgen unabhängig von pädagogischen Fördermaßnahmen in Schule oder Kindergarten. In Abhängigkeit der zugrunde liegenden Erkrankung müssen ergänzend funktionelle Therapien eingesetzt werden, wie durch die Therapeutengruppen repräsentiert

Dieser Kode kann jeweils für eine Therapie über 7 Tage für die maximale Dauer von 8 Wochen pro Jahr angegeben werden

9-403.8 Integrierte Blockbehandlung

Hinw.: Über 7 Tage werden mindestens 10 Therapieeinheiten von 45 Minuten durchgeführt. Davon müssen mindestens 3 Therapieeinheiten durch einen Arzt, Psychologen und/oder Kinder- und Jugendlichen-Psychotherapeuten geleistet werden. Es müssen mindestens 3 Berufsgruppen zum Einsatz kommen

Dieser Kode kann jeweils für eine Therapie über 7 Tage angegeben werden

9-403.x Sonstige

9-403.y N.n.bez.

9-404 Neuropsychologische Therapie

Hinw.: Therapie beeinträchtigter kognitiver, affektiver und verhaltensbezogener Funktionen (Orientierung, Aufmerksamkeit, Wahrnehmung, Lernen und Gedächtnis, Planen und Problemlösen, Affekt- und Verhaltenskontrolle, soziale Kompetenz) bei Patienten mit angeborenen oder erworbenen Hirnschädigungen, basierend auf kognitions-psychologischen, lerntheoretischen und funktional-neuroanatomischen Erkenntnissen

9-404.0 Mindestens 50 Minuten bis 2 Stunden

9-404.1 Mehr als 2 Stunden bis 4 Stunden

9-404.2 Mehr als 4 Stunden

9-41 Psychotherapie

Hinw.: Diese Kodes sind für die psychotherapeutischen Maßnahmen anzuwenden, die nicht in 9-402 ff. bis 9-404 ff. definiert sind

Ein Kode aus diesem Bereich ist nur für Leistungen anzugeben, die in Einrichtungen im Geltungsbereich des § 17b KHG erbracht wurden

9-410 Einzeltherapie

Hinw.: Dauer der Therapie mindestens 1 Stunde pro Tag

9-410.0 Kognitive Verhaltenstherapie

- .04 An einem Tag
- .05 An 2 bis 5 Tagen
- .06 An 6 bis 10 Tagen
- .07 An 11 oder mehr Tagen

9-410.1 Tiefenpsychologisch fundierte Psychotherapie

- .14 An einem Tag
- .15 An 2 bis 5 Tagen
- .16 An 6 bis 10 Tagen
- .17 An 11 oder mehr Tagen

9-410.2 Gesprächspsychotherapie

- .24 An einem Tag
- .25 An 2 bis 5 Tagen
- .26 An 6 bis 10 Tagen
- .27 An 11 oder mehr Tagen

9-410.x Sonstige

9-410.y N.n.bez.

9-411 **Gruppentherapie**
Hinw.: Dauer der Therapie mindestens 1 Stunde pro Tag

9-411.0 Kognitive Verhaltenstherapie
.04 An einem Tag
.05 An 2 bis 5 Tagen
.06 An 6 bis 10 Tagen
.07 An 11 oder mehr Tagen

9-411.1 Tiefenpsychologisch fundierte Psychotherapie
.14 An einem Tag
.15 An 2 bis 5 Tagen
.16 An 6 bis 10 Tagen
.17 An 11 oder mehr Tagen

9-411.2 Gesprächspsychotherapie
.24 An einem Tag
.25 An 2 bis 5 Tagen
.26 An 6 bis 10 Tagen
.27 An 11 oder mehr Tagen

9-411.x Sonstige

9-411.y N.n.bez.

9-412 **Multimodale psychotherapeutische Komplexbehandlung im Liaisondienst**
Hinw.: Mindestmerkmale:
- Behandlung im Liaisondienst durch einen Arzt mit der Gebietsbezeichnung Psychiatrie und Psychotherapie oder der Gebietsbezeichnung Psychosomatische Medizin und Psychotherapie oder der Gebiets- und Bereichsbezeichnung Innere Medizin (bzw. andere klinische Fachärzte wie Dermatologen, Gynäkologen, Orthopäden u. a.) und Psychotherapie oder durch einen psychologischen Psychotherapeuten
- Anamnese (biographisch bzw. verhaltensanalytisch fundiert)
- Anwendung bzw. Einleitung folgender Verfahren patientenbezogen in unterschiedlichen Kombinationen: Einzel- oder Gruppenpsychotherapie, psychoeduktive Verfahren, Entspannungs- oder imaginative Verfahren, psychologische Testdiagnostik, sozialpädagogische Beratung, Ergotherapie, künstlerische Therapie (Kunst- und Musiktherapie), supportive teambezogene Interventionen, Balintgruppen/Supervision

9-412.2 2 bis unter 5 Stunden

9-412.3 5 bis 10 Stunden

9-412.4 Mehr als 10 Stunden

Präventive und ergänzende kommunikative Maßnahmen (9-50...9-51)

9-50 Präventive Maßnahmen

Hinw.: Ein Kode aus diesem Bereich ist jeweils nur einmal pro stationären Aufenthalt anzugeben

9-500 Patientenschulung

9-500.0 Basisschulung

Hinw.: Dauer mindestens 2 Stunden
Sie beinhaltet themenorientierte Schulungen, z.B. für Antikoagulanzientherapie, Eigeninjektion, häusliche Pflege eines venösen Verweilkatheters, Monitoring oder Reanimation, Apparat- und Prothesenbenutzung, intermittierenden sterilen Einmalkatheterismus, Anleitung zum Stillen

9-500.1 Grundlegende Patientenschulung

Hinw.: Dauer bis 5 Tage mit insgesamt mindestens 20 Stunden
Durchführung durch dafür ausgebildete Trainer und ihre Teams nach einem von den jeweiligen Fachgesellschaften bzw. Arbeitsgruppen vorgegebenen, definierten und standardisierten Schema
Durchführung z.B. bei Diabetes mellitus, Asthma bronchiale, Neurodermitis, rheumatologischen Erkrankungen, Mukoviszidose, Adipositas, Epilepsie
Bei Patienten, die ihre Behandlung nicht eigenverantwortlich übernehmen können, werden Angehörige regelmäßig mitgeschult

9-500.2 Umfassende Patientenschulung

Hinw.: Dauer 6 Tage oder mehr mit durchschnittlich 4 Stunden pro Tag
Durchführung durch dafür ausgebildete Trainer und ihre Teams nach einem von den jeweiligen Fachgesellschaften bzw. Arbeitsgruppen vorgegebenen, definierten und standardisierten Schema
Durchführung z.B. bei Diabetes mellitus, Asthma bronchiale, Neurodermitis, rheumatologischen Erkrankungen, Mukoviszidose, Adipositas, Epilepsie
Bei Patienten, die ihre Behandlung nicht eigenverantwortlich übernehmen können, werden Angehörige regelmäßig mitgeschult

9-501 Multimodale stationäre Behandlung zur Tabakentwöhnung

Hinw.: Ein Kode aus diesem Bereich ist nur für Leistungen anzugeben, die in Einrichtungen im Geltungsbereich des § 17b KHG erbracht wurden
Mindestmerkmale:

- Standardisierte Erfassung der Raucheranamnese mit einem ausführlichen Fragebogen und standardisierte Erfassung der Zigarettenabhängigkeit unter Verwendung des Fagerström-Tests
- Durchführung und Dokumentation von Motivationsgesprächen zur Beendigung des Tabakkonsums von insgesamt mindestens 60 Minuten durch einen Arzt mit der Qualifikation zur Tabakentwöhnung (Voraussetzung ist eine zertifizierte Befähigung zur Tabakentwöhnung, z.B. über das Curriculum der Bundesärztekammer, der Deutschen Gesellschaft für Pneumologie und Beatmungsmedizin <u>oder</u> des Bundesverbandes der Pneumologen)
- Durchführung und Dokumentation von Motivationsgesprächen individuell oder in Gruppen von insgesamt mindestens 120 Minuten durch Personal mit der Qualifikation zur Tabakentwöhnung (z.B. Psychologen, Pädagogen, Sozialpädagogen, Sozialwissenschaftler, Gesundheitswissenschaftler)
- Aufklärung über Einsatz und Wirkungsweise von nikotinhaltigen Präparaten und anderen medikamentösen Hilfen zur Tabakentwöhnung
- Mindestens zwei Kohlenmonoxid-Bestimmungen in der Ausatemluft oder im Blut (CO-Hb-Wert in der Blutgasanalyse) zur Verlaufsdokumentation
- Dokumentierte Anmeldung zu einem ambulanten, von den Krankenkassen anerkannten Tabakentwöhnungsprogramm<u>, bei einer Rehabilitationseinrichtung oder zu einem Internet- oder Telefonangebot</u>

9-502 Präventive familienzentrierte multimodale Komplexbehandlung bei Frühgeborenen, Neugeborenen und Säuglingen

Hinw.: Ein Kode aus diesem Bereich ist für die psychosoziale und bindungsunterstützende familienzentrierte Versorgung während des stationären Aufenthaltes zu verwenden bei Frühgeborenen, Neugeborenen und Säuglingen, die aufgrund von Unreife, Störungen der Vitalfunktionen z.B. nach Infektionen, Störungen der Wahrnehmung, neuromuskulären Erkrankungen oder neurologischen Einschränkungen z.B. nach intrazerebralen Blutungen sich ihren Bezugspersonen nicht adäquat mitteilen oder die nicht sensomotorisch auf diese reagieren können. Das Risiko einer Bindungsstörung soll minimiert werden

Ein Kode aus diesem Bereich ist nur für Leistungen anzugeben, die in Einrichtungen im Geltungsbereich des § 17b KHG erbracht wurden

Mindestmerkmale:

- Multiprofessionelles Team unter Leitung eines Facharztes für Kinder- und Jugendmedizin oder eines Facharztes für Kinderchirurgie
- Das multiprofessionelle Team besteht mindestens aus den folgenden 3 Berufsgruppen:
  - Ärzte
  - Psychologen oder Pädagogen
  - Gesundheits- und Kinderkrankenpflegekräfte
- Vorhandensein und bedarfsgerechter Einsatz (mindestens in Kooperation) von weiteren Therapeuten wie Ökotrophologen/Ernährungsberater, Physio-/Ergotherapeuten, Sozialarbeiter/-therapeuten
- Assessment durch ein Mitglied des multiprofessionellen Teams zu individuellen Schwerpunkten der Belastungsbewältigung durch eine spezielle psychisch-sozialmedizinische Anamnese mit Dokumentation folgender Bereiche (Das Assessment ist nicht auf die Anzahl der Stunden anrechenbar.):
  - individuelle Ressourcen
  - familiäre Ressourcen
  - soziale Ressourcen
  - lokale/kommunale Ressourcen
- Einsatz von mindestens 2 der folgenden Leistungen (von jeweils mindestens 30 Minuten Dauer, Leistungserbringung durch mindestens 1 Mitglied des multiprofessionellen Teams):
  - Beratung der Eltern/Sorgeberechtigten zu sozialen Aspekten und Entwicklungsaspekten bei drohender Bindungsstörung sowie zur Mobilisierung von Unterstützungsressourcen
  - Anleitung der Eltern/Sorgeberechtigten in bindungsförderndem Verhalten durch:
    - theoretische Unterweisung im Einzel- oder Gruppensetting und/oder
    - praktische Unterweisung im Einzelsetting und/oder
    - Übung wiederkehrender allgemeiner und spezifischer Pflege- und Versorgungshandlungen am eigenen Kind
  - Krisenintervention bei kurzfristiger Zustandsverschlechterung des Kindes
- Fallbesprechung von mindestens 10 Minuten Dauer (bei einer Aufenthaltsdauer von mehr als einer Woche erfolgt die Fallbesprechung mindestens wöchentlich) unter Beteiligung aller 3 Berufsgruppen des multiprofessionellen Teams mit Dokumentation der Anwesenheit der beteiligten Berufsgruppen sowie der bisherigen Behandlungsergebnisse und weiterer Behandlungsziele. Diese Fallbesprechung ist auf die Anzahl der Stunden anzurechnen, z.B. 30 Minuten Gesamtzeit bei 3 teilnehmenden Teammitgliedern mit jeweils 10 Minuten
- Mindestens eine Fallkonferenz unter Beteiligung von mindestens 2 Berufsgruppen des multiprofessionellen Teams sowie der Eltern/Sorgeberechtigten von mindestens 15 Minuten Dauer. Sie dient der Planung von geeigneten Leistungen gemeinsam mit den Eltern/Sorgeberechtigten, der Evaluation in Anspruch genommener Versorgung und Betreuung, der Zusammenarbeit mit weiteren medizinischen Versorgungseinrichtungen zur psychiatrischen oder psychologischen Versorgung der Eltern/Sorgeberechtigten sowie der Vorbereitung von im Einzelfall erforderlichen amtlichen Entscheidungen beispielsweise durch das Sozial- oder Jugendamt. Die Anwesenheit der beteiligten Berufsgruppen und die Inhalte der Konferenz sind zu dokumentieren. Diese Fallkonferenz ist auf die Anzahl der Stunden anzurechnen, z.B. 30 Minuten Gesamtzeit bei 2 teilnehmenden Teammitgliedern mit jeweils 15 Minuten

9-502.0 Mindestens 2 bis unter 5 Stunden

9-502.1 Mindestens 5 bis unter 15 Stunden

9-502.2 Mindestens 15 bis unter 25 Stunden

9-502.3 Mindestens 25 bis unter 35 Stunden

9-502.4 Mindestens 35 oder mehr Stunden

9-51 Ergänzende kommunikative Maßnahmen

9-510 **Einsatz von Gebärdensprachdolmetschern**
Hinw.: Ein Kode aus diesem Bereich ist jeweils nur einmal pro stationären Aufenthalt anzugeben
Die Anzahl der Stunden ist über den gesamten stationären Aufenthalt zu addieren

9-510.0 Mindestens 2 bis 4 Stunden

9-510.1 Mehr als 4 bis 8 Stunden

9-510.2 Mehr als 8 bis 12 Stunden

9-510.3 Mehr als 12 bis 16 Stunden

9-510.4 Mehr als 16 bis 20 Stunden

9-510.5 Mehr als 20 bis 24 Stunden

9-510.6 Mehr als 24 Stunden

Behandlung bei psychischen und psychosomatischen Störungen und Verhaltensstörungen bei Erwachsenen (9-60...9-64)

Hinw.: Ein Kode aus diesem Bereich ist nur für Leistungen anzugeben, die in Einrichtungen im Geltungsbereich des § 17d KHG erbracht wurden
Die Behandlung erfolgt als ärztlich indizierte Diagnostik und Therapie ggf. auch im Lebensumfeld des Patienten
Die gleichzeitige somatische Diagnostik und Behandlung sind gesondert zu kodieren

9-60 Regelbehandlung bei psychischen und psychosomatischen Störungen und Verhaltensstörungen bei Erwachsenen

Exkl.: Intensivbehandlung bei psychischen und psychosomatischen Störungen und Verhaltensstörungen bei Erwachsenen (9-61)
Psychotherapeutische Komplexbehandlung bei psychischen und psychosomatischen Störungen und Verhaltensstörungen bei Erwachsenen (9-626)
Psychosomatisch-psychotherapeutische Komplexbehandlung bei psychischen und psychosomatischen Störungen und Verhaltensstörungen bei Erwachsenen (9-634)

Hinw.: Eine kriseninterventionelle Behandlung (9-641 ff.), die integrierte klinisch-psychosomatisch-psychotherapeutische Komplexbehandlung bei psychischen und psychosomatischen Störungen und Verhaltensstörungen bei Erwachsenen (9-642), die psychiatrisch-psychotherapeutische Behandlung im besonderen Setting (Mutter/Vater-Kind-Setting) (9-643 ff.), die Erbringung von Behandlungsmaßnahmen im stationsersetzenden Umfeld und als halbtägige tagesklinische Behandlung (9-644 ff.), der indizierte komplexe Entlassungsaufwand (9-645 ff.), die spezifische qualifizierte Entzugsbehandlung Abhängigkeitskranker (9-647 ff.) und der Einsatz von Gebärdensprachdolmetschern (9-510 ff.) sind gesondert zu kodieren
Dieser Kode ist zu Beginn der Behandlung und bei jedem Wechsel der Behandlungsart anzugeben
Die Anzahl der Therapieeinheiten pro Woche ist gesondert zu kodieren (9-649 ff.)
Dieser Kode ist sowohl für die voll- als auch die teilstationäre Behandlung zu verwenden
Die psychiatrisch-psychosomatische Regelbehandlung umfasst ärztliche und/oder psychologische Gespräche (z.B. Visiten) und die Basisversorgung durch weitere Berufsgruppen. Ein weiterer Schwerpunkt liegt in der Anwendung der unten genannten Verfahren der ärztlichen, psychologischen und spezialtherapeutischen Berufsgruppen
Mindestmerkmale:

- Therapiezielorientierte Behandlung durch ein multiprofessionelles Team unter Leitung eines Facharztes (Facharzt für Psychiatrie und Psychotherapie, Facharzt für Psychiatrie, Facharzt für Nervenheilkunde oder Facharzt für Psychosomatische Medizin und Psychotherapie)
- Vorhandensein von Vertretern der folgenden Berufsgruppen in der Einrichtung:
  - Ärzte (Facharzt für Psychiatrie und Psychotherapie, Facharzt für Psychiatrie, Facharzt für Nervenheilkunde oder Facharzt für Psychosomatische Medizin und Psychotherapie)
  - Psychologen (Psychologischer Psychotherapeut, Diplom-Psychologe oder Master of Science in Psychologie)

  - Spezialtherapeuten (z.B. Ergotherapeuten, Physiotherapeuten, Sozialarbeiter, Logopäden, Kreativtherapeuten)
  - Pflegefachpersonen (z.B. Gesundheits- und Krankenpfleger, Gesundheits- und Kinderkrankenpfleger, Altenpfleger, Heilerziehungspfleger)
- Als angewandte Verfahren der ärztlichen und psychologischen Berufsgruppen gelten folgende Verfahren oder im Aufwand vergleichbare Verfahren:
  - Supportive Einzelgespräche
  - Einzelpsychotherapie
  - Gruppenpsychotherapie
  - Psychoedukation
  - Angehörigengespräche (z.B. Psychoedukation, Angehörigengruppen, Gespräche mit Betreuern)
  - Gespräche mit Richtern oder Behördenvertretern
  - Somato-psychosomatisches ärztliches Gespräch
  - Aufklärung, Complianceförderung und Monitoring im Rahmen der ärztlich indizierten Psychopharmakotherapie
- Als angewandte Verfahren der Spezialtherapeuten gelten folgende Verfahren oder im Aufwand vergleichbare Verfahren:
  - Beratung, Adhärenz-Förderung und Monitoring im Rahmen der ärztlich indizierten Psychopharmakotherapie
  - Psychoedukation
  - Bezugstherapeutengespräche, supportive Einzelgespräche
  - Ergotherapeutische Behandlungsverfahren
  - Spezielle psychosoziale Interventionen (z.B. Selbstsicherheitstraining, soziales Kompetenztraining)
  - Kreativtherapien (z.B. Tanztherapie, Kunsttherapie, Musiktherapie)
  - Gespräche mit Behördenvertretern
  - Angehörigengespräche, Gespräche mit Betreuern
  - Physio- oder Bewegungstherapie (z.B. Sporttherapie)
  - Sensorisch fokussierte Therapien (z.B. Genussgruppe, Snoezelen)
  - Entspannungsverfahren (z.B. progressive Muskelrelaxation nach Jacobson, autogenes Training oder psychophysiologische Techniken wie Biofeedback)
  - Logopädie (z.B. bei Schluckstörungen)
  - Übende Verfahren und Hilfekoordination zur Reintegration in den individuellen psychosozialen Lebensraum

9-607 Regelbehandlung bei psychischen und psychosomatischen Störungen und Verhaltensstörungen bei Erwachsenen

9-61 Intensivbehandlung bei psychischen und psychosomatischen Störungen und Verhaltensstörungen bei Erwachsenen

Exkl.: Regelbehandlung bei psychischen und psychosomatischen Störungen und Verhaltensstörungen bei Erwachsenen (9-607)
Psychotherapeutische Komplexbehandlung bei psychischen und psychosomatischen Störungen und Verhaltensstörungen bei Erwachsenen (9-626)
Psychosomatisch-psychotherapeutische Komplexbehandlung bei psychischen und psychosomatischen Störungen und Verhaltensstörungen bei Erwachsenen (9-634)

Hinw.: Ein Kode aus diesem Bereich ist so lange anzugeben, wie mindestens eines der unten genannten Patientenmerkmale vorliegt
Ein erhöhter Betreuungsaufwand bei psychischen und psychosomatischen Störungen und Verhaltensstörungen bei Erwachsenen (9-640 ff.), eine kriseninterventionelle Behandlung (9-641 ff.), die integrierte klinisch-psychosomatisch-psychotherapeutische Komplexbehandlung bei psychischen und psychosomatischen Störungen und Verhaltensstörungen bei Erwachsenen (9-642), die psychiatrisch-psychotherapeutische Behandlung im besonderen Setting (Mutter/Vater-Kind-Setting) (9-643 ff.), die Erbringung von Behandlungsmaßnahmen im stationsersetzenden Umfeld und als halbtägige tagesklinische Behandlung (9-644 ff.), der indizierte komplexe Entlassungsaufwand (9-645 ff.), die spezifische qualifizierte Entzugsbehandlung Abhängigkeitskranker (9-647 ff.) und der Einsatz von Gebärdensprachdolmetschern (9-510 ff.) sind gesondert zu kodieren
Ein Kode aus diesem Bereich ist zu Beginn der Behandlung, bei jedem Wechsel der Behandlungsart und bei jeder Änderung der Anzahl der Patientenmerkmale anzugeben
Die Anzahl der Therapieeinheiten pro Woche ist gesondert zu kodieren (9-649 ff.)

Die psychiatrisch-psychosomatische Intensivbehandlung umfasst ärztliche und/oder psychologische Gespräche (z.B. Visiten) und/oder sozialarbeiterische Interventionen und die Basisversorgung durch weitere Berufsgruppen. Der Schwerpunkt der Behandlung liegt zumeist bei häufigen, nicht planbaren und zeitlich begrenzten Einzelkontakten, da die Patienten meistens nicht gruppenfähig sind

Mindestmerkmale:

- Therapiezielorientierte Behandlung durch ein multiprofessionelles Team unter Leitung eines Facharztes (Facharzt für Psychiatrie und Psychotherapie, Facharzt für Psychiatrie, Facharzt für Nervenheilkunde oder Facharzt für Psychosomatische Medizin und Psychotherapie)
- Vorhandensein von Vertretern der folgenden Berufsgruppen in der Einrichtung:
  - Ärzte (Facharzt für Psychiatrie und Psychotherapie, Facharzt für Psychiatrie, Facharzt für Nervenheilkunde oder Facharzt für Psychosomatische Medizin und Psychotherapie)
  - Psychologen (Psychologischer Psychotherapeut, Diplom-Psychologe oder Master of Science in Psychologie)
  - Spezialtherapeuten (z.B. Ergotherapeuten, Physiotherapeuten, Sozialarbeiter, Logopäden, Kreativtherapeuten)
  - Pflegefachpersonen (z.B. Gesundheits- und Krankenpfleger, Gesundheits- und Kinderkrankenpfleger, Altenpfleger, Heilerziehungspfleger)
- Als angewandte Verfahren der ärztlichen und psychologischen Berufsgruppen gelten folgende Verfahren oder im Aufwand vergleichbare Verfahren:
  - Supportive Einzelgespräche
  - Angehörigengespräche (z.B. Psychoedukation, Angehörigengruppen, Gespräche mit Betreuern)
  - Gespräche mit Richtern oder Behördenvertretern
  - Somato-psychosomatisches ärztliches Gespräch
  - Aufklärung, Complianceförderung und Monitoring im Rahmen der ärztlich indizierte Psychopharmakotherapie
- Als angewandte Verfahren der Spezialtherapeuten gelten folgende Verfahren oder im Aufwand vergleichbare Verfahren:
  - Beratung, Adhärenz-Förderung und Monitoring im Rahmen der ärztlich indizierten Psychopharmakotherapie
  - Psychoedukation
  - Ergotherapeutische Behandlungsverfahren
  - Gespräche mit Behördenvertretern
  - Angehörigengespräche, Gespräche mit Betreuern
  - Spezielle psychosoziale Interventionen (z.B. Selbstsicherheitstraining, soziales Kompetenztraining)
  - Physio- oder Bewegungstherapie (z.B. Sporttherapie)
  - Logopädie (z.B. bei Schluckstörungen)
  - Bezugstherapeutengespräche, supportive Einzelgespräche
- Die Patienten weisen mindestens eines der nachfolgenden Merkmale auf:
  - Anwendung von Sicherungsmaßnahmen
    - Dieses Merkmal ist erfüllt, wenn die Notwendigkeit des Einsatzes von individuellen präventiven (nur personellen) Sicherungsmaßnahmen und/oder individuellen reaktiven (personellen, räumlichen, mechanischen und/oder medikamentösen) Sicherungsmaßnahmen besteht und diese ärztlich angeordnet sind
  - Akute Selbstgefährdung durch Suizidalität oder schwer selbstschädigendes Verhalten
    - Unter selbstschädigendem Verhalten versteht man z.B. häufige Selbstverletzungen von Borderline-Patienten oder durchgängige Nahrungsverweigerung bei Essstörungen oder Verweigerung vital notwendiger medizinischer Maßnahmen (z.B. Insulintherapie bei Diabetes mellitus)
  - Akute Fremdgefährdung
    - Dieses Merkmal ist erfüllt, wenn der Patient gewaltbereit oder gewalttätig ist
  - Schwere Antriebsstörung (gesteigert oder reduziert)
    - Das Merkmal "schwere gesteigerte Antriebsstörung" ist erfüllt, wenn der Patient ständig aktiv ist, sich durch Gegenargumente nicht beeindrucken lässt und selbst persönliche Konsequenzen nicht zur Kenntnis nimmt oder sie ihm nichts ausmachen. Das Merkmal "schwere reduzierte Antriebsstörung" ist erfüllt, wenn Anregungen von außen den Patienten kaum oder gar nicht mehr erreichen. Die Alltagsverrichtungen sind beeinträchtigt. Hierzu gehört auch der Stupor
  - Keine eigenständige Flüssigkeits-/Nahrungsaufnahme

  - Dieses Merkmal ist erfüllt, wenn Flüssigkeit und/oder Nahrung vollständig von Dritten verabreicht oder die Flüssigkeits-/Nahrungsaufnahme vollständig von Dritten begleitet werden muss (nicht bei alleiniger Sondenernährung oder alleiniger parenteraler Ernährung)
- Akute Selbstgefährdung durch fehlende Orientierung oder Realitätsverkennung (z.B. Stürze ohne Fremdeinfluss oder durchgängige Nahrungsverweigerung bei Demenz)
- Vitalgefährdung durch somatische Komplikationen
- Die für den jeweiligen Patienten zutreffenden unterschiedlichen Merkmale sind für die einzelnen Tage, an denen sie zutreffen, jeweils zu addieren. Ändert sich die Anzahl der Patientenmerkmale pro Tag, ist der entsprechende neue Kode anzugeben. Für den Nachweis der Merkmale ist die Regeldokumentation in der Patientenakte ausreichend

9-617 Intensivbehandlung bei psychischen und psychosomatischen Störungen und Verhaltensstörungen bei erwachsenen Patienten mit 1 Merkmal

9-618 Intensivbehandlung bei psychischen und psychosomatischen Störungen und Verhaltensstörungen bei erwachsenen Patienten mit 2 Merkmalen

9-619 Intensivbehandlung bei psychischen und psychosomatischen Störungen und Verhaltensstörungen bei erwachsenen Patienten mit 3 Merkmalen

9-61a Intensivbehandlung bei psychischen und psychosomatischen Störungen und Verhaltensstörungen bei erwachsenen Patienten mit 4 Merkmalen

9-61b Intensivbehandlung bei psychischen und psychosomatischen Störungen und Verhaltensstörungen bei erwachsenen Patienten mit 5 oder mehr Merkmalen

9-62 Psychotherapeutische Komplexbehandlung bei psychischen und psychosomatischen Störungen und Verhaltensstörungen bei Erwachsenen

Exkl.: Regelbehandlung bei psychischen und psychosomatischen Störungen und Verhaltensstörungen bei Erwachsenen (9-607)
Intensivbehandlung bei psychischen und psychosomatischen Störungen und Verhaltensstörungen bei Erwachsenen (9-61)
Psychosomatisch-psychotherapeutische Komplexbehandlung bei psychischen und psychosomatischen Störungen und Verhaltensstörungen bei Erwachsenen (9-634)

Hinw.: Ein erhöhter Betreuungsaufwand bei psychischen und psychosomatischen Störungen und Verhaltensstörungen bei Erwachsenen (9-640 ff.), eine kriseninterventionelle Behandlung (9-641 ff.), die integrierte klinisch-psychosomatisch-psychotherapeutische Komplexbehandlung bei psychischen und psychosomatischen Störungen und Verhaltensstörungen bei Erwachsenen (9-642), die psychiatrisch-psychotherapeutische Behandlung im besonderen Setting (Mutter/Vater-Kind-Setting) (9-643 ff.), die Erbringung von Behandlungsmaßnahmen im stationsersetzenden Umfeld und als halbtägige tagesklinische Behandlung (9-644 ff.), der indizierte komplexe Entlassungsaufwand (9-645 ff.), die spezifische qualifizierte Entzugsbehandlung Abhängigkeitskranker (9-647 ff.) und der Einsatz von Gebärdensprach-dolmetschern (9-510 ff.) sind gesondert zu kodieren
Dieser Kode ist zu Beginn der Behandlung und bei jedem Wechsel der Behandlungsart anzugeben
Die Anzahl der Therapieeinheiten pro Woche ist gesondert zu kodieren (9-649 ff.)
Dieser Kode ist sowohl für die voll- als auch die teilstationäre Behandlung zu verwenden
Mindestmerkmale:

- Der Kode ist für Patienten anzuwenden, bei denen die Art und/oder Schwere der Erkrankung eine intensive psychotherapeutische Behandlung notwendig machen. Der Patient muss hierfür ausreichend motiviert und introspektionsfähig sein. Die Indikation für die psychotherapeutische Komplexbehandlung muss durch einen Facharzt (Facharzt für Psychiatrie und Psychotherapie, Facharzt für Psychiatrie, Facharzt für Nervenheilkunde, Facharzt für psychosomatische Medizin und Psychotherapie) oder einen psychologischen Psychotherapeuten gestellt werden
- Die durchgeführten ärztlichen und/oder psychologischen Verfahren (ärztliche und psychologische Einzel- und Gruppentherapie) müssen mindestens 3 Therapieeinheiten pro Woche umfassen. Bei weniger als 3 Therapieeinheiten pro Woche ist der Kode 9-607 (Regelbehandlung) zu verwenden, sofern keine Intensivbehandlung (9-61) vorliegt. Bei Erfassungszeiträumen von weniger als 1 Woche (z.B. wegen Entlassung) können die 3 Therapieeinheiten auch anteilig erbracht werden, sofern die Behandlung in diesem Zeitraum dem dominierenden Behandlungskonzept des stationären Aufenthaltes im Sinne der Komplexkodes entspricht

- Therapiezielorientierte Behandlung durch ein multiprofessionelles Team unter Leitung eines Facharztes (Facharzt für Psychiatrie und Psychotherapie, Facharzt für Psychiatrie, Facharzt für Nervenheilkunde oder Facharzt für Psychosomatische Medizin und Psychotherapie)
- Vorhandensein von Vertretern der folgenden Berufsgruppen in der Einrichtung:
  - Ärzte (Facharzt für Psychiatrie und Psychotherapie, Facharzt für Psychiatrie, Facharzt für Nervenheilkunde oder Facharzt für Psychosomatische Medizin und Psychotherapie)
  - Psychologen (Psychologischer Psychotherapeut, Diplom-Psychologe oder Master of Science in Psychologie)
  - Spezialtherapeuten (z.B. Ergotherapeuten, Physiotherapeuten, Sozialarbeiter, Logopäden, Kreativtherapeuten)
  - Pflegefachpersonen (z.B. Gesundheits- und Krankenpfleger, Gesundheits- und Kinderkrankenpfleger, Altenpfleger, Heilerziehungspfleger)
- Als angewandte Verfahren der ärztlichen und psychologischen Berufsgruppen gelten folgende Verfahren oder im Aufwand vergleichbare Verfahren:
  - Supportive Einzelgespräche
  - Einzelpsychotherapie
  - Gruppenpsychotherapie
  - Psychoedukation
  - Angehörigengespräche (z.B. Psychoedukation, Angehörigengruppen, Gespräche mit Betreuern)
  - Gespräche mit Richtern oder Behördenvertretern
  - Somato-psychosomatisches ärztliches Gespräch
  - Aufklärung, Complianceförderung und Monitoring im Rahmen der ärztlich indizierte Psychopharmakotherapie
- Als angewandte Verfahren der Spezialtherapeuten gelten folgende Verfahren oder im Aufwand vergleichbare Verfahren:
  - Beratung, Adhärenz-Förderung und Monitoring im Rahmen der ärztlich indizierten Psychopharmakotherapie
  - Psychoedukation
  - Bezugstherapeutengespräche, supportive Einzelgespräche
  - Ergotherapeutische Behandlungsverfahren
  - Übende Verfahren und Hilfekoordination zur Reintegration in den individuellen psychosozialen Lebensraum
  - Gespräche mit Behördenvertretern
  - Angehörigengespräche, Gespräche mit Betreuern
  - Spezielle psychosoziale Interventionen (z.B. Selbstsicherheitstraining, soziales Kompetenztraining)
  - Kreativtherapien (z.B. Tanztherapie, Kunsttherapie, Musiktherapie)
  - Physio- oder Bewegungstherapie (z.B. Sporttherapie)
  - Entspannungsverfahren (z.B. progressive Muskelrelaxation nach Jacobson)

9-626 Psychotherapeutische Komplexbehandlung bei psychischen und psychosomatischen Störungen und Verhaltensstörungen bei Erwachsenen

9-63 Psychosomatisch-psychotherapeutische Komplexbehandlung bei psychischen und psychosomatischen Störungen und Verhaltensstörungen bei Erwachsenen

Exkl.: Regelbehandlung bei psychischen und psychosomatischen Störungen und Verhaltensstörungen bei Erwachsenen (9-607)
Intensivbehandlung bei psychischen und psychosomatischen Störungen und Verhaltensstörungen bei Erwachsenen (9-61)
Psychotherapeutische Komplexbehandlung bei psychischen und psychosomatischen Störungen und Verhaltensstörungen bei Erwachsenen (9-626)

Hinw.: Ein erhöhter Betreuungsaufwand bei psychischen und psychosomatischen Störungen und Verhaltensstörungen bei Erwachsenen (9-640 ff.), eine kriseninterventionelle Behandlung (9-641 ff.), die integrierte klinisch-psychosomatisch-psychotherapeutische Komplexbehandlung bei psychischen und psychosomatischen Störungen und Verhaltensstörungen bei Erwachsenen (9-642), die psychiatrisch-psychotherapeutische Behandlung im besonderen Setting (Mutter/Vater-Kind-Setting) (9-643 ff.), die Erbringung von Behandlungsmaßnahmen im stationsersetzenden Umfeld und als halbtägige tagesklinische Behandlung (9-644 ff.), der indizierte komplexe Entlassungsaufwand (9-645 ff.), die spezifische qualifizierte Entzugsbehandlung Abhängigkeitskranker (9-647 ff.) und der Einsatz von Gebärdensprachdolmetschern (9-510 ff.) sind gesondert zu kodieren

Dieser Kode ist zu Beginn der Behandlung und bei jedem Wechsel der Behandlungsart anzugeben
Die Anzahl der Therapieeinheiten pro Woche ist gesondert zu kodieren (9-649 ff.)
Dieser Kode ist sowohl für die voll- als auch die teilstationäre Behandlung zu verwenden
Mindestmerkmale:

- Die durchgeführten ärztlichen und/oder psychologischen Verfahren (ärztliche und psychologische Einzel- und Gruppentherapie) müssen mindestens 3 Therapieeinheiten pro Woche umfassen. Bei weniger als 3 Therapieeinheiten pro Woche ist der Kode 9-607 (Regelbehandlung) zu verwenden, sofern keine Intensivbehandlung (9-61) vorliegt. Bei Erfassungszeiträumen von weniger als 1 Woche (z.B. wegen Entlassung) können die 3 Therapieeinheiten auch anteilig erbracht werden, sofern die Behandlung in diesem Zeitraum dem dominierenden Behandlungskonzept des stationären Aufenthaltes im Sinne der Komplexkodes entspricht
- Standardisierte psychosomatisch-psychotherapeutische Diagnostik zu Beginn der Behandlung:
  - Soziodemographische Daten entsprechend der Basisdokumentation zur Psychotherapie (Psy-BaDo)
  - Festlegung von Hauptdiagnose und Komorbiditäten
  - Standardisierte Erhebung des psychopathologischen Befundes mittels der Kriterien der Arbeitsgemeinschaft für Methodik und Dokumentation in der Psychiatrie (AMDP)
  - Schweregradeinschätzung entsprechend dem Beeinträchtigungsschwere-Score (BSS) und dem Global Assessment of Functioning Scale (GAF)
  - Alternativ in psychodynamisch arbeitenden Abteilungen oder Krankenhäusern: Achse II – IV der operationalisierten psychodynamischen Diagnostik (OPD-2)
  - Alternativ in verhaltenstherapeutisch arbeitenden Abteilungen oder Krankenhäusern: Verhaltensanalyse
- Therapiezielorientierte Behandlung durch ein multiprofessionelles Team unter Leitung eines Facharztes für Psychosomatische Medizin und Psychotherapie
- Einsatz eines psychodynamischen oder kognitiv-behavioralen Grundverfahrens als reflektiertem Mehrpersonen-Interaktionsprozess mit wöchentlicher Teambesprechung je stationärer Einheit von mindestens 60 Minuten mit wochenbezogener schriftlicher Dokumentation bisheriger Behandlungsergebnisse und weiterer Behandlungsziele
- Somatisch-medizinische Aufnahmeuntersuchung
- Eine fachärztliche Visite pro Woche pro Patient
- Vorhandensein von Vertretern der folgenden Berufsgruppen in der Einrichtung:
  - Ärzte (Facharzt für Psychosomatische Medizin und Psychotherapie)
  - Psychologen (Psychologischer Psychotherapeut, Diplom-Psychologe oder Master of Science in Psychologie)
  - Spezialtherapeuten (z.B. Ergotherapeuten, Sozialarbeiter, Kreativtherapeuten, Physiotherapeuten, Ökotrophologen, Sportlehrer)
  - Pflegefachpersonen (z.B. Gesundheits- und Krankenpfleger, Gesundheits- und Kinderkrankenpfleger, Altenpfleger, Heilerziehungspfleger)
- Als angewandte Verfahren der ärztlichen und psychologischen Berufsgruppen gelten folgende Verfahren oder im Aufwand vergleichbare Verfahren:
  - Supportive Einzelgespräche
  - Einzelpsychotherapie
  - Gruppenpsychotherapie
  - Psychoedukation
  - Angehörigengespräche (z.B. Psychoedukation, Angehörigengruppen, Gespräche mit Betreuern)
  - Gespräche mit Richtern oder Behördenvertretern
  - Somato-psychosomatisches ärztliches Gespräch
  - Aufklärung, Complianceförderung und Monitoring im Rahmen der ärztlich indizierten Psychopharmakotherapie
- Als angewandte Verfahren der Spezialtherapeuten gelten folgende Verfahren oder im Aufwand vergleichbare Verfahren:
  - Beratung, Adhärenz-Förderung und Monitoring im Rahmen der ärztlich indizierten Psychopharmakotherapie
  - Psychoedukation
  - Bezugstherapeutengespräche, supportive Einzelgespräche
  - Ergotherapeutische Behandlungsverfahren
  - Spezielle psychosoziale Interventionen (z.B. Selbstsicherheitstraining, soziales Kompetenztraining)
  - Kreativtherapien (z.B. Tanztherapie, Kunsttherapie, Musiktherapie)

    - Gespräche mit Behördenvertretern
    - Angehörigengespräche, Gespräche mit Betreuern
    - Gestaltungs-, Körper- und Bewegungstherapie
    - Sensorisch fokussierte Therapien (z.B. Genussgruppe, Snoezelen)
    - Physio- oder Bewegungstherapie (z.B. Sporttherapie)
    - Entspannungsverfahren (z.B. progressive Muskelrelaxation nach Jacobson, autogenes Training oder psychophysiologische Techniken wie Biofeedback)
    - Somatopsychisch-psychosomatische Kompentenztrainings (Diätberatung, Sozialberatung, Sport)
- Prä-Post-Evaluation des Behandlungsverlaufs

9-634 Psychosomatisch-psychotherapeutische Komplexbehandlung bei psychischen und psychosomatischen Störungen und Verhaltensstörungen bei Erwachsenen

9-64 Zusatzinformationen zur Behandlung bei psychischen und psychosomatischen Störungen und Verhaltensstörungen bei Erwachsenen

9-640 Erhöhter Betreuungsaufwand bei psychischen und psychosomatischen Störungen und Verhaltensstörungen bei Erwachsenen

Hinw.: Diese Kodes sind Zusatzkodes. Sie können nur in Kombination mit der Intensivbehandlung bei psychischen und psychosomatischen Störungen und Verhaltensstörungen bei Erwachsenen (9-61), der psychotherapeutischen Komplexbehandlung bei psychischen und psychosomatischen Störungen und Verhaltensstörungen bei Erwachsenen (9-626) und der psychosomatisch-psychotherapeutischen Komplexbehandlung bei psychischen und psychosomatischen Störungen und Verhaltensstörungen bei Erwachsenen (9-634) angegeben werden

Die diagnostische und therapeutische Gesamtverantwortung liegt bei einem Facharzt für Psychiatrie und Psychotherapie, Facharzt für Psychiatrie, Facharzt für Nervenheilkunde oder Facharzt für Psychosomatische Medizin und Psychotherapie

Diese Kodes sind für jeden Behandlungstag mit erhöhtem Betreuungsaufwand einzeln anzugeben

1:1-Betreuung bedeutet, dass eine Person einen einzelnen Patienten individuell zusammenhängend ggf. zusätzlich zu angewandten Verfahren betreut. 1:1-Betreuung bedeutet, dass ein Patient über einen Zeitraum von mindestens 2 Stunden ohne Unterbrechung fortlaufend von einer oder mehreren Personen betreut wird. Mehrere Zeiträume von mindestens 2 Stunden können über den Tag addiert werden. Bei Einzelbetreuung durch mehr als eine Person (2 oder mehr) sind die zusammenhängenden Zeiten aller betreuenden Personen zu einer Gesamtsumme zu addieren und entsprechend mit einem Kode unter 9-640.0 ff. zu kodieren

Anerkannt werden alle Leistungen, die durch Mitarbeiter erbracht werden, die eine Ausbildung in der jeweiligen, in den Primärkodes (9-60 bis 9-63) spezifizierten Berufsgruppe abgeschlossen haben und in einem dieser Berufsgruppe entsprechend vergüteten Beschäftigungsverhältnis stehen

Die für diese Betreuung aufgewendete Zeit kann nicht für die Berechnung der Therapieeinheiten (9-649 ff.) oder für andere Zusatzkodes (9-641 ff.) angerechnet werden

Mindestmerkmale:
- Multiprofessionelle Behandlung von Patienten, deren wesentliche Merkmale die akute Fremd- oder Selbstgefährdung infolge einer psychischen oder psychosomatischen Erkrankung sind
- Tägliche ärztliche/psychologische Befunderhebung und ggf. ärztliche Anordnung zur Einleitung oder Fortführung der Betreuungsmaßnahmen

9-640.0 1:1-Betreuung

.04 Mindestens 2 bis zu 4 Stunden pro Tag

.05 Mehr als 4 bis zu 6 Stunden pro Tag

.06 Mehr als 6 bis zu 12 Stunden pro Tag

.07 Mehr als 12 bis zu 18 Stunden pro Tag

.08 Mehr als 18 Stunden pro Tag

9-641 Kriseninterventionelle Behandlung bei psychischen und psychosomatischen Störungen und Verhaltensstörungen bei Erwachsenen

Hinw.: Diese Kodes sind Zusatzkodes. Sie können nur in Kombination mit der Regelbehandlung bei psychischen und psychosomatischen Störungen und Verhaltensstörungen bei Erwachsenen (9-607), der Intensivbehandlung bei psychischen und psychosomatischen Störungen und Verhaltensstörungen bei Erwachsenen (9-61), der psychotherapeutischen Komplexbehandlung bei psychischen und psychosomatischen Störungen und Verhaltensstörungen bei Erwachsenen (9-626), der psychosomatisch-psychotherapeutischen Komplexbehandlung bei psychischen und psychosomatischen Störungen und Verhaltensstörungen bei Erwachsenen (9-634) und der stationsäquivalenten psychiatrischen Behandlung bei Erwachsenen (9-701 ff.) angegeben werden

Diese Kodes sind für jeden Behandlungstag mit erhöhtem Behandlungsaufwand gesondert anzugeben

Die diagnostische und therapeutische Gesamtverantwortung liegt bei einem Facharzt für Psychiatrie und Psychotherapie, Facharzt für Psychiatrie, Facharzt für Nervenheilkunde oder Facharzt für Psychosomatische Medizin und Psychotherapie

Mindestmerkmale:

- Behandlungen von psychosozialen oder psychischen Krisen, die tagesbezogen einen hohen Personaleinsatz erfordern. Die psychische Krise beschreibt eine akute vorübergehende psychische Störung als Reaktion auf außergewöhnliche Ereignisse und Lebensumstände, so dass dringliches therapeutisches Handeln erforderlich wird
- Für den Nachweis des Vorliegens einer psychosozialen oder psychischen Krise ist die Regeldokumentation in der Patientenakte ausreichend
- Es erfolgen vordringliche, ungeplante (außerhalb des vorgegebenen Therapieplans), Orientierung gebende, einzeltherapeutische Kontakte (ggf. auch durch 2 Therapeuten oder Pflegefachpersonen) mit dem Patienten und/oder den Kontaktpersonen des Patienten. Diese Zeit kann nicht für die Berechnung der Therapieeinheiten (9-649 ff.) oder für andere Zusatzkodes (9-640 ff.) angerechnet werden
- Tägliche ärztliche/psychologische Befunderhebung und ggf. ärztliche Anordnung zur Einleitung oder Fortführung der Behandlungsmaßnahme. Dies ist Teil der therapeutischen Kontakte

9-641.0 Kriseninterventionelle Behandlung durch Ärzte und/oder Psychologen

.00 Mehr als 1 bis 1,5 Stunden pro Tag
.01 Mehr als 1,5 bis 3 Stunden pro Tag
.02 Mehr als 3 bis 4,5 Stunden pro Tag
.03 Mehr als 4,5 bis 6 Stunden pro Tag
.04 Mehr als 6 Stunden pro Tag

9-641.1 Kriseninterventionelle Behandlung durch Spezialtherapeuten und/oder Pflegefachpersonen

.10 Mehr als 1 bis 1,5 Stunden pro Tag
.11 Mehr als 1,5 bis 3 Stunden pro Tag
.12 Mehr als 3 bis 4,5 Stunden pro Tag
.13 Mehr als 4,5 bis 6 Stunden pro Tag
.14 Mehr als 6 Stunden pro Tag

9-642 Integrierte klinisch-psychosomatisch-psychotherapeutische Komplexbehandlung bei psychischen und psychosomatischen Störungen und Verhaltensstörungen bei Erwachsenen

Hinw.: Dieser Kode ist ein Zusatzkode. Er kann nur jeweils in Kombination angegeben werden mit der Regelbehandlung bei psychischen und psychosomatischen Störungen und Verhaltensstörungen bei Erwachsenen (9-607), der Intensivbehandlung bei psychischen und psychosomatischen Störungen und Verhaltensstörungen bei Erwachsenen (9-61), der psychotherapeutischen Komplexbehandlung bei psychischen und psychosomatischen Störungen und Verhaltensstörungen bei Erwachsenen (9-626) und der psychosomatisch-psychotherapeutischen Komplexbehandlung bei psychischen und psychosomatischen Störungen und Verhaltensstörungen bei Erwachsenen (9-634). Solange die Mindestmerkmale dieses Kodes erfüllt sind, ist er einmal pro Woche anzugeben

Mindestmerkmale:

- Vorliegen von unmittelbar medizinisch behandlungsbedürftigen akuten und chronischen somatischen Erkrankungen, dokumentiert durch Veränderung(en) des initialen medizinischen Behandlungsregimes im Verlauf der Krankenhausbehandlung, mit psychischer Komorbidität und/oder Copingstörungen (z.B. Asthma bronchiale, KHK, Diabetes mellitus, Blutdruckkrisen, entzündliche Darmerkrankungen, Tumorerkrankungen, chronische Infektionskrankheiten, Transplantationspatienten) oder von sich vorwiegend somatisch präsentierenden Erkrankungen (z.B. somatoforme [Schmerz-]Störung, schwerstes Untergewicht bei Anorexia nervosa), die der gleichzeitigen intensiven somatischen Diagnostik und Therapie im Sinne einer auf die Erfordernisse somatisch Kranker adaptierten integrierten klinisch-psychosomatisch-psychotherapeutischen Komplexbehandlung bedürfen
- Über 24 Stunden vorhandene Infrastruktur eines Krankenhauses mit verfügbarem Notfall-Labor und Notfall-Röntgendiagnostik
- Geregelter Zugang zu einer somatischen Intensivstation und zu einer somatischen Fachabteilung (z.B. Innere Medizin, Neurologie, Orthopädie, Gynäkologie, Hämatoonkologie)
- Behandlung durch ein psychosomatisch-psychotherapeutisches Team unter Verantwortung eines Facharztes für Psychosomatische Medizin und Psychotherapie (Psychotherapeutische Medizin), eines Facharztes für Psychiatrie und Psychotherapie, eines Facharztes für Psychiatrie oder eines Facharztes für Nervenheilkunde jeweils mit einer weiteren, somatischen Facharztqualifikation (Innere Medizin/Allgemeinmedizin, Neurologie, Orthopädie, Anästhesiologie/Schmerztherapie) oder unter Verantwortung eines Facharztes für Psychosomatische Medizin und Psychotherapie (Psychotherapeutische Medizin), eines Facharztes für Psychiatrie und Psychotherapie, eines Facharztes für Psychiatrie oder eines Facharztes für Nervenheilkunde und eines weiteren Arztes mit einer somatischen Facharztqualifikation im Team
- Arbeitstägliche Anwesenheit eines Arztes, um ggf. auch kurzfristig somatische Problemlagen behandeln zu können
- Arbeitstägliche ärztliche Visiten, wenn keine "höherwertige" ärztliche Therapieeinheit erfolgt
- Täglich mindestens 3 Bezugspflege-Kontakte
- Mindestens in einem somatischen Fach qualifizierte ärztliche Rufbereitschaft in demselben Krankenhaus über 24 Stunden täglich
- Pflegerische Behandlung auch bettlägeriger Patienten ist grundsätzlich über 24 Stunden täglich gewährleistet
- Über die Struktur der wöchentlichen Teambesprechungen psychosomatisch-psychotherapeutischer Komplexbehandlungen hinaus erfolgt die regelmäßige multidisziplinäre Abstimmung mit allen an der Behandlung beteiligten somatischen Fachgebieten zur weiteren Differenzialdiagnostik oder/und integrierten somatischen und psychosomatischen Behandlung, mindestens 3-mal wöchentlich

9-643 Psychiatrisch-psychotherapeutische Behandlung im besonderen Setting (Mutter/Vater-Kind-Setting)

Hinw.: Diese Kodes sind Zusatzkodes. Sie können nur in Kombination mit der Regelbehandlung bei psychischen und psychosomatischen Störungen und Verhaltensstörungen bei Erwachsenen (9-607), der Intensivbehandlung bei psychischen und psychosomatischen Störungen und Verhaltensstörungen bei Erwachsenen (9-61), der psychotherapeutischen Komplexbehandlung bei psychischen und psychosomatischen Störungen und Verhaltensstörungen bei Erwachsenen (9-626) und der psychosomatisch-psychotherapeutischen Komplexbehandlung bei psychischen und psychosomatischen Störungen und Verhaltensstörungen bei Erwachsenen (9-634) angegeben werden

Die diagnostische und therapeutische Gesamtverantwortung liegt bei einem Facharzt für Psychiatrie und Psychotherapie, Facharzt für Psychiatrie, Facharzt für Nervenheilkunde oder Facharzt für Psychosomatische Medizin und Psychotherapie

Ein Kode aus diesem Bereich ist für die Behandlung psychisch kranker Mütter oder Väter anzuwenden, wenn aufgrund der elterlichen Erkrankung eine Beziehungsstörung zum 0-4 Jahre alten Kind besteht und die Aufnahme der Mutter oder des Vaters gemeinsam mit dem Kind indiziert ist, um die Eltern-Kind-Interaktion zu verbessern. Es erfolgt eine Behandlung der Mutter/des Vaters gemeinsam mit dem Kind bzw. den Geschwistern

Mindestmerkmale:

- Qualifizierte Diagnostik der Mutter/Vater-Kind-Beziehung
- Die Anwendung der unterschiedlichen Therapieverfahren erfolgt patientenbezogen in einem Mutter/Vater-Kind- bzw. familiengerechten milieutherapeutischen Setting
- Strukturell muss die Möglichkeit zu einem Rooming-In und einem Eltern-Kind-gerechten Aufenthalts- und Spielraum vorhanden sein
- Pädagogisch-pflegerische Fachkräfte (z.B. Kinderkrankenpfleger, Erzieher, Heilerzieher, Heilpädagogen) sind Teil des Behandlungsteams
- Im Rahmen des Zusatzkodes können folgende Verfahren zusätzlich zur Anwendung kommen:
  - Einzeltherapie der Mutter/Vater-Kind-Dyade
  - Familiengespräche und/oder Gespräche mit Bezugspersonen aus dem Herkunftsmilieu (z.B. Pflegefamilie, Jugendhilfe)
  - Elterngruppentherapie
  - Unterstützung der Eltern in den alltäglichen Verrichtungen (Förderung der elterlichen Erziehungskompetenz)
  - Kinderbetreuung während der therapeutischen Aktivitäten der Eltern
  - Anleitung zum gemeinsamen Spiel
- Es kommt mindestens ein spezialisiertes Therapieverfahren zur Anwendung, welches die Verbesserung der Eltern-Kind-Interaktion bzw. -Beziehung zum Ziel hat (z.B. Videointerventionstherapie, systemische Therapie)
- Es muss die Möglichkeit einer fachübergreifenden konsiliarischen Betreuung der Mutter durch eine Hebamme, einen Stillberater im Hause oder durch eine Kooperation mit ambulant tätigen Hebammen/Stillberatern bestehen
- Im Falle eintretender Auffälligkeiten beim Kind muss ein Pädiater und/oder Kinder- und Jugendpsychiater mindestens konsiliarisch zur Verfügung stehen

Die im Rahmen dieses Zusatzkodes erbrachten Therapieeinheiten können pro Woche bei den Zusatzkodes 9-649 ff. mitgerechnet werden

9-643.0 Mindestens 1 bis höchstens 7 Tage

9-643.1 Mindestens 8 bis höchstens 14 Tage

9-643.2 Mindestens 15 bis höchstens 21 Tage

9-643.3 Mindestens 22 bis höchstens 28 Tage

9-643.4 Mindestens 29 bis höchstens 35 Tage

9-643.5 Mindestens 36 bis höchstens 42 Tage

9-643.6 Mindestens 43 bis höchstens 49 Tage

9-643.7 Mindestens 50 Tage

9-644 Erbringung von Behandlungsmaßnahmen im stationsersetzenden Umfeld und als halbtägige tagesklinische Behandlung bei Erwachsenen

Hinw.: Diese Kodes sind Zusatzkodes. Sie können nur in Kombination mit der Regelbehandlung bei psychischen und psychosomatischen Störungen und Verhaltensstörungen bei Erwachsenen (9-607), der psychotherapeutischen Komplexbehandlung bei psychischen und psychosomatischen Störungen und Verhaltensstörungen bei Erwachsenen (9-626) und der psychosomatisch-psychotherapeutischen Komplexbehandlung bei psychischen und psychosomatischen Störungen und Verhaltensstörungen bei Erwachsenen (9-634) angegeben werden
Ein Kode aus diesem Bereich ist für jeden Tag, an dem die Leistung erbracht wird, gesondert anzugeben. Die Mindestmerkmale der Kodes 9-607, 9-626 oder 9-634 (u.a. Leistungserbringung durch ein multiprofessionelles, fachärztlich geleitetes Behandlungsteam) müssen erfüllt sein

9-644.0 Ganztägiges Hometreatment

Hinw.: Dieser Kode ist nur anzugeben für die Behandlung im Rahmen von Modellvorhaben nach § 64b SGB V
Die Behandlung des Patienten erfolgt im häuslichen Umfeld über mindestens 210 Minuten. Fahrzeiten werden dabei nicht angerechnet

9-644.1 Halbtägiges Hometreatment

Hinw.: Dieser Kode ist nur anzugeben für die Behandlung im Rahmen von Modellvorhaben nach § 64b SGB V
Die Behandlung des Patienten erfolgt im häuslichen Umfeld über mindestens 105 Minuten bis maximal 209 Minuten. Fahrzeiten werden dabei nicht angerechnet

9-644.2 Halbtägige tagesklinische Behandlung

Hinw.: Intermittierende Behandlung des Patienten in der Tagesklinik
Es werden mindestens eine Gruppentherapie über 90 Minuten und eine Einzeltherapie über 25 Minuten oder mindestens eine Einzeltherapie über 60 Minuten durchgeführt

9-645 Indizierter komplexer Entlassungsaufwand bei psychischen und psychosomatischen Störungen und Verhaltensstörungen bei Erwachsenen

Hinw.: Diese Kodes sind Zusatzkodes. Sie können nur in Kombination mit der Regelbehandlung bei psychischen und psychosomatischen Störungen und Verhaltensstörungen bei Erwachsenen (9-607), der Intensivbehandlung bei psychischen und psychosomatischen Störungen und Verhaltensstörungen bei Erwachsenen (9-61), der psychotherapeutischen Komplexbehandlung bei psychischen und psychosomatischen Störungen und Verhaltensstörungen bei Erwachsenen (9-626), der psychosomatisch-psychotherapeutischen Komplexbehandlung bei psychischen und psychosomatischen Störungen und Verhaltensstörungen bei Erwachsenen (9-634) und der stationsäquivalenten psychiatrischen Behandlung bei Erwachsenen (9-701 ff.) angegeben werden
Kodes aus den Bereichen 9-645.0 ff. und 9-645.1 ff. sind für jeden Tag, an dem Leistungen im Sinne dieser Kodes erbracht wurden, gesondert anzugeben
Die im Kontext der Entlassung im Sinne dieses Kodes erbrachten Leistungen können nicht gleichzeitig bei der Berechnung der Therapieeinheiten (9-649 ff.) oder für andere Zusatzkodes (9-640 ff., 9-641 ff.) angerechnet werden
Mindestmerkmale für den gesamten Entlassungsprozess:

- Differenzierte Diagnostik des Funktionsniveaus und des poststationären Versorgungsbedarfs, Erstellung eines bedarfsgerechten Entlassungsplanes
- Anerkannt werden alle Leistungen, die durch Mitarbeiter erbracht werden, die eine Ausbildung in der jeweiligen spezifizierten Berufsgruppe abgeschlossen haben und in einem dieser Berufsgruppe entsprechend vergüteten Beschäftigungsverhältnis stehen
- Es zählen z.B. folgende Leistungen:
  - Leistungen zur Unterstützung des Wohnsitzwechsels (z.B. bei Obdachlosigkeit, bei Heimeintritt, begleitete Besuche, Beschaffung von Einrichtungsgegenständen)
  - Ein oder mehrere Hausbesuche vor Entlassung, die im unmittelbaren inhaltlichen Zusammenhang mit der Entlassung stehen
  - Leistungen zur Organisation nachbetreuender Dienste und/oder Überleitungsmanagement (z.B. Hilfeplankonferenzen, Überleitungsgespräche)
  - Leistungen zur Unterstützung bei schwieriger Wohnsituation (z.B. Vermietergespräche, Besuche in der Nachbarschaft, Besuch eines Rechtsbeistandes)
  - Leistungen zur Unterstützung der beruflichen Wiedereingliederung (z.B. stundenweise begleitete Belastungserprobungen im Arbeitsumfeld, Durchführung von oder Begleitung zu Gesprächen mit dem Arbeitgeber)

- Leistungen zur Unterstützung von Angehörigen (gezielte Anleitung und/oder Edukation für die Entlassung, z.B. Erarbeitung eines konkreten Tagesplanes, Begleitung von stundenweisen Belastungserprobungen, Familiengespräche)
- Fahrzeiten werden nicht angerechnet

9-645.0 Indizierter komplexer Entlassungsaufwand, durch Spezialtherapeuten und/oder pflegerische Fachpersonen erbracht

.03 Mehr als 1 bis zu 2 Stunden (erhöhter Aufwand)

.04 Mehr als 2 bis zu 4 Stunden (deutlich erhöhter Aufwand)

.05 Mehr als 4 Stunden (stark erhöhter Aufwand)

9-645.1 Indizierter komplexer Entlassungsaufwand, durch Ärzte und/oder Psychologen erbracht

.13 Mehr als 1 bis zu 2 Stunden (erhöhter Aufwand)

.14 Mehr als 2 bis zu 4 Stunden (deutlich erhöhter Aufwand)

.15 Mehr als 4 Stunden (stark erhöhter Aufwand)

9-647 Spezifische qualifizierte Entzugsbehandlung Abhängigkeitskranker bei Erwachsenen

Hinw.: Diese Kodes sind Zusatzkodes. Sie können nur in Kombination mit der Regelbehandlung bei psychischen und psychosomatischen Störungen und Verhaltensstörungen bei Erwachsenen (9-607), der Intensivbehandlung bei psychischen und psychosomatischen Störungen und Verhaltensstörungen bei Erwachsenen (9-61), der psychotherapeutischen Komplexbehandlung bei psychischen und psychosomatischen Störungen und Verhaltensstörungen bei Erwachsenen (9-626) und der psychosomatisch-psychotherapeutischen Komplexbehandlung bei psychischen und psychosomatischen Störungen und Verhaltensstörungen bei Erwachsenen (9-634) angegeben werden

Wird die spezifische qualifizierte Entzugsbehandlung unterbrochen, so wird für jede Behandlungsepisode ein Kode aus diesem Bereich angegeben

Bei einer Behandlung an mehr als 28 Behandlungstagen ist die Zählung von Neuem zu beginnen und es wird ein weiterer Kode aus diesem Bereich angegeben

Ein Kode aus diesem Bereich kann bei einfachem oder multiplem Substanzmissbrauch angegeben werden und ist nicht bei isolierter Nikotinabhängigkeit (Tabak), Koffeinabhängigkeit oder nicht stoffgebundenen Abhängigkeiten anzuwenden

Die diagnostische und therapeutische Gesamtverantwortung liegt bei einem Facharzt für Psychiatrie und Psychotherapie, Facharzt für Psychiatrie, Facharzt für Nervenheilkunde oder Facharzt für Psychosomatische Medizin und Psychotherapie

Die im Rahmen der spezifischen qualifizierten Entzugsbehandlung Abhängigkeitskranker anfallenden Therapieeinheiten werden bei den Zusatzkodes 9-649 ff. angegeben

Das Therapiekonzept ist auf mindestens 7 Behandlungstage ausgelegt (Ausnahme: vorzeitiger Therapieabbruch)

Mindestmerkmale (für den stationären Gesamtaufenthalt zu erbringende Maßnahmen):
- Ggf. somatischer Entzug
- Therapiezielorientierte Behandlung durch ein multidisziplinär zusammengesetztes Behandlungsteam mit mindestens 3 Berufsgruppen (z. B. Ärzte, Psychologische Psychotherapeuten oder Suchttherapeuten, Sozialpädagogen, Physiotherapeuten, Ergotherapeuten, Pflegefachpersonen), davon mindestens 1 Arzt oder Psychologischer Psychotherapeut
- Differenzierte somatische und psychiatrische Befunderhebung mit Diagnostik und ggf. Behandlung von Folge- und Begleiterkrankungen
- Information und Aufklärung über Abhängigkeitserkrankungen, Förderung von Veränderungsbereitschaft, soziale Stabilisierung, Motivierung zur problemspezifischen Weiterbehandlung
- Ressourcen- und lösungsorientiertes Therapiemanagement unter Einsatz differenzierter Therapieelemente patientenbezogen in Kombination von Gruppen- und Einzeltherapie: z. B. psychoedukative Informationsgruppen, medizinische Informationsgruppen, themenzentrierte Einzel- und Gruppentherapie, Ergotherapie, Krankengymnastik/Bewegungstherapie, Entspannungsverfahren
- Ggf. Angehörigeninformation und -beratung
- Information über externe Selbsthilfegruppen, ggf. Informationsveranstaltungen von Einrichtungen des Suchthilfesystems
- Ggf. Eingliederung des Patienten in das bestehende regionale Suchthilfesystem

9-647.0 1 Behandlungstag

9-647.1 2 Behandlungstage

9-647.2 3 Behandlungstage

9-647.3	4 Behandlungstage
9-647.4	5 Behandlungstage
9-647.5	6 Behandlungstage
9-647.6	7 Behandlungstage
9-647.7	8 Behandlungstage
9-647.8	9 Behandlungstage
9-647.9	10 Behandlungstage
9-647.a	11 Behandlungstage
9-647.b	12 Behandlungstage
9-647.c	13 Behandlungstage
9-647.d	14 Behandlungstage
9-647.e	15 Behandlungstage
9-647.f	16 Behandlungstage
9-647.g	17 Behandlungstage
9-647.h	18 Behandlungstage
9-647.j	19 Behandlungstage
9-647.k	20 Behandlungstage
9-647.m	21 Behandlungstage
9-647.n	22 Behandlungstage
9-647.p	23 Behandlungstage
9-647.q	24 Behandlungstage
9-647.r	25 Behandlungstage
9-647.s	26 Behandlungstage
9-647.t	27 Behandlungstage
9-647.u	28 Behandlungstage

9-649 Anzahl der Therapieeinheiten pro Woche bei Erwachsenen

Hinw.: Diese Kodes sind Zusatzkodes. Sie können nur in Kombination mit der Regelbehandlung bei psychischen und psychosomatischen Störungen und Verhaltensstörungen bei Erwachsenen (9-607), der Intensivbehandlung bei psychischen und psychosomatischen Störungen und Verhaltensstörungen bei Erwachsenen (9-61), der psychotherapeutischen Komplexbehandlung bei psychischen und psychosomatischen Störungen und Verhaltensstörungen bei Erwachsenen (9-626) und der psychosomatisch-psychotherapeutischen Komplexbehandlung bei psychischen und psychosomatischen Störungen und Verhaltensstörungen bei Erwachsenen (9-634) angegeben werden

Ein Kode aus diesem Bereich ist unabhängig von der Art der Behandlung einmal pro Woche anzugeben. Als erste Woche gilt die Zeitspanne vom Tag der Aufnahme bis zum Ablauf der ersten 7 Tage, usw. Erfolgt innerhalb der Woche ein Wechsel der Behandlungsart z.B. von Regelbehandlung auf Intensivbehandlung, werden die Therapieeinheiten aus den verschiedenen Behandlungsarten für die jeweilige Berufsgruppe zusammengezählt. Erfolgt eine Versorgung an weniger als 7 Tagen (z.B. aufgrund einer Entlassung), werden auch dann die Therapieeinheiten der jeweiligen Berufsgruppen berechnet und entsprechend der Anzahl der erreichten Therapieeinheiten kodiert

Sofern Therapieeinheiten an Wochenenden, Feiertagen, Aufnahme- oder Entlassungstagen erbracht werden, sind diese ebenfalls zu berücksichtigen

Als Einzeltherapie gilt eine zusammenhängende Therapie von mindestens 25 Minuten. Dies entspricht einer Therapieeinheit

Gruppentherapien dauern ebenfalls mindestens 25 Minuten. Bei Gruppentherapien ist die Gruppengröße auf maximal 18 Patienten begrenzt. Bei einer Gruppenpsychotherapie mit 13 bis 18 Patienten sind mindestens 2 Mitarbeiter, von denen mindestens einer ein Arzt oder ein Psychologe ist, erforderlich

Pro Einzel- oder Gruppentherapie dürfen Therapieeinheiten für maximal 2 Therapeuten pro Patient angerechnet werden

Die für die Diagnostik aufgewendete Zeit ist für die Berechnung der Therapieeinheiten entsprechend zu berücksichtigen

Die Tabelle der pro Patient anrechenbaren Therapieeinheiten befindet sich im Anhang zum OPS
Anerkannt werden alle Leistungen, die durch Mitarbeiter erbracht werden, die eine Ausbildung in der jeweiligen, beim Primärkode spezifizierten Berufsgruppe abgeschlossen haben und in einem dieser Berufsgruppe entsprechend vergüteten Beschäftigungsverhältnis stehen. Bei Psychotherapeuten in Ausbildung ist für eine Anerkennung der Leistungen Voraussetzung, dass diese Mitarbeiter eine Vergütung entsprechend ihrem Grundberuf z.B. als Diplom-Psychologe oder Diplom-Pädagoge erhalten
Für die Kodierung sind die durch die ärztliche und psychologische Berufsgruppe erbrachten Therapieeinheiten getrennt nach Einzel- und Gruppentherapie zu addieren. Für die Spezialtherapeuten sind die in Einzeltherapie erbrachten Therapieeinheiten zu addieren. Es sind für jede Berufsgruppe gesondert die entsprechenden Kodes anzugeben

9-649.0 Keine Therapieeinheit pro Woche
Hinw.: Dieser Kode ist nur anzuwenden, wenn im Rahmen der Behandlung eines Patienten von keiner der 3 Berufsgruppen zusammenhängende Therapien von mindestens 25 Minuten pro Woche durchgeführt wurden

9-649.1 Einzeltherapie durch Ärzte
.10 1 Therapieeinheit pro Woche
.11 2 Therapieeinheiten pro Woche
.12 3 Therapieeinheiten pro Woche
.13 4 Therapieeinheiten pro Woche
.14 5 Therapieeinheiten pro Woche
.15 6 Therapieeinheiten pro Woche
.16 7 Therapieeinheiten pro Woche
.17 8 Therapieeinheiten pro Woche
.18 9 Therapieeinheiten pro Woche
.19 10 Therapieeinheiten pro Woche
.1a 11 Therapieeinheiten pro Woche
.1b 12 Therapieeinheiten pro Woche
.1c 13 Therapieeinheiten pro Woche
.1d 14 Therapieeinheiten pro Woche
.1e 15 Therapieeinheiten pro Woche
.1f 16 Therapieeinheiten pro Woche
.1g Mehr als 16 Therapieeinheiten pro Woche

9-649.2 Gruppentherapie durch Ärzte
.20 Mehr als 0,05 bis 1 Therapieeinheit pro Woche
.21 Mehr als 1 bis 2 Therapieeinheiten pro Woche
.22 Mehr als 2 bis 3 Therapieeinheiten pro Woche
.23 Mehr als 3 bis 4 Therapieeinheiten pro Woche
.24 Mehr als 4 bis 5 Therapieeinheiten pro Woche
.25 Mehr als 5 bis 6 Therapieeinheiten pro Woche
.26 Mehr als 6 bis 7 Therapieeinheiten pro Woche
.27 Mehr als 7 bis 8 Therapieeinheiten pro Woche
.28 Mehr als 8 bis 9 Therapieeinheiten pro Woche
.29 Mehr als 9 bis 10 Therapieeinheiten pro Woche
.2a Mehr als 10 bis 11 Therapieeinheiten pro Woche
.2b Mehr als 11 bis 12 Therapieeinheiten pro Woche
.2c Mehr als 12 bis 13 Therapieeinheiten pro Woche
.2d Mehr als 13 bis 14 Therapieeinheiten pro Woche
.2e Mehr als 14 bis 15 Therapieeinheiten pro Woche
.2f Mehr als 15 bis 16 Therapieeinheiten pro Woche
.2g Mehr als 16 Therapieeinheiten pro Woche

9-649.3 Einzeltherapie durch Psychologen
.30 1 Therapieeinheit pro Woche
.31 2 Therapieeinheiten pro Woche
.32 3 Therapieeinheiten pro Woche
.33 4 Therapieeinheiten pro Woche
.34 5 Therapieeinheiten pro Woche

.35 6 Therapieeinheiten pro Woche
.36 7 Therapieeinheiten pro Woche
.37 8 Therapieeinheiten pro Woche
.38 9 Therapieeinheiten pro Woche
.39 10 Therapieeinheiten pro Woche
.3a 11 Therapieeinheiten pro Woche
.3b 12 Therapieeinheiten pro Woche
.3c 13 Therapieeinheiten pro Woche
.3d 14 Therapieeinheiten pro Woche
.3e 15 Therapieeinheiten pro Woche
.3f 16 Therapieeinheiten pro Woche
.3g Mehr als 16 Therapieeinheiten pro Woche

9-649.4 Gruppentherapie durch Psychologen

.40 Mehr als 0,05 bis 1 Therapieeinheit pro Woche
.41 Mehr als 1 bis 2 Therapieeinheiten pro Woche
.42 Mehr als 2 bis 3 Therapieeinheiten pro Woche
.43 Mehr als 3 bis 4 Therapieeinheiten pro Woche
.44 Mehr als 4 bis 5 Therapieeinheiten pro Woche
.45 Mehr als 5 bis 6 Therapieeinheiten pro Woche
.46 Mehr als 6 bis 7 Therapieeinheiten pro Woche
.47 Mehr als 7 bis 8 Therapieeinheiten pro Woche
.48 Mehr als 8 bis 9 Therapieeinheiten pro Woche
.49 Mehr als 9 bis 10 Therapieeinheiten pro Woche
.4a Mehr als 10 bis 11 Therapieeinheiten pro Woche
.4b Mehr als 11 bis 12 Therapieeinheiten pro Woche
.4c Mehr als 12 bis 13 Therapieeinheiten pro Woche
.4d Mehr als 13 bis 14 Therapieeinheiten pro Woche
.4e Mehr als 14 bis 15 Therapieeinheiten pro Woche
.4f Mehr als 15 bis 16 Therapieeinheiten pro Woche
.4g Mehr als 16 Therapieeinheiten pro Woche

9-649.5 Einzeltherapie durch Spezialtherapeuten

.50 1 Therapieeinheit pro Woche
.51 2 Therapieeinheiten pro Woche
.52 3 Therapieeinheiten pro Woche
.53 4 Therapieeinheiten pro Woche
.54 5 Therapieeinheiten pro Woche
.55 6 Therapieeinheiten pro Woche
.56 7 Therapieeinheiten pro Woche
.57 8 Therapieeinheiten pro Woche
.58 9 Therapieeinheiten pro Woche
.59 10 Therapieeinheiten pro Woche
.5a 11 Therapieeinheiten pro Woche
.5b 12 Therapieeinheiten pro Woche
.5c 13 Therapieeinheiten pro Woche
.5d 14 Therapieeinheiten pro Woche
.5e 15 Therapieeinheiten pro Woche
.5f 16 Therapieeinheiten pro Woche
.5g 17 Therapieeinheiten pro Woche
.5h 18 Therapieeinheiten pro Woche
.5j 19 Therapieeinheiten pro Woche
.5k 20 Therapieeinheiten pro Woche
.5m 21 Therapieeinheiten pro Woche
.5n 22 Therapieeinheiten pro Woche
.5p 23 Therapieeinheiten pro Woche
.5q 24 Therapieeinheiten pro Woche
.5r Mehr als 24 Therapieeinheiten pro Woche

Behandlung bei psychischen und psychosomatischen Störungen und Verhaltensstörungen bei Kindern und Jugendlichen (9-65...9-69)

Hinw.: Ein Kode aus diesem Bereich ist nur für Leistungen anzugeben, die in Einrichtungen im Geltungsbereich des § 17d KHG erbracht wurden
Die gleichzeitige somatische Diagnostik und Behandlung sind gesondert zu kodieren

9-65 Psychiatrisch-psychosomatische Regelbehandlung bei psychischen und psychosomatischen Störungen und Verhaltensstörungen bei Kindern und Jugendlichen

Exkl.: Psychiatrisch-psychosomatische Intensivbehandlung bei psychischen und psychosomatischen Störungen und Verhaltensstörungen bei Kindern und Jugendlichen (9-672)
Psychiatrisch-psychosomatische Behandlung im besonderen Setting (Eltern-Kind-Setting) bei psychischen und psychosomatischen Störungen und Verhaltensstörungen bei Kindern und Jugendlichen (9-686)

Hinw.: Die Erbringung von Behandlungsmaßnahmen im stationsersetzenden Umfeld und als halbtägige tagesklinische Behandlung (9-691 ff.), der erhöhte Betreuungsaufwand (9-693 ff.), die spezifische Behandlung im besonderen Setting bei substanzbedingten Störungen (9-694 ff.) und der Einsatz von Gebärdensprachdolmetschern (9-510 ff.) sind gesondert zu kodieren
Dieser Kode ist für die Behandlung von Patienten anzuwenden, die bei stationärer Aufnahme das 18. Lebensjahr noch nicht vollendet haben (bei deutlichen Entwicklungsdefiziten auch für Heranwachsende bis zum vollendeten 21. Lebensjahr)
Dieser Kode ist sowohl für die voll- als auch die teilstationäre Behandlung zu verwenden
Dieser Kode ist zu Beginn der Behandlung und bei jedem Wechsel der Behandlungsart anzugeben
Die Anzahl der Therapieeinheiten pro Woche ist gesondert zu kodieren (9-696 ff.)
Mindestmerkmale:

- Therapiezielorientierte Behandlung durch ein multiprofessionelles Team unter Leitung eines Facharztes für Kinder- und Jugendpsychiatrie und -psychotherapie
- Wöchentliche Teambesprechung mit Vertretern aus mindestens 2 unterschiedlichen Berufsgruppen zur Beratung des weiteren Behandlungsverlaufs (bei Aufenthalten von mehr als 6 Tagen) oder eine ausführliche Behandlungsplanung mit Vertretern aus mindestens 2 unterschiedlichen Berufsgruppen mindestens alle 4 Wochen
- Die Anwendung der unterschiedlichen Therapieverfahren erfolgt nach ärztlicher Indikation patientenbezogen in unterschiedlichen Kombinationen in einem kind- und/oder jugendgerechten, milieutherapeutischen Setting mit entwicklungsspezifischem Umgang und Anleitung und mit Bezug auf das oder im Lebensumfeld des Patienten
- Vorhandensein von Vertretern der folgenden Berufsgruppen in der Einrichtung:
  - Ärzte (Facharzt für Kinder- und Jugendpsychiatrie und -psychotherapie)
  - Psychologen (Kinder- und Jugendlichenpsychotherapeut, Psychologischer Psychotherapeut, Diplom-Psychologe oder Master of Science in Psychologie)
  - Mindestens 2 Spezialtherapeutengruppen (z.B. Ergotherapeuten, Sozialarbeiter, Heilpädagogen, Bewegungs-, Erlebnis-, Kreativtherapeuten, Logopäden)
  - Pädagogisch-pflegerische Fachpersonen (z.B. (Kinder-)Gesundheits- und Krankenpflegepersonal, Erzieher, Heilerziehungspfleger, Jugend- und Heimerzieher)
- Als angewandte Verfahren der ärztlichen und psychologischen Berufsgruppen gelten folgende Verfahren oder im Aufwand vergleichbare Verfahren:
  - Ärztliches oder psychologisches Einzelgespräch
  - Einzelpsychotherapie mit kind- und jugendgerechten Verfahren
  - Gruppenpsychotherapie und Entspannungsverfahren
  - Elterngespräche, Familiengespräche und Familientherapie und/oder Gespräche mit Bezugspersonen aus dem Herkunftsmilieu (z.B. Jugendhilfe, Pflegefamilie)
  - Gespräche und Beratungen mit Richtern oder Behördenvertretern
  - Somato-psychosomatisches ärztliches Gespräch
  - Aufklärung (Kind/Jugendlicher und Bezugspersonen), Complianceförderung und Monitoring im Rahmen der ärztlich indizierten Psychopharmakotherapie
- Als angewandte Verfahren der Spezialtherapeuten gelten folgende Verfahren oder im Aufwand vergleichbare Verfahren:
  - Begleitung in die Patientengruppe
  - Anleitung bei sozialer Interaktion

- Gelenkte Freizeitaktivitäten, Medienpädagogik, Erlebnispädagogik/-therapie mit therapeutischem Auftrag gemäß Gesamtbehandlungsplan
- Angehörigengespräche und gezielte Anleitung der Bezugspersonen aus dem Herkunftsmilieu
- Heilpädagogische oder ergotherapeutische Förder- und Behandlungsverfahren
- Spezielle psychosoziale Techniken (z.B. Sozialkompetenztraining, Anleitung zu gemeinsamen Aktivitäten mit Mitpatienten wie Spiel, Sport, Freizeit)
- Kreativtherapien (z.B. Tanztherapie, Kunsttherapie, Musiktherapie)
- Bewegungstherapie, Mototherapie, Logopädie
- Erlebnispädagogik oder -therapie
- Übende Verfahren und prospektive Hilfekoordination hinsichtlich der geplanten Reintegration in Schule und soziales Umfeld, inklusive Behandlung als Hometreatment
- Entspannungsverfahren
- Gespräche mit Behördenvertretern

9-656 Regelbehandlung bei psychischen und psychosomatischen Störungen und Verhaltensstörungen bei Kindern und Jugendlichen

9-67 Psychiatrisch-psychosomatische Intensivbehandlung bei psychischen und psychosomatischen Störungen und Verhaltensstörungen bei Kindern und Jugendlichen

Exkl.: Psychiatrisch-psychosomatische Regelbehandlung bei psychischen und psychosomatischen Störungen und Verhaltensstörungen bei Kindern und Jugendlichen (9-656)
Psychiatrisch-psychosomatische Behandlung im besonderen Setting (Eltern-Kind-Setting) bei psychischen und psychosomatischen Störungen und Verhaltensstörungen bei Kindern und Jugendlichen (9-686)

Hinw.: Der erhöhte Betreuungsaufwand (9-693 ff.), die spezifische Behandlung im besonderen Setting bei substanzbedingten Störungen (9-694 ff.) und der Einsatz von Gebärdensprachdolmetschern (9-510 ff.) sind gesondert zu kodieren
Dieser Kode ist für die Behandlung von Patienten anzuwenden, die bei stationärer Aufnahme das 18. Lebensjahr noch nicht vollendet haben (bei deutlichen Entwicklungsdefiziten auch für Heranwachsende bis zum vollendeten 21. Lebensjahr)
Dieser Kode ist sowohl für die voll- als auch die teilstationäre Behandlung zu verwenden
Dieser Kode ist zu Beginn der Behandlung und bei jedem Wechsel der Behandlungsart anzugeben
Die Anzahl der Therapieeinheiten pro Woche ist gesondert zu kodieren (9-696 ff.)
Mindestmerkmale:

- Therapiezielorientierte Behandlung durch ein multiprofessionelles Team unter Leitung eines Facharztes für Kinder- und Jugendpsychiatrie und -psychotherapie
- Teambesprechung mit Vertretern aus mindestens 2 unterschiedlichen Berufsgruppen einmal pro Woche zur Beratung des weiteren Behandlungsverlaufs
- Vorhandensein von Vertretern der folgenden Berufsgruppen in der Einrichtung:
  - Ärzte (Facharzt für Kinder- und Jugendpsychiatrie und -psychotherapie)
  - Psychologen (Kinder- und Jugendlichenpsychotherapeut, Psychologischer Psychotherapeut, Diplom-Psychologe oder Master of Science in Psychologie)
  - Spezialtherapeuten (z.B. Ergotherapeuten, Sozialarbeiter, Heilpädagogen, Bewegungs-, Erlebnis-, Kreativtherapeuten)
  - Pädagogisch-pflegerische Fachpersonen (z.B. (Kinder-)Gesundheits- und Krankenpflegepersonal, Erzieher, Heilerziehungspfleger, Jugend- und Heimerzieher)
- Als angewandte Verfahren der ärztlichen und psychologischen Berufsgruppen gelten folgende Verfahren oder im Aufwand vergleichbare Verfahren:
  - Ärztliches oder psychologisches Einzelgespräch/einzeltherapeutische Intervention
  - Ärztliche oder psychologische therapeutische Familienkontakte bzw. Kontakt mit Bezugspersonen aus dem Herkunftsmilieu (z.B. Jugendhilfe, Pflegefamilie), Familientherapie
  - Anleitung von anderen Teammitgliedern im Umgang mit dem Patienten, z.B. Begleitung von Deeskalationen (desaktualisierendes "Talking down" bis hin zu Freiheitseinschränkung oder Freiheitsentzug)
  - (Störungsspezifische) Psychoedukation
  - Aufklärung (Kinder/Jugendliche und Bezugspersonen), Compliance-Förderung und enges Monitoring im Rahmen der ärztlich indizierten Psychopharmakotherapie
  - Monitoring und ärztliche Behandlung von Entzugssymptomatik

  - Begleitung bei richterlichen Anhörungen oder (fach)ärztliche Stellungnahmen zur Unterbringung
- Als angewandte Verfahren der Spezialtherapeuten gelten folgende Verfahren oder im Aufwand vergleichbare Verfahren:
  - Einzelbegleitung bei sozialen Aktivitäten (z.B. Mahlzeiten, Freizeit) zur Vermeidung von Überforderung oder Konflikten
  - Sofern ärztlich vertretbar, Begleitung bei Ausgang
  - Angehörigengespräche und gezielte Anleitung der Bezugspersonen aus dem familiären oder sozialen Raum, Begleitung von Besuchskontakten auf der Station
  - Gespräche mit Behördenvertretern
  - Ergotherapeutische Behandlungsverfahren, Bewegungstherapie, Krankengymnastik, Kunst- und Musiktherapie, Entspannungsverfahren in Einzelkontakt oder Kleinstgruppe
  - Interventionen hinsichtlich der geplanten Überleitung in Regelbehandlung oder rehabilitative Anschlussmaßnahmen (z.B. Jugendhilfe)
- Die Patienten weisen mindestens eines der nachfolgenden Merkmale auf:
  - Deutlich erhöhter Pflegeaufwand
    - Die Patienten benötigen deutlich über das altersübliche Maß hinaus Unterstützung bei Aktivitäten des täglichen Lebens im Sinne intensiver pflegerischer Maßnahmen (z.B. Unterstützung bei der Nahrungsaufnahme, bei Hygienemaßnahmen, bei Bettlägerigkeit oder bei anderen schweren körperlichen Einschränkungen/Erkrankungen und Behinderungen (auch Behinderungen der Sinnesorgane); und/oder sie benötigen Aktivierung zum Aufstehen und zur Teilnahme am Gruppenleben); oder sie benötigen kontinuierliche Überwachung wegen drohender somatischer Dekompensation bei vitaler Gefährdung (z.B. Herzrhythmusstörungen oder Elektrolytentgleisungen durch unzureichende Nahrungsaufnahme bei Anorexia nervosa) oder bei Stoffwechselstörung oder Intoxikation
  - Erhöhter Einzelbetreuungsaufwand wegen mangelnder Gruppenfähigkeit
    - Die Patienten sind störungsbedingt nicht gruppenfähig (z.B. wegen hoher Impulsivität, hohem Erregungsniveau, Manipulationen und Bedrohungen von Mitpatienten, Manipulation mit Nahrung, Schutz vor Reizüberflutung), so dass sie von der Gruppe separiert werden müssen, enge Führung oder ständige Ansprache brauchen
  - Selbstgefährdung
    - Die Patienten sind nicht absprachefähig oder ihr Verhalten ist nicht vorhersehbar; sie sind störungsbedingt nicht in der Lage, auch nur für kurze Zeit für sich Verantwortung zu übernehmen
  - Fremdaggressives Verhalten mit deutlicher Beeinträchtigung des Gruppenmilieus
    - Die Patienten zeigen fremdaggressives Verhalten wie Zerstören von Gegenständen, Bespucken von Mitpatienten und Mitarbeitern, massive Bedrohungen von Mitpatienten und/oder Mitarbeitern oder Tätlichkeiten, sofern nicht mit Einzelbetreuung oder Freiheitseinschränkung separiert oder deeskaliert wird
  - Störungsbedingt nicht einschätzbarer, nicht kooperationsfähiger Patient
    - Die Patienten zeigen stark wechselhafte Zustände oder Desorientierung oder z.B. psychosebedingte Nicht-Erreichbarkeit, oder sie sind nicht erreichbar für Kooperation, verweigern sich allem, zeigen in keinem Therapiebereich eine Regelakzeptanz
  - Erforderliche Maßnahmen zur Gefahrabwendung
    - Die Patienten benötigen Maßnahmen wie z.B. Isolierung, Fixierung, Festhalten, Zwangsmedikation, Zwangssondierung, Beschränken des Aktionsradius auf die Station bei geschlossener Tür oder es muss stete Bereitschaft dazu und Verfügbarkeit dieser Maßnahmen bestehen, sofern nicht durch hohen Einsatz deeskaliert werden kann
  - Substanzbedingt erhöhter Betreuungsbedarf
    - Kontinuierliches Alkohol- oder Drogencraving mit starker Unruhe oder akuter, auch protrahierter Alkohol- oder Drogenentzug
  - Für den Nachweis der Merkmale ist die Regeldokumentation in der Patientenakte ausreichend

9-672 Psychiatrisch-psychosomatische Intensivbehandlung bei psychischen und psychosomatischen Störungen und Verhaltensstörungen bei Kindern und Jugendlichen

9-68 Psychiatrisch-psychosomatische Behandlung im besonderen Setting (Eltern-Kind-Setting) bei psychischen und psychosomatischen Störungen und Verhaltensstörungen bei Kindern und Jugendlichen

Exkl.: Psychiatrisch-psychosomatische Regelbehandlung bei psychischen und psychosomatischen Störungen und Verhaltensstörungen bei Kindern und Jugendlichen (9-656)
Psychiatrisch-psychosomatische Intensivbehandlung bei psychischen und psychosomatischen Störungen und Verhaltensstörungen bei Kindern und Jugendlichen (9-672)

Hinw.: Die Erbringung von Behandlungsmaßnahmen im stationsersetzenden Umfeld und als halbtägige tagesklinische Behandlung (9-691 ff.) und der Einsatz von Gebärdensprachdolmetschern (9-510 ff.) sind gesondert zu kodieren
Dieser Kode ist für die Behandlung von Patienten anzuwenden, die bei stationärer Aufnahme das 18. Lebensjahr noch nicht vollendet haben (bei deutlichen Entwicklungsdefiziten auch für Heranwachsende bis zum vollendeten 21. Lebensjahr)
Es findet eine Behandlung von psychisch kranken Kindern oder retardierten Jugendlichen oder von Kindern/Jugendlichen mit psychischer Symptomatik gemeinsam mit Eltern und ggf. Geschwistern statt, wenn die Eltern-Kind-Dynamik einen wesentlichen Faktor zur Entstehung oder Aufrechterhaltung der Störung darstellt. Die Behandlung in diesem Setting dient der Erlangung einer entwicklungsfördernden Mutter/Vater-Kind-Interaktion unter störungsspezifischen Aspekten
Dieser Kode ist nicht anzuwenden bei Jugendlichen mit der Fähigkeit zur Ablösung
Dieser Kode ist sowohl für die voll- als auch die teilstationäre Behandlung zu verwenden
Dieser Kode ist zu Beginn der Behandlung und bei jedem Wechsel der Behandlungsart anzugeben
Die Anzahl der Therapieeinheiten pro Woche ist gesondert zu kodieren (9-696 ff.)
Mindestmerkmale:

- Therapiezielorientierte Behandlung durch ein multiprofessionelles Team unter Leitung eines Facharztes für Kinder- und Jugendpsychiatrie und -psychotherapie
- Wöchentliche Teambesprechung mit Vertretern aus mindestens 2 unterschiedlichen Berufsgruppen zur Beratung des weiteren Behandlungsverlaufs (bei Aufenthalten von mehr als 6 Tagen)
- Die Anwendung der unterschiedlichen Therapieverfahren erfolgt nach ärztlicher Indikation patientenbezogen in unterschiedlichen Kombinationen in einem kind- und familiengerechten, milieutherapeutischen Setting mit entwicklungsspezifischem Umgang und Anleitung
- Zum Konzept der Spezialeinheit für die Behandlung im besonderen Setting gehören: Familiendiagnostik mit evaluierten Verfahren, Interaktionsbeobachtung und -förderung der Eltern-Kind-Beziehung (z.B. unter bindungstheoretischen Gesichtspunkten); Einzelgespräche mit den Eltern (bzw. Elternteilen), Paargespräche, Eltern-Gruppentherapie bzw. Multifamilientherapie, Eltern-Kind-Spieltherapie; Alltagsgestaltung unter Supervision; sozial- bzw. lebensraumorientierte Arbeit sowie prospektive Hilfekoordination
- Vorhandensein von Vertretern der folgenden Berufsgruppen in der Einrichtung:
  - Ärzte (Facharzt für Kinder- und Jugendpsychiatrie und -psychotherapie)
  - Psychologen (Kinder- und Jugendlichenpsychotherapeut, Psychologischer Psychotherapeut, Diplom-Psychologe oder Master of Science in Psychologie)
  - Mindestens 2 Spezialtherapeutengruppen (z.B. Ergotherapeuten, Sozialarbeiter, Heilpädagogen, Bewegungs-, Erlebnis-, Kreativtherapeuten)
  - Pädagogisch-pflegerische Fachpersonen (z.B. (Kinder-)Gesundheits- und Krankenpflegepersonal, Erzieher, Heilerziehungspfleger, Jugend- und Heimerzieher)
- Als angewandte Verfahren der ärztlichen und psychologischen Berufsgruppen gelten folgende Verfahren oder im Aufwand vergleichbare Verfahren:
  - Ärztliches oder psychologisches Einzelgespräch
  - Einzeltherapie von Kind oder Eltern(teil)
  - Paargespräche, Eltern-Gruppentherapie, Multifamilientherapie
  - Helferkonferenzen (z.B. Jugendhilfe), Gespräche und Beratungen mit Richtern oder Behördenvertretern
  - Somato-psychosomatisches ärztliches Gespräch
  - Aufklärung (Kind und Bezugspersonen), Complianceförderung und Monitoring im Rahmen der ärztlich indizierten Psychopharmakotherapie
- Als angewandte Verfahren der Spezialtherapeuten gelten folgende Verfahren oder im Aufwand vergleichbare Verfahren:
  - Gezielte Anleitung der Bezugspersonen aus dem Herkunftsmilieu/Eltern

- Unterstützung (der Eltern) bei alltäglichen Verrichtungen und Förderung der selbständigen Konfliktklärung mit dem Kind, ggf. mit Video-Feedback, ggf. mit spezifischen Deeskalationstechniken
- Begleitung in die Eltern-Kindergruppe
- Gelenkte Freizeitaktivitäten, Medienpädagogik, Erlebnispädagogik/-therapie
- Heilpädagogische/ergotherapeutische Förder- und Behandlungsverfahren einzeln und als Eltern-Kind-Interaktionsförderung
- spezielle psychosoziale Techniken (z.B. Sozialkompetenztraining in der Eltern-Kind-Gruppe, Anleitung zu gemeinsamem Spiel)
- Kreativtherapien (z.B. Kunsttherapie)
- Bewegungstherapie, ggf. in der Eltern-Kind-Gruppe
- Einübung spezialisierter Therapiemodule gemeinsam mit den Eltern
- Gespräche mit Behördenvertretern
- Prospektive Hilfekoordination hinsichtlich der geplanten Reintegration in Schule und soziales Umfeld

9-686 Psychiatrisch-psychosomatische Behandlung im besonderen Setting (Eltern-Kind-Setting) bei psychischen und psychosomatischen Störungen und Verhaltensstörungen bei Kindern und Jugendlichen

9-69 Zusatzinformationen zur Behandlung bei psychischen und psychosomatischen Störungen und Verhaltensstörungen bei Kindern und Jugendlichen

9-691 Erbringung von Behandlungsmaßnahmen im stationsersetzenden Umfeld und als halbtägige tagesklinische Behandlung bei Kindern und Jugendlichen

Hinw.: Diese Kodes sind Zusatzkodes. Sie können nur in Kombination mit der psychiatrisch-psychosomatischen Regelbehandlung bei psychischen und psychosomatischen Störungen und Verhaltensstörungen bei Kindern und Jugendlichen (9-656) und der psychiatrisch-psychosomatischen Behandlung im besonderen Setting (Eltern-Kind-Setting) bei psychischen und psychosomatischen Störungen und Verhaltensstörungen bei Kindern und Jugendlichen (9-686) angegeben werden
Ein Kode aus diesem Bereich ist für jeden Tag, an dem die Leistung erbracht wird, gesondert anzugeben. Die Mindestmerkmale des Kodes 9-656 (u.a. Leistungserbringung durch ein multiprofessionelles, fachärztlich geleitetes Behandlungsteam) müssen erfüllt sein

9-691.0 Ganztägiges Hometreatment

Hinw.: Dieser Kode ist nur anzugeben für die Behandlung im Rahmen von Modellvorhaben nach § 64b SGB V
Die Behandlung des Patienten erfolgt im häuslichen Umfeld über mindestens 210 Minuten. Fahrzeiten werden dabei nicht angerechnet

9-691.1 Halbtägiges Hometreatment

Hinw.: Dieser Kode ist nur anzugeben für die Behandlung im Rahmen von Modellvorhaben nach § 64b SGB V
Die Behandlung des Patienten erfolgt im häuslichen Umfeld über mindestens 105 Minuten bis maximal 209 Minuten. Fahrzeiten werden dabei nicht angerechnet

9-691.2 Halbtägige tagesklinische Behandlung

Hinw.: Intermittierende Behandlung des Patienten in der Tagesklinik
Es werden mindestens eine Gruppentherapie über 60 Minuten und eine oder zwei Einzeltherapien über insgesamt mindestens 30 Minuten oder mindestens eine oder zwei Einzeltherapien über insgesamt mindestens 60 Minuten durchgeführt

9-693 Erhöhter Betreuungsaufwand bei psychischen und psychosomatischen Störungen und Verhaltensstörungen bei Kindern und Jugendlichen

Hinw.: Diese Kodes sind Zusatzkodes. Sie können nur in Kombination mit der psychiatrisch-psychosomatischen Regelbehandlung bei psychischen und psychosomatischen Störungen und Verhaltensstörungen bei Kindern und Jugendlichen (9-656) und der psychiatrisch-psychosomatischen Intensivbehandlung bei psychischen und psychosomatischen Störungen und Verhaltensstörungen bei Kindern und Jugendlichen (9-672) angegeben werden, wenn die intensive Betreuung in einer Kleinstgruppe oder die Einzelbetreuung indikationsspezifisch erforderlich sind

Ein Kode aus diesem Bereich ist für die Behandlung von Patienten anzuwenden, die bei stationärer Aufnahme das 18. Lebensjahr noch nicht vollendet haben (bei deutlichen Entwicklungsdefiziten auch für Heranwachsende bis zum vollendeten 21. Lebensjahr)

Diese Kodes sind für jeden Behandlungstag einzeln anzugeben

Es können für einen Tag sowohl Kodes aus dem Bereich 9-693.0 ff. als auch aus dem Bereich 9-693.1 ff. angegeben werden

Sofern die intensive Betreuung in einer Kleinstgruppe oder Einzelbetreuung an Wochenenden, Feiertagen, Aufnahme- oder Entlassungstagen stattfindet, ist diese ebenfalls zu berücksichtigen

Ein Kode aus diesem Bereich ist nicht für Patienten anzuwenden, bei denen autonome soziale Integration, wie der Besuch einer externen Regelschule oder ein externes Praktikum, vorliegt

Bei der Berechnung der Stunden für die Einzelbetreuung werden Einzelkontakte durch alle Berufsgruppen berücksichtigt. Bei Einzelbetreuung und intensiver Betreuung in einer Kleinstgruppe durch mehr als eine Person sind die jeweiligen Zeiten für jede betreuende Person anzurechnen

Anerkannt werden alle Leistungen, die durch Mitarbeiter erbracht werden, die eine Ausbildung in der jeweiligen, in den Primärkodes (9-656, 9-672) spezifizierten Berufsgruppe abgeschlossen haben und in einem dieser Berufsgruppe entsprechend vergüteten Beschäftigungsverhältnis stehen

Die für die intensive Betreuung in einer Kleinstgruppe oder Einzelbetreuung aufgewendete Zeit kann nicht für die Berechnung der Therapieeinheiten (9-696 ff.) angerechnet werden

Mindestmerkmale:

- Therapiezielorientierte Behandlung durch ein multiprofessionelles Team unter Leitung eines Facharztes für Kinder- und Jugendpsychiatrie und -psychotherapie
- Persönliche Einzelbetreuung oder intensive persönliche Betreuung in der Kleinstgruppe durch pädagogisch-pflegerisches Personal unter Vorhaltung eines Beziehungsangebots
- Einzelbegleitung bei sozialen Aktivitäten in einer Patientengruppe (z.B. Mahlzeiten, Freizeit), soweit ärztlich vertretbar, zur Vermeidung von Überforderung oder Konflikten
- Mindestens wöchentliche ärztliche Anordnung und Überprüfung der Betreuungsmaßnahmen
- Ggf. gezielte, indizierte störungsspezifische Interventionen
- Begleitung bei Ausgang, sofern ärztlich vertretbar
- Wenn notwendig Begleitung von Besucherkontakten auf der Station

9-693.0 Intensive Betreuung in einer Kleinstgruppe bei psychischen und/oder psychosomatischen Störungen und/oder Verhaltensstörungen bei Kindern oder Jugendlichen

Hinw.: Zu einer Kleinstgruppe gehören bis zu 3 Kinder und/oder Jugendliche

.00 Mindestens 1 bis zu 2 Stunden pro Tag

.01 Mehr als 2 bis zu 4 Stunden pro Tag

.02 Mehr als 4 bis zu 8 Stunden pro Tag

.03 Mehr als 8 bis zu 12 Stunden pro Tag

.04 Mehr als 12 bis zu 18 Stunden pro Tag

.05 Mehr als 18 Stunden pro Tag

9-693.1 Einzelbetreuung bei psychischen und/oder psychosomatischen Störungen und/oder Verhaltensstörungen bei Kindern oder Jugendlichen

.10 Mindestens 1 bis zu 2 Stunden pro Tag

.11 Mehr als 2 bis zu 4 Stunden pro Tag

.12 Mehr als 4 bis zu 8 Stunden pro Tag

.13 Mehr als 8 bis zu 12 Stunden pro Tag

.14 Mehr als 12 bis zu 18 Stunden pro Tag

.15 Mehr als 18 Stunden pro Tag

9-694 Spezifische Behandlung im besonderen Setting bei substanzbedingten Störungen bei Kindern und Jugendlichen

Hinw.: Diese Kodes sind Zusatzkodes. Sie können nur in Kombination mit der psychiatrisch-psychosomatischen Regelbehandlung bei psychischen und psychosomatischen Störungen und Verhaltensstörungen bei Kindern und Jugendlichen (9-656) und der psychiatrisch-psychosomatischen Intensivbehandlung bei psychischen und psychosomatischen Störungen und Verhaltensstörungen bei Kindern und Jugendlichen (9-672) angegeben werden

Wird die spezifische Behandlung im besonderen Setting bei substanzbedingten Störungen unterbrochen, so wird für jede Behandlungsepisode ein Kode aus diesem Bereich angegeben

Bei einer Behandlung an mehr als 28 Behandlungstagen ist die Zählung von Neuem zu beginnen und es wird ein weiterer Kode aus diesem Bereich angegeben

Ein Kode aus diesem Bereich kann bei einfachem oder multiplem Substanzmissbrauch kodiert werden und gilt für alle Formen des Konsums

Die im Rahmen der spezifischen Behandlung im besonderen Setting bei substanzbedingten Störungen bei Kindern und Jugendlichen anfallenden Therapieeinheiten werden bei den Zusatzkodes 9-696 ff. angegeben

Mindestmerkmale (für den stationären Gesamtaufenthalt zu erbringende Maßnahmen):

- Multidisziplinäre Versorgung von Kindern und Jugendlichen auf einer Spezialstation für Suchtpatienten bis zum vollendeten 18. Lebensjahr (bei deutlichen Entwicklungsdefiziten auch für Heranwachsende bis zum vollendeten 21. Lebensjahr) unter Leitung eines Arztes für Kinder- und Jugendpsychiatrie und -psychotherapie, mit individuellem, ärztlich indiziertem Einsatz von Fachtherapien wie z.B. Ergotherapie oder körperbezogene Therapieverfahren, mit schulischem Angebot (sofern schulpflichtig oder berufsschulpflichtig), mit entwicklungsspezifischem Umgang und Anleitung, mit Bezug auf das oder im Lebensumfeld des Patienten im besonderen suchtspezifischen Setting. Diese Stationen haben ein hochstrukturiertes therapeutisches Milieu und arbeiten nach einem integrierten, auf das Störungsbild zugeschnittenen Konzept. Die folgenden Merkmale sind mindestens Teil des Konzeptes:
  - Somatische Entgiftung, ggf. über Substitutionsmittel oder andere pharmakologische Unterstützung sowie suchtspezifische roborierende Maßnahmen, differenzierte somatische Befunderhebung mit Behandlung von Folge- und Begleiterkrankungen
  - Aufklärung über Abhängigkeitserkrankungen, Gesundheits- und Selbstfürsorgetrainings, soziales Kompetenztraining, Stabilisierung der familiären und/oder psychosozialen Situation, Klärung und Anbahnung der schulischen/beruflichen Wiedereingliederung, ggf. juristische und sozialrechtliche Anspruchsklärung sowie Behandlung nach Traumatisierung, Motivierung zur problemspezifischen Weiterbehandlung und Vermittlung, ggf. Einleitung suchtspezifischer Anschlussbehandlungen oder erforderlicher Jugendhilfemaßnahmen
  - Suchtmedizinisches Assessment sowie Erhebung eines nicht substanzgebundenen Suchtverhaltens
  - Sofern erforderlich Begleitung bei Klärungen mit juristischen Instanzen
  - Diagnostik und Behandlung von kinder- und jugendpsychiatrischer Komorbidität bzw. einer kinder- und jugendpsychiatrischen Grundstörung
  - Familienarbeit, sofern die Herkunftsfamilie kooperationsfähig ist, alternativ Arbeit mit Bezugspersonen aus Ersatzfamilien oder der Jugendhilfe

9-694.0 1 Behandlungstag

9-694.1 2 Behandlungstage

9-694.2 3 Behandlungstage

9-694.3 4 Behandlungstage

9-694.4 5 Behandlungstage

9-694.5 6 Behandlungstage

9-694.6 7 Behandlungstage

9-694.7 8 Behandlungstage

9-694.8 9 Behandlungstage

9-694.9 10 Behandlungstage

9-694.a 11 Behandlungstage

9-694.b 12 Behandlungstage

9-694.c 13 Behandlungstage

9-694.d	14 Behandlungstage
9-694.e	15 Behandlungstage
9-694.f	16 Behandlungstage
9-694.g	17 Behandlungstage
9-694.h	18 Behandlungstage
9-694.j	19 Behandlungstage
9-694.k	20 Behandlungstage
9-694.m	21 Behandlungstage
9-694.n	22 Behandlungstage
9-694.p	23 Behandlungstage
9-694.q	24 Behandlungstage
9-694.r	25 Behandlungstage
9-694.s	26 Behandlungstage
9-694.t	27 Behandlungstage
9-694.u	28 Behandlungstage

9-696 Anzahl der Therapieeinheiten pro Woche bei Kindern und Jugendlichen

Hinw.: Diese Kodes sind Zusatzkodes. Sie können nur in Kombination mit der psychiatrisch-psychosomatischen Regelbehandlung bei psychischen und psychosomatischen Störungen und Verhaltensstörungen bei Kindern und Jugendlichen (9-656), der psychiatrisch-psychosomatischen Intensivbehandlung bei psychischen und psychosomatischen Störungen und Verhaltensstörungen bei Kindern und Jugendlichen (9-672) und der psychiatrisch-psychosomatischen Behandlung im besonderen Setting (Eltern-Kind-Setting) bei psychischen und psychosomatischen Störungen und Verhaltensstörungen bei Kindern und Jugendlichen (9-686) angegeben werden

Ein Kode aus diesem Bereich ist unabhängig von der Art der Behandlung einmal pro Woche anzugeben. Als erste Woche gilt die Zeitspanne vom Tag der Aufnahme bis zum Ablauf der ersten 7 Tage, usw. Erfolgt innerhalb der Woche ein Wechsel der Behandlungsart z.B. von Regelbehandlung auf Intensivbehandlung, werden die Therapieeinheiten aus den verschiedenen Behandlungsarten für die jeweilige Berufsgruppe zusammengezählt. Erfolgt eine Versorgung an weniger als 7 Tagen (z.B. aufgrund einer Entlassung), werden auch dann die Therapieeinheiten der jeweiligen Berufsgruppen berechnet und entsprechend der Anzahl der erreichten Therapieeinheiten kodiert

Sofern Therapieeinheiten an Wochenenden, Feiertagen, Aufnahme- oder Entlassungstagen erbracht werden, sind diese ebenfalls zu berücksichtigen

Als Einzeltherapie gilt eine zusammenhängende Therapie von mindestens 15 Minuten. Dies entspricht einer Therapieeinheit. Hierzu zählen auch Familientherapie oder Elterngespräche

Gruppentherapien dauern ebenfalls mindestens 15 Minuten. Bei Eltern-Gruppentherapien oder Eltern-Kind-Gruppentherapien ist die Gruppengröße auf maximal 8 Familien oder 15 Teilnehmer begrenzt. Gruppen mit 4 bis 10 Teilnehmern werden in aller Regel nach dem 2-Therapeuten-Prinzip geführt. Gruppen mit 11 bis 15 Teilnehmern müssen nach dem 2-Therapeuten-Prinzip geführt werden

Pro Einzel- oder Gruppentherapie dürfen Therapieeinheiten für maximal 2 Therapeuten pro Patient angerechnet werden

Die für die Diagnostik aufgewendete Zeit ist für die Berechnung der Therapieeinheiten entsprechend zu berücksichtigen

Die Tabelle der pro Patient anrechenbaren Therapieeinheiten befindet sich im Anhang zum OPS

Anerkannt werden alle Leistungen, die durch Mitarbeiter erbracht werden, die eine Ausbildung in der jeweiligen, beim Primärkode spezifizierten Berufsgruppe abgeschlossen haben und in einem dieser Berufsgruppe entsprechend vergüteten Beschäftigungsverhältnis stehen. Bei Psychotherapeuten in Ausbildung ist für eine Anerkennung der Leistungen Voraussetzung, dass diese Mitarbeiter eine Vergütung entsprechend ihrem Grundberuf z.B. als Diplom-Psychologe oder Diplom-(Sozial-)Pädagoge erhalten

Für die Kodierung sind die durch die ärztliche und psychologische Berufsgruppe erbrachten Therapieeinheiten getrennt nach Einzel- und Gruppentherapie zu addieren. Für die Spezialtherapeuten sind die in Einzeltherapie erbrachten Therapieeinheiten zu addieren. Es sind für jede Berufsgruppe gesondert die entsprechenden Kodes anzugeben

9-696.0 Keine Therapieeinheit pro Woche

Hinw.: Dieser Kode ist nur anzuwenden, wenn im Rahmen der Behandlung eines Patienten von keiner der 3 Berufsgruppen zusammenhängende Therapien von mindestens 15 Minuten pro Woche durchgeführt wurden

9-696.1 Einzeltherapie durch Ärzte

.10 1 Therapieeinheit pro Woche
.11 2 Therapieeinheiten pro Woche
.12 3 Therapieeinheiten pro Woche
.13 4 Therapieeinheiten pro Woche
.14 5 Therapieeinheiten pro Woche
.15 6 Therapieeinheiten pro Woche
.16 7 Therapieeinheiten pro Woche
.17 8 Therapieeinheiten pro Woche
.18 9 Therapieeinheiten pro Woche
.19 10 Therapieeinheiten pro Woche
.1a 11 Therapieeinheiten pro Woche
.1b 12 Therapieeinheiten pro Woche
.1c 13 Therapieeinheiten pro Woche
.1d 14 Therapieeinheiten pro Woche
.1e 15 Therapieeinheiten pro Woche
.1f 16 Therapieeinheiten pro Woche
.1g Mehr als 16 Therapieeinheiten pro Woche

9-696.2 Gruppentherapie durch Ärzte

.20 Mehr als 0,06 bis 1 Therapieeinheit pro Woche
.21 Mehr als 1 bis 2 Therapieeinheiten pro Woche
.22 Mehr als 2 bis 3 Therapieeinheiten pro Woche
.23 Mehr als 3 bis 4 Therapieeinheiten pro Woche
.24 Mehr als 4 bis 5 Therapieeinheiten pro Woche
.25 Mehr als 5 bis 6 Therapieeinheiten pro Woche
.26 Mehr als 6 bis 7 Therapieeinheiten pro Woche
.27 Mehr als 7 bis 8 Therapieeinheiten pro Woche
.28 Mehr als 8 bis 9 Therapieeinheiten pro Woche
.29 Mehr als 9 bis 10 Therapieeinheiten pro Woche
.2a Mehr als 10 bis 11 Therapieeinheiten pro Woche
.2b Mehr als 11 bis 12 Therapieeinheiten pro Woche
.2c Mehr als 12 bis 13 Therapieeinheiten pro Woche
.2d Mehr als 13 bis 14 Therapieeinheiten pro Woche
.2e Mehr als 14 bis 15 Therapieeinheiten pro Woche
.2f Mehr als 15 bis 16 Therapieeinheiten pro Woche
.2g Mehr als 16 Therapieeinheiten pro Woche

9-696.3 Einzeltherapie durch Psychologen

.30 1 Therapieeinheit pro Woche
.31 2 Therapieeinheiten pro Woche
.32 3 Therapieeinheiten pro Woche
.33 4 Therapieeinheiten pro Woche
.34 5 Therapieeinheiten pro Woche
.35 6 Therapieeinheiten pro Woche
.36 7 Therapieeinheiten pro Woche
.37 8 Therapieeinheiten pro Woche
.38 9 Therapieeinheiten pro Woche
.39 10 Therapieeinheiten pro Woche
.3a 11 Therapieeinheiten pro Woche
.3b 12 Therapieeinheiten pro Woche
.3c 13 Therapieeinheiten pro Woche
.3d 14 Therapieeinheiten pro Woche
.3e 15 Therapieeinheiten pro Woche
.3f 16 Therapieeinheiten pro Woche
.3g Mehr als 16 Therapieeinheiten pro Woche

9-696.4 Gruppentherapie durch Psychologen
.40 Mehr als 0,06 bis 1 Therapieeinheit pro Woche
.41 Mehr als 1 bis 2 Therapieeinheiten pro Woche
.42 Mehr als 2 bis 3 Therapieeinheiten pro Woche
.43 Mehr als 3 bis 4 Therapieeinheiten pro Woche
.44 Mehr als 4 bis 5 Therapieeinheiten pro Woche
.45 Mehr als 5 bis 6 Therapieeinheiten pro Woche
.46 Mehr als 6 bis 7 Therapieeinheiten pro Woche
.47 Mehr als 7 bis 8 Therapieeinheiten pro Woche
.48 Mehr als 8 bis 9 Therapieeinheiten pro Woche
.49 Mehr als 9 bis 10 Therapieeinheiten pro Woche
.4a Mehr als 10 bis 11 Therapieeinheiten pro Woche
.4b Mehr als 11 bis 12 Therapieeinheiten pro Woche
.4c Mehr als 12 bis 13 Therapieeinheiten pro Woche
.4d Mehr als 13 bis 14 Therapieeinheiten pro Woche
.4e Mehr als 14 bis 15 Therapieeinheiten pro Woche
.4f Mehr als 15 bis 16 Therapieeinheiten pro Woche
.4g Mehr als 16 Therapieeinheiten pro Woche

9-696.5 Einzeltherapie durch Spezialtherapeuten
.50 1 Therapieeinheit pro Woche
.51 2 Therapieeinheiten pro Woche
.52 3 Therapieeinheiten pro Woche
.53 4 Therapieeinheiten pro Woche
.54 5 Therapieeinheiten pro Woche
.55 6 Therapieeinheiten pro Woche
.56 7 Therapieeinheiten pro Woche
.57 8 Therapieeinheiten pro Woche
.58 9 Therapieeinheiten pro Woche
.59 10 Therapieeinheiten pro Woche
.5a 11 Therapieeinheiten pro Woche
.5b 12 Therapieeinheiten pro Woche
.5c 13 Therapieeinheiten pro Woche
.5d 14 Therapieeinheiten pro Woche
.5e 15 Therapieeinheiten pro Woche
.5f 16 Therapieeinheiten pro Woche
.5g 17 Therapieeinheiten pro Woche
.5h 18 Therapieeinheiten pro Woche
.5j 19 Therapieeinheiten pro Woche
.5k 20 Therapieeinheiten pro Woche
.5m 21 Therapieeinheiten pro Woche
.5n 22 Therapieeinheiten pro Woche
.5p 23 Therapieeinheiten pro Woche
.5q 24 Therapieeinheiten pro Woche
.5r 25 Therapieeinheiten pro Woche
.5s 26 Therapieeinheiten pro Woche
.5t 27 Therapieeinheiten pro Woche
.5u 28 Therapieeinheiten pro Woche
.5v 29 Therapieeinheiten pro Woche
.5w Mehr als 29 Therapieeinheiten pro Woche

Andere Behandlung bei psychischen und psychosomatischen Störungen und Verhaltensstörungen bei Erwachsenen (9-70...9-70)

Hinw.: Ein Kode aus diesem Bereich ist nur für Leistungen anzugeben, die in Einrichtungen im Geltungsbereich des § 17d KHG erbracht wurden
Die gleichzeitige somatische Diagnostik und Behandlung sind gesondert zu kodieren

9-70 Spezifische Behandlung bei psychischen und psychosomatischen Störungen und Verhaltensstörungen bei Erwachsenen

9-701 Stationsäquivalente psychiatrische Behandlung bei Erwachsenen

Exkl.: Regelbehandlung bei psychischen und psychosomatischen Störungen und Verhaltensstörungen bei Erwachsenen (9-607)
Intensivbehandlung bei psychischen und psychosomatischen Störungen und Verhaltensstörungen bei Erwachsenen (9-61)
Psychotherapeutische Komplexbehandlung bei psychischen und psychosomatischen Störungen und Verhaltensstörungen bei Erwachsenen (9-626)
Psychosomatisch-psychotherapeutische Komplexbehandlung bei psychischen und psychosomatischen Störungen und Verhaltensstörungen bei Erwachsenen (9-634)
Erhöhter Betreuungsaufwand bei psychischen und psychosomatischen Störungen und Verhaltensstörungen bei Erwachsenen (9-640 ff.)
Integrierte klinisch-psychosomatisch-psychotherapeutische Komplexbehandlung bei psychischen und psychosomatischen Störungen und Verhaltensstörungen bei Erwachsenen (9-642)
Psychiatrisch-psychotherapeutische Behandlung im besonderen Setting (Mutter/Vater-Kind-Setting) (9-643 ff.)
Erbringung von Behandlungsmaßnahmen im stationsersetzenden Umfeld und als halbtägige tagesklinische Behandlung bei Erwachsenen (9-644 ff.)
Spezifische qualifizierte Entzugsbehandlung Abhängigkeitskranker bei Erwachsenen (9-647 ff.)

Hinw.: Eine kriseninterventionelle Behandlung (9-641 ff.), der indizierte komplexe Entlassungsaufwand (9-645 ff.) und der Einsatz von Gebärdensprachdolmetschern (9-510 ff.) sind gesondert zu kodieren
Voraussetzung für die stationsäquivalente Behandlung ist das Vorliegen einer psychischen Erkrankung und einer Indikation für eine stationäre Behandlung. Die stationsäquivalente Behandlung umfasst eine psychiatrische Behandlung im häuslichen Umfeld des Patienten Sie stellt bei Bedarf neben der aufsuchenden Behandlung auch die Nutzung weiterer Ressourcen der psychiatrischen Abteilung oder des psychiatrischen Krankenhauses für ergänzende Diagnostik und Therapie sicher
Diese Kodes sind für jeden Tag mit stationsäquivalenter Behandlung berufsgruppenspezifisch anzugeben. Therapiezeiten eines Tages einer Berufsgruppe sind zu addieren. Fahrzeiten werden nicht angerechnet
Bei Gruppentherapien ist die Gruppengröße auf maximal 18 Patienten begrenzt. Bei einer Gruppenpsychotherapie mit 13 bis 18 Patienten sind mindestens 2 Mitarbeiter, von denen mindestens einer ein Arzt oder ein Psychologe ist, erforderlich. Pro Gruppentherapie dürfen Therapiezeiten für maximal 2 Therapeuten angerechnet werden. Die Dauer der Gruppentherapie ist mit der Anzahl der Therapeuten zu multiplizieren und dann durch die Anzahl der teilnehmenden Patienten zu teilen. Diese Zeit wird jedem teilnehmenden Patienten angerechnet
Die Kodes sind ebenfalls für Leistungen anzugeben, die von an der ambulanten psychiatrischen Behandlung teilnehmenden Leistungserbringern oder anderen zur Erbringung der stationsäquivalenten Behandlung berechtigten Krankenhäusern (§ 115d Abs. 1 Satz 3 SGB V) erbracht werden
Mindestmerkmale:
- Therapiezielorientierte Behandlung durch ein mobiles multiprofessionelles Team unter Leitung eines Facharztes (Facharzt für Psychiatrie und Psychotherapie, Facharzt für Psychiatrie, Facharzt für Nervenheilkunde oder Facharzt für Psychosomatische Medizin und Psychotherapie)

- Team bestehend aus ärztlichem Dienst, pflegerischem Dienst und mindestens einem Vertreter einer weiteren Berufsgruppe (z.B. Psychologen (Psychologischer Psychotherapeut, Diplom-Psychologe oder Master of Science in Psychologie) oder Spezialtherapeuten (z.B. Ergotherapeut, Physiotherapeut, Sozialarbeiter, Sozialpädagoge, Logopäde, Kreativtherapeut)). Genesungsbegleiter können hinzugezogen werden
- Vorhandensein von Vertretern der folgenden Berufsgruppen in der Einrichtung:
  - Ärzte (Facharzt für Psychiatrie und Psychotherapie, Facharzt für Psychiatrie, Facharzt für Nervenheilkunde oder Facharzt für Psychosomatische Medizin und Psychotherapie)
  - Psychologen (Psychologischer Psychotherapeut, Diplom-Psychologe oder Master of Science in Psychologie)
  - Spezialtherapeuten (z.B. Ergotherapeuten, Physiotherapeuten, Sozialarbeiter, Logopäden, Kreativtherapeuten)
  - Pflegefachpersonen (z.B. Gesundheits- und Krankenpfleger, Gesundheits- und Kinderkrankenpfleger, Altenpfleger, Heilerziehungspfleger)
- Durchführung einer wöchentlichen ärztlichen Visite (bei stationsäquivalenter Behandlung an mehr als 6 Tagen in Folge) im direkten Patientenkontakt, in der Regel im häuslichen Umfeld. Der Facharztstandard ist zu gewährleisten
- Durchführung einer wöchentlichen multiprofessionellen Fallbesprechung zur Beratung des weiteren Behandlungsverlaufs (bei stationsäquivalenter Behandlung an mehr als 6 Tagen in Folge), in die mindestens 3 der an der Behandlung beteiligten Berufsgruppen ggf. unter Einbeziehung kooperierender Leistungserbringer nach § 115d Abs. 1 Satz 3 SGB V einbezogen werden. Die Fallbesprechung kann unter Zuhilfenahme von Telekommunikation geschehen
- Behandlung auf der Grundlage eines individuellen Therapieplans, orientiert an den Möglichkeiten und dem Bedarf des Patienten
- Es erfolgt mindestens ein direkter Patientenkontakt durch mindestens ein Mitglied des multiprofessionellen Teams pro Tag. Kommt ein direkter Kontakt nicht zustande aus Gründen, die der Patient zu verantworten hat, zählt der unternommene Kontaktversuch dennoch als direkter Patientenkontakt
- Die Erreichbarkeit mindestens eines Mitglieds des Behandlungsteams ist werktags im Rahmen des üblichen Tagesdienstes sicherzustellen (Rufbereitschaft). Darüber hinaus ist eine jederzeitige, 24 Stunden an sieben Tagen in der Woche, ärztliche Eingriffsmöglichkeit durch das Krankenhaus zu gewährleisten. Bei kurzfristiger Zustandsverschlechterung muss umgehend mit einer vollstationären Aufnahme reagiert werden können
- Als angewandte Verfahren der ärztlichen und psychologischen Berufsgruppen gelten folgende Verfahren oder im Aufwand vergleichbare Verfahren:
  - Supportive Einzelgespräche
  - Einzelpsychotherapie
  - Psychoedukation
  - Internetbasierte Interventionen
  - Angehörigengespräche (z.B. Psychoedukation, Gespräche mit Betreuern)
  - Gespräche mit Richtern oder Behördenvertretern
  - Somato-psychosomatisches ärztliches Gespräch
  - Aufklärung, Complianceförderung und Monitoring im Rahmen der ärztlich indizierten Psychopharmakotherapie, Einnahmetraining
  - Leistungen im und unter Einbeziehung des sozialen Netzwerkes/Umfeldes des Patienten (z.B. Familie, Arbeitgeber, Betreuer, komplementäre Dienste)
  - Gruppenpsychotherapie
- Als angewandte Verfahren der Spezialtherapeuten und Pflegefachpersonen gelten folgende Verfahren oder im Aufwand vergleichbare Verfahren:
  - Beratung, Adhärenz-Förderung und Monitoring im Rahmen der ärztlich indizierten Psychopharmakotherapie, Einnahmetraining
  - Psychoedukation
  - Bezugstherapeutengespräche, supportive Einzelgespräche
  - Behandlung und spezielle Interventionen durch Pflegefachpersonen (z.B. alltagsbezogenes Training, Aktivierungsbehandlung)
  - Ergotherapeutische Behandlungsverfahren
  - Spezielle psychosoziale Interventionen (z.B. Selbstsicherheitstraining, soziales Kompetenztraining)
  - Kreativtherapien (z.B. Tanztherapie, Kunsttherapie, Musiktherapie)
  - Internetbasierte Interventionen
  - Gespräche mit Behördenvertretern
  - Angehörigengespräche, Gespräche mit Betreuern
  - Physio- oder Bewegungstherapie (z.B. Sporttherapie)

- Sensorisch fokussierte Therapien (z.B. Genussgruppe, Snoezelen)
- Entspannungsverfahren (z.B. progressive Muskelrelaxation nach Jacobson, autogenes Training oder psychophysiologische Techniken wie Biofeedback)
- Logopädie (z.B. bei Schluckstörungen)
- Übende Verfahren und Hilfekoordination zur Reintegration in den individuellen psychosozialen Lebensraum
- Gestaltungs-, Körper- und Bewegungstherapie
- Somatopsychisch-psychosomatische Kompetenztrainings (Diätberatung, Sozialberatung, Sport)

9-701.0 Therapiezeiten am Patienten durch Ärzte

.00 Bis 30 Minuten pro Tag
.01 Mehr als 30 bis 60 Minuten pro Tag
.02 Mehr als 60 bis 90 Minuten pro Tag
.03 Mehr als 90 bis 120 Minuten pro Tag
.04 Mehr als 120 bis 180 Minuten pro Tag
.05 Mehr als 180 bis 240 Minuten pro Tag
.06 Mehr als 240 Minuten pro Tag

9-701.1 Therapiezeiten am Patienten durch Psychologen

.10 Bis 30 Minuten pro Tag
.11 Mehr als 30 bis 60 Minuten pro Tag
.12 Mehr als 60 bis 90 Minuten pro Tag
.13 Mehr als 90 bis 120 Minuten pro Tag
.14 Mehr als 120 bis 180 Minuten pro Tag
.15 Mehr als 180 bis 240 Minuten pro Tag
.16 Mehr als 240 Minuten pro Tag

9-701.2 Therapiezeiten am Patienten durch Spezialtherapeuten

.20 Bis 30 Minuten pro Tag
.21 Mehr als 30 bis 60 Minuten pro Tag
.22 Mehr als 60 bis 90 Minuten pro Tag
.23 Mehr als 90 bis 120 Minuten pro Tag
.24 Mehr als 120 bis 180 Minuten pro Tag
.25 Mehr als 180 bis 240 Minuten pro Tag
.26 Mehr als 240 Minuten pro Tag

9-701.3 Therapiezeiten am Patienten durch Pflegefachpersonen

.30 Bis 30 Minuten pro Tag
.31 Mehr als 30 bis 60 Minuten pro Tag
.32 Mehr als 60 bis 90 Minuten pro Tag
.33 Mehr als 90 bis 120 Minuten pro Tag
.34 Mehr als 120 bis 180 Minuten pro Tag
.35 Mehr als 180 bis 240 Minuten pro Tag
.36 Mehr als 240 Minuten pro Tag

Andere Behandlung bei psychischen und psychosomatischen Störungen und Verhaltensstörungen bei Kindern und Jugendlichen (9-80...9-80)

Hinw.: Ein Kode aus diesem Bereich ist nur für Leistungen anzugeben, die in Einrichtungen im Geltungsbereich des § 17d KHG erbracht wurden
Die gleichzeitige somatische Diagnostik und Behandlung sind gesondert zu kodieren

9-80 Spezifische Behandlung bei psychischen und psychosomatischen Störungen und Verhaltensstörungen bei Kindern und Jugendlichen

9-801 Stationsäquivalente psychiatrische Behandlung bei Kindern und Jugendlichen

Exkl.: Regelbehandlung bei psychischen und psychosomatischen Störungen und Verhaltensstörungen bei Kindern und Jugendlichen (9-656)
Psychiatrisch-psychosomatische Intensivbehandlung bei psychischen und psychosomatischen Störungen und Verhaltensstörungen bei Kindern und Jugendlichen (9-672)
Psychiatrisch-psychosomatische Behandlung im besonderen Setting (Eltern-Kind-Setting) bei psychischen und psychosomatischen Störungen und Verhaltensstörungen bei Kindern und Jugendlichen (9-686)
Erbringung von Behandlungsmaßnahmen im stationsersetzenden Umfeld und als halbtägige tagesklinische Behandlung bei Kindern und Jugendlichen (9-691 ff.)
Erhöhter Betreuungsaufwand bei psychischen und psychosomatischen Störungen und Verhaltensstörungen bei Kindern und Jugendlichen (9-693 ff.)
Spezifische Behandlung im besonderen Setting bei substanzbedingten Störungen bei Kindern und Jugendlichen (9-694 ff.)

Hinw.: Der Einsatz von Gebärdensprachdolmetschern (9-510 ff.) ist gesondert zu kodieren
Diese Kodes sind für die Behandlung von Patienten anzuwenden, die zu Beginn der stationsäquivalenten Behandlung das 18. Lebensjahr noch nicht vollendet haben (bei deutlichen Entwicklungsdefiziten auch für Heranwachsende bis zum vollendeten 21. Lebensjahr)
Voraussetzung für die stationsäquivalente Behandlung ist das Vorliegen einer psychischen Erkrankung und einer Indikation für eine stationäre Behandlung. Die stationsäquivalente Behandlung umfasst eine kinder- und jugendpsychiatrische Behandlung im häuslichen Umfeld des Patienten
Sie stellt bei Bedarf neben der aufsuchenden Behandlung auch die Nutzung weiterer Ressourcen der kinder- und jugendpsychiatrischen Abteilung oder des kinder- und jugendpsychiatrischen Krankenhauses (je nach Bundesland und Träger im Bedarfsfall auch der Schule für Kranke) für ergänzende Diagnostik und Therapie sicher
Diese Kodes sind für jeden Tag mit stationsäquivalenter Behandlung berufsgruppenspezifisch anzugeben. Therapiezeiten eines Tages einer Berufsgruppe sind zu addieren. Fahrzeiten werden nicht angerechnet
Bei Eltern-Gruppentherapien oder Eltern-Kind-Gruppentherapien ist die Gruppengröße auf maximal 8 Familien oder 15 Teilnehmer begrenzt. Gruppen mit 4 bis 10 Teilnehmern werden in aller Regel nach dem 2-Therapeuten-Prinzip geführt. Gruppen mit 11 bis 15 Teilnehmern müssen nach dem 2-Therapeuten-Prinzip geführt werden. Pro Gruppentherapie dürfen Therapiezeiten für maximal 2 Therapeuten angerechnet werden. Die Dauer der Gruppentherapie ist mit der Anzahl der Therapeuten zu multiplizieren und dann durch die Anzahl der teilnehmenden Patienten zu teilen. Diese Zeit wird jedem teilnehmenden Patienten angerechnet
Die Kodes sind ebenfalls für Leistungen anzugeben, die von an der ambulanten psychiatrischen Behandlung teilnehmenden Leistungserbringern oder anderen zur Erbringung der stationsäquivalenten Behandlung berechtigten Krankenhäusern (§ 115d Abs. 1 Satz 3 SGB V) erbracht werden

Mindestmerkmale:
- Therapiezielorientierte Behandlung durch ein mobiles multiprofessionelles Team unter Leitung eines Facharztes (Facharzt für Kinder- und Jugendpsychiatrie und -psychotherapie)

- Team bestehend aus ärztlichem Dienst, pädagogisch-pflegerischem Dienst (z.B. (Kinder-)Gesundheits- und Krankenpflegepersonal, Erzieher, Heilerziehungspfleger, Jugend- und Heimerzieher) und mindestens einem Vertreter einer weiteren Berufsgruppe (z.B. Psychologen (Kinder- und Jugendlichenpsychotherapeut, Psychologischer Psychotherapeut, Diplom-Psychologe oder Master of Science in Psychologie) oder Spezialtherapeuten (z.B. Ergotherapeut, Physiotherapeut, Sozialarbeiter, Sozialpädagoge, Heilpädagoge, Bewegungs-, Erlebnis-, Kreativtherapeut, Logopäde))
- Vorhandensein von Vertretern der folgenden Berufsgruppen in der Einrichtung:
  - Ärzte (Facharzt für Kinder- und Jugendpsychiatrie und -psychotherapie)
  - Psychologen (Kinder- und Jugendlichenpsychotherapeut, Psychologischer Psychotherapeut, Diplom-Psychologe oder Master of Science in Psychologie)
  - Spezialtherapeuten (z.B. Ergotherapeuten, Sozialarbeiter, Heilpädagogen, Bewegungs-, Erlebnis-, Kreativtherapeuten, Logopäden)
  - Pädagogisch-pflegerische Fachpersonen (z.B. (Kinder-)Gesundheits- und Krankenpflegepersonal, Erzieher, Heilerziehungspfleger, Jugend- und Heimerzieher)
- Durchführung einer wöchentlichen ärztlichen Visite (bei stationsäquivalenter Behandlung an mehr als 6 Tagen in Folge) im direkten Patientenkontakt, in der Regel im häuslichen Umfeld. Der Facharztstandard ist zu gewährleisten
- Durchführung einer wöchentlichen multiprofessionellen Fallbesprechung zur Beratung des weiteren Behandlungsverlaufs (bei stationsäquivalenter Behandlung an mehr als 6 Tagen in Folge), in die mindestens 3 der an der Behandlung beteiligten Berufsgruppen ggf. unter Einbeziehung kooperierender Leistungserbringer nach § 115d Abs. 1 Satz 3 SGB V einbezogen werden. Die Fallbesprechung kann unter Zuhilfenahme von Telekommunikation geschehen
- Behandlung auf der Grundlage eines individuellen Therapieplans, orientiert an den Möglichkeiten und dem Bedarf des Patienten
- Es erfolgt mindestens ein direkter Patientenkontakt durch mindestens ein Mitglied des multiprofessionellen Teams pro Tag. Kommt ein direkter Kontakt nicht zustande aus Gründen, die der Patient zu verantworten hat, zählt der unternommene Kontaktversuch dennoch als direkter Patientenkontakt
- Die Erreichbarkeit mindestens eines Mitglieds des Behandlungsteams ist werktags im Rahmen des üblichen Tagesdienstes sicherzustellen (Rufbereitschaft). Darüber hinaus ist eine jederzeitige, 24 Stunden an sieben Tagen in der Woche, ärztliche Eingriffsmöglichkeit durch das Krankenhaus zu gewährleisten. Bei kurzfristiger Zustandsverschlechterung muss umgehend mit einer vollstationären Aufnahme reagiert werden können
- Als angewandte Verfahren der ärztlichen und psychologischen Berufsgruppen gelten folgende Verfahren oder im Aufwand vergleichbare Verfahren:
  - Ärztliches oder psychologisches Einzelgespräch/einzeltherapeutische Intervention
  - Einzelpsychotherapie mit kind- und jugendgerechten Verfahren
  - Entspannungsverfahren
  - Ärztliche oder psychologische therapeutische Familienkontakte, Elterngespräche, Familiengespräche und Familientherapie und/oder Gespräche/Kontakte mit Bezugspersonen aus dem Herkunftsmilieu (z.B. Jugendhilfe, Pflegefamilie)
  - Somato-psychosomatisches ärztliches Gespräch
  - Aufklärung (Kind/Jugendlicher und Bezugspersonen), Complianceförderung und Monitoring im Rahmen der ärztlich indizierten Psychopharmakotherapie
  - (Störungsspezifische) Psychoedukation
  - Helferkonferenzen (z.B. Jugendhilfe)
  - Anleitung von Bezugspersonen im Umgang mit dem Patienten, z.B. Begleitung von Deeskalationen
  - Gruppenpsychotherapie
- Als angewandte Verfahren der Spezialtherapeuten und pädagogisch-pflegerischen Fachpersonen gelten folgende Verfahren oder im Aufwand vergleichbare Verfahren:
  - Behandlungseinheiten durch die kinder- und jugendpsychiatrische Pflege/Bezugspflege des Pflege- und Erziehungsdienstes (z.B. alltagsbezogenes Training, Anleitung und Förderung der Selbständigkeit, Stuhltraining, Esstraining, Verstärkerplan, Feedbackrunden)
  - Anleitung bei sozialer Interaktion
  - Gelenkte Freizeitaktivitäten, Medienpädagogik, Erlebnispädagogik/-therapie mit therapeutischem Auftrag gemäß Gesamtbehandlungsplan
  - Heilpädagogische oder ergotherapeutische Förder- und Behandlungsverfahren (auch als Eltern-Kind-Interaktionsförderung)
  - Kreativtherapien (z.B. Tanztherapie, Kunsttherapie, Musiktherapie)
  - Bewegungstherapie, Mototherapie, Logopädie

- Übende Verfahren und prospektive Hilfekoordination hinsichtlich der geplanten Reintegration in Schule und soziales Umfeld
- Gespräche mit Behördenvertretern
- Ergotherapeutische Behandlungsverfahren, Krankengymnastik, Entspannungsverfahren
- Unterstützung (der Eltern) bei alltäglichen Verrichtungen und Förderung der selbständigen Konfliktklärung mit dem Kind, ggf. mit Video-Feedback, ggf. mit spezifischen Deeskalationstechniken
- Einübung spezialisierter Therapiemodule gemeinsam mit den Eltern
- Spezielle psychosoziale Techniken (z.B. Sozialkompetenztraining, Anleitung zu gemeinsamen Aktivitäten mit Familienmitgliedern wie Spiel, Sport, Freizeit)
- Angehörigengespräche und gezielte Anleitung von Bezugspersonen aus dem Herkunftsmilieu, dem familiären oder sozialen Raum
- Interventionen hinsichtlich der geplanten Überleitung in andere Behandlungssettings oder rehabilitative Anschlussmaßnahmen (z.B. Jugendhilfe)

9-801.0 Therapiezeiten am Patienten durch Ärzte

.00 Bis 30 Minuten pro Tag
.01 Mehr als 30 bis 60 Minuten pro Tag
.02 Mehr als 60 bis 90 Minuten pro Tag
.03 Mehr als 90 bis 120 Minuten pro Tag
.04 Mehr als 120 bis 180 Minuten pro Tag
.05 Mehr als 180 bis 240 Minuten pro Tag
.06 Mehr als 240 Minuten pro Tag

9-801.1 Therapiezeiten am Patienten durch Psychologen

.10 Bis 30 Minuten pro Tag
.11 Mehr als 30 bis 60 Minuten pro Tag
.12 Mehr als 60 bis 90 Minuten pro Tag
.13 Mehr als 90 bis 120 Minuten pro Tag
.14 Mehr als 120 bis 180 Minuten pro Tag
.15 Mehr als 180 bis 240 Minuten pro Tag
.16 Mehr als 240 Minuten pro Tag

9-801.2 Therapiezeiten am Patienten durch Spezialtherapeuten

.20 Bis 30 Minuten pro Tag
.21 Mehr als 30 bis 60 Minuten pro Tag
.22 Mehr als 60 bis 90 Minuten pro Tag
.23 Mehr als 90 bis 120 Minuten pro Tag
.24 Mehr als 120 bis 180 Minuten pro Tag
.25 Mehr als 180 bis 240 Minuten pro Tag
.26 Mehr als 240 Minuten pro Tag

9-801.3 Therapiezeiten am Patienten durch pädagogisch-pflegerische Fachpersonen

.30 Bis 30 Minuten pro Tag
.31 Mehr als 30 bis 60 Minuten pro Tag
.32 Mehr als 60 bis 90 Minuten pro Tag
.33 Mehr als 90 bis 120 Minuten pro Tag
.34 Mehr als 120 bis 180 Minuten pro Tag
.35 Mehr als 180 bis 240 Minuten pro Tag
.36 Mehr als 240 Minuten pro Tag

Andere ergänzende Maßnahmen und Informationen (9-98...9-99)

9-98 Behandlung in Einrichtungen, die im Anwendungsbereich der Psychiatrie-Personalverordnung liegen, und Pflegebedürftigkeit

Hinw.: Die Definitionen der Behandlungsbereiche richten sich nach der Psychiatrie-Personalverordnung

9-980 Behandlung von Erwachsenen in Einrichtungen, die im Anwendungsbereich der Psychiatrie-Personalverordnung liegen, Allgemeine Psychiatrie

Hinw.: Ein Kode aus diesem Bereich ist zu Beginn der Behandlung und bei jedem Wechsel des Behandlungsbereichs sowie bei einem Wechsel zwischen Allgemeiner Psychiatrie, Abhängigkeitskranke, Gerontopsychiatrie und Kinder- und Jugendpsychiatrie anzugeben

9-980.0 Behandlungsbereich A1 (Regelbehandlung)

9-980.1 Behandlungsbereich A2 (Intensivbehandlung)

9-980.2 Behandlungsbereich A3 (Rehabilitative Behandlung)

9-980.3 Behandlungsbereich A4 (Langdauernde Behandlung Schwer- und/oder Mehrfachkranker)

9-980.4 Behandlungsbereich A5 (Psychotherapie)

9-980.5 Behandlungsbereich A6 (Tagesklinische Behandlung)

9-981 Behandlung von Erwachsenen in Einrichtungen, die im Anwendungsbereich der Psychiatrie-Personalverordnung liegen, Abhängigkeitskranke

Hinw.: Ein Kode aus diesem Bereich ist zu Beginn der Behandlung und bei jedem Wechsel des Behandlungsbereichs sowie bei einem Wechsel zwischen Allgemeiner Psychiatrie, Abhängigkeitskranke, Gerontopsychiatrie und Kinder- und Jugendpsychiatrie anzugeben

9-981.0 Behandlungsbereich S1 (Regelbehandlung)

9-981.1 Behandlungsbereich S2 (Intensivbehandlung)

9-981.2 Behandlungsbereich S3 (Rehabilitative Behandlung)
Inkl.: Sogenannte Entwöhnung

9-981.3 Behandlungsbereich S4 (Langdauernde Behandlung Schwer- und/oder Mehrfachkranker)

9-981.4 Behandlungsbereich S5 (Psychotherapie)

9-981.5 Behandlungsbereich S6 (Tagesklinische Behandlung)

9-982 Behandlung von Erwachsenen in Einrichtungen, die im Anwendungsbereich der Psychiatrie-Personalverordnung liegen, Gerontopsychiatrie

Hinw.: Ein Kode aus diesem Bereich ist zu Beginn der Behandlung und bei jedem Wechsel des Behandlungsbereichs sowie bei einem Wechsel zwischen Allgemeiner Psychiatrie, Abhängigkeitskranke, Gerontopsychiatrie und Kinder- und Jugendpsychiatrie anzugeben

9-982.0 Behandlungsbereich G1 (Regelbehandlung)

9-982.1 Behandlungsbereich G2 (Intensivbehandlung)

9-982.2 Behandlungsbereich G3 (Rehabilitative Behandlung)

9-982.3 Behandlungsbereich G4 (Langdauernde Behandlung Schwer- und/oder Mehrfachkranker)

9-982.4 Behandlungsbereich G5 (Psychotherapie)

9-982.5 Behandlungsbereich G6 (Tagesklinische Behandlung)

9-983 Behandlung von Kindern und Jugendlichen in Einrichtungen, die im Anwendungsbereich der Psychiatrie-Personalverordnung liegen, Kinder- und Jugendpsychiatrie

Hinw.: Ein Kode aus diesem Bereich ist zu Beginn der Behandlung und bei jedem Wechsel des Behandlungsbereichs sowie bei einem Wechsel zwischen Allgemeiner Psychiatrie, Abhängigkeitskranke, Gerontopsychiatrie und Kinder- und Jugendpsychiatrie anzugeben

9-983.0 Behandlungsbereich KJ1 (Kinderpsychiatrische Regel- und/oder Intensivbehandlung)
Hinw.: Dieser Kode ist nur für Patienten bis zur Vollendung des 14. Lebensjahres anzugeben

9-983.1 Behandlungsbereich KJ2 (Jugendpsychiatrische Regelbehandlung)

9-983.2 Behandlungsbereich KJ3 (Jugendpsychiatrische Intensivbehandlung)

9-983.3 Behandlungsbereich KJ4 (Rehabilitative Behandlung)

9-983.4 Behandlungsbereich KJ5 (Langdauernde Behandlung Schwer- und/oder Mehrfachkranker)

9-983.5 Behandlungsbereich KJ6 (Eltern-Kind-Behandlung)

9-983.6 Behandlungsbereich KJ7 (Tagesklinische Behandlung)

9-984 Pflegebedürftigkeit

Hinw.: Diese Kodes sind für Patienten anzugeben, die im Sinne des § 14 SGB XI pflegebedürftig und gemäß § 15 SGB XI einem Pflegegrad zugeordnet sind. Wechselt während des stationären Aufenthaltes der Pflegegrad, ist der Kode für die höhere Pflegebedürftigkeit anzugeben. Liegt noch keine Einstufung in einen Pflegegrad vor, ist diese aber bereits beantragt, ist der Kode 9-984.b anzugeben. Wurde eine Höherstufung bei vorliegendem Pflegegrad beantragt, ist neben dem zutreffenden Kode aus 9-984.6 bis 9-984.9 zusätzlich der Kode 9-984.b anzugeben

9-984.6 Pflegebedürftig nach Pflegegrad 1

9-984.7 Pflegebedürftig nach Pflegegrad 2

9-984.8 Pflegebedürftig nach Pflegegrad 3

9-984.9 Pflegebedürftig nach Pflegegrad 4

9-984.a Pflegebedürftig nach Pflegegrad 5

9-984.b Erfolgter Antrag auf Einstufung in einen Pflegegrad

9-99 Obduktion

9-990 Klinische Obduktion bzw. Obduktion zur Qualitätssicherung

Hinw.: Mit diesem Kode sind nur Obduktionen zu dokumentieren, die nicht von einem Gericht, einem Gesundheitsamt oder einer Versicherung angefordert wurden

Anhang

Berechnung der Aufwandspunkte für die Intensivmedizinische Komplexbehandlung bei Erwachsenen

Die Anzahl der Aufwandspunkte für die Intensivmedizinische Komplexbehandlung errechnet sich aus der Summe der täglichen SAPS II (ohne Glasgow-Coma-Scale) über die Verweildauer auf der Intensivstation (total SAPS II) und der Summe von 10 täglich ermittelten aufwendigen Leistungen aus dem TISS-Katalog über die Verweildauer auf der Intensivstation.

Der tägliche SAPS II (Simplified Acute Physiology Score) errechnet sich nach folgenden Tabellen. Erfasst werden die jeweils schlechtesten Werte innerhalb der vergangenen 24 Stunden.

	Punkte												
Variablen	**0**	**1**	**2**	**3**	**4**	**5**	**6**	**7**	**9**	**10**	**11**	**12**	**13**
Herzfrequenz [1/min]	70-119		40-69		120-159			≥160			<40		
Systolischer Blutdruck [mmHg]	100-199		≥200			70-99							<70
Körpertemperatur [°C]	<39			≥39									
PaO_2/FiO_2* [mmHg]							≥200		100-<200		<100		
Ausfuhr Urin [l/d]	≥1,0				0,5-<1,0						<0,5		
Harnstoff im Serum [g/l]	<0,6						0,6-<1,8			≥1,8			
Leukozyten [$10^3/mm^3$]	1,0-<20			≥20								<1,0	
Kalium im Serum [mmol/l]	3,0-<5,0			≥5,0 <3,0									
Natrium im Serum [mmol/l]	125-<145	≥145				<125							
Bicarbonat im Serum [mmol/l]	≥20			15-<20			<15						
Bilirubin im Serum [µmol/l]	<68,4				68,4-<102,6				≥102,6				

*Erhebung nur im Falle der maschinellen Beatmung

	Punkte					
Variablen	**0**	**6**	**8**	**9**	**10**	**17**
Chronische Leiden				Neoplasie mit Metastase	Hämatologische Neoplasie	AIDS*
Aufnahmestatus**	Geplant chirurgisch	Medizinisch	Nicht geplant chirurgisch			

*	Wertung bei positivem HIV-Test und entsprechenden klinischen Komplikationen
**	geplant chirurgisch: Operationstermin mindestens 24 Stunden vorher geplant
	nicht geplant chirurgisch: Operationstermin erst in den letzten 24 Stunden geplant
	medizinisch: mindestens eine Woche lang nicht operiert
Achtung! Bei den chronischen Leiden darf nur das mit der höchsten Punktzahl berechnet werden.	

	Punkte								
Variablen	**0**	**5**	**7**	**12**	**13**	**15**	**16**	**18**	**26**
Alter des Patienten	<40		40-59	60-69		70-74	75-79	≥80	

Aus dem TISS-28 werden lediglich die 10 aufwendigsten Merkmale täglich erfasst:

Leistung:	Punkte pro Tag:
Apparative Beatmung	5
Infusion multipler Katecholamine (>1)	4
Flüssigkeitsersatz in hohen Mengen (>5 l/24 Std.)	4
Peripherer arterieller Katheter	5
Linksvorhof-Katheter / Pulmonalis-Katheter	8
Hämofiltration / Dialyse	3
Intrakranielle Druckmessung	4
Behandlung einer metabolischen Azidose / Alkalose	4
Spezielle Interventionen auf der ITS (z.B. Tracheotomie, Kardioversion)	5
Aktionen außerhalb der Station (Diagnostik / Operation)	5

Berechnung der Aufwandspunkte für die Intensivmedizinische Komplexbehandlung im Kindesalter (8-98d)

Kriterien			**Punkte**
1. Alter			
mehr als 27 Tage, aber unter 1 Jahr (365 Tage)			15
1 Jahr bis unter 8 Jahre			7
8 Jahre bis unter 18* Jahre			0
2. Vorerkrankungen			
Low-Risk-Diagnose • Asthma bronchiale • Bronchiolitis • Croup • diabetische Ketoazidose ohne Koma als Aufnahmegrund			10
High-Risk-Diagnose • aplastische Phase nach KMT/SZT • Herzstillstand oder Reanimation vor Aufnahme auf die ICU • HIV-Infektion • Immundefekt • Kardiomyopathie • Leberversagen als Aufnahmegrund • Leukämie oder Lymphom nach Induktionstherapie • Myokarditis • spontane Hirnblutung • symptomatisches komplexes Herzvitium • symptomatische neurodegenerative Erkrankung			17
3. Aufnahmestatus			
geplant chirurgisch oder nach anderer Prozedur			0
medizinisch			6
nicht geplant chirurgisch			8
4. Systolischer Blutdruck [mmHg] (invasiv oder nicht invasiv gemessen)			
> 27 Tage bis < 1 Jahr	**1 Jahr bis < 8 Jahre**	**8 Jahre bis < 18* Jahre**	
≥ 65 bis < 130	≥ 75 bis < 140	≥ 90 bis < 150	0
≥ 55 bis < 65	≥ 65 bis < 75	≥ 65 bis < 90	2
≥ 130 bis < 160	≥ 140 bis < 180	≥ 150 bis < 200	2
≥ 40 bis < 55	≥ 50 bis < 65	≥ 50 bis < 65	6
≥ 160	≥ 180	≥ 200	6
0 bis < 40	0 bis < 50	0 bis < 50	13
5. Herzfrequenz [1/min]			
> 27 Tage bis < 1 Jahr	**1 Jahr bis < 8 Jahre**	**8 Jahre bis < 18* Jahre**	
≥ 90 bis < 160	≥ 70 bis < 150	≥ 55 bis < 140	0
≥ 160	≥ 150	≥ 140	4
< 90	< 70	< 55	6

Kriterien	**Punkte**
6. PaO_2/FiO_2 (nur, wenn beatmet - inkl. Masken-, Helm-, mono-/binasales CPAP - oder unter Head-Box; PaO_2 in mmHg, FiO_2 als Fraktion)	
≥ 300	0
≥ 200 bis < 300	2
≥ 100 bis < 200	8
< 100	13
7. $PaCO_2$ [mmHg]	
< 80	0
≥ 80	6
8. Leukozyten [$10^3/mm^3$]	
≥ 4 bis < 20	0
≥ 20	3
≥ 1 bis < 4	3
< 1	12
9. Thrombozyten [$10^3/mm^3$]	
≥ 100	0
≥ 50 bis 100	2
< 50	6
10. Standard Base Excess [SBE]	
≥ -3,0 bis ≤ +3,0	0
≥ -8,0 bis < -3,0	2
> +3,0 bis ≤ +8,0	2
≥ -13,0 bis < -8,0	6
> +8,0	6
< -13,0	10
11. Kreatinin [µmol/l]	
< 53	0
≥ 53 bis < 159 **(Alter ≥ 1 Jahr)**	4
≥ 53 bis < 159 **(Alter < 1 Jahr)**	6
≥ 159	10
12. Prothrombinzeit nach Quick	
≥ 60 %	0
≥ 40 bis < 60 %	2
< 40 %	6
13. Glutamat-Oxalacetat-Transaminase (GOT) [U/l]	
< 1.000	0
≥ 1.000	4

Kriterien	Punkte
14. Pupillenreaktion	
bds. reagierend oder Größe < 3 mm Durchmesser	0
nur 1 Seite reagierend und Größe ≥ 3 mm Durchmesser	3
bds. lichtstarr und Größe ≥ 3 mm Durchmesser	8
15. Glasgow Coma Scale	
≥ 8	0
≥ 4 bis < 8	6
< 4	13
16. Apparative Beatmung inklusive jeglicher Form von CPAP	5
17. Infusion von > 1 Katecholamin oder PDE-III-Hemmer oder Vasopressor (Dopamin, Dobutamin, Adrenalin, Noradrenalin, Milrinon, Amrinon, Enoximon, Vasopressin, Terlipressin ...)	4
18. Flüssigkeitsersatz > 3.000 ml/m²KOF/24h	4
19. Liegende Katheter Hierzu gehören z.B. arterieller Gefäßzugang, ZVK, Thorax-, Pricard-, Ascitesdrainage, Ureter-Splint, Katheter zur Messung des intraabdominalen Druckes. Hierzu gehören **nicht** transurethraler oder suprapubischer Blasenkatheter. Diese Punkte können nur einmal pro Tag angerechnet werden, auch wenn mehrere Katheter liegen!	4
20. Invasives Kreislaufmonitoring HZV-Messungen mittels PiCCO oder PA-Katheter oder FATD (femoral artery thermodilution)	5
21. Dialyse-Verfahren Hier sind alle Nierenersatzverfahren gemeint. Ein entsprechender OPS-Kode muss gesondert angegeben werden.	6
22. Intrakranielle Druckmessung (invasives Verfahren)	4
23. Therapie einer Alkalose oder Azidose	4
24. Spezielle Interventionen auf der Intensivstation z.B. Tracheotomie, Kardioversion Diese Punkte können nur einmal pro Tag angerechnet werden.	8
25. Aktionen außerhalb der Intensivstation, für die ein Transport erforderlich ist Diese Punkte können nur einmal pro Tag angerechnet werden.	5
Maximal erreichbare Punktzahl	**196**

* Kann in Ausnahmefällen auch für Erwachsene angewendet werden, wenn deren Behandlung in einer Abteilung oder Klinik für Kinder- und Jugendliche erforderlich ist, z.B. bei angeborenen Fehlbildungen, angeborenen Stoffwechselstörungen, pädiatrische hämatologisch-onkologischen Erkrankungen, EMAH-Patienten (Erwachsene mit angeborenen Herzfehlern), Patienten mit CF (Zystische Fibrose)

Therapieeinheiten Psych

Tabellen der anrechenbaren Therapieeinheiten pro Patient in Abhängigkeit von der Dauer der Therapie und von der Anzahl der Patienten, die an der Gruppentherapie teilgenommen haben.

Die anrechenbaren Therapieeinheiten werden wie folgt berechnet: Die Gesamtanzahl der in einer Gruppentherapiesitzung erbrachten Therapieeinheiten (abhängig von der Dauer und der Anzahl der Therapeuten) wird durch die Anzahl der teilnehmenden Patienten geteilt. Dieser Anteil wird jedem teilnehmenden Patienten angerechnet.

Zur besseren Übersichtlichkeit dieser Tabellen und zur einfacheren Benutzung für die Kodierung wurden die Werte kaufmännisch gerundet und auf zwei Nachkommastellen begrenzt. Bei software-technischer Bearbeitung müssen die kaufmännische Rundung und die Begrenzung auf zwei Nachkommastellen berücksichtigt werden.

Anrechenbare Therapieeinheiten pro Patient für Erwachsene				
Anzahl der Patienten pro Gruppe	**Therapiedauer (Mindestdauer in Minuten)**			
	25 Min.	**50 Min.**	**75 Min.**	**usw.**
Einzeltherapie	1,00 TE	2,00 TE	3,00 TE	
2	0,50 TE	1,00 TE	1,50 TE	
3	0,33 TE	0,67 TE	1,00 TE	
4	0,25 TE	0,50 TE	0,75 TE	
5	0,20 TE	0,40 TE	0,60 TE	
6	0,17 TE	0,33 TE	0,50 TE	
7	0,14 TE	0,29 TE	0,43 TE	
8	0,13 TE	0,25 TE	0,38 TE	
9	0,11 TE	0,22 TE	0,33 TE	
10	0,10 TE	0,20 TE	0,30 TE	
11	0,09 TE	0,18 TE	0,27 TE	
12	0,08 TE	0,17 TE	0,25 TE	
13	0,08 TE	0,15 TE	0,23 TE	
14	0,07 TE	0,14 TE	0,21 TE	
15	0,07 TE	0,13 TE	0,20 TE	
16	0,06 TE	0,13 TE	0,19 TE	
17	0,06 TE	0,12 TE	0,18 TE	
18	0,06 TE	0,11 TE	0,17 TE	

Anrechenbare Therapieeinheiten pro Patient für Kinder und Jugendliche				
Anzahl der Patienten pro Gruppe	**Therapiedauer (Mindestdauer in Minuten)**			
	15 Min.	**30 Min.**	**45 Min.**	**usw.**
Einzeltherapie	1,00 TE	2,00 TE	3,00 TE	
2	0,50 TE	1,00 TE	1,50 TE	
3	0,33 TE	0,67 TE	1,00 TE	
4	0,25 TE	0,50 TE	0,75 TE	
5	0,20 TE	0,40 TE	0,60 TE	
6	0,17 TE	0,33 TE	0,50 TE	
7	0,14 TE	0,29 TE	0,43 TE	
8	0,13 TE	0,25 TE	0,38 TE	
9	0,11 TE	0,22 TE	0,33 TE	
10	0,10 TE	0,20 TE	0,30 TE	
11	0,09 TE	0,18 TE	0,27 TE	
12	0,08 TE	0,17 TE	0,25 TE	
13	0,08 TE	0,15 TE	0,23 TE	
14	0,07 TE	0,14 TE	0,21 TE	
15	0,07 TE	0,13 TE	0,20 TE	

Pflegekomplexmaßnahmen-Scores für Erwachsene (PKMS-E), Kinder und Jugendliche (PKMS-J), Kleinkinder (PKMS-K) und Frühgeborene, Neugeborene und Säuglinge (PKMS-F) zum OPS 2020

Inhaltsverzeichnis

HINWEISE zur Nutzung

Der PKMS ist ein Instrument zur Abbildung der hochaufwendigen Pflege im Krankenhaus. Er dient als Grundlage zur Leistungsabrechnung hochaufwendiger Pflege innerhalb der Entgeltsysteme. Der PKMS erfasst zum einen hochaufwendige Pflege im Bereich der „allgemeinen Pflege“ und zum anderen Leistungen im Bereich der „speziellen Pflege“. Zur allgemeinen Pflege werden die Leistungsbereiche Körperpflege, Ernährung, Ausscheidung, Bewegen/Lagern/Mobilisation/Sicherheit und Kommunikation gerechnet und zur speziellen Pflege werden die Leistungsbereiche Kreislauf, Wundmanagement und Atmung gerechnet.

Es wurden vier unterschiedliche PKMS entwickelt, da die hochaufwendige Pflege in den verschiedenen Altersstufen unterschiedlich operationalisiert ist:

- für Erwachsene (PKMS-E): ab dem Beginn des 19. Lebensjahres
- für Kinder und Jugendliche (PKMS-J): ab dem Beginn des 7. Lebensjahres bis zum Ende des 18. Lebensjahres (Der PKMS-J kann in Ausnahmefällen auch für Erwachsene angegeben werden, wenn deren Behandlung in einer Abteilung oder Klinik für Kinder- und Jugendmedizin erforderlich ist)
- für Kleinkinder (PKMS-K): ab dem Beginn des 2. Lebensjahres bis zum Ende des 6. Lebensjahres
- für Frühgeborene, Neugeborene und Säuglinge (PKMS-F): ab der Geburt bis zum Ende des 1. Lebensjahres

Die Struktur und Logik der vier Scores sind gleich und bei der Anwendung ist Nachfolgendes grundsätzlich zu beachten.

Die Punktwerte drücken den mindestens anfallenden pflegerischen Aufwand bei einem hochaufwendigen Patienten aus.

Damit ein Leistungsmerkmal zutrifft, müssen

1. einer der Gründe für hochaufwendige Pflege in dem entsprechenden Leistungsbereich vorliegen und
2. ein entsprechend aufgeführtes Pflegeinterventionsprofil zutreffen.

Treffen auf den Patienten ein oder mehrere Leistungsmerkmale des PKMS zu, so werden die Punkte für den jeweiligen Tag (Kalendertag) über die Verweildauer addiert. Auch entstandene Aufwandspunkte am Aufnahme- und/oder Entlassungstag werden berücksichtigt. Pro Leistungsbereich kann die angegebene Punktzahl nur einmal pro Kalendertag vergeben werden. Die Gesamtpunktzahl der Aufwandspunkte der Leistungsbereiche der „allgemeinen Pflege“ und der „speziellen Pflege“ führt zu einer OPS-Prozedur „9-20 ... - Hochaufwendige Pflege ...“, wenn die entsprechende Punktzahl der jeweiligen Prozedur in den Altersgruppen (Frühgeborene, Neugeborene und Säuglinge, Kleinkinder, Kinder und Jugendliche, Erwachsene) erreicht ist.

Der PKMS ist nur auf der „Normalstation/IMC“ zu kodieren. Es sind keine Kalendertage auf Intensivstation zu zählen. Die PKMS-Aufwandspunkte sind an den Tagen nicht zu zählen, an welchen Punkte für die Intensiv-Komplexkodes, Stunden für die Stroke-Unit-Komplexkodes oder Beatmungsstunden gezählt werden.

Am Verlegungstag von einer „Normalstation“/IMC auf die oben genannte Einheit oder am Tag, an dem die Zählung der Stunden für die Stroke-Unit-Komplexkodes (8-981, 8-98b) oder der Beatmungsstunden der jeweiligen Beatmungsperiode beginnt, wird der PKMS nicht kodiert. Am Tag der Rückverlegung auf die „Normalstation“ oder am Tag, an dem die Zählung der Beatmungsstunden der jeweiligen Beatmungsperiode oder die Behandlung entsprechend der neurologischen Komplexbehandlung des akuten Schlaganfalls endet, kann der PKMS ermittelt werden.

Definition: „volle Übernahme“ in den Leistungsbereichen (Körperpflege, Ernährung, Ausscheidung, Bewegung und Positionierung)

Im PKMS wird als Ausgangslage des „normal aufwendigen Patienten“ ein Patient beschrieben, der eine „volle Übernahme“ der pflegerischen Tätigkeiten durch das Pflegepersonal erfährt. Der PKMS nutzt die Definition „volle Übernahme“ in den Leistungsbereichen, die bei dem Instrument PPR entwickelt wurden. Nachfolgend wird die Definition „volle Übernahme“ vorgestellt. Es ist keine Voraussetzung für Einrichtungen, die PPR zu nutzen, um den PKMS richtig zu kodieren.

Die ursprüngliche Definition der PPR wurde nicht geändert. Hintergrund dieser Entscheidung ist, dass zahlreiche Einrichtungen noch mit der PPR zur Fallkostenkalkulation arbeiten und die Definitionen der Leistungsbereiche bei den Pflegenden bekannt sind. Einige Begriffe, die heute in der Pflege nicht mehr verwendet werden, wurden durch die aktuelle Fachterminologie ersetzt bzw. ergänzt, ohne die inhaltlichen Aussagen der PPR A3 zu verändern. Diese sind im Text kursiv markiert.

In Anlehnung an die Definition der PPR-Stufe A3 wird die „volle Übernahme“ pflegerischer Leistungen in den Leistungsbereichen wie folgt definiert:	
Patienten brauchen ein hohes Maß an Unterstützung, Aktivierung, Motivation und Zuwendung, denn sie sind durch Immobilität, eingeschränkte Körperfunktionen oder durch ihre Erkrankung an der eigenständigen Erfüllung ihrer Grundbedürfnisse gehindert.	
Körperpflege	**Überwiegende oder vollständige Übernahme der Körperpflege** Der Patient kann sich nicht selbstständig waschen, die Zähne putzen, rasieren und die Haare pflegen. Dies muss von den Pflegenden ausgeführt oder der Patient muss helfend und aktivierend unterstützt werden.
Ernährung	**Hilfe bei der Nahrungsaufnahme** Der Patient ist nicht in der Lage, allein zu essen oder zu trinken, auch wenn die Nahrung mundgerecht zubereitet ist. *Essen oder Trinken muss dem Patienten verabreicht werden oder das Kind muss gefüttert werden* oder *ihm muss* während des Essens *geholfen werden.* Außerdem muss der Patient aktivierend unterstützt werden.
Ausscheidung	**Versorgen bei unkontrollierter Blasen- oder Darmentleerung und/oder volle Abhängigkeit bei den Ausscheidungsaktivitäten** Der inkontinente Patient muss *mit frischen Inkontinenzmaterialien versorgt oder das Kind muss regelmäßig gewindelt* und gereinigt werden (dazu gehört auch – soweit erforderlich – die Reinigung des Bettes). Dieses Merkmal umfasst auch das Kontinenztraining.
Bewegung und Positionierung	**Häufiges (zwei- bis vierstündliches) Körperlagern oder Mobilisieren** Der Patient wird aufgrund seiner Immobilität häufig gelagert oder mobilisiert. Dies kann therapeutisch erforderlich sein oder seinen persönlichen Bewegungs- und Lagerungsbedürfnissen entsprechen.

HINWEISE ZUR PFLEGEDOKUMENTATION zur Vermeidung eines unnötigen Dokumentationsaufwandes:

Die Gründe für hochaufwendige Pflege sind einmalig bei Aufnahme und bei Änderungen der Gründe zu erfassen. Das Vorliegen eines oder mehrerer Kennzeichen der Gründe bestätigt diese. Die Kennzeichen, die mit einem Komma verbunden sind, werden im Sinne einer „oder“-Verbindung ausgelegt. Nur wenn explizit ein „und“ formuliert ist, sind beide oder mehrere Kennzeichen zu erfüllen.

Die Pflegemaßnahmen, welche für den Patienten erbracht wurden und im Rahmen der PKMS-Aufwandspunkte anerkannt werden sollen, sind einzeln durch eine tägliche Leistungsdokumentation (mit Personen- und Kalendertagsbezug) nachzuweisen.

Ist bei einem Patienten bereits absehbar, dass er trotz des Zutreffens eines oder mehrerer Leistungsmerkmale nicht eine entsprechende Anzahl von Tagen in der Klinik verweilt, um die Mindestpunktzahl für den OPS-Kode zu erreichen, so ist eine Dokumentation im Sinne des PKMS nicht unbedingt erforderlich.

Nur mit diesem Symbol ✍ gekennzeichnete Bereiche des PKMS erfordern eine zusätzliche Dokumentation. Dabei ist zu beachten, dass es sich hier überwiegend um Dokumentationsanteile handelt, die bereits zur Standardpflegedokumentation gehören.

Die dokumentierten PKMS-Items, auch in elektronischer Form, sind Teilaspekte der pflegerischen Dokumentation. Ebenso kann eine automatisierte PKMS-Dokumentation durch die Nutzung einer standardisierten Terminologie in einer papiergestützten und/oder elektronischen Patientenakte genutzt werden.

Die Mitarbeiter des Pflegedienstes kodieren auf einer Matrix das „Zutreffen“ des jeweiligen **PKMS-E, PKMS-J, PKMS-K, PKMS-F** in den einzelnen Leistungsbereichen.

PKMS-E-Matrix

Leistungsbereich PKMS-E	1. Tag	2. Tag	3. Tag	4. Tag	5. Tag	6. Tag	7. Tag	8. Tag	
Körperpflege	3	3	3	3	3	3	3	3	
Ernährung	4	4	4	4	4	4	4	4	
Ausscheidung	2	2	2	2	2	2	2	2	
Bewegen/Lagern/Mobilisation	3	3	3	3	3	3	3	3	
Kommunizieren/Beschäftigen	1	1	1	1	1	1	1	1	
Kreislauf	2	2	2	2	2	2	2	2	
Wundmanagement	2	2	2	2	2	2	2	2	
Atmung	2	2	2	2	2	2	2	2	
Summe pro Tag:	19	19	19	19	19	19	19	19	Gesamtsumme

PKMS-J-Matrix

Leistungsbereich PKMS-J	1. Tag	2. Tag	3. Tag	4. Tag	5. Tag	6. Tag	7. Tag	8. Tag	
Körperpflege	2	2	2	2	2	2	2	2	
Ernährung	4	4	4	4	4	4	4	4	
Ausscheidung	3	3	3	3	3	3	3	3	
Bewegen/Lagern/Mobilisation	3	3	3	3	3	3	3	3	
Kommunizieren/Beschäftigen	2	2	2	2	2	2	2	2	
Wund- und Hautbehandlung	2	2	2	2	2	2	2	2	
Atmung	3	3	3	3	3	3	3	3	
Summe pro Tag:	19	19	19	19	19	19	19	19	Gesamtsumme

PKMS-K-Matrix

Leistungsbereich PKMS-K	1. Tag	2. Tag	3. Tag	4. Tag	5. Tag	6. Tag	7. Tag	8. Tag	
Körperpflege	2	2	2	2	2	2	2	2	
Ernährung	4	4	4	4	4	4	4	4	
Ausscheidung	2	2	2	2	2	2	2	2	
Bewegen/Lagern/Mobilisation	2	2	2	2	2	2	2	2	
Kommunizieren/Beschäftigen	2	2	2	2	2	2	2	2	
Wund- und Hautbehandlung	2	2	2	2	2	2	2	2	
Atmung	3	3	3	3	3	3	3	3	
Summe pro Tag:	17	17	17	17	17	17	17	17	Gesamtsumme

PKMS-F-Matrix

Leistungsbereich PKMS-F	1. Tag	2. Tag	3. Tag	4. Tag	5. Tag	6. Tag	7. Tag	8. Tag	
Körperpflege	2	2	2	2	2	2	2	2	
Ernährung	4	4	4	4	4	4	4	4	
Ausscheidung	2	2	2	2	2	2	2	2	
Bewegen/Lagern/Mobilisation	2	2	2	2	2	2	2	2	
Kommunizieren/Beschäftigen	2	2	2	2	2	2	2	2	
Wund- und Hautbehandlung	2	2	2	2	2	2	2	2	
Atmung	3	3	3	3	3	3	3	3	
Summe pro Tag:	17	17	17	17	17	17	17	17	Gesamtsumme

Aus der Summe der Aufwandspunkte des PKMS (in der entsprechenden Altersklasse) ergibt sich der entsprechende OPS-Kode aus dem Bereich 9-20.

Abkürzungsverzeichnis

ASE	Atemstimulierende Einreibung
BMI	Body-Mass-Index
DNQP	Deutsches Netzwerk für Qualitätsentwicklung in der Pflege
FIM	Functional Independence Measure™
GKW	Ganzkörperwaschung
IMC	Intermediate Care
MMSE	Mini Mental State Examination
MRP	Motor relearning programme
NDT	Neuro-Developmental Treatment
PPR	Pflege-Personalregelung
tägl.	täglich

1. PKMS-E für Erwachsene ab dem Beginn des 19. Lebensjahres

Hinweise: Es gibt folgende Gründe bei den Erwachsenen, die in den Tabellen zu den Leistungsbereichen weiter spezifiziert werden:
G1 Qualitative Bewusstseinsveränderung
G2 Quantitative Bewusstseinsveränderung
G3 Beeinträchtigte Anpassung
G4 Extreme Schmerzzustände/Lebenskrise
G5 Immobilität
G6 Beeinträchtigte Geh- und Transferfähigkeit
G7 Beeinträchtigte Mobilität/körperliche Einschränkung
G8 Beeinträchtigtes Schlucken
G9 Veränderte/beeinträchtigte Ausscheidung
G10 bis G12 Weitere Gründe
Die Nummerierung der Gründe ist bei den Erwachsenen nicht fortlaufend oder nicht vollständig angegeben, weil nicht jeder Grund in jedem Leistungsbereich berücksichtigt wird.

1.1. Allgemeine Pflege

Mindestmerkmale: Leistungsbereich A: Körperpflege

(Altersgruppe E: 3 Punkte)

Die Unterstützung bei der Körperpflege ist hochaufwendig und geht **deutlich** über das normale Maß einer vollen Übernahme der Körperpflege (Körperwaschung, Haut-, Haar-, Mundpflege) hinaus (vgl. PPR-E Stufe A3).

Es liegt mindestens einer der Gründe für eine hochaufwendige Pflege vor:	
G1	**Abwehrverhalten/Widerstände bei der Körperpflege** Kennzeichen: Setzt (Mobilisierungs-)Maßnahmen bei der Körperpflege Widerstände entgegen; schreit, beschimpft das Pflegepersonal bei der Ganzkörperwaschung, lehnt die Körperpflege verbal/nonverbal ab **ODER** **Ablauf der Körperpflege ist dem Patienten nicht bekannt** Kennzeichen: Unfähigkeit, die Körperpflege selbstständig und strukturiert durchzuführen; Trugwahrnehmungen, Gebrauchsgegenstände der Körperpflege können nicht adäquat eingesetzt werden, fehlende Eigeninitiative, die Körperpflege durchzuführen **ODER** **Schwere kognitive Funktionseinschränkung (ICD-10-GM-Kode aus U51.2-)** Erweiterter Barthel-Index 0-15 Punkte oder kognitiver FIM 5-10 Punkte oder MMSE 0-16 Punkte liegt vor
G4	**Extreme Schmerzzustände, die sich auf die Körperpflegeaktivitäten auswirken** Kennzeichen: Stöhnt, weint, jammert, grimassiert, wehrt ab bei der Körperpflege, äußert verbal stärkste Schmerzen
G5	**Verlust der Fähigkeit, den Positionswechsel im Bett durchzuführen** Kennzeichen: Fehlende Fähigkeit oder Verbot aus medizinischen Gründen, sich selbstständig im Bett zu drehen, aktiv zu verrutschen, aufzusetzen **UND ein** vorliegender **Erschwernisfaktor:** • mindestens 3 unterschiedliche Zu- und/oder Ableitungssysteme (inkl. Beatmung) • BMI von mindestens 35 kg/m² • krankheitsbedingte Risiken wie z.B. Wirbelsäuleninstabilität • Extensionsbehandlung und/oder Behandlung mit Körpergipsschale, die eine extreme Bewegungseinschränkung mit sich bringen • Rumpforthese/Fixateur/Armabduktionsschiene bei Querschnittlähmung • Prothese/Orthese der unteren Extremität(en)/Stützkorsett/Rumpfwickel

	• Ruhigstellung/Fehlen von mindestens zwei Extremitäten • ausgeprägte Spastik/Kontraktur/Rumpfataxie • ausgeprägte Lähmung (Hemiplegie/Unfähigkeit, die Extremitäten einer Körperseite selbstständig zu bewegen, Paraplegie/-parese, Tetraplegie/-parese) • fehlende Kraft zur Eigenbewegung im Rumpf und Beckenbereich • mindestens 3 sekundär heilende Wunden (z.B. Dekubitus Grad/Kategorie 3) und/oder großflächige Wunde(n) ($\geq$ 40 cm²)
G7	**Volle Abhängigkeit bei der Körperpflege bei bestehender erheblicher Beeinträchtigung der Atemsituation und/oder Herz-Kreislauf-Situation** Kann/darf sich bei verminderter/instabiler Herz-/Kreislauf- und/oder Atemsituation bei der Körperpflege nicht anstrengen, Belastungsintoleranz bei der Körperpflege
G9	**Starkes Schwitzen** und/oder **Erbrechen** und/oder **Einnässen/-stuhlen und/oder Kotschmieren/-essen,** das eine(n) Wäschewechsel/Körperpflege erfordert
G10	**Anlässe für eine therapeutische Ganzkörperwaschung bei einem Selbstfürsorgedefizit, Körperpflege in Verbindung mit einem der aufgeführten Punkte:** • beeinträchtigte Orientierung/Wahrnehmung • pathologische Bewegungsabläufe, Freezing (motorische Blockade) • vorhandene Spastik, Rumpfataxie • ausgeprägte Fatigue in der schwersten Ausprägung entsprechend Assessment
G11	**Volle Abhängigkeit bei der Körperpflege** Kennzeichen: Fehlende Fähigkeit, den Körper selbstständig zu waschen, abzutrocknen und die Mund-, Haar-, Hautpflege durchzuführen. **UND ein Grund für hohen pflegerischen Aufwand:** • Pflegemaßnahmen im Rahmen der (Umkehr-)Isolation **ODER** • massive Veränderungen der Mundschleimhaut **ODER** • hohes Pneumonierisiko ermittelt durch systematische Einschätzung **ODER** • aufwendiges Tracheostoma
G12	**Tetraplegie mit fehlender Körperbalance/fehlender Rumpfstabilität** Kennzeichen: kippt beim Sitzen zur Seite/nach vorne

Pflegeinterventionen sind: (Die zugehörigen Gründe sind in der ersten Spalte aufgeführt)		
G1 G5 G7	**A1**	**Maßnahmen zum Erlernen/Wiedererlangen/zur Motivation einer selbstständigen Körperpflege und/oder Anleitung/Aktivierung zur Körperpflege** In der Pflegedokumentation sind die individuellen pflegerischen Zielsetzungen der Maßnahmen auszuweisen, ebenso die auf den Patienten abgestimmte Vorgehensweise. ✍
G9	**A2**	**Mehrfachwaschungen:** Durchführung von Waschungen in voller Übernahme 4 x tägl., davon mindestens 2 Ganzkörperwaschungen
G1 G4 G10	**A3**	**Pflegeindikationsgerechte therapeutische Ganzkörperpflege nach folgenden Konzepten:** • NDT-Konzept (Neuro-developmental Treatment) • MRP (Motor Relearning Programme) • Bobath-Konzept • Bag-bath/Towelbath • Basalstimulierende GKW, z.B. beruhigende/belebende • GKW nach dem Aktivitas-Konzept • Gespürte Interaktionstherapie nach Affolter • andere neurologische, rehabilitative Konzepte oder Konzepte aus psychologischer Perspektive zur Ganzkörperwaschung ✍
G4 G5 G7	**A4**	**Ganzkörperwaschung mit zwei Pflegepersonen pflegefachlich erforderlich**
G11	**A5**	**Volle Übernahme der Ganzkörperwaschung** **UND** Übernahme der speziellen/therapeutischen Mundpflege mindestens 4 x tägl. **UND** (ASE (atemstimulierende Einreibung) mindestens 1 x tägl. **ODER** Atemübungen mindestens 4 x tägl. **ODER** Atemübungen mit Atemtrainer mindestens 4 x tägl.) **UND** (volle Übernahme beim mindestens 2 x tägl. An- und Auskleiden **ODER** mindestens 1 x tägl. Anziehtraining, Anleitung zum selbstständigen Umkleiden)

G11	**A6**	**Volle Übernahme der Ganzkörperwaschung** **UND** mindestens **8 x tägl. Maßnahmen im Rahmen eines aufwendigen Tracheostomamanagements** (hierzu zählen eine oder mehrere Maßnahmen wie z.B. Verbinden, Absaugen, Wechseln, Spülen)
G11	**A7**	**Volle Übernahme der Ganzkörperwaschung** **UND Maßnahmen zur Infektionsprophylaxe bei (Umkehr-)Isolation, beim Betreten/Verlassen des Zimmers**
G12	**A8**	**Volle Übernahme der Ganzkörperwaschung UND An- und Auskleiden 2 x tägl.**

Mindestmerkmale: Leistungsbereich B: Ernährung

(Altersgruppe E: 4 Punkte)

Die Unterstützung bei Nahrungs-/Flüssigkeitszufuhr ist hochaufwendig und geht **deutlich** über das normale Maß einer vollen Übernahme der Nahrungs-/Flüssigkeitszufuhr hinaus (vgl. PPR-E Stufe A3). Bei diesem Leistungsmerkmal ist es wichtig zu beachten, dass die zutreffenden Interventionen bei allen Nahrungs-/ Flüssigkeitsaufnahmen des Patienten (mindestens 4 Mahlzeiten) durchzuführen sind.

Es liegt mindestens einer der Gründe für eine hochaufwendige Pflege vor:	
G1	**Kontinuierliche/massive Nahrungsverweigerung**, Risiko der Mangelernährung Kennzeichen: Schiebt angebotene Nahrung weg, lehnt Nahrung verbal/nonverbal ab, fehlende(r) Wille/Einsicht, Nahrung zu sich zu nehmen, Mundschluss, Abwenden des Kopfes, Wegschlagen der Nahrung beim Versuch der Nahrungsverabreichung, extrem langsames Essen als Strategie der verminderten Nahrungsaufnahme, schluckt den Nahrungsbrei nicht selbstständig, Ausspucken von Nahrung **ODER** **Massives Verkennen der Nahrungssituation**, Risiko der Mangelernährung Kennzeichen: Fehlender Impuls zur Nahrungsaufnahme, kann Aufforderungen/ Erklärungen im Zusammenhang mit der Nahrungsaufnahme nicht verstehen, Trugwahrnehmungen, schluckt den Nahrungsbrei nicht selbstständig **ODER** **Schwere kognitive Funktionseinschränkung (ICD-10-GM-Kode aus U51.2-)** Erweiterter Barthel-Index 0-15 Punkte oder kognitiver FIM 5-10 Punkte oder MMSE 0-16 Punkte liegt vor
G2	**Massiv verlangsamte/erschwerte Nahrungsaufnahme bei quantitativen Bewusstseinsveränderungen** Kennzeichen: Zeitverzögerte Reaktion auf Ansprache, schläft während der Nahrungsverabreichung immer wieder ein, Verlust der Fähigkeit, Nahrung selbstständig aufzunehmen
G5	**Unfähigkeit, eine Sitzposition bei der Nahrungsaufnahme einzunehmen** Kennzeichen: Fehlende Fähigkeit oder Verbot aus medizinischen Gründen, selbstständig in die Sitzposition zu gelangen, rutscht im Bett/Rollstuhl nach unten, asymmetrische Sitzhaltung, kippt beim Sitzen nach vorne (instabile Sitzhaltung) **UND ein** vorliegender **Erschwernisfaktor:** • mindestens 3 unterschiedliche Zu- und/oder Ableitungssysteme (inkl. Beatmung) • BMI von mindestens 35 kg/m² • krankheitsbedingte Risiken wie z.B. Wirbelsäuleninstabilität • Extensionsbehandlung und/oder Behandlung mit Körpergipsschale, die eine extreme Bewegungseinschränkung mit sich bringen • Rumpforthese/Fixateur/Armabduktionsschiene bei Querschnittlähmung • Prothese/Orthese der unteren Extremität(en)/Stützkorsett/Rumpfwickel • Ruhigstellung/Fehlen von mindestens zwei Extremitäten • ausgeprägte Spastik/Kontraktur/Rumpfataxie • ausgeprägte Lähmung (Hemiplegie/Unfähigkeit, die Extremitäten einer Körperseite selbstständig zu bewegen, Paraplegie/-parese, Tetraplegie/-parese) • fehlende Kraft zur Eigenbewegung im Rumpf und Beckenbereich • mindestens 3 sekundär heilende Wunden (z.B. Dekubitus Grad/Kategorie 3) und/oder großflächige Wunde(n) (≥ 40 cm²)

G6	**Fehlende Fähigkeit, sich zur Nahrungsaufnahme an den Tisch zu setzen** Kennzeichen: Schwere Beeinträchtigung, von liegender Körperposition zum Sitzen zu gelangen **UND** vom Sitzen zum Stand zu gelangen **UND** erhebliche Beeinträchtigung des Gehens auf ebener Fläche wie: Unfähigkeit/Unsicherheit, das Körpergewicht im Stand selbstständig zu tragen, Veränderungen des Gangbildes
G8	**Kau-/Schluckstörungen mit starken Auswirkungen auf die Nahrungsaufnahme** Kennzeichen: Hustet nach dem Schlucken, Nahrungsreste verbleiben nach dem Schlucken in der Wangentasche, Zungenstoß, Gefühl, dass Nahrung im Schlund hängen bleibt, Regurgitation von Speisebrei, veränderte Schluckphasen, inkompletter/fehlender Lippen-/Mundschluss, pathologische Kau-/Kieferbewegung, herabgesetzte Sensibilität im Mund- und Rachenbereich, beeinträchtigter Schluckreflex, Funktionsstörung der Kehlkopfhebung, Nahrungsreste dringen aus dem Tracheostoma
G10	**Vorliegende schwere Mangelernährun**g Kennzeichen: Gewichtsverlust größer 5% innerhalb von 1 Monat, BMI kleiner 18,5 kg/m² bei Erwachsenen bis 65 Jahre und kleiner 20 kg/m² bei Erwachsenen über 65 Jahre, Sarkopenie, hervortretende Knochen
G11	**Fehlende Fähigkeit, selbstständig Nahrung/Flüssigkeit aufzunehmen, da die Abläufe der Nahrungsaufnahme nicht bekannt sind** Kennzeichen: Kann die Gebrauchsgegenstände zur Nahrungsaufnahme nicht nutzen ODER **Massive Bewegungsstörung, welche die selbstständige Nahrungs-/Flüssigkeits-aufnahme verhindert** Kennzeichen: ausgeprägter Tremor, Zahnradphänomen, Freezing, supranukleare Blickparese ODER **Massive Bewegungseinschränkung beider Arme, welche eine volle Abhängigkeit bei der Nahrungs-/Flüssigkeitsaufnahme zur Folge hat** Kennzeichen: (Gips-)Verbände und/oder Schienungen beider Arme mit Händen, (Gips-)Verbände und/oder Schienungen der Arme über die Ellenbogengelenke und/oder Schultergelenke hinweg
G12	**Volle Abhängigkeit bei der Nahrungs- und Flüssigkeitsaufnahme bei Tetraplegie**, die ein häufiges Angebot von Nahrung und Flüssigkeit erfordert Kennzeichen: Kann keine Nahrung selbstständig in den Mund nehmen, zum Mund führen **UND** kann die Flüssigkeit nicht mit dem Trinkhalm/anderen Hilfsmitteln selbstständig aufnehmen

Pflegeinterventionen sind: (Die zugehörigen Gründe sind in der ersten Spalte aufgeführt)		
G1 G2 G10 G11 G12	**B1**	**Volle Übernahme der** Nahrungsverabreichung **und/oder Anleitung/Aktivierung zur Nahrungsaufnahme** (mindestens 4 Mahlzeiten oder mindestens 7 x tägl. Snacks/Zwischenmahlzeiten) **UND** mindestens **7 orale Flüssigkeitsverabreichungen** zu unterschiedlichen Zeitpunkten bei einer Gesamttagesmenge von mindestens **1500 ml gemäß Flüssigkeitsprotokoll ✍** **ODER** mindestens **9 orale Flüssigkeitsverabreichungen** zu unterschiedlichen Zeitpunkten bei einer Gesamttagesmenge von mindestens **1000 ml gemäß Flüssigkeitsprotokoll ✍** **ODER** mindestens **12 orale Flüssigkeitsverabreichungen** schluckweise/teelöffelweise zu unterschiedlichen Zeitpunkten bei einer Gesamtmenge von mindestens **800 ml gemäß Flüssigkeitsprotokoll ✍**
G5 G6	**B3**	**Volle Übernahme der Nahrungsverabreichung und/oder Anleitung/Aktivierung zur Nahrungsaufnahme (mindestens 4 Mahlzeiten)** **UND** • aufwendiger Transfer in den Rollstuhl/auf den Stuhl **UND/ODER** • aufwendiges Anlegen von Stützkorsett/-hose/Orthese/Rumpfwickel **UND/ODER** • aufwendiges Aufsetzen im Bett in den stabilen Sitz in Neutralstellung, stabilen Sitz nach Bobath, Querbettsitz nach Bobath oder asymmetrischen Sitz nach Bobath an der Bettkante bei Hemi-, Para- oder Tetraplegie

G1 G8 G11 G12	**B4**	**Trink- und Esstraining nach individuell aufgestellter Maßnahmenplanung (mindestens 4 Mahlzeiten) bei jeder Mahlzeit.** Die Maßnahmenplanung ist explizit zu dokumentieren ✍. Maßnahmen können sein: • Anleitung zum Schlucken/Schlucktechniken • Einüben kompensatorischer Maßnahmen • Unterstützung bei der Kopf-/Kiefer-/Lippenkontrolle • Einüben von physiologischen Bewegungsabläufen bei der Nahrungsaufnahme durch z.B. passives Führen der Hand bei der Nahrungsaufnahme • Fazilitation/Inhibitation von Bewegungsabläufen/des Schluckaktes • Einüben von Essritualen • orale/basale Stimulation ✍ vorbereitend auf die Nahrungsverabreichung und/oder zur Förderung des Schluckreflexes und/oder Einüben von Kompensationsmechanismen beim Schlucken vor/während jeder Mahlzeit **UND** anschließender Unterstützung/Anleitung zur Nahrungsaufnahme
G2 G8 G10 G12	**B5**	**Bolusapplikation von Sondennahrung,** mindestens **7 Boli tägl.** von mindestens 100 ml Sondennahrung je Bolus, portionsweise über eine großvolumige Spritze verabreicht

Mindestmerkmale: Leistungsbereich C: Ausscheidung

(Altersgruppe E: 2 Punkte)

Die pflegerische Unterstützung geht bei der Ausscheidung **deutlich** über das normale Maß der vollen Übernahme/besonderen Leistungen bei der Ausscheidungsunterstützung hinaus.

Es liegt mindestens einer der Gründe für eine hochaufwendige Pflege vor:	
G1	**Verkennt die Ausscheidungssituation infolge massiver kognitiver Beeinträchtigungen** <u>Kennzeichen:</u> Trugwahrnehmungen, ins Zimmer urinieren, Kotschmieren/-essen, versteckt Ausscheidungen, kennt die normalen Abläufe nicht, die zur Ausscheidung auf der Toilette erforderlich sind **ODER** **Schwere kognitive Funktionseinschränkung (ICD-10-GM-Kode aus U51.2-)** Erweiterter Barthel-Index 0-15 Punkte oder kognitiver FIM 5-10 Punkte oder MMSE 0-16 Punkte liegt vor
G4	**Extreme Schmerzzustände bei voller Unterstützung im Rahmen der Ausscheidungsaktivitäten** <u>Kennzeichen:</u> Stöhnt, weint, jammert, grimassiert, wehrt ab beim Lagern/Mobilisieren, äußert verbal stärkste Schmerzen
G5	**Unfähigkeit, das Gesäß zum Unterschieben der Bettschüssel/des Steckbeckens anzuheben** <u>Kennzeichen:</u> Fehlende Fähigkeit oder Verbot aus medizinischen Gründen, eine Brücke zu machen oder sich auf die Seite zu drehen, **UND ein vorliegender Erschwernisfaktor:** • mindestens 3 unterschiedliche Zu- und/oder Ableitungssysteme (inkl. Beatmung) • BMI von mindestens 35 kg/m^2 • krankheitsbedingte Risiken wie z.B. Wirbelsäuleninstabilität • Extensions- und/oder Behandlung mit Körpergipsschale, die eine extreme Bewegungseinschränkung mit sich bringen • Rumpforthese/Fixateur/Armabduktionsschiene bei Querschnittlähmung • Prothese/Orthese der unteren Extremität(en)/Stützkorsett/Rumpfwickel • Ruhigstellung/Fehlen von mindestens zwei Extremitäten • ausgeprägte Spastik/Kontraktur/Rumpfataxie • ausgeprägte Lähmung (Hemiplegie/Unfähigkeit, die Extremitäten einer Körperseite selbstständig zu bewegen, Paraplegie/-parese, Tetraplegie/-parese) • fehlende Kraft zur Eigenbewegung im Rumpf und Beckenbereich • mindestens 3 sekundär heilende Wunden (z.B. Dekubitus Grad/Kategorie 3) und/oder großflächige Wunde(n) (> 40 cm^2)

G6	**Fehlende Fähigkeit, selbstständig auf die Toilette zu gehen oder mit dem Rollstuhl zur Toilette zu fahren** Kennzeichen: Schwere Beeinträchtigung, von liegender Körperposition zum Sitzen zu gelangen **UND** vom Sitzen zum Stand zu gelangen, **UND** erhebliche Beeinträchtigung des Gehens auf ebener Fläche wie Unfähigkeit/Unsicherheit, das Körpergewicht im Stand selbstständig zu tragen, Veränderungen des Gangbildes
G9	**Vorliegen einer Harninkontinenz** Kennzeichen: für die verschiedenen Inkontinenzformen sind dem Expertenstandard (DNQP aktuelle Ausgabe) zu entnehmen und zu dokumentieren ✍
G10	**Veränderte Miktions-/Defäkationsfrequenz und Beeinträchtigung in der Selbstständigkeit der Miktion/Defäkation** Kennzeichen: Fehlende Fähigkeit, selbstständig zur Toilette zu gehen, den Toilettenstuhl , die Bettschüssel/das Steckbecken/die Urinflasche selbstständig zu benutzen
G11	**Volle Abhängigkeit bei der Ausscheidung** **UND** • **Ausgeprägte Obstipation** oder andere Gründe, die einen **Einlauf UND/ODER rektales Ausräumen erfordern** **ODER** • Pflegemaßnahmen im Rahmen der (Umkehr-)Isolation
G12	**Neurogene Darmfunktionsstörungen,** die bei Paraplegie/-parese oder Tetraplegie/-parese ein spezielles Darmmanagement erfordern

Pflegeinterventionen sind: (Die zugehörigen Gründe sind in der ersten Spalte aufgeführt)		
G1 G4 G6	**C1**	**Volle Unterstützung bei der Ausscheidung mit Transfer auf die Toilette** mindestens **4 x tägl.**
G9	**C2**	Unterstützung bei der Ausscheidung und geeignete Maßnahmen zur Kontinenzförderung entsprechend dem nationalen Expertenstandard (DNQP aktuelle Ausgabe); hierzu gehören ✍: • differenzierte Einschätzung der Kontinenzsituation • Planung der Maßnahmen zum Erhalt oder Erreichen des angestrebten Kontinenzprofils • Durchführung der Maßnahmen entsprechend der Maßnahmenplanung
G4 G5 G6 G10 G11	**C3**	**Volle Unterstützung bei der Ausscheidung** (mindestens 4 x tägl.) Hierzu zählen: • Ausscheidungsunterstützung auf der Toilette/dem Toilettenstuhl **UND/ODER** • Ausscheidungsunterstützung im Bett mit z.B. Steckbecken **UND/ODER** • intermittierender Fremd-Katheterismus **UND/ODER** • Wechsel von Stomabeuteln **UND einer der zusätzlichen Leistungsaspekte** • Obige Ausscheidungsunterstützungen erfolgen jeweils mit Maßnahmen der (Umkehr-)Isolation • 1 x tägl. digitales rektales Ausräumen und/oder 1 x tägl. Reinigungseinlauf oder Irrigation • erhöhte Frequenz der Ausscheidungsunterstützung: zusätzlich 3 weitere Unterstützungen bei der Ausscheidung • intermittierender Fremd-Katheterismus zusätzlich 1 x tägl. • volle Übernahme der Ausscheidungsunterstützung mit 2 Pflegepersonen mindestens 1 x tägl.
G12	**C4**	**Volle Unterstützung bei der Ausscheidung durch** • Stuhlausscheidung im Bett mit aufwendiger Positionierung des Patienten durch stabilisierende Lagerungsmaßnahmen **ODER** Transfer auf den Toilettenstuhl **UND** • Übernahme des Darmmanagements durch intermittierendes digitales Stimulieren, Kolonmassage

Mindestmerkmale: Leistungsbereich D: Bewegen/Lagern/Mobilisation/Sicherheit

(Altersgruppe E: 3 Punkte)

Die Maßnahmen im Bereich Bewegen/Lagern/Mobilisation/Sicherheit sind hochaufwendig und gehen **deutlich** über das normale Maß der vollen Übernahme im Bereich Bewegen/Lagern/Mobilisation/Sicherheit hinaus.

Es liegt mindestens einer der Gründe für eine hochaufwendige Pflege vor:	
G1	**Abwehrverhalten/Widerstände beim Lagern/Mobilisieren** Kennzeichen: Setzt (Mobilisierungs-)Maßnahmen Widerstände entgegen; schreit, schlägt, beschimpft das Personal bei der Lagerung, lehnt die Lagerungs-/Mobilisierungsmaßnahmen verbal/nonverbal ab **ODER** **Schwere kognitive Funktionseinschränkung (ICD-10-GM-Kode aus U51.2-)** Erweiterter Barthel-Index 0-15 Punkte oder kognitiver FIM 5-10 Punkte oder MMSE 0-16 Punkte liegt vor
G4	**Extreme Schmerzzustände beim Lagern/Mobilisieren** Kennzeichen: Stöhnt, weint, jammert, grimassiert, wehrt ab beim Lagern/Mobilisieren, äußert verbal stärkste Schmerzen
G5	**Verlust der Fähigkeit oder Verbot aus medizinischen Gründen, den Positionswechsel im Bett durchzuführen** Kennzeichen: Fehlende Fähigkeit oder Verbot aus medizinischen Gründen, sich selbstständig im Bett zu drehen, aktiv zu verrutschen, aufzusetzen **UND ein vorliegender Erschwernisfaktor**: • mindestens 3 unterschiedliche Zu- und/oder Ableitungssysteme (inkl. Beatmung) • BMI von mindestens 35 kg/m² • krankheitsbedingte Risiken wie z.B. Wirbelsäuleninstabilität • Extensions- und/oder Behandlung mit Körpergipsschale, die eine extreme Bewegungseinschränkung mit sich bringen • Rumpforthese/Fixateur/Armabduktionsschiene bei Querschnittlähmung • Prothese/Orthese der unteren Extremität(en)/Stützkorsett/Rumpfwickel • Ruhigstellung/Fehlen von mindestens zwei Extremitäten • ausgeprägte Spastik/Kontraktur/Rumpfataxie • ausgeprägte Lähmung (Hemiplegie/Unfähigkeit, die Extremitäten einer Körperseite selbstständig zu bewegen, Paraplegie/-parese, Tetraplegie/-parese) • fehlende Kraft zur Eigenbewegung im Rumpf und Beckenbereich • mindestens 3 sekundär heilende Wunden (z.B. Dekubitus Grad/Kategorie 3) und/oder großflächige Wunde(n) (> 40 cm²) • Pflegemaßnahmen im Rahmen der (Umkehr-)Isolation
G6	**Fehlende Fähigkeit, einen Transfer durchzuführen UND selbstständig zu gehen** Kennzeichen: Schwere Beeinträchtigung, von liegender Körperposition zum Sitzen zu gelangen **UND** vom Sitzen zum Stand zu gelangen, **UND** erhebliche Beeinträchtigung des Gehens auf ebener Fläche wie Unfähigkeit/Unsicherheit, das Körpergewicht im Stand selbstständig zu tragen, Veränderungen des Gangbildes
G10	**Hohes Dekubitusrisiko** Kennzeichen: hohes Dekubitusrisiko durch systematische Einschätzung nach aktuellem nationalen Expertenstandard des DNQP ✍
G11	**Weglaufverhalten/Hinlauftendenz** Kennzeichen: Verlässt die Station/das Zimmer ständig, findet nicht mehr in das Zimmer zurück, Umtriebigkeit und psychomotorische Unruhe **ODER** **hohes Selbstgefährdungs-/Selbstverletzungsrisiko** Kennzeichen: Trugwahrnehmungen, erkennt Gefahren nicht, kann selbstgefährdende Situationen nicht einschätzen, steht trotz hoher Sturzgefährdung ohne Unterstützung selbstständig auf, Selbstverletzungsrisiko durch fehlende Lebensperspektive

Pflegeinterventionen sind: (Die zugehörigen Gründe sind in der ersten Spalte aufgeführt)		
G10	**D1**	**Lagerungswechsel/Positionswechsel und/oder Mobilisation mindestens 12 x tägl.** (davon maximal 4 **Mikrolagerungen**), Dekubitusprophylaxe, therapeutische Lagerung ✍
G1 G4 G5	**D2**	**Mindestens 8 x tägl. Lagerungswechsel und/oder Mobilisation, davon mindestens 4 x tägl. mit 2 Pflegepersonen (ohne Mikrolagerung)** ✍ **ODER:** **Mindestens 4 x tägl. Lagerungswechsel und/oder Mobilisation mit mindestens 3 Pflegepersonen (nur bei BMI von mindestens 40 kg/m^2)**✍
G1 G5 G6	**D4**	**Aufwendige Mobilisation aus dem Bett** **UND** • Gehtraining unter Anwendung von Techniken wie Fazilitation, Inhibitation, Kinästhetik **ODER** • Gehtraining nach verschiedenen therapeutischen Konzepten wie NDT, MRP, Bobath **ODER** • Gehtraining mit Gehhilfen wie Unterarmgehstützen, verschiedene Gehwagen **ODER** • aufwendiges Anlegen von Prothese/Orthese/Stützkorsett/Rumpfwickel vor/nach der Mobilisation **ODER** • mindestens 4 x tägl. Spastik des Patienten lösen und Anbahnung normaler Bewegungsabläufe durch Fazilitation, Inhibitation mindestens 2 x tägl.
G5 G6 G10	**D5**	**Lagerungs-/Positionswechsel** mindestens **7 x tägl.** (keine Mikrolagerungen) **UND** eine der aufgeführten **zusätzlichen Aktivitäten:** • Mobilisation mindestens 2 x tägl. in den Roll-/Lehnstuhl **ODER** • ausgiebige Kontrakturenprophylaxe an allen gefährdeten großen Gelenken mindestens 1 x tägl. **UND** Thromboseprophylaxe durch Anlegen eines medizinischen Thromboseprophylaxestrumpfes **ODER** Kompressionsverbandes **ODER** • **Pflegemaßnahmen zur Infektionsprophylaxe bei (Umkehr-)Isolation**
G11	**D6**	Mindestens **4 x tägl. Suchen und/oder Rückbegleiten des Patienten** auf die Station/in das Zimmer **ODER** **aufwendige Sicherheitsmaßnahmen** zur Verhinderung von Selbst- oder Fremdgefährdung ✍

Mindestmerkmale: Leistungsbereich E: Kommunizieren/Beschäftigen

(Altersgruppe E: 1 Punkt)

Deutlicher Mehraufwand im Leistungsbereich Kommunizieren/Beschäftigen **(mindestens 30 Minuten oder 2 x 15 Minuten pro Tag, Ausnahmen sind in den Pflegeinterventionen formuliert)** mit den Patienten und/oder Angehörigen in den Bereichen Kompetenzerwerb zur Sicherstellung der Therapie und/oder zur situativen Krisenbewältigung sowie Sekundärprävention als normalerweise erforderlich. Die kommunikativen Pflegemaßnahmen werden **nicht im Rahmen der Erbringung anderer Pflegeleistungen erbracht.**

Es liegt mindestens einer der Gründe für eine hochaufwendige Pflege vor:	
G1	**Massive Beeinträchtigung der Informationsverarbeitung** <u>Kennzeichen:</u> Neue Informationen werden wieder vergessen, Konzentrations-/Wahrnehmungsschwierigkeiten, reduzierte Aufmerksamkeitsspanne, Überforderung **ODER** **Schwere kognitive Funktionseinschränkung (ICD-10-GM-Kode aus U51.2-)** Erweiterter Barthel-Index 0-15 Punkte oder kognitiver FIM 5-10 Punkte oder MMSE 0-16 Punkte liegt vor
G3	**Beeinträchtigte Anpassungsfähigkeit von Patient und/oder Angehörigen** <u>Kennzeichen:</u> Leugnet den veränderten Gesundheitszustand und Notwendigkeit der Anpassung, verschiebt Entscheidungen, unzureichende Problem-/Zielerfassung, äußert Ängste, bagatellisiert, fehlende Krankheitseinsicht, Körperbildstörung, fehlende Compliance, fehlende Zukunftsperspektive
G4	**Aus dem Gleichgewicht geratenes Selbstkonzept durch Sinn-/Lebenskrisen** <u>Kennzeichen:</u> Äußert Hoffnungslosigkeit, fehlende Zukunftsperspektive, fehlenden Lebensmut, zeigt Gefühle wie Trauer, Zorn, Wut, Bitterkeit

G7	**Beeinträchtigte Fähigkeit, Kompetenzen im Rahmen der Selbstpflegefähigkeit zu erwerben** Kennzeichen: Ausgeprägte sensomotorische Einschränkungen infolge von Hemi-, Para- oder Tetraplegie, fehlende Fingerfertigkeit, eingeschränkte Sehfähigkeit
G10	**Beeinträchtigte Kommunikation durch Sprach-/Kommunikationsbarrieren** Kennzeichen: Kann sich nicht verständlich machen, reagiert auf Ansprache trotz normaler Vigilanz nicht, versteht die Landessprache nicht, kann verbal nicht antworten, kann nichts hören

Pflegeinterventionen sind: (Die zugehörigen Gründe sind in der ersten Spalte aufgeführt)		
G1 G3 G4	**E1**	**Eins-zu-eins-Betreuung:** Einen Patienten kontinuierlich über einen längeren Zeitraum in Präsenz betreuen. ✍
G3 G4 G10	**E2**	**Problemlösungsorientierte Gespräche** mit dem Patienten und/oder Angehörigen/Bezugspersonen ✍ • zur Krisenbewältigung/Vertrauensbildung/Anpassung an veränderte Lebensbedingungen **ODER** • Gespräche zur Vorbereitung auf die Entlassung **ODER** • Gespräche mit Dolmetscher **ODER** • Gespräche im Kontext der Sterbebegleitung
G1 G7	**E3**	**Maßnahmen zum Kompetenzerwerb des Patienten und/oder der Angehörigen und/oder der poststationären Pflegeeinrichtung** durch Informationsgespräch, Beratungsgespräch, Anleitung ✍
G7 G10	**E4**	**Maßnahmen zur Überwindung von Kommunikationsbarrieren/Einstellung von Kommunikationshilfen** (In der Summe aller Einzelmaßnahmen müssen mindestens 30 Minuten erreicht werden. Die Einzelmaßnahme muss keine 15 Minuten dauern) **wie:** • Sensorklingel • Umweltkontrollgerät • Lesegerät • Computer mit Sprachsteuerung • Mundsteuerung justieren vom E-Rollstuhl • Einsatz von Kommunikationstafeln • Einsatz eine Sprachgenerators

1.2. Spezielle Pflege

Mindestmerkmale: Leistungsbereich F: Kreislauf für Patienten mit Hemi-, Para- oder Tetraplegie

(Altersgruppe E: 2 Punkte)

Im Rahmen des Bereiches Kreislauf sind Pflegemaßnahmen erforderlich, die den hochaufwendigen Patienten ausweisen.

Es liegt mindestens einer der Gründe für eine hochaufwendige Pflege vor:	
G10	**Bluthochdruckkrise infolge einer autonomen Dysreflexie mindestens 1 x tägl., Risiko von Komplikationen** Kennzeichen: Kopfschmerzen, heiße Ohren, Schwitzen, Pupillenerweiterung, Gänsehaut, Blässe und danach Gesichtsrötung, Bradykardie
G11	**Orthostatische Hypotonie**, Risiko von Komplikationen Kennzeichen: Schwindel, Augenflimmern, Bewusstlosigkeit etc., tritt im Zusammenhang mit Lagewechsel und/oder Mobilisation auf, Angstzustände

Pflegeinterventionen sind: (Die zugehörigen Gründe sind in der ersten Spalte aufgeführt)		
G10	**F1**	**Maßnahmen bei autonomer Dysreflexie durchführen**, diese sind: • im 5-Minuten-Intervall RR-Kontrolle bis zur Stabilisierung des Blutdruckes • Kontrolle der Blasenfüllung und/oder Entleerung • Kontrolle der Darmfüllung und/oder Entleerung • Suche nach Schmerzreiz und, wenn möglich, reduzieren bzw. beseitigen
G11	**F2**	**Maßnahmen bei orthostatischer Hypotonie durchführen**, mindestens **6 x tägl.** (kreislaufstabilisierende Lagerung wie Hochlagerung der Beine oder Trendelenburglagerung, Rollstuhl ankippen)

Mindestmerkmale: Leistungsbereich G: Wundmanagement

(Altersgruppe E: 2 Punkte)

Im Rahmen des Bereiches Wundmanagement sind Pflegemaßnahmen erforderlich, die den hochaufwendigen Patienten ausweisen.

Es liegt mindestens einer der Gründe für eine hochaufwendige Pflege vor:	
G10	**Hochaufwendiges Wundmanagement** • mindestens 3 sekundär heilende Wunden (z.B. Dekubitus Grad/Kategorie 3) **UND/ODER** • großflächige Wunde(n) ($\geq$ 40 cm^2) **UND/ODER** • Wunde mit großer Taschenbildung/Unterminierung ^{3} 4 cm^2 oder einem Raum $\geq$ 1 cm^3, durchblutende oder exulzerierende Wunde(n) oder offene Wunddrainagen; Wunde(n) bei beeinträchtigter Compliance, welche zu einem häufigen Wundverbandswechsel (mindestens 5 x tägl.) führt; Verbände an komplizierten Hautarealen (Kopf, Hand, Fuß, Intimbereich)
G11	**Großflächige und schwerwiegende Hauterkrankungen** Kennzeichen: Großflächige Hauterkrankungen von mindestens 36% der Körperoberfläche z.B. bei Infektionen der Haut/Unterhaut, Dermatitis, Ekzemen, papulosquamösen Hautkrankheiten, Urtikaria, Erythem oder sonstigen Hauterkrankungen
G12	**Stoma-Anlage mit Komplikationen, bei vorliegendem Selbstfürsorgedefizit** Kennzeichen: • Stoma-Prolaps, Retraktion, Nekrose, Hernie, • erschwerte Versorgung bei massiver Ausscheidung, • Hautschädigungen im Bereich der Stoma-Anlage, • Wundheilungsstörungen im Bereich des Stomas (z.B. Stomaausriss, Nahtdehiszenz, Nekrose) • beeinträchtigte Compliance, welche zu einer häufigeren Stomaversorgung (mindestens 5 x tägl.) führt
G13	**Aufwendige Versorgung/Kontrolle nach Lappenplastik und/oder Replantation, postoperativ** Kennzeichen: • Risiko einer Durchblutungsstörung des transplantierten Lappens • Risiko einer Abstoßungsreaktion • Risiko einer Wundheilungsstörung im Bereich der Lappenplastik

Pflegeinterventionen sind: (Die zugehörigen Gründe sind in der ersten Spalte aufgeführt)		

G10	**G1**	**Systematisches Wundmanagement** von mindestens 60 Minuten pro Tag, bestehend aus:
		• spezifische Wundbeschreibung z.B., Rezidivzahl, Wunddauer, -lokalisation, -größe, -rand, -umgebung, -grund, Entzündungszeichen und mögliche Wundheilungsstörungen
		• Wundbehandlung, bestehend aus:
		  • Wundreinigung und/oder Wunddesinfektion **UND**
		  • Wundauflagen und/oder Auflagenfixierung
		• systematische Evaluation des Wundheilungsprozesses
		ODER Wundverband mindestens 5 x tägl.
		ODER Wundverband mit zwei Pflegepersonen (mindestens 60 Minuten pro Tag Gesamtzeit beider Pflegepersonen)

G11	**G2**	**Aufwendiger Verband und/oder Behandlung bei großflächigen und schwerwiegenden Hauterkrankungen** mindestens 60 Minuten pro Tag
G12	**G3**	**Hochaufwendiges Stomamanagement** mindestens 60 Minuten pro Tag ✍ z.B. • individuelle Anpassung der Stomaversorgung an die vorliegende Stomakomplikation **UND/ODER** • Haut- und Stomainspektion **UND/ODER** • Stomareinigung/-pflege **UND/ODER** • Stomaversorgung/Leeren des Beutels mehrmals täglich **UND/ODER** • Stomaversorgung mit 2 Personen notwendig **UND/ODER** • Anlegen von Stomamieder, Gürtel etc.
G13	**G4**	**Systematisches Monitoring einer Lappenplastik und/oder nach Replantation mindestens 60 Minuten pro Tag ✍ durch** • individuell angepasste, regelmäßige Wundinspektion und Kontrolle von Temperatur, Farbe, Turgor und Rekapilarisierung **ODER** • individuell angepasste, regelmäßige Lappenkontrolle mit Lappentraining

Mindestmerkmale: Leistungsbereich H: Atmung

(Altersgruppe E: 2 Punkte)

Im Rahmen des Bereiches Atmung sind Pflegemaßnahmen erforderlich, die den hochaufwendigen Patienten ausweisen.

Es liegt mindestens einer der Gründe für eine hochaufwendige Pflege vor:	
G10	**Zeichen einer respiratorischen Beeinträchtigung** Kennzeichen: erschwerte Atemtätigkeit wie Einsatz der Atemhilfsmuskulatur, veränderter Hustenmechanismus, kann nicht selbstständig abhusten, vermehrtes Bronchialsekret, zähes Bronchialsekret, pathologische(r) Atemfrequenz/-rhythmus **UND/ODER** **Risiko einer Pneumonie** Kennzeichen: Veränderte Blutgaswerte, veränderter Hustenmechanismus, veränderte Inspirations- und Exspirationsatemdrücke, chonische Bronchitis, kann nicht selbstständig abhusten, vermehrtes Bronchialsekret, minderbelüftete Lunge, hohes Pneumonierisiko lt. Assessment, Schmerzen bei der Atmung, BMI von mind. 35 kg/m², mechanische Beeinträchtigung der Atmung
G11	**Vorhandensein einer Thoraxdrainage** Kennzeichen: Vorhandene Pleuradrainage, Mediastinaldrainage oder Perikarddrainage, welche zur Ableitung von Flüssigkeiten und/oder Luft in den Thoraxraum gelegt wurde

Pflegeinterventionen sind: (Die zugehörigen Gründe sind in der ersten Spalte aufgeführt)		
G10 G11	**H1**	**Maßnahmen in voller Übernahme zur Auswurfförderung des Bronchialsekrets und/oder zur Belüftungsförderung der Lunge mindestens 60 Minuten tägl.**: • Inhalationstherapie **UND/ODER** • mechanische Insufflation-Exsufflation **UND/ODER** • Absaugen von Sekret aus den Atemwegen **UND/ODER** • atemerleichternde/ventilationsfördernde Lagerungen wie VATI-Lagerungen **UND/ODER** • Atemübungen wie bewusste Brust-/Bauch-/Flankenatmung/Phonationstechniken/Lippenbremse **UND/ODER** • mechanische Abhusthilfe mit zwei Pflegepersonen **UND/ODER** • atemunterstützende Lagerungen mit zwei Pflegepersonen **UND/ODER** • ASE (Atemstimulierende Einreibung) **UND/ODER** • Training der Atemhilfsmuskulatur wie Platysma-Training **UND/ODER** • Vibrationsmassage in Verbindung mit Lagerungsdrainage **UND/ODER** • Management einer thorakalen Drainage (Überwachung von Sekret, Sogeinstellung, Wasserschloss, Durchlässigkeit des Schlauchsystems, Schmerzkontrolle usw.)

2. PKMS-J für Kinder und Jugendliche ab dem Beginn des 7. Lebensjahres bis zum Ende des 18. Lebensjahres

(Der PKMS-J kann in Ausnahmefällen auch für Erwachsene angegeben werden, wenn deren Behandlung in einer Abteilung oder Klinik für Kinder- und Jugendmedizin erforderlich ist)

2.1. Allgemeine Pflege

Mindestmerkmale: Leistungsbereich A: Körperpflege

(Altersgruppe J: 2 Punkte)

Die Unterstützung bei Körperpflege ist hochaufwendig und geht **deutlich** über das normale Maß einer vollen Übernahme der Körperpflege (vergleichbar mit PPR-J Stufe A3) hinaus.

Es liegt mindestens einer der Gründe für eine hochaufwendige **Körperpflege bei Kindern und Jugendlichen** vor:	
G1	**Abwehrverhalten/Widerstände** bei der Körperpflege Kennzeichen: Setzt den Pflegemaßnahmen bei der Körperpflege Widerstände entgegen; schreit, schlägt, beschimpft das Personal, lehnt die Körperpflege verbal/nonverbal ab **ODER** **Massive Angst** bei der Körperpflege **vor Berührung und Bewegung** Kennzeichen: Äußert, nicht berührt werden zu wollen, Rückzugsverhalten, weint, nestelt, zeigt ausgeprägte Scham **ODER** **Ablauf der Körperpflege ist dem Patienten nicht bekannt** Kennzeichen: Unfähigkeit, die Körperpflege selbstständig und strukturiert durchzuführen; Trugwahrnehmungen, Gebrauchsgegenstände der Körperpflege können nicht adäquat eingesetzt werden, fehlende Eigeninitiative, die Körperpflege durchzuführen **ODER** **Hohe Selbstgefährdung** **ODER** **Bewegungsverbot aus medizinischen Gründen (ärztliche Anordnung)**
G2	**Fehlende Fähigkeit, den Positionswechsel im Bett durchzuführen** Kennzeichen: Fehlende Fähigkeit, sich selbstständig im Bett zu drehen, aktiv zu verrutschen, aufzusetzen **UND** **ein vorliegender Erschwernisfaktor:** • mindestens 3 Zu- und/oder Ableitungssysteme (inkl. Beatmung) • Tracheostoma • extreme Adipositas (Perzentil größer 99,5) • krankheitsbedingte Risiken (z.B. Wirbelsäuleninstabilität, Schienung bei beidseitiger Verletzung der Extremitäten, Halo-Fixateur, Extensionsbehandlung, Belastungsintoleranz) • Spastik, Kontraktur, Parese, Plegie • fehlende Kraft zur Eigenbewegung • starke Schmerzen trotz Schmerzmanagement ✍) • beeinträchtigte Orientierung/Wahrnehmung
G3	**Volle Abhängigkeit bei der Körperpflege bei bestehender Beeinträchtigung der Atemsituation und/oder Herz-Kreislauf-Situation** Kennzeichen: Fehlende Fähigkeit, den Körper selbstständig zu waschen, abzutrocknen und die Mund-, Haar-, Hautpflege durchzuführen, Kind/Jugendlicher kann/darf sich bei verminderter/instabiler Herz-Kreislauf- und/oder Atemsituation bei der Körperpflege nicht anstrengen, Belastungsintoleranz bei der Körperpflege

G4	**Volle Abhängigkeit bei der Körperpflege bei einem vorliegenden Erschwernisfaktor** Kennzeichen: Fehlende Fähigkeit, den Körper selbstständig zu waschen, abzutrocknen und die Mund-, Haar-, Hautpflege durchzuführen. **UND** ein Grund/Erschwernisfaktor für hohen pflegerischen Aufwand: • (Umkehr-)Isolation **ODER** • Massive Veränderungen der Mundschleimhaut **ODER** • Hohes Pneumonierisiko (gemäß Assessmentergebnis✍) **ODER** • Aufwendiges Tracheostoma

Pflegeinterventionen sind: (Die zugehörigen Gründe sind in der ersten Spalte aufgeführt)		
G1 G2 G3	**A1**	**Vollkompensatorische Übernahme der Körperpflege UND/ODER** Anleitung zur selbstständigen Körperpflege (inkl. Anleitung/Unterstützung von Eltern/Bezugspersonen)
G1 G2	**A2**	Mindestens 1 x tägl. **therapeutische Körperpflege** wie: • GKW basalstimulierend, belebend und/oder beruhigend • GKW nach Bobath • GKW unter kinästhetischen Gesichtspunkten • GKW nach Inhester und Zimmermann • andere neurologische oder rehabilitative Konzepte zur Ganzkörperpflege mit Fazilitation/Inhibition von normalen Bewegungsabläufen oder kompensatorischen Fähigkeiten ✍ • Konzepte aus psychologischer Perspektive ✍
G1 G2 G3	**A3**	**Ganzkörperwaschung/-pflege mit zwei Pflegepersonen** pflegefachlich erforderlich
G3 G4	**A4**	**Volle Übernahme der Körperwaschung** **UND** Übernahme der speziellen/therapeutischen **Mundpflege** mindestens 4 x tägl. **UND** (ASE mindestens 1 x tägl. **ODER** mindestens 4 x tägl. **Atemübungen ODER** Atemübungen mit Atemtrainer mindestens 4 x tägl.) **UND** (volle Übernahme bei mindestens 2 x tägl. **An-/Auskleiden ODER** mindestens 1 x tägl. Anziehtraining, Anleitung zum selbstständigen Umkleiden)
G4	**A5**	**Volle Übernahme der Körperwaschung** **UND** mindestens 8 x tägl. Maßnahmen im Rahmen eines **aufwendigen Tracheostomamanagements** (hierzu zählen eine oder mehrere Maßnahmen wie z.B. Verbinden, Absaugen, Wechseln, Spülen)
G4	**A6**	**Volle Übernahme der Körperwaschung (inkl. Anleitung/Unterstützung von Eltern/Bezugspersonen)** **UND Maßnahmen zur Infektionsprophylaxe bei Umkehr-/Schutzisolation** beim Betreten/Verlassen des Zimmers

Mindestmerkmale: Leistungsbereich B: Ernährung

(Altersgruppe J: 4 Punkte)

Die orale Nahrungs-/Flüssigkeitsaufnahme bei den Haupt-/Zwischenmahlzeiten ist hochaufwendig und verlängert und geht **deutlich** über das normale Maß der Unterstützung mit besonderen Leistungen (vergleichbar mit PPR-J Stufe A3) hinaus. Die verabreichten Mahlzeiten/Trinkmengen sind zu dokumentieren. Es ist zu beachten, dass die zutreffenden Interventionen bei allen Nahrungs-/Flüssigkeitsaufnahmen des Patienten (3 Hauptmahlzeiten (H) und mindestens 2 Zwischenmahlzeiten (Z)) durchzuführen sind.

Es liegt mindestens einer der Gründe für eine hochaufwendige/verlängerte **orale Nahrungs-/Flüssigkeitsaufnahme bei Kindern und Jugendlichen** vor:	
G1	**Kontinuierliche/massive Nahrungsverweigerung** Kennzeichen: Schiebt angebotene Nahrung weg, lehnt Nahrung verbal/nonverbal ab, fehlende(r) Wille/Einsicht, Nahrung zu sich zu nehmen, Mundschluss, Abwenden des Kopfes, Wegschlagen der Nahrung beim Versuch der Nahrungsverabreichung, extrem langsames Essen als Strategie der verminderten Nahrungsaufnahme, schluckt den Nahrungsbrei nicht selbstständig, Ausspucken von Nahrung

G2	**Massiv verlangsamte/erschwerte Nahrungsaufnahme** Kennzeichen: Wahrnehmungseinschränkung/-beeinträchtigung, deutlich verlängerter Zeitbedarf bei der Verabreichung/Aufnahme von Nahrung und Flüssigkeit
G3	**Kau-/Schluckstörungen mit starken Auswirkungen auf die Nahrungsaufnahme** Kennzeichen: Hustet nach dem Schlucken, Nahrungsreste verbleiben nach dem Schlucken in der Wangentasche, Zungenstoß, Gefühl, dass Nahrung im Schlund hängen bleibt, Regurgitation von Speisebrei, veränderte Schluckphasen, inkompletter/fehlender Lippen-/Mundschluss, pathologische Kau-/Kieferbewegung, Schmerzen bei der Nahrungsaufnahme, Nahrungsreste dringen aus dem Tracheostoma
G4	**Vorliegende Fehl-/Mangelernährung** Kennzeichen: extrem starkes Untergewicht (Perzentil kleiner 5), Erschöpfungszustände, reduzierter Muskeltonus, Teilnahmslosigkeit, beeinträchtigte körperliche Entwicklung, häufig Müdigkeit, hervortretende Knochen, schwindende Muskelmasse
G5	**Fehlende Fähigkeit, sich zur Nahrungsaufnahme an den Tisch zu setzen** Kennzeichen: Schwere Beeinträchtigung, von liegender Körperposition zum Sitzen zu gelangen und vom Sitzen in den Stand zu gelangen, und erhebliche Beeinträchtigung des Gehens auf ebener Fläche wie Unfähigkeit/Unsicherheit, das Körpergewicht im Stand selbstständig zu tragen, Veränderungen des Gangbildes
G6	**Volle Abhängigkeit bei der Nahrungsaufnahme bei (Umkehr-)Isolation** Kennzeichen: Fehlende Fähigkeit, selbstständig Nahrung aufzunehmen, Nahrungsverabreichung bei isolierpflichtigen Krankheitsbildern

Pflegeinterventionen sind: (Die zugehörigen Gründe sind in der ersten Spalte aufgeführt)		
G1 G4	**B1**	**Fraktionierte Applikation von Nahrung/Sondennahrung** mindestens 5 x tägl. in altersgerechter Form bzw. den Fähigkeiten des Kindes/Jugendlichen entsprechend angeboten **UND** zu den Verabreichungszeiträumen Stimulation zur Nahrungsaufnahme **ODER** Verabreichung von Nahrung immer begleiten/beaufsichtigen, **verbunden mit der Notwendigkeit der Applikation von Restnahrung via Sonde**
G2 G3	**B2**	**Orale/basale Stimulation ✍,** vorbereitend auf die Nahrungsverabreichung oder zur Förderung des Schluckreflexes oder zur Förderung der Mundmotorik, oder Einüben von Kompensationstechniken **vor/bei jeder Mahlzeit (3 H und mindestens 2 Z)** mit anschließender Unterstützung bei der Nahrungsaufnahme
G1 G2 G3	**B3**	**Trink- und Esstraining nach individuell aufgestellter Maßnahmenplanung** bei jeder Mahlzeit (3 H und mindestens 2 Z) Diese ist explizit zu dokumentieren ✍. Maßnahmen können sein: • Anleitung zum Schlucken/Schlucktechniken • Einüben kompensatorischer Maßnahmen • Unterstützung bei der Kopf-/Kiefer-/Lippenkontrolle • Einüben von physiologischen Bewegungsabläufen bei der Nahrungsaufnahme durch z.B. passives Führen der Hand bei der Nahrungsaufnahme • Faszilitieren/Inhibieren von Bewegungsabläufen/des Schluckaktes • Einüben von Essritualen
G1 G2 G4	**B4**	**Nahrungsverabreichung/Anleitung mit der Besonderheit** des Zuredens und Anleitens des Patienten bei der versuchten selbstständigen Nahrungsaufnahme, bei der Willensbildung zum Einhalten einer speziellen Diät oder beim Überwinden einer Nahrungsverweigerung bei jeder Mahlzeit und Flüssigkeitsverabreichung **UND/ODER** bei Essstörung die Überwachung der Nahrungsaufnahme zur Vermeidung von unkontrolliertem Trinken (3 H und mindestens 2 Z)
G5	**B5**	**Maßnahmen zur Vorbereitung der Nahrungsaufnahme** vor jeder Mahlzeit (3 H und mindestens 2 Z) mit Nahrungsverabreichung und/oder Anleitung/Aktivierung zur Nahrungsaufnahme • aufwendiger Transfer in den Rollstuhl/auf den Stuhl **UND/ODER** • aufwendiges Anlegen von Stützkorsett/-hose/Orthese/Rumpfwickel **UND/ODER** • aufwendiges Aufsetzen im Bett in den stabilen Sitz in Neutralstellung, stabilen Sitz nach Bobath, Querbettsitz nach Bobath oder asymmetrischen Sitz nach Bobath an der Bettkante bei Hemi-, Para- oder Tetraplegie

G6	**B6**	**Maßnahmen zur Vorbereitung der Nahrungsaufnahme** vor jeder Mahlzeit (3 H und mindestens 2 Z) mit Nahrungsverabreichung und/oder Anleitung/Aktivierung bei der Nahrungsaufnahme **UND** (Umkehr-)Isolation

Mindestmerkmale: Leistungsbereich C: Ausscheidung

(Altersgruppe J: 3 Punkte)

Die pflegerische Unterstützung bei/infolge der Ausscheidung ist hochaufwendig und geht **deutlich** über das normale Maß der Ausscheidungsunterstützung bei besonderen Leistungen (vergleichbar mit PPR-J Stufe A3) hinaus.

Es liegt mindestens einer der Gründe für eine hochaufwendige/verlängerte **Ausscheidungsunterstützung bei Kindern und Jugendlichen** vor:	
G1	**Zeigt keinen adäquaten Umgang mit Ausscheidungen** <u>Kennzeichen</u>: Stuhlschmieren, ins Zimmer urinieren, Kotessen, versteckt Ausscheidungen, findet sich in der Umgebung nicht zurecht, Verkennen der normalen Abläufe
G2	**Fehlende Fähigkeiten bei der Ausscheidung** <u>Kennzeichen</u>: Schwere Beeinträchtigung bei der Bewegung, beim Aufstehen, beim Brückemachen für ein Steckbecken, beim Gehen, Unsicherheit, hohe Selbstgefährdung Orientierungsbeeinträchtigung, Schwindel **UND ein vorliegender Erschwernisfaktor** **Erschwernisfaktoren sind:** • mindestens 3 Zu- und/oder Ableitungssysteme (inkl. Beatmung) • extreme Adipositas (Perzentil größer 99,5) • krankheitsbedingte Risiken (z.B. Wirbelsäuleninstabilität, Schienung bei beidseitiger Verletzung der Extremitäten, Halo-Fixateur, Extensionsbehandlung, Belastungsintoleranz) • Gehbeeinträchtigung, doppelseitige Extremitätenverletzung • Spastik, Kontraktur, Parese, Plegie • starke Schmerzen trotz Schmerzmanagement ✍ • beeinträchtigte Orientierung/Wahrnehmung
G3	**Fehlende Selbstständigkeit beim Erbrechen** <u>Kennzeichen</u>: Magen-/Darminhalt wird nach oben aus dem Mund befördert, kann sich nicht selbstständig versorgen **ODER** **Fehlende Selbstständigkeit beim Schwitzen** <u>Kennzeichen</u>: Nasse Kleidung infolge des Schwitzens, Schweißausbrüche, kann Kleidung und Bettwäsche nicht selbst wechseln
G4	**Veränderte Miktions-/Defäkationsfrequenz und fehlende Selbstständigkeit bei der Miktion/Defäkation** <u>Kennzeichen</u>: Fehlende Fähigkeit, selbstständig zur Toilette zu gehen, den Toilettenstuhl zu benutzen, Bettschüssel/Steckbecken/Urinflasche/Stomabeutel selbstständig zu benutzen
G5	**Ausgeprägte Obstipation ODER** andere Gründe, die einen **tägl. Einlauf UND/ODER rektales Ausräumen UND/ODER spezielles Darmmanagement** erfordern

Pflegeinterventionen sind: (Die zugehörigen Gründe sind in der ersten Spalte aufgeführt)		
G2	**C1**	**Ausscheidungsunterstützung mit Transfer auf die Toilette** mindestens 4 x tägl.
G1 G3 G4	**C2**	**Wäschewechsel** (Kleidung und Bettwäsche) **UND Teilkörperwaschungen** mindestens 2 x tägl.
G2 G4 G5	**C3**	**Volle Übernahme der Ausscheidungsunterstützung** (Steckbecken, Toilettenstuhl, Transfer zur Toilette, Wickeln, AP-Versorgung) **UND einer der zusätzlichen Aspekte** • 1 x tägl. digitales rektales Ausräumen **UND/ODER** 1 x tägl. Reinigungseinlauf

		• Ausscheidungsunterstützung bei voller Übernahme mindestens 5 x tägl. • Übernahme des Darmmanagement durch intermittierendes digitales Stimulieren, Kolonmassage • Volle Übernahme der Ausscheidungsunterstützung mit 2 Pflegepersonen • (Umkehr-)Isolation
G1	**C4**	**Ausscheidungstraining mit Anleitung/Überwachung und mit Transfer auf die Toilette** mindestens 4 x tägl.

Mindestmerkmale: Leistungsbereich D: Bewegen/Lagern/Mobilisation

(Altersgruppe J: 3 Punkte)

Bewegen/Lagern/Mobilisation ist hochaufwendig und geht **deutlich** über das normale Maß der vollen Übernahme bei besonderen Leistungen (vergleichbar mit PPR-J Stufe 3) hinaus.

Es liegt mindestens einer der Gründe für ein(e) hochaufwendige(s)/verlängerte(s) **Bewegen/Lagern/Mobilisation bei Kindern und Jugendlichen** vor:	
G1	**Abwehrverhalten/Widerstände** <u>Kennzeichen</u>: Setzt den Pflegemaßnahmen bei der Mobilisation Widerstände entgegen; schreit, schlägt, beschimpft das Personal, lehnt die Pflegemaßnahmen verbal/nonverbal ab **ODER** **Massive Angst bei der Pflegemaßnahme vor Berührung und Bewegung** <u>Kennzeichen</u>: Äußert, nicht berührt werden zu wollen, Rückzugsverhalten, weint, nestelt, zeigt ausgeprägte Scham **ODER** **Bewegungsverbot aus medizinischen Gründen (ärztliche Anordnung)**
G2	**Fehlende Fähigkeit, den Positionswechsel im Bett durchzuführen** <u>Kennzeichen</u>: Fehlende Fähigkeit, sich selbstständig im Bett zu drehen, aktiv zu verrutschen, aufzusetzen **UND** **ein vorliegender Erschwernisfaktor:** • mindestens 3 Zu- und/oder Ableitungen (inkl. Beatmung) • extreme Adipositas (Perzentil größer 99,5) • krankheitsbedingte Risiken (z.B. Wirbelsäuleninstabilität, Schienung bei beidseitiger Verletzung der Extremitäten, Halo-Fixateur, Extensionsbehandlung, Belastungsintoleranz) • Spastik, Kontraktur, Parese, Plegie • Schwindelanfälle • fehlende Kraft zur Eigenbewegung • hohes Dekubitusrisiko gemäß Assessmentergebnis ✍ • starke Schmerzen trotz Schmerzmanagement ✍ • beeinträchtigte Orientierung/Wahrnehmung
G3	**Fehlende Fähigkeit, einen Transfer durchzuführen UND/ODER zu gehen** <u>Kennzeichen</u>: Schwere Beeinträchtigung, von liegender Körperposition zum Sitzen zu gelangen und vom Sitzen zum Stand zu gelangen, Unfähigkeit/Unsicherheit, das Körpergewicht im Stand selbstständig zu tragen

Pflegeinterventionen sind: (Die zugehörigen Gründe sind in der ersten Spalte aufgeführt)		
G1 G2	**D1**	**Lagerungswechsel (bzw. Mikrolagerung)** mindestens 10 x tägl. bedingt durch zutreffenden Grund/Erschwernisfaktor ✍
G1 G2	**D2**	**Mindestens 8 x tägl. Lagerungs-/Positionswechsel und/oder Mobilisation, davon mindestens 4 x tägl. mit 2 Pflegepersonen** ✍
G2 G3	**D3**	**Unterstützung bei der Mobilisation aus dem Bett mit zusätzlich erforderlichen Aktivitäten** wie: • aufwendiges Anlegen von z.B. Stützkorsett/-hose vor/nach der Mobilisation **ODER** • mindestens 4 x tägl. Spastik des Patienten lösen und Anbahnung normaler Bewegungsabläufe durch Fazilitation, Inhibitation mindestens 2 x tägl.

G2 G3	**D4**	**Aufwendige Mobilisation aus dem Bett** **UND** • Gehtraining unter Anwendung von Techniken wie Fazilitation, Inhibitation, Kinästhetik **ODER** • Gehtraining nach verschiedenen therapeutischen Konzepten wie NDT, MRP, Bobath **ODER** • Gehtraining mit Gehhilfen wie Unterarmgehstützen, Gehwagen/Rollator
G2 G3	**D5**	**Lagerungs-/Positionswechsel mindestens 7 x tägl. (keine Mikrolagerungen)** **UND eine der aufgeführten zusätzlichen Aspekte**: • Mobilisation mindestens 2 x tägl. in den Roll-/Lehnstuhl **ODER** • ausgiebige Kontrakturenprophylaxe an allen gefährdeten großen Gelenkenmindestens 1 x tägl. **UND** Thromboseprophylaxe durch Anlegen eines medizinischenThromboseprophylaxestrumpfes **ODER** Kompressionsverbandes • (Umkehr-)Isolation

Mindestmerkmale: Leistungsbereich E: Kommunizieren/Beschäftigen

(Altersgruppe J: 2 Punkte)

Deutlicher Mehraufwand beim Kommunizieren/Beschäftigen (mindestens 60 Minuten tägl.) mit den Kindern und Jugendlichen und/oder Angehörigen/Bezugspersonen in den Bereichen Entwicklungsförderung, Kompetenzerwerb, Prävention zur Sicherstellung der Therapie und/oder situativer Krisenbewältigung. Diese Pflegemaßnahmen werden nicht im Rahmen der Erbringung anderer Pflegeleistungen durchgeführt. Sie können in kleinen Einheiten unterschiedlicher Dauer über den Tag verteilt erbracht werden.

Es liegt mindestens einer der Gründe für eine hochaufwendige Pflege im Bereich **Kommunizieren und Beschäftigen bei Kindern und Jugendlichen** vor:	
G1	**Massive Beeinträchtigung der Informationsverarbeitung** des Kindes/Jugendlichen und/oder seiner Angehörigen/Bezugspersonen Kennzeichen: Neue Informationen werden wieder vergessen, Konzentrations-/ Wahrnehmungsschwierigkeiten, reduzierte Aufmerksamkeitsspanne, Überforderung, Orientierungsbeeinträchtigung
G2	**Sprach-/Kommunikationsbarrieren** Kennzeichen: Kind/Jugendlicher und/oder Angehörige/Bezugsperson können sich nicht verständlich machen, reagieren auf Ansprache trotz normaler Vigilanz nicht, verstehen die Landessprache nicht
G3	**Beeinträchtigte Anpassungsfähigkeit** und/oder **Nichteinhaltung von Therapieabsprachen** durch das/den Kind/Jugendlichen und/oder seine Angehörigen/Bezugspersonen Kennzeichen: Leugnet den veränderten Gesundheitszustand und Notwendigkeit der Anpassung, verschiebt Entscheidungen, unzureichende Problem-/Zielerfassung, äußert Ängste, bagatellisiert, fehlende Krankheitseinsicht, Körperbildstörung, fehlende Motivation
G4	**Extreme Krisensituation** des Kindes/Jugendlichen und/oder der Angehörigen/Bezugspersonen Kennzeichen: Äußert Hoffnungslosigkeit, fehlende Zukunftsperspektive, fehlender Lebensmut, zeigt Gefühle wie Trauer, Zorn, Wut, Bitterkeit **ODER** **Lustlosigkeit/Motivationslosigkeit/Resignation durch fehlende Ablenkung und Beschäftigung** Kennzeichen: Kind/Jugendlicher grübelt, resignative Grundstimmung, äußert Langeweile
G5	**Körperliche Einschränkungen, die den erforderlichen Kompetenzerwerb erschweren** Kennzeichen: kann verbal nicht antworten, kann nichts hören, kann nichts sehen, fehlende Fingerfertigkeit

Der **Zeitbedarf** bei hochaufwendigen Patienten beträgt im Leistungsbereich **Kommunizieren/Beschäftigen** mindestens **60 Min. tägl. und kann in mehreren Einheiten unterschiedlicher Dauer erbracht werden** **Pflegeinterventionen sind:** (Die zugehörigen Gründe sind in der ersten Spalte aufgeführt)		
G4	**E1**	**Eins-zu-eins-Betreuung:** Einen Patienten kontinuierlich über einen längeren Zeitraum in Präsenz betreuen. Die Betreuung findet gesondert/getrennt von anderen Interventionen statt. ✍
G1 G2 G3	**E2**	**Problemlösungsorientierte Gespräche** (mit Kindern/Jugendlichen und/oder Angehörigen/Bezugspersonen) ✍ • zur Krisenbewältigung/Vertrauensbildung/Anpassung **ODER**

G4 G5		• Gespräche zur Vorbereitung auf die Entlassung **ODER** • Gespräche mit Dolmetscher
G1 G2 G3 G5	**E3**	**Anleitungssituation** mit Kind/Jugendlichem und/oder Angehörigen/Bezugspersonen ✍
G2 G4 G5	**E4**	**Kommunikative Stimulation**, Förderung der spielerischen Interaktion, Bereitstellung und Nachbereitung von Lektüre, Spiel-, Mal- und Bastelmaterial ✍

2.2. Spezielle Pflege

Mindestmerkmale: Leistungsbereich G: Wund- und Hautbehandlung

(Altersgruppe J: 2 Punkte)

Im Rahmen der Behandlungspflege von Kindern und Jugendlichen (J) sind Pflegemaßnahmen notwendig, die hochaufwendige Patienten ausweisen.

Es liegt mindestens einer der Gründe für eine hochaufwendige **Behandlungspflege im Bereich Wund- und Hautbehandlung bei Kindern und Jugendlichen** vor:	
G1	**Aufwendige Versorgung von Wunden** Hierzu zählen: **Große sekundär heilende Wunde** (Länge > 3 cm und/oder Fläche > 4 cm^2 und/oder Raum > 1 cm^3), **sekundär heilende Wunde an Hand oder Kopf, Dekubitus** (ab 2. Grades oder Stadium B gemäß Assessmentergebnis ✍), Kennzeichen: Wunde mit Keimbesiedelung, Wunde mit Wundtasche, Wunde mit Belägen, stark sezernierende Wunde **ODER** **Verbrennung/Verbrühung** (ab 2. Grades bei mindestens 9% der KOF und/oder an einer der folgenden Lokalisationen: Gesicht/Hals, Hand, Fuß, Intimbereich) **ODER** **Aufwendige Wunde nach OP bei einem vorliegenden Erschwernisfaktor:** • Kompartmentsyndrom • offene Fraktur • Hydrozephalus mit externer Ableitung • künstlicher Darmausgang • künstlicher Blasenausgang • OP im Anal-/Urogenitalbereich (z.B. bei Hypospadie, Adrenogenitales Syndrom, anorektale Malformation (exkl. OP bei Phimose))
G2	**Aufwendige Hautbehandlung und/oder aufwendiger Verband** **UND** **ein vorliegender Erschwernisfaktor:** Abwehr/Widerstand trotz Zureden/ Motivation und Schmerzmanagement, Gefahr der Selbstverletzung, abnorme Blasenbildung der Haut, reißgefährdete Haut, Pergamenthaut, sensorische Neuropathie, multiple Hämatome/Prellungen, Gips bei vorher vorhandenen Sensibilitätsstörungen, Fixateur externe

Pflegeinterventionen sind: (Die zugehörigen Gründe sind in der ersten Spalte aufgeführt.)		
G1 G2	**G1**	Mindestens **2 x tägl.** Behandlungspflege **ODER 1 x tägl.** Behandlungspflege durch **2 Pflegepersonen** von insgesamt 30 Minuten pro Tag wie: • Vor- und Nachbereiten und Assistieren bei aufwendigem Verbandwechsel **ODER** • Vor- und Nachbereiten und Assistieren beim Versorgen einer lokalen Verbrennung oder einer Verbrühung mindestens 2. Grades **ODER** • Auftragen oder Einreiben von Salben oder Tinkturen auf eine große Hautregion **ODER** • Anleiten von Patient und Angehörigen im Umgang mit dem Material und der Pflege (z.B. Fixateur externe mit Pin-Pflege, Anlegen einer Kompressionsmaske)

G1	**G2**	Systematisches **Wundmanagement von Wunden** bestehend aus: • spezifische Wunddiagnose, Rezidivzahl, Wunddauer, -lokalisation, -größe, -rand, -umgebung, -grund, Entzündungszeichen und mögliche Wundheilungsstörungen **UND** • Wundbehandlung bestehend aus Wundreinigung und/oder Wunddesinfektion sowie Wundauflagen und/oder Auflagenfixierung von mindestens 30 Minuten pro Tag **UND** • systematische Evaluation des Wundheilungsprozesses (✍)

Mindestmerkmale: Leistungsbereich H: Atmung

(Altersgruppe J: 3 Punkte)

Im Rahmen der Behandlungspflege von Kindern und Jugendlichen (J) sind Pflegemaßnahmen notwendig, die hochaufwendige Patienten ausweisen.

Es liegt mindestens einer der Gründe für eine hochaufwendige **Behandlungspflege im Bereich Atmung bei Kindern und Jugendlichen** vor:	
G1	**Risiko einer Pneumonie** (gemäß Assessmentergebnis ✍) **UND** **ein vorliegender Erschwernisfaktor**: • angeborene und/oder erworbene Fehlbildung des Thorax und/oder der Wirbelsäule • syndromale, neuromuskuläre sowie angeborene Stoffwechselerkrankung, die die Atmung beeinträchtigt • Parese, Plegie • Zustand nach großem operativen Eingriff • Vorhandensein einer Thoraxdrainage
G2	**Zeichen einer respiratorischen Beeinträchtigung** Kennzeichen: Tachy-/Dyspnoe, veränderter Hustenmechanismus, kann nicht selbstständig abhusten, vermehrtes Bronchialsekret, zähes Bronchialsekret, minderbelüftete Lunge, Sauerstoffbedarf > 4 Std.
G3	**Vorhandensein eines Tracheostomas**

Pflegeinterventionen sind: (Die zugehörigen Gründe sind in Spalte 1 aufgeführt)		
G2 G3	**H1**	**Vitalzeichenkontrolle und Krankenbeobachtung** zum Erkennen einer akuten Bedrohung fortlaufend innerhalb von 24 Stunden wie: • kontinuierliche Monitorüberwachung/Pulsoximetrie und mindestens 2-stdl. Beurteilung und Dokumentation des Atemmusters **UND/ODER** • 1-stdl. Dokumentation von Puls und Atmung (ohne Monitor), Beurteilung der Atmung **UND** **atemtherapeutische Leistungen mit einem Zeitaufwand von mindestens 30 Minuten ✍ wie:** • Absaugen von Schleim aus Tracheostoma oder Nase, Mund, Rachen **UND/ODER** • Anleitung von Eltern und Angehörigen im Umgang mit Absaugsystemen und/oder in der Tracheostomapflege **UND/ODER** • Anleitung zum Wechsel der Trachealkanüle
G1 G2	**H2**	**Pflegespezifische physikalische Maßnahmen** zur Pneumonieprophylaxe und/oder Sekretmobilisation und Verbesserung der Belüftung der Atemwege in an die Bedürfnisse des Patienten angepasster Kombination **mindestens 90 Minuten tägl.** ✍ wie: • Inhalation **UND/ODER** • Vibrationsbehandlung des Thorax **UND/ODER** • Wickel/Auflagen/Umschläge **UND/ODER** • Maßnahmen der Atemtherapie: Anleiten und Beaufsichtigen von In- und Exspirationsübungen mit entsprechenden Hilfsmitteln (z.B. Luftballon, Flattern, dosierte Lippenbremse) **UND/ODER** • Anleiten des Kindes/Jugendlichen und von Angehörigen in Techniken zur Sekretmobilisation (z.B. autogene Drainage, Drainagelagerung) **UND/ODER** • Speziallagerung zur Ventilations- und Mobilitätsförderung des Thorax mit Evaluation und Dokumentation des Behandlungsverlaufs (z.B. VATI-Lagerung)

3. PKMS-K für Kleinkinder ab dem Beginn des 2. Lebensjahres bis zum Ende des 6. Lebensjahres

3.1. Allgemeine Pflege

Mindestmerkmale: Leistungsbereich A: Körperpflege

(Altersgruppe K: 2 Punkte)

Die Unterstützung bei Körperpflege ist hochaufwendig und geht **deutlich** über das normale Maß einer vollen Übernahme der Körperpflege (vergleichbar mit PPR-K Stufe A3) hinaus.

Es liegt mindestens einer der Gründe für eine hochaufwendige **Körperpflege bei Kleinkindern** vor:	
G1	**Abwehrverhalten/Widerstände** bei der Körperpflege Kennzeichen: Setzt den Pflegemaßnahmen bei der Körperpflege Widerstände entgegen; schreit, strampelt, dreht sich weg, wendet sich ab **ODER** **Massive Angst** bei der Körperpflege **vor Berührung und Bewegung** Kennzeichen: Äußert, nicht berührt werden zu wollen, Rückzugsverhalten, weint, nestelt, dreht sich weg, zieht die Decke über den Kopf
G2	**Fehlende Fähigkeit, den Positionswechsel im Bett durchzuführen** Kennzeichen: Fehlende Fähigkeit, sich selbstständig im Bett zu drehen, aktiv zu verrutschen, aufzusetzen **UND** **ein vorliegender Erschwernisfaktor:** • mindestens 3 Zu- und/oder Ableitungssysteme (inkl. Beatmung) • Tracheostoma • extreme Adipositas (Perzentil größer 99,5) • krankheitsbedingte Risiken (z.B. Wirbelsäuleninstabilität, Schienung bei beidseitiger Verletzung der Extremitäten, Halo-Fixateur, Extensionsbehandlung, Belastungsintoleranz) • Spastik, Kontraktur, Parese, Plegie • fehlende Kraft zur Eigenbewegung • starke Schmerzen trotz Schmerzmanagement ✍ • beeinträchtigte Orientierung/Wahrnehmung
G3	**Volle Abhängigkeit bei der Körperpflege bei bestehender Beeinträchtigung der Atemsituation und/oder Herz-Kreislauf-Situation** Kennzeichen: Fehlende Fähigkeit, den Körper selbstständig zu waschen, abzutrocknen und die Mund-, Haar-, Hautpflege durchzuführen, Kleinkind kann/darf sich bei verminderter/instabiler Herz-/Kreislauf- und/oder Atemsituation bei der Körperpflege nicht anstrengen, Belastungsintoleranz bei der Körperpflege
G4	**Volle Abhängigkeit bei der Körperpflege bei (Umkehr-)Isolation** Kennzeichen: Fehlende Fähigkeit, den Körper selbstständig zu waschen, abzutrocknen und die Mund-, Haar-, Hautpflege durchzuführen.

Pflegeinterventionen sind: (Die zugehörigen Gründe sind in der ersten Spalte aufgeführt)		
G1 G2 G3	**A1**	**Vollkompensatorische Übernahme der Körperpflege** und/oder Anleitung zur selbstständigen Körperpflege (inkl. Anleitung/Unterstützung von Eltern/Bezugspersonen)
G1 G2	**A2**	Mindestens 1 x tägl. **therapeutische Körperpflege** wie: • GKW basalstimulierend, Körperwaschung belebend und/oder beruhigend • GKW nach Bobath • GKW unter kinästhetischen Gesichtspunkten • GKW nach Inhester und Zimmermann • andere neurologische oder rehabilitative Konzepte zur Ganzkörperpflege mit Fazilitation/Inhibitation von normalen Bewegungsabläufen oder kompensatorischen Fähigkeiten ✍ • Konzepte aus psychologischer Perspektive ✍

G1 G2 G3	**A3**	**Ganzkörperwaschung/-pflege mit zwei Pflegepersonen** pflegefachlich erforderlich
G4	**A4**	**Volle Übernahme der Körperpflege (inkl. Anleitung/Unterstützung von Eltern/Bezugspersonen)** **UND** eine der folgenden Maßnahmen: mindestens **2 körperbezogene Angebote** zur Förderung der Wahrnehmung und des Wohlbefindens (z.B. Massage, Ausstreichen) **ODER** Maßnahmen zur Infektionsprophylaxe bei Umkehr-/Schutzisolation

Mindestmerkmale: Leistungsbereich B: Ernährung

(Altersgruppe K: 4 Punkte)

Die orale Nahrungs-/Flüssigkeitsaufnahme bei den Haupt-/Zwischenmahlzeiten ist hochaufwendig und verlängert und geht **deutlich** über das normale Maß der Unterstützung mit besonderen Leistungen (vergleichbar mit PPR-K Stufe A3) hinaus. Die verabreichten Mahlzeiten/Trinkmengen sind zu dokumentieren. Es ist zu beachten, dass die zutreffenden Interventionen bei allen Nahrungs-/Flüssigkeitsaufnahmen des Patienten (3 Hauptmahlzeiten (H) und mindestens 3 Zwischenmahlzeiten (Z)) durchzuführen sind.

Es liegt mindestens einer der Gründe für eine hochaufwendige/verlängerte **orale Nahrungs-/Flüssigkeitsaufnahme bei Kleinkindern** vor:	
G1	**Kontinuierliche/massive Nahrungsverweigerung** <u>Kennzeichen</u>: Schiebt angebotene Nahrung weg, lehnt Nahrung verbal/nonverbal ab, fehlende(r) Wille/Einsicht, Nahrung zu sich zu nehmen, Mundschluss, Abwenden des Kopfes, Wegschlagen der Nahrung beim Versuch der Nahrungsverabreichung, extrem langsames Essen bei Trotzverhalten, schluckt den Nahrungsbrei nicht selbstständig, Ausspucken von Nahrung
G2	**Massiv verlangsamte/erschwerte Nahrungsaufnahme** <u>Kennzeichen</u>: deutlich verlängerter Zeitbedarf bei der Verabreichung/Aufnahme von Nahrung und Flüssigkeit, lässt sich ständig bei der Nahrungsaufnahme ablenken, zappelt bei der Nahrungsaufnahme herum, spielt mit dem Essen, versucht, bei der Nahrungsaufnahme aufzustehen, wegzulaufen, zu spielen
G3	**Kau-/Schluckstörungen mit starken Auswirkungen auf die Nahrungsaufnahme** <u>Kennzeichen</u>: Hustet nach dem Schlucken, Nahrungsreste verbleiben nach dem Schlucken in der Wangentasche, Zungenstoß, Gefühl, dass Nahrung im Schlund hängen bleibt, Regurgitation von Speisebrei, veränderte Schluckphasen, inkompletter/fehlender Lippen-/Mundschluss, pathologische Kau-/Kieferbewegung, Schmerzen bei der Nahrungsaufnahme, Nahrungsreste dringen aus dem Tracheostoma
G4	**Vorliegende Fehl-/Mangelernährung** <u>Kennzeichen</u>: extrem starkes Untergewicht (Perzentil kleiner 5), Erschöpfungszustände, reduzierter Muskeltonus, Teilnahmslosigkeit, beeinträchtigte körperliche Entwicklung, häufig Müdigkeit, hervortretende Knochen, schwindende Muskelmasse
G5	**Volle Abhängigkeit bei der Nahrungsaufnahme bei (Umkehr-)Isolation** <u>Kennzeichen</u>: Fehlende Fähigkeit, selbstständig Nahrung aufzunehmen, Nahrungsverabreichung bei isolierpflichtigen Krankheitsbildern

Pflegeinterventionen sind: (Die zugehörigen Gründe sind in der ersten Spalte aufgeführt)		
G1 G4	**B1**	**Fraktionierte Applikation von Nahrung/Sondennahrung** mindestens 8 x tägl. in altersgerechter Form bzw. den Fähigkeiten des Kleinkindes entsprechend angeboten **UND** zu den Verabreichungszeiträumen Stimulation zur Nahrungsaufnahme **ODER** Verabreichung von Nahrung immer begleiten/beaufsichtigen, verbunden mit der Notwendigkeit der Applikation von Restnahrung via Sonde
G2 G3	**B2**	**Orale/basale Stimulation** ✍, vorbereitend auf die Nahrungsverabreichung oder zur Förderung des Schluckreflexes oder zur Förderung der Mundmotorik, **vor jeder Mahlzeit (3 H und mindestens 3 Z)** mit anschließender Unterstützung bei der Nahrungsaufnahme

G1 G2 G3	**B3**	**Trink- und Esstraining nach individuell aufgestellter Maßnahmenplanung** bei mindestens 4 Mahlzeiten tägl. Dieses ist explizit zu dokumentieren ✍. Maßnahmen können sein: • Anleitung zum Schlucken/Schlucktechniken • Einüben kompensatorischer Maßnahmen • Unterstützung bei der Kopf-/Kiefer-/Lippenkontrolle • Einüben von physiologischen Bewegungsabläufen bei der Nahrungsaufnahme durch z.B. passives Führen der Hand bei der Nahrungsaufnahme • Faszilitieren/Inhibieren von Bewegungsabläufen/des Schluckaktes • Einüben von Essritualen
G1 G2 G4	**B4**	**Nahrungsverabreichung/Anleitung** mit der Besonderheit des Zuredens und Anleitens des Patienten bei der versuchten selbstständigen Nahrungsaufnahme, bei der Willensbildung zum Einhalten einer speziellen Diät oder beim Überwinden einer Nahrungsverweigerung bei jeder Mahlzeit und Flüssigkeitsverabreichung und/oder Begleitung der Bezugsperson bei der Umstellung auf orale Kost in Verbindung mit dem Durchsetzen der oralen Nahrungsaufnahme (3 H und mindestens 3 Z)
G5	B5	**Maßnahmen zur Vorbereitung der Nahrungsaufnahme** vor jeder Mahlzeit (3 H und mindestens 3 Z) mit Nahrungsverabreichung und/oder Anleitung/Aktivierung bei der Nahrungsaufnahme **UND** • (Umkehr-)Isolation

Mindestmerkmale: Leistungsbereich C: Ausscheidung

(Altersgruppe K: 2 Punkte)

Die pflegerische Unterstützung geht bei der Ausscheidung **deutlich** über das normale Maß der Ausscheidungsunterstützung hinaus (geht über das Maß eines PPR-K-Stufe-A3-Patienten hinaus) und ist kennzeichnend für hochaufwendige Patienten.

Es liegt mindestens einer der Gründe für eine hochaufwendige/verlängerte **Ausscheidungsunterstützung bei Kleinkindern** vor:	
G1	**Zeigt keinen adäquaten Umgang mit Ausscheidungen** <u>Kennzeichen</u>: Stuhlschmieren, ins Zimmer urinieren, Kotessen, versteckt Ausscheidungen, findet sich in der Umgebung nicht zurecht **ODER** **Beeinträchtigung der altersentsprechenden Kontinenz** <u>Kennzeichen</u>: Rückfall in ein früheres Entwicklungsstadium der Kontinenz
G2	**Fehlende Fähigkeiten bei der Ausscheidung** <u>Kennzeichen</u>: Schwere Beeinträchtigung bei der Bewegung, beim Aufstehen, beim Topfen/Wickeln, beim Gehen, Unsicherheit, Orientierungsbeeinträchtigung, Schwindel **UND ein vorliegender Erschwernisfaktor** **Erschwernisfaktoren sind:** • mindestens 3 Zu- und/oder Ableitungssysteme (inkl. Beatmung) • extreme Adipositas (Perzentil größer 99,5) • krankheitsbedingte Risiken (z.B. Wirbelsäuleninstabilität, Schienung bei beidseitiger Verletzung der Extremitäten, Halo-Fixateur, Extensionsbehandlung, Belastungsintoleranz) • Gehbeeinträchtigung, doppelseitige Extremitätenverletzung • Spastik, Kontraktur, Parese, Plegie • starke Schmerzen trotz Schmerzmanagement ✍ • beeinträchtigte Orientierung/Wahrnehmung
G3	**Fehlende Selbstständigkeit beim Erbrechen** <u>Kennzeichen</u>: Magen-/Darminhalt wird nach oben aus dem Mund befördert, kann sich nicht selbstständig versorgen **ODER** **Fehlende Selbstständigkeit beim Schwitzen** <u>Kennzeichen</u>: Nasse Kleidung infolge des Schwitzens, Schweißausbrüche, kann Kleidung und Bettwäsche nicht selbst wechseln

G4	**Veränderte Miktions-/Defäkationsfrequenz UND fehlende Selbstständigkeit bei der Miktion/Defäkation** Kennzeichen: Fehlende Fähigkeit, selbstständig zur Toilette zu gehen, den Toilettenstuhl zu benutzen, Bettschüssel/Steckbecken/Urinflasche/Stomabeutel selbstständig zu benutzen, häufig volle Windeln
G5	**Ausgeprägte Obstipation ODER** andere Gründe, die **einen tägl. Einlauf ODER rektales Ausräumen** erfordern

Pflegeinterventionen sind: (Die zugehörigen Gründe sind in der ersten Spalte aufgeführt)		
G2	**C1**	**Ausscheidungsunterstützung mit Transfer auf die Toilette** mindestens 4 x tägl.
G1 G3 G4	**C2**	**Wäschewechsel** (Kleidung und Bettwäsche) **UND Teilkörperwaschungen** mindestens 3 x tägl.
G2 G4 G5	**C3**	**Volle Übernahme der Ausscheidungsunterstützung** (Steckbecken, Toilettenstuhl, AP-Versorgung, Transfer zur Toilette, Wickeln) **UND einer der zusätzlichen Aspekte** • 1 x tägl. digitales rektales Ausräumen und/oder 1 x tägl. Reinigungseinlauf • Ausscheidungsunterstützung bei voller Übernahme mindestens 6 x tägl. • volle Übernahme der Ausscheidungsunterstützung mit 2 Pflegepersonen • (Umkehr-)Isolation

Mindestmerkmale: Leistungsbereich D: Bewegen/Lagern/Mobilisation

(Altersgruppe K: 2 Punkte)

Bewegen/Lagern/Mobilisation ist hochaufwendig und geht **deutlich** über das normale Maß der vollen Übernahme bei besonderen Leistungen (vergleichbar mit PPR-K Stufe 3) hinaus.

Es liegt mindestens einer der Gründe für ein(e) hochaufwendige(s)/verlängerte(s) **Bewegen/Lagern/Mobilisation bei Kleinkindern** vor:	
G1	**Abwehr/Widerstände** Kennzeichen: Setzt den Pflegemaßnahmen bei der Mobilisation Widerstände entgegen; schreit, schlägt, beschimpft das Personal, lehnt die Pflegemaßnahmen verbal/nonverbal ab **ODER** **Massive Angst** bei der Pflegemaßnahme **vor Berührung und Bewegung** Kennzeichen: Äußert, nicht berührt werden zu wollen, Rückzugsverhalten, weint, nestelt, dreht sich weg, zieht die Decke über den Kopf
G2	**Fehlende Fähigkeit, den Positionswechsel im Bett durchzuführen** Kennzeichen: Fehlende Fähigkeit, sich selbstständig im Bett zu drehen, aktiv zu verrutschen, aufzusetzen **UND** **ein vorliegender Erschwernisfaktor:** • mindestens 3 Zu- und/oder Ableitungen (inkl. Beatmung) • extreme Adipositas (Perzentil größer 99,5) • krankheitsbedingte Risiken (z.B. Wirbelsäuleninstabilität, Schienung bei beidseitiger Verletzung der Extremitäten, Halo-Fixateur, Extensionsbehandlung, Belastungsintoleranz) • Spastik, Kontraktur, Parese, Plegie • Schwindelanfälle • fehlende Kraft zur Eigenbewegung • hohes Dekubitusrisiko gemäß Assessmentergebnis ✍ • starke Schmerzen trotz Schmerzmanagement ✍ • beeinträchtigte Orientierung/Wahrnehmung • (Umkehr-)Isolation
G3	**Fehlende Fähigkeit, einen Transfer durchzuführen und/oder zu gehen** Kennzeichen: Schwere Beeinträchtigung, von liegender Körperposition zum Sitzen zu gelangen und vom Sitzen in den Stand zu gelangen, Unfähigkeit/Unsicherheit, das Körpergewicht im Stand selbstständig zu tragen

Pflegeinterventionen sind: (Die zugehörigen Gründe sind in der ersten Spalte aufgeführt)		
G1 G2	**D1**	**Lagerungswechsel (bzw. Mikrolagerung)** mindestens 10 x tägl. bedingt durch zutreffenden Grund/Erschwernisfaktor ✍
G1 G2	**D2**	**Mindestens 8 x tägl. Lagerungs-/Positionswechsel (bzw. Mikrolagerung) und/oder Mobilisation, davon mindestens 4 x tägl. mit 2 Pflegepersonen** ✍
G1 G2 G3	**D3**	**Unterstützung bei der Mobilisation aus dem Bett mit zusätzlich erforderlichen Aktivitäten**, wie: • aufwendiges Anlegen von z.B. Stützkorsett/-hose, Kompressionsanzug vor/nach der Mobilisation **ODER** • mindestens 4 x tägl. Spastik des Patienten lösen und Anbahnung normaler Bewegungsabläufe durch Fazilitation, Inhibitation mindestens 2 x tägl.
G2 G3	**D4**	**Aufwendige Mobilisation aus dem Bett** **UND** • kleinkindgerechtes Gehtraining unter Anwendung von Techniken wie Fazilitation, Inhibitation, Kinästhetik **ODER** • kleinkindgerechtes Gehtraining nach verschiedenen therapeutischen Konzepten wie NDT, MRP, Bobath **ODER** • kleinkindgerechtes Gehtraining mit Gehhilfen wie Unterarmgehstützen, Gehwagen/Rollator

Mindestmerkmale: Leistungsbereich E: Kommunizieren/Beschäftigen

(Altersgruppe K: 2 Punkte)

Deutlicher Mehraufwand bei dem Kommunizieren/Beschäftigen (mindestens 60 Minuten tägl.) mit den Kleinkindern und/oder Angehörigen/Bezugspersonen in den Bereichen Entwicklungsförderung, Kompetenzerwerb, Prävention zur Sicherstellung der Therapie und/oder situativer Krisenbewältigung. Diese Pflegemaßnahmen werden nicht im Rahmen der Erbringung anderer Pflegeleistungen erbracht. Sie können in kleinen Einheiten unterschiedlicher Dauer über den Tag verteilt erbracht werden.

Es liegt mindestens einer der Gründe für Mehraufwendungen im Bereich **Kommunizieren/Beschäftigen bei Kleinkindern** vor:	
G1	**Massive Beeinträchtigung der Informationsverarbeitung** des Kleinkindes und/oder seiner Angehörigen/Bezugspersonen <u>Kennzeichen</u>: Neue Informationen werden wieder vergessen, Konzentrations-/ Wahrnehmungsschwierigkeiten, reduzierte Aufmerksamkeitsspanne, Überforderung, Orientierungsbeeinträchtigung **ODER** **Extreme Verhaltensweisen, die kontraproduktiv für die Therapie sind** <u>Kennzeichen</u>: Negativismus, Abwehr/Widerstände, Trotzverhalten
G2	**Sprach-/Kommunikationsbarrieren** <u>Kennzeichen</u>: Kleinkind und/oder Angehörige/Bezugsperson können sich nicht verständlich machen, reagieren auf Ansprache trotz normaler Vigilanz nicht, verstehen die Landessprache nicht
G3	**Beeinträchtigte Anpassungsfähigkeit UND/ODER Nichteinhaltung von Therapieabsprachen** des Kleinkindes und/oder seiner Angehörigen/Bezugspersonen <u>Kennzeichen</u>: Verleugnet den veränderten Gesundheitszustand und Notwendigkeit der Anpassung, verschiebt Entscheidungen, unzureichende Problem-/Zielerfassung, äußert Ängste, bagatellisiert, fehlende Krankheitseinsicht, Körperbildstörung, fehlende Motivation
G4	**Extreme Krisensituation** des Kleinkindes und/oder der Angehörigen/Bezugspersonen <u>Kennzeichen</u>: Äußert Hoffnungslosigkeit, fehlende Zukunftsperspektive, fehlender Lebensmut, zeigt Gefühle wie Trauer, Zorn, Wut, Bitterkeit **ODER** **Lustlosigkeit/Motivationslosigkeit/Resignation durch fehlende Ablenkung und Beschäftigung** <u>Kennzeichen</u>: Kleinkind grübelt, resignative Grundstimmung, beobachtbare Langeweile, Rückzug
G5	**Körperliche Einschränkungen, die den erforderlichen Kompetenzerwerb erschweren** <u>Kennzeichen</u>: kann verbal nicht antworten, kann nichts hören, kann nichts sehen, fehlende Fingerfertigkeit

Der **Zeitbedarf** bei hochaufwendigen Patienten beträgt im Leistungsbereich **Kommunizieren/Beschäftigen** mindestens **60 Min. tägl. und kann in mehreren Einheiten unterschiedlicher Dauer erbracht werden** **Pflegeinterventionen sind:** (Die zugehörigen Gründe sind in der ersten Spalte aufgeführt)		
G4	**E1**	**Eins-zu-eins-Betreuung**: Einen Patienten kontinuierlich über einen längeren Zeitraum in Präsenz betreuen. Die Betreuung findet gesondert/getrennt von anderen Interventionen statt. ✍
G1 G2 G3 G4 G5	**E2**	**Problemlösungsorientierte Gespräche** (mit Kleinkind und/oder Angehörigen/Bezugspersonen) ✍ • zur Krisenbewältigung/Vertrauensbildung/Anpassung **ODER** • Gespräche zur Vorbereitung auf die Entlassung **ODER** • Gespräche mit Dolmetscher
G1 G2 G3 G5	**E3**	**Anleitungssituation mit Kleinkind** und/oder Angehörigen/Bezugspersonen ✍
G2 G4 G5	**E4**	**Kommunikative Stimulation**, Förderung der spielerischen Interaktion, Bereitstellen und Nachbereitung von Lektüre, Spiel-, Mal- und Bastelmaterial✍

3.2. Spezielle Pflege

Mindestmerkmale: Leistungsbereich G: Wund- und Hautbehandlung

(Altersgruppe K: 2 Punkte)

Im Rahmen der Behandlungspflege von Kleinkindern (K) sind Pflegemaßnahmen notwendig, die hochaufwendige Patienten ausweisen.

Es liegt mindestens einer der Gründe für eine hochaufwendige **Behandlungspflege im Bereich Wund- und Hautbehandlung bei Kleinkindern** vor:	
G1	**Aufwendige Versorgung von Wunden** Hierzu zählen: **sekundär heilende Wunde, Dekubitus** (gemäß Assessmentergebnis ✍), Kennzeichen: Wunde mit Keimbesiedelung, Wunde mit Wundtasche, Wunde mit Belägen, stark sezernierende Wunde **ODER** **Verbrennung/Verbrühung** (ab 2. Grades bei mindestens 9% der KOF und/oder an einer der folgenden Lokalisationen: Gesicht/Hals, Hand, Fuß, Intimbereich) **ODER** **Aufwendige Wunde nach OP bei einem vorliegenden Erschwernisfaktor:** • Kompartmentsyndrom • offene Fraktur • Hydrozephalus mit externer Ableitung • künstlicher Darmausgang • künstlicher Blasenausgang • OP im Anal-/Urogenitalbereich (z.B. bei Hypospadie, Adrenogenitales Syndrom, anorektale Malformation (exkl. OP bei Phimose))
G2	**Aufwendige Hautbehandlung und/oder aufwendiger Verband** **UND** **ein vorliegender Erschwernisfaktor:** Abwehr/Widerstand trotz Zureden/Motivation und Schmerzmanagement, Gefahr des Herausreißens von Zu- und/oder Ableitungssystemen, Gefahr der Selbstverletzung, abnorme Blasenbildung der Haut, reißgefährdete Haut, sensorische Neuropathie, multiple Hämatome/Prellungen, Gips bei vorher vorhandenen Sensibilitätsstörungen, Fixateur externe

Pflegeinterventionen sind: (Die zugehörigen Gründe sind in der ersten Spalte aufgeführt)		
G1 G2	**G1**	Mindestens **2 x tägl.** Behandlungspflege **ODER 1 x tägl.** Behandlungspflege durch **2 Pflegepersonen** von insgesamt 30 Minuten pro Tag wie: • Vor- und Nachbereiten und Assistieren bei aufwendigem Verbandwechsel **ODER** • Vor- und Nachbereiten und Assistieren beim Versorgen einer lokalen Verbrennung oder einer Verbrühung mindestens 2. Grades **ODER** • Auftragen oder Einreiben von Salben oder Tinkturen auf eine große Hautregion **ODER** • Anleiten von Patient und Angehörigen im Umgang mit dem Material und der Pflege (z.B. Fixateur externe mit Pin-Pflege, Anlegen einer Kompressionsmaske)
G1	**G2**	Systematisches **Wundmanagement von Wunden** bestehend aus: • spezifische Wunddiagnose, Rezidivzahl, Wunddauer, -lokalisation, -größe, -rand, -umgebung, -grund, Entzündungszeichen und mögliche Wundheilungsstörungen **UND** • Wundbehandlung bestehend aus Wundreinigung und/oder Wunddesinfektion sowie Wundauflagen und/oder Auflagenfixierung von mindestens 30 Minuten pro Tag **UND** • systematische Evaluation des Wundheilungsprozesses ✍

Mindestmerkmale: Leistungsbereich H: Atmung

(Altersgruppe K: 3 Punkte)

Im Rahmen der Behandlungspflege von Kleinkindern (K) sind Pflegemaßnahmen notwendig, die hochaufwendige Patienten ausweisen.

Es liegt mindestens einer der Gründe für eine hochaufwendige **Behandlungspflege im Bereich Atmung bei Kleinkindern** vor:	
G1	**Risiko einer Pneumonie** (gemäß Assessmentergebnis ✍) **UND** **ein vorliegender Erschwernisfaktor**: • ehemaliges Frühgeborenes • chronische respiratorische Erkrankung • angeborene und/oder erworbene Fehlbildung des Thorax und/oder der Wirbelsäulesyndromale, neuromuskuläre sowie angeborene Stoffwechselerkrankung, die die Atmung beeinträchtigt • Parese, PlegieZustand nach großem operativen Eingriff • Vorhandensein einer Thoraxdrainage
G2	**Zeichen einer respiratorischen Beeinträchtigung** <u>Kennzeichen</u>: Tachy-/Dyspnoe, veränderter Hustenmechanismus, kann nicht selbstständig abhusten, vermehrtes Bronchialsekret, zähes Bronchialsekret, minderbelüftete Lunge, Sauerstoffbedarf > 4 Std.
G3	**Vorhandensein eines Tracheostomas**

Pflegeinterventionen sind: (Die zugehörigen Gründe sind in Spalte 1 aufgeführt)		
G2 G3	**H1**	**Vitalzeichenkontrolle und Krankenbeobachtung** zum Erkennen einer akuten Bedrohung fortlaufend innerhalb von 24 Stunden wie: • kontinuierliche Monitorüberwachung/Pulsoximetrie und mindestens 2-stdl. Beurteilung und Dokumentation des Atemmusters **UND/ODER** • 1-stdl. Dokumentation von Puls und Atmung (ohne Monitor), Beurteilung der Atmung **UND** **atemtherapeutische Leistungen mit einem Zeitaufwand von mindestens 30 Minuten ✍ wie:** • Absaugen von Schleim aus Tracheostoma oder Nase, Mund, Rachen **UND/ODER** • Anleitung von Eltern/Bezugsperson im Umgang mit Absaugsystemen und/oder in der Tracheostomapflege **UND/ODER** • Anleitung von Eltern und Angehörigen zum Wechsel der Trachealkanüle
G1 G2	**H2**	**Pflegespezifische physikalische Maßnahmen** zur Pneumonieprophylaxe und/oder Sekretmobilisation und Verbesserung der Belüftung der Atemwege in an die Bedürfnisse des Patienten angepasster Kombination **mindestens 90 Minuten tägl.** ✍ wie: • Inhalation **UND/ODER** • Vibrationsbehandlung des Thorax **UND/ODER** • Wickel/Auflagen/Umschläge **UND/ODER** • Maßnahmen der Atemtherapie: Anleiten und Beaufsichtigen des Kleinkindes von In- und Exspirationsübungen mit entsprechenden Hilfsmitteln (z.B. Wattepusten, dosierte

		Lippenbremse, Kontaktatmung) **UND/ODER** • Anleiten des Kleinkindes und von Angehörigen in Techniken zur Sekretmobilisation beim Patienten (z.B. autogene Drainage, Drainagelagerung) **UND/ODER** • Speziallagerung zur Ventilations- und Mobilitätsförderung des Thorax mit Evaluation und Dokumentation des Behandlungsverlaufs (z.B. Dehnlagerung, Halbmondlagerung)

4. PKMS-F für Frühgeborene, Neugeborene und Säuglinge ab der Geburt bis zum Ende des 1. Lebensjahres

4.1. Allgemeine Pflege

Mindestmerkmale: Leistungsbereich A: Körperpflege

(Altersgruppe F: 2 Punkte)

Die Unterstützung bei der Körperpflege ist hochaufwendig und geht **deutlich** über das normale Maß einer vollen Übernahme der Körperpflege durch die Pflegeperson (vergleichbar mit PPR-F Stufe A3) hinaus.

Es liegt mindestens einer der Gründe für eine hochaufwendige **Körperpflege bei Frühgeborenen, Neugeborenen und Säuglingen** vor:	
G1	**Mindestens ein Erschwernisfaktor bei der Körperpflege:** • mindestens 3 Zu- und/oder Ableitungen (inkl. Beatmung) • Tracheostoma • Spastik, Kontrakturen, Parese, Plegie • medizinische Gründe für Bewegungsverbot/-einschränkung (z.B. Wirbelsäuleninstabilität, nach Operation (z.B. Sternum-Eröffnung, Klavikula-Fraktur, Schulterdystokie, Hypospadie-OP)) • Erforderlichkeit einer speziellen medizinisch-therapeutischen Lagerung (z.B. Gipsschale, Stützkorsett, 20-30°-Hochschräglagerung, Extensionsbehandlung) • hohes Dekubitusrisiko gemäß Assessmentergebnis ✍ • Hautveränderungen (Ekzem, Hautinfektion (Staphylodermie)) • Vorhandensein eines Anus praeter • Schmerzempfindlichkeit/Schmerzen trotz Schmerzmanagement ✍ • nicht altersgerechte Orientierung/Wahrnehmung ✍ • motorische Unruhezustände z.B. nach langer Sedierung, Hyperexzitabilität bei Drogenentzug • Erforderlichkeit der Pflege im Inkubator • kontinuierliche Phototherapie
G2	**Körperpflege bei bestehender Beeinträchtigung der Atemsituation und/oder Herz-Kreislauf-Situation** <u>Kennzeichen</u>: instabile Vitalfunktionen bei Anstrengung, Atemregulationsstörung, SO_2-Abfall bei Belastung, zusätzlicher O_2-Bedarf, Tachy-/Brady-/Dyspnoe, Brady-/Tachykardie
G3	**Körperpflege bei (Umkehr-)Isolation** <u>Kennzeichen</u>: erforderliche Körperpflege bei isolationspflichtigen Krankheitsbildern

Pflegeinterventionen sind: (Die zugehörigen Gründe sind in Spalte 1 aufgeführt)		
G1 G2	**A1**	**Körperpflege** durch die Pflegeperson bei Vorliegen eines Erschwernisfaktors **UND/ODER** komplette Anleitung der Eltern/Bezugsperson
G1 G2	**A2**	Mindestens 1 x tägl. **therapeutische Körperpflege** wie • GKW basalstimulierend, Körperwaschung belebend und/oder beruhigend • GKW unter kinästhetischen Gesichtspunkten (Infant Handling) • GKW nach anderen Therapie-Konzepten ✍
G3	**A3**	**Körperpflege** durch die Pflegeperson **UND Maßnahmen zur Infektionsprophylaxe** bei Umkehr-/Schutzisolation

Mindestmerkmale: Leistungsbereich B: Ernährung

(Altersgruppe F: 4 Punkte)

Die orale Nahrungs-/Flüssigkeitsaufnahme ist hochaufwendig und verlängert und geht **deutlich** über das normale Maß der Unterstützung mit besonderen Leistungen (vergleichbar mit PPR-F Stufe A3) hinaus. Die verabreichten Mahlzeiten/Trinkmengen sind zu dokumentieren. Es ist zu beachten, dass die zutreffenden Interventionen bei allen Nahrungs-/Flüssigkeitsaufnahmen des Patienten durchzuführen sind.

Es liegt mindestens einer der Gründe für eine hochaufwendige/verlängerte **orale Nahrungs-/Flüssigkeitsaufnahme bei Frühgeborenen, Neugeborenen und Säuglingen** vor:	
G1	**Massiv verlangsamte/erschwerte Nahrungsaufnahme** Kennzeichen: deutlich verlängerter Zeitbedarf bei der Verabreichung/Aufnahme von Nahrung und Flüssigkeit, Belastungsintoleranz, darf sich beim Trinken nicht anstrengen, Brady-/Tachykardie/ O_2-Mangel beim Trinken, Lippen-Kiefer-Gaumen-Spalte, Schmerzen beim Trinken **UND / ODER** **Massiv erschwerte Stillsituation** Kennzeichen: Stillen bei erforderlichem Monitoring wegen eingeschränkter Atem- und/oder Herz-Kreislauf-Situation, O_2-Bedarf beim Stillen, ausgeprägte Trinkschwäche, zusätzliche Nahrungsgabe an der Brust mit Brusternährungsset, Notwendigkeit der Anwesenheit einer Pflegeperson aus medizinisch-pflegerischen Gründen
G2	**Schluckstörungen mit starken Auswirkungen auf die Nahrungsaufnahme** Kennzeichen: gestörte Saug-Schluck-Atem-Koordination, Fehlbildung der Atemwege, erhöhte Aspirationsgefahr
G3	**Vorliegende Fehl-/Mangelernährung** Kennzeichen: Nahrungsunverträglichkeit, nicht adäquate Gewichtszunahme, Ermüdung/Erschöpfung bei der Nahrungsaufnahme, schlaffer Muskeltonus

Pflegeinterventionen sind: (Die zugehörigen Gründe sind in Spalte 1 aufgeführt)		
G2 G3	**B1**	**Fraktionierte Applikation von Nahrung/Sondennahrung** mindestens 9 x tägl. den Fähigkeiten des Frühgeborenen/Neugeborenen/Säuglings entsprechend angeboten **UND** • zu den Verabreichungszeiträumen Stimulation zur Nahrungsaufnahme **UND/ODER** • Verabreichung von Nahrung immer begleiten/beaufsichtigen, **verbunden mit der Notwendigkeit der Applikation von Restnahrung via Sonde**
G1 G2	**B2**	**Orale/basale Stimulation** ✍ vorbereitend auf die Nahrungsverabreichung oder zur Förderung des Schluckreflexes oder zur Förderung der Mundmotorik, **vor/bei jeder Mahlzeit/Stillversuch (mindestens 6 x tägl.)** mit anschließender Nahrungsverabreichung inkl. Anleitung der Mutter/Bezugsperson
G1 G2 G3	**B3**	**Durchführung von Trink- und Esstraining und/oder Anleitung der Eltern/Bezugsperson nach individuell aufgestellter Maßnahmenplanung** bei mindestens 6 Mahlzeiten täglich. Die Maßnahmenplanung ist explizit zu dokumentieren ✍
G1 G2	**B4**	**Nahrungsverabreichung/Anleitung** kontinuierliche Überwachung von mindestens 2 Vitalparametern und des Erschöpfungszustandes des Patienten beim Stillen/bei der Nahrungsaufnahme durch ständige Anwesenheit einer Pflegeperson während jeder Nahrungsaufnahme (mindestens 6 x tägl.)✍

Mindestmerkmale: Leistungsbereich C: Ausscheidung

(Altersgruppe F: 2 Punkte)

Die pflegerische Unterstützung geht bei der Ausscheidung **deutlich** über das normale Maß der Ausscheidungsunterstützung durch die Pflegeperson hinaus (geht über das Maß eines PPR-F-Stufe-A3-Patienten hinaus) und ist kennzeichnend für hochaufwendige Patienten.

Es liegt mindestens einer der Gründe für eine hochaufwendige/verlängerte **Ausscheidungsunterstützung bei Frühgeborenen, Neugeborenen und Säuglingen** vor:	
G1	**Häufiges Spucken/Erbrechen ODER starkes Schwitzen ODER Diarrhoe**
G2	**Mindestens ein Erschwernisfaktor bei der Ausscheidung:** • mindestens 3 Zu- und/oder Ableitungen (inkl. Beatmung) • Tracheostoma • Spastik, Kontrakturen, Parese, Plegie • medizinische Gründe für Bewegungsverbot/-einschränkung (z.B. Wirbelsäuleninstabilität, nach Operation (z.B. Sternum-Eröffnung, Klavikula-Fraktur, Schulterdystokie, Hypospadie-OP) • Erforderlichkeit einer speziellen medizinisch-therapeutischen Lagerung (z.B. Gipsschale, Stützkorsett, 20-30°-Hochschräglagerung, Extensionsbehandlung) • hohes Dekubitusrisiko gemäß Assessmentergebnis ✍ • Hautveränderungen (Ekzem, Hautinfektion (Staphylodermie)) • Vorhandensein eines Anus praeter • Schmerzempfindlichkeit/Schmerzen trotz Schmerzmanagement ✍ • nicht altersgerechte Orientierung/Wahrnehmung ✍ • motorische Unruhezustände z.B. nach langer Sedierung, Hyperexzitabilität bei Drogenentzug • Erforderlichkeit der Pflege im Inkubator • kontinuierliche Phototherapie
G3	**Beeinträchtigung der Atemsituation und/oder Herz-Kreislauf-Situation** Kennzeichen: Belastungsintoleranz bei der Ausscheidungsversorgung, Patient kann/darf sich bei verminderter/instabiler Herz-Kreislauf- und Atemsituation bei der Ausscheidungsversorgung nicht anstrengen, instabile Vitalfunktionen bei Anstrengung, Atemregulationsstörung, SO_2-Abfall bei Belastung, zusätzlicher O_2-Bedarf, Tachy-/Brady-/Dyspnoe, Brady-/Tachykardie
G4	**Ausscheidungsversorgung bei (Umkehr-)Isolation** Kennzeichen: erforderliche Versorgung bei der Ausscheidung bei isolationspflichtigen Krankheitsbildern
G5	**Ausgeprägte Obstipation ODER** andere Gründe, die **einen Einlauf ODER rektales Ausräumen ODER Darmrohrlegen** erfordern

Pflegeinterventionen sind: (Die zugehörigen Gründe sind in Spalte 1 aufgeführt)		
G1	**C1**	**Versorgung bei Erbrechen/Schwitzen/Durchfall mit Wäschewechsel** (Kleidung und Bettwäsche) **UND Teilkörperwaschungen** mindestens 4 x tägl. ✍
G2 G3 G5	**C2**	**Volle Übernahme der Ausscheidungsunterstützung** **UND einer der zusätzlichen Aspekte** • 1 x tägl. Darmrohr legen/digitales rektales Ausräumen/Reinigungseinlauf ✍ • Ausscheidungsunterstützung bei voller Übernahme mindestens 9 x tägl. ✍ • Übernahme der Ausscheidungsunterstützung durch intermittierende Katheterisierung und/oder Entero-/Urostoma-Versorgung mindestens 5 x tägl. ✍ • volle Übernahme der Ausscheidungsunterstützung mit 2 Pflegepersonen mindestens 3 x tägl. ✍ • Bauch-/Kolonmassage mindestens 30 Min. tägl. ✍
G4	**C3**	Volle Übernahme der Ausscheidungsunterstützung **UND** Maßnahmen zur **Schutzisolation/Infektionsprophylaxe** bei Umkehr-/Schutzisolation mindestens 6 x tägl. ✍

Mindestmerkmale: Leistungsbereich D: Bewegen/Lagern/Mobilisation

(Altersgruppe F: 2 Punkte)

Bewegen/Lagern/Mobilisation ist hochaufwendig und geht **deutlich** über das normale Maß der vollen Übernahme bei besonderen Leistungen durch die Pflegeperson (vergleichbar mit PPR-F Stufe 3) hinaus.

Es liegt mindestens einer der Gründe für ein(e) hochaufwendige(s)/verlängerte(s) **Bewegen/Lagern/Mobilisation bei Frühgeborenen, Neugeborenen und Säuglingen** vor:	
G1	**Fehlende Fähigkeit, sich altersgerecht zu bewegen** **UND** **ein vorliegender Erschwernisfaktor:** • mindestens 3 Zu- und/oder Ableitungen (inkl. Beatmung) • Tracheostoma • Spastik, Kontrakturen, Parese, Plegie • medizinische Gründe für Bewegungsverbot/-einschränkung (z.B. Wirbelsäuleninstabilität, nach Operation (z.B. Sternum-Eröffnung, Klavikula-Fraktur, Schulterdystokie, Hypospadie-OP) • Erforderlichkeit einer speziellen medizinisch-therapeutischen Lagerung (z.B. Gipsschale, Stützkorsett, 20-30°-Hochschräglagerung, Extensionsbehandlung) • hohes Dekubitusrisiko gemäß Assessmentergebnis ✍ • Hautveränderungen (Ekzem, Hautinfektion (Staphylodermie)) • Vorhandensein eines Anus praeter • Schmerzempfindlichkeit/Schmerzen trotz Schmerzmanagement ✍ • nicht altersgerechte Orientierung/Wahrnehmung ✍ • motorische Unruhezustände z.B. nach langer Sedierung, Hyperexzitabilität bei Drogenentzug • Erforderlichkeit der Pflege im Inkubator
G2	**Krankheitsbedingte Bewegungseinschränkung** Kennzeichen: Vorliegen einer Körperbehinderung, Vorliegen einer Fehlbildung (z.B. Spina bifida), Muskelerkrankung, Muskelschwund, Extensionsbehandlung, Gipsschale

Pflegeinterventionen sind: (Die zugehörigen Gründe sind in Spalte 1 aufgeführt)		
G1	**D1**	**Re-Positionierung in eine medizinisch-therapeutisch erforderliche Lagerung** (z.B. Extension) mindestens 10 x tägl. bedingt durch zutreffenden Grund/Erschwernisfaktor ✍
G1	**D2**	**Lagerungswechsel (bzw. Mikrolagerung)** mindestens 10 x tägl. bedingt durch zutreffenden Grund/Erschwernisfaktor ✍
G2	**D3**	**Bewegungstraining** nach verschiedenen therapeutischen Konzepten mit individuell aufgestellter Maßnahmenplanung ✍

Mindestmerkmale: Leistungsbereich E: Kommunizieren/Beschäftigen

(Altersgruppe F: 2 Punkte)

Deutlicher Mehraufwand bei dem Kommunizieren/Beschäftigen (mindestens 60 Minuten tägl.) mit den Frühgeborenen, Neugeborenen und Säuglingen (F) und/oder insbesondere Angehörigen/Bezugspersonen in den Bereichen Entwicklungsförderung, Kompetenzerwerb, Prävention zur Sicherstellung der Therapie und/oder situativer Krisenbewältigung. Diese Pflegemaßnahmen werden nicht im Rahmen der Erbringung anderer Pflegeleistungen erbracht. Sie können in kleinen Einheiten unterschiedlicher Dauer über den Tag verteilt erbracht werden.

Es liegt mindestens einer der Gründe für eine hochaufwendige Pflege im Bereich **Kommunizieren/Beschäftigen bei Frühgeborenen, Neugeborenen und Säuglingen** und/oder deren Angehörigen/Bezugspersonen vor:	
G1	**Massive Beeinträchtigung der Informationsverarbeitung** der Angehörigen/Bezugspersonen des Patienten Kennzeichen: Neue Informationen werden wieder vergessen, Konzentrations-/Wahrnehmungsschwierigkeiten, reduzierte Aufmerksamkeitsspanne, Überforderung, Orientierungsbeeinträchtigung, Behinderung **ODER** **Verhaltensweisen, die kontraproduktiv für die Therapie sind** Kennzeichen: Negativismus, Abwehr/Widerstände, Trotzverhalten, Drogenentzug
G2	**Sprach-/Kommunikationsbarrieren der Angehörigen/Bezugspersonen des Patienten** Kennzeichen: Kann sich nicht verständlich machen, versteht die Landessprache nicht
G3	**Beeinträchtigte Anpassungsfähigkeit UND/ODER Nichteinhaltung von Therapieabsprachen der Angehörigen/Bezugspersonen des Patienten** Kennzeichen: Verleugnet den veränderten Gesundheitszustand und Notwendigkeit der Anpassung, verschiebt Entscheidungen, unzureichende Problem-/Zielerfassung, äußert Ängste, bagatellisiert, fehlende Krankheitseinsicht, Bindungsstörung, fehlende Motivation, Drogenabusus
G4	**Extreme Krisensituation** der Angehörigen/Bezugspersonen Kennzeichen: Äußert Hoffnungslosigkeit, fehlende Zukunftsperspektive, fehlender Lebensmut, zeigt Gefühle wie Trauer, Zorn, Wut, Bitterkeit **ODER** **Krisensituation des Neugeborenen/Säuglings durch fehlende Ablenkung und Beschäftigung, fehlende Bezugsperson, fehlende Zuwendung, Unruhe bei Entzugserscheinungen, Unruhe bei Phototherapie, Schmerzen trotz Schmerzmanagement** Kennzeichen: resignative Grundstimmung, beobachtbare Langeweile, Rückzug, apathisches Liegen im Bett, motorische Unruhe, anhaltendes/kontinuierliches Schreien/Weinen
G5	**Körperliche Einschränkungen, die den erforderlichen Kompetenzerwerb erschweren** Kennzeichen: Blindheit, Taubheit, Bewegungseinschränkung bei Muskelerkrankung, Fixierung aus medizinischen Gründen, Bettruhe und damit unzureichende taktile Reize

Der **Zeitbedarf** bei hochaufwendigen Patienten beträgt im Leistungsbereich **Kommunizieren/Beschäftigen** mindestens **60 Min. tägl. und kann in mehreren Einheiten unterschiedlicher Dauer erbracht werden Pflegeinterventionen sind:** (Die zugehörigen Gründe sind in Spalte 1 aufgeführt)		
G4	**E1**	**Eins-zu-eins-Betreuung**: Einen Patienten kontinuierlich über einen längeren Zeitraum in Präsenz betreuen. Die Betreuung findet gesondert/getrennt von anderen Interventionen statt. ✍
G1 G2 G3 G4	**E2**	**Problemlösungsorientierte Gespräche mit** Angehörigen/Bezugspersonen ✍ • zur Krisenbewältigung/Vertrauensbildung/Anpassung **ODER** • Gespräche zur Vorbereitung auf die Entlassung **ODER** • Gespräche mit Dolmetscher
G1 G2 G3 G5	**E3**	**Anleitungssituation mit** Angehörigen/Bezugspersonen ✍
G4 G5	**E4**	**Kommunikative Stimulation**, Förderung der spielerischen Interaktion, Bereitstellung und Nachbereitung von altersentsprechendem Spielmaterial, Fingerspiele etc. ✍

4.2. Spezielle Pflege

Mindestmerkmale: Leistungsbereich G: Wund- und Hautbehandlung

(Altersgruppe F: 2 Punkte)
Im Rahmen der Behandlungspflege von Frühgeborenen, Neugeborenen und Säuglingen (F) sind Pflegemaßnahmen durch die Pflegeperson notwendig, die hochaufwendige Patienten ausweisen.

Es liegt mindestens einer der Gründe für eine hochaufwendige **Behandlungspflege im Bereich Wund- und Hautbehandlung bei Frühgeborenen, Neugeborenen und Säuglingen** vor:	
G1	**Aufwendige Versorgung von:** **Sekundär heilende Wunde, Dekubitus** (gemäß Assessmentergebenis ✍), <u>Kennzeichen</u>: Wunde mit Keimbesiedelung, Wunde mit Wundtasche, Wunde mit Belägen, stark sezernierende Wunde **ODER** **Verbrennung/Verbrühung** (ab 2. Grades und/oder an einer der folgenden Lokalisationen: Gesicht/Hals, Hand, Fuß, Intimbereich) **ODER** **Aufwendige Wunde nach OP bei einem vorliegenden Erschwernisfaktor:** • Kompartmentsyndrom • offene Fraktur • Hydrozephalus mit externer Ableitung • künstlicher Darmausgang • künstlicher Blasenausgang • OP im Anal-/Urogenitalbereich (z.B. bei Hypospadie, Adrenogenitales Syndrom, anorektale Malformation (exkl. OP bei Phimose))
G2	**Aufwendige Hautbehandlung und/oder aufwendiger Verband** **UND** **ein vorliegender Erschwernisfaktor**: Abwehr/Widerstand trotz Schmerzmanagement, Gefahr des Herausreißens von Zu- und/oder Ableitungssystemen, abnorme Blasenbildung der Haut, reißgefährdete Haut, sensorische Neuropathie, multiple Hämatome/Prellungen, Gips bei vorher vorhandenen Sensibilitätsstörungen, Fixateur externe

Pflegeinterventionen sind: (Die zugehörigen Gründe sind in Spalte 1 aufgeführt)		
G1 G2	**G1**	Mindestens **2 x tägl.** Behandlungspflege **ODER 1 x tägl.** Behandlungspflege durch **2 Pflegepersonen** von insgesamt 30 Minuten pro Tag wie: • Vor- und Nachbereiten und Assistieren bei aufwendigem Verbandwechsel **ODER** • Vor- und Nachbereiten und Assistieren beim Versorgen einer lokalen Verbrennung oder Verbrühung **ODER** • Auftragen oder Einreiben von Salben oder Tinkturen auf eine große Hautregion **ODER** • Anleiten von Eltern/Bezugsperson im Umgang mit dem Material und der Pflege (z.B. Fixateur externe mit Pin-Pflege, Anlegen einer Kompressionsmaske)
G1	**G2**	Systematisches **Wundmanagement von Wunden,** bestehend aus: • spezifische Wunddiagnose, Rezidivzahl, Wunddauer, -lokalisation, -größe, -rand, -umgebung, -grund, Entzündungszeichen und mögliche Wundheilungsstörungen **UND** • Wundbehandlung, bestehend aus Wundreinigung und/oder Wunddesinfektion sowie Wundauflagen und/oder Auflagenfixierung von mindestens 30 Minuten pro Tag **UND** • systematische Evaluation des Wundheilungsprozesses ✍

Mindestmerkmale: Leistungsbereich H: Atmung

(Altersgruppe F: 3 Punkte)

Im Rahmen der Behandlungspflege von Frühgeborenen, Neugeborenen und Säuglingen (F) sind Pflegemaßnahmen durch die Pflegepersonen notwendig, die hochaufwendige Patienten ausweisen.

Es liegt mindestens einer der Gründe für eine hochaufwendige **Behandlungspflege im Bereich <u>Atmung</u> bei Frühgeborene, Neugeborenen und Säuglingen** vor:	
G1	**Risiko einer Pneumonie** (gemäß Assessmentergebnis ✍) **UND ein vorliegender Erschwernisfaktor:** • (ehemaliges) Frühgeborenes • chronische respiratorische Erkrankung • angeborene und/oder erworbene Fehlbildung des Thorax und/oder der Wirbelsäule • syndromale, neuromuskuläre sowie angeborene Stoffwechselerkrankung, die die Atmung beeinträchtigt • Parese, Plegie • Zustand nach großem operativen Eingriff • Vorhandensein einer Thoraxdrainage
G2	**Zeichen einer respiratorischen Beeinträchtigung** <u>Kennzeichen</u>: Tachy-/Dyspnoe, veränderter Hustenmechanismus, kann nicht selbstständig abhusten, vermehrtes Bronchialsekret, zähes Bronchialsekret, minderbelüftete Lunge, Sauerstoffbedarf > 4 Std.
G3	**Vorhandensein eines Tracheostomas**

Pflegeinterventionen sind: (Die zugehörigen Gründe sind in Spalte 1 aufgeführt)		
G2 G3	**H1**	**Vitalzeichenkontrolle und Krankenbeobachtung** zum Erkennen einer akuten Bedrohung fortlaufend innerhalb von 24 Stunden wie: • kontinuierliche Monitorüberwachung/Pulsoximetrie und mindestens 2-stdl. Beurteilung und Dokumentation des Atemmusters **UND/ODER** • 1-stdl. Dokumentation von Puls und Atmung (ohne Monitor), Beurteilung der Atmung **UND** **atemtherapeutische Leistungen mit einem Zeitaufwand von mindestens 30 Minuten ✍ wie:** • Absaugen von Schleim aus Tracheostoma oder Nase, Mund, Rachen **UND/ODER** • Anleitung von Eltern/Bezugsperson im Umgang mit Absaugsystemen und/oder in der Tracheostomapflege **UND/ODER** • Anleitung von Eltern/Bezugsperson zum Wechsel der Trachealkanüle
G1 G2	**H2**	**Pflegespezifische physikalische Maßnahmen** zur Pneumonieprophylaxe und/oder Sekretmobilisation und Verbesserung der Belüftung der Atemwege in an die Bedürfnisse des Patienten angepasster Kombination **mindestens 90 Minuten tägl.** ? wie: • Inhalation **UND/ODER** • Vibrationsbehandlung des Thorax **UND/ODER** • Wickel/Auflagen/Umschläge **UND/ODER** • Maßnahmen der Atemtherapie: Anleiten und Beaufsichtigen von In- und Exspirationsübungen mit entsprechenden Hilfsmitteln (z.B. Kontaktatmung) **UND/ODER** • Anleiten von Eltern/Bezugsperson in Techniken zur Sekretmobilisation beim Patienten (z.B. autogene Drainage, Drainagelagerung) **UND/ODER** • Speziallagerung zur Ventilations- und Mobilitätsförderung des Thorax mit Evaluation und Dokumentation des Behandlungsverlaufs (z.B. Dehnlagerung, Halbmondlagerung)

Alphabetisches Register unter anatomisch-funktionellen Gesichtspunkten